KLINISCHE RÖNTGENDIAGNOSTIK INNERER KRANKHEITEN

III/1 - SKELET

ALLGEMEINER TEIL

BEARBEITET VON

FRIEDRICH HEUCK

HERAUSGEGEBEN VON

RICHARD HAUBRICH

MIT 357 ABBILDUNGEN IN 622 EINZELDARSTELLUNGEN

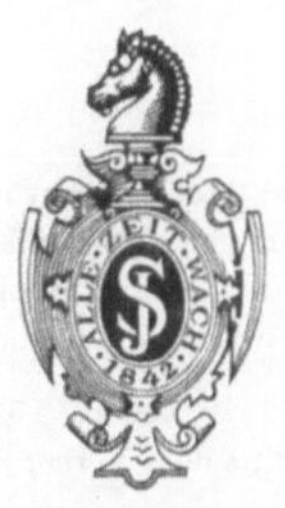

SPRINGER-VERLAG

BERLIN · HEIDELBERG · NEW YORK 1972

Professor Dr. Richard Haubrich, Chefarzt des Zentralröntgeninstituts und der Strahlenklinik der Stadt Karlsruhe, 7500 Karlsruhe, Moltkestraße 14

Professor Dr. Friedrich Heuck, Katharinenhospital, Ärztlicher Direktor des Zentralröntgeninstituts des Katharinenhospitals der Stadt Stuttgart, 7000 Stuttgart 1, Kriegsbergstraße 60

ISBN-13: 978-3-642-65077-2   e-ISBN-13: 978-3-642-65076-5
DOI: 10.1007/978-3-642-65076-5

Inhaltsverzeichnis des Allgemeinen Teils

Danksagung

Mein besonderes Interesse an den Problemen der Radiologie des Knochens wurde durch LOTHAR DIETHELM geweckt, in dessen strenger Schule ich die Grundlagen meines Fachwissens erlernte.

Die außerordentlich rasche Entwicklung der Medizinischen Radiologie im letzten Jahrzehnt brachte zwangsläufig die Schwierigkeit mit sich, ein derartig umfangreiches Werk bis zum Erscheinen auf dem neuesten Stand halten zu können. Meine Bemühungen im Wettlauf mit den Fortschritten der radiologischen Untersuchungstechnik und dem daraus resultierenden lawinenartigen Zuwachs an Wissen und Erkenntnis wären sinnlos gewesen ohne die Unterstützung durch zahlreiche Mitarbeiter und Freunde.

Es war unmöglich, alle erforderlichen Abbildungen, insbesondere seltener Erkrankungen des Skelets, aus der eigenen Sammlung zusammenzustellen. Bereitwilligst wurden mir Abbildungsunterlagen aus dem In- und Ausland von

Dr. med. H. VON BABO, Stuttgart	Dr. med. C. MONTAG, Gladbeck
Dr. med. G. BAERWOLFF, Heide	Dr. med. E. PATERSON, Walsall/England
Prof. Dr. med. J. DAHLMANN, Düren	Prof. Dr. med. K. REISNER, Karlsruhe
Prof. Dr. med. H. H. ELLEGAST, Salzburg	Prof. Dr. med. J. SCHAAF, Heidelberg
Prof. Dr. med. U. FEINE, Tübingen	Prof. Dr. med. J. SEUSING, Hannover
Prof. Dr. med. E. FISCHER, Stuttgart	Prof. Dr. med. B. STRICKLAND, London
Prof. Dr. med. K.-W. FREY, München	Prof. Dr. med. A. TÄNZER, Hamburg
Prof. Dr. med. H. FRITZ, Dresden	Dr. med. P. O. THELEN, Schwäb. Gmünd
Dr. med. H. R. HALLIDAY, Rochester/MN	Dr. med. M. M. THOMPSON, Toledo/Ohio
Prof. Dr. med. R. HAUBRICH, Karlsruhe	Prof. Dr. med. S. WENDE, Mainz
Dr. med. O. KARGL, Wels/Österreich	Prof. Dr. W. WENZ, Heidelberg
Prof. Dr. med. H. J. KAUFMANN, Basel	Prof. Dr. med. K. ZUM WINKEL, Berlin
Prof. Dr. med. E. KÜBLER, Kiel	

überlassen. Viele gute Ideen wurden durch fruchtbare Diskussionen mit dem hervorragenden Kenner der Knochenpathologie ERICH UEHLINGER geboren, der mir in großzügiger Weise zahlreiche Fälle aus der Sammlung von Skeleterkrankungen des Pathologischen Instituts des Kantonspitals der Universität Zürich zur Bereicherung des Buches zur Verfügung stellte. Die Unterstützung durch H. G. HANSEN, Lübeck; H. POPPE, Göttingen; K. RANNIGER, Chicago und E. VOGLER, Graz möchte ich besonders erwähnen. Ich danke allen Kollegen sehr herzlich für ihren Beitrag zu dem vorliegenden Werk. Es ist mir eine besondere Pflicht, meiner langjährigen wissenschaftlichen Assistentin BRIGITTE BAST für ihre unermüdliche Mithilfe meinen aufrichtigen Dank zu sagen. Die Qualität der Abbildungen verdanke ich dem Können des Leiters der Zentralen Photoabteilung meines Instituts, dem technisch-wissenschaftlichen Photographenmeister MANFRED HESSE. Bei der Schlußbearbeitung und dem mühsamen Korrekturlesen haben mich meine Mitarbeiter V. BARTH, V. KAMMERER, E. MANZKE und U. PIEPGRAS beraten und mir tatkräftig geholfen.

Das Werden eines Buches ist meist ein schmerzvoller Vorgang, und ich danke dem Springer-Verlag und seinen Mitarbeitern für das mir entgegengebrachte Verständnis sowie für ihre große Geduld, Nachsicht und Hilfsbereitschaft.

Stuttgart, Mai 1972   FRIEDRICH HEUCK

Krankheiten des Skelets

Erkennung und Behandlung der Skeleterkrankungen gehörten lange Zeit ausschließlich zum Aufgabenbereich des Chirurgen oder Orthopäden. Das Skelet war lediglich als Stützgerüst des Organismus, als Organ der Statik von Interesse; kaum bekannt war die zweite, weit bedeutungsvollere Funktion der Knochen, nämlich als große Mineralreserve des Organismus bei Störungen im Mineralstoffwechsel regulierend einzugreifen. Besonders in der inneren Medizin und der Kinderheilkunde wurde aber der *Knochen als Organ des Stoffwechsels* interessant, das direkt oder indirekt bei zahlreichen Erkrankungen mitbeteiligt ist. Die noch keineswegs abgeschlossene Aufklärung mancher Zusammenhänge im einzelnen führte zur Erkennung einiger bisher unklarer oder unbekannter Störungen im Mineralhaushalt.

Durch seinen Kalksalzgehalt ist der Knochen als einziges Gewebe des Körpers ohne besondere Hilfsmittel röntgenologisch gut zu beurteilen. Eine Röntgenuntersuchung ist jedoch nicht nur in der Lage, am lebenden Menschen über Konturen und Dimensionen eines Knochens Auskunft zu geben, sondern auch den inneren Feinbau und dessen Störungen aufzudecken, soweit sie im makroskopischen Bereich liegen. Die Makrostruktur des gesunden Knochens ist abhängig von statischen Momenten, von konstitutionellen Faktoren sowie vom Alterungsprozeß. Über die Existenz dieser einzelnen Faktoren bestehen klare Vorstellungen, doch ist der Ablauf des Mechanismus, den wir als Transformation bezeichnen wollen, sowohl im mikroskopischen als auch im ultramikroskopischen und molekularen Bereich der Tela ossea noch wenig bekannt. Zum Verständnis krankhafter Vorgänge im Knochengewebe sind daher gewisse Kenntnisse über die Knochenbildung, das Knochenwachstum, die Stoffwechselvorgänge im Knochengewebe und die normale Anatomie einschließlich der physiologischen Alterungsprozesse eine wichtige Voraussetzung.

A. Die anatomischen Grundlagen
röntgenologischer Untersuchungen des Knochens

Der einzelne Knochen stellt einen anatomisch klar abgrenzbaren Baustein des Skeletes von Säugetieren und Mensch dar. Diese ,,Skeletbausteine" besitzen nicht nur eine verschiedene äußere Form, sondern auch einen unterschiedlichen inneren Aufbau (KNESE). Im *Gesamtvolumen des Knochens* muß zwischen der *eigentlichen Knochenmatrix*, bestehend aus der organischen Grundsubstanz, den Kollagenfibrillen und Kalksalzen, den Knochenzellen und der Knochenhaut (Periost und Endost), *dem blutbildenden Mark und dem Fettmark* sowie den *Versorgungsbahnen* (Blutgefäßen und Nerven) unterschieden werden, um Mißverständnisse zu vermeiden. Wenn in der klinischen Medizin von dem Knochen als ,,Organ" gesprochen wird, so handelt es sich immer um die *anatomische und funktionelle Einheit* des einzelnen Skeletbausteins, des Knochens im ganzen.

Nach der makroskopisch erkennbaren Struktur können drei Bauelemente der eigentlichen Knochenmatrix anatomisch und auch röntgenologisch unterschieden werden:

1. Die Spongiosa, ein Geflecht oder Maschenwerk von Bälkchen und Platten, die aus Lamellen zusammengesetzt sind (Abb. 1).

2. *Die Compacta*, ein massives Knochengewebe, welches die Diaphysen der Röhrenknochen bildet (Abb. 2) und aus Schaltlamellen und den Haversschen Säulen oder Osteonensystemen besteht.

3. *Die Corticalis*, eine im Aufbau der Compacta ähnliche, dünne Rinde, welche den spongiösen Knochen umgibt und nach außen abgrenzt, wobei scharfe Grenzen der einzelnen Bautypen nicht vorhanden sind, sondern an vielen Stellen des Skeletes Übergänge zu finden sind (Abb. 3).

Besonders deutlich wird die Gleichförmigkeit des Bauprinzips der Knochen dann, wenn unter pathologischen Bedingungen die Compacta infolge Transformation des

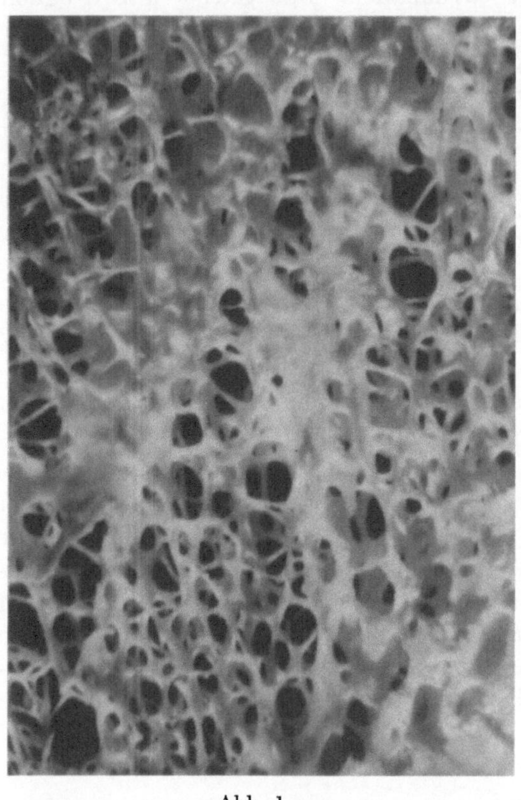

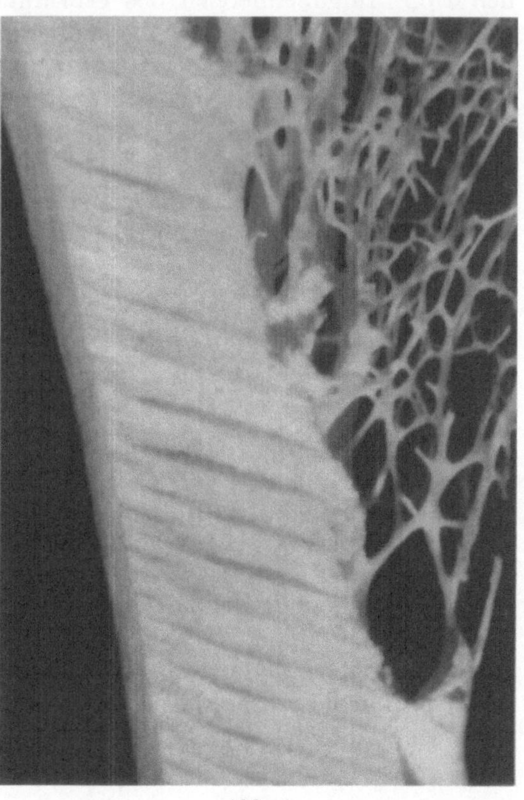

Abb. 1 Abb. 2

Abb. 1. Die *normale* Spongiosa zeigt neben Bälkchen auch Lamellen und Platten (Femurhalsbereich)

Abb. 2. Normale Compacta der Femurdiaphyse an der Grenze zur Metaphyse. Der Übergang des kompakten Knochens in die Spongiosa ist deutlich erkennbar. 42j. ♂, Macerationspräparat

Knochens eine „Spongiosierung" erfährt, ohne daß die äußere Form des Knochens verändert wird (z. B. beim Hyperparathyreoidismus, bei der diabetischen Osteopathie u. a.). Es liegt hier ein außerordentlich sinnvolles Prinzip des Organismus vor, so lange wie möglich die *statische Aufgabe* des Skelets zu garantieren, und zwar auch dann, wenn der Knochen zur Erfüllung seiner zweiten, vorrangigen Funktion herangezogen wird, nämlich als Mineraldepot des Organismus unter pathologischen Bedingungen Stoffe abzugeben, die ein Gleichgewicht im Mineralhaushalt erhalten sollen. Die Ursachen einer derartigen Störung können sehr verschieden sein, worauf später noch eingegangen wird. Entscheidend wichtig für die *Art* der Transformation des Knochens ist die *Geschwindigkeit*, mit welcher die Mineralsalze aus dem Knochengewebe mobilisiert oder umgekehrt eingelagert werden bzw. unter pathologischen oder physiologischen Bedingungen die An- und Abbauvorgänge der Tela ossea miteinander konkurrieren.

Die Strukturen erster Ordnung wie Compacta und Spongiosa sind gut zu beurteilen, doch können schon im Bereich der Strukturen zweiter Ordnung (KNESE) Einzelheiten im Röntgenbild nur begrenzt dargestellt werden. Die Untersuchung der Strukturen nächst niederer Ordnung des Knochengewebes ist nur mit Hilfe besonderer Einrichtungen, welche weiche Röntgenstrahlen erzeugen, möglich. Diese Methoden werden als Historadiographie oder Mikroradiographie bezeichnet und sind in der Lage, am nicht entkalkten Knochenschliff über die Verteilung und Konzentration der Kalksalze in der Tela ossea Auskunft zu geben (s. S. I, 10). Die Aufklärung der Natur der Knochenkalksalze gelingt mit Hilfe röntgenspektrographischer Untersuchungsmethoden, deren Verfeinerung hinsichtlich des Auflösungsvermögens noch weitere Einblicke in die Zusammensetzung der Kalksalzkristalle ermöglichen wird.

Nach dem *histologischen Aufbau des Knochengewebes* unterscheidet man einen *lamellären* oder Schalenknochen und einen *geflechtähnlichen* Faserknochen (BARGMANN). Der

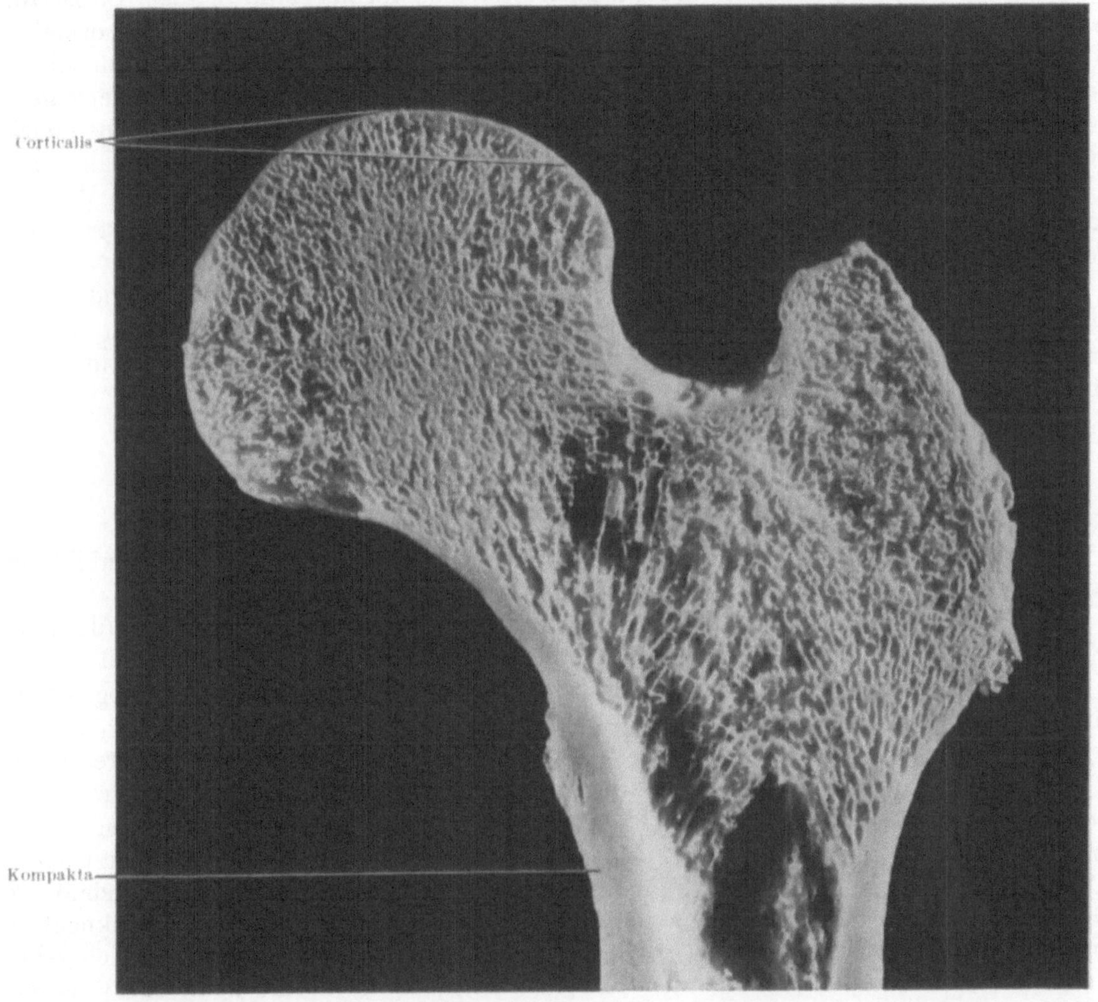

Abb. 3. Macerationspräparat, das die Corticalis des proximalen Femurabschnittes zeigt. 61j. ♂

lamelläre Knochen bildet die Haversschen Systeme oder sog. Osteone, in deren Mitte ein Blutgefäß läuft. Zwischen den Osteonen liegen die *Schaltlamellen*, die wahrscheinlich aus Haversschen Systemen entstanden sind. Zum Periost hin und zum Markraum des Knochens sind sog. Grundlamellen zu finden, die aus kompakten Elementen bestehen. Während dieser Knochen durch *enchondrale Ossifikation* entsteht, bildet sich der Faserknochen direkt aus dem *fibrillären Bindegewebe*. Haverssche Osteone finden sich nicht. Der Faserknochen wird später durch den lamellären Knochen ersetzt und bleibt nur noch im Bereich der Sehnenansatzstellen erhalten. Die Haversschen Systeme (Osteone) verlaufen in Längsrichtung des Knochens und fast parallel zueinander. Sie sind durch die *Volkmannschen Kanäle* miteinander verbunden. Diese Kanäle sind nicht von konzentrischen Lamellen umgeben, da solche nur in der Längsrichtung des Knochens ausgebildet sind. Eine derartige Anordnung erhöht die Belastbarkeit des Knochens. Die *Spongiosa* setzt die innere Corticalisoberfläche des Knochens fort und besteht aus einem dreidimensionalen Geflechtwerk. In den langen Röhrenknochen sind die Trabekel auch in die Markhöhle hinein entwickelt. Zwischen den Spongiosalamellen befindet sich Knochenmark und Blut, wodurch ein Haverssches System überflüssig wird.

Das *Knochenmark* schließt das hämatopoetische und reticulo-endotheliale System ein. Erkrankungen dieses Systems können auch zu Veränderungen in der Knochenstruktur führen. So finden sich bei Bluterkrankungen (Leukämien, Mittelmeeranämien u. a.), sowie Erkrankungen des reticulo-endothelialen Systems (Morbus Hand-Schüller-Christian, Morbus Letterer-Siwe u. a.) deutliche Umbauprozesse des Knochens. Unter normalen Verhältnissen wird das blutbildende Knochenmark innerhalb von 6 Jahren zu einem *fetthaltigen Mark* umgebaut. Es kann auch eine Umwandlung in *fibröses Mark* erfolgen, wie wir es beim Morbus Paget finden. In den ersten 6 Lebensjahren ist das Knochenmark sehr zellreich und weitgehend rot. Vom 5.—7. Lebensjahr an beginnt eine langsame Umwandlung in Fettmark. Im Alter von 18 Jahren findet sich nur noch in den Wirbelkörpern, in den Rippen, der Spongiosa des Sternum, im Schädel und im Beckenskelet sowie in den Epiphysen von Femur und Humerus blutbildendes Mark.

Das *Nervengeflecht* des Knochengewebes ist vor allem im Periost und Endost zu finden. Der Knochen reagiert auch auf Reize des autonomen Nervensystems. Es ist möglich, daß sich die Nervenfasern vorwiegend in den Gefäßwänden befinden und mit den Gefäßen gemeinsam verlaufen.

I. Allgemeines über die Lebensvorgänge des Knochengewebes unter normalen und pathologischen Bedingungen

Bei der *Entwicklung des Skeletsystems* können wir zwei Arten der Knochenbildung unterscheiden:

1. eine Knochenentstehung aus bindegewebig präformierten Abschnitten (desmale Knochenbildung der Bindegewebsknochen wie Schädel und Schlüsselbeine) und

2. die Knochenentwicklung aus einem zuvor vorhandenen Knorpelskelet (sog. chondrale Ossifikation).

Die Entwicklung des Skelets aus einer knorpeligen Anlage spielt die größere Rolle. Die präformierte Knorpelmasse gibt zwar in der Form, jedoch nicht in der Größe die schließlich resultierende Form des Erwachsenenknochens wieder. Es liegt gewissermaßen ein „vorläufiges Skelet" vor, das später durch ein Knochenduplikat ersetzt wird. Dieser Prozeß beginnt bereits in utero und setzt sich bis zur vollständigen Ausbildung des Knochens fort. Die knorpeligen Bezirke bleiben an den Enden der Röhrenknochen bis zum Abschluß des Wachstums erhalten, da dort das Längenwachstum vor sich geht. Innerhalb des Knorpels können sich Knochenkerne ausbilden, die dann zur weiteren Ossifikation des Knorpels führen. Diese Vorgänge der Knochenkernentstehung sind im einzelnen noch nicht ganz abgeklärt.

Die Epiphysenfuge bleibt während des ganzen Wachstums bestehen und verschwindet erst am Ende des Wachstums vollständig. Der Knochen selbst kann also nur durch Anbau wachsen. Das Längenwachstum resultiert durch Proliferation der Knorpelzellen in der Epiphysenfuge und durch Ersatz der Knorpelsäulen durch den Knochen. Das Dickenwachstum der Diaphyse erfolgt später periostal. Ein Abbau und Anbau des Knochengewebes ist während des ganzen Lebens zu beobachten.

Die *organische Matrix*, bestehend aus Kollagenfasern und Kittsubstanz, macht etwa 30 % des eigentlichen Knochengewebes aus. Bei jeder Form der Knochenbildung entsteht zunächst eine nicht verkalkte Grundsubstanz, das „Osteoid". Die Verknöcherung beginnt mit dem Auftreten von Osteoblasten, welche die kollagen- und mucopolysaccharidhaltige Grundsubstanz bilden. Über die Vorgänge bei der enchondralen Ossifikation liegen neuere Untersuchungsergebnisse vor, die eine Korrektur unserer Vorstellungen vom Knochenwachstum erforderlich machen.

Durch elektronenmikroskopische Untersuchungen an der Eröffnungszone des Epiphysenknorpels der Tibia von Rattenfeten konnten KNESE und KNOOP vier Zellformen unterscheiden, die für die Knochenbildung von Bedeutung sind: 1. Die Gefäßendothelien, 2. perivasculäre Fibroblasten, 3. „helle" Zellen und 4. „graue" Zellen. Nur ein kleiner Teil der beim Verknöcherungsprozeß aus den Knorpelhöhlen befreiten Knorpelzellen zerfällt und wird von anderen Zellen aufgenommen. Der größte Teil der Knorpelzellen bildet die „hellen" Zellen, welche den Anfang einer morphologischen Reihe darstellen, die zum *Markosteoblasten* führt. Die bisherige Ansicht, nach welcher die Knorpelzellen beim Verknöcherungsvorgang zugrunde gehen, muß dahingehend korrigiert werden, daß der Epiphysenknorpel ein Zellreservoir darstellt, aus dem Markosteoblasten hervorgehen. In einer Reihe von „hellen" Zellen fanden sich im Golgi-Feld oder in unmittelbarer Nähe des Kernes Vacuolen mit Kalkmassen. Die Beobachtung läßt darauf schließen, daß schon in diesem Stadium eine Mitbeteiligung der Zellen am Verkalkungsprozeß vorliegt. Jenseits der Eröffnungszone des Epiphysenknorpels waren Riesenzellen nachweisbar, die wahrscheinlich für die Resorption des Knorpelkalkes von Bedeutung sind. Diese Riesenzellen legen sich mit einer Fläche den freiliegenden Kalkmassen an und bilden hier grobe Buchten aus. Die Struktur der Kalkmassen ist aufgelockert.

Das Material, welches die *Osteoblasten* beim Wachstum des Knochens in ihrem Cytoplasma bilden können, ist wahrscheinlich ein Kollagen oder Kollagenvorläufer, welcher aus den Zellen abgegeben wird, um zu Kollagenfibrillen des Knochens zu werden. Durch elektronenmikroskopische Untersuchungen der Intercellularsubstanz des Knochengewebes fanden SCHWARZ u. PAHLKE, daß sich die Knochenfibrillen aus sog. Elementarfibrillen und einer amorphen Kittsubstanz zusammensetzen, in welche dann der Kalk eingelagert wird. Aus den Osteoblasten entwickeln sich schließlich die eigentlichen Knochenzellen, die *Osteocyten*, die über protoplasmatische Zellfortsätze miteinander in Verbindung stehen und durch Fermente den Stoffwechsel des Knochengewebes regulieren.

Für die *Mineralisation des Knochens* sind zwei Systeme bedeutungsvoll: 1. Das Blut und die in ihm gelösten Kalksalze, 2. das Knochengewebe mit den im einzelnen noch nicht aufgeklärten spezifischen Eigenschaften seiner Zellen, d. h. Ferment- und Enzymsystemen, die in der Lage sind, aus den Gewebssäften bestimmte Kalksalze zu bilden und geordnet in eine Grundsubstanz einzulagern. Hinsichtlich des *Mineralisationsvorganges* sind verschiedene Theorien entwickelt worden.

Die *Imprägnationstheorie* von M. B. SCHMIDT besagt, daß es sich bei der Verkalkung um einen Adsorptionsvorgang und um eine Imprägnation der organischen Matrix mit Calcium handelt, der die Bildung eines komplexen Calciumphosphatproteins folgt. Den Schwankungen im p_H des Gewebes wird hierbei eine große Bedeutung beigemessen, da eine erhöhte Säuerung eine leichtere Löslichkeit der Kalksalze zur Folge hat, die sich dadurch in der Gewebsflüssigkeit anreichern können und nach Abgabe von CO_2 bei zunehmender Alkalisierung des Gewebes niederschlagen und mit dem Eiweiß verbinden.

Die *Phosphatasetheorie* von ROBISON basiert auf der Beobachtung, daß Phosphomonoesterase immer bei der normalen Knochenbildung nachweisbar ist. Die Aufgabe der Phosphatase soll darin bestehen, aus Phosphorsäureestern des Blutes Phosphat abzuspalten, das sich später mit dem aus dem Blut stammenden Calcium zu Calciumphosphat verbindet, jedoch *erst dann* ausfällt, wenn die Gewebsflüssigkeit *lokal* den Zustand einer übersättigten Salzlösung erreicht hat. Hierzu wäre ein weiterer, zweiter Mechanismus erforderlich, dessen Natur noch nicht geklärt ist.

Bisher nahm man an, daß die in der Matrix nachgewiesenen sauren Mucopolysaccharide (Chondroitin-Schwefelsäure) durch ihre sog. „Calciumfängereigenschaften" bei der Calciumanreicherung und Mineralisation des Gewebes eine große Rolle spielen. Die Tatsache jedoch, daß es Gewebe gibt, welche sehr reich an Chondroitin-Schwefelsäure sind und Calcium stark anreichern können, selbst aber nicht verknöchern (wie z. B. der hyaline Knorpel), spricht gegen die Annahme, die Mineralisation sei von der Chondroitin-Schwefelsäure abhängig. Aus Untersuchungen von DULCE an embryonalem Knorpel- und Knochengewebe von Rindern geht hervor, daß Calciumanreicherung und Zunahme der sauren Mucopolysaccharide (Chondroitin-Schwefelsäurereichtum) nicht zwangsläufig zur Mineralisation führen, sondern daß die Mineralisation mit einem Chondroitin-Schwefelsäureabbau einhergeht. Im verknöchernden Knorpel bei Rindern verschiedener Altersstufen ging eine Calciumzunahme mit der Chondroitin-Schwefelsäureabnahme parallel. *Der Beginn der Verknöcherung läßt sich durch die Anreicherung von anorganischem und organischem Phosphat, nicht aber durch die Anreicherung von Calcium erfassen.*

Unabhängig von der Rolle, welche den lebenden Zellen bei der Calcifikation zukommen mag, ist die Bildung der Mineralsubstanz von der flüssigen Phase abhängig. Nach DULCE würde eine lokale Alkalisierung ausreichen, um in der extracellulären Flüssigkeit aus H_2PO_4-Ionen mehr HPO_4-Ionen zu machen, die mit Calcium zu unlöslichem $CaHPO_4$ zusammentreten. Die Ansicht, Dicalciumphosphat sei das zuerst abgelagerte Calciumsalz, wurde nach MURRAY durch mehrere Autoren bestätigt. Je geringer die Menge der niedergeschlagenen Calciumsalze war, um so mehr sekundäres Calciumphosphat lag vor, das sich dann jedoch relativ rasch in Apatit umwandelte. Der letzte Schritt der Mineralisation, also die Zusammenführung von Calcium und sekundärem Phosphat geht offenbar rein anorganisch ohne Fermente vor sich, wie dies auch SOBEL u. Mitarb. zeigen konnten. Die Ausbildung der Hydroxylapatitkristalle erfolgt demnach über die kristalline Zwischenstufe des sekundären Calciumphosphates (KLEMENT; DIXON u. PERKINS; NETTER).

Nach den Untersuchungen von GREULICH u. FRIBERG kann vermutet werden, daß zwischen der Chondroitin-Schwefelsäure und der Ribonuklease in der organischen Matrix des verkalkenden Gewebes gewisse Beziehungen bestehen. Ferner spielt die Hyaluronidase bei der Mineralisation eine Rolle, da sie einen Einfluß auf den Chondroitin-Schwefelsäurespiegel des Gewebes hat. Die Mineralisation wird also nach unserem heutigen Wissen *nicht* durch eine *Zunahme* der Chondroitin-Schwefelsäure und eine Calciumanreicherung eingeleitet, sondern es muß angenommen werden, daß die Mineralisation erst nach einem Chondroitin-Schwefelsäureabbau überhaupt möglich ist.

Wenn auch die heute herausgearbeitete Theorie der Mineralisation noch nicht als endgültig betrachtet werden darf, so kann doch angenommen werden, daß nicht die Fähigkeit des Gewebes, Calciumionen zu binden, sondern die *Phosphatadsorption* den Mineralisationsvorgang einleitet. Die Aufnahmefähigkeit für Phosphate soll von dem Polymerisationsgrad der *neutralen* Mucopolysaccharide abhängen. Die sauren Mucopolysaccharide verhindern die Phosphatadsorption und reißen Calciumionen an sich. Die Calciumphosphatausfällung ist abhängig vom Sättigungsgrad der Gewebsflüssigkeit, die Kristallbildung und -bindung von der katalytischen Wirkung der kollagenen Fasern (EGER).

Histochemische Untersuchungen des Knochens und des Callusgewebes lassen erkennen, daß bei dem Ossifikationsprozeß *Phosphatasen* in Erscheinung treten, welche für den Knochenaufbau von Bedeutung sind. Die Phosphataseaktivität ist während des Knochenwachstums sehr hoch, was sich besonders in den cyclisch wachsenden Fischknochen gut nachweisen läßt (MURRAY). Das Enzym findet sich reichlich im embryonalen Knochen und im Callusgewebe nach Frakturen. Die Phosphatase hat auch für die Entwicklung der Kollagenfasern Bedeutung und ist nur bei Anwesenheit von *Vitamin C* funktionstüchtig. Bei krankhaften Zuständen des Knochens, die mit einem vermehrten Umbau oder Abbau der Knochenmatrix einhergehen, ist eine Zunahme der Phosphatase im strömenden Blut festzustellen.

Die *Kalksalze des Knochens* bestehen nach BRANDENBERGER u. SCHINZ vorwiegend aus Hydroxylapatit [$3 Ca_3(PO_4)_2 \cdot Ca(OH)_2$]. Die Größe der Kalksalzkristalle wird von WOLPERS mit 30—60 Å und 400—1000 Å angegeben. ROBINSON u. WATSON haben plattenähnliche Partikel von $1500 \times 500 \times 100$ Å im senilen menschlichen Knochen beschrieben. FERNÁNDEZ-MORÁN und ENGSTRÖM fanden nadelähnliche Kristalle von 30—40 Å im Durchmesser und einer Länge von 200 Å. JACKSON hat Granula in der Größe von 100 Å beschrieben und festgestellt, daß diese auch Beziehungen zur Bandstruktur der Kollagenfibrillen haben. ROBINSON u. CAMERON sowie KNESE meinen, daß die Calcifikation als eine ungeordnete Ablagerung von Kristallen beginnt, die keine sichtbare Beziehung zur Lokalisation der Fasern hat.

1. Der Mineralstoffwechsel des Knochengewebes

Im lebenden Organismus steht der Mineralstoffwechsel des Knochens in engem Zusammenhang mit der Funktion von Niere, Nebenschilddrüse und Darmkanal. Unter normalen Bedingungen liegt ein Zustand des Gleichgewichtes zwischen Zufuhr und Ausfuhr der Mineralien vor. Durch Resorption aus dem Darm und Demineralisation im Knochengewebe wird der Verlust an Calcium und Phosphat aus der extracellulären Flüssigkeit gedeckt, weil der Calciumspiegel im Plasma und in der extracellulären Flüssigkeit außerordentlich konstant gehalten werden muß, um den ungestörten Ablauf lebenswichtiger Funktionen (Blutgerinnung, Reizbildung und Reizleitung im Nervensystem u. a.) zu sichern. Die Niere kann daher kontinuierlich Calcium und Phosphat ausscheiden. Auf Grund von Austauschversuchen mit ^{45}Ca konnte festgestellt werden, daß nur die an Phosphat- und Carbonatgruppen haftende Knochencalciumfraktion als dringende Calciumreserve eine Rolle spielt, da sie vertauschbar ist und somit die einzig bewegliche Fraktion darstellt.

Betrachten wir die Probleme der Mineralisation und des Knochenstoffwechsels von seiten der Knochenkalksalze, so liegen hierzu neuere Untersuchungen mit den Isotopen ^{45}Ca und ^{32}P vor. ENGFELDT u. Mitarb. fanden hinsichtlich der Einlagerung von Phosphat in das Knochengewebe *zwei*

Phasen, eine *sehr rasche* und eine *langsame* Aufnahme von Phosphat. Dementsprechend wurden von ENGFELDT und HJERTQUIST auch zwei verschiedene Arten der Knochenkalksalze angenommen, wobei die eine Fraktion rasch ein Gleichgewicht mit dem Orthophosphat des Blutes erreicht, die andere erst langsam. Außerdem fanden sich im Einklang mit diesen Beobachtungen eine *leicht* und eine *schwer extrahierbare* Phosphatfraktion im Knochengewebe, die in vivo und in vitro an dieselben Stellen lokalisiert werden können. Im *jungen* Knochen und in jungen Haversschen Systemen mit geringem Kalksalzgehalt ist die Aktivität, also die Einlagerung von ^{32}P wesentlich größer als in alten, mineralreichen Knochenbezirken. Auch die Löslichkeit der Kalksalze soll im jungen Knochengewebe größer sein als im ausgereiften Knochen und von der organischen Matrix zusätzlich beeinflußt werden. Das Phosphat wird von der organischen Substanz nur *adsorbiert, nicht* fest eingebaut, da es im Gegensatz zu ^{35}S durch den Vorgang der Entkalkung wieder herausgelöst werden kann. Das *Calcium* ist im Knochengewebe ebenfalls ungleichmäßig verteilt; der sekundäre Knochen enthält weniger Calcium als der primäre. Die Verkalkung des sekundären Knochens geht zunächst rasch vor sich, nimmt dann nur schrittweise zu und ist um die Haversschen Kanäle am stärksten. *Ablagerung* und *Austausch von Calcium* scheinen nach autoradiographischen Untersuchungen mit ^{45}Ca in vitro und in vivo übereinzustimmen. Nach Injektion von ^{45}Ca in die Blutbahn ist schon in wenigen Minuten etwa zwei Drittel des zugeführten Calcium wieder aus dem Blut verschwunden. Der Rest wird etwa 2 Std später aus dem Blut weggeführt, wobei der größte Teil im Knochen abgelagert wird. Diese Ablagerung findet zunächst in unmittelbarer Umgebung der Haversschen Kanäle und in den Wachstumszonen statt. Später stellt sich jedoch ein Gleichgewicht her, welches nach etwa 10 Tagen erreicht ist. Wahrscheinlich findet ein Austausch mit dem im Knochen vorhandenen Calcium statt, was auch im Modellversuch an Knochenpulver gezeigt werden konnte. Die wesentlichen Phänomene der Calciumdeponierung müssen einfach sein und in Form eines Ionenaustausches zwischen flüssiger Phase und Festsubstanz an der Oberfläche der Apatitkristalle stattfinden, an der verschiedene Verbindungen locker vorliegen. Dieser rasche Umbau und Austausch von Calcium wird durch die enorm große Oberfläche der Apatitkristalle im menschlichen Knochengewebe verständlich. Nach MINDER beträgt sie etwa 15—30 Hektar auf das Gesamtgewicht der anorganischen Knochensubstanz eines erwachsenen Menschen berechnet. Elektronenmikroskopische Befunde von ROBINSON weisen besonders auf die Rolle der organischen Matrix für den Austausch von Calcium und Phosphor hin, da die Oberfläche der Apatitkristalle nur für etwa 12 % des Gesamtaustausches von Bedeutung sei. Die Untersuchungen von ENGSTRÖM u. BERGENDAHL ergaben, daß im spongiösen Knochen doppelt soviel Radioisotope aufgenommen werden wie im kompakten Knochen. Wahrscheinlich sind die Unterschiede Folge der größeren reaktiven Oberfläche des spongiösen Knochens. Die abgebaute Knochenmatrix wird aus dem Calcium und Phosphatbestand der extracellulären Flüssigkeit mit Hilfe der Osteoblastenfunktion ständig ergänzt. Die Osteoclasten regulieren den Calciumspiegel jedoch auch dann, wenn kein Calcium vom Darm aufgenommen wird und zur Verfügung steht. Das Parathormon der Nebenschilddrüse kann die Osteoclasten stimulieren, wobei eine durch Carboanhydrase katalysierte Säuresekretion aktiviert wird. Das Parathormon wirkt jedoch auch auf die renale Phosphatausscheidung, indem es die Transportkapazität der Nierentubuli für das Phosphat herabsetzt und eine Phosphatdiurese anregt. Nach neueren biochemischen Analysen besteht das Parathormon aus zwei Faktoren mit unterschiedlichem Molekulargewicht von 500 000 und 20 000, von denen der eine Faktor wahrscheinlich in den Knochenstoffwechsel und der andere in die Nierenfunktion eingreift. Als zweites Hormon, das den Calcium- und Phosphathaushalt reguliert, haben 1963 HIRSCH u. Mitarb. das Thyreo-Calcitonin entdeckt. Es handelt sich um ein Polypeptid mit einem Molekulargewicht von 4500. Das Thyreo-Calcitonin wird in den C-Zellen der Schilddrüse produziert. Schon 1962 hatten COPP u. Mitarb. bei Durchströmungsversuchen der Schilddrüse und Nebenschilddrüse ein calciumsenkendes Hormon postuliert. Das Thyreo-Calcitonin blockiert die Calciumresorption im Knochen und verhält sich somit antagonistisch gegenüber dem Parathormon im Knochenstoffwechsel. In der Niere bewirkt das Calcitonin eine vermehrte Ausscheidung von Phosphaten und Calcium mit dem Urin. Fraglich hat es dabei einen direkten Angriffspunkt an den Nierentubuli oder führt über eine Senkung des Serum-Calcium-Spiegels sekundär eine vermehrte Ausschüttung von Parathormon herbei. Neben dem Parathormon und dem Calcitonin haben die Sexualhormone und die Vitamine A und C einen Einfluß auf Knochenbildung und Knochenstoffwechsel. Sie beeinflussen wahrscheinlich die Entstehung und den Umbau der organischen Matrix. Vitamin D, Citronensäure und Adenosintriphosphat spielen eine Rolle bei der Mineralisation des Knochengewebes. Im Gegensatz zu den Sexualhormonen sollen Glucocorticoide wie das Cortison die Matrixbildung hemmen und gleichzeitig die Mineralisation beeinträchtigen.

2. Die Vorgänge beim Knochenabbau

Nach den heute noch gültigen Anschauungen werden alle mit dem Aufbau des Knochengewebes zusammenhängenden Vorgänge von den Osteoblasten gesteuert, während der Abbau des Knochengewebes allein an die Funktion der Osteoclasten gebunden sein soll. Neuere Forschungsergebnisse haben aber gezeigt, daß sowohl die *Ausfällung* wie das

Herauslösen der Kalksalze des Knochengewebes nicht an den Aufbau oder Abbau der organischen Grundsubstanz gebunden sind, sondern durch unabhängige Vorgänge gesteuert werden.

Alle Zellformen des Knochengewebes stammen aus dem Mesenchym, und es ist sehr wahrscheinlich, daß es sich bei den Osteoblasten, Osteocyten und Osteoclasten nur um verschiedene Funktionszustände ein und derselben Zelle handelt (EGER). Auf die *Stoffwechselaktivität der Osteocyten* haben ZAWISCH und LIPP hingewiesen. Sie meinen, daß die Osteocyten zum Teil noch jene Eigenschaften besitzen, die den Osteoblasten zugeschrieben werden. Die Fähigkeit der Osteocyten, Knochensubstanz aufzulösen oder anzubauen mag zwar in vermindertem Maße vorhanden sein, doch ist anzunehmen, daß sie durch ihre Zellfunktion das lebende Gefüge der Grundsubstanz aufrechterhalten und unter besonderen Bedingungen auch Veränderungen hervorzurufen in der Lage sind. Zumindest die jungen, frisch in die Grundsubstanz eingebetteten Osteocyten besitzen die Fähigkeit zur weiteren Modellierung ihrer Zellhöhle. Von ACHARD wurden besondere Diffusionshöfe um die Osteocyten des lamellären Knochens beschrieben und als Ausdruck einer funktionellen Tätigkeit gewertet. Die Knochengrundsubstanz und die Osteocyten werden von RUTISHAUSER u. MAJNO als physiologische Einheit betrachtet, und diese Autoren betonen ganz besonders, „daß die Knochenzellen nicht in Einzelhaft gehaltene Gefangene der verkalkten Matrix seien!" Jung eingeschlossene Osteocyten besitzen große und stark basophile Nucleolen, ihr Protoplasma enthält eine Menge von Ribonucleinsäuren. Dieses deutet auf eine besondere, das normale Maß überschreitende Tätigkeit der Knochenzellen hin. Den Nachweis leicht austauschbarer Calciumverbindungen im Bereich der Osteocytenhöfe konnten HEUCK und SCHMIDT führen (HEUCK; REMAGEN, CAESAR und HEUCK). Die *Osteoclasten* sind nicht ausschließlich als mehrkernige Riesenzellen zu finden, sondern auch als einkernige Zellen in bandartiger Anordnung nachweisbar. Man nimmt an, daß der riesenzellige Osteoclast vorwiegend unter pathologischen Bedingungen vorkommt und dann mit Hilfe von Ferment- und Enzymsystemen gleichzeitig die organische und anorganische Matrix abbaut, indem er das Gewebe in Form der Howshipschen Lacunen „annagt". Mehrkernige Osteoclasten sind relativ selten nachweisbar.

Die *Knochenauflösung* im physiologischen Rahmen sowie unter pathologischen Bedingungen kann nach SIEGMUND und DULCE nur dann erfolgen, wenn von den Osteoklasten H-Ionen abgegeben werden, deren Sekretion energieabhängig ist und von der Carboanhydratase bewerkstelligt wird. Das Parathormon der Nebenschilddrüse kann die Osteoclasten stimulieren, indem es die durch Carboanhydratase katalysierte Säuresekretion aktiviert. Die Osteoclasten sollen den Plasmacalciumspiegel auch dann regulieren, wenn kein Calcium vom Darm aufgenommen wird. Die Wirkung des Parathormons auf die renale Phosphatausscheidung ist durch neuere Untersuchungen gesichert worden (RASMUSSEN). Ferner könnte die Sekretion von Calciumkomplexbildnern (z. B. Citronensäure) die Knochenauflösung einleiten, doch ist im Knochen nur etwa 1 % Citrat nachzuweisen. Diese geringe Menge dürfte nicht genügen, um die Calciummobilisierung zu erklären. BURSTONE meint histochemisch den Nachweis geführt zu haben, daß die Aktivität der sauren Phosphatase in den Osteoclasten groß sei. Der Vorgang der Knochenauflösung ist in seinen einzelnen Stufen noch nicht hinreichend geklärt.

3. Die Vorgänge beim Knochenumbau

Die Hartsubstanz des Knochens, der Hydroxylapatit, wird im Wachstumsalter in größeren Mengen im Knochen gebildet und eingelagert, doch erfolgt wahrscheinlich auch während des ganzen Lebens ein ständiger Austausch der einzelnen Elemente der Kalksalze des Knochengewebes, wie Untersuchungen mit Isotopen ergeben haben (NEUMAN u. NEUMAN; MCLEAN u. URIST). Unser Wissen über die Knochenbildung und den Knochenstoffwechsel stützt sich auf Beobachtungen am wachsenden Knochen, während über den Stoffwechsel des ausgereiften, erwachsenen Knochens wenig bekannt ist. Meist wurden die am jugendlichen Knochen gewonnenen Untersuchungsergebnisse ohne weiteres auf die Lebensvorgänge des Knochengewebes beim Erwachsenen übertragen. Neuere Untersuchungen lassen jedoch Zweifel an der Richtigkeit althergebrachter Vorstellungen über den Stoffwechsel und die Umbauvorgänge des ausgereiften Knochens aufkommen.

Die Frage, ob eine Minderung der „Schattendichte" des Knochens im Röntgenbild durch einen *Massenverlust* an verkalkter Knochengrundsubstanz zustande kommt oder ob das vorhandene Knochengewebe durch *Ausschwemmung* von Kalksalzen aus der Knochengrundsubstanz „entkalkt" ist und dadurch eine „Entschattung" oder „Aufhellung" des Knochenröntgenbildes erfolgt, ist besonders von WEISS diskutiert worden.

Die Diskussion stützte sich auf Befunde der pathologischen Anatomie, insbesondere die Anschauungen von POMMER (1885) und M. B. SCHMIDT (1937). Während M. B. SCHMIDT den Schwankungen im Kalkgehalt der Knochen eine größere Bedeutung zuschreibt, meint POMMER, daß die Kalksalze im allgemeinen nur durch Abbau der Knochengrundsubstanz frei werden und daß eine Mobilisierung, eine Ausschwemmung von Kalksalzen aus der Grundsubstanz nur bei der Osteomalacie in der unmittelbaren Nachbarschaft der Volkmannschen Kanäle vorkomme, aber auch hier im großen und ganzen eine untergeordnete Rolle spiele.

Für die *senile Knochenatrophie* wird eine Entkalkung des Knochens, also eine Verminderung des Kalksalzgehaltes der organischen Matrix abgelehnt. Es handelt sich um eine Abnahme des Knochengewebes unter Wahrung der äußeren Form des einzelnen Knochens (sog. exzentrische Atrophie). Neben einer Verdünnung der Bälkchen und einer Vergrößerung der Abstände ist eine Erweiterung und „Fensterung" der röhrenförmig angelegten Spongiosaabschnitte festzustellen (EDER). Der Prozeß der *Transformation* zeigt Unterschiede in dem Verhalten der längs- und querverlaufenden Strukturen und eindeutige Geschlechtsunterschiede, ist jedoch unabhängig vom Körpergewicht. Die Steuerung dieser Umbauvorgänge soll über Umstellungen im Hormonhaushalt während des Alterungsprozesses erfolgen.

Bisher gründeten sich die Aussagen über den Kalksalzgehalt der Knochenmatrix auf Untersuchungen zuvor entkalkter, nach verschiedenen Methoden angefärbter, histologischer Gewebsschnitte. Neue Methoden, insbesondere die Mikroradiographie, erlauben präzisere Angaben über Verteilung und Konzentration der Kalksalze des Knochengewebes im mikroskopischen Bereich. Wenn das Wellenlängenmaximum einer Röntgenstrahlung etwa 3—4 Å beträgt, so wird die Strahlenabsorption vorwiegend durch den Calciumgehalt des Knochengewebes bestimmt (die Absorptionskante des Calcium liegt bei 3,06 Å). Das mikroradiographische Bild der *gesunden Compacta* und *Spongiosa* zeigt Bezirke, in denen ein Abbau des Knochens erfolgt, solche in denen ein Aufbau stattfindet und ruhende, stoffwechselstumme Bezirke. Mikroradiogramme von Dünnschliffen aus der Femurdiaphyse machen deutlich, daß auch im Erwachsenenalter Unterschiede der Kalksalzkonzentration in den einzelnen Osteonen vorliegen. Dies deutet darauf hin, daß selbst im Greisenalter Umbauvorgänge in der Knochenmatrix ablaufen, die jedoch — verglichen mit dem gleichen Bezirk der Femurdiaphyse eines jugendlichen Knochens — wesentlich vermindert sind (Abb. 4).

Der *Umbau des Knochens* wurde an der Diaphyse des Femur von AMPRINO u. BAIRATI untersucht. Neben individuellen Schwankungen, die durch konstitutionelle Faktoren erklärt werden können, sind in den einzelnen Lebensperioden Unterschiede in der Intensität von Erosionsphänomenen und Appositionsphänomenen zu beobachten. Sowohl an der Innenseite der Compacta als auch an der Innenseite der Osteone nehmen die Erosionen vom 5. Dezennium an mit zunehmendem Alter zu. Die Diaphysencompacta wird schließlich sehr dünn. Untersuchungen von AMPRINO sowie ENGSTRÖM u. Mitarb. berechtigen zu der Annahme, daß die Verteilung des Calcium im Knochengewebe von dem relativen Verhältnis von Kollagen zu Osteoglucoid der Knochenmatrix abhängig ist. Der Kalksalzgehalt des primären, periostalen Knochens ist größer als der des sekundären Knochens der Haversschen Systeme. Im gesunden, insbesondere jugendlichen Knochengewebe finden sich neben solchen Osteonen, die weniger Kalksalze enthalten, Osteone, welche mit Kalksalzen stark angereichert sind (Abb. 4a).

Der mikrochemische Beweis der Richtigkeit dieser Befunde wurde von STRANDH dadurch geführt, daß er aus einem Knochenschliff die einzelnen Osteone mit verschiedenem Kalksalzgehalt herauspräparierte und auf ihren Phosphor- und Stickstoffgehalt untersuchte. Es zeigte sich, daß der Stickstoffgehalt gleichmäßig im kompakten Knochen verteilt ist, während die Phosphormenge pro Volumeneinheit um 25 % in den verschiedenen mikroskopischen Strukturen variiert.

Die Schaltlamellen zwischen den Osteonensystemen besitzen sowohl im jugendlichen als auch im Erwachsenenalter eine hohe Kalksalzkonzentration. Mit zunehmendem Kalksalzgehalt nimmt die Brüchigkeit des Knochengewebes zu. So fand FROST durch mikroradiographische Untersuchungen in den weniger kalkhaltigen Osteonen keine Mikrofrakturen, während sie im Bereich des „extrahaversschen Knochens" und der Zementlinien häufig vorkommen. Nach Untersuchungen von ENGSTRÖM u. AMPRINO sind Unterschiede der Ultrastruktur und des Kalksalzgehaltes der Haversschen Systeme zwischen dem *ruhiggestellten* und *belasteten Knochen* nicht zu finden.

Das histologisch nachweisbare vermehrte Auftreten osteoider Säume als Ausdruck neugebildeter, unverkalkter Knochengrundsubstanz gilt als typisches Kriterium für eine Knochenerweichung, die „Osteomalacie". Die Frage, ob das sog. Osteoid des Er-

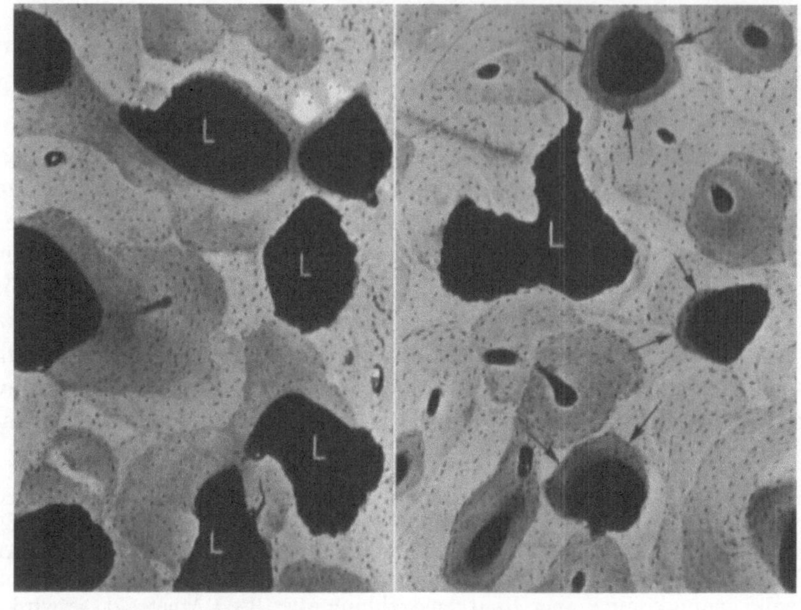

L=Lakunen (Umbauplätze)   →low density Osteone

a

× low density Osteone   →| resting line   ⊢→ Kittlinien   ⊪→ Kokardenosteone

b

Abb. 4a u. b. Mikroradiographische Darstellung von 50 μ dicken Knochenschliffen aus der Diaphyse der Tibia eines 4- und 12j. ♂ (a) und eines 25- und 38j. ♂ (b) (HEUCK 1969)

wachsenenknochens *unverkalkte* bzw. *noch nicht verkalkte* organische Knochengrundsubstanz sei oder ob es eine Knochenentkalkung darstelle, war lange Zeit Diskussionsgegenstand der Pathologie (v. RECKLINGHAUSEN; POMMER; M. B. SCHMIDT) und ist auch heute noch in Klinik und Röntgenologie umstritten (BARTELHEIMER u. Mitarb., WEISS).

Mikroradiographische Untersuchungen des Knochengewebes bei Osteopathien lassen Zweifel an der Möglichkeit einer präzisen Trennung von Osteomalacie und Osteoporose, wie sie bisher versucht wurde, aufkommen (HEUCK und SCHMIDT). Im Mikroradiogramm imponieren die Zonen des „Osteoid" in dem Moment, wo fibrilläre Strukturen auftreten als verkalkte Bezirke. Es findet also bereits in diesem Stadium eine Calciumeinlagerung statt. Bei Stoffwechselstörungen im Mineralhaushalt ist anzunehmen, daß aus diesen Zonen zuerst Calciumverbindungen mobilisiert werden und nun die organische Matrix eine niedrige Kalksalzkonzentration aufweist. Je nach der Geschwindigkeit, mit welcher diese Prozesse ablaufen, wird eine Transformation des Knochens möglich sein oder nicht. Neben Abbauvorgängen sind meist auch Anbauprozesse festzustellen, die sich unter bestimmten Bedingungen ergänzen können. Nach BELL, CHAMBERS u. DAWSON ist die Verschlechterung der mechanischen Belastbarkeit z. B. des rachitischen Knochens nicht mit irgendwelchen chemischen oder strukturellen Veränderungen des Knochenmaterials verbunden. Die mechanische Härte des Knochenmaterials scheint ausschließlich abzuhängen von dem relativen Verhältnis des organischen zum anorganischen Teil der Matrix. Es fand sich eine sichere Korrelation zwischen dem Aschegehalt und der Brüchigkeit der Knochen.

Die *graduellen* Unterschiede des Austausches der Kalksalze und des Umbaues der Knochenmatrix sind bestimmend dafür, ob bereits ein pathologischer Prozeß vorliegt oder nicht. Die auslösende Ursache der Kalkstoffwechselstörung des Knochens kann verschieden sein.

4. Allgemeine Pathologie des Knochens im Röntgenbild

Alle im makroskopischen Bereich liegenden Veränderungen von Form und Struktur des Knochens lassen sich röntgenologisch erfassen und weitgehend analysieren. Im mikroskopischen Gebiet liegende Strukturveränderungen des Knochengewebes sind nur mit besonderen Untersuchungsmethoden wie der Histologie und Mikroradiographie darstellbar (s. S. I, 9). Diese Methoden können Aufschluß geben über den Feinbau des Knochens und die Verteilung der Kalksalze unter normalen und pathologischen Bedingungen. Während des ganzen Lebens findet ein ständiger Umbau des Knochengewebes statt. Der physiologische Umbau des Knochengewebes ist im Wachstumsalter am stärksten, bleibt jedoch während des gesamten Lebens erhalten. Selbst im Greisenalter finden sich in der Compacta der Diaphysen von Röhrenknochen Umbauerscheinungen (s. S. I, 8 und 227). Störungen des physiologischen Knochenumbaues können durch die verschiedensten exogenen und endogenen Faktoren einsetzen. *Als exogene Faktoren* seien die unzweckmäßige und einseitige Ernährung sowie die Aufnahme von Giften oder speziell im Knochengewebe abgelagerten toxischen Stoffen genannt. *Endogene Faktoren* sind Störungen des Vitamin- und Hormonhaushaltes sowie Störungen des Calcium- und Mineralstoffwechsels. Im Zusammenhang mit diesen Störungen interessieren vor allem Niere und Leber mit ihren komplizierten Stoffwechselsystemen. Hierauf soll bei den einzelnen speziellen Kapiteln näher eingegangen werden. Auch eine mangelhafte Resorption der sonst qualitativ ausreichend zusammengesetzten Nahrung kann zu Störungen führen, die sich im Knochengewebe widerspiegeln. Es spielt hierbei die Funktion des Pankreas und seiner Verdauungssäfte eine Rolle. Die genannten Störungen des Knochenumbaues führen im allgemeinen zu generalisierten Veränderungen im Skeletsystem. Es ist durchaus möglich, daß einzelne Knochenbezirke — wie z.B. die spongiösen, gut durchbluteten Knochen der Wirbelkörper sowie die Epiphysen- und Metaphysenregion der Röhrenknochen — stärker am pathologischen Geschehen beteiligt sind und solche Störungen zuerst widerspiegeln. *Eine generalisierte Störung des Mineralstoffwechsels durch endogene oder exogene Faktoren wird aber immer das gesamte Knochengerüst betreffen.* Graduelle Unterschiede sind möglich, da z.B. eine sehr dicke Diaphysencompacta erst relativ spät röntgenologisch faßbare Veränderungen erkennen läßt.

Von besonderer Bedeutung ist der *Austausch der Knochenmineralien*, da diese dem Gewebe spezifische Eigenschaften verleihen, um dem Organismus auch als Stützgerüst dienen zu können. So muß sich eine Störung im physiologischen Knochenumbau auf die statische Funktion des Skeletsystems auswirken. Es ist oft erstaunlich, wie lange das Skelet seine Stützfunktion durch Trans-

formation zu erhalten versucht, selbst dann, wenn bereits eine erhebliche Verminderung des Mineralgehaltes der Knochenmatrix eingetreten ist. Besonders deutlich tritt die funktionelle Makrostruktur
der Spongiosa in Form der „Zug- und Drucklinien" (PAUWELS; KNESE) bei der Altersosteoporose
und solchen Osteopathien in Erscheinung, die langsam verlaufen, dem Knochen also Gelegenheit
zur Transformation geben. Das für die „statische Funktion" des Knochens nicht unbedingt erforderliche Knochengewebe erfährt bei der Transformation eine Rückbildung, nimmt an Volumen ab oder
verschwindet ganz (s. S. I, 38), die belasteten Spongiosazüge werden verstärkt („hypertrophische

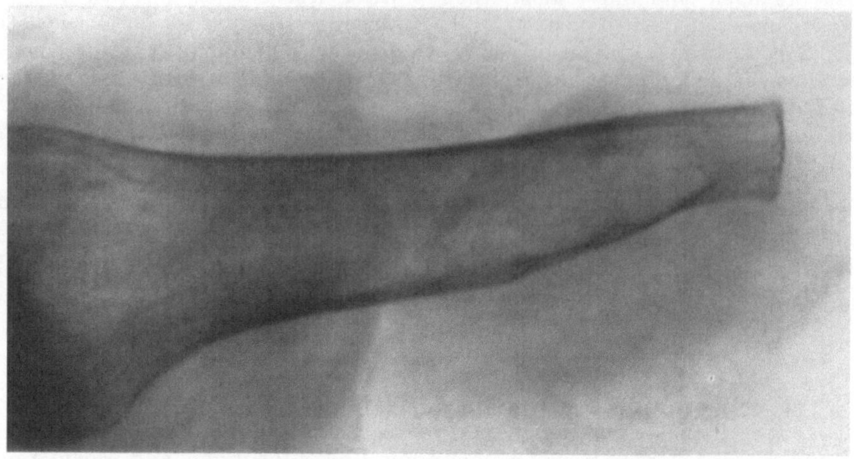

Abb. 5. Ausgeprägte Atrophie von Spongiosa und Compacta nach Amputation des linken Humerus, 54j. ♂

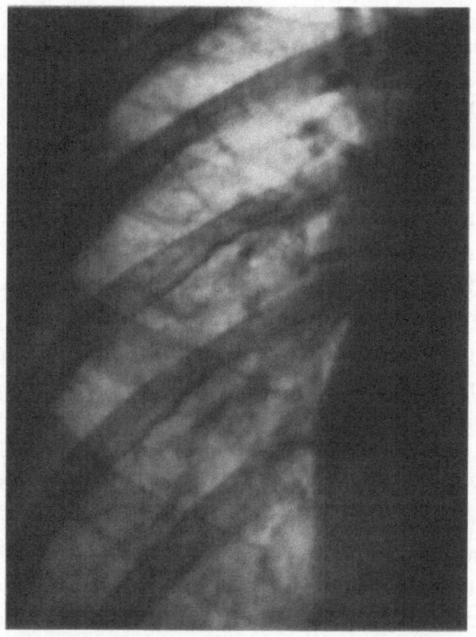

Abb. 6. Knochenusuren der Rippen bei Aortenisthmusstenose, 63j. ♀

Knochenatrophie"). Der Knochenschwund und die Atrophie des Knochens kommen deutlich sichtbar am Amputationsstumpf zur Ausbildung, der oft nicht nur spitz zuläuft, sondern auch eine Verdünnung der Spongiosabälkchen und der Compacta aufweist (Abb. 5).

Für derartige Zustände ist der Ausdruck *Osteoporose* durchaus berechtigt. Die pathologische Hypertrophie des Knochengewebes kann durch einen vermehrten periostalen
Knochenanbau (Periostosen, Osteophyten, Exostosen u. a.) oder einen *endostalen* Knochenanbau zustande kommen, aus dem auch die sog. Spongiosklerose, eine stärkere Verdich-

tung der Spongiosastruktur, resultieren kann (z. B. Elfenbeinwirbel, Ostitis condensans ilei, toxische Osteopathien). Dieser Anbauprozeß wird bei erhaltener äußerer Form des einzelnen Knochens eine Zunahme des Kalkgehaltes im Gesamtknochen (Knochengewebe und Markgewebe) zur Folge haben. Die fettfreie, eigentliche Knochensubstanz besitzt dagegen keinen wesentlich höheren Kalksalzgehalt. Ein solcher Zustand wird als *Osteosklerose* bezeichnet, wobei die normale Relation Knochengewebe:Markraum im spongiösen und im kompakten Knochen zugunsten des Knochengewebes verschoben ist. Durch den ständigen Vergleich der anatomischen und histologischen Befunde mit verschiedensten Untersuchungsmethoden können heute bereits aus dem *einfachen Röntgenbild wichtige Aussagen über die Pathogenese eines krankhaften Knochenprozesses abgeleitet* werden.

Erst dann, wenn eine Verschiebung der Relation Knochengewebe:Markraum nicht vorliegt, der Kalksalzgehalt der eigentlichen Knochenmatrix jedoch verändert ist, können wir von einer *echten Erkrankung* des Knochens sprechen. Unabhängig davon, ob es sich um eine in der Pathogenese schon bekannte oder pathogenetisch noch nicht geklärte Veränderung handelt, die sich im *Gewebsverband Knochen* abspielt, sollen diejenigen krankhaften Prozesse, welche *generalisiert* das Skelet betreffen — von gewissen Unterschieden der Intensität der Veränderung im einzelnen Knochen sei zunächst abgesehen —, als *Osteopathien* bezeichnet werden. Es kann nun entweder ein Mehr (Plus) an eigentlicher Knochenmatrix innerhalb des Gesamtvolumens eines seine äußere Form wahrenden Einzelknochens (Osteosklerose) oder ein Weniger (Minus) an Knochenmatrix (Osteoporose) bzw. eine geringe Kalksalzkonzentration in der organischen Grundsubstanz des Knochens (Osteomalacie) vorliegen. *Typisch für eine Osteopathie ist es, daß abgesehen von pathologischen Frakturen oder periostalen Reaktionen die äußere Form der einzelnen Skeletbausteine weitgehend und lange erhalten bleibt.* Erst dann, wenn die Pathogenese bekannt ist, sollte die Ursache des krankhaften Geschehens auch genannt werden und z. B. von hepatogener Osteopathie, renaler Osteopathie u. a. gesprochen werden. Der bislang oft benutzte Ausdruck „Osteomalacie" erscheint im Zusammenhang mit den generalisierten Störungen des Knochenumbaues verwirrend und nichtssagend. Unabhängig von der Pathogenese einer Osteopathie wird Knochengewebe, dessen Mineralsalzgehalt stärker vermindert ist, erweichen und somit „osteomalacisch" werden müssen. Es ist heute möglich, eine Vielzahl der früher als Osteomalacie bezeichneten Erkrankungen pathogenetisch zu verstehen, so daß eine Einordnung vorgenommen werden kann.

Der Begriff „Osteomalacie" stammt aus der pathologischen Anatomie und besagt lediglich, daß das histologische Bild eine Vermehrung der „osteoiden Säume" aufweist. Derartige „osteoide Säume" finden sich jedoch während des ganzen Lebens im Knochengewebe, und zwar auch dann, wenn keine krankhaften Veränderungen vorliegen. Der rasche Austausch der Kalksalze — wie er heute mit Hilfe der Isotopendiagnostik studiert werden kann — läßt vermuten, daß die Knochenmatrix im Falle einer Kalkstoffwechselstörung auch Kalksalze abzugeben vermag, wenn die organische Matrix selbst histologisch noch keinerlei „Abbauerscheinungen" erkennen läßt. Es scheint hierbei auf die *Geschwindigkeit* des Austausch- oder Abbauprozesses anzukommen, die auch die Breite der osteoiden Säume bestimmen dürfte.

Rascher Umbau, Abbau und Anbau des Knochens führen zu eigenartigen, etwas unruhigen Strukturbildern, der „Mosaikstruktur", die am eindrucksvollsten beim Morbus Paget erkennbar ist. Im Röntgenbild kann eine „Osteoblasten-Osteoporose" von einer „Osteoclasten-Osteoporose" nicht getrennt werden. Eine solche Differenzierung ist nach unserem heutigen Wissen auch mit anderen Methoden recht schwierig

Besonders reaktionsfähig sind das Periost und das Endost, welche die eigentlichen Knochenelemente umhüllen. Im Gelenkbereich wird der Knochen von Knorpelgewebe überzogen, das bei entzündlichen Erkrankungen der Gelenke schwere Veränderungen erfahren oder vollständig schwinden kann. Es muß beachtet werden, daß der fälschlicherweise als „Gelenkspalt" bezeichnete Raum zwischen den im Röntgenbild erkennbaren Knochengrenzlamellen — der Corticalis des spongiösen Knochens — durch den Gelenkknorpel ausgefüllt ist! Die beiden Knorpelhüllen der gelenkbildenden Knochen liegen direkt aufeinander. Ein *Gelenkspalt* im eigentlichen Sinne ist erst dann sichtbar, wenn Kontrastflüssigkeit oder Gas (artifiziell, sog. „Vakuumphänomen") zwischen die gelenkbildenden Knochen eindringt.

Neben den generalisierten Störungen sind die *lokalisierten* Störungen des Knochenumbaues von Bedeutung. So können *osteolytische Vorgänge* durch Einwirkung von außen (Druck) sowie eine Beeinträchtigung des Knochenanbaues durch interne Noxen zustande kommen. Eine besondere Form der Knochenatrophie ist diejenige *Osteolyse*, die zu einem herdförmigen Defekt führt. Liegt ein raumfordernder Prozeß vor, wie z.B. bei einem Tumor oder einem Gefäßleiden (Abb. 6) und ist die äußere Kontur des Knochens arrodiert, so spricht man von einer Knochen*usur*, einer *Druckatrophie* oder einem *Defekt*. Häufiger ist der Defekt im Knochen selbst zu finden und man spricht dann von Tumorosteolyse, entzündlicher Osteolyse (z.B. Knochenkaverne) oder Knochencyste (z.B. Echinococcus). Ein weiteres Beispiel der *Druckatrophie* des Knochens sind die *traumatischen Epithelcysten* des Knochens, die durch das Wachstum von in den Knochen verschlepptem Epidermisgewebe zustande kommen (s. S. I, 523). Manchm alkann dieses Epidermisgewebe auch Verbindung zum Epithel der Oberfläche behalten und *neben* dem Knochen wachsen. Es entstehen dann durch den Druck der Epithelmassen glatt konturierte Defekte (HEIDENBLUT).

Bei entzündlichen, bakteriellen Prozessen wird das Knochengewebe in ähnlicher Weise wie anderes Gewebe reagieren und gegebenenfalls zugrunde gehen. Eine *Knochennekrose* läßt sich meist erst spät erkennen, da für die Darstellung im Röntgenbild eine Änderung des Mineralsalzgehaltes der nekrotischen Knochen Voraussetzung ist. Die Nekrose des Knochengewebes ist durch das Absterben der Osteocyten gekennzeichnet, so daß eine Anfärbung ausbleibt. Auch die Zellen des Knochenmarks lassen eine Kernfärbung vermissen. Bei der Knochennekrose kommt es oft zur Entstehung von „*Sequestern*", die im Röntgenbild — besonders bei etwas atrophischer Umgebung — als Verdichtungen imponieren. Die Darstellung und Abgrenzung gelingt am besten mit Hilfe der Tomographie. Sequester treten bei entzündlichen Erkrankungen (Osteomyelitis), nach Frakturen, Verbrennungen, Erfrierungen, Ernährungsstörungen u. a. auf.

Die *Osteomyelitis* ist in ihren Frühstadien röntgenologisch nicht erkennbar. Erst nach Markierung des Entzündungsprozesses und Manifestation der Knochenzerstörung werden wir Veränderungen nachweisen können. Manchmal kann die Darstellung einer begleitenden Weichteilschwellung, eines Absceßschattens, einer Verkalkung oder periostalen Reaktion der erste Hinweis auf eine Entzündung sein (s. S. I, 318). Ein *Tumor* oder eine Metastasierung kann erst dann im Röntgenbild nachgewiesen werden, wenn bereits ein großer Teil des Knochengewebes zerstört worden ist. Dies geschieht wahrscheinlich durch Druck der sich expansiv ausbreitenden Tumormassen, so daß im normalen Knochen ein rascher Abbau überwiegt. Im Knochenmark, also intracanaliculär, wachsende Metastasen können einen so starken Reiz auf die Knochenbildung darstellen, daß als Folge ein periostaler oder endostaler Knochenanbau auftritt — der eine stärkere Strahlenabsorption bedingt — und nun eine „*Sklerose*" im Röntgenbild erkennbar wird (Prostatacarcinom, Magencarcinom u. a.). Meist ist nicht nur die *innere Struktur* des Knochens, sondern auch die *äußere Form* durch Tumoren oder Tumormetastasen verändert. Kommt es zu einer so hochgradigen Zerstörung des Knochengewebes, daß die statische Funktion des Skeletes nicht mehr aufrechterhalten werden kann, treten Frakturen (pathologische Frakturen oder *Spontanfrakturen*) auf.

Die *Knochendystrophie* oder der pathologische Knochenumbau zeichnet sich im histologischen Bild dadurch aus, daß neben osteoiden Säumen und einem beschleunigten

Umbau mit Mosaikstrukturen ein enormer *Abbau* in Form der sog. „Tunellierung" der Bälkchen auftreten soll. Alle diese Aussagen beziehen sich auf Untersuchungen am *entkalkten* Knochengewebe, während man im Mikroradiogramm diese Differenzen kaum findet. Die Kombination von Hyperostose, Osteoporose und Osteosklerose führt zu eigenartig *plumpen, dicken Knochen* mit Sklerose, der sog. *Pachyostose.*

Eine *Störung der Durchblutung* des Knochengewebes, wie sie bei den verschiedensten Erkrankungen vorkommen kann (z.B. arteriosklerotisch bedingte Durchblutungsstörung, Stauungszustände u. a.) führt entweder zu einer Destruktion und fleckigen Entkalkung (sog. fleckiger Atrophie) oder zu einem Knochenanbau, oft mit erheblicher Compactaverdickung.

Die *Kontinuitätstrennung* des Knochens, der Knochenbruch, hat ebenfalls eine Störung des Knochenumbaues zur Folge und ist noch lange Zeit nach Abheilung des Knochenbruches nachweisbar (s. S. I, 42).

Für die richtige Beurteilung krankhafter Zustände des Knochens im Röntgenbild sind die verschiedensten Gesichtspunkte zu berücksichtigen. Zunächst muß auf die *Lokalisation* des krankhaften Geschehens geachtet werden. Es gibt Erkrankungen, die nur auf *einen einzigen Knochen* des gesamten Skeletes beschränkt sind (monostische Erkrankungen). Andere wiederum kommen in *mehreren Knochen* vor (polyostische Erkrankungen). Ferner gibt es *über das ganze Skelet* ausgebreitete, pathologische Veränderungen, wie z.B. die Kahlersche Erkrankung (Plasmocytom).

Die *Lage* des pathologischen Prozesses spielt für die Erkennung der Art des krankhaften Geschehens eine Rolle. Es muß beachtet werden, ob es sich um einen Prozeß im Bereich der Compacta, also des am stärksten kalkhaltigen Knochengewebes, um eine pathologische Veränderung in der Spongiosa oder um einen vom Periost bzw. Endost ausgehenden Prozeß handelt. Bis auf wenige Ausnahmen gilt auch für den Knochen die Regel, daß der Ausgangspunkt eines pathologischen Geschehens immer dort liegt, wo sein größter Durchmesser zu finden ist. Aus der Lokalisation lassen sich Rückschlüsse ziehen. Ferner muß beachtet werden, von welchem *Abschnitt* eines Knochens der krankhafte Prozeß ausgeht, und es ist zweckmäßig, die topographischen Angaben präzise zu formulieren, z.B. die Epiphysen-, Metaphysen- und Diaphysenherde voneinander zu trennen. Weiterhin ist es wichtig, auf die *Größe* eines pathologischen Befundes und seine *äußere Form* zu achten. Die *unmittelbare Umgebung* des krankhaften Befundes erlaubt manchmal gewisse Hinweise auf die Art des Geschehens. Eine „reaktionslose Umgebung" muß von einer „Sklerose" oder „Osteolyse" der benachbarten Knochenabschnitte abgegrenzt werden. Sehr langsam wachsende, pathologische Veränderungen werden dem gesunden Knochengewebe Zeit lassen, einen Schutzwall in Form eines sklerotischen Ringes aufzubauen. Läuft der pathologische Prozeß jedoch sehr rasch ab, so ist der Aufbau eines solchen Schutzwalles auch für ein normal reagierendes Knochengewebe nicht mehr möglich. Die *Konturen* einer Veränderung sind in diesem Zusammenhang bedeutungsvoll, da z.B. eine glatte Begrenzung auf ein langsames expansives Wachstum hindeutet, während die unregelmäßige Begrenzung eine infiltrierend wachsende Geschwulst anzeigen kann. Die unscharfe Begrenzung eines pathologischen Prozesses und die Atrophie des umgebenden Knochens können in manchen Fällen auf ein entzündliches Geschehen hinweisen. Selbstverständlich gibt es fließende Übergänge und das einzelne Symptom hat keinerlei Beweiskraft. Erst die Beachtung aller oben genannten Faktoren und Erscheinungen einer Knochenkrankheit im Röntgenbild wird im Einzelfall klare Aussagen erlauben.

Die *Beachtung der Weichteile*, die den Knochen umgeben, ist wichtig. Es gibt Fälle, bei denen man klinisch eine Schwellung findet, und es ist ratsam, selbst wenn röntgenologisch nur geringfügige pathologische Veränderungen an der Corticalis oder Compacta zu finden sind, an einen vom Knochen ausgehenden Prozeß zu denken (z.B. parossales Sarkom).

Wenn das Röntgenbild bei der ersten Untersuchung keine klare Auskunft zu geben vermag, so ist es außerordentlich wichtig, *alte Röntgenaufnahmen zum Vergleich heranzuziehen* oder gegebenenfalls *kurzfristige Kontrolluntersuchungen* des röntgenologisch verdächtigen Prozesses anzuordnen. Die Geschwindigkeit der Ausbreitung krankhafter Veränderungen sowie die Richtung und die Art des Knochenanbaues in unmittelbarer Nachbarschaft des Krankheitsherdes können von differentialdiagnostischer Bedeutung sein. Versagen alle oben geschilderten direkten und indirekten Hinweise, so sollte bei peripher gelegenen und leicht erreichbaren Krankheitsherden mit einer Probeexcision oder Probepunktion Gewebsmaterial zur histologischen Untersuchung gewonnen werden, um ein weiteres Hilfsmittel zur Diagnose einsetzen zu können.

Besteht der Verdacht auf ein bösartiges Geschehen, z.B. einen schnell wachsenden Knochentumor, so kann gegebenenfalls eine *Probebestrahlung* von diagnostischem Wert sein. Besonders rasch wachsende Tumoren werden auf Röntgenstrahlen empfindlich reagieren, an Volumen abnehmen und einschmelzen. Aus der Strahlenempfindlichkeit eines Tumors sind Rückschlüsse auf die Art des Wachstums, insbesondere auf den Grad der Bösartigkeit möglich. Auf eine Knochenbiopsie sollte jedoch nur in Ausnahmefällen, so bei schlechtem Zustand des Patienten und schwerer Zugänglichkeit des beanstandeten Herdes, verzichtet werden.

Eine sorgfältige Beachtung aller Veränderungen der Form und Struktur des Knochengewebes, des Kalksalzgehaltes und der Umbauvorgänge, der Weichteile und der Gelenke ist für die richtige Erkennung von Wert. Im allgemeinen kann das gesamte Skelet von den verschiedensten Knochenerkrankungen befallen werden, also auch der Schädel und die Wirbelsäule. Es ist wenig sinnvoll, bei einer Betrachtung des pathologischen Geschehens im Knochengewebe unter den genannten Gesichtspunkten diese beiden Skeletbezirke auszuklammern und isoliert abzuhandeln. Soweit als möglich sind also Schädel und Wirbelsäule bei Besprechung der jeweiligen Erkrankungen des Knochens berücksichtigt und eingeordnet worden. Lediglich die speziell am Schädel und im Bereich der Wirbelsäule ablaufenden Erkrankungen, bei denen besondere Beziehungen zwischen Skelet und Nervensystem beachtet werden müssen, werden in eigenen Kapiteln gebracht.

II. Die normale Verknöcherung des wachsenden Skelets

Die Röntgenuntersuchung des Skeletes gibt einen Einblick in die *Knochenreifung* und erlaubt somit Rückschlüsse auf das Entwicklungsstadium des wachsenden Menschen. Die Gesetzmäßigkeiten, nach denen die Verknöcherung abläuft, sind *von den verschiedenen Skeletregionen unabhängig*, lediglich *die Geschwindigkeit des Ossifikationsprozesses* kann unterschiedlich sein. Es spielen hierbei nicht nur *endogene* (z. B. hormonelle), sondern auch *exogene Faktoren* (z. B. Ernährung, Belastung u. a.) eine Rolle.

Das primär bindegewebig, späterhin knorpelig präformierte Skelet des Menschen wandelt sich vom 2. Embryonalmonat an zu einem knöchernen Stützgerüst um. Der Verknöcherungsprozeß geht zunächst von uni- oder multizentrisch entwickelten Knochenkernen aus (enchondrale Ossifikation), erfolgt in späteren Stadien der Knochenentwicklung aber auch perichondral und im Bereich der Diaphysen der *Röhrenknochen* periostal, so daß nicht nur ein Längen-, sondern auch ein Dickenwachstum resultiert. Nur wenige Knochen, so die des Schädels und des Schlüsselbeins (sog. Belegknochen) stellen verknöchertes Bindegewebe dar. Die *Schädelknochen* ossifizieren früher als das übrige Skelet. Sie werden bereits in der Fetalperiode, also intrauterin angelegt, und zwar zuerst der Unterkiefer. Von Bedeutung für das Schädelwachstum sind zwei Knorpelfugen an der Schädelbasis (die auf der seitlichen Aufnahme zur Darstellung kommen können): Die Synchondrosis intersphenoidalis und die Synchondrosis sphenooccipitalis. Die Ossifikation ist normalerweise mit 17 Jahren abgeschlossen. In den ersten Lebensjahren sind zwischen den Knochenrändern der Schädelknochen die Fontanellen zu finden, die vom 2.—4. Lebensjahr verschwinden. Nach dem 4. Lebensjahr sind nur

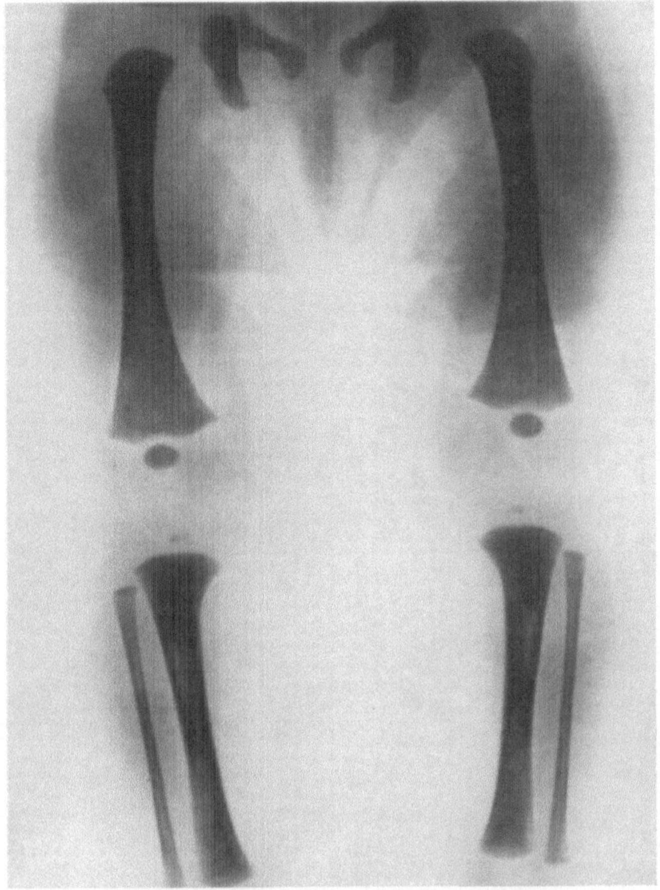

a

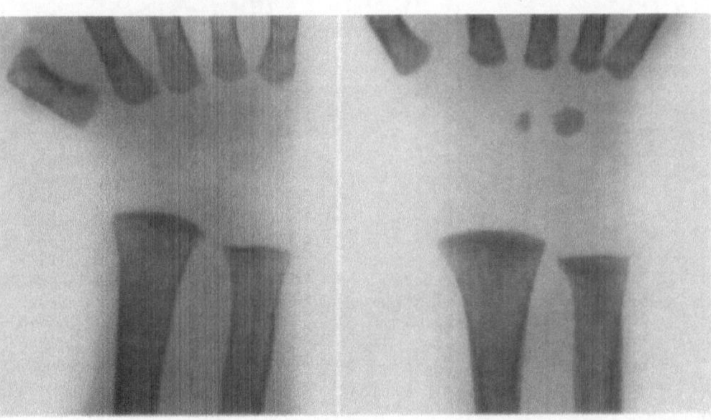

b

Abb. 7a u. b. Auftreten der Knochenkerne in den knorpelig präformierten Skeletabschnitten. Zum Zeitpunkt der Geburt ist in der distalen Femurepiphyse und der proximalen Tibiaepiphyse bereits ein Knochenkern angelegt (a). Die ersten Ossifikationszentren der Handwurzelknochen bilden sich im 3. und 4. Lebensmonat aus (b)

noch die Schädelnähte nachweisbar, in denen ein weiteres Wachstum möglich ist und die nach Abschluß des Wachstums auch synostosieren. Zunächst schließt sich die gerade verlaufende Naht der Tabula interna, dann folgt — oft erst um das 30. Lebensjahr — die gezähnte Naht der Tabula externa und zwar in der Reihenfolge Sagittalnaht, Kranznaht, Lambdanaht.

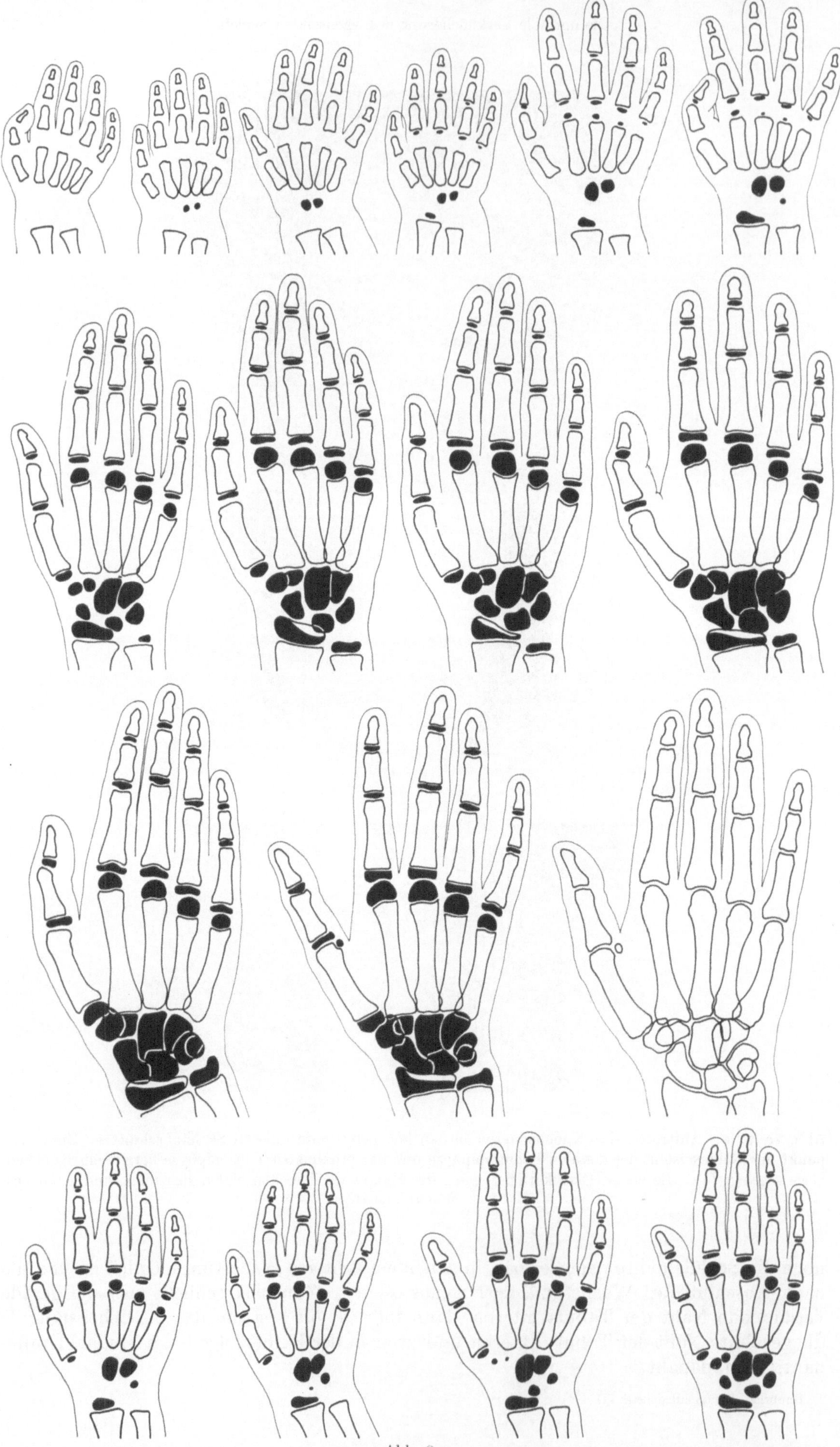

Abb. 8a

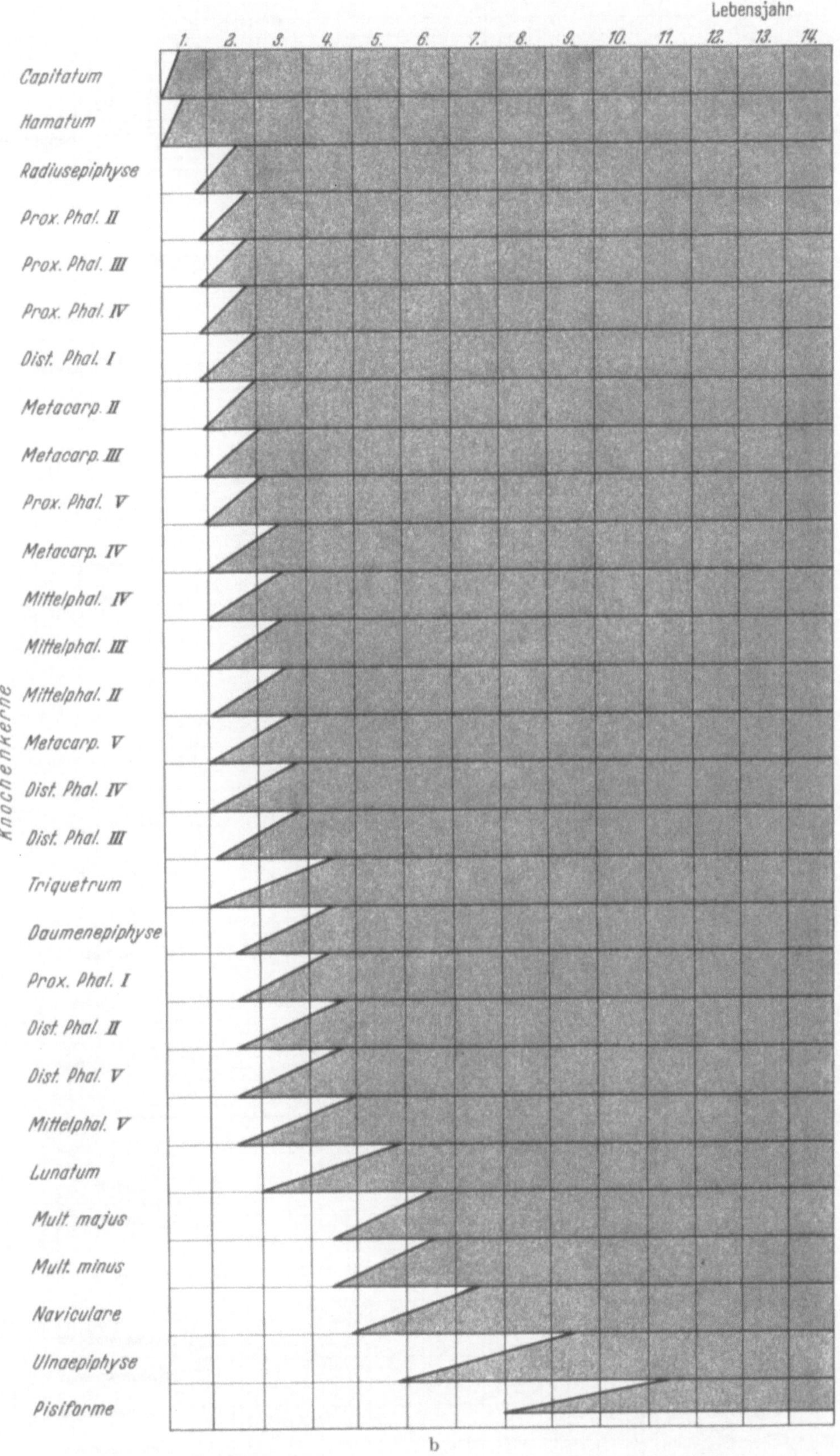

Abb. 8a u. b. Schema der Handskeletentwicklung. (Nach Schmid u. Moll 1960)

2*

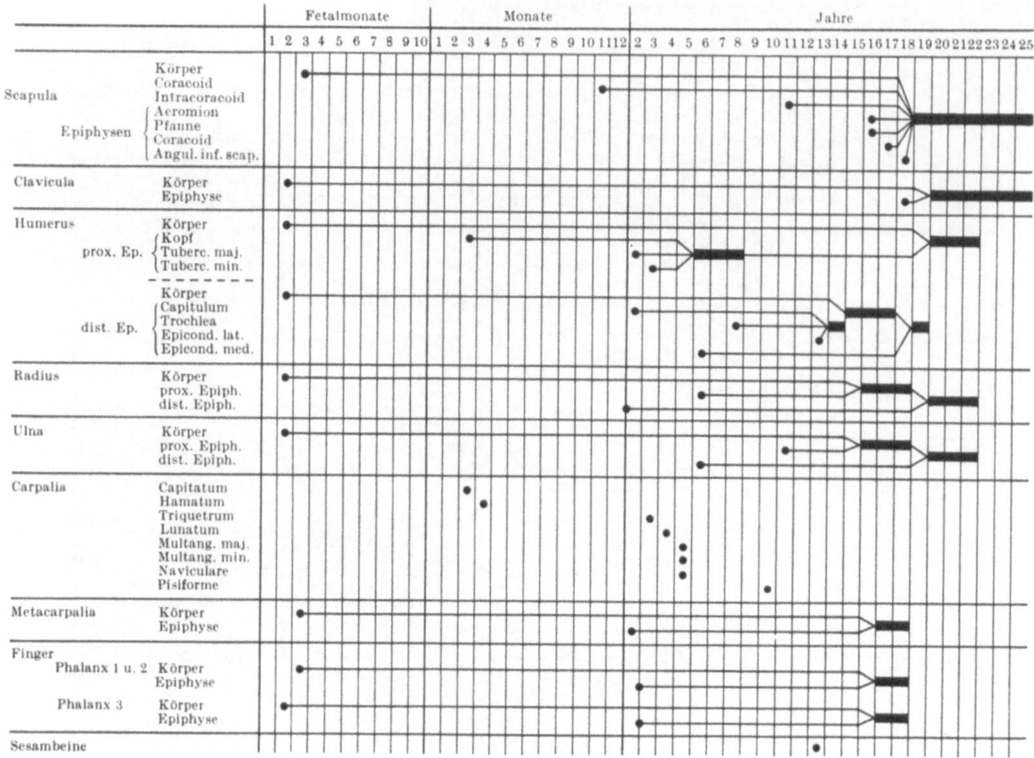

Obere Extremität

Abb. 9a

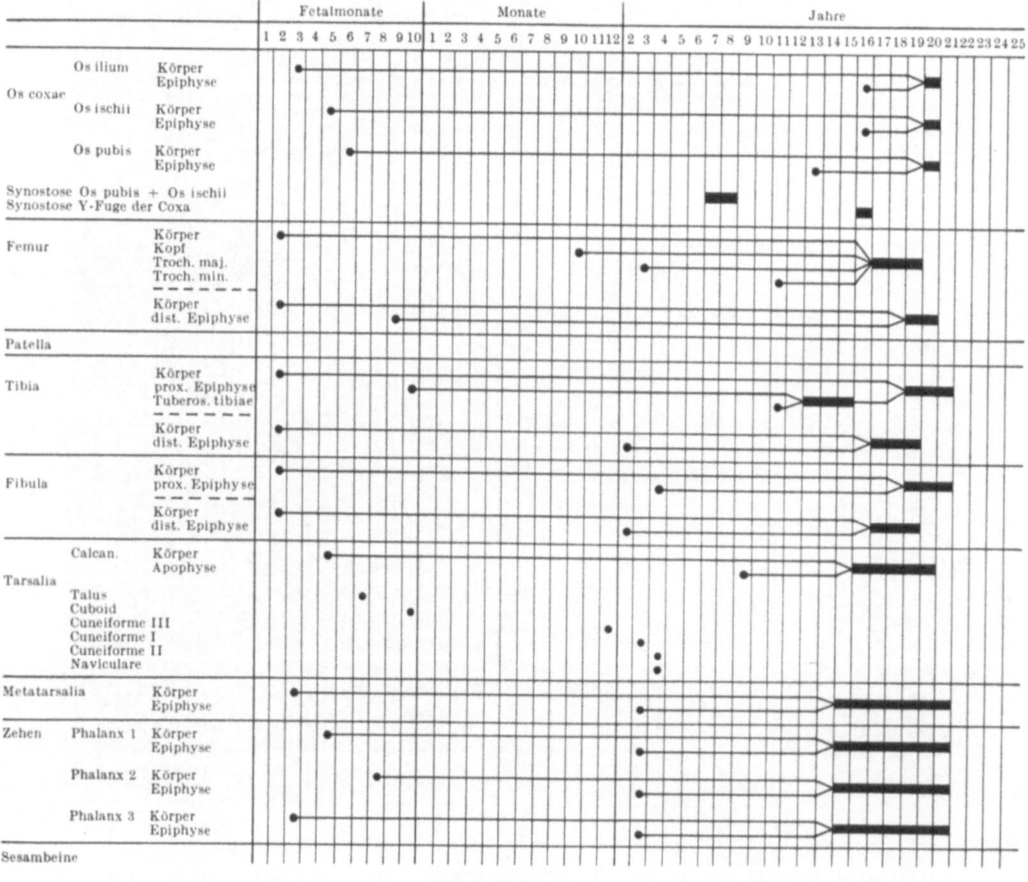

Untere Extremität

Abb. 9b

Während der normalen Entwicklung des Skelets entstehen zu bestimmten Zeiten innerhalb der knorpelig präformierten Abschnitte *Knochenkerne, die ein sicheres Kriterium für den Reifegrad des Skelets sind* (Abb. 7). Die Kenntnis des Auftretens der Knochenkerne sowie ihrer Verschmelzung mit dem Hauptknochen und die vollständige Ausreifung des einzelnen Knochens (wie z. B. eines Handwurzelknochens) ist daher sehr wichtig. Zum Zeitpunkt der Geburt sind in den gelenkbildenden Knochen des Kniegelenkes, dem

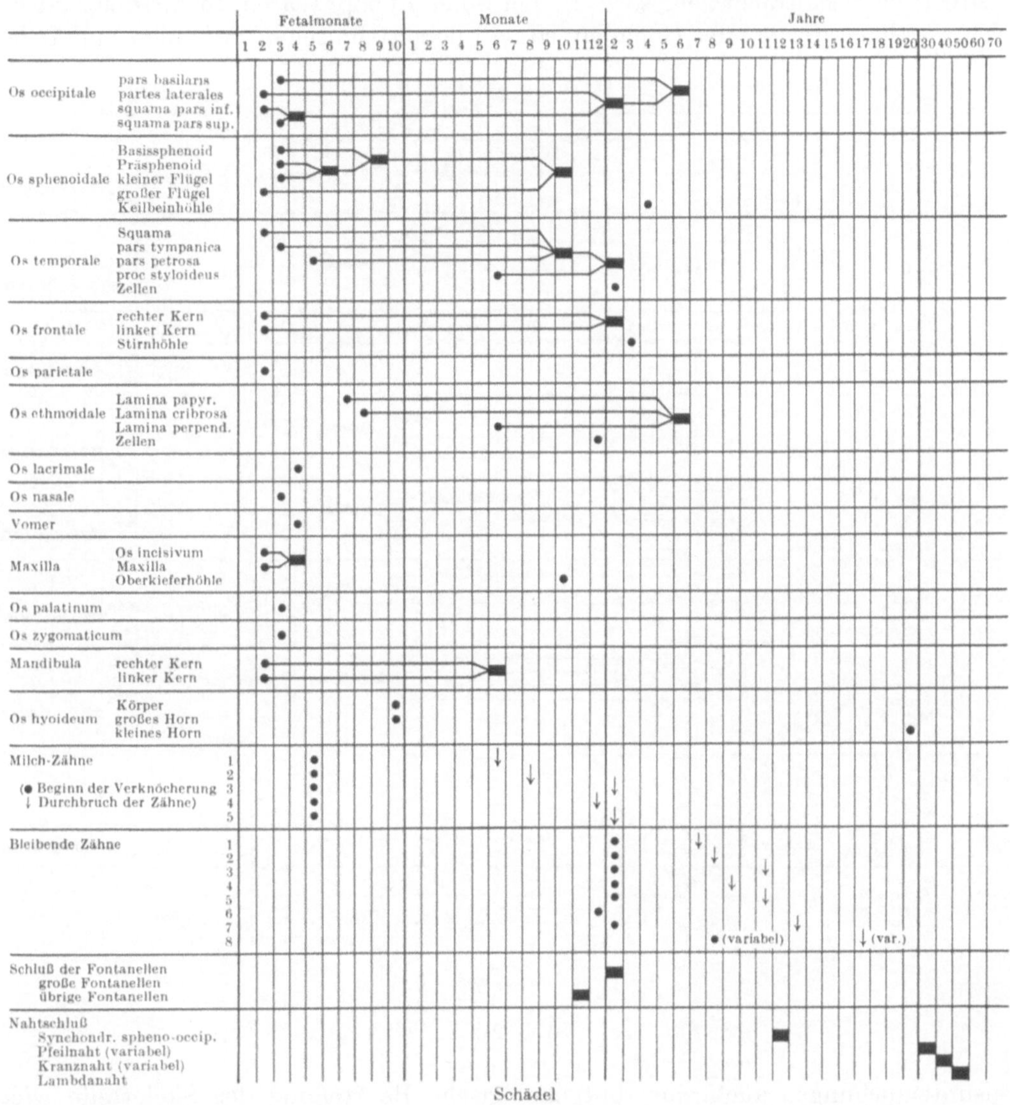

Abb. 9 c

Abb. 9a—d. Skizze und Schemata der Verknöcherung des Skelets. (Tafeln nach SCHINZ, BAENSCH, FRIEDL, UEHLINGER 1952)

distalen Femurabschnitt und dem proximalen Tibiaabschnitt bereits Knochenkerne angelegt. Ferner finden sich beim Neugeborenen Knochenkerne im Calcaneus, Talus und Cuboid. Es sind dies die ersten Epiphysenkerne, denen im 3. und 4. Lebensmonat Knochenkerne im Bereich der Handwurzelknochen, so im Capitatum und Hamatum folgen. Am eindeutigsten läßt sich der Stand der Verknöcherung am Handskelet erkennen. Mit Hilfe von Röntgenaufnahmen kann somit der Reifungsgrad relativ präzise festgelegt werden. Abb. 8 zeigt die verschiedenen Stadien der Knochenkernbildung nach SCHMID u. MOLL.

Als *letzte Epiphysenkerne* bilden sich vom 9.—12. Lebensjahr die Knochenkerne im Bereich der Trochlea des Humerus, am Olecranon und der Knochenkern des Trochanter minor aus. Die Beachtung der Knochenreife in verschiedenen Skeletregionen erlaubt oft sicherere Aussagen über das Wachstum als die Beurteilung des Handskeletes allein. Das nachfolgende Schema zeigt Auftreten und Verschwinden bzw. Verschmelzen der Knochenkerne mit dem Hauptknochen im Laufe der Entwicklung (Abb. 9a—d).

Während des Reifungsvorganges können hormonelle Störungen auftreten, die auch die Ossifikation beeinträchtigen, so z. B. bei einer hypophysären Insuffizienz oder bei einer Entwicklungsstörung der Gonaden, so daß neben klinischen Befunden und Labora-

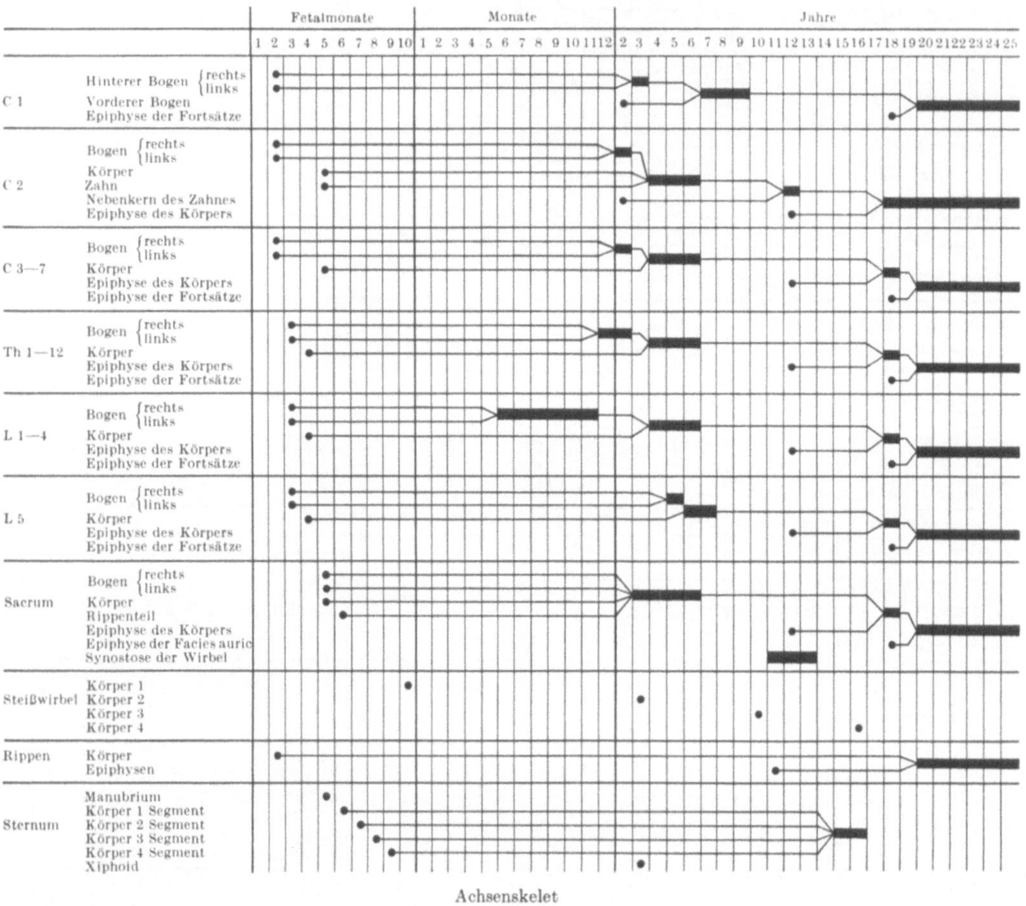

Abb. 9d

toriumsuntersuchungen auch eine röntgenologische Beurteilung der Skeletreife wichtig sein kann. Es muß jedoch beachtet werden, daß *der Zeitpunkt des Auftretens der Knochenkerne sowie der Zeitpunkt ihrer Verschmelzung recht erheblich schwanken können* und von äußeren Faktoren, z. B. der Ernährung, abhängig sind.

Im allgemeinen treten bei *kräftigeren* Kindern und *größeren* Individuen die Knochenkerne *früher* auf als bei schwächeren oder kleineren. Auch der Fugenschluß, also der Abschluß der Verknöcherungsphase liegt früher. Die *Geschlechtsunterschiede* der Ossifikation sind deutlich. Beim weiblichen Geschlecht treten die Kerne um 1—2 Jahre früher auf; der Abschluß der Ossifikation (Fugenschluß) kann sogar bis 5 Jahre früher erfolgen. Nach unserem heutigen Wissen liegen die bestimmenden Faktoren in der Wirkung von Hormonen. Der Zeitpunkt der Hormonwirkung wird wahrscheinlich durch Erbfaktoren bestimmt, wie aus den bisher bekannten Störungen der Ossifikation zu vermuten ist (s. S. I,125 und 231ff). Daneben sind Vitamine und Ernährungsfaktoren von

Einfluß, doch ist uns das geordnete Zusammenspiel der verschiedenen Komponenten noch unbekannt.

In späteren Stadien der Ossifikation des knorpelig präformierten Skelets werden an manchen Skeletbezirken noch weitere, zusätzliche Knochenkerne ausgebildet, die im allgemeinen recht bald mit dem Hauptknochen verschmelzen. Sie treten vorwiegend an stärker belasteten Knochenabschnitten auf, was vermuten läßt, daß in diesen Bezirken eine Verstärkung des Knochengerüstes versucht wird. Derartige Knochenkerne werden als „*Apophysen*" bezeichnet. Es gibt Röhrenknochen, die keine, und solche, die mehrere Apophysen entwickeln wie z. B. der Femur (am Trochanter major und minor) und der Humerus (Tuberculum majus und minus, Epicondylus lateralis und medialis). Von besonderem klinischen Interesse waren bisher die Apophysenkerne des Calcaneus, der Tuberositas tibiae, des Beckenkammes, der Spina iliaca anterior inferior und superior und des Schulterblattes (Acromion, Processus coracoideus, Margo vertebralis) (Abb. 10). Sie sind manchmal im Anfang multizentrisch angelegt und können während des ganzen Lebens bestehenbleiben. Es ist durchaus möglich, jedoch bisher nicht erwiesen, daß die Persistenz solcher Apophysenkerne einen Hinweis auf endokrine Störungen während der hormonellen Reifung des Makroorganismus darstellt. Sie bilden sich in der kritischen Entwicklungsphase der Pubertät aus, bleiben nur relativ kurzfristig nachweisbar und verschmelzen nicht immer mit dem Hauptknochen. Sie verdienen daher besondere Aufmerksamkeit.

Es sollte beachtet werden, ob die Knochenkerne der gleichen Knochen *symmetrisch auftreten* oder ob Unterschiede zwischen der rechten und linken Körperhälfte beobachtet werden können. Sicher spielen auch mechanische Momente bei der Ausbildung von Knochenkernen eine Rolle. Nicht selten kommt es in demselben Skeletbezirk anfangs zur *Entstehung mehrerer Knochenkerne* (sog. multizentrische Ossifikation), die später zu einem homogenen Kern zusammentreten.

Auch dann, wenn eine multizentrische, polynucleäre Verknöcherung im Röntgenbild erkennbar ist, findet sich anatomisch meist nur ein einziger Knochenkern, da dieser neben den bereits kalksalzhaltigen Geweben noch zellige Elemente, Fasern und amorphe Stoffe enthält, die keinen Schatten im Röntgenlicht geben. Ferner kennen wir eine *polynucleäre Ossifikation* (z. B. distaler Humerus), doch verschmelzen auch diese getrennt angelegten Kerne später völlig.

Derartige Normvarianten erlauben keinerlei Rückschlüsse auf ein pathologisches Geschehen. Fälschlicherweise wird sehr oft aus einem „bröckligen" Knochenkern auf eine gestörte Ossifikation oder eine Osteochondropathie geschlossen. Das Auftreten klinischer Beschwerden und eine eindeutige Abweichung vom normalen Ossifikationsvorgang sowie eventuell Dislokationen der Epiphysen- oder Apophysenkerne erlauben es, ein pathologisches Geschehen anzunehmen (s. S. I,46). Wenn differentialdiagnostische Schwierigkeiten auftauchen und Zweifel bestehen, ist es immer ratsam, zum Vergleich die Gegenseite (also die gesunde Extremität) mit darzustellen. Der Formenreichtum der verschiedenen Ossifikationszentren, aber auch ein und desselben Knochenkernes kann so verwirrend sein, daß lediglich eine Verlaufsbeobachtung die Klärung herbeizuführen vermag. Kommt es zu einer Knochenkernentstehung von normaler Form und Struktur und fehlt jeglicher klinische Befund, so kann eine *Ossifikationsvariante* angenommen werden.

Zwischen dem 14. und 15. Lebensjahr können beim jugendlichen Knochen, wie z. B. in der Gegend der Kniekehle, *Unregelmäßigkeiten und gezähnelte Auflockerungen* zur Darstellung kommen, die gewisse Ähnlichkeit mit dem Röntgenbild von Osteosarkomen aufweisen und zu Zweifeln führen können.

Als *seltene Normvariante* sind sog. akzessorische Epiphysenkerne (*Pseudoepiphysen*) im Bereich der Mittelfußknochen und der Mittelhandknochen sowie an den Fingerknochen und Zehenknochen anzutreffen. Die Metacarpalia und Metatarsalia besitzen normalerweise nur eine distale Epiphyse mit Ausnahme des Metacarpale I und des Metatarsale I, die eine Epiphyse im Bereich des Köpfchens, also proximal entwickeln. Das

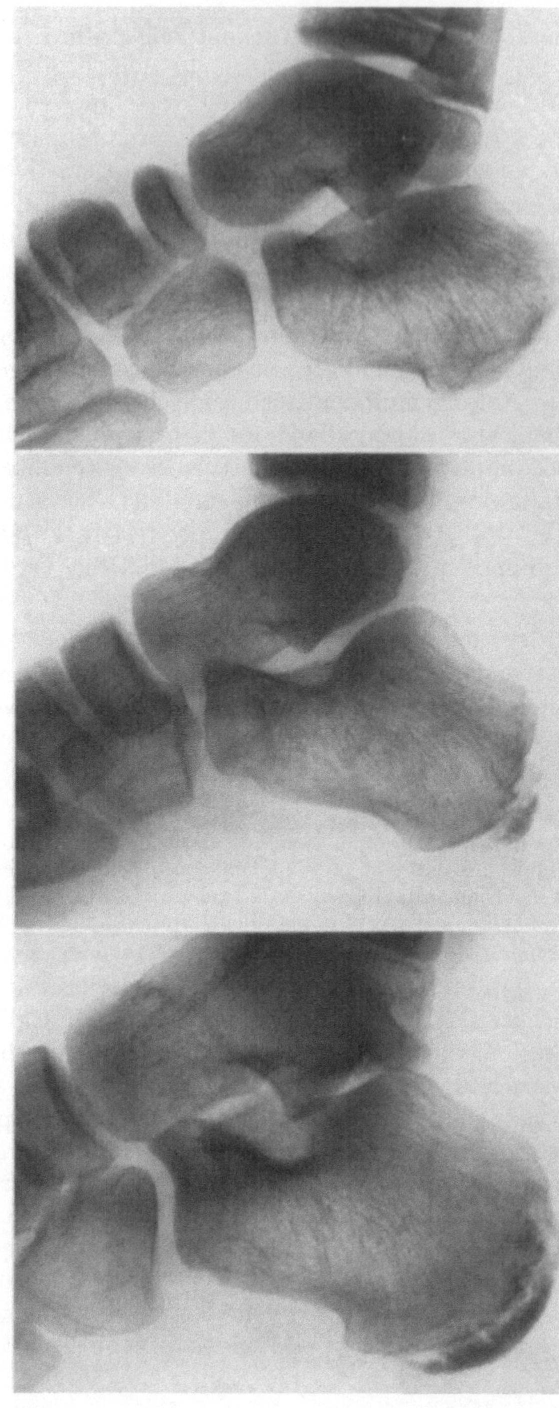

a

Abb. 10a u. b. Entwicklung der Apophysenkerne am Calcaneus bei 8j., 10j. und 12j. ♂ (a) und am
Os ileum (multizentrisch) 15j. ♀ (b)

Auftreten einer Pseudoepiphyse ist am häufigsten am Metacarpale I und II und
Metatarsale I zu beobachten, so daß die monepiphysären Knochen zu diepiphysären
Knochen werden. Der Knochenkern entsteht etwa im 3. Lebensjahr und verschmilzt
vom 7.—15. Lebensjahr vollständig mit dem Hauptknochen. Klinische Bedeutung

kommt den Pseudoepiphysen nicht zu. Sie werden manchmal als Ausdruck einer Wachstumsstörung verschiedenster Ursache angesehen (GRABS).

Während des Skeletwachstums sind die Epiphysenkerne wie auch die Apophysenkerne vom Hauptknochen durch eine knorpelige Zone getrennt. Die Beurteilung
der Struktur und Begrenzung dieses „Epiphysenknorpelspaltes" oder der „Epiphysenfuge" kann für die rechtzeitige Erkennung von Störungen der Ossifikation von

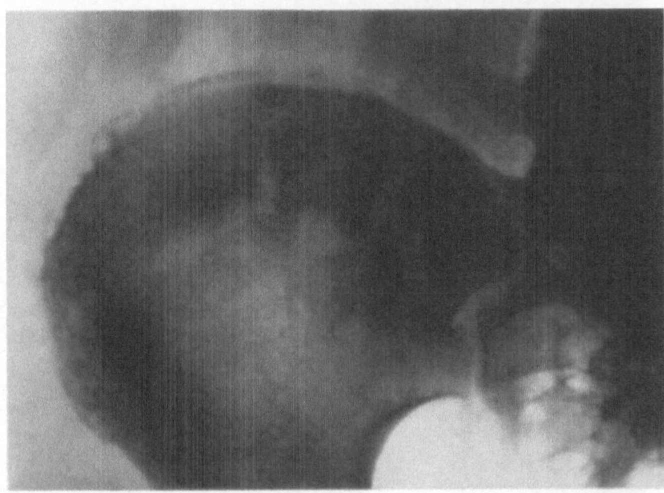

Abb. 10b

großer Bedeutung sein. Insbesondere wird das *Längenwachstum* der Röhrenknochen
ausschließlich durch das Wachstum im Bereich der Epiphysenfugen gesteuert. Das
Längenwachstum eines Knochens geschieht durch chondrale und enchondrale Ossifikation und entspricht der Längenzunahme in einer bestimmten Zeit (meist auf Monate
oder Jahre bezogen, Tabelle 1). Die Volumenzunahme in der *Breite* erfolgt durch das
periostale Dickenwachstum. Beide Arten des Wachstums finden normalerweise mit der
Ausreifung des Skelets nach Abschluß der Pubertät ein Ende. Beim weiblichen Ge-

Tabelle 1. *Röhrenknochenlängen der oberen Extremitäten in bezug auf das Alter*

Alter in Jahren	Humerus			Radius			Ulna		
	Unterer Grenzwert	Mittelwert	Oberer Grenzwert	Unterer Grenzwert	Mittelwert	Oberer Grenzwert	Unterer Grenzwert	Mittelwert	Oberer Grenzwert
0—$^3/_{12}$	6,0	7,0	8,2	4,6	5,5	6,6	5,0	6,2	6,9
$^4/_{12}$—$^6/_{12}$	7,1	8,3	9,3	5,7	6,5	7,4	6,3	7,2	8,0
$^7/_{12}$—$^9/_{12}$	8,3	9,2	9,7	6,5	6,9	7,5	7,2	7,7	8,3
$^{10}/_{12}$—1	9,3	10,2	11,3	7,3	7,7	8,2	7,7	8,5	9,4
$1^1/_{12}$—$1^6/_{12}$	9,7	11,1	12,4	7,5	8,3	9,2	8,5	8,8	10,6
$1^7/_{12}$—2	10,9	11,8	13,1	7,9	8,9	10,0	9,1	10,0	11,0
$2^1/_{12}$—$2^6/_{12}$	12,4	13,4	14,5	8,9	10,0	11,0	10,4	11,2	12,0
$2^7/_{12}$—3	13,2	14,2	15,2	9,5	10,3	11,3	10,4	11,4	12,5
$3^1/_{12}$—4	12,2	15,3	16,7	9,2	11,1	12,5	9,4	12,2	13,0
$4^1/_{12}$—5	15,0	16,1	17,0	10,8	11,7	12,6	11,7	12,9	14,1
$5^1/_{12}$—6	15,5	17,7	20,0	11,0	13,0	15,0	12,3	14,3	16,0
$6^1/_{12}$—7	17,5	19,3	20,4	12,0	13,8	15,5	13,3	15,1	16,8
$7^1/_{12}$—8	19,3	20,1	21,0	14,0	15,2	16,9	15,3	16,6	18,3
$8^1/_{12}$—9	20,0	21,0	21,8	14,2	15,4	16,5	16,2	16,7	17,4
$9^1/_{12}$—10	20,0	22,3	26,2	14,2	15,8	17,2	15,3	17,0	19,9
$10^1/_{12}$—11	17,7	23,0	25,0	13,0	16,6	19,6	14,4	17,8	21,0
$11^1/_{12}$—12	23,2	25,6	27,8	17,1	18,6	19,9	18,6	20,6	21,9
$12^1/_{12}$—13	24,9	25,9	26,7	18,9	19,2	20,0	20,5	20,9	21,6
$13^1/_{12}$—14	27,0	27,5	28,0	18,9	19,9	21,1	19,0	21,4	23,0

schlecht ist dieser Zeitpunkt etwas früher erreicht als beim männlichen. Das Längenwachstum der Knochen erfolgt nicht immer gleichmäßig nach zwei Seiten; so wächst
am Femur das distale Ende, welches das Kniegelenk mitbildet, rascher als das proximale
Ende, das den Hüftkopf trägt. Auch der Verknöcherungsvorgang der Epiphysenfugen
kann geringe Differenzen zeigen. Liegt eine hormonale Wachstumsstörung vor, so kann

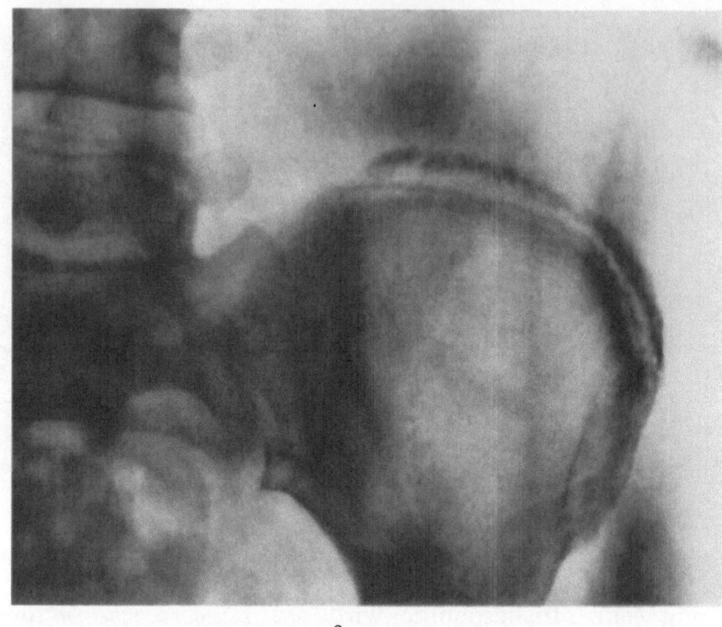

a

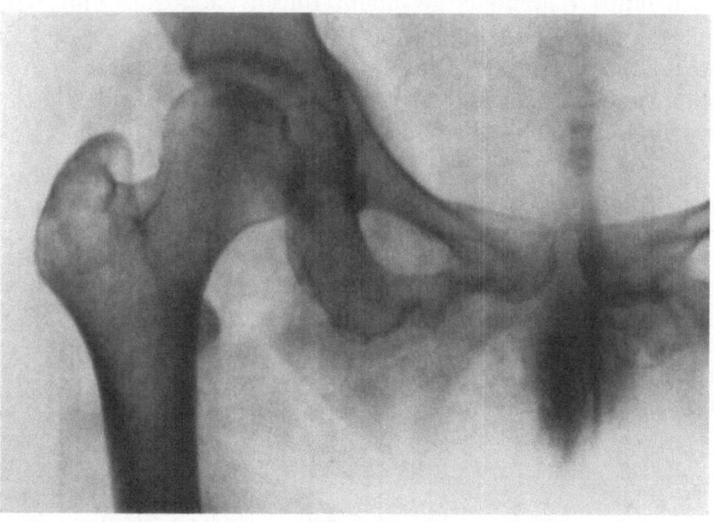

b

Abb. 11 a u. b. Persistierende Apophysenkerne des Os ilium (a) und der Scham-Sitzbein-Region
(b) bei Hypothyreose (Zungengrundstruma, 30j, ♀)

nur durch hormonelle Stimulation des Epiphysenwachstums ein zusätzliches Längenwachstum erreicht werden. Umgekehrt kann durch fehlerhafte endogene Beeinflussung
ein weiteres Wachstum des Epiphysenfugenschlusses verhindert werden. Bei manchen
Krankheitszuständen, wie z. B. dem Ausfall des Schilddrüsenhormons (Kretinismus), kann
die Verknöcherung der Epiphysenfugen und der Apophysen auch im Alter noch nicht abgeschlossen sein, so daß an den verschiedensten Skeletbezirken die Wachstumszonen offen-

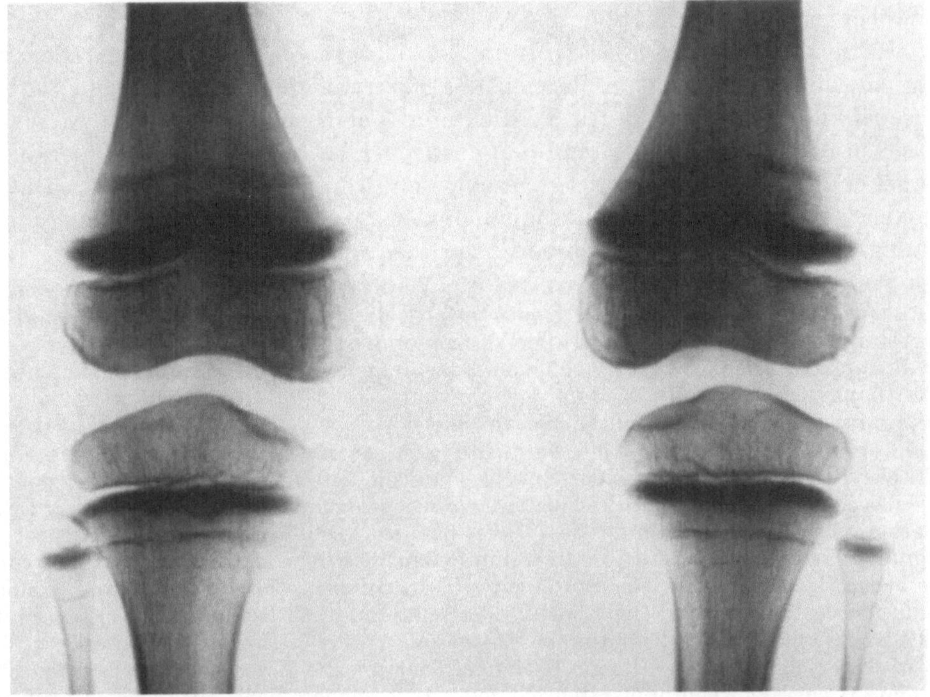

a

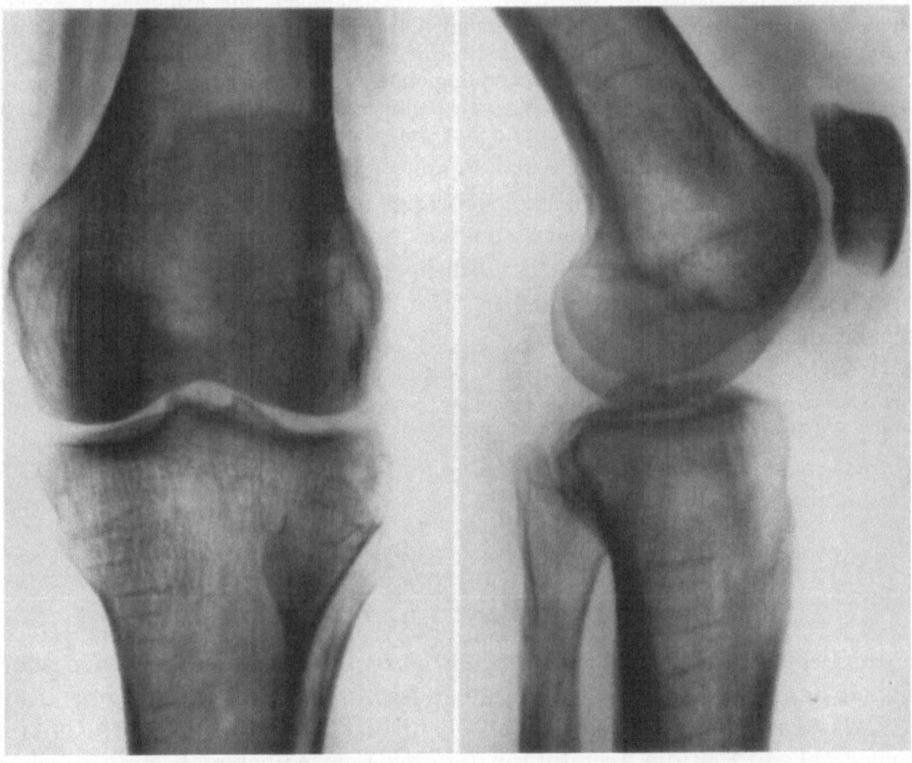

b

Abb. 12a u. b. Erhebliche Verdichtung der Metaphysenregion im Anschluß an die Epiphysenwachstumszone und typische „Wachstumslinien" in den Metaphysen nach intensiver Vitamin D-Behandlung während des Wachstumsalters bei 6j. ♂ (a). Auch beim Erwachsenen sind die Störungen der Ossifikation noch erkennbar, 57j. ♀ (b)

bleiben (Abb. 11a und b). Die Persistenz einzelner Wachstumszonen kann ein Hinweis auf lokale Störungen der Ossifikation sein.

Alle während des Wachstums auftretenden endogenen und exogenen Schädigungen der Ossifikation werden sich im Bereich der Epiphysenfugen abzeichnen. Oft sind im Erwachsenenknochen eigentümlich verdichtete Zonen der Spongiosa als „Wachstumslinien" erkennbar, denen insofern ein diagnostischer Wert zukommt, als hieraus auf eine vorübergehende Ossifikationsstörung geschlossen werden darf (Abb. 12). Diese Zonen vermehrter Gewebsdichte und Querlinien in der Spongiosa finden sich in horizontaler Anordnung unterhalb der Knorpeloberfläche.

Nach Follis u. Park handelt es sich bei den Verdichtungszonen um die Folge eines mangelhaften Abbaues der verkalkten Knorpelgrundsubstanz, die durch unspezifische und spezifische Störungen zustande kommen kann. Die Art der Veränderung ist abhängig von der Schwere der Erkrankung (z. B. Infektionskrankheit wie Pneumonie, Dysenterie u. a.) und der einwirkenden mechanischen Kraft des Diaphysenschaftes. Eine sorgfältige, umfangreiche pathologisch-anatomische und röntgenologische Studie über diese Wachstumslinien am Skelet Neugeborener haben Wolf u. Psenner vorgelegt und festgestellt, daß derartige Verdichtungen der metaphysären Knochenabschnitte eine unspezifische Reaktion des wachsenden Knochens auf die verschiedensten Schädigungen darstellen. Es kann sich auch um den Ausdruck einer *pränatalen Ossifikationsstörung* infolge einer Erkrankung, Intoxikation oder Ernährungsstörung der *Mutter* handeln. Die häufig vertretene Ansicht, derartige Veränderungen seien immer Ausdruck einer Lues connata wird widerlegt, da die Lues connata nur *eine* von vielen Ursachen ist, die eine Störung der Ossifikation zur Folge haben. Eine vorübergehende Unterfunktion der Schilddrüse, eine abortiv oder schubweise verlaufende Marmorknochenkrankheit sind als Ursache solcher „Wachstumslinien" beschrieben worden (Zwerg u. Laubmann, Stammel).

Oft wird es sich um einen Vitamin D-Mangel oder um die Folge einer vermehrten Medikation von Vitamin D oder Phosphorpräparaten handeln. Insbesondere nach reichlichen Gaben von Kalkpräparaten und Lebertran mit hohem Phosphorgehalt können solche Sklerosen im Bereich der Wachstumszone auftreten, die bei einem längeren Gebrauch der Medikamente zu ganz eigentümlichen Veränderungen führen. Tierexperimentelle Untersuchungen von Follis u. Park ergaben, daß die verschiedensten Noxen diese Querlinien und Verdichtungszonen erzeugen. Neben einem Vitamin D-Mangel sind der Vitamin C-Mangel, die Blei-, Wismut- und Phosphorvergiftung (Stammel; Caffey), eine Veränderung des Phosphor-Calciumgleichgewichtes durch Parathormongaben, Hungerzustände und schwere Infektionskrankheiten von Bedeutung. Derartige Verdichtungen können während des ganzen Lebens bestehenbleiben und auf eine solche Störung hinweisen.

Epiphysenlösungen (besonders an der Femurkopfepiphyse häufig) kommen im Wachstumsalter als Folge einer Ossifikationsstörung und abnormen Belastung vor, heilen jedoch nach Abklingen der Störungen meist spontan aus. Selbst nach sorgfältiger, orthopädischer Behandlung sind noch im Erwachsenenalter Deformierungen des Gelenkkopfes und Strukturbesonderheiten nachweisbar. Die Fehlbelastung kann zur Ausbildung einer Arthrosis deformans führen.

Die Grenzen vom Normalen zum Pathologischen sind schwer zu ziehen. Es würde den Rahmen unseres Buches überschreiten, wenn auf Einzelheiten der Abweichungen der Skeletossifikation eingegangen werden sollte. Für das Studium der verschiedenen Normvarianten sei auf die Zusammenstellungen von Köhler u. Zimmer, Swoboda u. a. hingewiesen.

III. Das Röntgenbild des normalen Erwachsenenknochens, seine Besonderheiten und Normvarianten

Die Möglichkeit, das Skeletsystem im Röntgenbild ohne jede positive oder negative Kontrastsubstanz zur Darstellung zu bringen, ist durch die Einlagerung der Kalksalze gegeben. Kalksalze allein würden jedoch nicht das charakteristische Röntgenbild des Knochens ergeben. Erst die Architektur der einzelnen Knochenabschnitte, wie Spongiosa und Compacta, zeigt das dem Knochengewebe eigene Strukturbild (Abb. 13). Zwischen der Spongiosa und der Compacta sind keine scharfen Grenzen zu ziehen, da diese beiden Strukturformen ineinander übergehen können und sich auseinander entwickeln können (s. auch S. I,1ff.). Wir unterscheiden *reine* oder *vorwiegend spongiöse Knochen* (z. B. die Wirbel) und solche Knochen, die aus *kompaktem* und *spongiösem Material* zusammengesetzt sind (Röhrenknochen der Extremitäten). Anatomisch werden *Epiphyse*, *Metaphyse* und *Diaphyse* unterschieden, womit ebenfalls dem unterschiedlichen Strukturbild Rechnung getragen worden ist. Die Epiphysen sind rein spongiös, während die Metaphysen den Übergang des spongiösen zum kompakten Knochen darstellen. Der in Diaphysenmitte kompakte Röhrenknochen wird in Richtung zur Metaphyse kontinuierlich dünner und verjüngt sich schließlich zur *Corticalis*, welche den spongiösen Knochen umschließt. Der Feinbau der Corticalis entspricht etwa dem der Compacta, doch sind auch innerhalb der Spongiosa dickere, breitere Bälkchen und Lamellen zu finden, deren Feinbau an den Aufbau der Compacta erinnert. Diese Strukturbesonderheiten sind mit

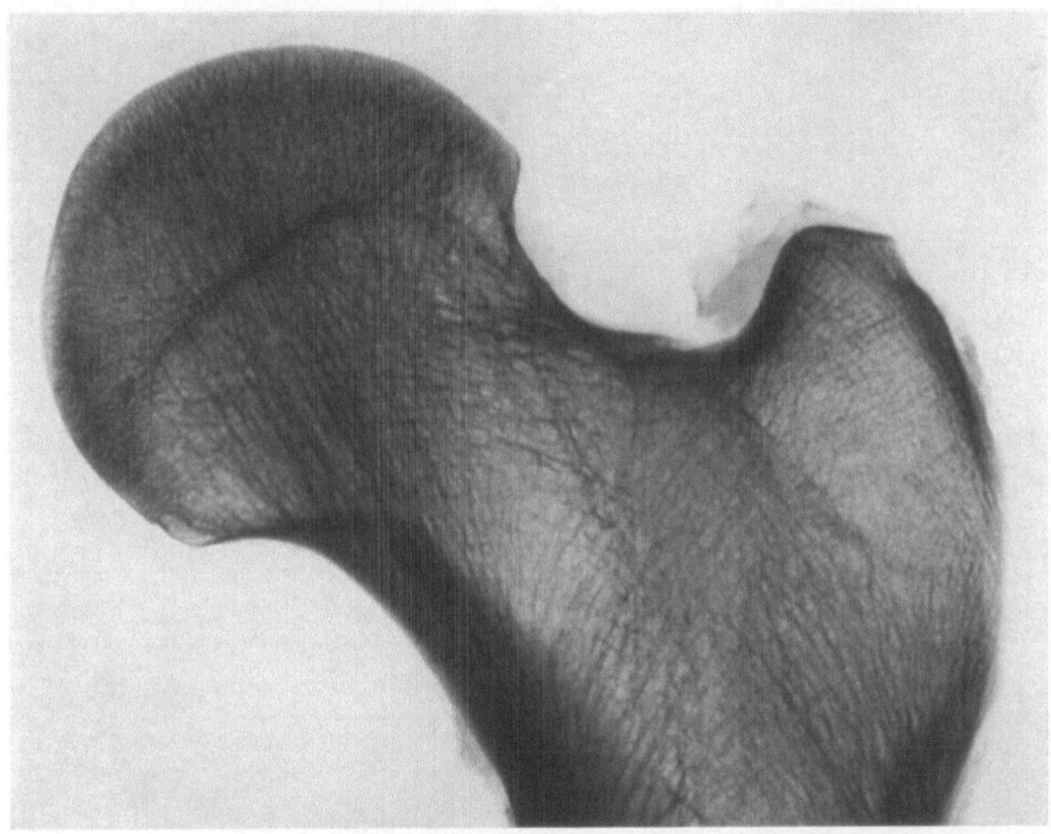

Abb. 13. Die vergrößerte Röntgenaufnahme eines Präparates vom proximalen Femurabschnitt zeigt die typische Struktur und Spongiosaarchitektur dieses Knochens

Hilfe der Mikroradiographie darstellbar (s. S. I, 8 ff.). Die dünne Schale der Corticalis grenzt die Spongiosa im Bereich der Gelenke gegen den Knorpel ab (Knochengrenzlamelle).

Die *Compacta* der Diaphysen ist nach außen hin scharf begrenzt und wird von einer bindegewebigen, mit besonderen Fähigkeiten ausgestatteten Knochenhaut, dem *Periost*, umkleidet. Das Periost geht im Bereich der Gelenke in den Knorpel über. Die zum Markraum gekehrte Seite der Compacta ist im allgemeinen unregelmäßig, und man erkennt hier Übergänge der Compacta in spongiöse Strukturen (Abb. 2). Der Markinnenraum ist von einer bindegewebigen Tapete, dem sog. *Endost*, ausgekleidet, welches die Knochenbälkchen und Lamellen überzieht. Im Röntgenbild gibt die Compacta im allgemeinen einen massiven, homogenen Schatten, dessen Struktur besonders bei geringgradigen, pathologischen Veränderungen erst durch eine harte Strahlung (höhere Röhrenspannung) dargestellt werden kann. Die harte Aufnahmetechnik bringt manchmal, etwa in der Mitte der Diaphysencompacta, eine schräg zur Knochenachse ziehende, glatt begrenzte, schmale Aufhellung zur Darstellung, die einem *Knochengefäßkanal* entspricht

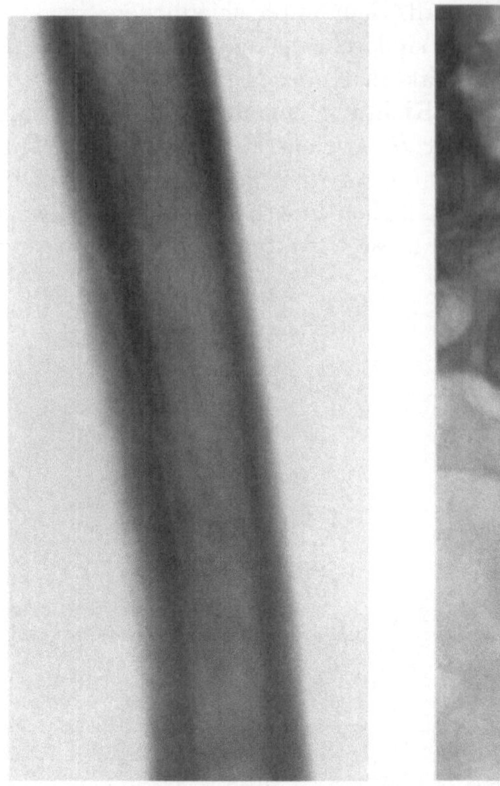

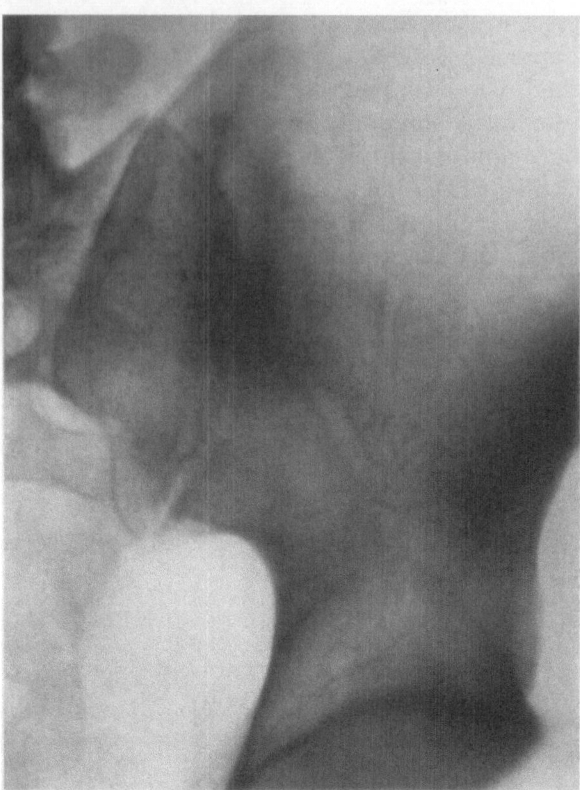

Abb. 14   Abb. 15

Abb. 14. Knochengefäßkanal (Canalis nutricius), der schräg durch die Diaphysencompacta des Femur hindurch in den Markraum zieht, 33j. ♀

Abb. 15. Gefäßkanal in der linken Beckenschaufel, der als bandförmige Aufhellung imponiert, 26j. ♂

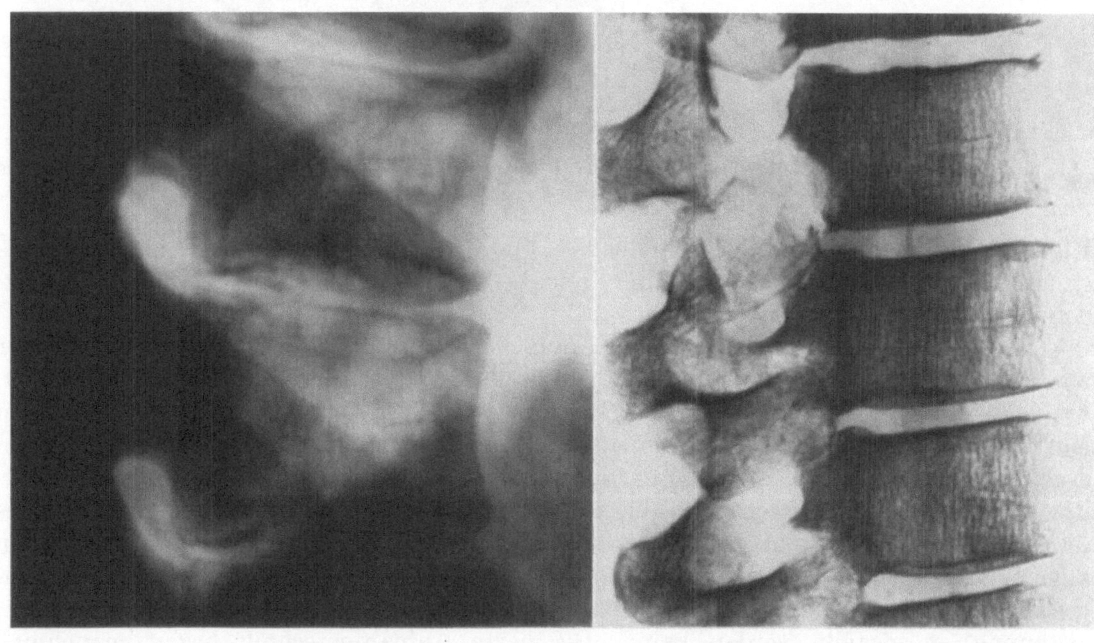

a   b

Abb. 16a u. b. Zentral gelegener Kanal der Vene in der Wirbelkörperspongiosa des 10. und 11. BWK eines 23j. ♂ (a). Darstellung im Präparat, 65j. ♀ (b)

und nicht als Fraktur oder Fissur fehlgedeutet werden darf (Abb. 14). Auch die Gefäß-
kanäle der Spongiosa sind oft deutlich sichtbar, wenn das Gefäß von einem Knochen-
mantel umgeben wird (Abb. 15). Häufig ist in der Wirbelkörperspongiosa der zentrale
Gefäßkanal (Hahnsche Spalte) besonders deutlich bei Jugendlichen dargestellt (Abb. 16).
Im Bereich des Schädels sind die in der Diploe und Compacta oft kräftig ausgebildeten
Gefäßkanäle (Furchen der Diploevenen und Arterienäste) Anlaß zu Täuschungen (Abb. 17).
Als diagnostische Fehlerquelle kommen auch Nervenkanäle (z. B. Foramen nervi supra-
clavicularis) in Frage. Regelmäßig ist der Kanal für Gefäß und Nerv im Unterkiefer
dargestellt. Gefäße und Nerven ziehen meist gemeinsam zum Erfolgsorgan.

Das äußerst sinnvolle, architektonisch interessante Bild eines Knochens läßt typische, in ihrer
Grundstruktur immer wiederkehrende Formen der Bausteine des Skelets erkennen. Form, Gestalt
und innerer Feinbau des Knochens werden von Erbfaktoren bestimmt und durch statische Momente beeinflußt. *Die Funktion* des einzelnen Skeletbausteines ist für *die Architektur* der Spongiosa

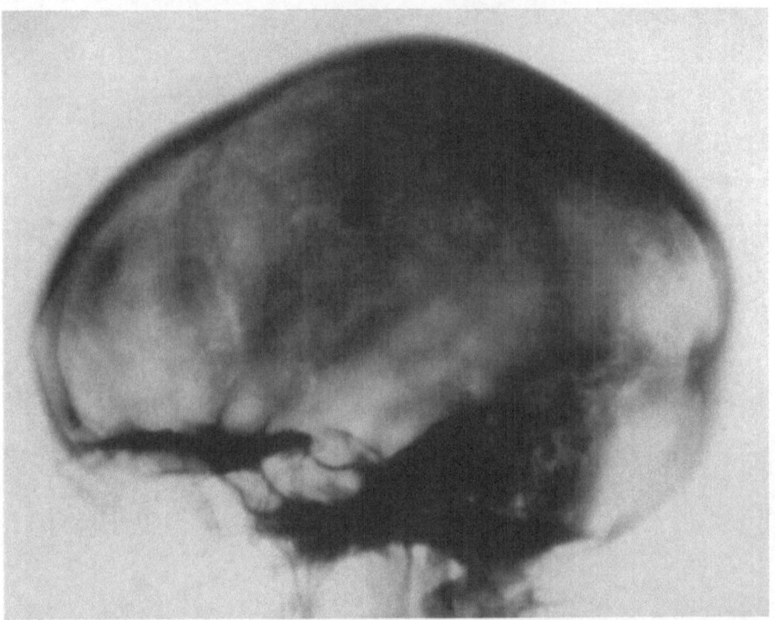

Abb. 17. Gefäßkanäle der Arterien (weniger deutlich) und der Diploevenen im Bereich der sklerotischen
Schädelkalotte 43j. ♀

und die Anordnung der Osteonenzüge der Compacta, die in die Spongiosa übergehen, entscheidend
wichtig! Innerhalb der Spongiosa spielen vor allem die stärker entwickelten Bälkchen und Lamellen,
die als besondere Stützen oder Verstrebungen aufgefaßt werden können, eine bestimmende Rolle
für die Art des röntgenologischen Schattenbildes. Im Bereich der Schädelkonvexität kann die
Knochenstruktur sehr unterschiedliche Bilder zeigen. Neben einer Auflockerung und Spongiosierung
mit stärkerem Hervortreten der Diploevenenzeichnung finden sich sklerotische Bezirke, die manchmal
(Abb. 18) die Impressiones digitatae deutlicher in Erscheinung treten lassen (Abb. 17). Es ist sehr
wichtig, diese normalen Strukturformen im Röntgenbild zu kennen, um pathologische Veränderungen
erfassen zu können, da aus einer Transformation des Strukturbildes eventuell Rückschlüsse auf
Fehlbelastungen oder abgelaufene pathologische Prozesse (z. B. Vitaminmangel, schwere Infektionskrankheiten, alte Frakturen, Nekrosen, Entzündungen u. a.) möglich sind (s. S. I,11 und 42).

Ferner ist es erforderlich, *jedes Skeletgebiet in mindestens zwei Ebenen röntgenologisch
darzustellen*, um aus den verschiedenen Projektionen der Knochen ein Urteil über den
gesamten Bereich der Compacta- und Spongiosaarchitektur abgeben zu können. Es
wird heute als Kunstfehler angesehen, einen Knochenabschnitt bei Verdacht auf pathologische Veränderungen nur in einer Ebene darzustellen. Eine solche Unachtsamkeit
kann juristische Konsequenzen nach sich ziehen. Die Aufnahmetechnik, insbesondere
die Einstelltechnik des Skelets soll hier nicht im einzelnen berücksichtigt werden.
Es wird auf die einschlägigen Bücher von JANKER, von SCHOEN u. a. verwiesen.

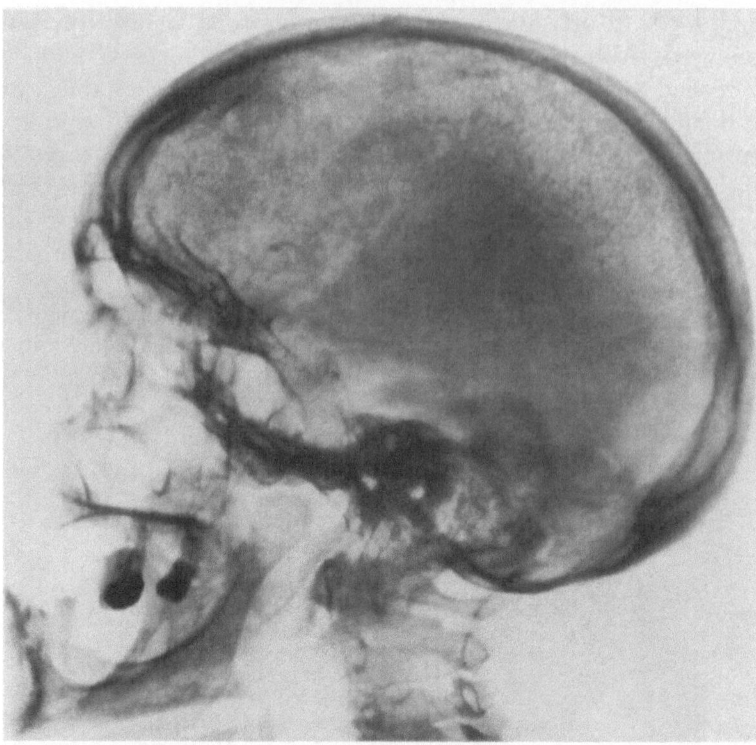

Abb. 18. Grobmaschige Spongiosaarchitektur der Schädelkalotte, 48j., ♀

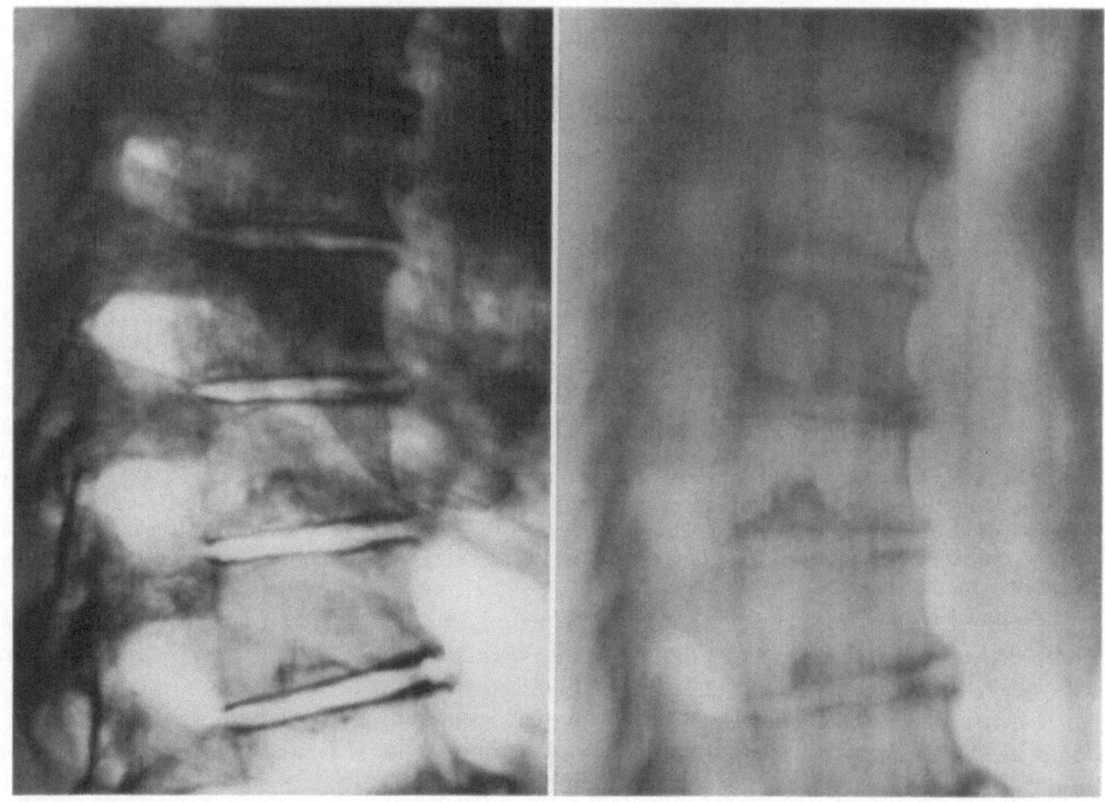

Abb. 19. Osteolytische Metastase im 7. BWK nach Mammacarcinom, 60j. ♀. Der pathologische Befund
kommt erst auf dem Schichtbild zur Darstellung

Die *Konturschärfe* des Spongiosa- und Compactabildes hat große Bedeutung. Eine technisch einwandfreie Röntgenaufnahme wird im allgemeinen eine klare und scharfe Zeichnung der Spongiosa und Compacta aufweisen. Gewisse Unregelmäßigkeiten und Unschärfen der Struktur, die bei Ausschluß von Bewegungs- oder Folienunschärfe konstant nachweisbar bleiben, können die ersten Anzeichen eines pathologischen Geschehens sein. Vor allem entzündliche Prozesse, wie die Osteomyelitis oder eine tuber-

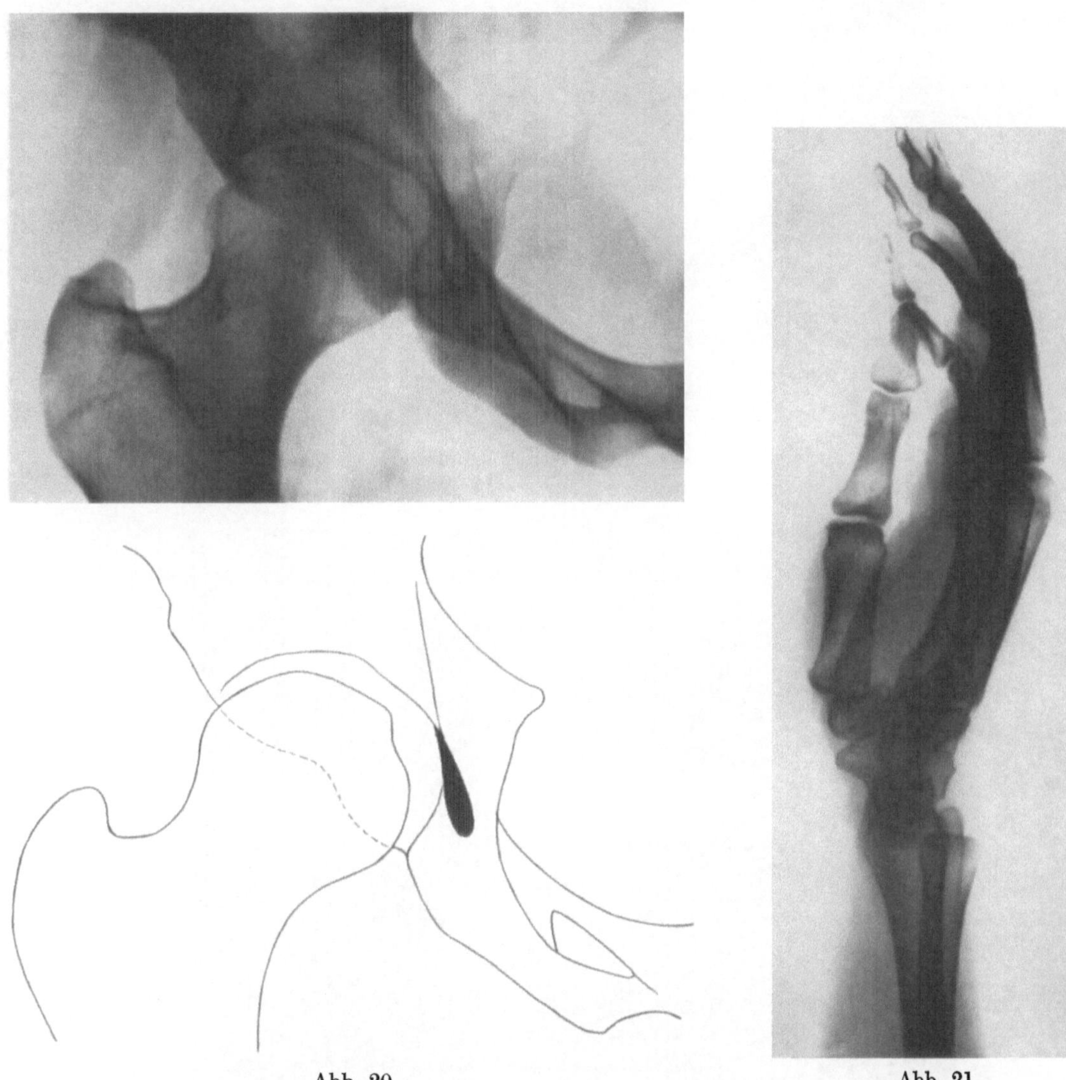

Abb. 20   Abb. 21

Abb. 20. Sog. „Köhlersche Tränenfigur" am medialen Rand der Hüftgelenkspfanne, 41j. ♀

Abb. 21. Darstellung des Handskelets seitlich, die zu einer Überlagerung der Metacarpalia führt.
Die einander überlagernden Knochen können Frakturen oder Fissuren vortäuschen

kulöse Affektion der Spongiosa, zeigen im *Frühstadium* kaum strukturelle Veränderungen des Knochens und werden lediglich durch eine gewisse Unschärfe der Spongiosazeichnung auffallen. Konturunregelmäßigkeiten und periostale Reaktionen lassen sich einwandfrei nur durch Aufnahmen in mehreren Ebenen erfassen. Reicht auch diese Methode nicht aus, um Klarheit über das Krankheitsgeschehen zu erlangen, so sollten weitere Untersuchungsmethoden wie die *Schichtuntersuchung* (Tomographie) oder die *Gefäßdarstellung* des verdächtigen Knochens zusätzlich herangezogen werden. Mit Hilfe der Schichtaufnahme ist es möglich, umschriebene Bezirke eines relativ dicken Knochens (wie z. B. des

Wirbelkörpers) darzustellen und bereits beginnende pathologische Prozesse zu erkennen, die im Summationsbild der Übersichtsaufnahme untergehen (Abb. 19). Auch solche Skeletabschnitte, in denen sich mehrere Knochen übereinander projizieren (z. B. Schädel, Hüftgelenk und Wirbel), lassen sich mit Hilfe der Schichtuntersuchung wesentlich klarer beurteilen als durch Summationsbilder in zwei Ebenen des Raumes. Mit diesem Ver-

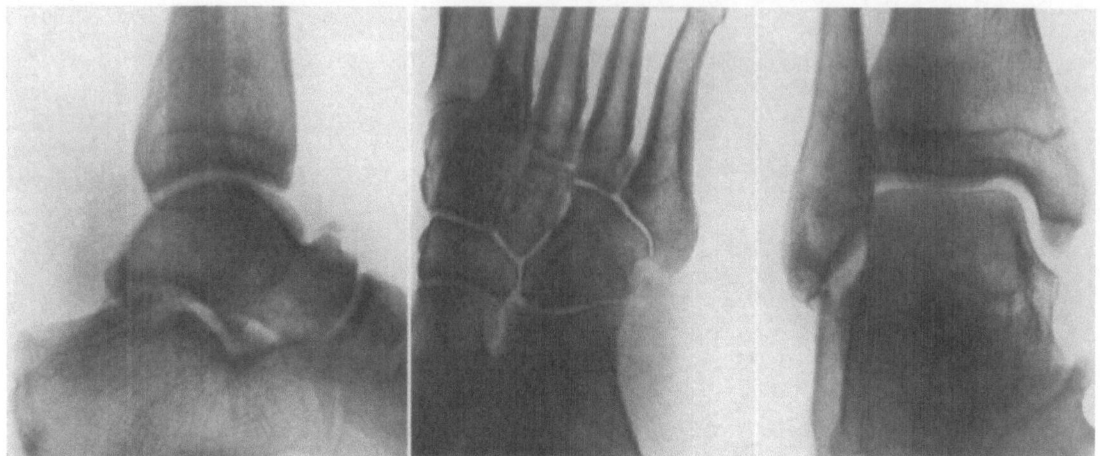

Abb. 22. Beispiele einiger akzessorischer Knochen: Os supratalare, Os vesalianum, Os subfibulare

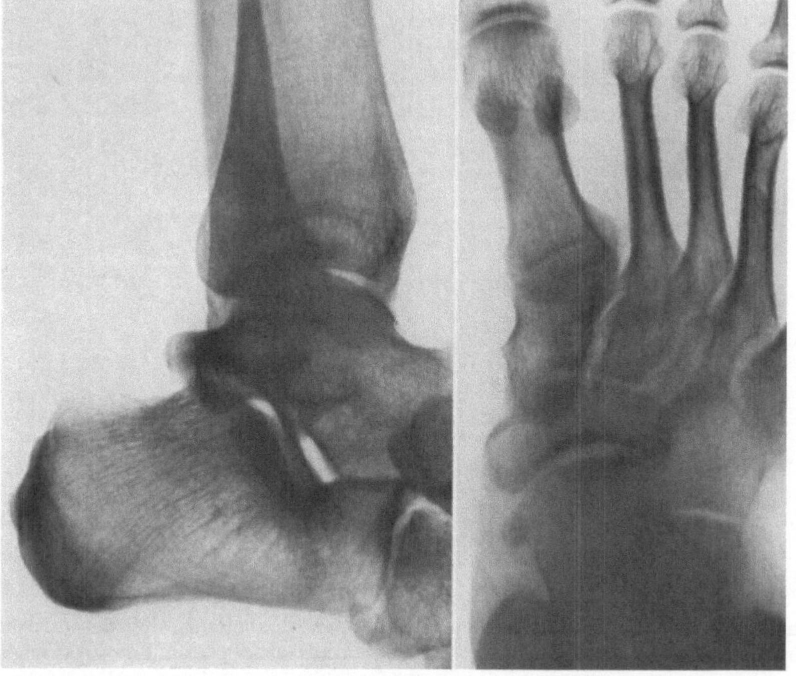

Abb 23. Einige Beispiele des Os peroneum

fahren können nicht nur Form, Struktur und Größe eines pathologischen Prozesses, sondern auch die Lage innerhalb des Knochens genau bestimmt werden. Ferner ist die Lokalisation von Fremdkörpern im Skelet möglich. Besonders empfohlen sei die Tomographie für die Beurteilung von krankhaften Prozessen im Schädelskelet.

Voraussetzung für die Beurteilung von Röntgenaufnahmen des Skeletes ist die Kenntnis der normalen Anatomie und der Besonderheiten der Projektion eines Skeletabschnittes auf ein zweidimensionales Röntgenbild. So werden die orthograd getroffenen Wirbelbögen innerhalb des Wirbelkörperschattens einen Kreis ergeben, der relativ dicht ist und die eigentümliche Schmetterlingsfigur der Wirbel mitbedingt. Durch orthograd getroffene Corticalisabschnitte kann es zu Täuschungen infolge eigentümlicher „Aufhellungen" kommen, die sich jedoch bei Drehung des Knochens in eine andere Ebene immer „auflösen" lassen. Die sog. Köhlersche Tränenfigur im Bereich des medialen Randes der

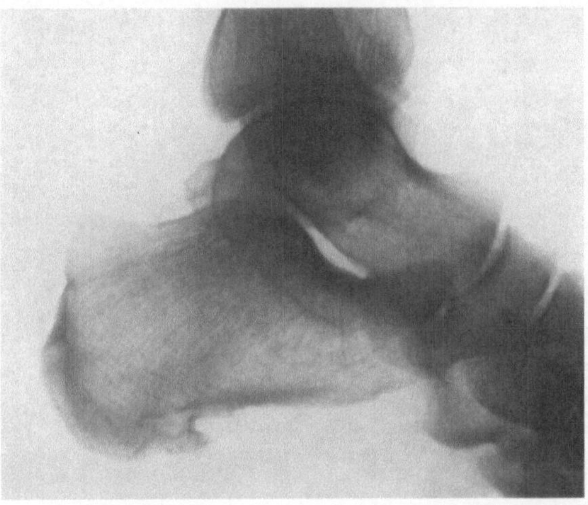

Abb. 24. Beginnende Entwicklung eines Calcaneussporns

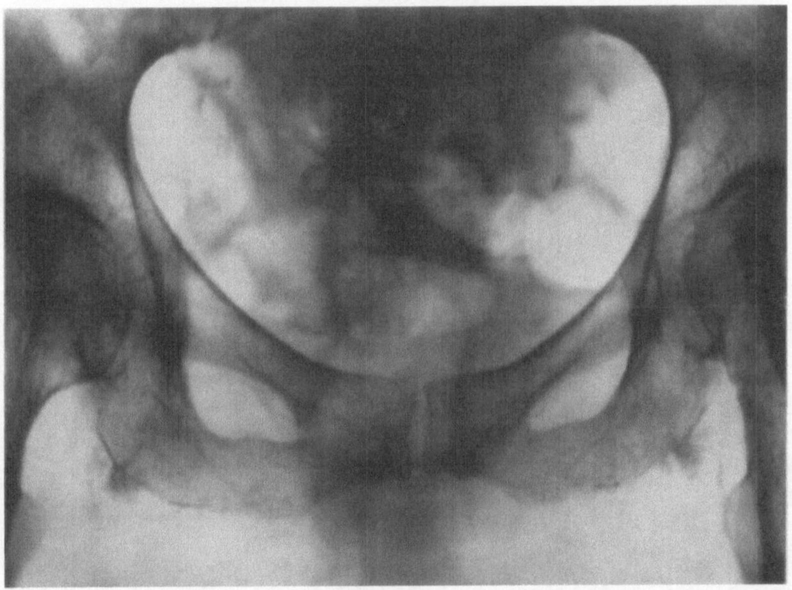

Abb. 25. Periostosen an den Ansatzstellen der Adductoren im Bereich der Sitzbeine beiderseits bei 72j. ♀

Hüftpfanne ist hierfür ein Beispiel (Abb. 20). Übereinanderlagerungen von Skeletbezirken, wie sie z. B. bei der seitlichen Darstellung der Hand- oder auch Fußknochen beobachtet werden können, führen manchmal zu differentialdiagnostischen Schwierigkeiten (Abb. 21). Sie werden häufig mit Frakturen verwechselt.

Skeletvarianten treten im allgemeinen symmetrisch und oft gehäuft auf. Man sollte auf diese Grundregel achten, da hierdurch eine Abtrennung von erworbenen Schäden wie traumatischen Abrissen, Pseudarthrosen u. a. erleichtert werden kann. Als wichtigste Varietäten und Normvarianten sind zu nennen:

1. Akzessorische Knöchelchen, die embryonal-knorpelig angelegt werden und verknöchern, z. B. Os supratalare, Os vesalianum (Abb. 22).

2. Akzessorische Sesambeine in den Sehnen, z. B. die Fabella im lateralen Gastro-
cnemius, Patella bipartita, Os peroneum u. a. (Abb. 23).

3. typische Knochenfortsätze, z. B. Processus supracondylicus humeri.

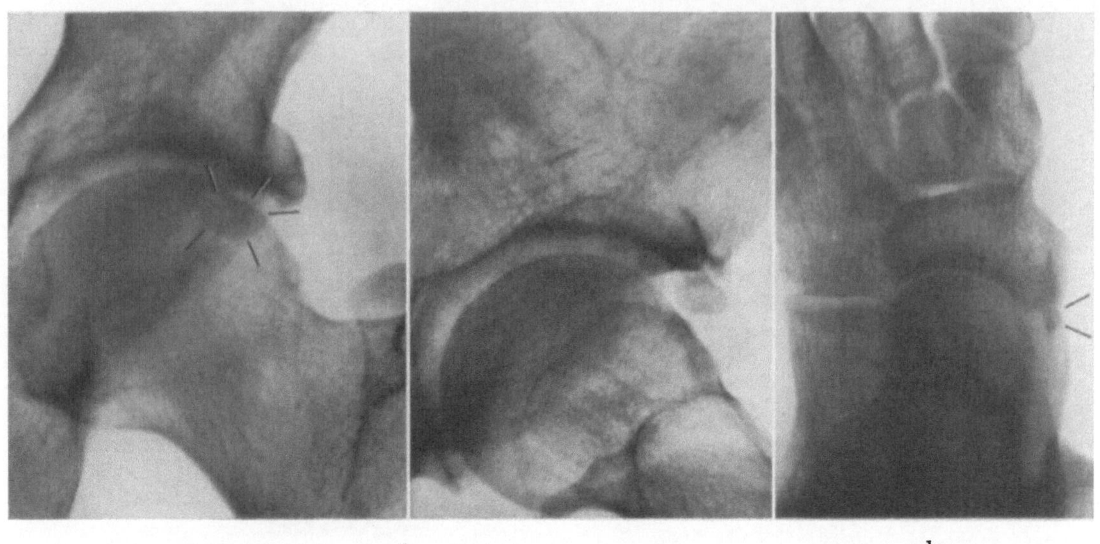

a   b

Abb. 26. Verschiedene Lokalisation persistierender Apophysen und Epiphysen. a Os acetabuli,
b Os tibiale externum

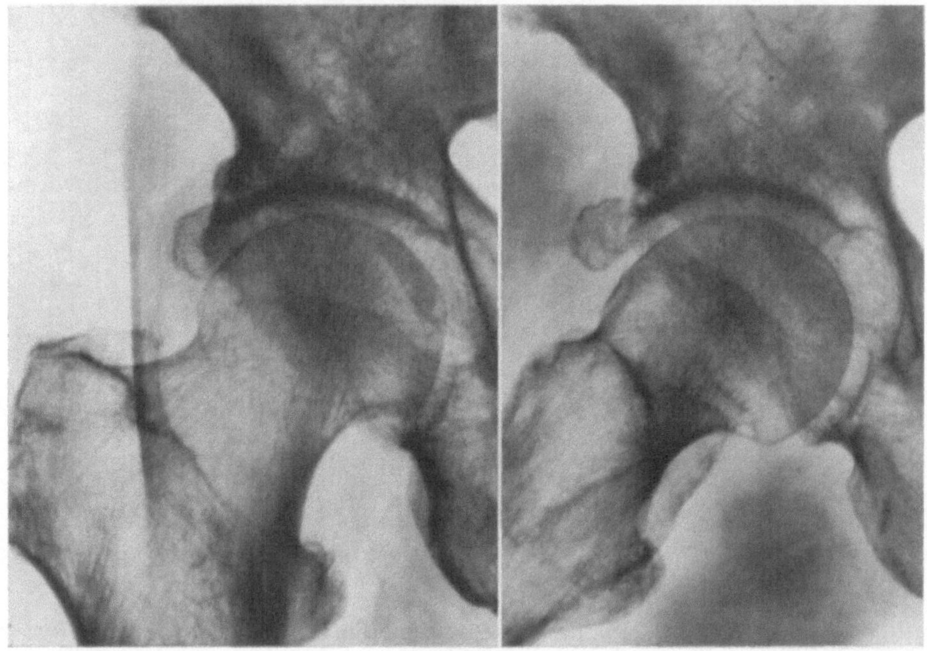

Abb. 27 a

Ein besonderer, oft halbringförmiger Knochenvorsprung, der auch als kompletter Ring ausgebildet sein kann, ist am Beckenskelet zu finden und zwar neben dem Sacroiliacalgelenk an der
Spina iliaca posterior inferior. Es handelt sich um eine Bandfurche für das Ligamentum sacroiliacum,
nicht — wie oft vermutet — um den unvollständig ausgebildeten Gefäßkanal der hier entlangziehenden
A. glutaea cranialis (LÖHR; HOFER; DE CUVELAND; MAURER).

4. Ossifikationen an den Sehnenansatzstellen, z. B. der Calcaneussporn, Olecranon-
sporn u. a. (Abb. 24).

An den Sehnenansatzstellen bilden sich im Laufe des Alterungsprozesses recht oft Verknöcherungen aus, die vom Periost ihren Ausgang nehmen und als „Periostosen" bekanntgeworden sind (Abb. 25). Klinische Bedeutung kommt ihnen nicht zu. Über ihre Entstehung sind verschiedenste Vermutungen angestellt worden. In erster Linie wird an eine kompensatorische Verstärkung der Muskelansatzregion bei Überlastung gedacht. Ferner werden chronisch-entzündliche Prozesse, Bindegewebserkrankungen mit besonderer Beteiligung des Stützgerüstes (z. B. Morbus Bechterew) u. a. als auslösende Ursache angeschuldigt.

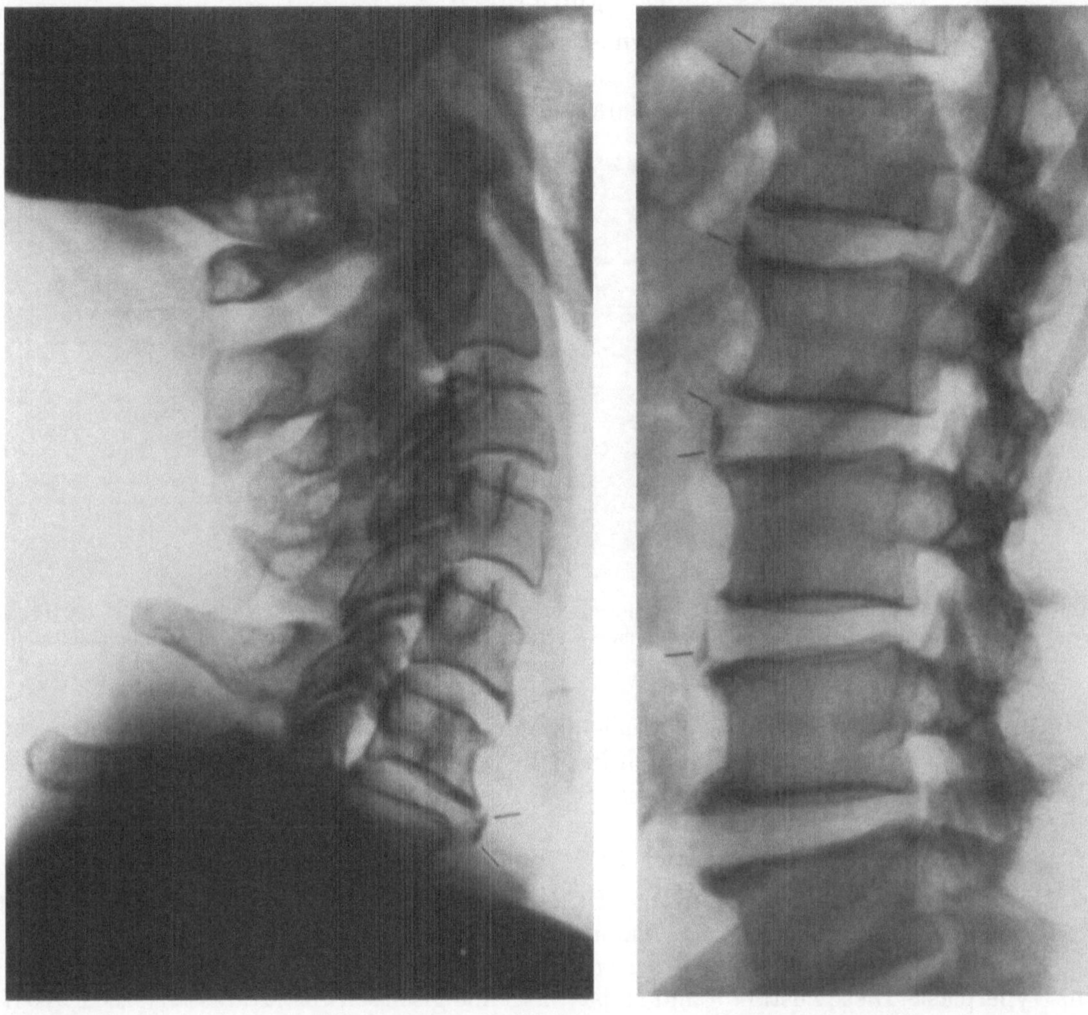

b   c

Abb. 27a—c.. Beispiele für die Ausbildung von Schaltknochen. a Am oberen lateralen Pfannenrand des Hüftgelenkes. b u. c An der ventralen Seite der WS in Höhe der Bandscheiben zwischen den benachbarten Wirbelkörperkanten

5. Epiphysen oder Apophysen können bestehenbleiben und als besondere Knochen und Knöchelchen imponieren. Oft haben sie eigene Namen erhalten (s. KÖHLER u. ZIMMER; GRASHEY u. BIRKNER; DE CUVELAND u. a.) wie z. B. Os acetabuli oder Os acromeale, Os trigonum tarsi, Os tibiale externum, Os triangulare u. a. (Abb. 26a und b). BALDINI u. CHIAPPA fanden unter 3000 Röntgenaufnahmen der Wirbelsäule in 12 Fällen eine persistierende Apophyse an den *Gelenkfortsätzen der kleinen Wirbelgelenke der Lendenwirbelsäule.*

6. Die von den persistierenden Knochenkernen und den akzessorischen Knöchelchen oft schwer abgrenzbaren Schaltknochen, z. B. der Pfannenrandknochen des Hüftgelenkes, die Knochenbildungen an der Wirbelsäule in Höhe der Bandscheiben u. a. (Abb. 27).

7. Normvarianten der Spongiosa, z. B. Compactainseln, cystische Aufhellungen, „Wachstumslinien" (s. S. I,266), die durch Stillstand des enchondralen Längenwachstums zustande kommen, so daß sich subchondral ein aus lamellärem Knochen bestehender Querbalken entwickelt.

Ein kurzer Hinweis sei den *Verkalkungen des Knorpels* gewidmet, da besonders im Bereich der knorpeligen Rippenabschnitte Verwechslungen auftreten können (E. FISCHER). Sie können bereits im jugendlichen Alter sehr deutlich ausgeprägt sein (Abb. 28a). Nicht selten bieten Gabelungen der verkalkten Rippenknorpel mit bizarren Formen und vorgetäuschten „Defekten" diagnostische Schwierigkeiten (Abb. 28b). Aber auch Verknöcherungen des Gelenkknorpels oder eine Verknöcherung des Bindegewebes der Bandscheiben sind im Röntgenbild darstellbar und geben eigentümliche Schatten.

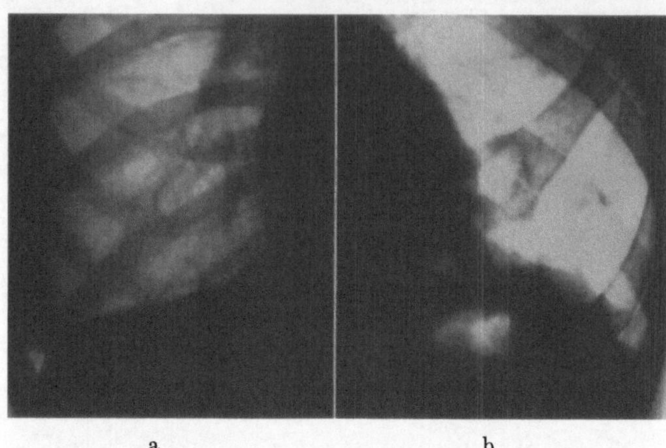

a   b

Abb. 28a u. b. Ausgeprägte generalisierte Rippenknorpelverkalkungen. a Im jugendlichen Alter bei 19j. ♀. b Im Erwachsenenalter bei 47j. ♂ eigentümliche Gabelung der verkalkten Rippenknorpel, die einen Defekt vortäuscht

Auf die Besonderheiten des normalen Skeletes soll im einzelnen nicht weiter eingegangen werden. Sie sind ausführlich in den Standardwerken von KÖHLER u. ZIMMER; GRASHEY u. BIRKNER; LOEPP u. LORENZ zu finden.

1. Die Hyperplasie und die Hypoplasie des normalen Skelets

Durch stärkere, rein mechanische Belastung des Knochens (z. B. am Handskelet eines Schmiedes, Landarbeiters u. a.) kommt es zu einer funktionellen Anpassung in Form einer Hypertrophie oder durch Anbau von Knochengewebe (besonders in der Spongiosa) zur Hyperplasie. Diese Zustände sind meist röntgenologisch schwer zu erfassen (s. S. I,216 ff. und 223).

Wesentlich eindeutiger läßt sich eine Hypoplasie von Skeletabschnitten erkennen. So kann es nach einer poliomyelitischen Lähmung im Bereich der Extremitäten zu einer Größendifferenz sonst symmetrischer Knochen kommen, die Folge fehlender funktioneller Belastung im Bereich der erkrankten Extremität ist (Abb. 29). Manchmal ist in solchen Fällen ein Mißverhältnis zwischen dem meist umgeformten Gelenkkopf und der Gelenkpfanne zu finden, wenn nämlich die Pfanne annähernd normal ausgebildet ist. Bemerkenswert ist, daß die Strukturen der Spongiosa und Compacta zwar sehr zart, hypoplastisch, aber in den Grundzügen normal ausgebildet sind und auch die Architektur des spongiösen Knochens nur wenig von der gesunden Seite abweicht. Die Compacta ist immer verschmälert.

2. Der normale Alterungsprozeß

Von einem krankhaften Abbau, Anbau oder Umbau der Knochenmatrix müssen die physiologischen *Alterungsvorgänge* des Knochens klar abgegrenzt werden. Im wachsenden

Knochen unterscheiden wir die Zonen der Ossifikation des knorpelig präformierten Skeletes von dem fertigen Knochen, aus denen schließlich nach Abschluß der Wachstums- und Reifungsperiode das endgültige Knochengerüst resultiert. In den einzelnen Knochen,

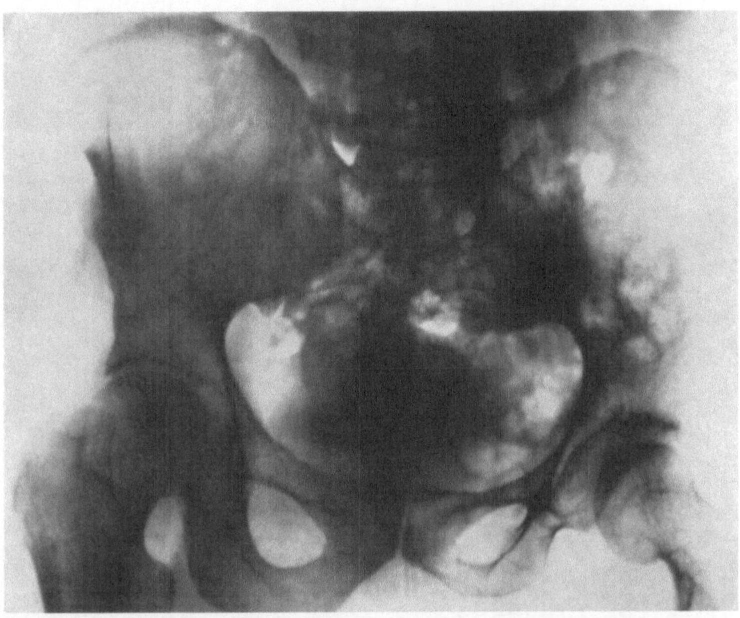

Abb. 29. Hypoplasie und Inaktivitätsatrophie der linken Beckenhälfte und des linken Hüftgelenkes nach Poliomyelitis. Es besteht ein Mißverhältnis zwischen der Größe des Femurkopfes und der Hüftpfanne, 50j. ♂

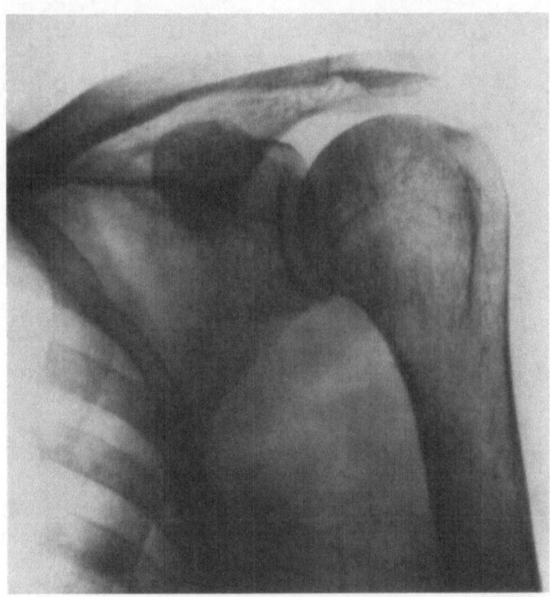

Abb. 30. Altersatrophie des Knochens. Volumenabnahme der Bälkchen und Lamellen der Spongiosa unter Erhaltung der stärker belasteten Trajektorien. Endostale Verdünnung der Diaphysencompacta. Die äußere Form des Knochens bleibt erhalten! 66j. ♀ mit generalisierten Skeletveränderungen und stärkerer Kyphoskoliose der WS

die aus Spongiosa (Epiphysen und Metaphysen) und Compacta (Diaphysen) bestehen — z. B. Humerus, Femur, Phalangen —, zeichnen sich bald neben der äußeren Form ganz bestimmte Strukturen einer inneren Architektur ab, die in den Grundzügen bis in das

Greisenalter bestehenbleiben und neuerdings sogar zur Identifizierung von Leichen herangezogen werden (BÜCHNER; NEISS u. a.). Während unmittelbar nach Abschluß der Knochenreifung der jugendliche Knochen im 2. Lebensjahrzehnt eine sehr engmaschige Spongiosaarchitektur aufweist, erfährt die Spongiosa ein und desselben Knochenareals (z. B. der Schenkelhalsregion), das hinsichtlich Größe und äußerer Form weitgehend

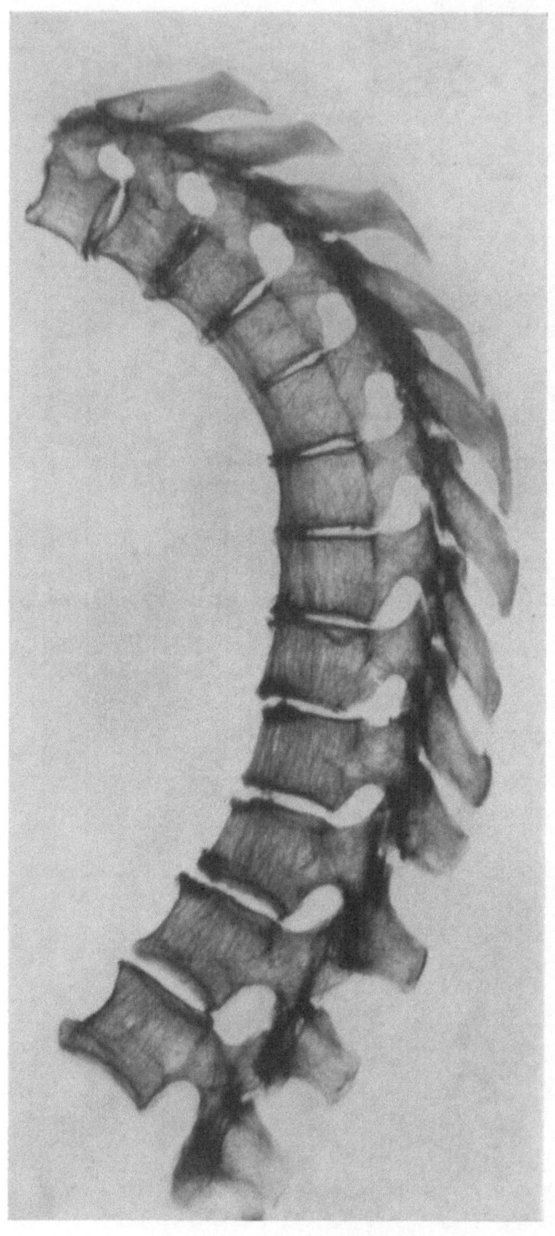

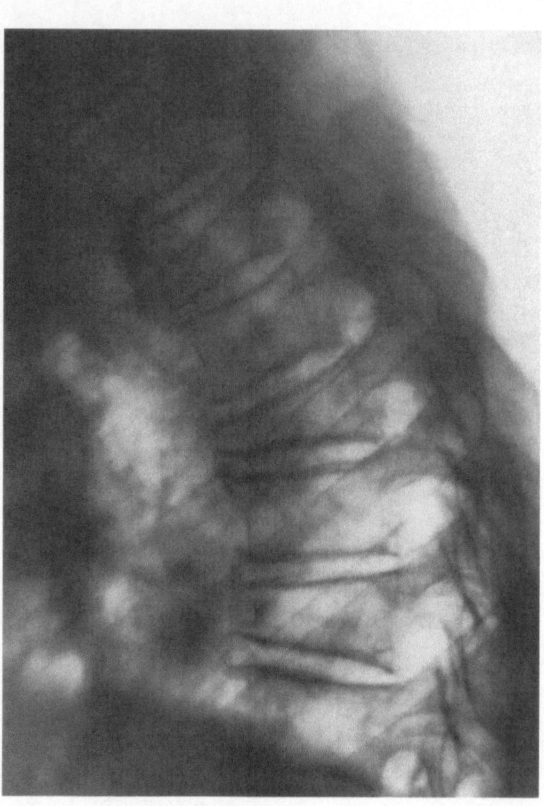

Abb. 31 a u. b. a Alterskyphose der BWS. b Die WK im Scheitelpunkt der Kyphose sind zusammengesintert. Spondylotische Randzackenbildung, 76j.♂

unverändert bleibt, im Laufe des Alterungsprozesses eine physiologische Transformation in der Art, daß die Zahl der Bälkchen und Lamellen abnimmt, nicht aber die Grundzüge der Architektur verlorengehen (hypertrophische „Atrophie" von M. B. SCHMIDT). Die statisch am stärksten beanspruchten Bezirke bleiben erhalten und nehmen als tragende „Pfeiler" noch an Volumen zu (M. B. SCHMIDT; ROUX; GEBHARDT).

Die Compacta erfährt im Laufe des Alterungsprozesses einen endostalen Abbau, also eine Verdünnung, ohne daß die äußeren Dimensionen, also der Außendurchmesser des „Rohres" der Diaphysen, eine Formänderung — verglichen mit den Maßen des jungen Knochens — erleiden (Abb. 30). Durch Abnahme des Wassergehaltes der Knochen von 60% beim Jugendlichen auf 10% im hohen Alter kommt es zu einer relativen Zunahme der Kalksalzkonzentration der Matrix und einer Verminderung der Elastizität, so daß der Knochen spröde wird (ROBINSON; PUTSCHAR). Hierdurch und infolge der oft starken Atrophie der Spongiosa wird das Auftreten von Frakturen begünstigt. Sie kommen im Schenkelhals oder in der Wirbelsäule am häufigsten vor. Die *rein spongiösen Knochen* können regelrecht zusammensintern, so daß es zur Ausbildung von Deformierungen kommt. Ein typisches Beispiel hierfür ist die Wirbelsäulenkyphose im Alter, die noch durch eine Schwäche der Rückenstrecker begünstigt wird (Abb. 31). Tritt sie im Bereich der Brustwirbelsäule auf, so kommt es zu einer Deformierung des gesamten Thorax, die

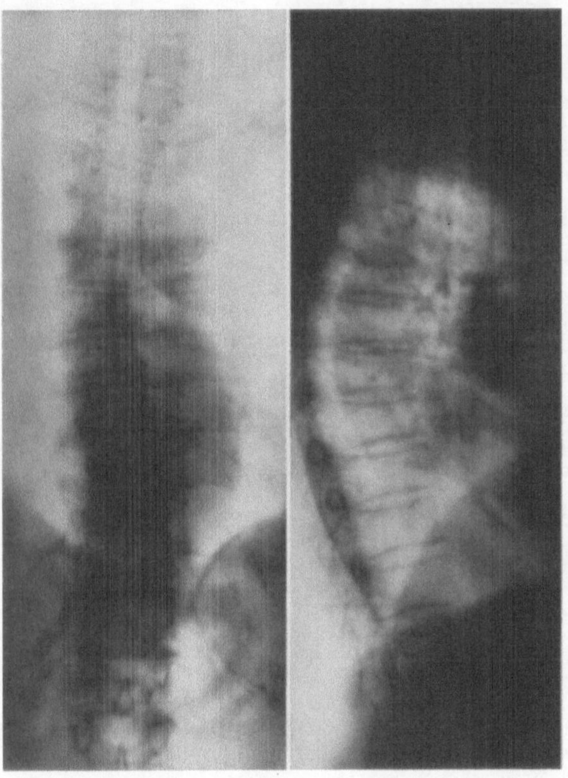

Abb. 32. Neben einer Kyphose mit Keilform der BWK hat sich ein leichte Skoliose entwickelt, 70j. ♀

wiederum Schädigungen der Atmung und des Kreislaufes zur Folge haben kann. Nicht selten bildet sich außer der *Kyphose* der Wirbelsäule auch eine *Skoliose* aus, die eine weitere Komplikation darstellt (Abb. 32). Im Laufe des Alterungsprozesses nimmt der Turgor der Bandscheiben der Wirbelsäule ab, so daß hierdurch eine weitere Verschlimmerung möglich ist. Es wird immer schwer sein, die Grenzen zum pathologischen Geschehen streng zu ziehen, da das Auftreten einer pathologischen Fraktur oder einer Umbauzone („schleichende Fraktur") auch ein erster Hinweis auf Störungen im normalen Knochenumbau sein kann (s. S. I, 8 und 46). Am Beckenskelet kann die Atrophie bei der Osteoporosis senilis zu *Defekten* in der Mitte des Os ileum führen, während die übrige Spongiosa eine grobmaschige Transformation erfährt. Die Altersatrophie kann auch gelegentlich zu *Lückenbildungen* im Schädeldach, besonders im Bereich der Ossa parietalia führen. Die Tabula interna und externa ist meist verschmälert, die Diploestruktur ist weit. Ein *Schwund des Processus alveolaris der Kiefer* ist regelmäßig, am deutlichsten jedoch bei Zahnlosigkeit zu finden.

3. Folgezustände nach Knochenverletzungen

Im Rahmen der inneren Medizin haben die narbigen Restzustände nach einer Knochenverletzung (Fraktur oder Osteotomie) meist keinen besonderen Krankheitswert, können jedoch differentialdiagnostische Probleme aufwerfen.

Im Wachstumsalter sind besondere Gesetzmäßigkeiten einer traumatischen Knochenveränderung zu beachten, die auch den Heilungsvorgang beeinflussen und sich oft noch an den Endzuständen einer solchen Knochenverletzung im Erwachsenenalter widerspiegeln.

Bei Jugendlichen kann es zu *Biegungsbrüchen* kommen, bei denen das Periost selbst *nicht* verletzt ist (sog. Grünholzfraktur). Der Knochen ist an diesen Stellen oft verdickt, ohne daß eine Dislokation

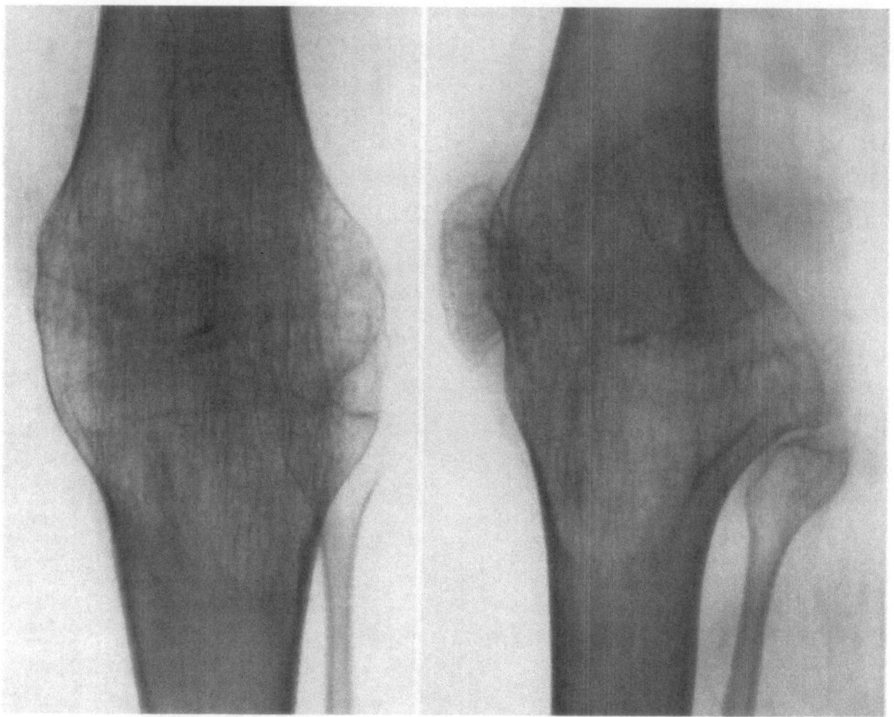

Abb 33. Spongiosatransformation nach Ankylose des Kniegelenkes infolge posttraumatischer, entzündlicher Erkrankung (Schußverletzung). Die Durchkonstruktion der Spongiosazüge von Femur und Tibia ist deutlich

auftritt. Der Biegungsbruch heilt vollkommen aus. Die Besonderheiten des subperiostalen Hämatoms der kindlichen Fraktur und der nachfolgenden sog. calcifizierenden, traumatischen Periostitis hat kürzlich FRIEDMAN beschrieben. Die *Epiphysenlösung* kommt als reine Trennung der Chondroepiphyse vor. Sehr oft ist sie jedoch mit einer echten Verletzung des Knochens verbunden, wobei die Fraktur bis in die Metaphyse hineingeht. Das Periost kann aufgeworfen werden. Nach einem Trauma mit Störung des Epiphysenwachstums kann es zu einer *Hypostose* kommen, während eine Entzündung oder vermehrte Belastung zu einer *Hyperostose*, also einer Zunahme des Wachstums führen kann. Auf Wachstumshemmungen bei Frakturen mit Verletzung der Epiphysenfugen haben HAUBERG u. HEUCK; MURALT; HOHMANN u. a. hingewiesen. Auf die chronisch traumatischen Schädigungen des wachsenden Knochens wird später gesondert eingegangen.

Die *Form eines Knochens* wird in erster Linie durch konstitutionelle Momente und erbliche Faktoren bestimmt. Es ist heute möglich, aus der Form z. B. der Wirbel in den verschiedenen Abschnitten der Wirbelsäule erbliche Komponenten abzulesen und für Vaterschaftsbestimmungen zu verwenden. Eine Änderung dieser vorbestimmten Form des einzelnen Knochens kann nur durch eine *Zerstörung* (Fraktur) oder erhebliche Änderung der statischen Verhältnisse des gesamten Skeletes zustande kommen. Die Heilung von Knochenbrüchen läßt die Anpassungsfähigkeit des Knochens an eine veränderte Statik erkennen. Nach einer Osteotomie, bei einem Genu valgum oder nach einer knöchernen Ankylose — also der völligen Versteifung des Gelenkes — erfahren die Bauelemente der spongiösen Anteile der an der Gelenkbildung beteiligten Knochen (Plättchen, Lamellen, Röhren, Säulen und Bälkchen), aber auch die Bauelemente der Compacta und der Corticalis eine deutlich erkennbare Transformation (Abb. 33). Diese Transformation kann soweit gehen, daß die gewohnte Spongiosastruktur völlig verschwindet und die Compacta sehr dünn oder entsprechend einer stärkeren Belastung auch sehr dick werden kann, also ein allein durch statische Faktoren bedingter Ab- und Anbau des Knochens einsetzt. Ferner ist es möglich, daß sich in der Spongiosa kompakte Bezirke ausbilden, während eine Compacta spongiosieren kann. Diese Wechselwirkungen zwischen statischer Belastung und physiologischem Knochenumbau werden besonders dann augenscheinlich, wenn ein pathologisch veränderter Knochen bei normaler Belastung bestrebt ist, möglichst lange seine „statische Funktion" zu erhalten.

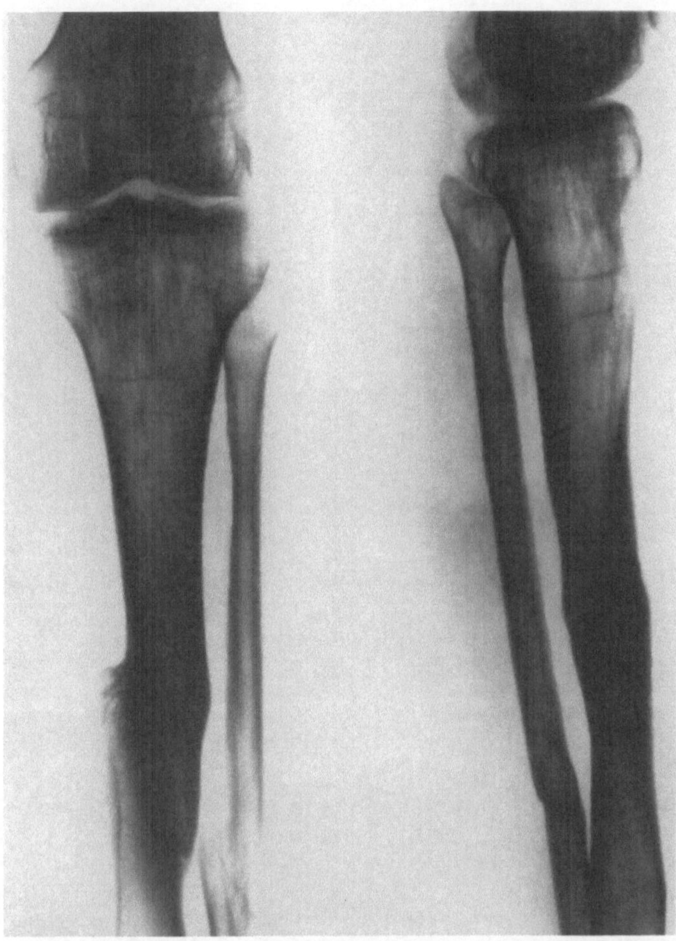

Abb. 34. Zustand nach Schrägfraktur von Tibia und Fibula links, die in leichter Dislokation der Fragmente ad latum und ad longitudinem knöchern fest verheilt ist. Spongiosatransformation (grobsträhniger Umbau) der Knochen des Kniegelenkes, 42j. ♂

Jede Kontinuitätstrennung des Knochens im Erwachsenenalter hinterläßt in der Regel bleibende Veränderungen (Abb. 34). Diese Restzustände nach einer Callusbildung können differentialdiagnostische Schwierigkeiten bei der Beurteilung krankhafter Veränderungen (z. B. Tumoren) mit sich bringen. Grundsätzlich sollte in Zweifelsfällen von knöchernen Verdickungen und Deformierungen beachtet werden, ob eine glatte Begrenzung und eine Durchkonstruktion der Architektur von Spongiosa und Compacta sowie bei Aufnahmen in mehreren Ebenen Hinweise für Dislokationen von Fragmenten vorliegen.

In der Umgebung von Frakturen können auffällige Knochenneubildungen aus dem Frakturhämatom und abgerissenem Periostgewebe entstehen, die entweder neben dem Knochen in den Weichteilen liegen oder in Form einer Exostose ausgebildet sind (Abb. 35).

Sehr schwierig, manchmal unmöglich ist es, *Wirbelfrakturen* oder Zustände nach alten Wirbelfrakturen gegen pathologische Frakturen oder Entzündungsprozesse abzu-

grenzen (Abb. I,175). Hier wird die Schichtuntersuchung eventuell eine Analyse des
pathologischen Prozesses ermöglichen und Restzustände nach einem Trauma aufdecken helfen. Es ist verständlich, daß besonders der Knochen des alten Menschen

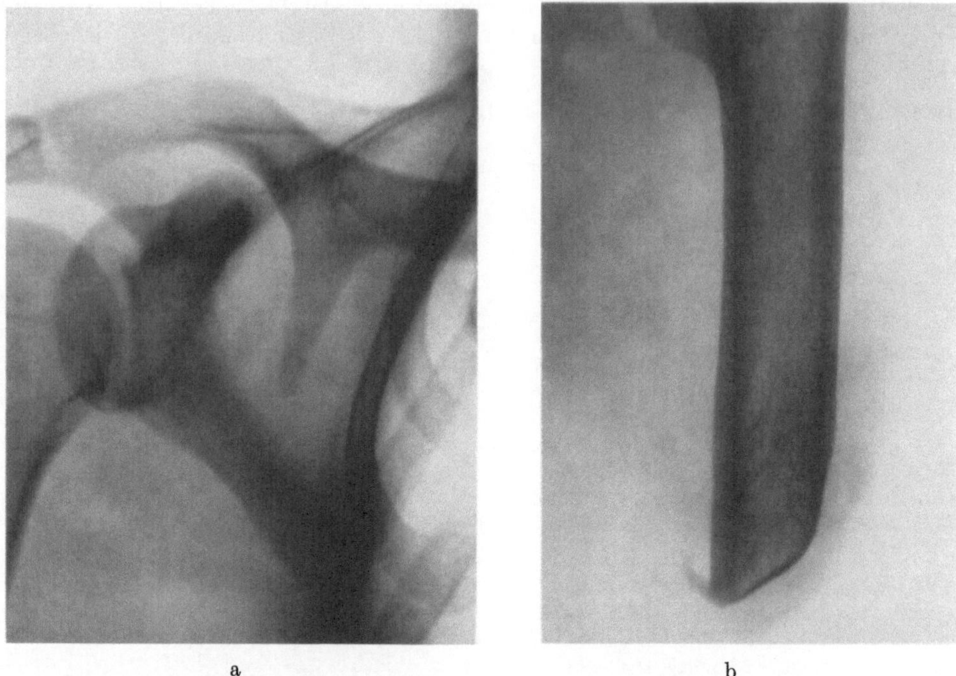

a   b

Abb. 35a u. b. Eigenartige Knochenneubildungen in den Weichteilen der Frakturumgebung. a Exostosenartiger Knochenanbau nach Claviculafraktur rechts, 36j. ♂. b Exostosenartiger Knochenanbau am Amputationsstumpf des Femur (sog. Osteophyt), 36j. ♂.

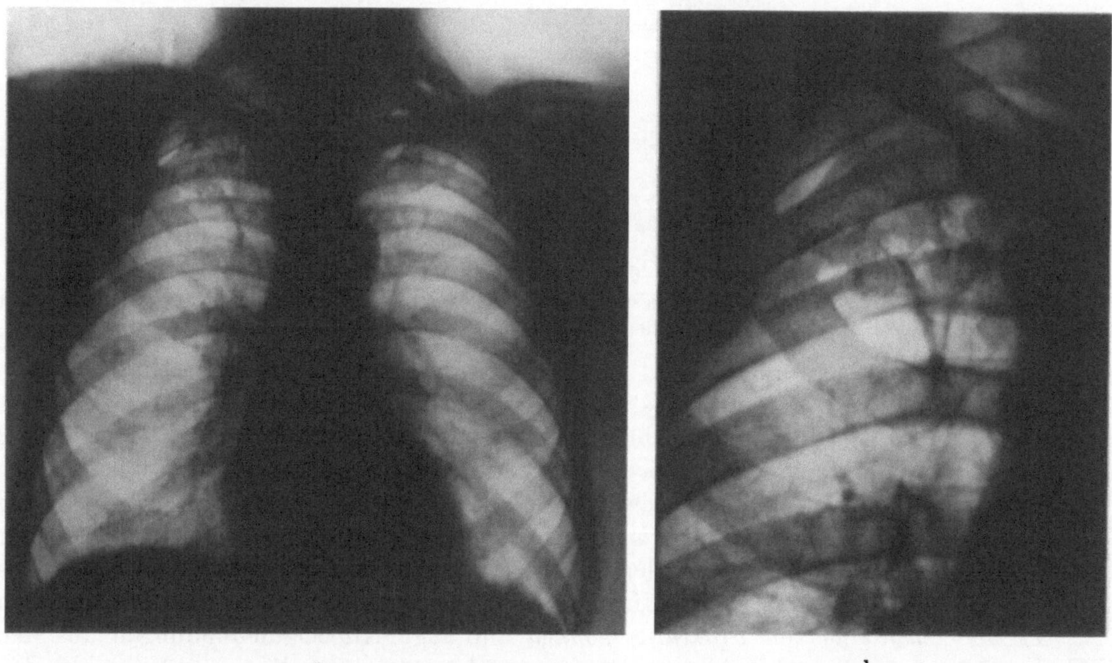

a   b

Abb. 36a u. b. Bizarre, brückenförmige Knochenbildung zwischen der 1. und 2. Rippe rechts ventral nach
Schußverletzung. Die Knochenneubildung im Intercostalraum wurde bei der ersten Untersuchung als intra-
pulmonaler Befund fehlgedeutet. 59j. ♂

durch einen Elastizitätsverlust (Sprödigkeit der Knochen) stärker zu Frakturen neigt als der Knochen des wachsenden Skeletes. Kommt es zu einem Substanzverlust von Knochengewebe, so können meist schon geringfügige Traumen Frakturen zur Folge haben. Die oft mangelhafte Ausheilung derartiger Frakturen oder die *Ausbildung von Pseudarthrosen* kann zu weiteren diagnostischen oder differentialdiagnostischen Schwierigkeiten Anlaß geben. In diesem Zusammenhang sei vor allem auf Rippenfrakturen

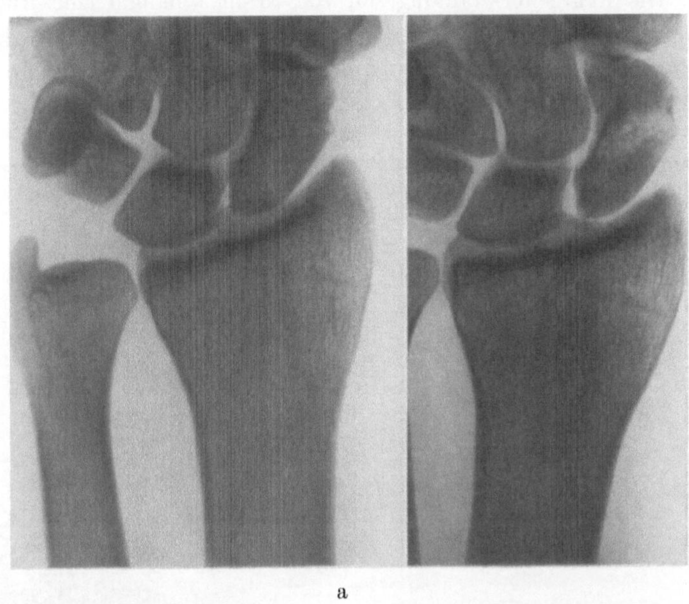

a

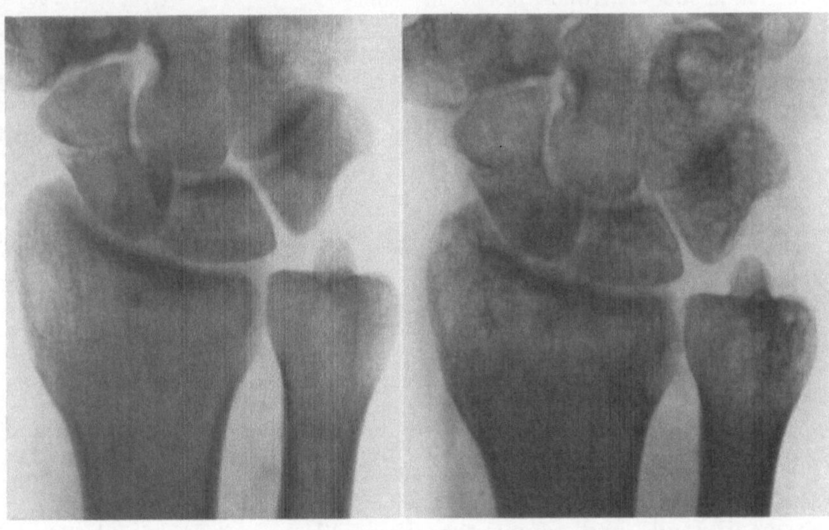

b

Abb. 37. Eine Fraktur des Os naviculare ist oft erst nach Ausbildung der „Resorptionszone" erkennbar (a) und wird durch die fleckige Atrophie der benachbarten Knochen indirekt bestätigt (b)

hingewiesen, die nicht knöchern fest verheilt sind. Sie projizieren sich in die Thoraxorgane, vor allem die Lunge, und geben zusammen mit dem Strukturbild der Lunge oft eigentümliche, bizarre Schatten (Abb. 36). In diesen Fällen werden lediglich die Durchleuchtung und eine sorgfältige Analyse des Röntgenbildes weiterhelfen. Oft werden pathologische Lungenprozesse vorgetäuscht!

Manchmal kann eine Fraktur erst an der *Resorption* des zerstörten Knochenbezirkes und der *Demarkierung* gegen die Umgebung erkannt werden, so daß Kontrollen in gewissen

Abständen ratsam erscheinen. Am deutlichsten ist dieser Vorgang bei Frakturen des Os naviculare zu erkennen (Abb. 37).

Eine besondere Art der Fraktur ist die *Lochfraktur* nach Schußverletzung. Innerhalb des Lochdefektes kann der Fremdkörper, umschlossen von einer bindegewebigen Kapsel, eingelagert werden und dort jahrzehntelang liegenbleiben (Abb. 38). Eine Folge der Verletzung des Knochens oder des Periostes und der Muskulatur ist die Ausbildung eines *traumatischen Muskelknochens* (sog. Myositis ossificans localisata). Der neugebildete Knochen zeigt nach Monaten oft eine deutliche Spongiosastruktur (Abb. 39). Die Röntgenbestrahlung soll von Erfolg sein und eine Rückbildung einleiten.

Als *Komplikation* einer Knochenverletzung ist die Infektion (Frakturosteomyelitis) gefürchtet. Es können sich Sequester ausbilden oder fuchsbauähnliche Gangsysteme im Knochen entstehen (Abb. 40), die eine Frakturheilung verzögern und weitere Komplika-

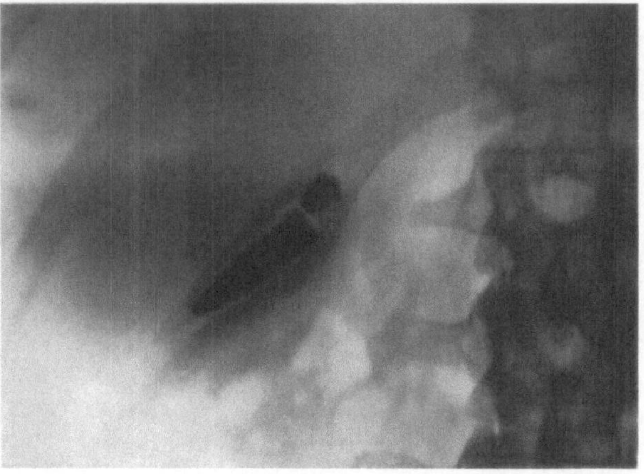

Abb. 38. Schußfraktur der 12. Rippe rechts im Sinne einer Lochfraktur. Das Projektil ist innerhalb des Defektes, von einer bindegewebigen Kapsel umschlossen, reaktionslos verheilt. 57j. ♂

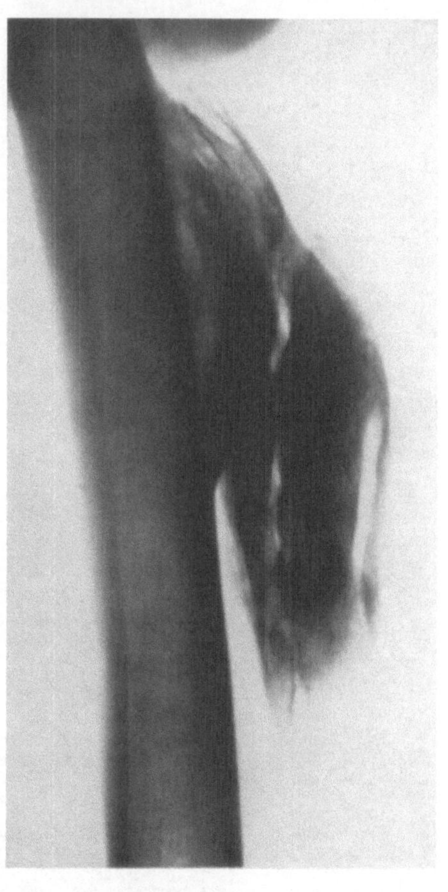

Abb. 39. Posttraumatische Ossifikation in den Weichteilen des linken Oberschenkels bei 21j. ♂. Eine Fraktur des Knochens erfolgte nicht, die Knochenneubildung entwickelte sich aus einem Hämatom

tionen auslösen (z. B. Sepsis u. a.). Manchmal bildet sich hier ein hypertrophischer Callus (Callus luxurians) aus (Abb. 41).

Eine oft zu findende und gefürchtete Komplikation nach abgeheilten Frakturen ist die *Arthrosis deformans* der benachbarten Gelenke, die im Laufe des Alterungsprozesses der Knochen zu bizarren Gelenkveränderungen Anlaß geben kann (s. S. II,1004). In unklaren Fällen ist es sinnvoll, die andere — also gesunde — Seite röntgenologisch darzustellen, um durch Seitenvergleich Hinweise auf die Art der Fraktur erhalten zu können. Die Klärung der Ursache einer deformierenden Arthrosis ist insbesondere bei gutachterlichen Äußerungen von entscheidender Bedeutung.

4. Der chronisch-traumatische Knochenschaden

Die Fraktur des Knochens ist das Ergebnis einer *einmaligen* statischen oder dynamischen Überbelastung. Der Bruch tritt ein, wenn eine gewisse Sicherheitsgrenze über-

schritten wird. Die chronisch-traumatische Schädigung entspricht dem Summations-
effekt rhythmisch oder arrythmisch sich wiederholender Einzelbelastungen, welche
jeweils die Sicherheitsgrenze noch nicht unmittelbar erreichen. Zahl, Zeitfolge und Größen-
ordnung der Einzelbelastung bestimmen Form und Umfang des Skeletschadens (UEH-
LINGER). Derartige *Überlastungsschäden* gehören zu den Frakturen, stellen also noch
keine eigentliche Erkrankung des Knochengewebes dar.

Nach dem pathologisch-anatomischen Bild sollten wir mit UEHLINGER drei Formen des chronisch-
traumatischen Knochenschadens unterscheiden, nämlich die Dauerbrüche, die Umbauzonen und die

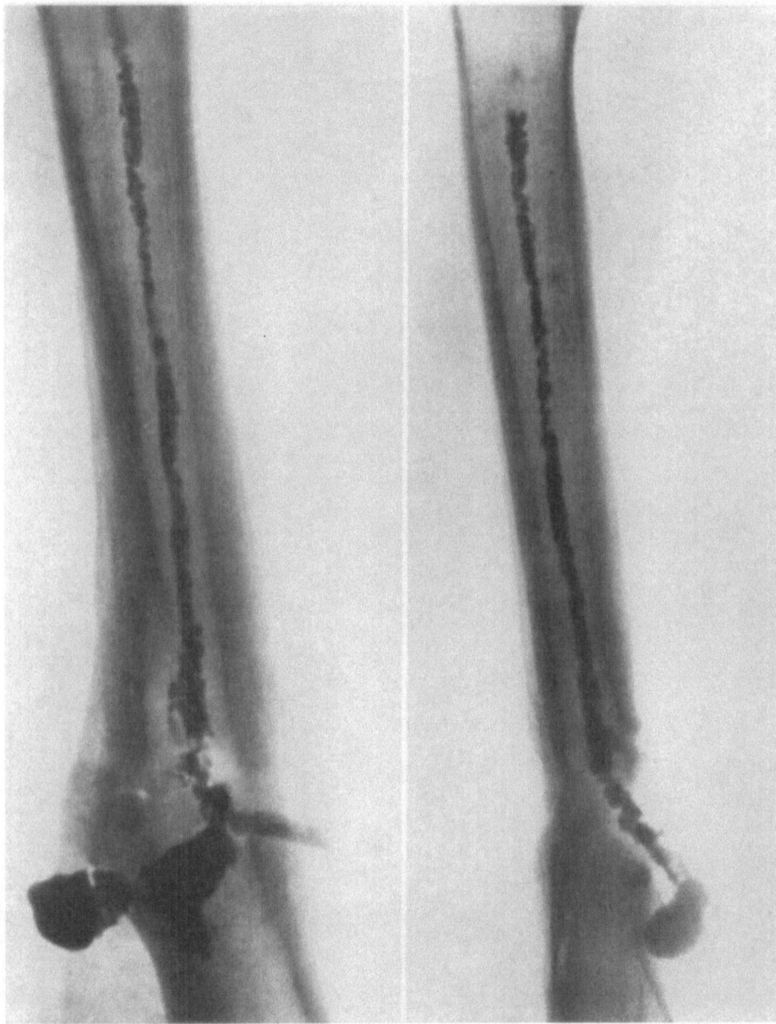

Abb. 40. Fistelsystem in der Markhöhle des Knochens nach infizierter Küntscher-Nagelung einer Fraktur

aseptischen Epiphyseonekrosen (Abb. 42). Die *Dauerbrüche* (schleichende Frakturen, Ermüdungsbrüche) können an *jedem* Knochen vorkommen, doch sind bestimmte Lieblingslokalisationen wie die
Mittelfußknochen 2 und 3, das Schienbein handbreit unterhalb des Kniegelenkes, das Wadenbein
handbreit unterhalb des Köpfchens, das distale Femurschaftdrittel am Übergang zur breiteren
Epiphysenfuge, die unteren Schambeinäste, die Grenzfläche zwischen Körper und Apophyse des
Fersenbeines, die Dornfortsätze des 7. Hals- und des 1. Brustwirbels (Schipper-Krankheit) bekanntgeworden. Der Dauerbruch beginnt mit einer subperiostalen Fissur, welche stufenweise vertieft
wird. Das Besondere des Dauerbruches liegt in der Indifferenz zwischen Reparation und Bruch-
vorgang, wobei Mikrofrakturen und Blutungen in den Rißgebieten die Reparationsprozesse verzögern oder immer wieder zunichte machen. Nach Ruhigstellung heilen diese Frakturen aus, auch
dann, wenn der Einriß zu einem Totalbruch werden kann. Eine Ausnahme stellen die Frakturen

der Dornfortsätze des 7. Halswirbels und 1. Brustwirbels dar, die im allgemeinen nicht verheilen, sondern als Pseudarthrose nachweisbar bleiben und manchmal zu differentialdiagnostischen Schwierigkeiten führen können. Insbesondere sind Verknöcherungen im Ligamentum nuchae gegen derartige Frakturen abzugrenzen.

Das 1921 von TIETZE *beschriebene Krankheitsbild* einer schmerzhaften Anschwellung der Synchondrosen im Bereich der oberen Rippen gehört auch zu den „Dauerbrüchen". Zuerst treten Schmerzen wechselnder Intensität besonders bei Belastung des gleichsinnigen Armes oder bei Erschütterungen des Thorax (Husten, Niesen, Lachen) auf, denen einige Tage später eine meist parasternal gelegene, druckschmerzhafte „knorpelharte Geschwulst" folgt. *Röntgenologisch* sind im allgemeinen *keine* krankhaften Veränderungen zu finden (KARON, ACHOR u. JANES haben 13 Fälle beschrieben!).

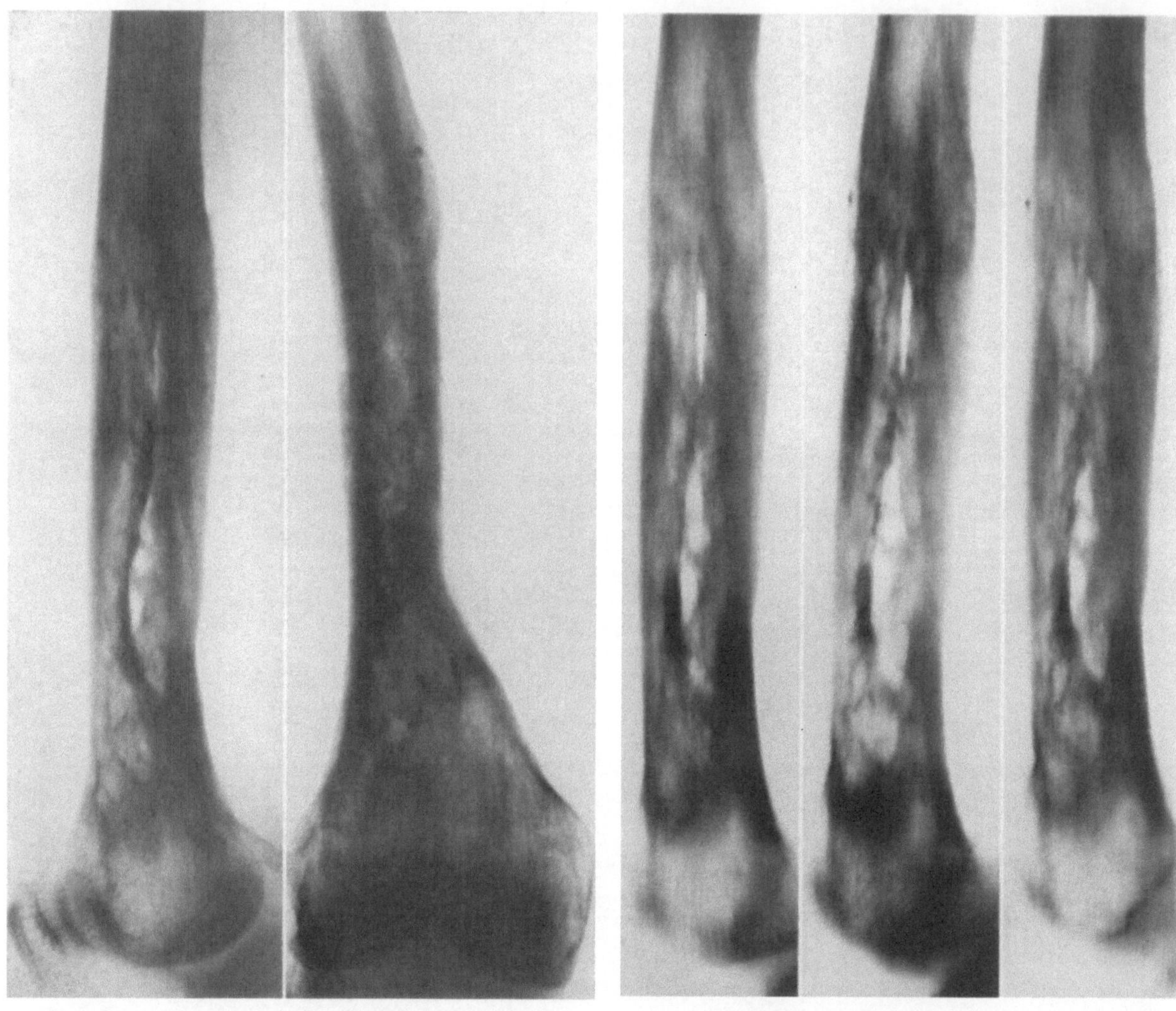

a   b

Abb. 41a u. b. Knochenverletzung, die durch eine entzündliche Erkrankung (Fraktur-Osteomyelitis) kompliziert wurde. a Zustand nach Schußfraktur des re. Femur. Hypertrophischer Callus, Fistelbildung bei Fraktur-Osteomyelitis. Sklerosen neben Aufhellungen (Höhlenbildungen mit Sequestern) und periostale Reaktion mit Exostosenbildung. Daneben metallische Fremdkörper (Granatsplitter), 40j. ♂. b Tomographie des Höhlensystems

Die histologische Untersuchung der Resektionspräparate ergab bei Lupenvergrößerung einen querverlaufenden Frakturspalt mit periostalen Auflagerungen (ZEUMER). Überlastungen des Schultergürtels durch schwere oder ungewohnte körperliche Arbeit spielen ätiologisch die Hauptrolle (POHL), Kalkstoffwechselstörungen und andere Skeletminderwertigkeiten wirken disponierend. Differentialdiagnostisch sind Tumoren oder Metastasen sowie unspezifische und spezifische Prozesse an den Rippen oder Rippenknorpeln abzugrenzen. Nach Ruhigstellung, vor allem des gleichseitigen Armes, Novocaininfiltration und Hydrocortisontherapie tritt meist rasch eine Besserung ein.

In die Gruppe der durch wiederholte Mikrotraumen schließlich entstandenen Frakturen gehören auch die zu den spontanen *aseptischen Knochen- oder Epiphyseonekrosen* gerechneten Veränderungen am Naviculare (WEISS; AXHAUSEN u. a.) und Lunatum (KIENBÖCK; WEISS u. a.) (Abb. 43). WEISS führt die Entstehung der aseptischen Osteonekrosen, insbesondere der Veränderungen am *Os lunatum* (KIENBÖCK) und *Os naviculare pedis* auf ein Mißverhältnis zwischen tatsächlicher Beanspruchung und statischer Qualität einer umschriebenen Knochenpartie zurück. Eine symmetrische aseptische Knochennekrose des 1. Carpometacarpalgelenkes mit Beteiligung des *Multangulum majus* bei einem 42jährigen Bergmann hat GOECKE mitgeteilt und die traumatische Genese verneint. Sorgfältige Untersuchungen von RÜTTNER haben erwiesen, daß diese Veränderungen, insbesondere die Spätformen der Lunatumnekrose und Navicularnekrose Folgezustände einer pseudarthrotisch geheilten Fraktur darstellen. Die in den Vordergrund gestellten „aseptischen Knochennekrosen" kommen wohl vor, sind jedoch Begleiterscheinungen der Primär- und Sekundärbrüche. Es fanden sich keine

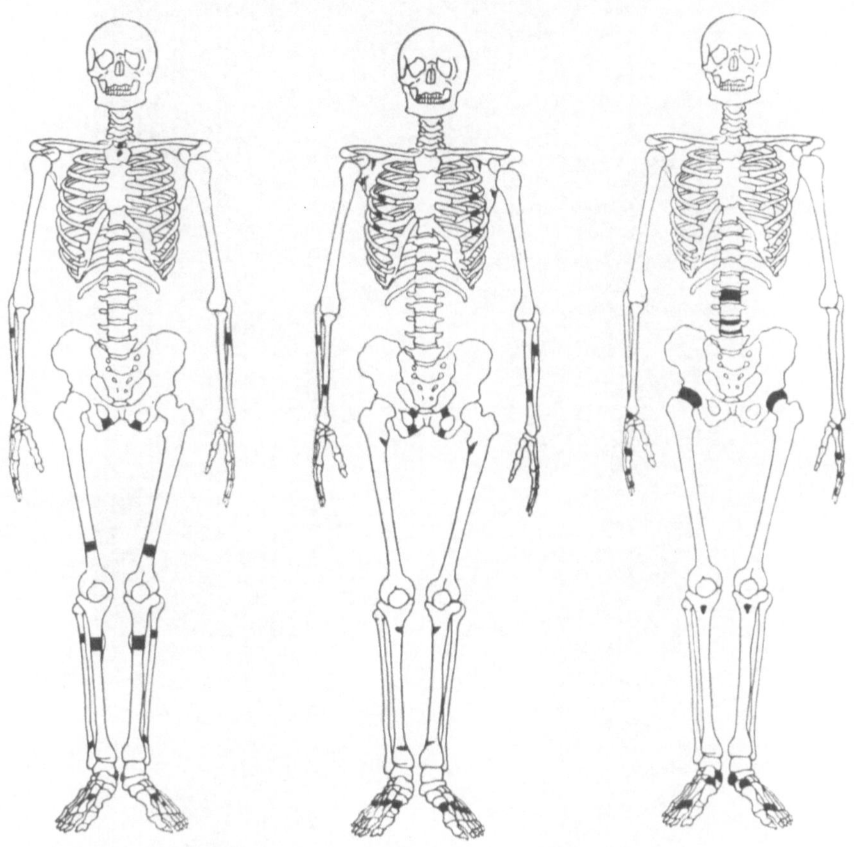

Abb. 42. Dauerbrüche, Umbauzonen und Epiphyseonekrosen (Abb. 5 aus E. UEHLINGER, „Der chronisch-traumatische Skeletschaden". Verh. Dtsch. Ges. Pathol. 43. Tagung (1959), S. 32)

Anhaltspunkte dafür, daß diese aseptischen Knochennekrosen spontan, also nicht traumatisch auf Grund einer „blanden Embolie" (AXHAUSEN) oder einer anderen primären Ernährungsstörung zustande kommen und den Umbauprozeß einleiten bzw. unterhalten. Es ist daher sinnvoll, nicht von einer Nekrose oder Malacie zu sprechen, sondern die Pseudarthrose in den Vordergrund der Betrachtungen zu stellen.

Die *Umbauzone* stellt nach UEHLINGER eine Callusbildung ohne Fraktur dar. LOOSER hat diese Umbauzonen 1905 erstmals an osteomalacischen und rachitischen Knochen beschrieben. Röntgenologisch handelt es sich um eine bandförmige Knochenlücke, die beiderseits durch krausenartige Spongiosaverdichtungen begrenzt wird (Abb. 44). Nach LOOSER löst der gleiche Reiz, der den alten Knochen zum verstärkten Abbau bringt, auch die Bildung von geflechtartigem Osteoidknochen aus, daher der Name „Umbauzonen". Sie entsprechen einer Beschleunigung der physiologischen Knochenerneuerung. An den stärker belasteten Knochenabschnitten, insbesondere den „Spannungsspitzen" (KÜNTSCHER), sind sie am häufigsten zu finden. Multiple Umbauzonen werden als

Milkman-Syndrom bezeichnet (MILKMAN). Es ist jedoch oft so, daß die Umbauzonen nicht solitär vorkommen. Am gesunden Skelet ist vor allem die untere Extremität von derartigen Insuffizienzschäden betroffen, doch auch Spontanfrakturen der Rippen sind nicht selten (v. RONNEN; STARKE; ZUR; LIESS u. a.). Es können mehrere Frakturen auftreten, ohne subjektive Beschwerden hervorzurufen. Komplikationen der Hustenfrakturen, z.B. ein Hämatothorax sind möglich (STARKE). Rippenfrakturen während der

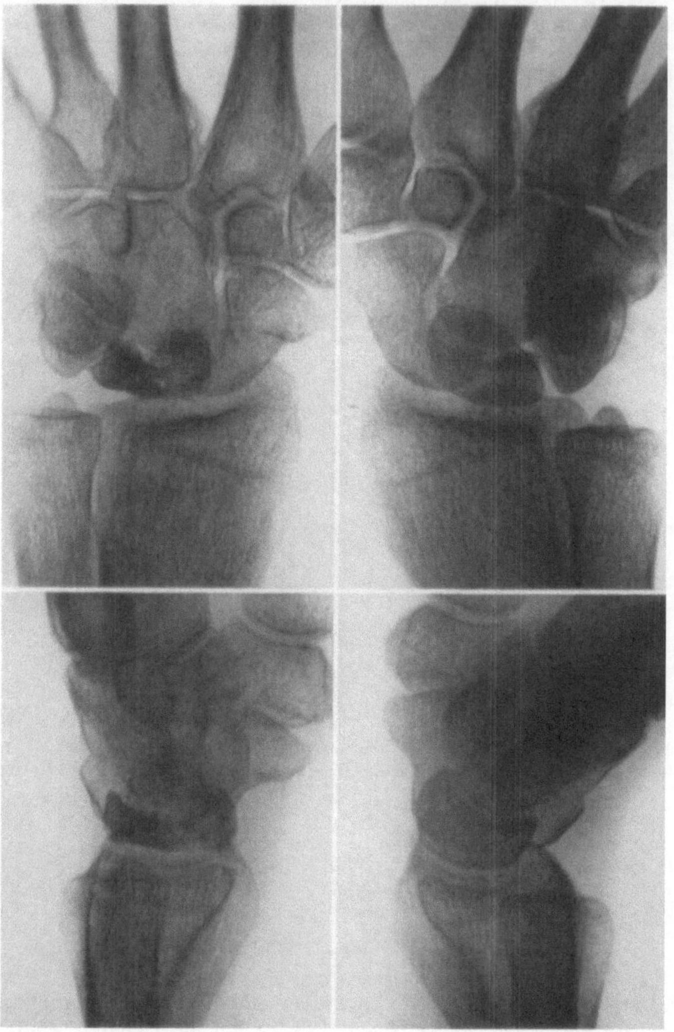

Abb. 43. Sog. Lunatummalacie (aseptische Osteonekrose) links bei 58j. ♀ (Bäuerin), die nach Sturz auf die Hand entstanden sein soll. Die gesunde Seite ist zum Vergleich daneben abgebildet

Schwangerschaft sind von SAVAGE beschrieben worden. Begünstigend soll die in den letzten Schwangerschaftsmonaten oft heftige Kontraktion einiger Muskelgruppen bei forcierter Inspiration wirken.

Die *Umbauzone des kranken Skeletes* ist im allgemeinen multipel und symmetrisch ausgebildet. Eine scharfe Grenze wird schwer zu ziehen sein, da bereits die Inaktivitätsatrophie einer Gliedmaße, lokale Ernährungsstörungen oder der normale Alterungsprozeß des Skeletes zu Überlastungsschäden des Knochens in Form von Umbauzonen Anlaß geben können.

Die *aseptischen Epiphyseonekrosen und Apophyseonekrosen* sind nach unserem heutigen Wissen ebenfalls den Überlastungsschäden des Skeletes zuzuordnen. Nach AXHAUSEN sollen die aseptischen Knochennekrosen embolisch-zirkulatorisch oder toxisch-mykotisch bedingt sein. Die immer vorhandenen Frakturzeichen sind nach seiner Auffassung nur Folge der Knochennekrose. Der Nachweis eines Gefäßverschlusses konnte jedoch nicht geführt werden. Nach UEHLINGER lassen sich diese Epiphyseonekrosen zwanglos als Bruchvorgänge mit gestörter Heilung erklären. Im Bereich der Fraktur schieben sich schachbrettartig Abbauvorgänge und nekrotische Fragmente, Apposition von Faserknochen, Spätrisse im „Achatknochen" ineinander. Die Frakturspalten füllen sich mit fibrillärem Bindegewebe, das tief in die Markräume eingreift. Auch die Zerstückelung der Sehnenknochen (Patella, Os pisiforme) kommt durch pseudarthrotische Frakturheilung zustande. In gleicher Weise ist die *Nekrose des Femurkopfes*, der sog. *Morbus*

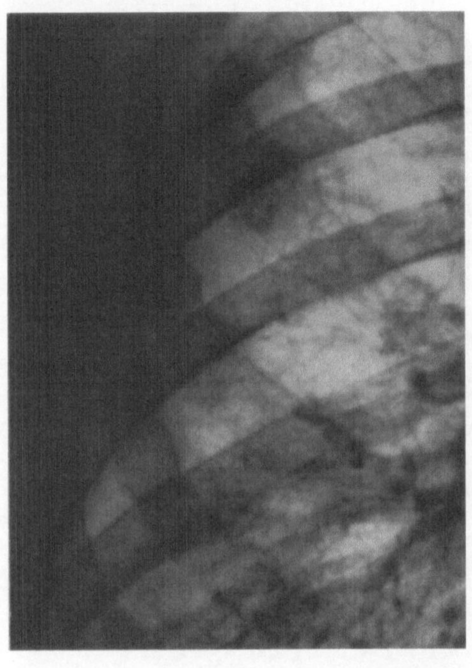
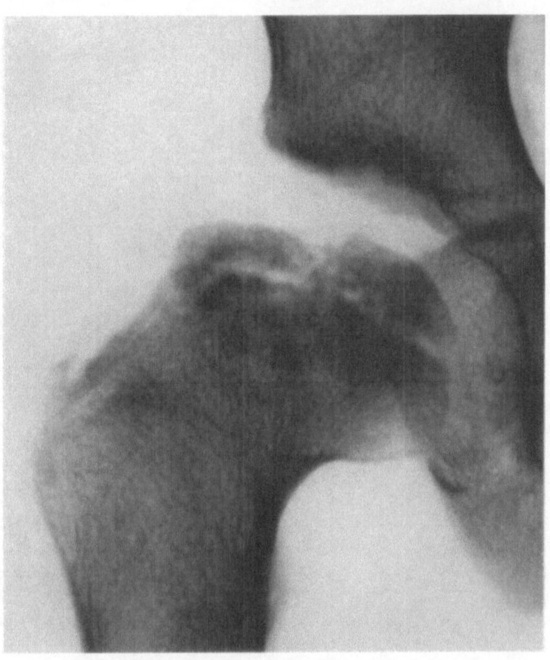

Abb. 44   Abb. 45

Abb. 44. Pathologische Frakturen (Umbauzonen), die im Verlauf einer hormonalen Osteopathie (Morbus Cushing) mit begleitender Bronchitis auftraten (sog. Hustenfrakturen), 47j. ♂

Abb. 45. Morbus Perthes. Die Epiphyse des Femurkopfes ist zerstückelt und zusammengesintert. Auffallend ist der plumpe Schenkelhals, 7$^1/_2$j. Knabe. (Univ.-Kinder-Klinik, Kiel)

Perthes (Abb. 45), zu verstehen, wobei der Übertritt nicht ossifizierter Knorpelfragmente in die Kopfspongiosa eine Disposition zum traumatischen Spätschaden schafft. Eine Sonderform der chronisch-traumatischen Gelenkknorpelschädigungen stellt die von RUTISHAUSER u. MAYNO beschriebene *Ostéochondrite laminaire* dar, eine chronische Rißbildung zwischen Gelenkknorpel und Spongiosa, welche sich im Laufe der Zeit mit einem zellreichen Bindegewebe füllt (KNODEL).

Die in den großen Gelenken auftretende *Osteochondrosis dissecans* wäre ebenfalls in diese Gruppe einzureihen. Die Bruchlinie geht hierbei meist durch den Gelenkknorpel, und die tiefste Stelle liegt gelenkwärts von der Kalklinie. Die Bruchlinie kann aber auch den Gelenkknorpel und die subchondrale Spongiosa durchziehen, so daß das ausgesprengte „Kalottenstück" aus Knorpel und Knochen besteht. Dieses Stück kann sich loslösen und als freier Gelenkkörper (Gelenkmaus) innerhalb der zumeist befallenen großen Gelenke beweglich sein (Abb. 46). Bemerkenswert ist die Tatsache, daß sich die sog. Epiphyseonekrosen (aseptischen Nekrosen) besonders an den *mechanisch stärker belasteten Skeletregionen* finden (Abb. 47). Der Zeitpunkt des Auftretens läßt sich

4*

schwer fassen, da es sich um eine schleichend beginnende Veränderung handeln dürfte.
Im Frühstadium der Kernbildung finden wir die Erkrankungen im Bereich der Femurkopfepiphyse (Morbus Perthes), des Os naviculare pedis (KÖHLER I), der Tibiaapophyse
(SCHLATTER) und der Calcaneusapophyse (Apophysitis calcanei). Weniger häufig ist die
Ausbildung der sog. Vertebra plana der Wirbelsäule. Im Stadium des Epiphysenfugenschlusses treten die Veränderungen am Köpfchen der Metatarsalia (KÖHLER II) und an
den Deckplatten der Wirbelkörper (SCHEUERMANN) auf. Die Osteochondritis dissecans
kann in jedem Lebensalter vorkommen, beginnt im allgemeinen mit dem 10. Lebensjahr.
Eine seltenere Veränderung der Patella bei Kindern ist die durch SINDING-LARSEN be-
kanntgewordene Ossifikationsstörung am unteren Patellapol, die wahrscheinlich auch

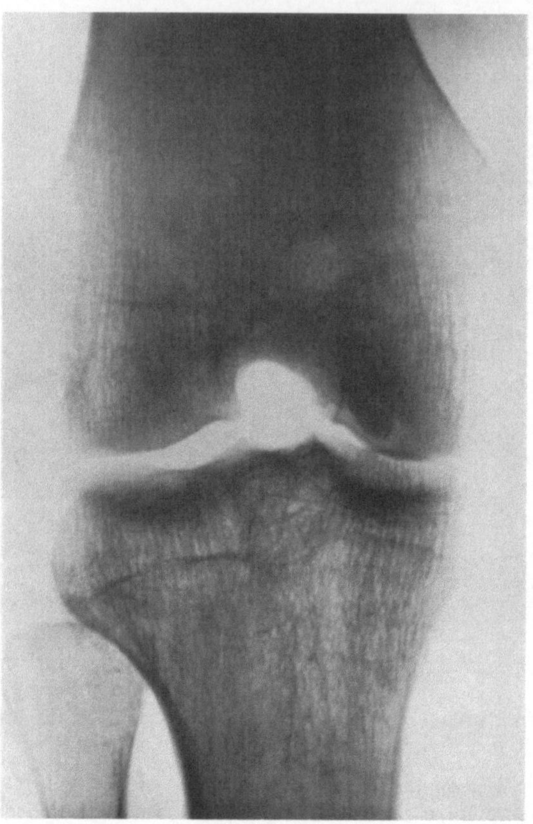

Abb. 46. Osteochondrosis dissecans an der lateralen Seite des medialen Femurcondylus rechts, 34j. ♂

als Folge einer Überbelastung zustande kommt. Seltener sind Ossifikationsstörungen
im Bereich des Processus styloides ulnae. An der Synchondrosis ischio-pubica können im
Laufe der Ossifikation durch übermäßige Belastung Schwellungen und Veränderungen
im Sinne einer Osteochondropathie entstehen, die differentialdiagnostisch gegen Entzündungsprozesse an dieser Wachstumszone abzugrenzen sind (JUNGE u. HEUCK; OTTEN-
JANN u. a.).

   Neben den typischen Epiphyseonekrosen sind einige seltene, *atypische Lokalisationen* bekanntgeworden. Eine traumatisch entstandene, auch histologisch untersuchte Epiphyseonekrose am
Capitulum radii haben DE CUVELAND und OTTE beschrieben. Weitere Beobachtungen derartiger
Epiphyseonekrosen, aseptischer Osteonekrosen oder Osteochondropathien stammen von JUD und LANGE
am *Capitulum humeri* nach leichtem Trauma oder Luxation des Ellenbogengelenkes, von PÖSCHL
am *Hüftgelenk*, von DE CUVELAND und HEUCK, BRÜCKE und WERKGARTNER an den *Malleolen des
Fußgelenkes*, von SCHLÜTER und WERNER am *Schienbeinkopf* nach kleineren Traumen, von DE CUVE-
LAND an der *Acromeonapophyse* und von BUGYI am *Processus styloides ulnae*. Im Bereich des Hals-
Brustüberganges der Wirbelsäule sind bei Knaben im Alter von 14—16 Jahren am *1. Brustwirbel-*

körper und 7. Halswirbelkörper Erscheinungen beschrieben worden, die an eine aseptische Nekrose erinnern („Schmitt's disease", WESTON).

Das *Röntgenbild* derartiger Veränderungen zeigt neben einer Strukturunregelmäßigkeit mit Verdichtungen und Aufhellungen im Bereich des Knochenkernes oder der Wachs-

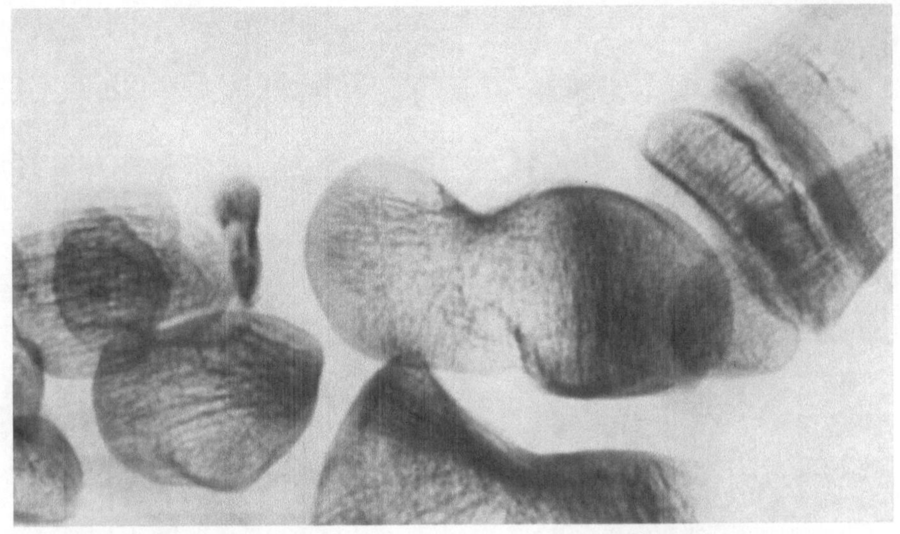

a

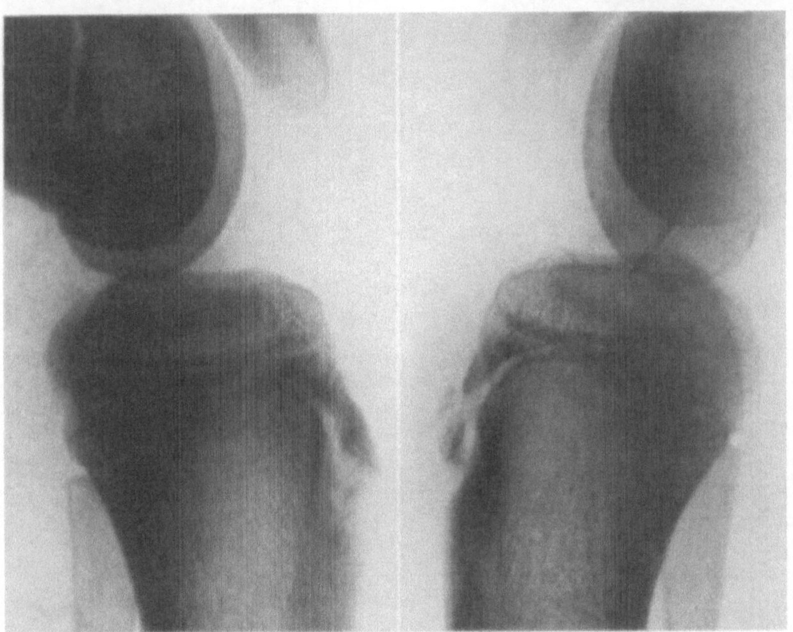

b

Abb. 47a u. b. Verschiedene Lokalisation der Epiphyseonekrosen. a Am Os naviculare pedis (Köhler I). An der Epiphysenfuge und der Metaphyse der Tibia erkennt man Unregelmäßigkeiten und Verdichtungen, die an Ossifikationsstörungen denken lassen, 7j. ♂. b Schlattersche Erkrankung. Unregelmäßige Struktur des Apophysenkernes der Tuberositas tibiae links. Auf der rechten Seite ist die Kernanlage noch unvollständig, 13j. ♀

tumszone insbesondere eine Volumenabnahme der Ossifikationszentren infolge einer Zusammensinterung der Trümmerzonen. Bestimmend für das röntgenologische Erscheinungsbild ist *das Stadium des pathologisch-anatomischen Prozesses* der Epiphyseonekrose. Im allgemeinen neigen diese Veränderungen zur Spontanheilung. Nur selten bleiben

Deformierungen der erkrankten Knochenabschnitte im Bereich der Epiphysen- und Metaphysenregion zurück. Am deutlichsten ist der Ablauf einer Epiphyseonekrose im Bereich der Femurkopfepiphyse (Morbus Perthes) noch im Erwachsenenalter erkennbar.

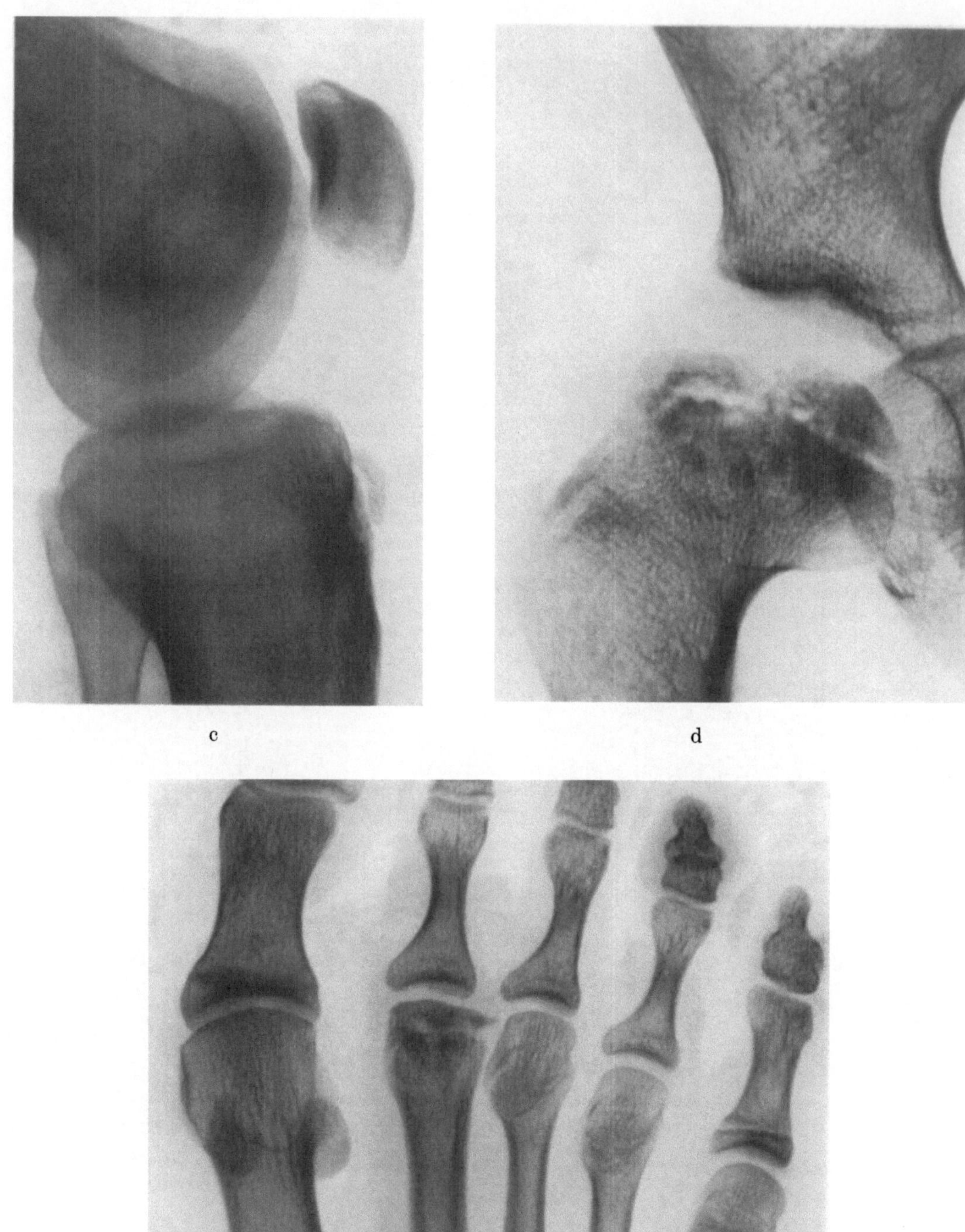

c					d

e

Abb. 47c—e. c Persistierender Apophysenkern der Tuberositas tibiae als Restzustand nach Schlatterscher Erkrankung, 38j. ♂. d Unregelmäßige Struktur und Verdichtungen der Femurkopfepiphyse (Perthes) e Deformierung des Köpfchens von Metatarsale II rechts mit sklerotischen Bezirken als Folgezustand nach Epiphyseonekrose (Köhler II). Die Ossifikation ist bereits weitgehend abgeschlossen, 20j. ♀

Differentialdiagnostisch sind einige *Erbleiden* von Bedeutung, die mit einer Ossifikationsstörung einhergehen. Besonders sind die *Thiemannsche Erkrankung* und die *Ribbingsche Erkrankung* zu nennen, doch finden sich hier multiple und meist symmetrische Herde sowie eine familiäre Häufung. Auf diese Probleme soll im Kapitel über die Erbschäden näher eingegangen werden (s. S. I, 81). Inwieweit auch die Epiphyseonekrosen eine gewisse erbliche Disposition zu Dauerbrüchen anzeigen, läßt sich noch nicht eindeutig beweisen. Erwähnt sei, daß wohl manche der akzessorischen Knöchelchen und Skeletvarianten Folgezustände von Dauerbrüchen im Wachstumsalter bzw. von Epiphyseonekrosen darstellen, was durch pathologisch-anatomisch nachgewiesenes, callusartiges Zwischengewebe aus Faserknorpel wahrscheinlich gemacht werden konnte. Hier sind vor allem das Os acromeale, das Os trigonum tarsi, das Os triangulare und das Os naviculare bipartitum zu nennen.

B. Erbliche Fehlbildungen und Anomalien des Skeletes

In dieser Gruppe krankhafter Veränderungen des Skeletes sollen die Störungen der Ossifikation mit hierdurch bedingten Mißbildungen und Fehlformen zusammengefaßt werden. Ferner soll über solche Erbkrankheiten des Skeletes berichtet werden, die mit Fehlbildungen der inneren Organe kombiniert vorkommen. Die Kranken werden häufig mit Symptomen von seiten der inneren Organe den Arzt aufsuchen, der erst nach richtigem Erkennen der Gesamtstörung seine Aufmerksamkeit auch dem Skelet zuwenden wird.

Die Systemerkrankungen des Knochens, welche auf einer genetischen Störung beruhen, jedoch keine Veränderungen der chondralen Ossifikation und damit des Knochenwachstums aufweisen, sind im Kapitel der angeborenen Osteopathien abgehandelt.

Neben genetischen Störungen des Knochenwachstums gehören in diese Gruppe der Erbkrankheiten auch Mißbildungen der Extremitäten, insbesondere eine Zunahme oder Abnahme der Zahl von Fingern und Zehen. Bei der außerordentlichen Vielzahl der Erscheinungsformen kann hier nur ein orientierender Überblick gegeben werden. Die Ergebnisse eines ausführlichen Studiums des Erbganges, der Variationen des Erbganges und der Variationen des Erscheinungsbildes der Störungen ist in den Standardwerken der Erblehre des Menschen zu finden (z. B. v. VERSCHUER).

I. Erbliche Störungen der Verknöcherung (Dyschondroplasien)

Die Krankheitsgruppe umfaßt Erbleiden, die durch Veränderungen im Bereich der Wachstumszonen, insbesondere der Epiphysen gekennzeichnet sind. Die Art der Veränderung kann sehr verschieden sein und ist abhängig vom Grad der Wachstumsstörung im Bereich der Epiphysenfuge. So können wir Minderwuchs und Zwergwuchs mit mehr oder weniger starken Deformierungen der Knochen von Extremitäten und Rumpfskelet beobachten. Es sind auch Abortivformen und Kombinationen bekannt geworden, die sich nur schwer einordnen lassen. Einige neue Syndrome sind beschrieben worden. Charakteristisch ist die Störung der Ossifikation und damit des Wachstums im Bereich der knorpelig präformierten Skeletabschnitte. Die angeborenen, konstitutionellen Verknöcherungsstörungen gehören noch immer zu den weitgehend ungeklärten Erkrankungen der Osteologie. Eine Vielzahl pathologischer Gelenk- und Skeletdeformierungen kommen in der Praxis weit häufiger vor als sie diagnostiziert werden, und drängen uns Fragen zur Klärung ihres genetischen Zusammenhanges auf. Die Untersuchung von Stoffwechselstörungen dürfte in Zukunft sehr an Bedeutung gewinnen, da den Wachstumsstörungen des Knochengewebes vielfach allgemeine Stoffwechselalterationen zugrunde liegen und deren Erforschung die Voraussetzung für das Verständnis der Pathogenese bildet.

1. Die Chondrodystrophie

(Chondrodysplasie, Achondroplasie, Osteochondrodystrophia fetalis, fetale Rachitis,
angeborene subperiostale Knorpelverknöcherungsstörung, Micromelia chondromalacia)

Die Chondrodystrophie ist eine dominant erbliche, angeborene Wachstumsstörung
der knorpelig vorgebildeten Knochen. Die Störung ist an die enchondralen Verknöcherungszentren gebunden und vor allem im Bereich der subperiostal liegenden metaphysären Abschnitte der Wachstumsfugen der Röhrenknochen ausgeprägt. Sie führt zu

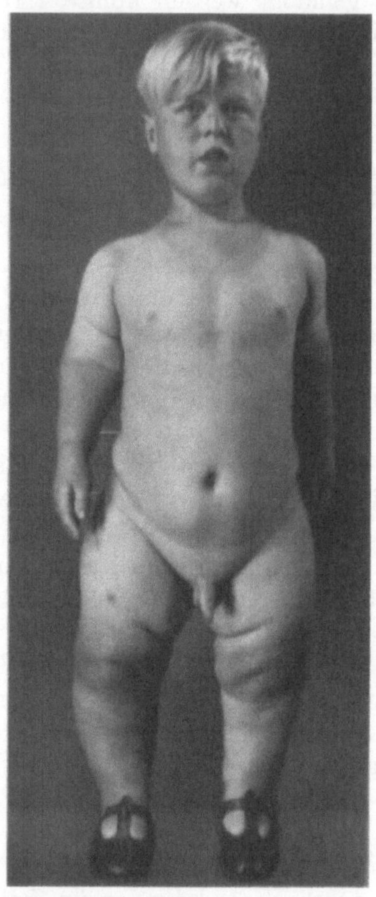
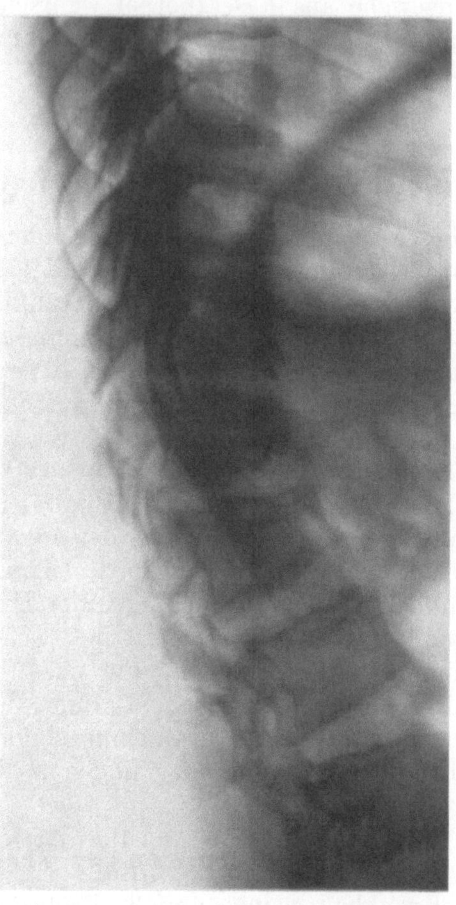

a   b

Abb. 48a u. b. Chondrodystropher 15jähriger Junge mit typischer Verkürzung der Extremitäten bei normalem
Rumpf und etwas kugelig betontem Bauch (a). Deformierungen der Wirbelsäule durch Ossifikationsstörungen
am Brust-Lenden-Übergang mit keilförmiger Verschmälerung einzelner Wirbelkörper (b)

eigentümlichem *Zwergwuchs mit erheblicher Verkürzung der Extremitäten bei normal entwickeltem Rumpfskelet.* Von dieser schweren Form ausgehend finden sich leichtere
und schließlich leichte Abstufungen, die bis zur Norm reichen (MARQUARDT). Wahrscheinlich liegt eine primär mangelhafte Knorpelbildung vor, die sich in einer frühzeitigen Beendigung der enchondralen Ossifikation äußert und zu dem charakteristischen
dysproportionierten Zwergwuchs führt.

Eine umfassende Zusammenstellung der bisher mitgeteilten genetischen Beobachtungen beim
Menschen hat v. VERSCHUER vorgelegt. MORCH in Dänemark, GREBE in Deutschland und STEVENSON
in Nordirland konnten Ergebnisse systematischer Familienforschung zusammentragen. Der Erbgang
der Chondrodystrophie ist *überwiegend einfach dominant.* Nach GREBE wurde die Mißbildung von
18 Vätern auf 16 Söhne und 16 Töchter und von 22 Müttern auf 5 Söhne und 18 Töchter übertragen.
Eine Erklärung für das veränderte Geschlechtsverhältnis unter den Kindern der chondrodystrophen

Frauen konnte noch nicht gefunden werden. Nur selten sei ein recessiver Erbgang anzunehmen. Bei den erstmalig in einer Familie aufgetretenen chondrodysplastischen Zwergen handelt es sich um Neumutanten. Die Zahl der Totgeburten und Fehlgeburten ist in chondrodystrophen Familien etwa doppelt so hoch wie in gesunden Familien, und es ist zu vermuten, daß ein Teil der chondrodystrophen Embryonen schon intrauterin abstirbt (Letalfaktor). Die Chondrodysplasie ist zwar sehr charakteristisch, doch kommen Fehldiagnosen vor, da die interfamiliäre Variabilität sehr groß ist und auch andere Erkrankungen des Knorpel-Knochensystems ähnliche Bilder vortäuschen. Die chondrodysplastischen Zwerge einer einzelnen Familie zeigen untereinander eine auffallende Ähnlichkeit.

Neben voll ausgeprägten Manifestationen kommen auch abgeschwächte Formen der Chondrodystrophie vor, die in bestimmten Familientypen einfach dominant erblich sind. Von STEPHENS und KERBY wurde über eine Mormonenfamilie aus USA berichtet, in der unter 12 Geschwistern erstmalig ein Fall von Chondrodystrophie auftrat. Die Anomalie dieses Familienmitgliedes wurde auf 40 Nachkommen in drei Generationen übertragen, was für einen regelmäßigen einfach dominanten Erbgang spricht.

Die Chondrodystrophie ist auch bei sehr vielen Haustieren beobachtet worden. Bekannt sind die chondrodystrophen Rassen beim Hund (Dachshund, Boston-Terrier und Bulldogge). Beim Rind ist eine kurzbeinige Variation im Dexter-Typus bekannt geworden. Auch beim Schaf (Ancontypus) und beim Kaninchen sind recessiv erbliche Formen der Chondrodystrophie vorhanden. Das Huhn weist eine umweltbedingte und eine erbbedingte Form auf (Krüperhuhn). Aufgrund von histologischen Untersuchungen konnte LANDAUER weitgehende Ähnlichkeit zwischen dem Krüperhuhn und der menschlichen Chondrodystrophie nachweisen. Mit Hilfe von Serienschnitten an Embryonen verschiedenen Alters konnte er zeigen, daß diejenigen Knochen, die stärkere Störungen zeigen, ein frühzeitiges Erscheinen der Knorpelanlagen erkennen lassen. Bei den homozygoten Hühnerembryonen besteht die erste Abweichung von der normalen Entwicklung in einer allgemeinen Wachstumsverzögerung. Diese ruft an den am raschesten wachsenden Teilen (Extremitäten, Schädel, Augen) die stärksten Mißbildungen hervor. LANDAUER hat Bedenken gegenüber der Auffassung der Chondrodystrophie als einer Systemerkrankung des Mesenchyms geäußert.

Der Beginn der Erkrankung wird in den 2. bis 3. Embryonalmonat verlegt, so daß die Knorpelwachstumsstörungen schon nach der Geburt voll ausgeprägt sind. Ein Teil der mißgebildeten Feten ist nicht lebensfähig, wird zu früh geboren oder stirbt frühzeitig. Einige Chondrodystrophe erreichen ein hohes Alter und können das 80. Lebensjahr überschreiten. Beide Geschlechter sind gleichmäßig betroffen. In der Regel treten die Störungen *symmetrisch* auf. Die typischen Zeichen sind kurze Extremitäten (Mikromelie) bei normalem Rumpf und etwas betontem, kugeligem Bauch

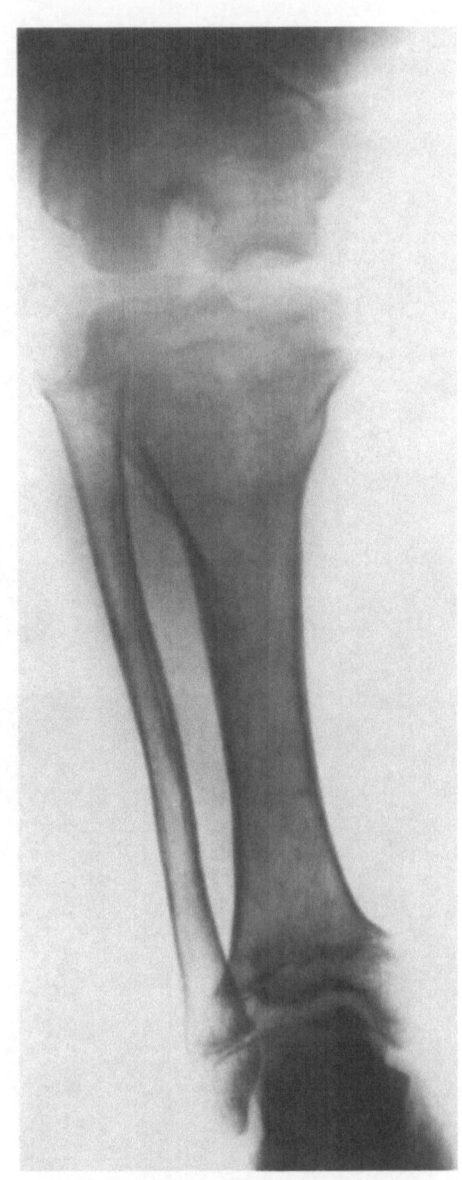

Abb. 48c. Die Wachstumszonen der Epiphysen sind unregelmäßig gewellt und leicht gebogen, die Spongiosastruktur ist grobmaschig transformiert. (Universitäts-Kinderklinik Kiel)

(Abb. 48). Der Schädel fällt durch eine Verkürzung der Schädelbasis auf, die steilgestellt ist. Die Nasenwurzel ist eingezogen. Die Ossifikation des Schädelknochens ist sonst nicht gestört. An der Wirbelsäule (Abb. 48b) und am Thoraxskelet können gröbere Deformierungen fehlen. Lediglich die Rippenenden sind glocken- oder spatelförmig aufgetrieben. Die Clavicula ist normal entwickelt, nur manchmal etwas stärker gebogen. Die Schulterblätter sind klein.

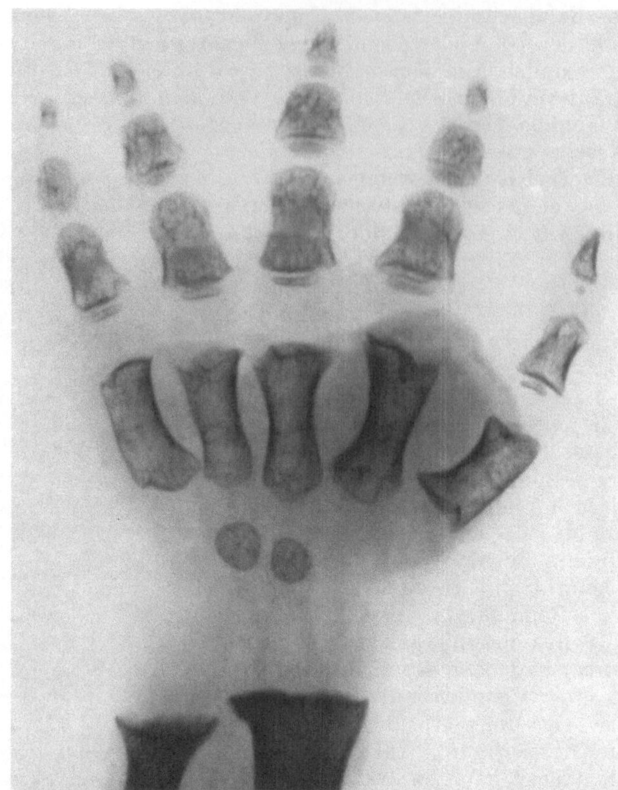

a

b

Abb. 49a u. b. Die unregelmäßige Ossifikation in den Wachstumsfugen, die Verplumpung der Fingerknochen und das verspätete Auftreten der Knochenkerne in den Handwurzelknochen sowie im distalen Radiusabschnitt bei einem 4 Jahre alten chondrodystrophen Jungen (a). Die Übersichtsaufnahme des Beckenskeletes desselben Kindes zeigt die unregelmäßige Form der Knochenkerne in den Femurköpfen und die eigenartig gestalteten Metaphysen der Schenkelhälse. Auch die Pfannenossifikation ist in typischer Weise gestört (b). Die Ossifikation des Skeletes entspricht einem 1—2jährigen Knaben, ist also deutlich verzögert. (Universitäts-Kinderklinik Kiel)

Die Wachstumszonen der Epiphysen sind etwas unregelmäßig gewellt und hin und wieder leicht eingebogen, die Compacta ist verdickt (Abb. 48c). In den Epiphysen der langen Röhrenknochen und in den Handwurzelknochen *fehlen die Knochenkerne zum Zeitpunkt der Geburt*. Die Fußwurzelknochen besitzen *nur im Talus und Calcaneus* einen Knochenkern. Erst im späteren Wachstum treten diese Knochenkerne auf. Beim Jugendlichen ist die Entwicklung der Epiphysenknochen rückständig, *die Ossifikationskerne sind deformiert* (Abb. 49) und die Epiphysenfugen schließen sich frühzeitig. Zuerst scheint die Verschmelzung der Schädelbasisknochen zu erfolgen. In seltenen Fällen ist ein verspäteter Epiphysenfugenschluß beschrieben worden (MARQUARDT).

Es resultiert *im Erwachsenenalter* der typische unproportionierte Zwerg, der nur 90—100 cm groß ist. Auffallend sind die Schädelgröße, die starke Stirnhöhlenwölbung und die Sattelnase dieser Menschen (Abb. 50). Die kräftigen Hände stehen in Spreizstellung zwischen drittem und viertem Finger. Im Sitzen fällt der chondrodystrophe Zwerg kaum auf. Der Gang ist eigentümlich watschelnd. Eine Störung der Intelligenz liegt nicht vor.

Als Folge der hochgradigen Deformierung der Gelenke durch die mißgestalteten Epiphysen und der Minderwertigkeit des Gelenkknorpels sind im späteren Lebensalter *arthrotische Veränderungen* zu beobachten. Am bekanntesten ist die Streckhemmung im Ellenbogengelenk. Überall fällt die starke Verplumpung und Verbreiterung der Knochen auf, die auch an den Metacarpalia und Metatarsalia erkennbar wird. Die Epiphysen sind häufig besonders stark verbreitert (Abb. 50c und d). Diese eigentümlichen Verformungen kommen durch Wachstumshemmungen und Wachstumsstörungen im Bereich der Epiphysen zustande, während die periostale Knochenbildung nicht gestört ist. Die Knorpelverkalkung selbst, die Ausbildung der Markräume und die Ossifikation verlaufen normal. Hierdurch erhält die Ossifikationszone eine gewisse Unregelmäßigkeit. An der Grenze von Metaphysencorticalis und Epiphysenfuge kommt es zu *einem Einfalten des Periostes* mit eigentümlicher Deformierung. Ossifikationsstörungen im Bereich der *Wirbelsäule sind selten* und führen dann zu kyphotischen und skoliotischen Verbiegungen (Abb. 48b). Das Beckenskelet ist in der Regel plump und abgeplattet, *der Beckeneingang nierenförmig deformiert*. Die chondrodystrophen Frauen können daher nur durch eine Sectio entbunden werden.

Die *Compacta und Corticalis* zeigen *Unregelmäßigkeiten* der Form und *Auflockerungen* besonders im Bereich der Muskelansätze, die deutlich verstärkt sind (Abb. 50d). Strukturveränderungen der *Spongiosa* im Sinne einer *weitmaschigen Transformation* sind vor allem in den metaphysären Bereichen zu finden. In der Verknöcherungszone der ehemaligen Epiphysenfuge können dichte Kalkeinlagerungen vorkommen.

Die charakteristischen äußeren Veränderungen der chondrodystrophen Zwerge sind: großer Kopf, eingezogene Nasenwurzel (Olympierstirn), plumpe Gesichtszüge, kurzer Hals, glockenförmiger Brustkorb, großer Bauch, tiefstehender Nabel, flacher Rücken und Kyphose am Brust-Lendenwirbelsäulenübergang, faltige Haut, kurze Glieder, kurze, breite Hände (Dreizackhand), wackelnder Gang, kräftige Muskulatur (MARQUARDT). Bei der Chondrodystrophie finden sich auch häufig andere Mißbildungen der Extremitäten wie Polydaktylie, Klumpfüße und Syndaktylien, ferner Fehlbildungen der Wirbelsäule, Lippen-, Kiefer- und Gaumenspalten sowie Cystennieren.

Neben der typischen, klassischen Form sind zahlreiche Abortivformen bekannt geworden, die sich differentialdiagnostisch schwer abgrenzen und einordnen lassen. Am schwierigsten ist die Abgrenzung gegenüber anderen unproportionierten Zwergen, insbesondere kretinen Zwergwuchsformen und den polytopen enchondralen Dysostosen. Es kommen auch Halbseitenformen der Chondrodystrophie vor (MARQUARDT).

2. Das Ellis-van Creveld-Syndrom

Das relativ seltene Krankheitsbild stellt eine komplexe Fehlentwicklung des Skeletes und der Weichteile dar und wurde erstmals 1940 von ELLIS und VAN CREVELD bei drei Kindern beobachtet, die nicht miteinander verwandt waren. Es handelt sich um eine

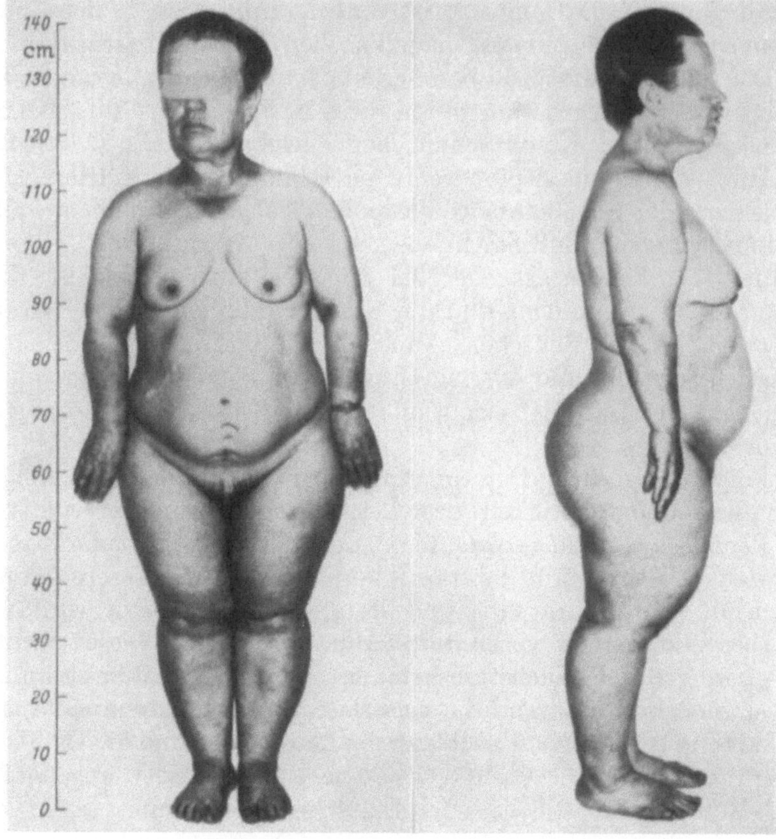

a

b

Abb. 50a u. b. Skeletveränderungen bei (abortiver Form) der Chondrodystrophie im Erwachsenenalter. Die Verkürzung der Extremitäten und der eigenartig gestaltete plumpe Körper sind charakteristisch (a). Das Schädelskelet zeigt eine Verplumpung und eine Hyperostosis interna bei relativ kleiner Sella (b)

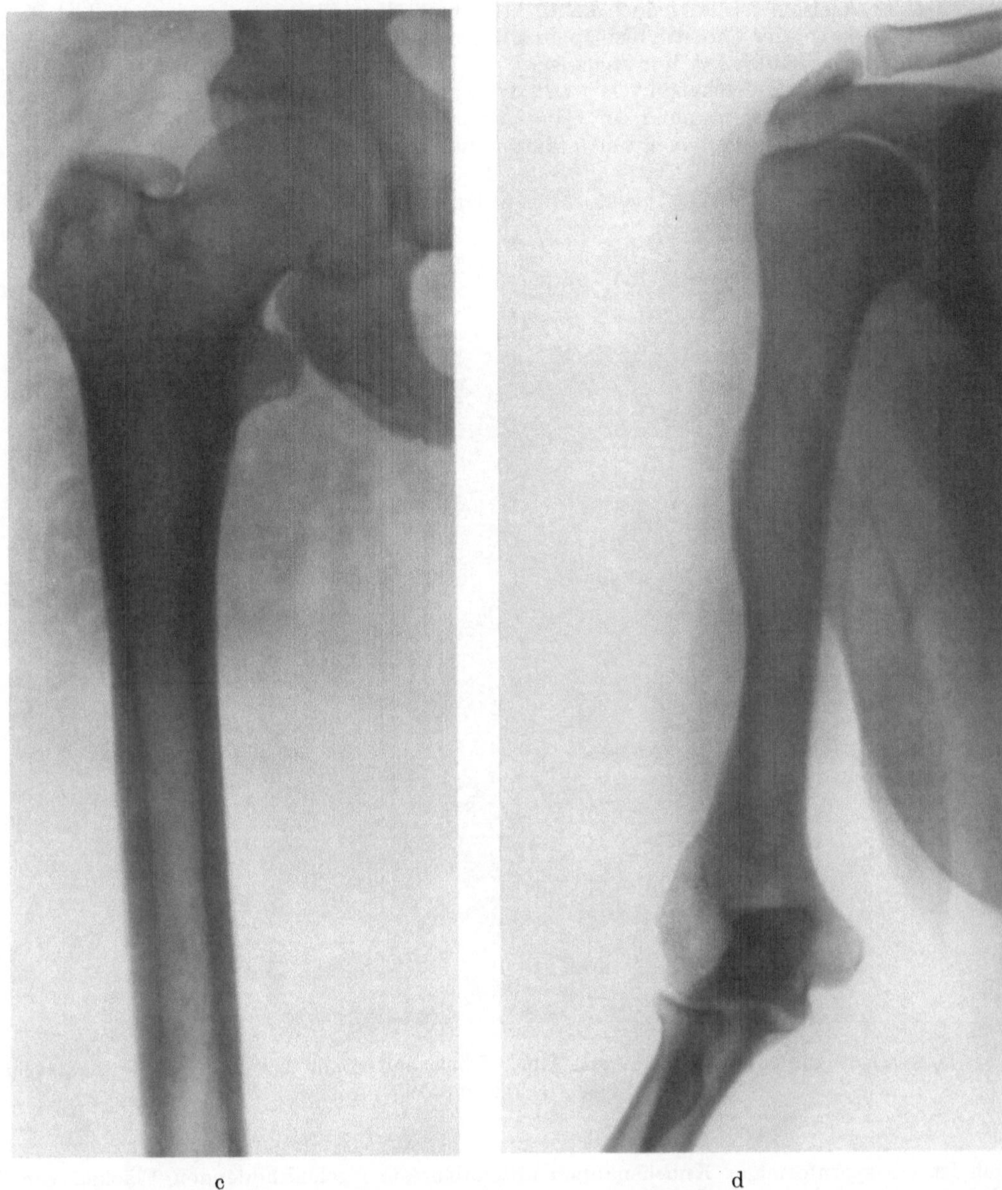

c   d

Abb. 50c u. d. Die Verbreiterung der Epiphysen- und Metaphysenregionen des Skeletes und die etwas eigenartige Verformung der Knochen durch die Wachstumshemmung prägt sich selbst bei der abortiven Form der Chondrodystrophie deutlich aus (c rechter Femur, d rechter Humerus). 47jährige Patientin, klinisch unauffällig

komplexe Form der Chondrodystrophie, die durch Kombination folgender Symptome gekennzeichnet ist: Neben der Mikromelie, wie sie bei der Chondrodystrophie vorkommt, finden sich eine Polydaktylie, eine Dystrophie der Nägel, Zahnanomalien, wenige, sehr feine Haare und angeborene Herzfehler.

METRAKOS und FRASER haben bisher 14 Fälle dieser eigenartigen Kombination zusammengestellt. Das häufige Vorkommen bei Geschwistern und die verhältnismäßig hohe Konsanguinität in der Ascendens sprechen für einen autosomal-recessiven Erbgang. Von WEYERS sind 19 Fälle zusammengestellt und durch zwei eigene Beobachtungen ergänzt worden. Es besteht keine Geschlechts- oder Rassendisposition.

Das *Röntgenbild* erinnert auf den ersten Blick an eine Chondrodystrophie, also einen dysproportionierten Minderwuchs mit Verkürzung der Gliedmaßen bei normalen Größenverhältnissen des Achsenskeletes. Das Schädelskelet zeigt jedoch kaum krankhafte Veränderungen und die Schädelbasis ist
nicht verkürzt. Die bei der Chondrodystrophie stärker auffallende Vorwölbung der Stirnbeine fehlt.
Auch die Lendenwirbelsäule zeigt nur angedeutet die Veränderungen der Chondrodystrophie und im
Bereich des Schulter- und Beckengürtels weist das Skelet nur wenig eindrucksvolle Abweichungen
im Sinne einer leichten Verplumpung auf. Die *Extremitätenknochen* dagegen sind *durchweg verkürzt*,
mehr oder weniger deutlich verbogen und plump. Die *metaphysäre Region* der Wachstumszone der
Epiphysen ist *verformt und bogenförmig abgeschrägt* oder *durch seitliche Apposition verbreitert*. Das
Handskelet zeigt eine Polydaktylie, meist durch Anlage eines 6. Fingers auf der Ulnarseite *mit deutlicher Einbiegung des Nagelgliedes im Sinne einer Klinodaktylie*. Hin und wieder sind auch zwei und
mehr Finger zusätzlich vorhanden. Dies ist das *eigentliche Leitsymptom* des Ellis-van Creveld-Syndroms. Die Knorpelknochengrenze der Rippen ist häufiger aufgetrieben und im metaphysären

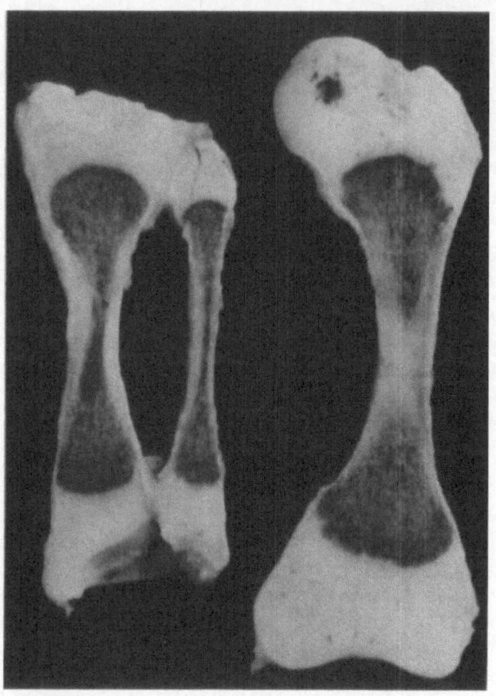

Abb. 51. Längsschnitt durch das Präparat von Tibia, Fibula und Femur bei einem Ellis-van Creveldschen
Syndrom. (Nach UEHLINGER, 1957, Abb. 1b)

Bereich ist ein spornförmiger Knochenanbau erkennbar. Die gelenkbildenden Flächen von Tibia
und Fibula sind bei dem von UEHLINGER mitgeteilten Fall „firstähnlich abgeschrägt", indem von
der Eminentia intercondylica die beiden Gelenkflächen nach außen schräg abfallen. In ähnlicher
Weise ist das proximale Fußgelenk ausgebildet. In der Regel ist das Mißverhältnis zwischen Achsenskelet und Gliedmaßenskelet bei der Chondrodystrophie viel deutlicher als beim Ellis-van Creveld-
Syndrom. Nach UEHLINGER (1957) liegt der chondrodystrophieartigen Gliedmaßenmißbildung
eine Knorpelstörung zugrunde. Die *knorpelige Epiphyse ist eher hyperplastisch angelegt* und mit der
ossären Transformation im Rückstand. Dies gilt auch für die enchondralen Ossifikationsvorgänge
an der Metaphysengrenze (Abb. 51). Die Verzögerung zeigt sich in einer Verkürzung des Säulenknorpels und einer Verschmelzung der blasigen Chondrocyten zu Brutkapseln bei gleichzeitig ungenügender Reduktion der Knorpelgrundsubstanz. Die Umformung des Blasenknorpels hat eine
Störung der Ossifikation zur Folge. Die vasculäre Auflösung der Brutkapseln ergibt nur spärliche
primäre Markräume. Der Knorpelanteil der primären Spongiosa bleibt groß. Oft werden ganze
Knorpelzungen in die Schicht der primären Spongiosa abgestoßen. *Die Verkürzung der Gliedmaßen
geht demnach zu Lasten der ungenügenden Knorpelproliferation und enchondralen Ossifikation*. Die
unmittelbare Folge ist das Überholtwerden der enchondralen Ossifikationszone durch die periostale
Ossifikation. Hierdurch wird die Manschette aus Periostknochen zu lang und das Periost gezwungen,
um einen gewissen Zusammenhang mit der enchondralen Ossifikationszone zu gewährleisten, in Form
eines Perioststreifens einzubiegen oder spitzwinklig umzubiegen. Periost und periostaler Faserknochen legen sich randständig teils einseitig, teils beidseitig als Querleiste vor die Zone des Blasen-

knorpels und verhindern eine weitere enchondrale Ossifikation. Erfolgt dieser Prozeß einseitig, so ergibt sich ein ungleiches Längenwachstum, der Knochenschaft erhält eine Bogenform. Bei beidseitiger Einfaltung erhält die Metaphyse Giebel- oder Dreizackform mit Mittelzunge und seitlich zurückbleibenden Konsolen. Besonders starke Verformungen zeigen die proximale Humerus- und Ulnametaphyse, die distale Radius- und proximale Tibiametaphyse. Die enchondrale Ossifikationsstörung entspricht weitgehend derjenigen bei einer reinen Chondrodystrophie (Uehlinger).

Die *weiteren Zeichen der ektodermalen Dysplasie* sind die Fehlstellungen und Hypoplasien der Zähne, eine Verkürzung oder Verwachsung der Oberlippe mit dem Zahnfleisch und eine rudimentäre Entwicklung der Nägel. Der Hautturgor ist herabgesetzt, und die Haut ist im Bereich der Gliedmaßen schlaff und weit, so daß sich tiefe Querfalten im Bereich der Gelenke bilden können. Die Ossifikationsstörung könnte mit einer hin und wieder beobachteten Nephrocalcinose in Zusammenhang gebracht werden (Uehlinger).

Die *Prognose des Leidens* wird durch den Grad der *Herzmißbildung* bestimmt, und meist sterben die Kinder früh. Nach einer Mitteilung von Caffey können die Kranken auch ein höheres Lebensalter erreichen und voll arbeitsfähig sein.

3. Die Chondrodystrophia calcificans congenita

(Chondroangiopathia calcarea, Chondrodysplasia calcificans, Dysplasia epiphysealis punctata, „stippled epiphysis")

Als Chondrodystrophia calcificans congenita wird eine seltene angeborene Entwicklungsstörung des Skeletsystems — wahrscheinlich des gesamten Mesenchyms — bezeichnet, deren *charakteristisches Merkmal in der Ausbildung kleiner, unregelmäßig begrenzter und eigenartig strukturierter Kalkherde im Bereich der knorpelig präformierten Skeletabschnitte besteht.* Die Veränderung wurde zuerst 1914 von Conradi aus der Kölner Kinderklinik beschrieben und als ein vorzeitiges Auftreten von Ossifikationszentren bei einer Chondrodystrophia fetalis aufgefaßt. Es ist ein gehäuftes Vorkommen bei Geschwistern aus Verwandtenehen beobachtet worden, was für einen recessiven Erbgang spricht (Fraser und Scriver). Erkrankungen bei Geschwistern wurden von Maitland; Lund; Raap; Vinke und Dufty; Haynes und Wangner; Fritsch und Manzke beschrieben. Auf eine enge Blutsverwandtschaft der Eltern haben Lightwood sowie de Toni und Papio hingewiesen.

Die Erkrankung tritt im frühen Kindesalter auf und kann eine Besserungstendenz, hin und wieder eine vollständige Ausheilung der Störung oder *einen Übergang in solche Veränderungen zeigen, die der Chondrodystrophie ähnlich sind* oder entsprechen. Das weibliche Geschlecht ist häufiger betroffen, und das Geschlechtsverhältnis beträgt etwa 2:1.

Die *Ätiologie* der Erkrankung ist unbekannt. Von Wiskott wurde an die Folgeerscheinungen eines Vigantol-Schadens gedacht. Es wurde auch eine Calciumstoffwechselstörung diskutiert (Mosekilde).

Die Erkrankung ist durch eine Verkalkungsstörung im Bereich der Epiphysen und Apophysen gekennzeichnet, die mit weiteren Entwicklungsstörungen und Fehlbildungen wie Verkürzung einer oder mehrerer Extremitäten, Kurzfingrigkeit, Semiflexion und Einschränkung der Extension der großen Gelenke, doppelseitigem, kongenitalem Katarakt, Mikrocephalie und mongoloidem Aussehen, hypoplastischem Nasenskelet, Gaumenspalte, großer Zunge, Tatzenhänden (monomelen Verkürzungen), Hüftluxation, Herzfehlern und — seltener — angeborenen Hydronephrosen (Swoboda) beobachtet worden ist. Ferner sind hämatopoetische Störungen wie Anämien, Thrombopenien und hämorrhagische Diathesen beschrieben worden. Über insgesamt 39 Fälle hat Mosekilde berichtet und die verschiedenen Symptome herausgearbeitet.

Röntgenologisch erkennt man im Kindesalter im Bereich der knorpelig präformierten Grundsubstanz aller Skeletabschnitte kleine unregelmäßige Kalkinseln, besonders häufig in den tarsalen und carpalen Epiphysenknochen, aber auch in Femur, Tibia, Humerus, Radius, Ulna, seltener in den Rippen, in der Wirbelsäule und im Beckenknorpel.

Der untersuchende Arzt wird zuerst durch eine Verkürzung der Extremitäten auf die Erkrankung aufmerksam, die durch Umbauvorgänge im Bereich der langen Röhrenknochen zustande kommt. Die Erkrankung wurde von Liess als gemischte sub-

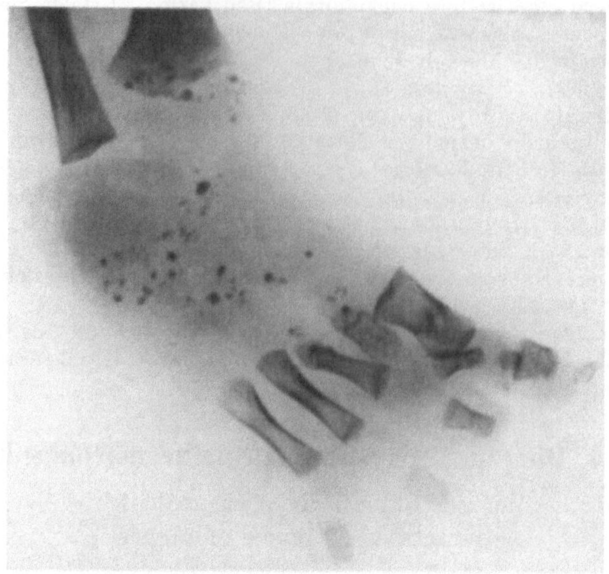

a

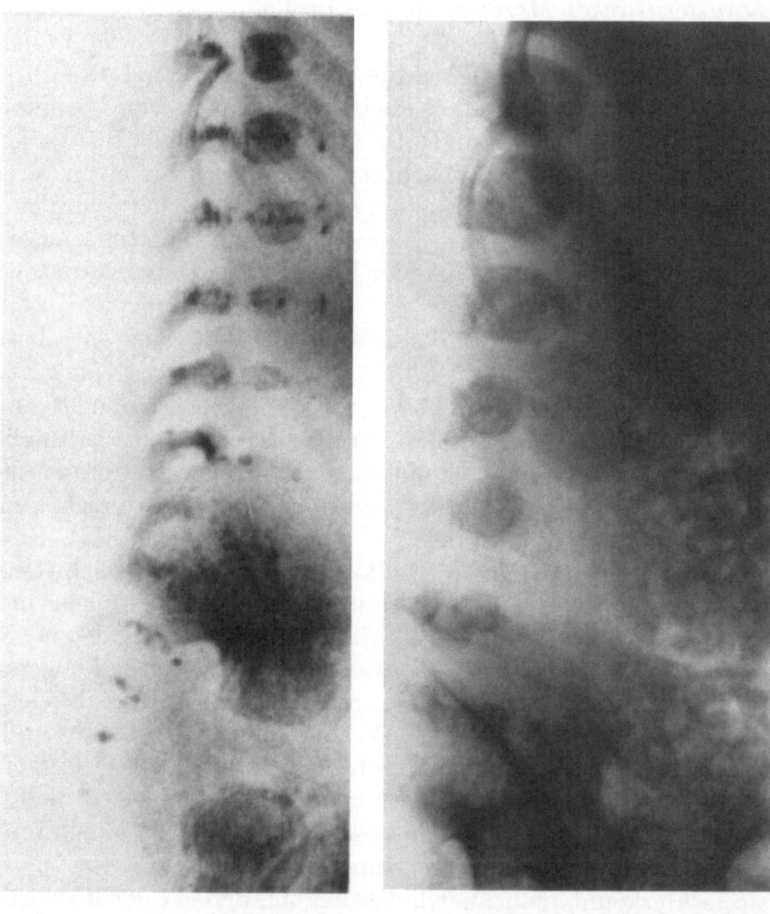

b   c

Abb. 52a—c. Skeletveränderungen bei der Chondrodystrophia calcificans congenita (Chondroangiopathia calcarea) im Bereich verschiedener Skeletabschnitte. Kleine, unregelmäßig begrenzte, eigenartig strukturierte Kalkherde in den knorpelig präformierten Fußwurzelknochen bei 7 Wochen altem Knaben (a). Die Kalkherde innerhalb der knorpelig präformierten Skeletabschnitte werden im Laufe der weiteren Ossifkation von den Knochenkernen aufgenommen und gehen in diesen unter. Hierzu Gegenüberstellung der Wirbelsäulenossifikation im Alter von 7 Wochen (b) und 13 Monaten (c)

periostale und subchondrale Ossifikationsstörung aufgefaßt. In erster Linie ist eine *Verkürzung des Femur zu finden,* dann folgen Humerus, Unterschenkel und Unterarm. In seltenen Fällen sind alle vier Extremitäten betroffen.

Die bisher mitgeteilten Fälle lassen erkennen, daß bei einer stärkeren Ausprägung der Veränderungen alle Knorpelzonen, nicht nur die Epiphysen des Skeletes betroffen sein können. Der sehr typische Röntgenbefund zeigt kleinste, meist gruppenförmig zusammenliegende, unregelmäßig begrenzte und unterschiedlich große Kalkeinlagerungen in den knorpelig präformierten Skeletanteilen. Je nach Grad der Erkrankung und Stadium der Entwicklung des Skeletes können graduelle Unterschiede in der Verkalkung und Häufigkeit dieser eigentümlichen Bezirke gefunden werden. Sicher gibt es auch Abortivformen („Formes frustes"), die nur einen Zufallsbefund darstellen (Swoboda). Die Erkrankung wird entweder zusammen mit dem Auftreten der regulären Knochenkerne oder etwas früher manifest. Die Dichte der verkalkten Zonen ist unterschiedlich, sie kann regelmäßig sein, aber auch inhomogen, wenn sich die Bezirke aus mehreren kleinen Kalkherden zusammensetzen. Manchmal findet sich in der Umgebung eines relativ normal strukturierten Ossifikationszentrums eine Anzahl dieser Kalkherde. In seltenen Fällen tritt eine mehr wolkige Verkalkung auf. Die leichten Formen zeigen nur an einigen Epiphysen das typische Bild dieser Störung. Wahrscheinlich ist die Störung der Knochenkernbildung und Ossifikation unterschiedlich ausgeprägt.

Die Kinder sterben meist schon im Säuglingsalter an sekundären Infektionen. Sind Entwicklung und Wachstum ungestört, so bilden sich im Laufe von Jahren die Veränderungen ganz zurück. Schließlich sind nur vereinzelt in der Nachbarschaft von Ossifikationskernen noch derartige Verkalkungen zu erkennen, um dann ganz zu verschwinden und einem Knochenkern mit abnorm strähnig-streifiger Spongiosastruktur Platz zu machen (Abb. I, 52).

Von Hünermann wurde die Erkrankung 2 Jahre lang beobachtet und am Ende der Zeit waren nur noch vereinzelt Kalkeinlagerungen sichtbar. Fanconi hat ein von Burckhardt diagnostiziertes Kind im Alter von 7 Jahren nachuntersucht, und Selakovich und White haben einen Erkrankungsfall bis zum 12. Lebensjahr kontrolliert. *Die atypischen Verkalkungsbezirke können schon nach dem 3. Lebensjahr vollständig verschwinden.* Auch das *Längenwachstum* geht *relativ gut vonstatten,* doch gleicht sich in den asymmetrisch befallenen Extremitäten die Verkürzung nicht völlig aus. Die geistige und körperliche Entwicklung kann sonst normal ablaufen. In dem von Swoboda beobachteten Fall bildeten sich die hämatologischen Veränderungen innerhalb von 2 Jahren zurück. In einigen Fällen behielten die Kinder bis zum Alter von 4 und mehr Jahren die körperlichen Symptome und die Physiognomie einer chondrodystrophen Wachstumsstörung.

Die bisher beschriebenen Ergebnisse histologischer Untersuchungen zeigten im Bereich der Knorpelgrundsubstanz umschriebene größere und kleinere Kalkherde mit nekrotischen Vorgängen an den Knorpelzellen. Die Verkalkungsherde waren verschieden stark vascularisiert, manche enthielten Granulationsgewebe, andere ließen neben Resorptionsvorgängen junges Knochengewebe erkennen. Die Grundsubstanz war aber nicht gleichmäßig mit Kalk angereichert, wie es bei der enchondralen Knochenbildung der Fall ist, sondern es fanden sich wahllos abgelagerte Kalkhaufen und unregelmäßig gestaltete Knorpelzellen ohne eine erkennbare räumliche Ordnung. In einigen Fällen war eine schleimige Degeneration des Epiphysenknorpels mit Kalkablagerungen und atypischen Gefäßentwicklungen erkennbar (Chondroangiopathia calcarea). Andererseits wurden auch die für die Chondrodystrophia fetalis typischen Veränderungen an der Knorpelwachstumszone der Metaphysen gefunden (Lang und Priesel). Es bildeten sich verkümmerte Knorpelzellwucherungen, stellenweise unregelmäßige, kurze und plumpe Knorpelsäulen, Einwucherungen des sog. Perioststreifens und zusätzlich Kalkeinlagerungen verschiedenster Form, Größe und Zahl sowie ungewöhnlich reichlich Knorpelmarkkanäle aus. In der Knorpelgrundsubstanz und im periartikulären Gewebe fand man häufig degenerative Veränderungen ödematöser oder schleimiger Natur. Die Ossifikationszone war verschmälert.

Nach diesen Untersuchungen handelt es sich bei der Erkrankung um eine pathologische Verkalkung der Knorpelgrundsubstanz mit einer nachfolgenden Nekrobiose der Knorpelzellen. Neben Kalkablagerungen im Skeletknorpel fand Hässler auch Kalkablagerungen im *Trachealknorpel* und im *Perichondrium.* So ist an *eine Kalkstoffwechselstörung im weiteren Sinne zu denken,* die möglicherweise mit der Chondrodystrophia

fetalis im eigentlichen Sinne nichts zu tun hat. Die Frage, ob es sich bei der Chondrodystrophia calcificans congenita um eine selbständige Krankheit handelt, muß noch
offen bleiben.

4. Die polytopen enchondralen Dysostosen

Bisher wird diese Gruppe der Epiphysenverknöcherungsstörungen von der Chondrodystrophie abgegrenzt. Der Angriffspunkt der Störung soll bei der Chondrodystrophie
mehr in den metaphysären subperiostalen Regionen der Röhrenknochen liegen, während
die polytopen enchondralen Dysostosen multiple subchondrale Epiphysenstörungen darstellen und von weiteren Störungen im Stoffwechsel des Stützgewebes begleitet sein
können. Eine systematische Erfassung und einheitliche Namensgebung der polytopen,
enchondralen Dysostosen ist noch nicht gelungen. In der Literatur sind gleiche Erscheinungsbilder mit verschiedenen Bezeichnungen und einer verwirrenden Zahl von Eigen-
namen belegt. So wird die nachfolgend aufgestellte Ordnung nur einen Versuch darstellen, unter Beachtung des Erbganges und der wesentlichen Störungen einen *vorläufigen Überblick* zu verschaffen.

Zum besseren Verständnis der polytopen Dysostosen sei ein *kurzer Hinweis auf die
normalen Vorgänge der Ossifikation* gegeben. Die verschiedenen Ossifikationsstadien
folgen einem gesetzmäßigen Ablauf. Die intrauterine Ossifikation zeigt eine Knochenkernbildung im Stammskelet, in den Diaphysen, in der distalen Femur- und proximalen
Tibiaepiphyse, im Calcaneus, Talus und Cuboid. Im Kindesalter treten die Knochenkerne
in den übrigen Epiphysen sowie in den Fußwurzel- und Handwurzelknochen auf (s. S. I, 18 ff.).
Während der Pubertät ist eine zusätzliche Knochenkernbildung in den Wirbelepiphysen
und Apophysen des Skeletes festzustellen. Diese Phase wird durch den knöchernen
Epiphysenschluß und die Verschmelzung der Apophysen mit dem Hauptknochen abgeschlossen (s. S. I, 20 ff.). Die Epiphysenkerne entwickeln sich nicht gleichmäßig. Sie können
uninucleär entstehen, oder es bilden sich zwei, drei und mehrere Ossifikationszentren.
Diese sind durch den Knorpel voneinander getrennt und verschmelzen später miteinander zu einem großen Kern. Die Ossifikationsvorgänge sind erbbedingt sowohl
hinsichtlich der Form und Struktur der Knochen als auch der Reihenfolge und Geschwindigkeit der Evolution.

Die *krankhaften Ossifikationsvorgänge* bei den enchondralen Dysostosen stellen ein
kaum erforschtes Gebiet dar. Pathologisch-anatomische Befunde liegen nur sehr wenige
vor und lassen eine Hemmung im Anbau der primären Knochenbälkchen erkennen
(RÖSSLER). Neben normalen Verknöcherungsvorgängen finden sich Störungen mit
blasig aufgetriebenen Knorpelzellen in den Randbezirken. COCCHI fand schwerste Degene-
rationserscheinungen im Knorpel mit Zellschwund, Auffaserung und Hyalinisierung. An
der Knorpelknochengrenze war das Eindringen capillarreicher Markinseln in den Knorpel
sichtbar. Andere Stellen waren vom Knorpel völlig entblößt. Im Markraum fanden sich
zuweilen kleine Blutungsinseln.

Die *enchondrale Ossifikation* beginnt mit kleinen Epiphysenkernen, die meist unregelmäßig konturiert sind. Manchmal ist die Epiphysenfuge von der Ossifikationsstörung
mit betroffen. Die *Spätfolgen* dieser Wachstumsstörung sind *schwere arthrotische Veränderungen* mit Deformierungen der Gelenkköpfe, insbesondere an Hüft- und Kniegelenken. Die Kerne der Hand- und Fußwurzelknochen treten infolge der Ossifikationsstörung verspätet auf und sind *unregelmäßig konfiguriert.* Das Beckenskelet ist deformiert.
Die Hüftgelenke sind unregelmäßig gestaltet, die Pfanne ist abgeflacht und der Femurkopf walzenförmig verformt. Als Begleitsymptom können Hüftgelenksluxationen auftreten. Die Diaphysen der Röhrenknochen sind plump und verbogen, hin und wieder
auch normal ausgebildet. Die kleinen Fingerknochen sind in der Regel plump. Die Verknöcherungsstörungen der Wirbelsäule haben eine Kyphose und Deformierungen der
Wirbelkörper im Sinne der „Fischwirbel" oder der Keilwirbel zur Folge. Die Deformierung kann so hochgradig sein, daß sich Halbwirbel ausbilden. Die Bandscheiben

sind nicht verändert. Auch das Schädelskelet ist beteiligt. Die Schädelbasis ist steil, die Sella kann normal groß sein, doch kommt auch eine Verkleinerung oder Verlängerung vor. Diese pathologischen Ossifikationsvorgänge sind ein gemeinsames Merkmal aller Dysostosen. Wir können verschiedene Typen der polytopen enchondralen Dysostosen differenzieren.

a) Die Dysostosis Typus Léri

Diese Form der polytopen enchondralen Dysostose stellt ein dominantes Erbleiden dar, das *ohne eine Hornhauttrübung* auftritt. Der Minderwuchs ist nicht auffallend, selten findet man Zwergwuchs und eine Sattelnase. Es sind die *leichten bis mittelschweren*

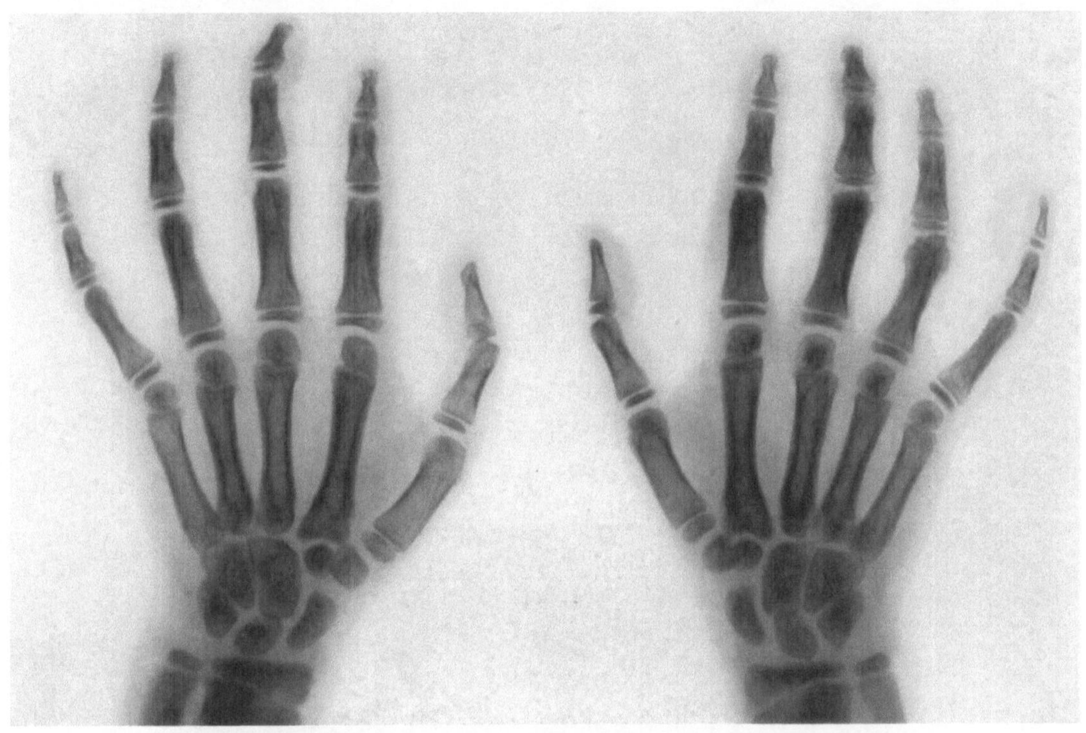

Abb. 53a—c. Ossifikationsstörungen im Bereich des Handskeletes bei Dysostosis Typus Léri. Besonders deutlich sind die Störungen im Bereich der Fingerknochen rechts (hier besonders des 3. und 4. Fingers), die im Laufe von 2 Jahren eine noch stärkere Ausprägung erfahren (a 1951, b 1953). Die Ossifikation der Wirbelsäule, der Rippen und des Sternum ist normal (c). 8jähriges Mädchen

Fälle in dieser Gruppe zusammengefaßt. *Ein* Elternteil des Patienten ist erkrankt. Bei der Geburt ist das Kind meist normal und gesund, die Kleinkindentwicklung ist unauffällig. Im Alter von $2^1/_2$ Jahren, spätestens im 6. Lebensjahr treten die ersten Krankheitszeichen auf. Die Kinder bleiben im Wachstum zurück, doch kann kein ausgesprochener Zwergwuchs festgestellt werden. Das Gehör ist normal; die geistige Entwicklung ist selten gestört. Hals und Rumpf sind normal lang, nur manchmal findet sich eine stärkere Lordose und Deformierungen des Rumpfes. Hin und wieder kommen Skoliosen, Kyphosen und entsprechende Thoraxdeformierungen vor. Die Hände und Füße sind meist kurz und plump.

Röntgenologisch ist die Wirbelsäule in der Regel normal, doch finden sich hin und wieder keilförmige Deformierungen und Halbwirbelbildungen. Das Beckenskelet ist oft deformiert, die Diaphysen der Röhrenknochen, die Metacarpalia und Metatarsalia können plump und gebogen sein. Die Fingerknochen sind meist verkürzt (Abb. 53a, b). Die Hand- und Fußwurzelknochen können unregelmäßig gestaltet sein und eine verzögerte

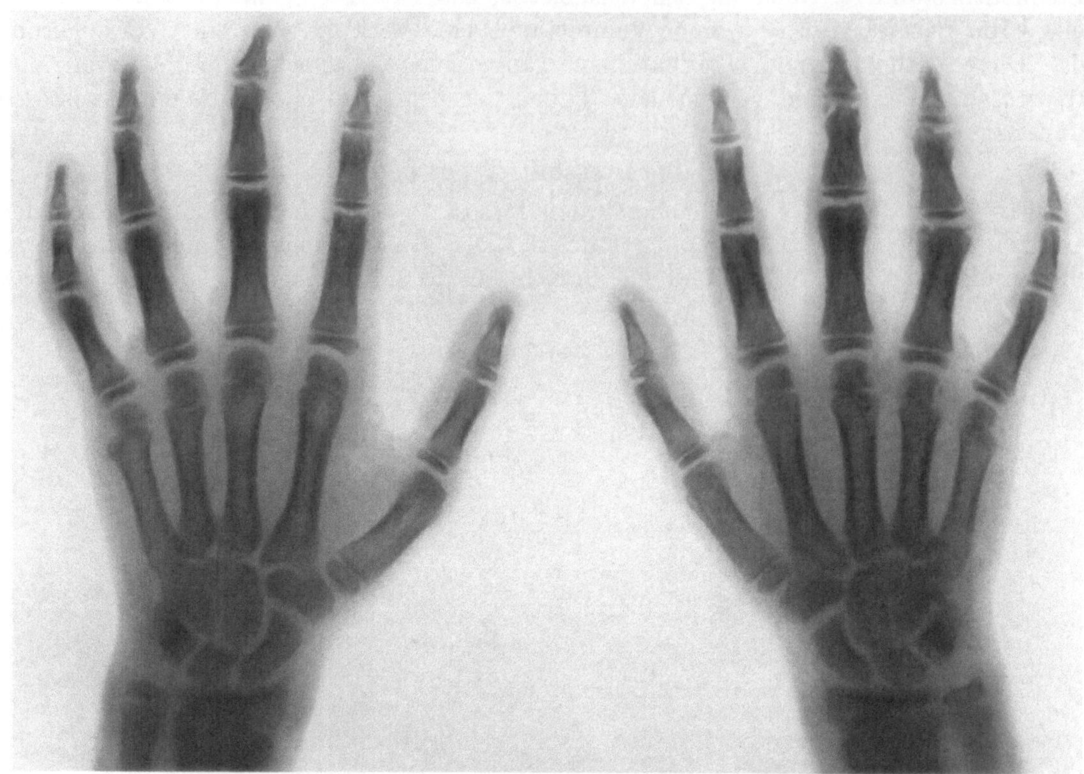

Abb. 53b

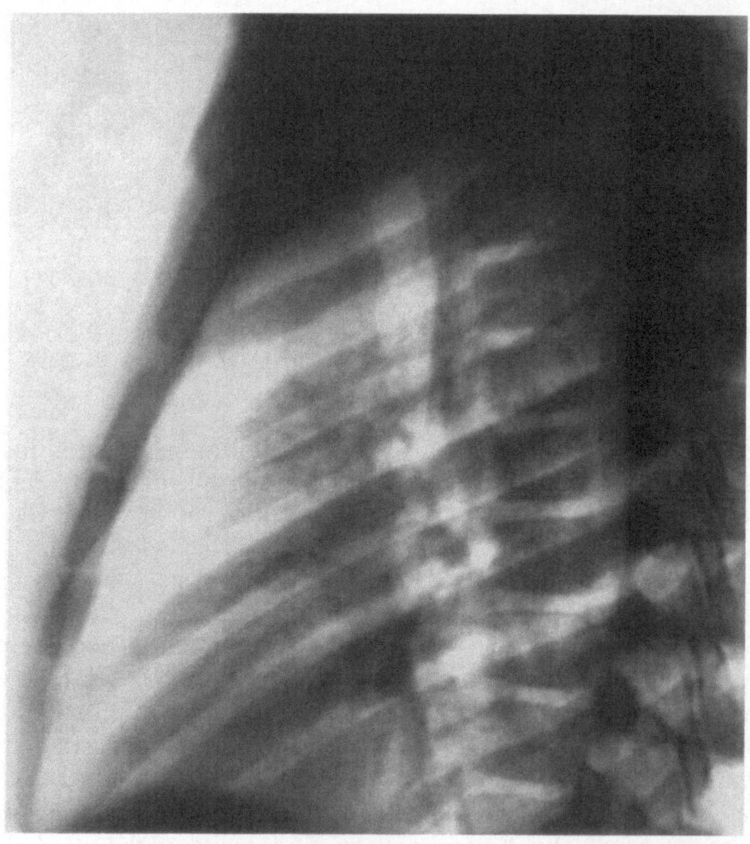

Abb. 53c

Knochenkernentwicklung aufweisen. Die großen Gelenke, insbesondere Hüft-, Knie-
und Ellenbogengelenke sind deformiert, und es treten relativ frühzeitig Arthrosen mit
Funktionsstörungen auf. Die Rippen sind nur selten verdickt oder verplumpt (Abb. 53c).
Insgesamt gehen die Symptome über ein mittelschweres Maß nicht hinaus.

b) Die Dysostosis Typus Morquio

Es handelt sich um ein *recessiv erbliches* Leiden, das ohne Hornhauttrübung und
andere extraossäre Störungen auftritt. Die klinischen und röntgenologischen Symptome
sind stärker ausgeprägt als beim Typus Léri. Immer sind *beide Elternteile phänotypisch* gesund. Der wesentliche Unterschied zur Chondrodystrophie besteht darin, daß die Wachstumsstörung *erst um das 6. Lebensjahr beginnt*, während die Chondrodystrophie bereits
im Embryonalstadium nachweisbar ist. Die ersten Zeichen werden mit 3—4 Jahren
beobachtet. Zwergwuchs und Deformierungen von Rumpf und Extremitäten sind häufiger als beim Typus Léri. Der Kopf ist vergrößert und das Stirn- und Scheitelbein treten
hervor. Sattelnasen sind nicht selten. Intelligenzstörungen treten hin und wieder auf.
Das Gehör und das Auge lassen keine krankhaften Veränderungen erkennen. Die Muskulatur ist gut entwickelt.

Die Chondrodystrophie zeichnet sich durch starke Verkürzung der Extremitäten
(Mikromelie) aus, während die Dysostosis Morquio *vor allem Störungen der Wirbelsäulenossifikation aufweist* (Abb. 54). Der Hals ist kurz, und der Rumpf ist meist deformiert,
was durch eine mehr oder weniger starke Kyphose bedingt ist. Der Kopf scheint auf die
Schultern zu sinken. Der Scheitelpunkt der Kyphose liegt im Bereich der Brustwirbelsäule (Abb. 54c), wodurch eine kompensatorische Lendenlordose verständlich wird. Die
sehr langen Arme und Beine der Zwerge fallen auf. Die Knie stehen in Valgusstellung
(Abb. 54d), und die Füße sind im Sinne eines Pes planus verformt. Die Arme reichen
bis zum Knie herab und besitzen plumpe Hände. Infolge der Gelenkdeformierungen
sind Bewegungseinschränkungen nicht selten (Abb. 54e—g). Im Gegensatz hierzu ist eine
abnorme Beweglichkeit (Hypermotilität) an den Hand- und Fingergelenken festzustellen.

Die Deformierung des Skeletes ist vor allem am Becken deutlich (Kartenherzform).
COCCHI fand in 74% seiner Fälle erniedrigte und verbreiterte Wirbel, teilweise Keil-
wirbel- und Halbwirbelbildungen. Deformierungen der großen Gelenke mit Betonung der
Hüftgelenke waren in 82% der Kranken nachzuweisen. Die Knochenkernbildung ist
verspätet und führt zu unregelmäßigen Konturierungen, zum Teil Mikroepiphysen und
Fragmentationen.

An den *inneren Organen* ist ein krankhafter Befund nicht zu erheben. Die Blutuntersuchungen ergeben bis auf hin und wieder leicht erhöhte Cholesterinwerte keine krankhaften Veränderungen.

Die charakteristischen äußeren Zeichen dieser Zwergwuchsform mit subchondraler Verknöcherungsstörung hat MARQUARDT wie folgt angegeben: normaler oder vergrößerter
Kopf, kurzer Hals, so daß der Kopf dem Rumpf direkt aufsitzt, kurzer Rumpf mit
flachbogiger Kyphose, Hühnerbrust, lange Glieder, schwere Beindeformitäten mit X-
Beinen, Plattfüßen und Gangstörungen bei oft schwach entwickelter Muskulatur.

Die zahlreichen Spielarten dieser enchondralen Dysostosen werden unter verschiedenen Namen mitgeteilt. Nur der reine *Skelettyp* des dysostotischen Zwergwuchses
sollte als Morquiosche Krankheit bezeichnet werden (DE RUDDER, WIEDEMANN, GREBE).
Von WIEDEMANN wird die Dysostosis Morquio nur bedingt als eigene Krankheitsform
angesehen. Es wäre durchaus möglich, daß die von ULLRICH bezeichnete *Spätform
der Dysostosis multiplex Pfaundler-Hurler tatsächlich der Dysostosis Morquio* angehört,
wodurch eine Verbindung dieser beiden Syndrome erwiesen sein dürfte.

Die Dysplasia spondylo-epiphysaire tardive

Von der Dysostosis Morquio haben MAROTEAUX, LAMY und BERNARD drei weitere Familien mit
offenbar *geschlechtsgebunden-recessivem* Erbgang abgetrennt. Die beiden genetischen Typen werden
wie folgt unterschieden:

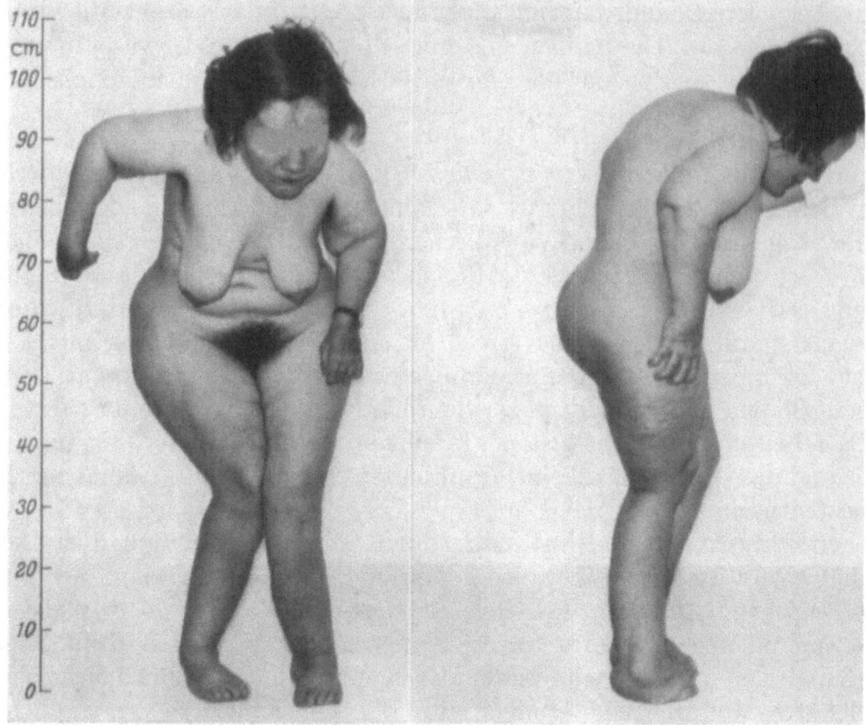

a

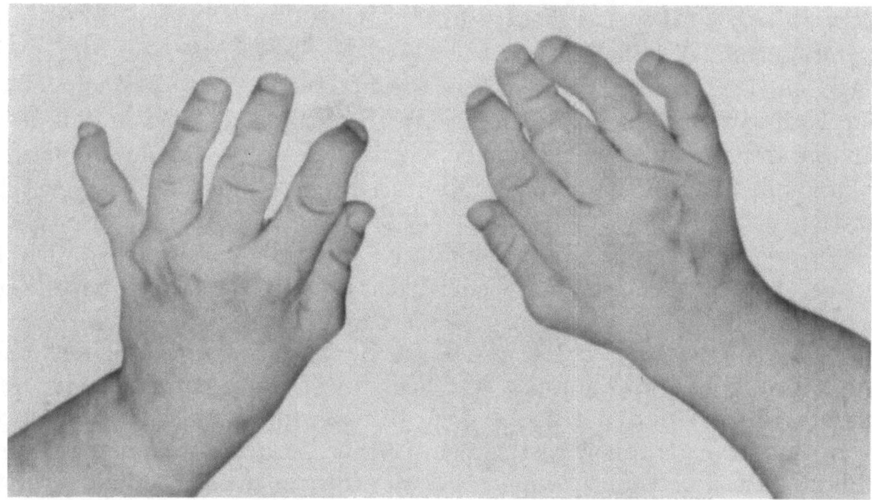

b

Abb. 54 a—h. Typische Verformung des Rumpfes und Verkürzung des Halses sowie Verplumpung der Extremitäten bei der Dysostosis Typus Morquio (a und b). Die Röntgenaufnahme der Wirbelsäule zeigt eine Kyphose mit Scheitelpunkt im mittleren Bereich der Brustwirbelsäule als Folge der schweren Deformierung der Wirbelkörper, die teilweise keilförmig verschmälert sind. Unregelmäßige Begrenzung der ehemaligen Wachstumsbezirke im Bereich der Deckplatten und Verknöcherung des Bandapparates (c). Die Kniegelenke stehen in Valgusstellung (d), und das Fuß- und Handskelet sind in typischer Weise schwer deformiert (e und f). Die schweren Gelenkdeformierungen sind Folge der unregelmäßigen Konturierung der gelenkbildenden Flächen, was am deutlichsten im Bereich der Hüftgelenke zur Darstellung kommt (g). In den Weichteilen finden sich häufig Ossifikationen mit typischer Spongiosastruktur. Hypoplasie des Beckenskeletes. Das Schädelskelet weist häufig betonte Impressiones auf sowie Strukturverdichtungen im Bereich der Tabula interna (h). 39jährige Frau, die trotz ihrer schweren Deformierungen berufstätig ist

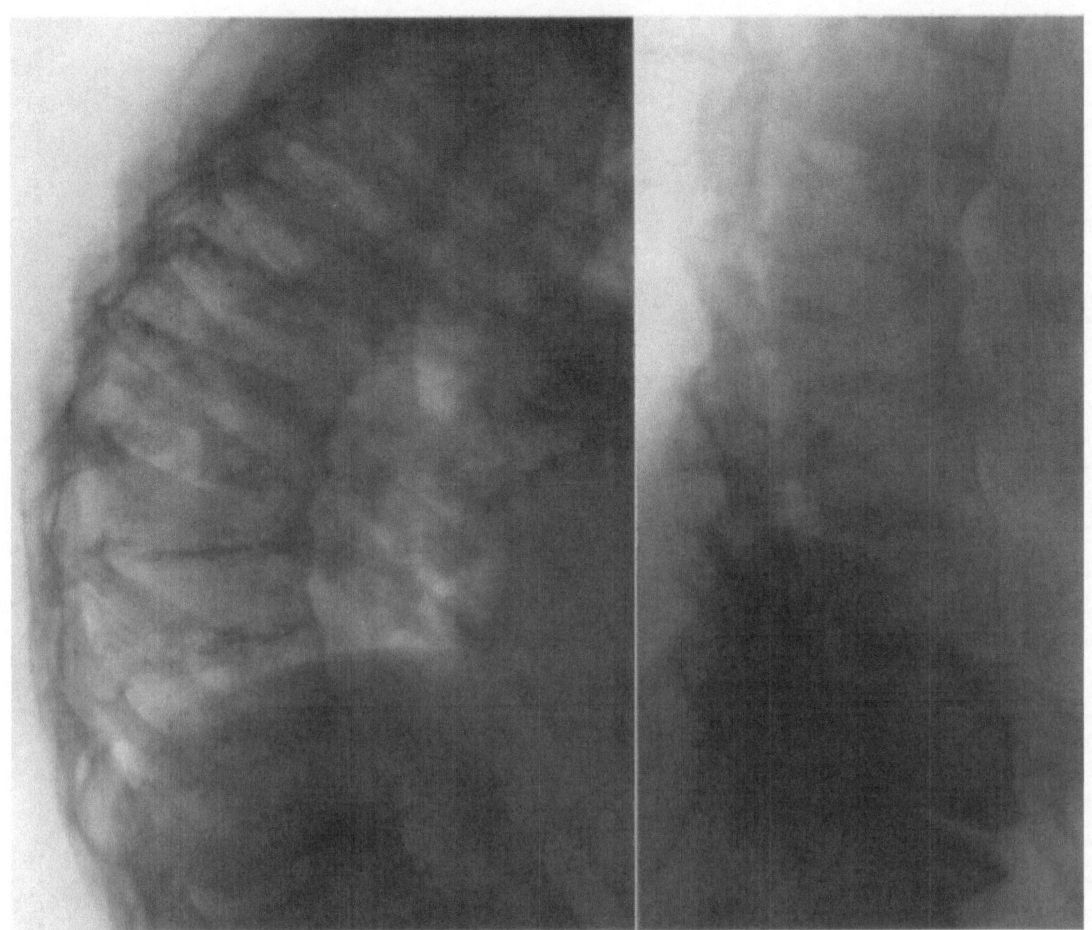

Abb. 54 c

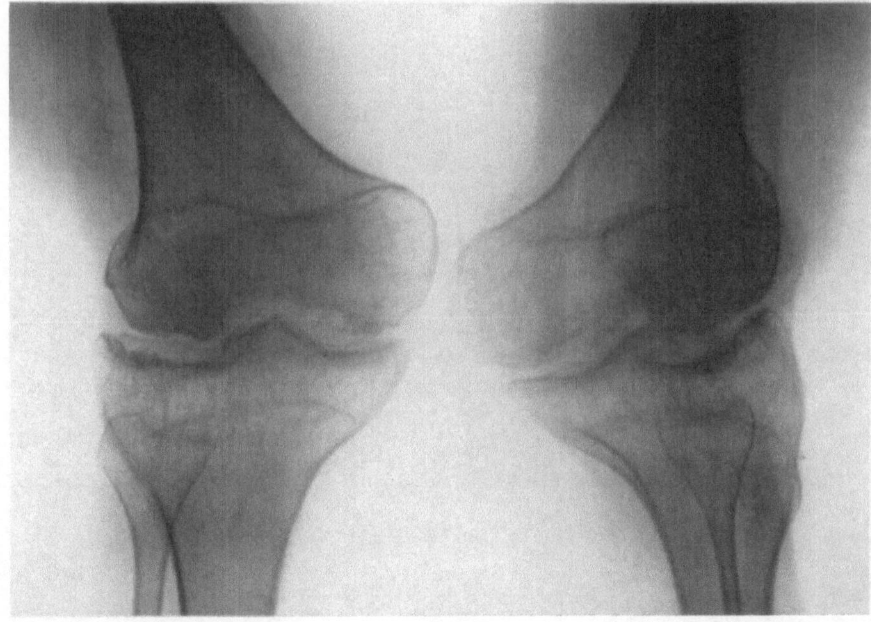

Abb. 54 d

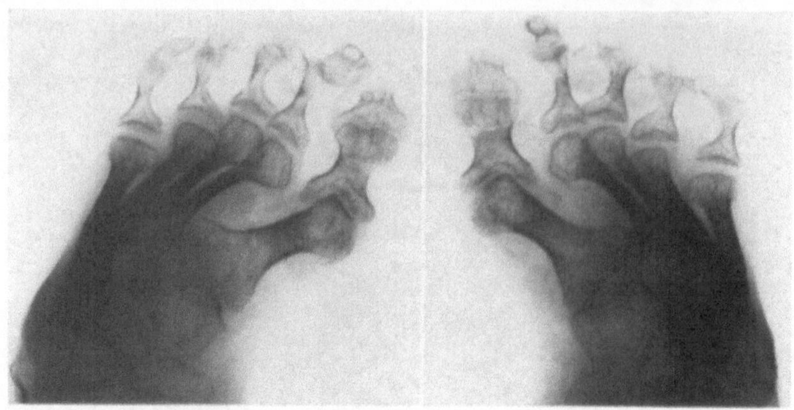

Abb. 54e

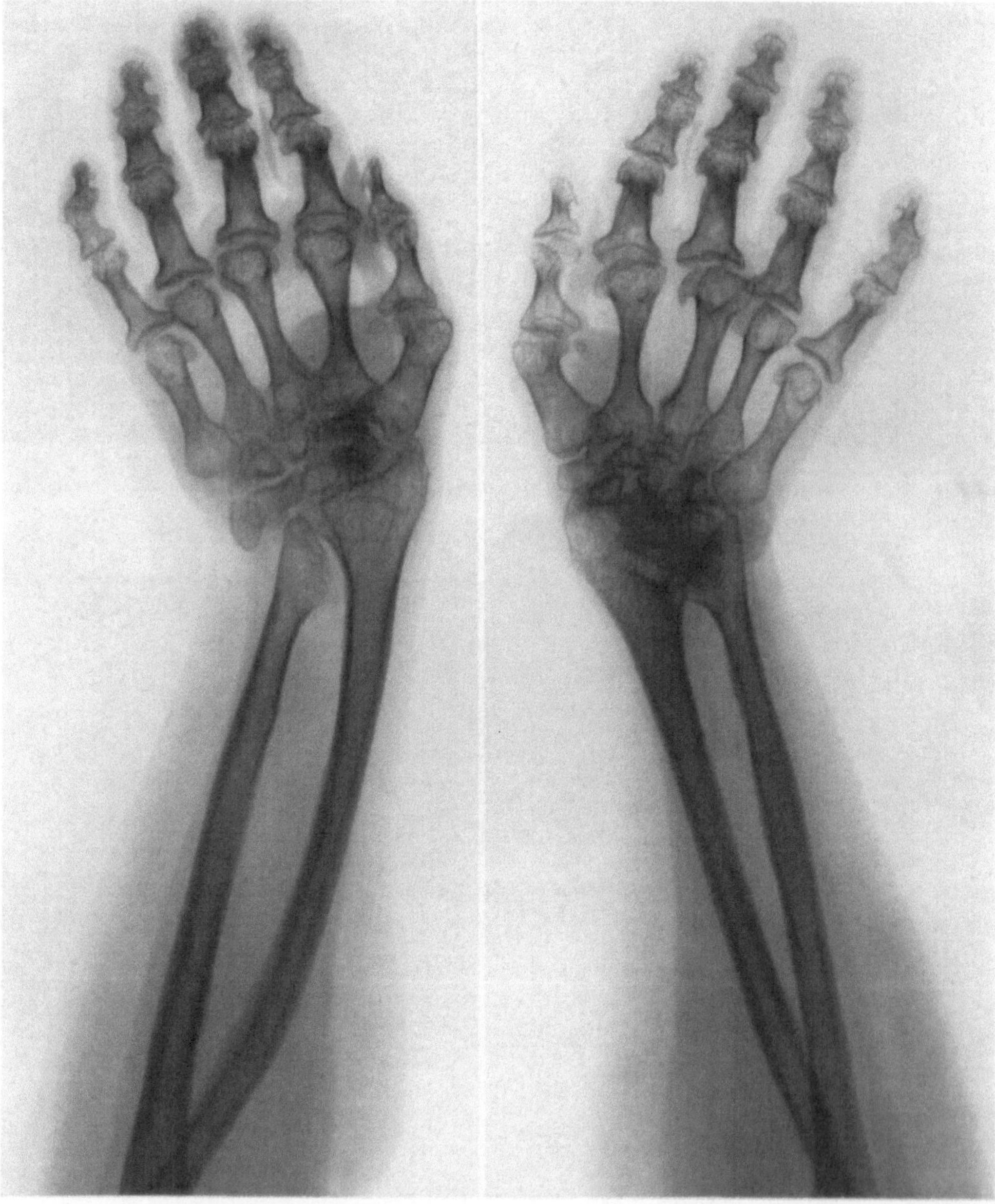

Abb. 54f

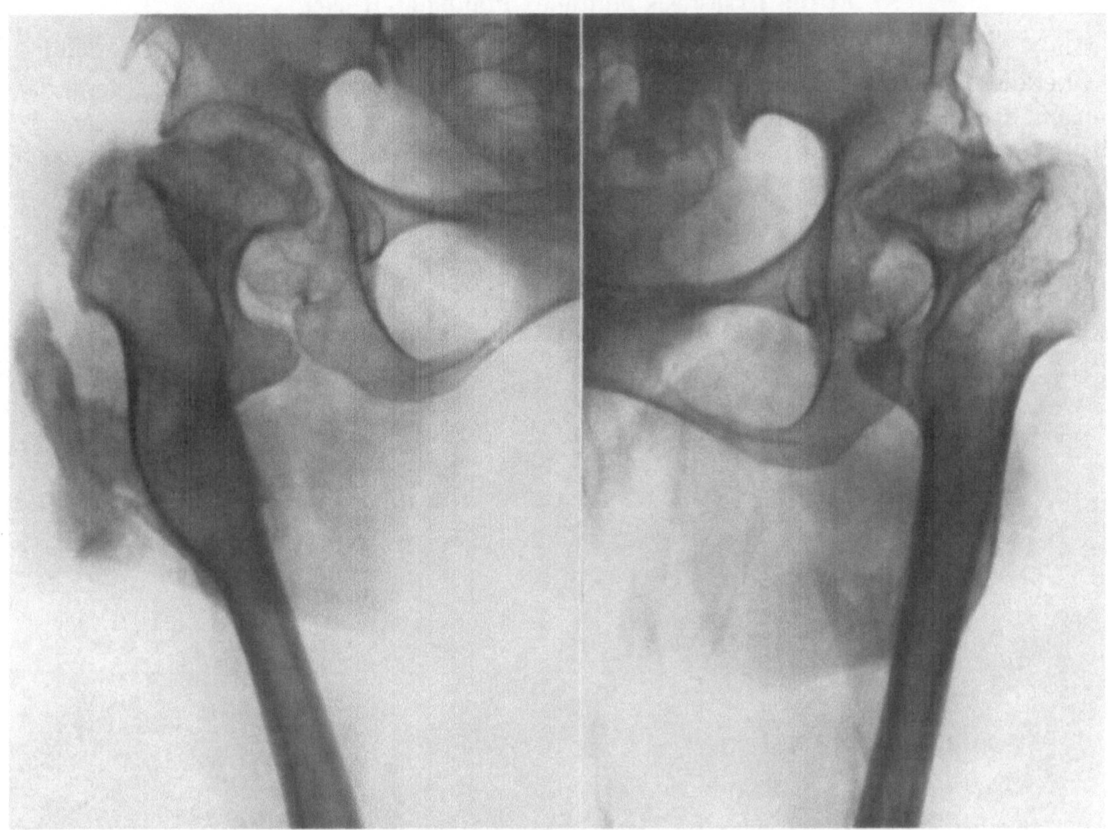

Abb. 54g

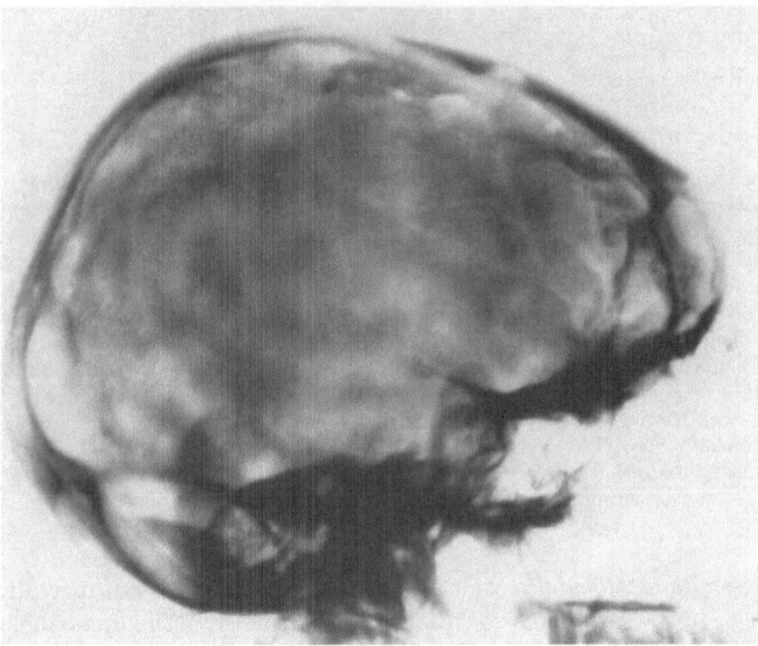

Abb. 54h

Die autosomale Form ist gekennzeichnet durch obligate Hornhauttrübungen, stärkere Wachstumsverzögerung und rascheren Verlauf. Die *X-chromosomale Form der Knaben* geht häufiger mit *Taubheit* einher bei *Fehlen der Hornhauttrübungen*. Diese Form macht etwa ein *Drittel aller Fälle* des *männlichen Geschlechts* aus.

c) Die Dysostosis multiplex Pfaundler-Hurler

(Gargoylismus — „Wasserspeiergesicht" —, Polydystrophie, Lipochondrodystrophie)

Bei diesem erblichen Typ der enchondralen Dysostosen ist neben den Skeletveränderungen, die *etwas stärker* als bei der Dysostosis Morquio ausgeprägt sind, noch eine *charakteristische, schleierartige, diffuse Hornhauttrübung* zu finden, die bei den anderen Dysostosen nicht vorkommt. Hin und wieder tritt dieser Befund erst nach einigen Jahrzehnten in

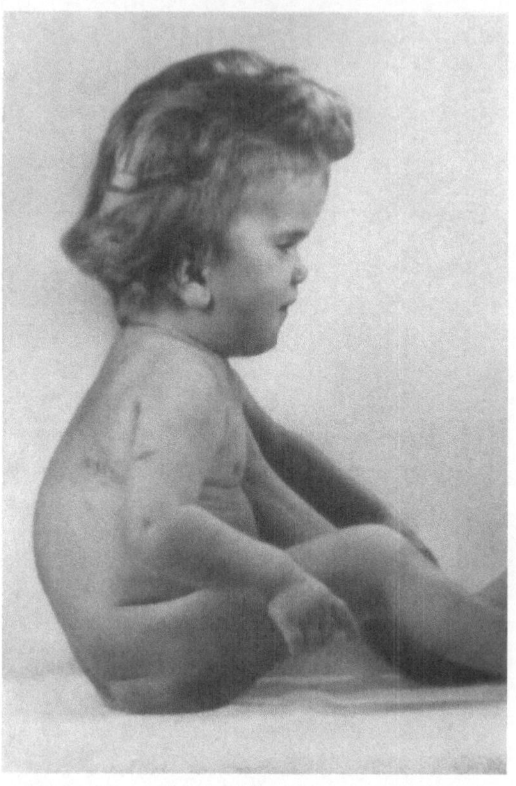

a

Abb. 55a—g. Familiäre Dysostosis multiplex Pfaundler-Hurler bei 2 Jahre altem Knaben und 4 Jahre altem Mädchen (Geschwister). Der große Kopf, die Vergröberung der Gesichtszüge und der etwas stumpfe Gesichtsausdruck sowie die verdickte fleischige Zunge sind typisch (a und b). Eine diffuse schleierartige Hornhauttrübung war nachzuweisen. Das Schädelskelet ist verändert, die Sella verlängert und es findet sich ein Hydrocephalus internus (c). Stirn- und Scheitelbeine treten stärker hervor. Die Wirbelsäule weist eine Kyphose im mittleren Abschnitt infolge „Platyspondylie" auf (d). Die Extremitäten, besonders die Hände, sind plump und zeigen eine unregelmäßige, retardierte Ossifikation der Handwurzelknochen (e und f). Das Beckenskelet weist die Kartenherzform und Ossifikationsstörungen der Hüftgelenke auf (g). Klinisch fand sich eine deutlich verzögerte geistige Entwicklung, eine Streckhemmung im Bereich der Ellenbogengelenke bei dem 4jährigen Mädchen, eine Linsentrübung und zunehmende Hornhauttrübung bei dem 2jährigen Jungen sowie eine mäßige Anämie von 73% bei 3 Mill. Erythrocyten und ein stärkerer Hydrocephalus bei dem 2jährigen Jungen. Durch Strahlenbehandlung des Hydrocephalus konnten Fortschritte in der geistigen und körperlichen Entwicklung erreicht werden. (Universitäts-Kinderklinik Kiel)

Erscheinung. *Intelligenzstörungen* sind nicht selten, und es kann völlige Idiotie mit Schwerhörigkeit und Taubheit vorkommen. Durch Familienbeobachtungen ist der *recessive Erbgang* des dysostotischen Zwergwuchses belegt worden. Cocchi hat 90 Sippen der Weltliteratur zusammengestellt und fand bei 90 Probanden 41 Kranke und 144 gesunde Geschwister. Bei der Dysostosis multiplex Pfaundler-Hurler findet sich in 14% Blutsverwandtschaft. Das *männliche Geschlecht* ist häufiger betroffen als das weibliche. Die ersten Symptome treten im 2. Lebensjahr auf, doch wird manchmal schon bei der Geburt ein relativ großer Kopf festgestellt.

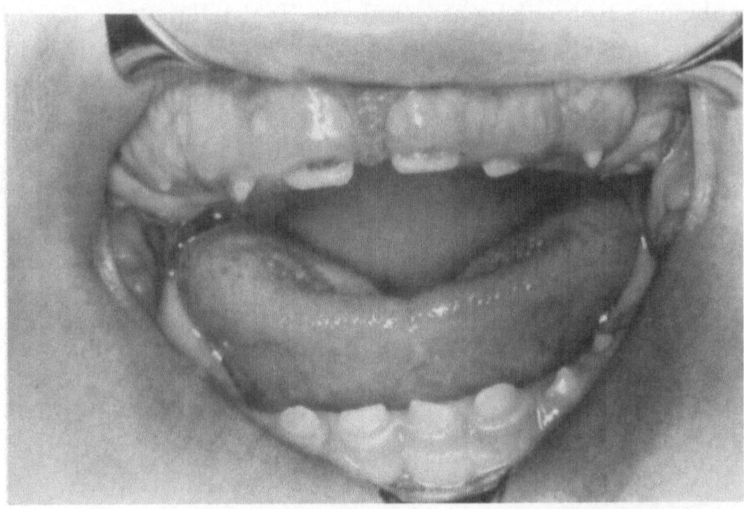

Abb. 55b

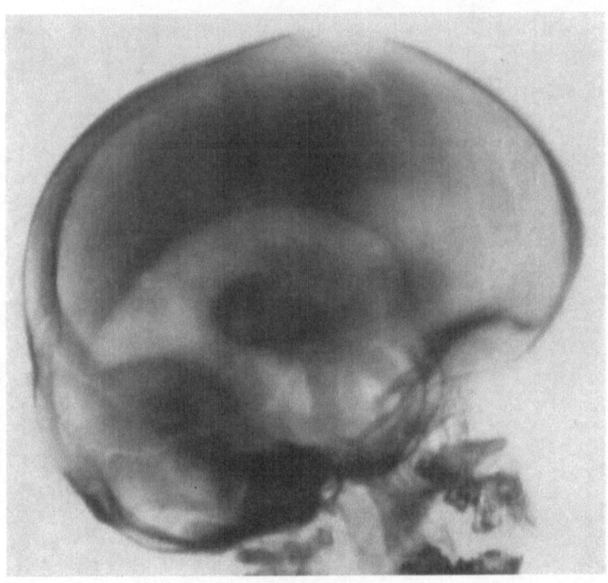

Abb. 55c

Es handelt sich um einen *Minderwuchs des Skeletes* bei meist *kräftig entwickelter* Muskulatur. Besonders auffallend ist der große Kopf. Stirn- und Scheitelbein treten stärker hervor. Eine *Sattelnase ist regelmäßig* zu finden (Abb. 55a, c). Die Gesichtszüge sind dadurch sehr grob und verbreitert, der Gesichtsausdruck ist stumpf, und die *Lippen oft wulstig* verunstaltet. *Die Zunge ist verdickt und fleischig*, so daß Sprachstörungen auftreten können (Abb. 55b). Die Gesichtsform ist so typisch, daß man von einer familiären Ähnlichkeit der Patienten, vom Gargoylismus oder dem „Wasserspeiergesicht" spricht.

Es ist immer ein *dysproportionierter Zwergwuchs* erkennbar. Der Rumpf ist deformiert, da eine *Kyphose im mittleren Teil der Brustwirbelsäule* vorliegt. Die Wirbelkörper sind platt und unregelmäßig konturiert (Platyspondylie). Besonders die *Lendenwirbelkörper* können schwere Ossifikationsstörungen und Halbwirbelbildungen aufweisen (Abb. 55d). Die *Rippen* sind an den Enden der Wachstumszonen *kolbig aufgetrieben*. Die Extremitäten sind nicht immer zu lang, sondern es kommen auch kurze Arme vor, die meist nur bis zum Hüftgelenk reichen. Besonders auffallend ist die unregelmäßige Form der Epi-

physenkerne der langen Röhrenknochen und die Fehlstellung der Gelenke (Abb. 55g).
Die *unteren Extremitäten* stehen in *Valgusstellung*. Die benachbarten Knochen aller Gelenke sind unregelmäßig geformt, verplumpt oder fragmentiert. Als Folge der Knochenwachstumsstörungen kommen *Bewegungseinschränkungen der Gelenke* nicht selten vor.
Es finden sich auch schwere X-Beinstellungen. Die Fußwurzelknochen sind unregelmäßig gestaltet, woraus ein hochgradiger Pes planus resultieren kann. Die Hände sind

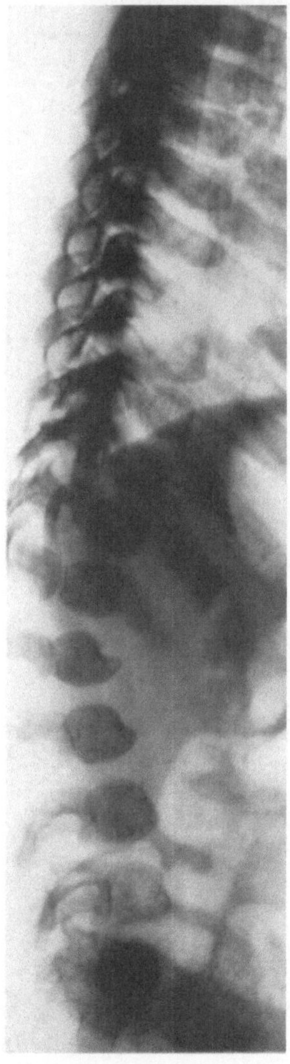

Abb. 55 d

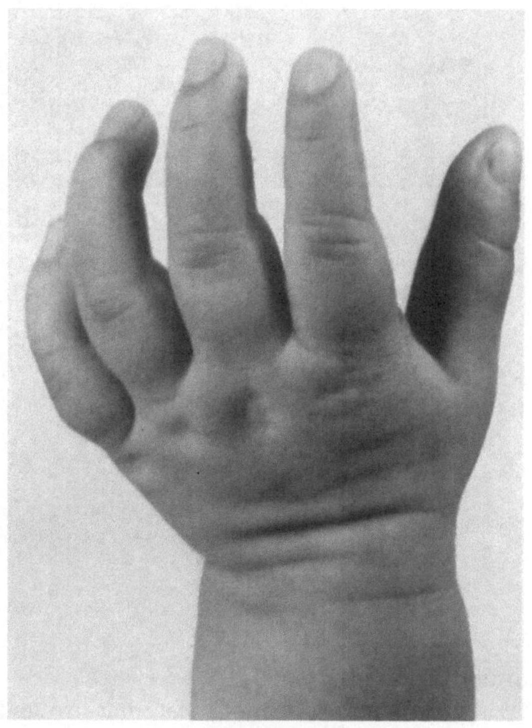

Abb. 55 e

tatzenförmig, kurz und plump (Abb. 55e, f). *Finger- und Zehennägel* sind häufig *uhr-
glasförmig* verändert. Das *Becken* zeigt eine typische *Kartenherzform*, und auch der
knöcherne Thorax ist deformiert. In auffallendem Gegensatz zu anderen Dysostosen
steht die häufige *Vergrößerung oder Verlängerung der Sella*. Durch Hirndrucksteigerung
klaffen die Schädelnähte, insbesondere die Coronarnaht (Abb. 55 c). SWOBODA fand in
einem Fall eine hochgradige Verkalkung des Plexus chorioideus beiderseits.

Weitere *klinische Befunde* sind *Nabel- oder Leistenhernien*, ein aufgetriebenes Abdomen, *Milz- oder Lebervergrößerungen*, seltener *Rectusdiastasen*. Häufig ist eine starke
Lanugobehaarung an Stirn, Schläfen und am Rücken zu finden. Die *Zähne* können
schwere *Carieserscheinungen* zeigen. Die Blutuntersuchungen ergeben vereinzelt eine

Erhöhung des Cholesterinspiegels, sonst keinen groben krankhaften Befund. Von WIEDE-
MANN u. a. wird über eine *Granulationsanomalie der Leukocyten* berichtet, die mehr
oder weniger alle weißen Zellen betrifft. Diese Leukocytenveränderung entspricht der
von ALDER *beschriebenen Granulationsanomalie*, die beim Morbus Pfaundler-Hurler auch
als Frühsymptom auftreten kann. Vereinzelt wurde eine *Erhöhung des Serumkupfers*
gefunden.

Das *typische klinische Symptom* ist der *Augenbefund einer diffusen, schleierartigen
Hornhauttrübung*, das nur der Augenarzt mit Hilfe der Spaltlampenuntersuchung er-

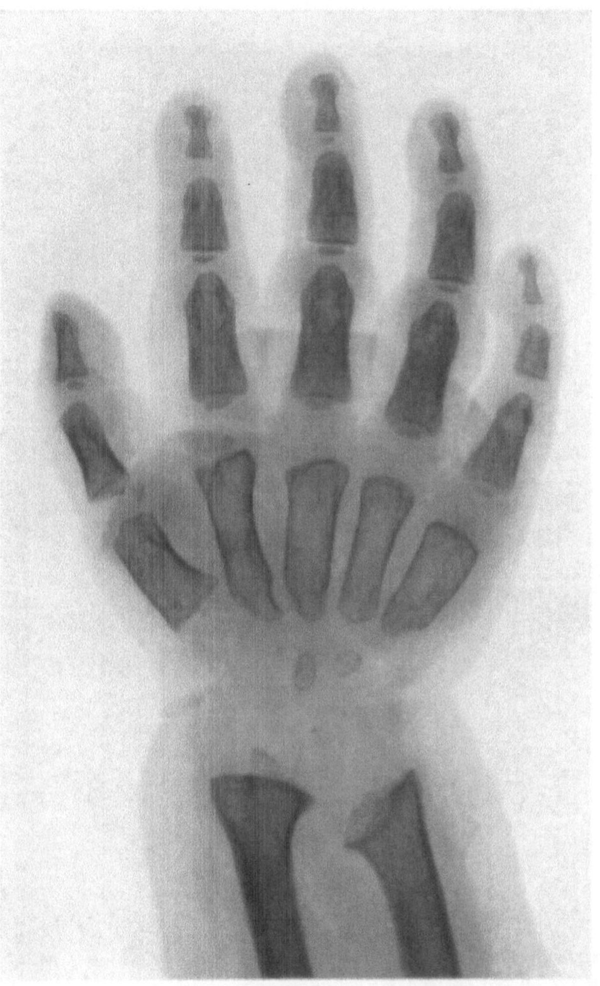

Abb. 55 f

kennt. Eine Hornhauttrübung kann relativ frühzeitig auftreten, doch wurde sie auch
erst nach Jahren beobachtet, so daß von einem „*Spät-Hurler*" gesprochen werden kann.
Auf die Problematik des Nachweises der Hornhauttrübung hat WIEDEMANN hingewiesen. Die Schwerhörigkeit oder völlige Taubheit ist selten.

Die *Prognose* der Dysostosis multiplex Pfaundler-Hurler ist im Gegensatz zu anderen
Dysostosen etwas ungünstiger.

Pathologisch-anatomisch wurden häufig hochgradige Veränderungen an allen Geweben und
Organen gefunden. Die Mesenchymabkömmlinge, vor allem die Fibrocyten und Fibroblasten, die
Chondroblasten und Osteocyten, aber auch die Intercellularsubstanz ließen Ablagerungen vielfach
in granulärer Form innerhalb aufgeblähter Zellen erkennen. Möglicherweise liegt eine Systemerkran-
kung vor, die auch die Hepato- und Splenomegalie, die Hornhauttrübung, die geistigen und nervalen
Störungen und die endokrinen Begleitsymptome der Dysostosis multiplex verstehen ließe (Thesauris-

mose, WIEDEMANN). Die Natur der vorliegenden Stoffwechselstörung ist noch nicht geklärt. In manchen Fällen fanden sich *Lipoideinlagerungen* im Bereich der geschädigten Knorpelwachstumsfugen und in anderen Organen (Leber, Milz, Lymphknoten, Hypophyse und Herzmuskulatur). So haben einige Autoren die Erkrankung als „*Speicherkrankheit*" aufgefaßt (s. S.I, 200). Die Lipoidablagerungen in den aufgeblähten Ganglienzellen des Gehirns konnte KLENK als *Ganglioside* (kohlenhydrathaltige Lipoide) näher differenzieren. Von BRANTE wurden die *außerhalb des Nervensystems* im Vordergrund stehenden Ablagerungen als *Mucopolysaccharide* analysiert. Er weist darauf hin, daß, wie in den Gangliosiden, so auch in den Mucopolysacchariden Hexosamin in einer Polysaccharidstruktur zu finden ist und die Gangliosidablagerung eventuell Folge und Steigerung der Mucopolysaccharidspeicherung sein könnte. Kürzlich hat SARTORI über den Nachweis einer Hypermucoproteinämie bei zwei Pfaundler-Hurler-Fällen berichtet. Es ist die Frage diskutiert worden, ob es

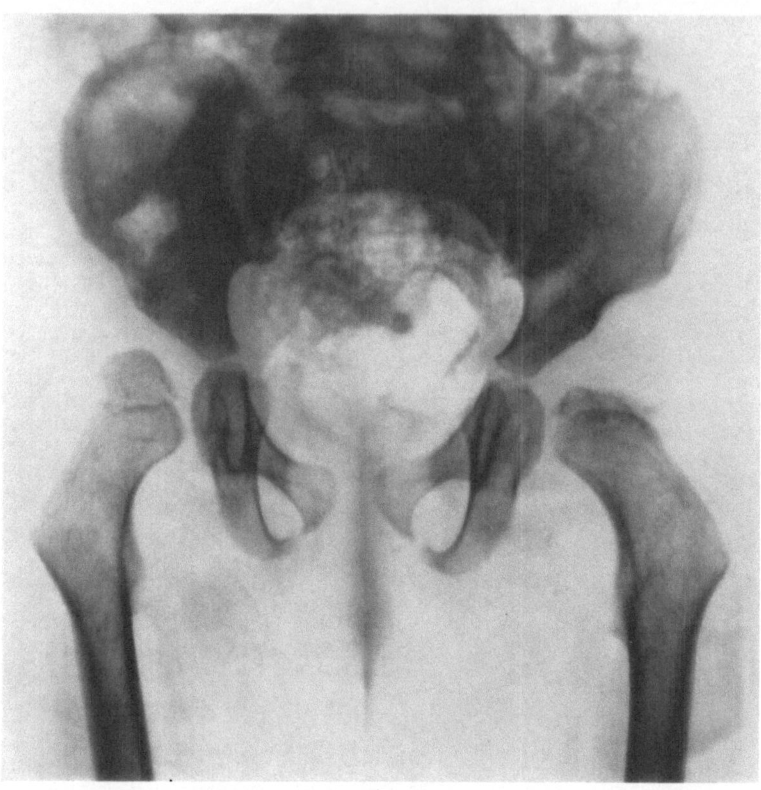

Abb. 55g

sich bei der Dysostosis Morquio und der Dysostosis Pfaundler-Hurler tatsächlich um zwei verschiedene, selbständige Krankheitsbilder handelt, oder ob die häufig beobachteten Grenzfälle und Überschneidungen für eine Krankheit mit vielen Spielarten sprechen.

Differentialdiagnostische Schwierigkeiten bereiten vor allem die *abortiv ausgeprägten* Formen gegenüber der Osteochondritis deformans coxae (CALVÉ-LEGG-PERTHES), der Chondrodystrophie, dem rachitischen Zwergwuchs, der renalen Osteopathie mit Zwergwuchs, der hypophysären und thyreogenen sowie dysthyreogenen Zwergwuchsformen sowie der heredodegenerativen Zwergwuchsformen. Treten die charakteristischen Ossifikationsstörungen auf, so dürfte die Abgrenzung nicht allzu schwierig sein. Während die Chondrodystrophie bereits bei der Geburt einen Minderwuchs erkennen läßt, sind die Kinder bei der Dysostosis multiplex Pfaundler-Hurler zunächst völlig normal. Eine sorgfältige Anamnese ist daher von großem Wert.

Zusammenfassende Betrachtungen zu den enchondralen Dysostosen

Neben den charakteristischen Bildern der verschiedenen Typen polytoper enchondraler Dysostosen sind auch einseitige Verknöcherungsstörungen bekannt geworden

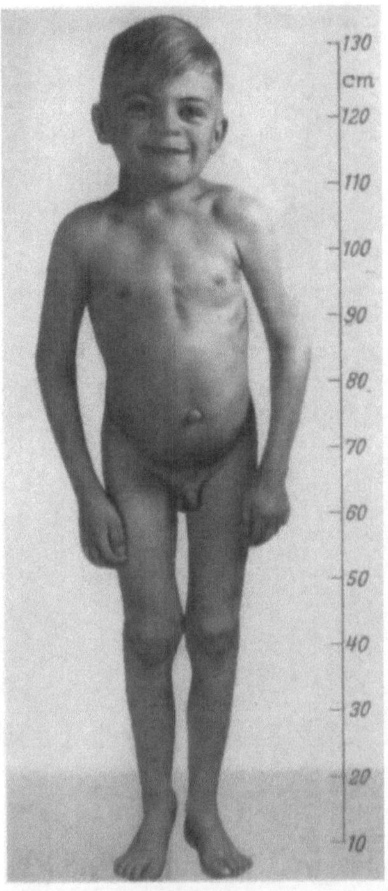

a

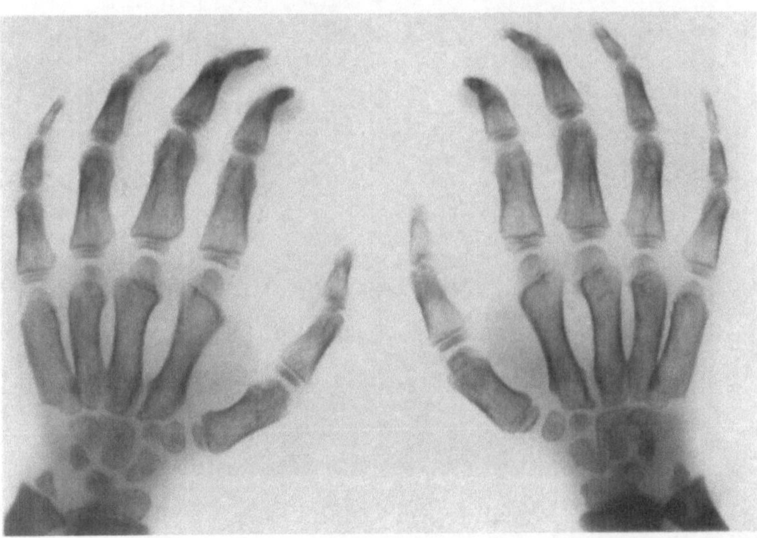

b

Abb. 56a—d. Abortivform einer Dysostosis Pfaundler-Hurler bei 7jährigem Jungen. Äußerlich fällt die Sattelnase und der kurze Hals auf (a). Die Ossifikationsstörungen im Bereich des Handskeletes (b), des Beckenskeletes (c) und des Thorax (d) sind wenig ausgeprägt. Auffallend ist die ungewöhnliche Breite der Rippen und der faßförmige Thorax. Ein Minderwuchs liegt nicht vor. Klinisch fand sich ein watschelnder Gang und eine Streckhemmung der Gelenke. Die Leber war etwas groß. Eine Hornhauttrübung lag nicht vor. Kein Anhalt für eine Phosphatid-Diathese. Keine Alderschen Kernanomalien. Später trat eine Stauungspapille und eine Innenohrschwerhörigkeit hinzu

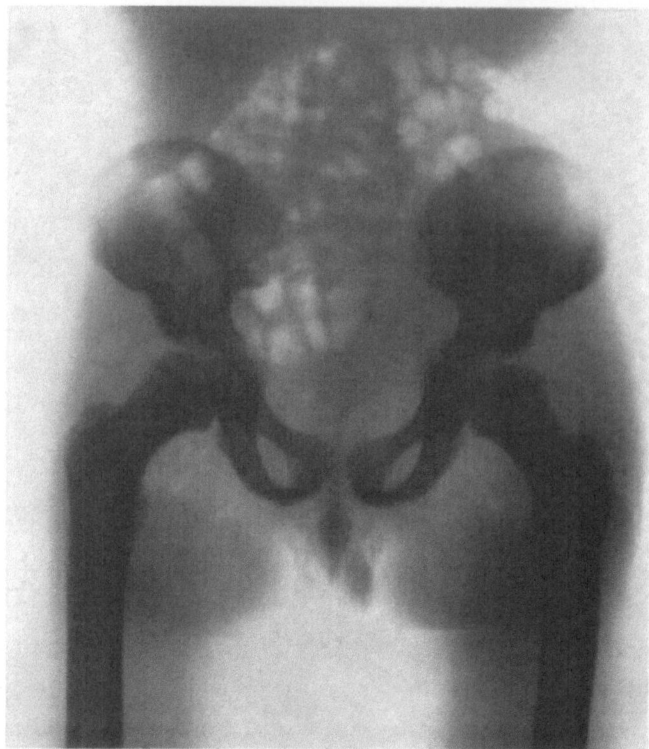

Abb. 56 c

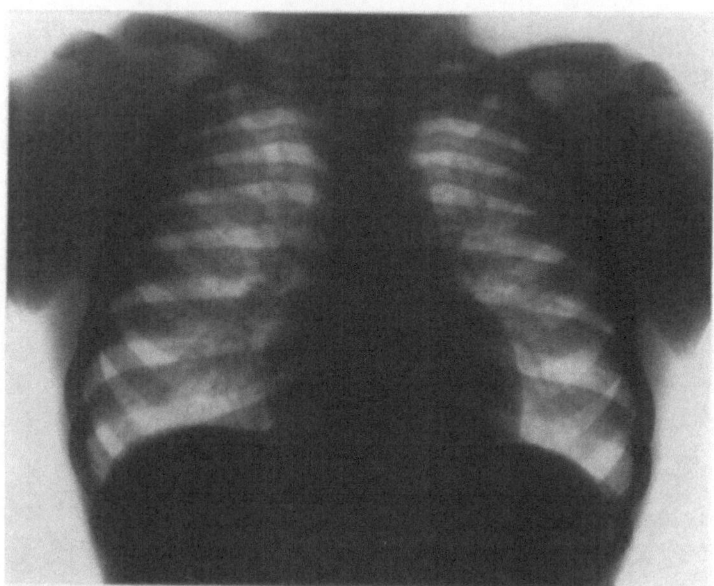

Abb. 56 d

(MARQUARDT), und ungewöhnliche Abortivformen mit Manifestationen an nur wenigen Gelenken zu finden. Der Formenreichtum läßt es sehr schwierig erscheinen, leichte angeborene Verknöcherungsstörungen von erworbenen Erkrankungen der Knochen und Gelenke eindeutig abzutrennen. Nicht nur die komplizierten pathologischen Ossifikationsvorgänge und die histologisch-chemischen Befunde, sondern auch die Vielfalt der röntgenologischen Variationen bei den Dysostosen zwingen zu einer intensiven Bearbeitung dieses Gebietes. In einem größeren Krankengut zeigt *jeder einzelne Röntgenbefund des Skeletes eine starke individuelle Prägung*, so daß nur in großen Zügen eine Übereinstimmung zu finden ist (Abb. 56). Vielfach spielen sicher Komplexe, genetische Störungen der Ossifikation und endokrine Beeinflussungen des Entwicklungsprozesses der Knochen eine Rolle. WIEDEMANN meint, daß die sog. epiphysären Enchondraldysostosen (Dysostosis enchondralis epiphysaria) vielleicht zur Gruppe der sog. *aseptischen Knochennekrosen* oder lokalen Malacien und zur *Osteochondrosis dissecans* Beziehungen haben oder zu diesen Erkrankungen überleiten. Nach LIESS führen *multizentrische Epiphysen- und Apophysenkernanlagen* sehr häufig zu Verwechslungen mit aseptischen Knochennekrosen. Immer muß bei *symmetrischem Auftreten* eine sorgfältige Durchuntersuchung des Skeletes erfolgen. Auf die Möglichkeit eines pathogenetischen Zusammenhanges zwischen der *juvenilen Kyphose* (Scheuermannsche Erkrankung) und der Dysostosis enchondralis hat LINDEMANN hingewiesen. Es handelt sich bei den veränderten Wirbelkörperformen und den typischen Deckplattenunregelmäßigkeiten nicht nur um pathologische Druckeinwirkungen und um Bandscheibeneinbrüche, sondern es bestehen Zusammenhänge mit primären Ossifikationsstörungen auf der Basis der dysostotischen Epiphysenstörungen. Damit wäre auch das hin und wieder beobachtete *familiäre Auftreten der Scheuermannschen Erkrankung* zu verstehen. Untersuchungen zur Feststellung des genetischen Zusammenhanges und die Ermittlung von Ossifikationsstörungen an anderen Gelenken wären erforderlich. LINDEMANN meint, daß hier eine abortive Form der Dysostosis vertebralis epiphysaria vorliege, die sich auf die Wirbelsäule beschränkt. Zu den enchondralen Dysostosen wären auch die Doppel- und Nebenkernbildungen (z. B. Patella bipartita) zu rechnen. Die Osteochondrosis dissecans könnte als Ablösung eines nicht mit dem Hauptknochen verschmolzenen Nebenkernes aufgefaßt werden (MARQUARDT). Weitere Erfahrungen und Forschungen werden die Ansichten über diese Veränderungen des Bewegungsapparates noch ändern.

Über die Genetik des dysostotischen Zwergwuchses werden derzeit drei Hypothesen diskutiert.

1. DE RUDDER vertritt die Ansicht, daß die Dysostosis multiplex die *Kombination* eines Morquio-Gens mit einem Gen der klassischen Phosphatiddiathese darstellt. Neuere Untersuchungen von ULLRICH und WIEDEMANN zeigen, daß die Verhältnisse der Stoffwechselspeicherung (Thesaurismose) sehr viel komplizierter sind. Die Granulationsanomalie der Leukocyten entsteht durch die Hyaluronsäurespeicherung. In anderen Zellen wurde eine Cystin- oder eine Polysaccharid- bzw. Mucopolysaccharidspeicherung festgestellt.

2. ULLRICH nimmt an, daß die Dysostosis Morquio und die Dysostosis multiplex durch *zwei verschiedene Gene* bedingt sind, wobei das letztere im Sinne einer Polyphänie sowohl die Skelet- als auch die Stoffwechselstörungen bedingt.

3. SCHINZ meint, daß alle Formen des dysostotischen Zwergwuchses ein monogenes, recessives, nicht geschlechtsgebundenes Erbleiden mit polyphäner Manifestation und Subletalwirkung darstellen. Zur Klärung dieser verschiedenen Ansichten sind jedoch noch weitere, ausgedehnte Familienforschungen erforderlich.

d) Die familiären lokalen Störungen der Ossifikation

Das Vorkommen lokaler Verknöcherungsstörungen des Skeletes, die zu „aseptischen Nekrosen" führen können (s. S. 47), wurde in einigen Sippen wiederholt nachgewiesen. Die familiäre Häufung dieser Störungen hat *die Frage der Erblichkeit* in den Vordergrund gerückt, die durch Zwillingsforschungen eine grundsätzliche Klärung erfahren konnte. Die aseptischen Epiphyseonekrosen kommen lokalisiert, bei einigen Individuen gelegentlich auch multipel in verschiedenen Ossifikationszentren vor. Die bisherigen Untersuchungen lassen erkennen, daß eine *gewisse erbliche Disposition* häufiger zu *schweren* Ossifikationsstörungen und aseptischen Nekrosen führt.

In der *Gruppe der aseptischen Knochennekrosen* konnte neben exogen bedingten Erkrankungsfällen bisher eine *erbliche Begünstigung* der Störung in folgenden Fällen nachgewiesen werden: Lunatummalacie (Kienböcksche Krankheit), aseptische Nekrosen des Os naviculare pedis (Köhler I) und des Köpfchens vom Metatarsale II (Köhler II),

der Apophyseonekrose der Tibia (Schlattersche Krankheit) und der Ossifikationsstörung
an Fingern und Zehen (Thiemannsche Erkrankung).

Weiterhin konnte für die *Verknöcherungsstörungen im Bereich des Hüftgelenkes* eine erbliche Komponente nachgewiesen werden. Die häufigste angeborene Entwicklungsstörung
im Hüftgelenk ist die *Luxatio coxae congenita* (Abb. 57). Die Häufigkeit der angeborenen
Hüftverrenkung liegt bei etwa 2—4 $^0/_{00}$ des weiblichen Geschlechtes, während das männliche Geschlecht nur sehr selten betroffen ist. Die Fehlbildung findet sich in über der
Hälfte der Fälle *nur auf einer Seite*, und es sind auch weniger ausgeprägte Formen, z. B.

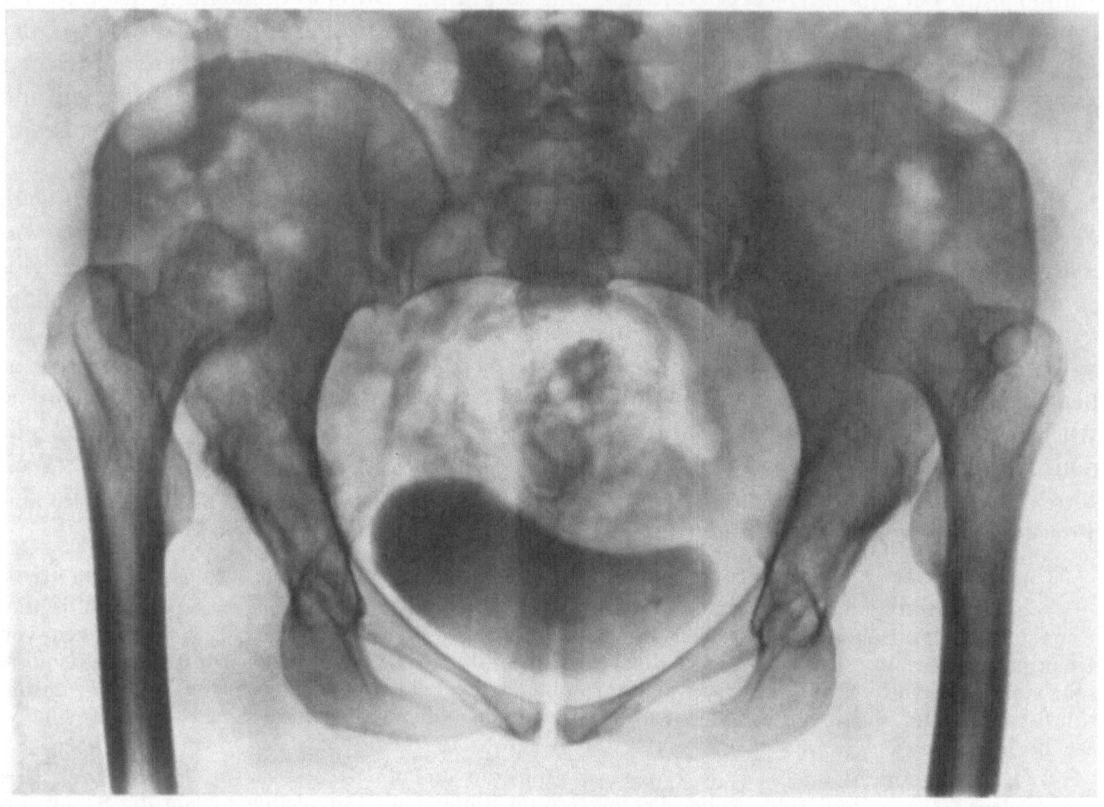

Abb. 57. Kongenitale Hüftgelenksluxation bds. mit deutlicher Mißbildung der Gelenkpfannen und Abgleiten
der Hüftköpfe in cranialer Richtung. Die Hüftköpfe sind deformiert und stützen sich gegen die Beckenschaufeln
ab. Kippung des Beckens in typischer Weise. 53jährige Frau

eine flache Pfanne oder ein steil stehender Schenkelhals beschrieben worden (Abb. 58).
Das voll ausgeprägte Bild der angeborenen Hüftgelenksverrenkung kommt wahrscheinlich durch eine Hemmung oder einen pathologischen Ablauf der Verknöcherung des gesamten Hüftgelenkes zustande, wobei diese Störung in erster Linie die Gelenkpfanne
und dann den Femurkopf oder den ganzen Oberschenkelknochen betrifft.

In einer umfangreichen, sorgfältigen Studie hat HAUBENREISSER diesen Problemen-
kreis bearbeitet. Alle untersuchten Patienten mit einer Dysostose zeigten einen ab-
artigen Hüftbefund. In der Regel fanden sich schwere und schwerste Luxations-
arthrosen, Teilversteifungen und Fehlstellungen. Eine frühkindliche Behandlung dieser
Luxationshüften war sehr schwierig, und die mehrfach eingetretenen Reluxationen
beweisen die Therapieresistenz. Lediglich durch operative Maßnahmen konnte eine
Besserung erzielt werden. HAUBENREISSER faßt die Hüftgelenksdysplasie als eine Entwicklungsstörung auf, wobei *im wesentlichen eine Hemmung oder Störung in dem Vorgang
der Verknöcherung als pathogenetische Ursache in Frage kommt*. Von dieser Ossifikations-

anomalie werden in erster Linie die Gelenkpfanne und der Schenkelkopf betroffen. Normale Hüftgelenke wurden bei keinem der untersuchten Fälle mit einer kongenitalen enchondralen Dysostose gefunden. Durch Sippenuntersuchungen konnte oft eine Hüftluxation und Dysplasie aufgedeckt werden. So können lokalisierte, leichte Manifestationen einer enchondralen Dysostose aus Luxationsfamilien stammen. Umgekehrt kann eine Hüftdysplasie die Abortivform einer Dysostose darstellen. Diese dysostotische Fehlbildung kann symmetrisch oder unsymmetrisch auftreten. Bei einer voll ausgeprägten Systemerkrankung steht die Hüftluxation *als Faktor mit stärkster Durchschlagskraft* im Mittelpunkt des Krankheitsbildes. Hierfür spricht auch, daß die ersten Krankheits-

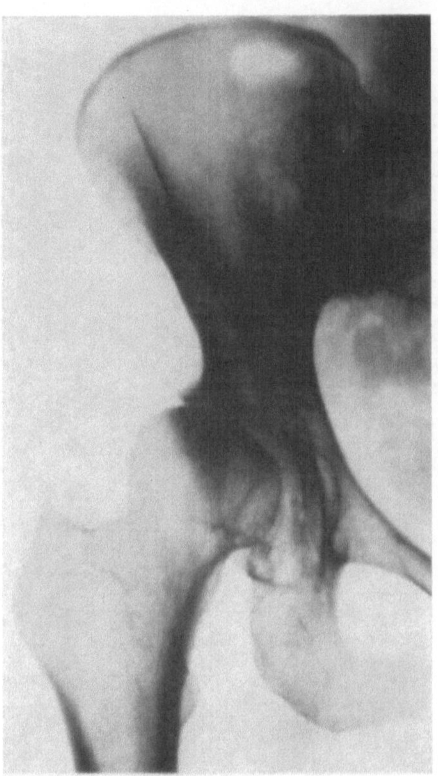

Abb. 58. Abortivform der Coxa valga luxans mit sekundären arthrotischen Veränderungen des rechten Hüftgelenkes. Der Femurkopf ist nach lateral hin disloziert. Stärkere Verschmälerung des Gelenkknorpels. 43jährige Frau

zeichen subjektiv und objektiv oft im Bereich der Hüftgelenke auftreten. Die kongenitale Hüftgelenksdysplasie kann also mit dem Begriff einer abortiven Form der Systemerkrankung — der *Dysostosis coxae* — gleichgesetzt werden. In diesem Zusammenhang sollten der häufig anzutreffende Minderwuchs, die Skoliosen und die aseptischen Knochennekrosen in solchen Luxationsfamilien gesehen werden. Weitere Familienforschungen wären wichtig, um die Zusammenhänge im einzelnen zu verstehen.

Weiterhin ist ein gehäuftes *familiäres Vorkommen des Morbus Perthes* (Osteochondritis deformans coxae juvenilis) bekannt geworden. Diese typische Epiphyseonekrose des Femurkopfes ist *dominant erblich*. Einige Familienbeobachtungen zeigten, daß eine Störung der subchondralen Knorpelverknöcherung nicht nur im Bereich des Hüftkopfes, sondern auch an den Knochen der Hände und Füße, der Patella und im Bereich der Wirbelsäule vorhanden war. Weitere Entwicklungsstörungen des Skeletes im Bereich des Lenden-Kreuzbein-Überganges und des Steißbeines sind beschrieben worden. Die Veränderungen der Femurkopfepiphyse und des Schenkelhalses können unterschiedlich ausgeprägt sein, doch sind sehr hochgradige, walzenförmige Deformierungen des Gelenkkopfes bekannt geworden. Die Erkrankung heilt spontan aus und *hinterläßt im Erwachsenenalter die typische Deformierung des Femurkopfes* sowie in späteren Lebensjahrzehnten *eine schwere Arthrosis deformans* (Abb. 59). Sie kann ein- und doppelseitig manifest werden.

Die Osteochondrosis dissecans, insbesondere im Bereich des Hüftgelenkes, wird hin und wieder auch in diesen Formenkreis eingereiht, doch bleibt es fraglich, ob eine übergeordnete hormonelle Störung — die familiär gehäuft vorkommen kann — letztlich pathogenetisch von Bedeutung ist. Zur Klärung dieser Fragen müssen noch weitere Sippenforschungen durchgeführt werden.

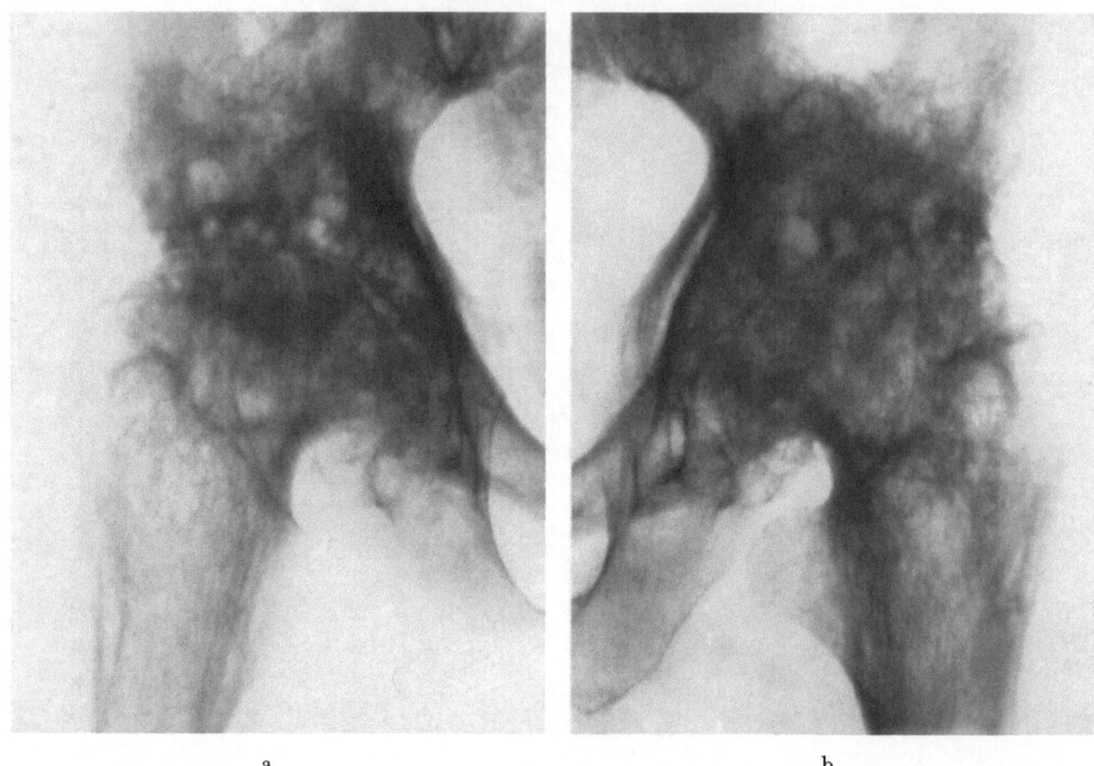

Abb. 59a u. b. Folgezustand einer Perthesschen Erkrankung mit schwerer Deformierung des Femurkopfes auf beiden Seiten und sekundärer Arthrosis deformans der Hüftgelenke. Erheblicher Knorpelabschliff und Degenerationscystenbildungen in Kopf und Pfanne. 64jähriger Mann

Eine ungewöhnliche Vorwölbung der Hüftgelenkspfanne in das Becken, die sog. *Protrusio acetabuli,* läßt ebenfalls ein *familiäres Vorkommen* vermuten. Diese Bildungsstörung des Hüftgelenkes kann eine stärkere Beeinträchtigung der Funktion desselben zur Folge haben.

Eine besonders charakteristische familiäre Ossifikationsstörung stellt die *Thiemannsche Erkrankung* der Finger- und Zehenknochen dar. Diese erstmalig 1909 von THIEMANN beschriebene Ossifikationsstörung geht mit einer Schwellung der betroffenen Gelenke einher und ist *meist in den Mittel- und Endgelenken der Finger, seltener der Zehen solitär,* in der Regel aber *multipel* anzutreffen. Die erkrankten Epiphysenbereiche zeigen eine zentrale Verknöcherungsstörung, wodurch eine unregelmäßige Form des Epiphysenkernes zustande kommt (Abb. 60). Schwere Veränderungen lassen nur noch Reste der knöchernen Epiphyse erkennen, die vor allem an den Rändern zurückbleiben. Die Störung führt zu einer *Verbreiterung der Epiphyse,* der eine Verbreiterung auch der *Meta-*

physe folgt. Die metaphysären Bezirke des Ossifikationsgebietes sind jedoch nicht strukturell verändert. Die Folge der Störung ist ein Zurückbleiben der Finger oder Zehen im Wachstum, woraus eine Brachymesophalangie resultiert. Die Erkrankung beginnt oft zwischen dem 10. und 15. Lebensjahr und äußert sich klinisch in geringfügigen Schmerzen der Gelenke. Zeichen einer Entzündung wurden bisher nicht nachgewiesen.

Histologisch findet sich eine Unterbrechung der Ossifikationszone, die gefäßhaltiges Fasergewebe enthält und Resorptionsbezirke mit Riesenzellen erkennen läßt. Nachfolgend sind eine reaktive Knorpelwucherung und Sklerose festzustellen. Nach Epi-

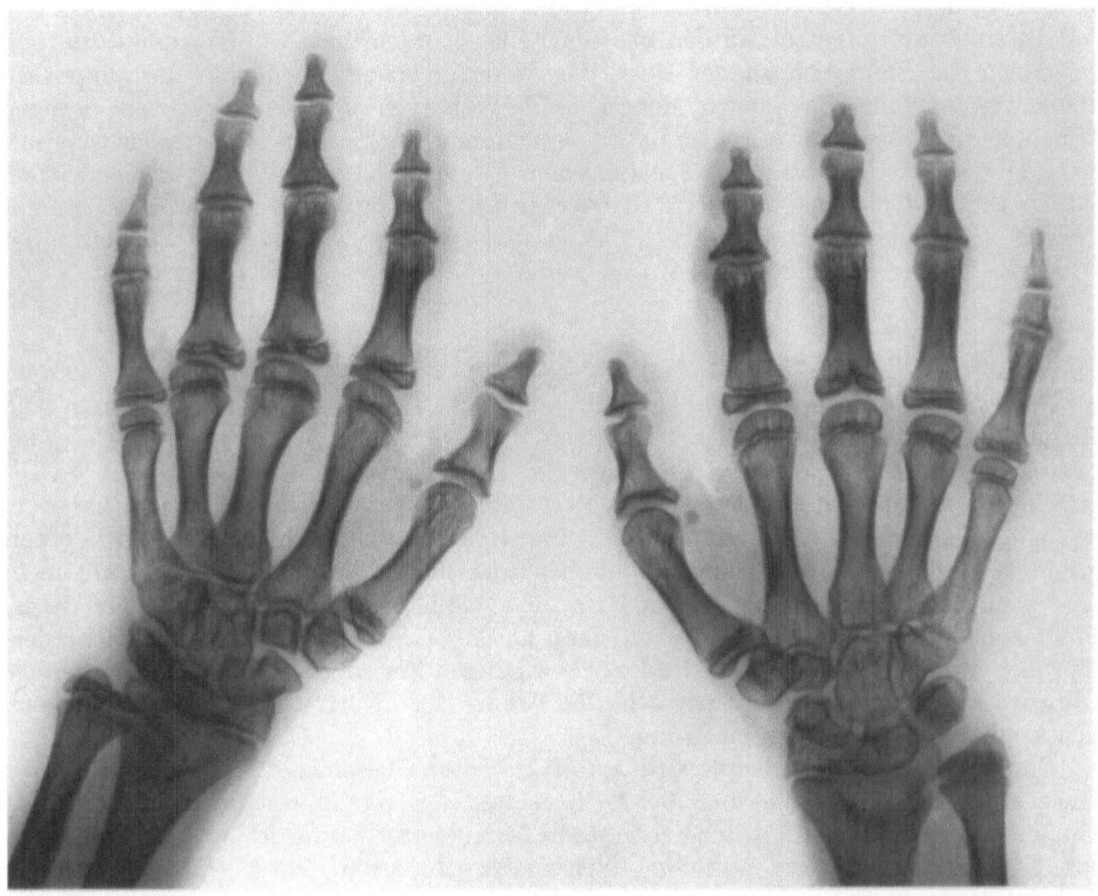

Abb. 60. Ossifikationsstörungen im Zentrum der Epiphysen bei Thiemannscher Erkrankung. Durch die Ossifikationsstörung und die Verbreiterung der Metaphyse ist eine Verplumpung der Finger im Sinne einer Brachy-Mesophalangie eingetreten. Im Handgelenk sind auch Radius- und Ulnaepiphyse an der Störung beteiligt. Durch die Unregelmäßigkeit der Wachstumsfuge resultiert eine Deformierung der Metaphyse. Sehr grobmaschige Spongiosa der Epiphyse und auch der kleinen Handwurzelknochen. 14jähriges Mädchen

physenfugenschluß kommt es zu einer *Abheilung mit Defektbildung,* und im späteren Lebensalter treten *schwere arthrotische Veränderungen* auf, die von den Folgezuständen einer chronischen Polyarthritis nicht mehr differenziert werden können. Neben der Erkrankung von Fingern und Zehen sind Ossifikationsstörungen in den distalen *Radiusund Ulnaepiphysen* bei der Thiemannschen Erkrankung beschrieben worden (Abb. 60). Diese *dominant erbliche Ossifikationsstörung* ist deshalb von besonderem Interesse, da sie ein Übergangsstadium der normalen Ossifikation zu den bei den Chondrodystrophien oder Chondrohypoplasien gefundenen Störungen darstellt. Das gleichzeitige Auftreten einer Ossifikationsstörung im Sinne der Thiemannschen Erkrankung mit Verknöcherungs- und Wachstumsstörungen in anderen Skeletregionen bei Vater und Sohn haben FOR-

CHER-MAYR und LUTZ beschrieben. Die Autoren empfehlen, außer einer systematischen Durchuntersuchung des Skeletes auch eine internistische Untersuchung vorzunehmen. Derartige Gesamtuntersuchungen sind notwendig, um den Einfluß *endokriner Faktoren und Störungen des Eiweißstoffwechsels* auf das Krankheitsgeschehen zu erforschen und Zusammenhänge verstehen zu können.

Eine andere Erscheinungsart von epiphysären Wachstumsstörungen, bei der es sich anscheinend um eine vererbbare Anomalie handelt, ist unter dem Namen „Zapfenepiphysen" bekannt geworden. LINDEMANN berichtete 1936 als erster über diese Anomalie an den Grundgliedern aller 10 Zehen bei einem 6jährigen Mädchen. Weitere Beobachtungen wurden von SCHINZ, von LAURENT und BROMBART, von RAVELLI, von LIESS und von BRAILSFORD mitgeteilt. In den meisten Fällen wurden diese Ossifikationsstörungen, bei denen die Epiphysen an der Basis der Phalangen zapfenförmig in die Diaphysen hineinragen, zufällig bei jungen Menschen im Wachstumsalter entdeckt. Sie besitzen keinen Krankheitswert. COLE und LEVIN berichteten jedoch über zwei Geschwister mit einer Dysostosis cleidocranialis, die außerdem Zapfenepiphysen an den Zehen hatten. THIEMANN fand in einer Familie 6 Kinder mit Zapfenepiphysen in Kombination mit Teilsymptomen des Marchesani-Syndroms, so daß Epiphysenwachstumsstörungen in der Peripherie immer Anlaß zur Suche nach weiteren Anomalien geben sollten.

5. Die erblichen vorwiegend lokalen Fehlbildungen des Kopfes

Neben den besprochenen Fehlbildungen und Entwicklungsstörungen mit vorwiegend allgemeiner Wirkung sind auch Erbkrankheiten des Skeletes bekannt geworden, die sich *ausschließlich oder weitgehend in Störungen der Entwicklung des Kopfes ausdrücken.* Die erweiterten Kenntnisse auf dem Gebiet der speziellen Genetik des Menschen haben es ermöglicht, auch bestimmte *klinische Krankheitssyndrome* herauszuarbeiten. Im Vordergrund der Erbkrankheit stehen Mißbildungen oder Fehlbildungen des Kopfes mit mehr oder weniger starker Beteiligung des Hirn- oder Gesichtsschädels. Auf die Vielfalt der Fehlformen, die nicht lebensfähig sind, kann an dieser Stelle nicht eingegangen werden. Es sollen nur die für die klinische Radiologie wichtigen Erkrankungen besprochen werden. Oft wird es im Einzelfall schwierig sein, die Grenze der „Normvariante" zu dem eigentlich krankhaften Geschehen zu finden.

Ein besonders kleiner Kopf wird als *Mikrocephalie* bezeichnet, meist begleitet von einer erheblichen Verkleinerung des Gehirns und der damit verbundenen *Idiotie*. In einigen Fällen sind neurologische Symptome und relativ häufig ist eine Unterentwicklung des ganzen Körpers auffällig. Neben dem Nachweis eines einfach recessiven Erbganges dieser Entwicklungsstörung sind ferner exogene Einflüsse, z. B. die Einwirkung von ionisierenden Strahlen nach stärkerer Exposition der schwangeren Mütter — wie dies nach Atomexplosionen beobachtet werden konnte — von großer Bedeutung für die Pathogenese von Mißbildungen.

Ein besonders *großer Hirnschädel* entwickelt sich dann, wenn die Hirnkammern oder die das Gehirn umgebenden Kapseln sehr viel Flüssigkeit enthalten, also Störungen der Liquorzirkulation, Produktion und Resorption vorliegen (Abb. 61). Dieser sog. ‚Wasserkopf' oder *Hydrocephalus* konnte auch im Tierreich beobachtet werden. Bei Kaninchen, Meerschweinchen, Ratte, Huhn und Ente sind erbliche Faktoren, die zu einer solchen Störung führen können, nachgewiesen worden. Für den Menschen steht dieser Nachweis noch aus.

Eine *halbseitige Entwicklungsstörung* des Gesichtsschädels in Form einer progressiven Gesichtsatrophie ist als sog. *Romberg-Syndrom* bekannt geworden. In seltenen Fällen sind neben der Fehlbildung des ersten Kiemenbogens gleichzeitig auftretende andere Mißbildungen beschrieben worden. Eine Erblichkeit dieser Störung wird vermutet.

In diesem Zusammenhang muß auch auf die *Kiefer- und Gaumenspalten* („Wolfsrachen") hingewiesen werden, die recht häufig mit Lippenspaltbildungen („Hasen-

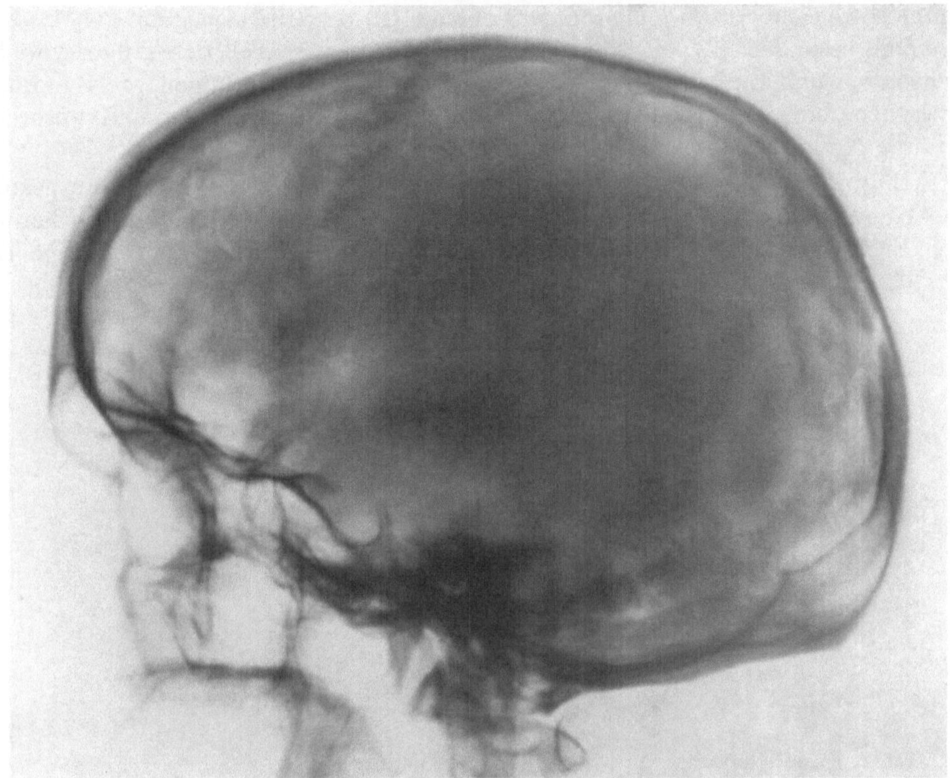

a

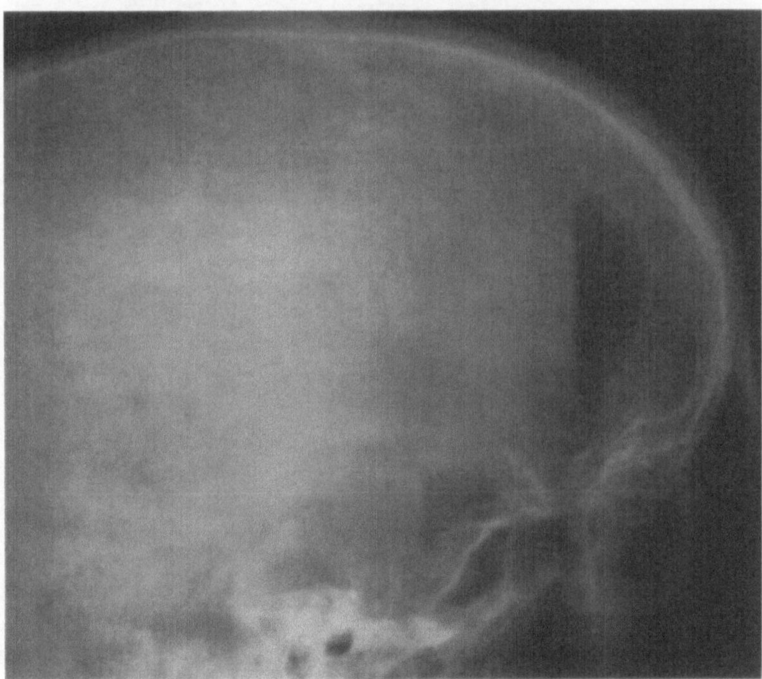

b

Abb. 61a u. b. Ungewöhnlich großer Hirnschädel mit sehr dünner Schädelcalotte und etwas betonten Impressiones (a). Die Größe wird am deutlichsten im Vergleich zum Gesichtsschädel. Eine Deformierung liegt nicht vor. Der Hydrocephalus ist durch das Encephalogramm dargestellt (b). Grobe Intelligenzdefekte fanden sich nicht. 59jähriger Mann

scharten") kombiniert vorkommen. Eine familiäre Häufung ist erwiesen (v. VERSCHUER). Es kommt sowohl ein *einfach dominanter* als auch ein *recessiver* Erbgang vor, und es sind bisher einige besondere Typen isoliert worden. Ein kleiner Teil der Träger von Kiefer-Gaumenspalten und Lippenspalten weisen noch andere Mißbildungen wie Syndaktylien, Polydaktylien, eine Spina bifida, Klumpfußbildungen, Hernien und Kryptorchismus auf. Häufig sind Anomalien der Zähne vorhanden.

Defektbildungen im Bereich des Hirnschädels zeigen ebenfalls eine ausgesprochen erbliche Komponente. Die *Foramina parietalia permagna* der Scheitelbeine konnten in direkter Erbfolge durch mehrere Generationen beobachtet werden. Derartige Defekte

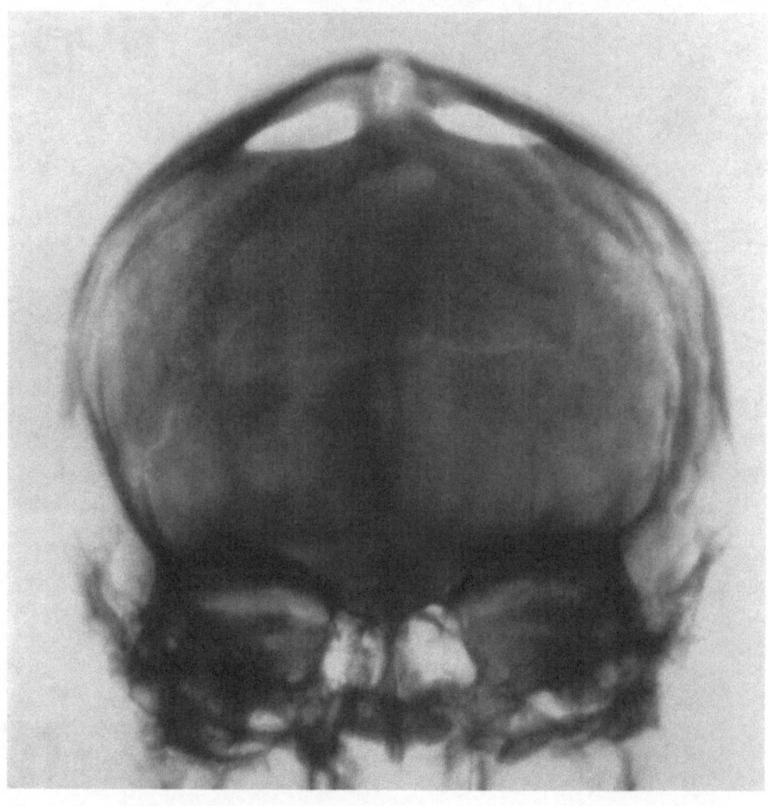

a

Abb. 62a—d. Familiäres Vorkommen von Foramina parietalia (sog. „Lückenschädel") mit typischen ovalen Defekten im Bereich der Scheitelbeine, die symmetrisch ausgebildet sind. Klinisch symptomlos. 20jährige Patientin. Die Übersichtsaufnahmen zeigen eine Betonung der Impressiones dig. und der Diploevenen (a und b). Die Kontur des Defektes ist auf Zielaufnahmen deutlich erkennbar (c). Bei der Schwester der Patientin fanden sich wesentlich kleinere Foramina parietalia bds. (d)

entstehen im Bereich feiner Kanäle des Knochens, die in der Regel nicht auffallen und nur für eine Sonde durchgängig sind. Die Knochenlücken sind unterschiedlich groß, meist von ovaler Gestalt, hin und wieder auch rundlich oder unregelmäßig begrenzt und mit einer derben, bindegewebigen Membran verschlossen (Abb. 62). Der angeborene Lückenschädel muß differentialdiagnostisch von *erworbenen Defekten* des Schädelknochens abgegrenzt werden, die *nach einem Trauma* im Wachstumsalter entstehen können.

Die Fehlformen des Schädels können sich von dem auch normalerweise vorkommenden relativ hohen Schädel über den einfachen Turmschädel (Turricephalie) bis zu den grotesken Formen bei der Dysostosis cranio-facialis (Crouzon) und der Dysostosis mandibulo-facialis steigern.

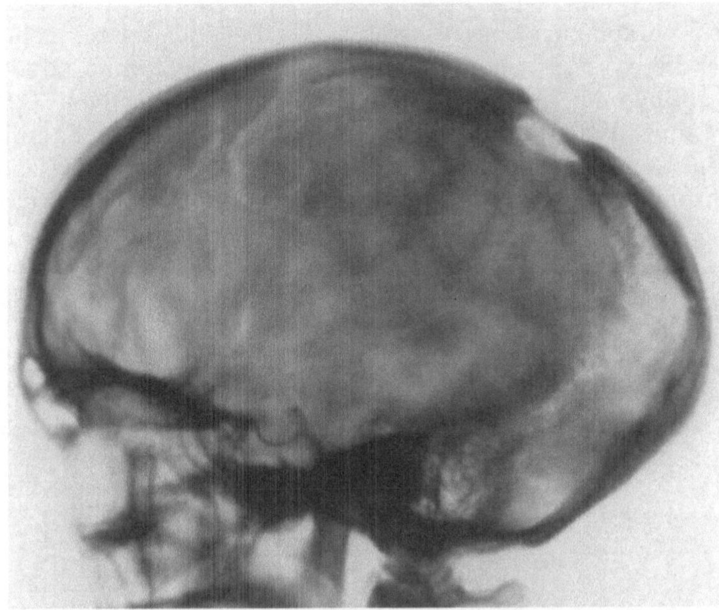

Abb. 62 b

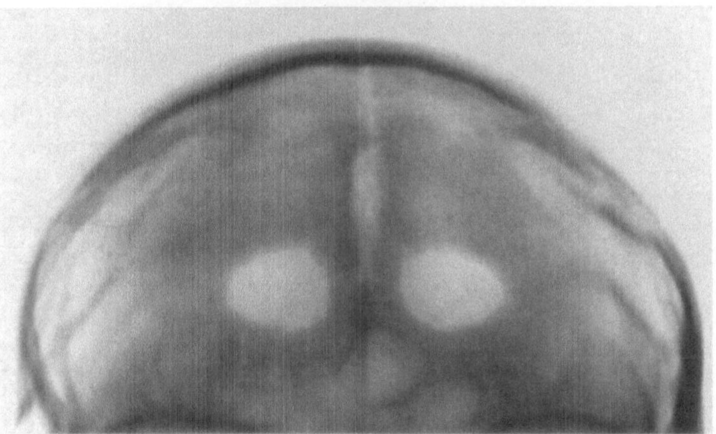

Abb. 62 c

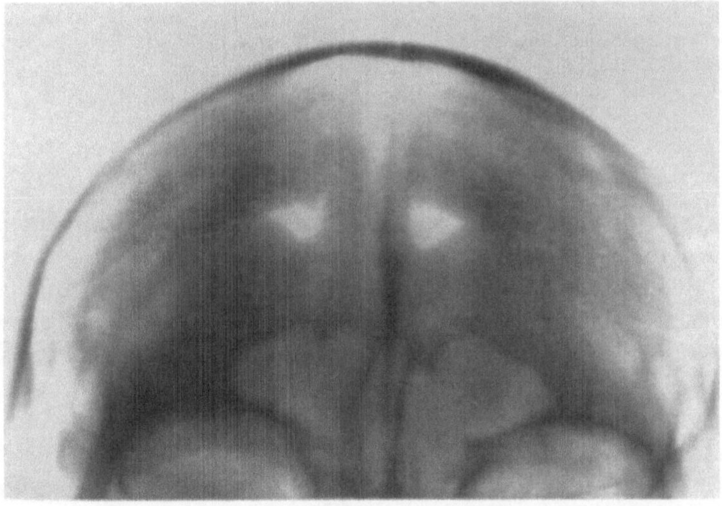

Abb. 62 d

a) Die Dysostosis cranio-facialis (Crouzon)

Zu den selten vorkommenden Dysostosen des Schädelskeletes gehört der erbliche Turmschädel oder die Dysostosis cranio-facialis (erstmalig 1912 von CROUZON beschrieben). Diese typische Mißbildung des Schädelskeletes wurde später von CROUZON als erbliche Störung erkannt, da ihr Auftreten bei vier Personen in einer Familie und zwei aufeinanderfolgenden Generationen beobachtet werden konnte. Inzwischen sind weitere Familienbeobachtungen erfolgt, die die Annahme eines *dominanten Erbganges* bestätigen (v. VERSCHUER).

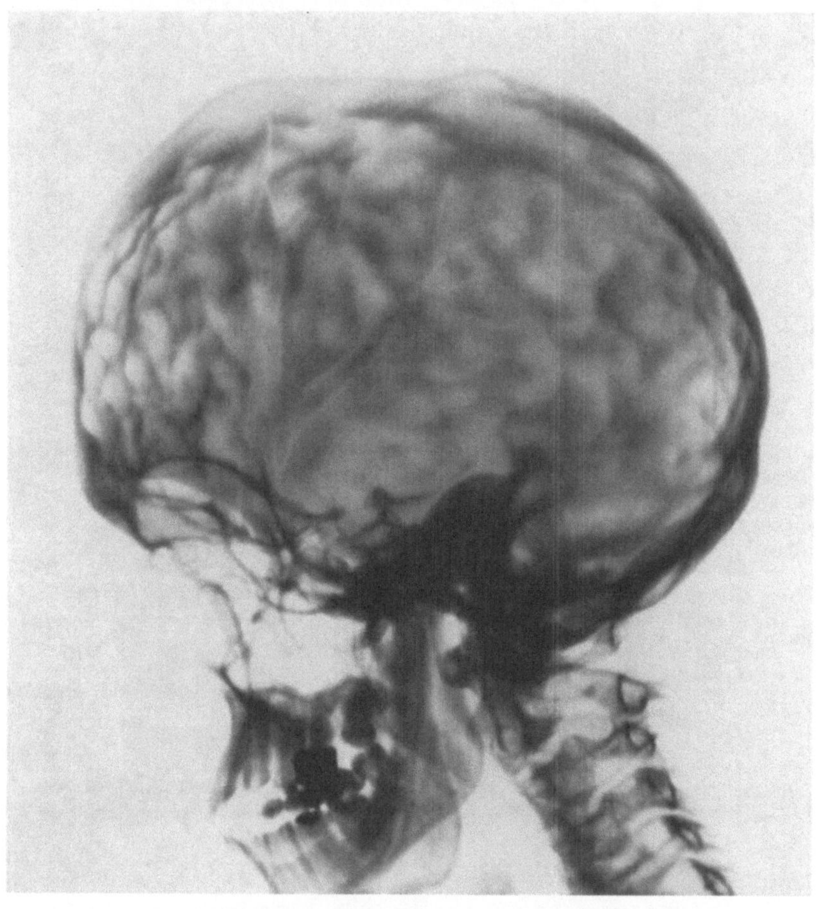

Abb. 63. Typische Veränderungen des Schädelskeletes bei Turmschädel (Dysostosis cranio-facialis) mit stark betonten Impressiones, vollständiger Verknöcherung der Schädelnähte, Abflachung und Verkleinerung der Sella sowie einer Kyphose der Schädelbasis. Deformierung der Orbita, Hypoplasie des Gesichtsschädels. 37jährige Patientin

Als Hauptsymptom sind die bereits im fetalen Leben beginnenden *Nahtsynostosen des Schädels* zu nennen. Das Bild des Turmschädels resultiert durch kompensatorisches Wachstum im Bereich der großen Fontanelle in kranialer Richtung (Abb. 63). So erscheint der Hinterkopf flach und ohne Vorwölbung. Infolge des gesteigerten Hirndruckes ist die *Sella flach und vertieft*. *Ein Hydrocephalus internus kommt regelmäßig vor.*

Die Ossifikationsstörung führt zu einer *Abflachung der Orbita*, wodurch ein *Exophthalmus* mit Neigung zum Strabismus divergens resultiert. Der Abstand der Augenhöhlen voneinander ist vergrößert. Die Formänderungen der Orbita, der gesteigerte Hirndruck und die Deformierung des Canalis opticus haben eine *Stauungspapille* mit *sekundärer Opticusatrophie* und der Gefahr der Erblindung zur Folge. Einige Fälle zeigen eine *Hypo-*

plasie des Oberkiefers und die dadurch bedingte Prognathie des Unterkiefers. Die Nase kann stark gekrümmt sein (Papageiennase). Je nach der Formbildung des Schädels wird auch von einem Spitzkopf (Oxycephalie), Gipfelkopf (Acrocephalie), Turmschädel (Turricephalie) oder Zuckerhutkopf gesprochen. Die Kranken sind *in der Regel schwachsinnig.*

Als *begleitende Mißbildungen* kommen häufig unterentwickelte Hörknöchelchen und Stenosierungen des Gehörganges mit *absoluter Taubheit* vor. Da sich die Dysostose in den letzten Schwangerschaftsmonaten entwickelt, ist sie bei der Geburt bereits manifest und der häufig deformierte, starre Schädel kann ein Geburtshindernis darstellen.

b) Die Dysostosis mandibulo-facialis

Die Erkrankung wurde bereits 1889 von BERRY beschrieben. Es handelt sich um ein *einfach dominantes Erbleiden* mit großer intrafamiliärer Variabilität (v. VERSCHUER). In einer Familie wurde beobachtet, daß beide Eltern eine aus der vorhergehenden Generation ererbte, unvollständige Form der Krankheit aufwiesen. Die Kinder dieser Ehe zeigten eine schwere, frühletale Dysostosis mandibulo-facialis, durch Homozygotie des pathologischen Gens bedingt (ZUNIN).

Das Leiden charakterisiert eine Gesichtsform, die man mit dem *Aussehen eines Vogels* vergleicht. Das Kinn flieht zurück, der Gaumen ist hoch und die Zähne liegen atypisch. Die *Lidspalten sind schräg nach abwärts gerichtet.* Die Gesichtsknochen sind hypoplastisch bei *fliehendem Kinn* und fehlendem Naso-frontal-Winkel. Die *Haargrenze* ist in der Regel atypisch.

Die *Hypoplasie der Knochen des Gesichtes*, besonders der Maxilla und der Mandibula, sowie *Mißbildungen des äußeren Ohres* (Verziehungen, Aplasie des äußeren Gehörganges, Deformierungen der Ohrmuschel) und des Mittelohres (Perforation des Trommelfells) stehen im Vordergrund. Das Innenohr ist nicht regelmäßig betroffen. Im Audiogramm kann eine *Taubheit* für hohe und tiefe Töne festgestellt werden.

Röntgenologisch findet sich eine Aplasie des Ramus ascendens mandibulae, des Os cygomaticum, ein deutlich verdickter Schädelknochen und eine Vermehrung oder Betonung der Impressiones digitatae. Die Schädelbasis ist selten verändert. Bei einer Verschmälerung des inneren Gehörganges kann der äußere Gehörgang oft rudimentär angelegt sein. Die Bogengänge sind normal. Der Warzenfortsatz weist eine Pneumatisationshemmung auf. Der Oberkieferknochen ist klein, wodurch eine Fehlstellung der Zähne zustande kommt. Der deformierte, schmale Unterkiefer zeigt ein oft einseitig hypoplastisches Kieferköpfchen, das hin und wieder fehlen kann. Infolge der Hypoplasie von Jochbein und Maxilla ist der Orbitarand nicht voll ausgebildet.

Daneben sind andere *Skeletveränderungen* wie Wirbelsynostosen, Oligodaktylien, Radio-Ulnarsynostosen, Thoraxdeformierungen und Gelenkfehlbildungen bekannt geworden.

Zu den *klinischen Symptomen* gehört vor allem die antimongoloide Lidspalte mit Kolobombildung des Unterlides, doch ist dieser Befund nicht obligat. Die Verplumpung des äußeren Ohres und eine Atresie des Gehörganges sind häufiger zu finden. Der meist *sehr hohe Gaumen kann gespalten sein.* Die Mundspalte reicht einige Millimeter über das Lippenrot. Fehlstellungen und Vergrößerungen der Zähne kommen vor. In einigen Fällen fanden sich *Fisteln zwischen dem Ohr und dem Mund.* Nach der Wange hin ist ein *atypischer Haarwuchs* und ein tiefer Haaransatz zu finden.

Untersuchungen mit dem Elektroencephalogramm ergaben meist normale Befunde. Auch die Encephalographie zeigt trotz der schweren Fehlbildung selten einen krankhaften Befund.

Pathogenetisch ist nicht nur eine Erbkrankheit, sondern auch eine Embryopathie nach Röteln (TÖNDURY), durch Grippe und Diphtherie (GRANRUD), durch Toxoplasmose (WEYERS) und durch induzierte Mutationen diskutiert worden.

Die *einseitige Form* der Dysostosis mandibulo-facialis wurde von WILSON mit gleichzeitig vorkommender Lungenagenesie beschrieben.

Als besondere Form der kombinierten Mißbildung im Sinne einer *Dyscranio-Dysphalangie* beschrieb WEYERS unter der Bezeichnung „Dysostosis acrofacialis" einen Fall mit Hexadaktylie an der Kleinfinger- und Kleinzehenseite beiderseits, medianer Unterkieferspalte und Oligodontie. Derartige komplexe Störungen werden noch häufiger zu beobachten sein.

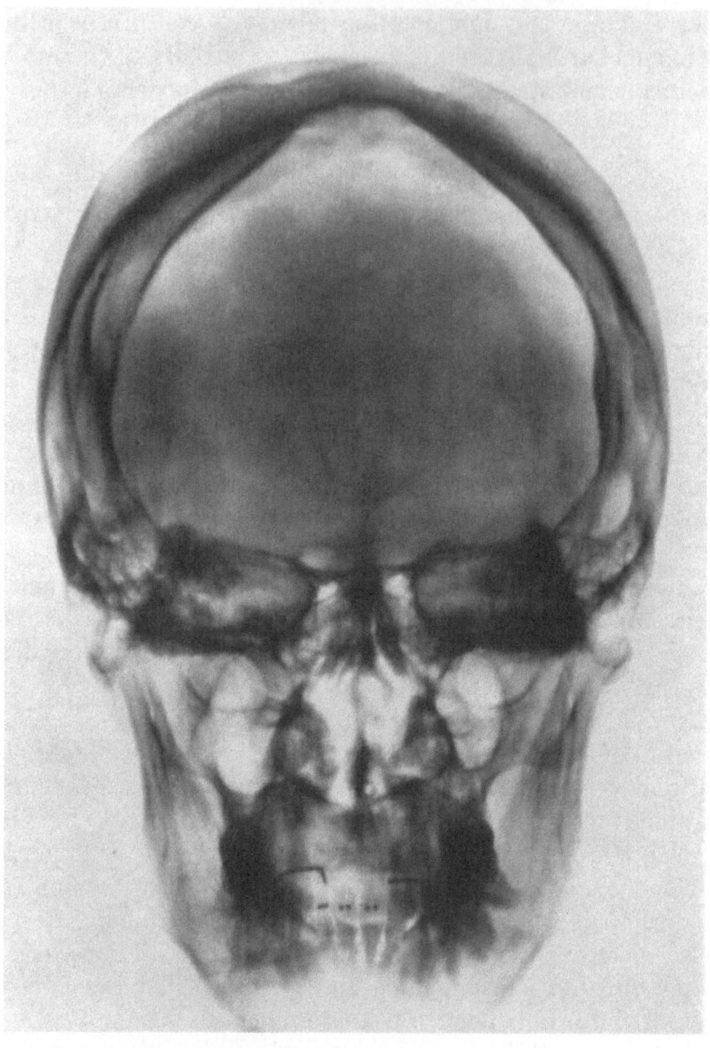

a

Abb. 64a—c. Skeletveränderung bei hämolytischem Ikterus. Klinisch fand sich ein Milztumor und eine geringe Lebervergrößerung. Die Skeletveränderungen des Schädels sind nicht ganz typisch (a und b), da auch das Stirnbein mitbeteiligt ist. Die Kranznaht ist vollständig verknöchert, die Lambdanaht teilweise. Abflachung der Sella und Druckatrophie der Processus clinoides anteriores. Etwas ungewöhnliche Verdickung der Diploe des Schädels ohne typische Spiculabildung. Das Handskelet zeigt Strukturveränderungen im Sinne einer Osteoporose mit sehr feinmaschiger Spongiosatransformation (c). 25jähriger Mann

c) Der familiäre hämolytische Ikterus

(Gänsslensches Erbsyndrom, MINKOWSKI)

Der familiäre hämolytische Ikterus stellt zahlenmäßig den größten Teil der hämolytischen Anämien dar. Die Hämolyse wird durch eine Resistenzverminderung der roten Blutkörperchen hervorgerufen, und es kommt zu einer Anämie sowie zu einem Überangebot an Blutfarbstoff. Ikterus der Haut, Vergrößerung der Milz (Milztumor) und Vermehrung der Blutbildungsstätten sind die Folgen. Das Knochenmark wird zu erhöhter Aktivität angeregt, wodurch eine Hypertrophie mit typischer Turmschädelbildung resultiert. Als häufige sekundäre Komplikation werden Koliken infolge einer Cholelithiasis (Bilirubinsteine) beobachtet.

Röntgenologisch ist das am meisten hervorstechende Symptom *der Turmschädel* mit einer *stärkeren Verdickung der Scheitelbeine* sowie einer Volumenabnahme der Stirnbeine (Abb. 64a, b). Es sind auch Abortivformen bekannt geworden. Die Erbträger können nur eine Andeutung der Symptome der Krankheit zeigen. Die verschiedensten Formen des hämolytischen Ikterus sind von GÄNSSLEN unter dem Begriff „der hämolytischen Konstitution" zusammengefaßt worden. Es handelt sich um *ein dominantes Erbleiden,*

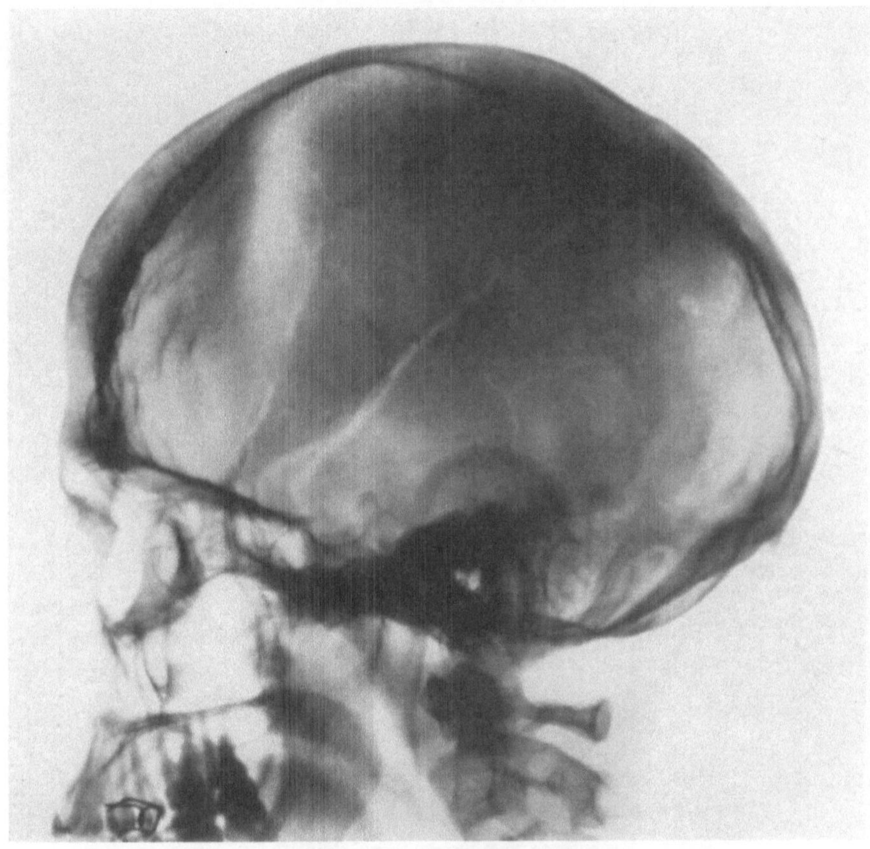

Abb. 64 b

das heterozygot in Erscheinung tritt. Die Erkrankung kommt bei Europäern häufiger vor, ist aber auch bei Japanern, seltener bei Negern anzutreffen.

Neben der Turmschädelbildung sind *zahlreiche Anomalien* wie *Zahnanomalien* (Verlagerungen und Ausfall von Zahnanlagen), *spitzbogenförmiger Gaumen, Brachydaktylie, Polydaktylie, Syndaktylie,* eine *kongenitale Hüftgelenkluxation, Hohlfußbildungen* und verschiedene *Mißbildungskombinationen* bekannt geworden. Ferner sind ein *Hypergenitalismus, ein Mikrophthalmus,* die Ausbildung von *Mongolenfalten* am Auge und *Deformierungen der Ohrmuschel* sowie eine *Otosklerose* bei hämolytischem Ikterus beschrieben worden.

Die *Erythrocyten* sind kugelförmig deformiert, haben einen verkleinerten Durchmesser ein normales oder vergrößertes Zellvolumen und meist normalen *Färbeindex.* Die Lebenszeit der Erythrocyten ist deutlich verkürzt. Die hämolytische Komponente führt zu Blutkrisen.

Ferner ist in diesem Zusammenhang die *Elliptocytose* als meist gutartige Anomalie der roten Blutkörperchen zu nennen, die nur selten krankhafte, hämolytische Störungen hervorruft.

Einige Autoren grenzen noch das Bild der *Ovalocytämie* ab. Dieses dominant erbliche Leiden wurde in Amerika entdeckt (DRESBACH) und ist durch die *Ellipsenform der roten Blutkörperchen* charakterisiert. Die Formveränderungen der roten Blutkörperchen finden sich bereits im Knochenmark, und die Resistenz der Erythrocyten ist herabgesetzt. Die Prognose dieser Erkrankung ist schlechter als die des familiären hämolytischen Ikterus.

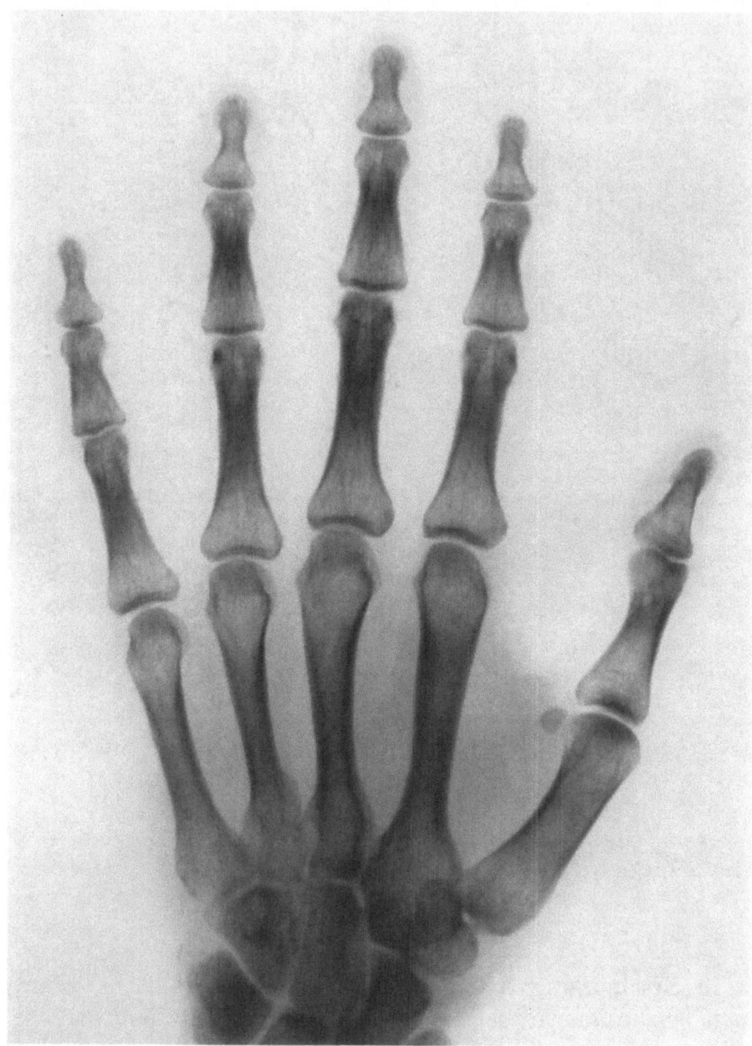

Abb. 64c

Der hämolytische Ikterus kann in *jeder Altersstufe* auftreten und verschiedene Schweregrade aufweisen. Durch den Erbgang unterscheidet sich das Leiden von symptomatischen hämolytischen Anämien. In den seltenen Fällen einer längeren Krankheitsdauer sind auch Veränderungen der *Röhrenknochen* im Sinne einer *osteoporotischen Strukturauflockerung* (Abb. 64c) sowie einer *leichten Auftreibung* beobachtet worden. Der Markraum kann sich verbreitern, die Corticalis und Compacta werden dünner.

Als besonders günstige, therapeutische Maßnahme gilt die Splenektomie. Die Form der roten Blutkörperchen zeigt zwar keine Änderung, doch soll die Splenektomie eine deutliche Lebensverlängerung bewirken.

d) Die Dysostosis cleidocranialis

Die Dysostosis cleidocranialis ist eine seltene, erstmals von MARTIN 1765 beschriebene, erbliche Störung der Knochenentwicklung, die sich vor allem an den bindegewebig präformierten, sog. Belegknochen des Skeletes — dem Schädel und den Schlüsselbeinen — manifestiert. Sie tritt *dominant, seltener geschlechtsgebunden hereditär*, häufig familiär, aber auch anlagemäßig spontan auf. Die bisher vorliegenden Sippenuntersuchungen sprechen für ein autosomales Gen als Ursache der Störung. Von LASKER wird eine mutative Neuentstehung angenommen. Das männliche und das weibliche Geschlecht sind etwa gleich häufig betroffen (nach Zusammenstellungen von LASKER — in v. VERSCHUER —

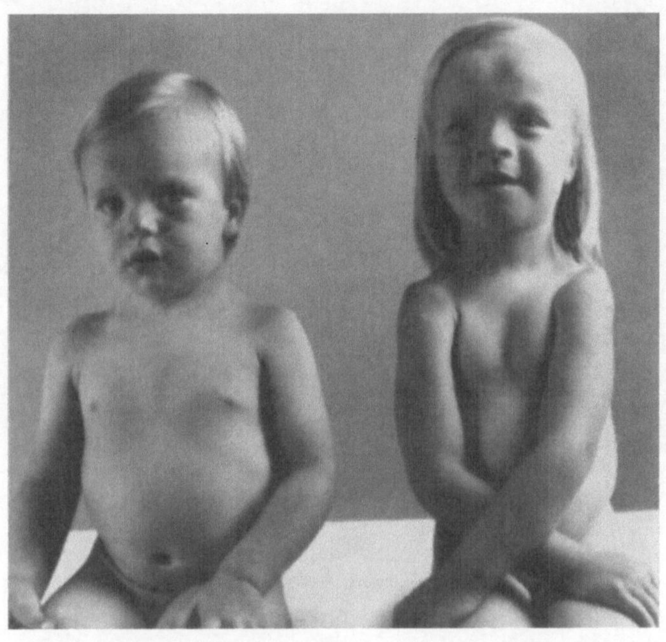

a

Abb. 65a—h. Geschwisterpaar mit einer Dysostosis cleidocranialis (a). Nur eine der Schwestern (die rechte) weist Veränderungen im Sinne der erblichen Störung der Knochenentwicklung auf. Der Vergleich der beiden Thoraxübersichtsaufnahmen (b und c) zeigt nur bei einer der Schwestern die typische Wachstumshemmung und Hypoplasie der Clavicula bds., die erst die abnorme Beweglichkeit des Schultergürtels erlaubt. Die unvollständige Verknöcherung des Schädelskeletes ist besonders in den Defekten der Fontanellenregion nachweisbar (d und e). Besonders deutlich ist die persistierende Lückenbildung im Schädelskelet bei dem Vater zur Darstellung gekommen (f), bei dem mit 34 Jahren noch ein breiter Spalt in der Medianlinie zwischen den beiden Stirn- und Scheitelbeinen besteht sowie die Kranznaht noch nicht verknöchert ist. Das Handskelet des Vaters zeigt Ossifikationsstörungen an den Fingergliedern (g). Die Dysostose prägt sich im Bereich des Beckenskeletes in einer Verplumpung der Schenkelhälse und einer Deformierung des Beckens aus (h)

in einer Sippe 238 Männer und 216 Frauen). Nach den bisher vorliegenden Beobachtungen, die einige hundert Fälle umfassen, könnte *eine Störung aller Mesenchymabkömmlinge vermutet* werden.

Die Ossifikationsstörung ist *nicht nur auf das Schädelskelet beschränkt, sondern findet sich auch im übrigen Skeletsystem wieder* (Abb. 65). Histologische Untersuchungen zeigten, daß der ruhende Knorpel durch Vermehrung seiner Intercellularsubstanz zu hypertrophieren scheint und hierdurch die Verknöcherungshemmung und den daraus resultierenden Minderwuchs wenigstens teilweise kompensieren kann. Die Kranken weisen aber dennoch eine auffallende Dysproportion auf.

Die *Schädelveränderungen* sind durch eine *Wachstumshemmung* und eine *unvollständige Verknöcherung* im Bereich der Ränder der einzelnen Schädelknochen charakterisiert. Als Folge dieser Störung sind die *Fontanellen lange offen* und können bis ins Erwachsenenalter

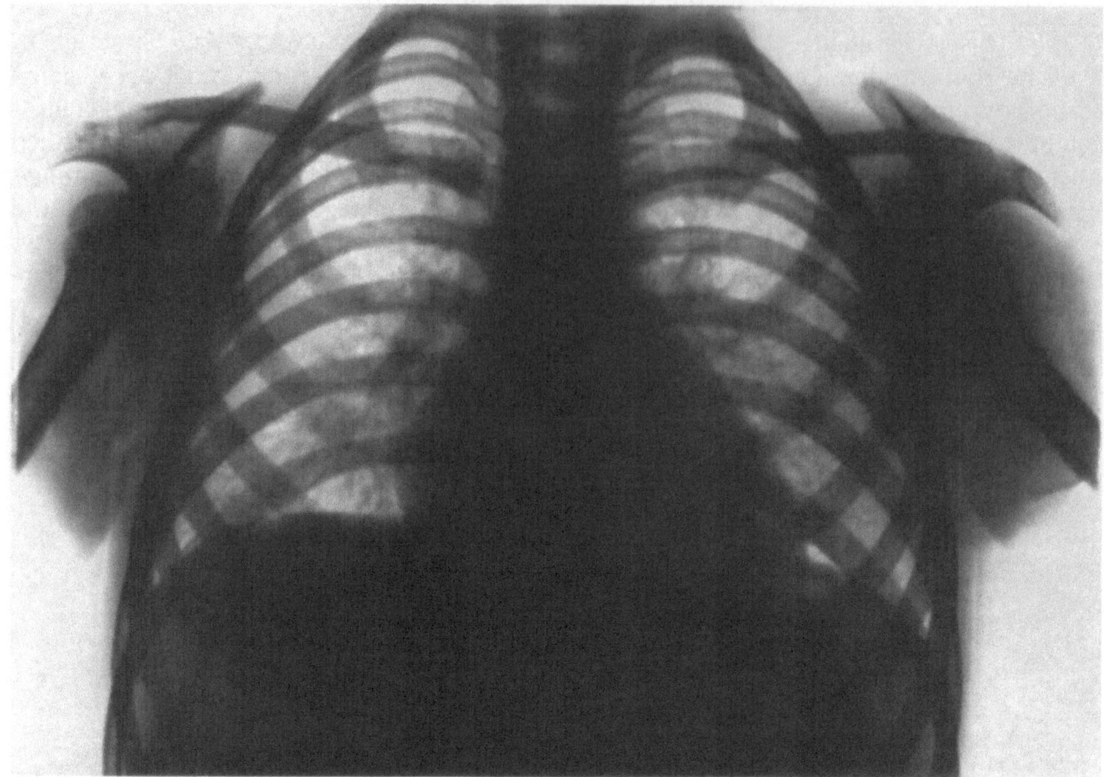

Abb. 65 b

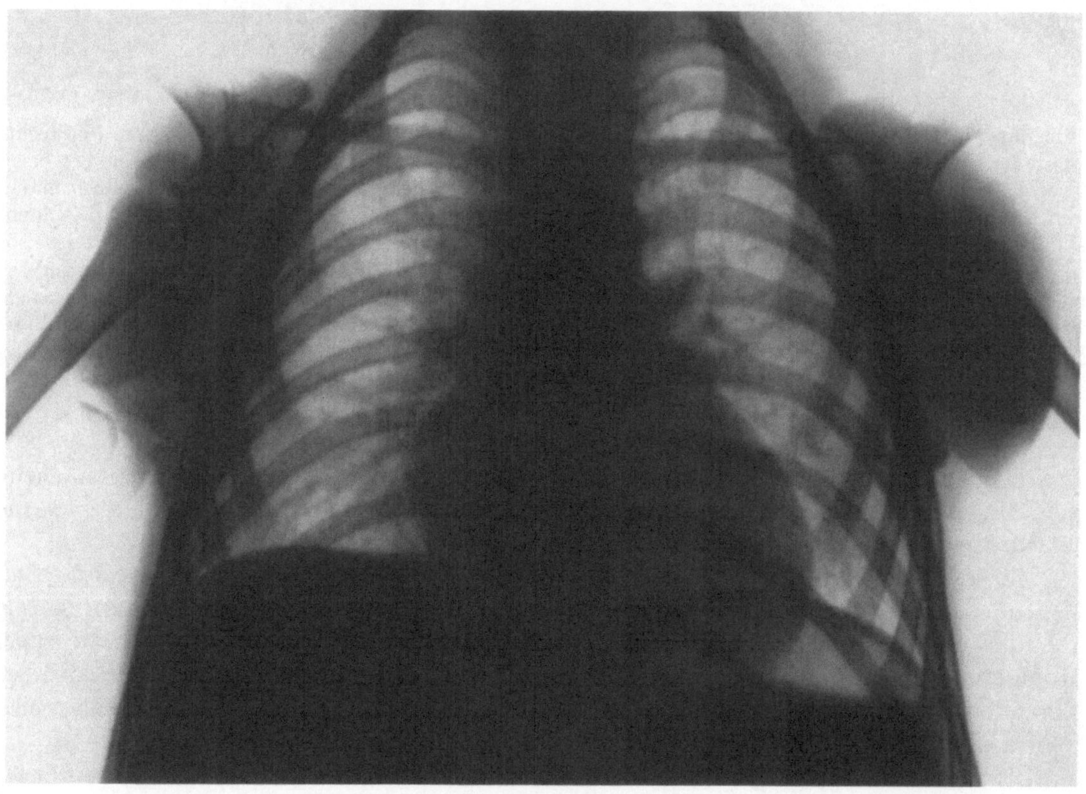

Abb. 65 c

hinein nachgewiesen werden (Abb. 65d—f). In die häufig breit klaffenden Schädelnähte sind *Schaltknochen* eingelagert. Der *Hirnschädel* ist trotz der schweren Ossifikationsstörung auffallend *groß*. Der *Gesichtsschädel* weist dagegen eine stärkere *Wachstumshemmung* auf, von der besonders die Kieferknochen, die Jochbeine, das Nasen- und die Tränenbeine betroffen sind. Die Nasennebenhöhlen sind entweder stark reduziert oder fehlen ganz. Die Pneumatisation der Warzenfortsätze kann ausbleiben. Der Clivus ist nach vorn gekippt, so daß die Schädelbasis eine Art Kyphose aufweist und durch die Wirbelsäule imprimiert wird (echte *basale Impression*). Eine solche Impression kann Ursache der

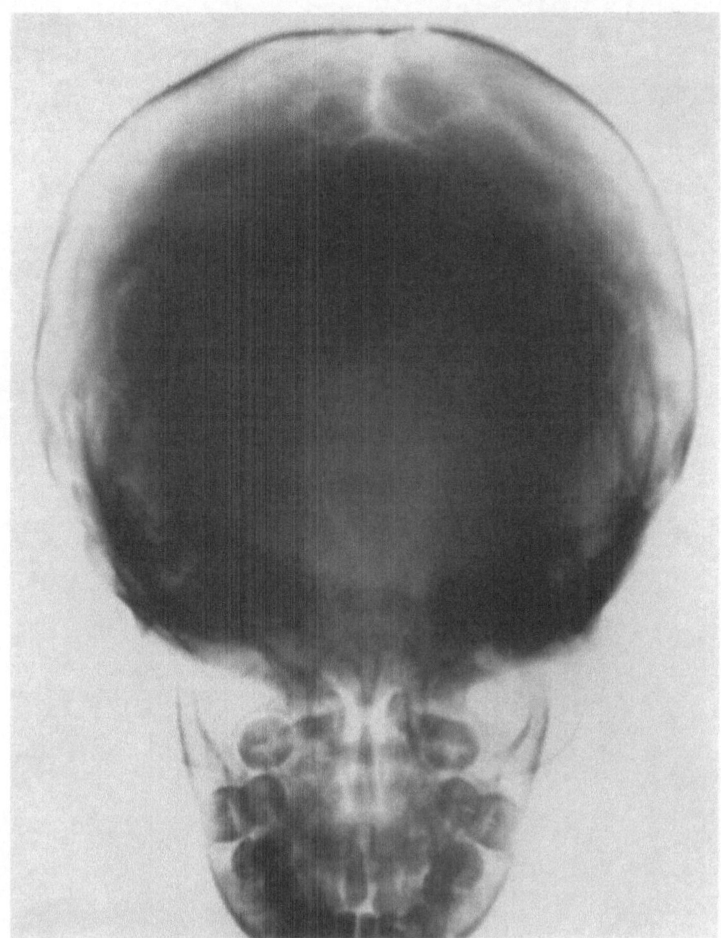

Abb. 65d

Breitenzunahme des Schädels sein. Hierdurch ist die Form des Schädelskeletes oft kantig. Manchmal bestehen Zahnanomalien und überzählige Zahnkeime. Eine Persistenz der ersten Dentition kann bis ins Erwachsenenalter hinein beobachtet werden. Hinzu kommen Anomalien der Anordnung Form, Größe und Lage der Zähne.

Durch die Schädelmißbildung erscheint *das ganze Gesicht klein*, die Stirn ist stark vorgewölbt mit beidseitigen Stirnhöckern, die *Maxilla ist unterentwickelt*, der Gaumen ist sehr schmal und es fällt eine Prognathie auf.

Anomalien der Schlüsselbeinentwicklung sind regelmäßig vorhanden. Die Schlüsselbeindefekte sind unregelmäßig (Abb. 65b, c). Es können Schädelknochen und Clavicula *gleichzeitig* von der Mißbildung betroffen sein, doch kann auch *allein* eine Entwicklungshemmung der Clavicula vorkommen. Die Schlüsselbeine können völlig oder teilweise fehlen,

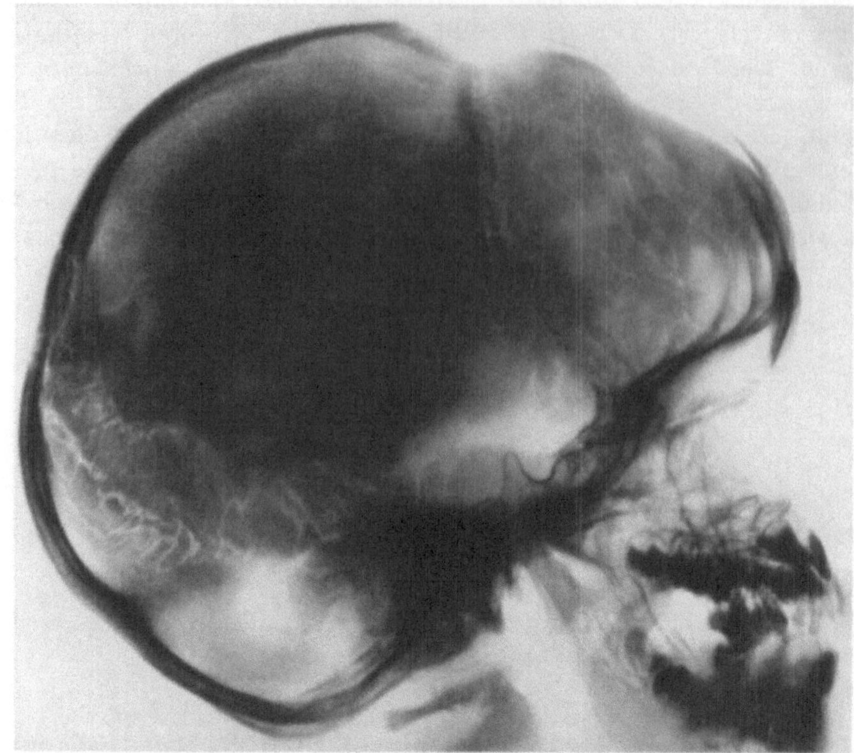

Abb. 65e

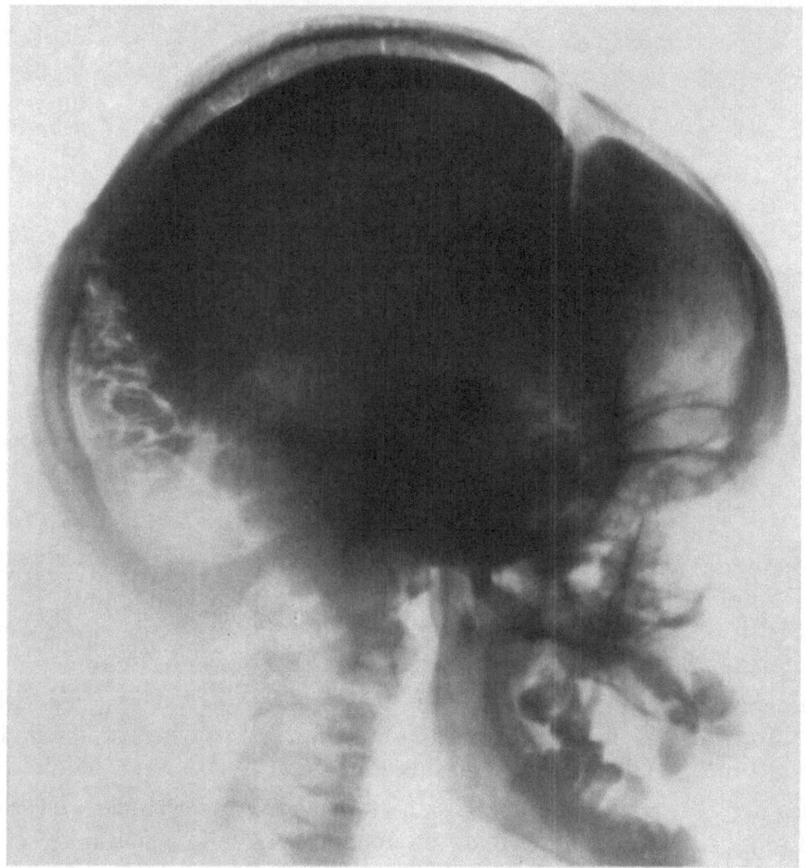

Abb. 65f

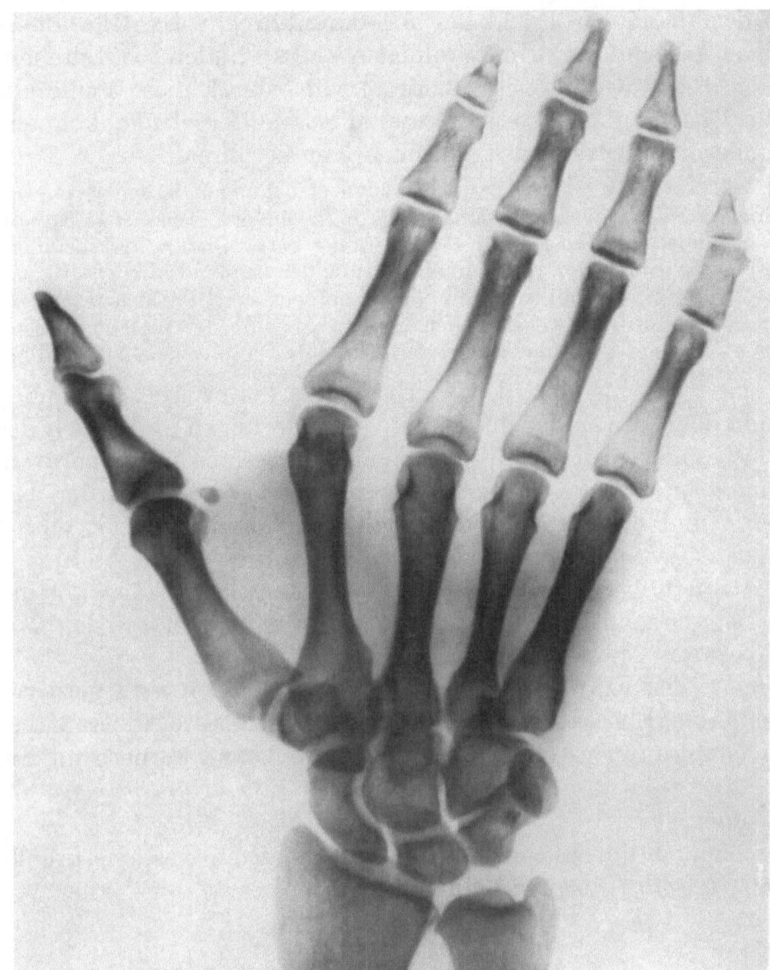

Abb. 65g

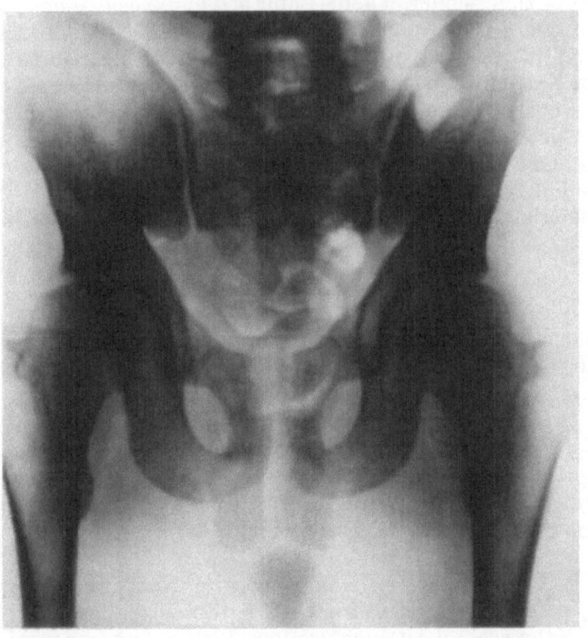

Abb. 65h

einseitig oder beidseitig mißgestaltet sein. Bekanntlich ist das Schlüsselbein der erste Knochen, in dem bereits während der 5.—6. Fetalwoche Ossifikationskerne auftreten. Die Claviculadefekte sind meist im acromialen Teil zu finden. In seltenen Fällen können auch zweiteilige Reste der Clavicula vorkommen. Durch diese Fehlbildung hängen die Schultern der Patienten meist etwas, und die Schultergelenke können aktiv vor der Brust aneinander gebracht werden und sich hier berühren.

Die bisher bekannten Ergebnisse von Sippenuntersuchungen haben gezeigt, daß die Störung *nicht nur die bindegewebig präformierten Knochen betrifft*, sondern *auch das knorplig vorgebildete Skelet*. Neben dem Wachstumsrückstand ist eine *Unreife in der Verknöcherung* festzustellen. So können einzelne Skeletabschnitte infolge der allgemeinen Störung der enchondralen Ossifikation unverknöchert erhalten bleiben. Die Epiphysenlinien sind in der Regel sehr weit. Pathogenetisch ist die Störung der fetalen Ossifikation der Bindegewebsknochen und die Störung der perichondralen Ossifikation von großem Interesse. Es liegt also eine selektive Störung des epiphysär-enchondralen Wachstums vor.

Spaltbildungen im Bereich der Wirbelbögen der Wirbelsäule, *Fehlbildungen der Wirbelsäule* und Skoliosen sind nicht selten. Veränderungen im Bereich des *Beckenskeletes* (Abb. 65h), insbesondere der Hüftgelenke in Form einer Coxa vara oder Coxa valga, sowie *Defektbildungen im Bereich der Scham-Sitzbeinknochen* wurden beschrieben. Das sog. *Spaltbecken* und die Spina bifida, *Spalthände* und *Spaltfüße*, eine Radiusluxation und *Synostosen zwischen Atlas und Os occipitale* wurden beobachtet.

Auch die *Ossifikation der Handknochen* kann um Jahre zurückbleiben. Als seltene Beobachtung ist die multiple Anlage von *Pseudoepiphysen* an den Metacarpalia und Metatarsalia bekannt geworden (MAAS).

Die *Intelligenz* der Kranken kann ungestört sein, doch sind geistige Entwicklungsverzögerungen, eine Epilepsie und Idiotie bei Dysostosis cleidocranialis keine seltenen Koinzidenzen (s. Zusammenstellung von HAUBENREISSER). Ferner sind *Anlage zu Hernien* (Nabelbruch, Rectusdiastase usw.), tiefer Haaransatz, *Hörstörungen und Sehstörungen* bekannt geworden.

Diese vornehmlich am Knochengerüst manifestierten Systemerkrankung des Bindegewebes scheint *bei allen Rassen* vorzukommen.

e) Die Acrocephalosyndaktylie Apert

Es handelt sich um einen recht typischen Symptomenkomplex, zu dem *Mißbildungen des Schädels* (Acrocephalie, oben spitz zulaufender Schädel) und *Mißbildungen von Fingern und Zehen*, meist Syndaktylie, gehören (Abb. 66). Die Syndaktylie kann zu einer vollständigen Verwachsung sämtlicher Strahlen und somit zur Entwicklung einer „Löffelhand" führen. Es sind ferner *Deformierungen der großen Gelenke* und der Extremitäten mit Einschränkungen der Beweglichkeit und Fehlbildungen des Beckens beschrieben worden. Eine Kombination der Mißbildungen mit *Gaumenspalten, Entwicklungsstörungen der Geschlechtsorgane* und *Mißbildungen des Auges* wurden mitgeteilt. Wahrscheinlich entstehen die Mißbildungen aufgrund einer Entwicklungsstörung um den 30. Tag der Embryonalentwicklung, doch sind die Zusammenhänge im einzelnen noch nicht völlig geklärt. Einige bisher beschriebene Fälle zeigen einen *einfach dominanten Erbgang* (v. VERSCHUER).

f) Der Status Bonnevie-Ullrich

Unter den erblichen Fehlbildungen der Dyscranio-Dysphalangien konnte ULLRICH 1930 ein besonderes Erscheinungsbild, den Status Bonnevie-Ullrich abgrenzen, der wiederum in zwei Gruppen unterteilt werden kann.

Einmal ist ein *polyphänes Bild* beschrieben worden, das durch *Anomalien im Kopfbereich*, einen *einseitigen Pectoralisdefekt* und *asymmetrische Fehlbildungen im Bereich der Extremitäten* charakterisiert ist.

Ferner ist eine *symmetrische Form* des Status Bonnevie-Ullrich (Turner-Syndrom) beobachtet worden. Die einzelnen Symptome sind: *Pterygium colli* mit Kleinwuchs, eine *Mamillenhypoplasie* mit Entwicklungsverzögerung der Geschlechtsreife, *Nageldystrophien, Cubitus valgus*-Stellung der Arme, *Ohrentiefstand* mit tiefreichender Haargrenze im Nacken, ogivaler Gaumen und *verstärkte Impressiones digitatae, schlaffer Gesichtsausdruck* mit herabhängenden Augenlidern *(Ptosis)* und Mundwinkeln. Retardierter Zahnwechsel ist nicht selten. Bisher sind nur wenige Familienbeobachtungen bekannt geworden, so daß eine abschließende Beurteilung des Erbganges noch nicht möglich ist.

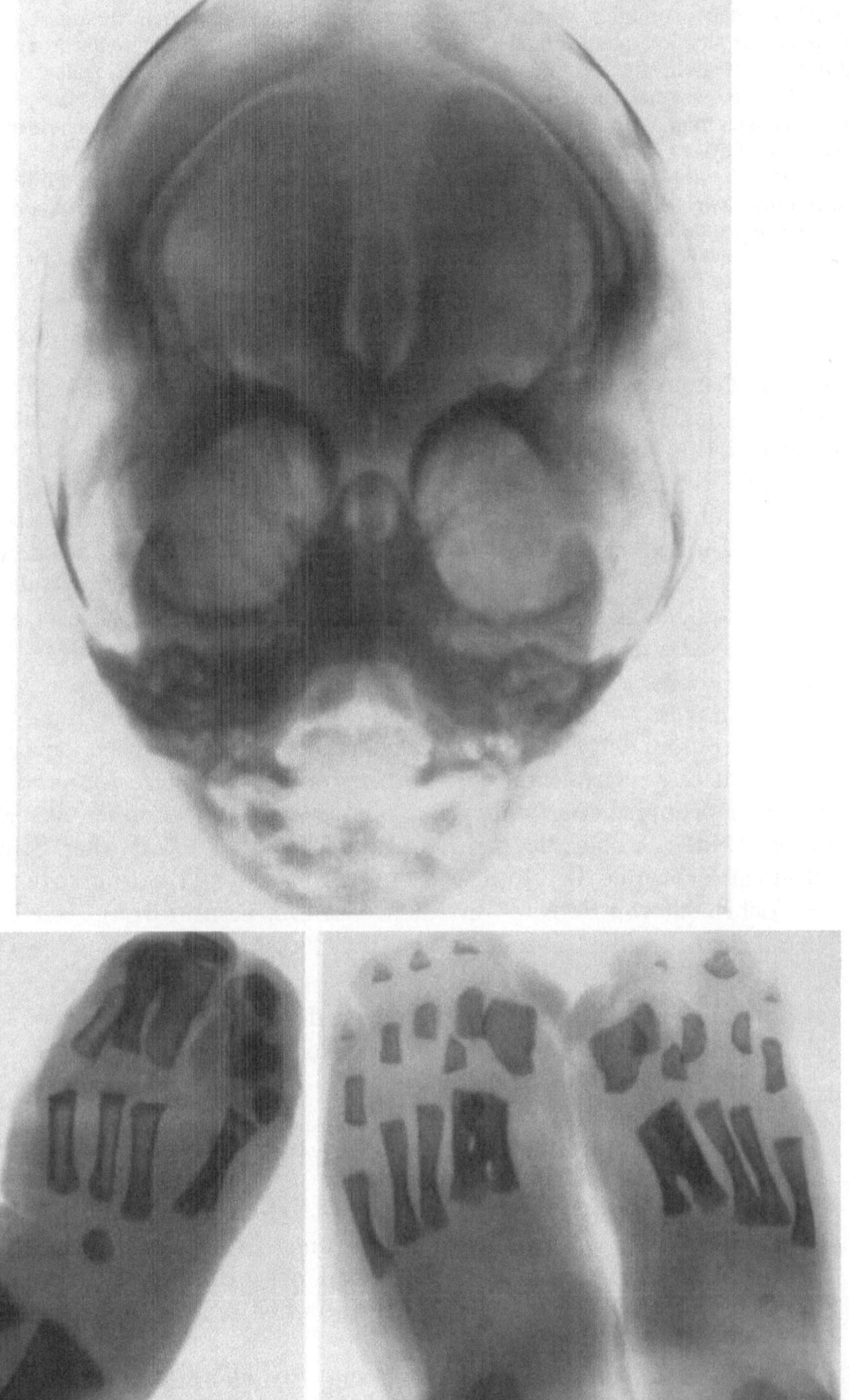

Abb. 66a—c. Kombinierte Mißbildung des Schädelskeletes und des Fuß- und Handskeletes bei Acrocephalo-syndaktylie (Apert). Der Schädel (a) läuft nach cranialwärts spitz zu (Acrocephalie). Die Verwachsungen der Finger führen zu der typischen Löffelhand (b). Im Bereich der Füße waren auch Ossifikationsstörungen und Fehlformen der Knochen neben einer Teilverschmelzung der Zehen nachweisbar (c). (Universitäts-Kinderklinik Kiel)

g) Das Syndrom von Laurence-Moon-Bardet-Biedl

Die charakteristischen Merkmale dieses Syndroms sind: eine Stammfettsucht, Hypogenitalismus (Dystrophia adiposo-genitalis), eine Retinitis pigmentosa, Intelligenzstörungen und Skeletmißbildungen. Die Stammfettsucht und die Retinitis pigmentosa sind regelmäßig nachzuweisen. Nach bisher vorliegenden erbbiologischen Untersuchungen (PANSE, KUROMARU und USA) kann ein *recessiver Erbgang* als sicher angenommen werden. Das Gen scheint auch in heterozygotem Zustand in Erscheinung zu treten, da bei nächsten Blutsverwandten nicht selten Teilsymptome angetroffen werden. Als gemeinsame Ursache der sehr vielfältigen Anomalien wird eine sich bereits in der Embryonalentwicklung manifestierende *zentrale Störung im Zwischenhirn* vermutet. Das männliche Geschlecht ist häufiger befallen als das weibliche.

Die auch röntgenologisch nachweisbaren Mißbildungen des Skeletes bestehen in *Schädelanomalien* — meist in einer *Turmschädelbildung* —, ferner einer *Polydaktylie*, gelegentlich auch einer *Syndaktylie* und einer *Klumpfußbildung*.

6. Die erblichen Fehlbildungen der Extremitäten

a) Mißbildungen der Endstrahlen

Es soll in diesem Kapitel der Versuch unternommen werden, eine kurze Übersicht über die Morphologie, die formale und kausale Genese der häufigsten Mißbildungsformen im Bereich der Endstrahlen der Extremitäten zu geben.

Wir kennen die *Kurzfingrigkeit oder Brachydaktylie*, die in verschiedene morphologische Typen unterteilt werden kann und sich sowohl an der Hand als auch am Fußskelet findet. Es liegt ein *einfach dominant erbliches Leiden* vor, bei dem Knochen der Hand oder des Fußes — und zwar meist eines einzelnen Strahls — hypoplastisch sind oder fehlen. Verkürzungen der Finger und Zehen können aber auch durch eine Verkürzung der Metacarpal- oder Metatarsalknochen zustande kommen (sog. Brachymetapodie).

Neben der *Brachyhypophalangie* — zu wenig Finger oder Zehen — gibt es auch eine *Brachyhyperphalangie* — zuviel Finger- oder Fußknochen — im Bereich der Extremitäten. Der Zeitpunkt der Entstehung solcher Brachydaktylien ist ontogenetisch in das Vorknorpel- und Knorpelstadium der Ossifikation zu verlegen. Es handelt sich um eine Störung der ursprünglichen primitiven Skeletanlage. Wir können verschiedenste Erbtypen unterscheiden, wobei die Brachydaktylie aller oder fast aller Strahlen an Hand und Fuß einen Erbtypus Drinkwater I und Drinkwater II abzugrenzen erlaubt (s. bei COCCHI im Lehrbuch von SCHINZ, BAENSCH, FRIEDL, UEHLINGER). Der Formenreichtum ist verwirrend, so daß die Einteilung von WERTHEMANN einen gewissen Überblick vermitteln soll.

I. Mißbildungen auf Grund von Störungen der Skeletanlage.
   a) Numerische Schwankungen der Strahlenzahl:
      Polydaktylie — Oligodaktylie.
   b) Störungen der Epiphysen:
      Überzählige Epiphysen, dreigliedriger 1. Strahl — Brachydaktylie.
   c) Störungen der Gelenkentwicklung:
      Klinodaktylie, Gelenkshypoplasie — Gelenksaplasie; Kamptodaktylie — Hammerzehe, Windmühlenflügelstellung, Gelenkschlaffheit.
II. Mißbildungen auf Grund von Störungen der primären Weichteilplatte.
   Totale Syndaktylie und Syndaktylie zwischen einzelnen Strahlen.

Die erste Gruppe stellt Schwankungen der Strahlenzahl dar, die als Plusvariante (Polydaktylie) oder Minusvariante (Oligodaktylie) in Erscheinung treten können. Eine Verdoppelung oder Verschmelzung von Strahlen geschieht nach dem Prinzip der Gabel (Abb. 67 nach BAERWOLFF).

Als *Polydaktylie oder Hyperdaktylie* wird die Vermehrung eines Strahles der Hand bzw. des Fußes bezeichnet, die durch eine axiale — von distal nach proximal gerichtete — Spaltung des Strahles zustande kommt. Bisher konnten alle Abstufungen von einer doppelten Anlage der Tuberositas unguicularis bis zur vollständigen Verdoppelung auch der Metacarpalia (Metatarsalia) und selbständig normal entwickelten Fingern beobachtet werden. Die Polydaktylie läßt vier Erscheinungsformen erkennen:

1. Die präaxiale Form, bei der es sich um eine Vermehrung, meist Verdoppelung der radialen (tibialen) Strahlen, also des Daumens oder der Großzehe handelt.

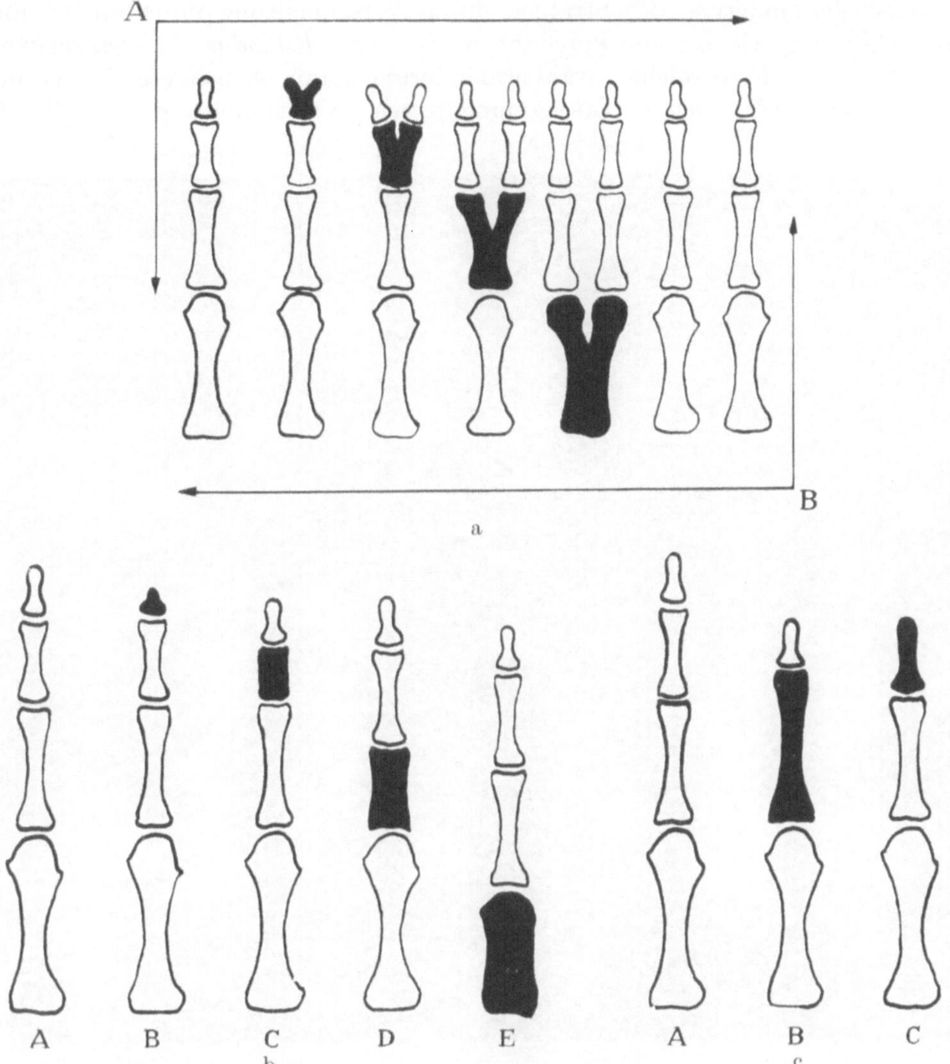

Abb. 67a—c. Schematische Darstellung der möglichen Mißbildungen im Bereich der Extremitäten. (Nach BAERWOLFF.) a Entwicklungsstadien bei Verdoppelungstendenz (A) und bei Verschmelzungstendenz (B). b Brachydaktylie (A normaler Finger eines Erwachsenen — 3. Strahl, B Brachytelephalangie, C Brachymesophalangie, D Brachybasophalangie, E Brachymetacarpie. c Brachyhypophalangie-Biphalangie: A normaler Finger eines Erwachsenen (3. Strahl), B Brachybasohypophalangie, C Brachytelehypophalangie

2. Die postaxiale Form mit einer Vermehrung der Strahlen im ulnaren (fibularen) Bereich, also des Kleinfingers und der kleinen Zehe.

3. Die präpostaxiale Form als seltene Kombination der beiden erstgenannten Polydaktylien.

4. Die axiale Form mit einer Vermehrung der mittleren Strahlen 2—4 einschließlich. An der Hand überwiegt die Verdoppelung des 3. Strahles, am Fuß herrscht die Verdoppelung des 4. Strahles vor. Die axiale Polydaktylie ist die seltenste Erscheinungsform der Mißbildung an Hand und Fuß.

Im Bereich der Randstrahlen sind auch Mehrfach-Mißbildungen, z. B. eine dreifache Entwicklung des Daumens oder der Großzehe bekannt geworden. Die Polydaktylie ist in der Regel *einfach dominant erblich*, doch ist eine wechselnde familiäre Quantität, Qualität und Extensität zu finden.

Bei der *Oligodaktylie* (Minusvariante, auch Ectrodaktylie oder Hypodaktylie genannt) kommt eine Verminderung der Strahlen durch Verschmelzung unter einem ähnlichen Bild der Gabelung wie bei der Polydaktylie *bis zur vollständigen Unterdrückung eines Strahles* zustande. Eine solche Strahlverminderung kann ebenso wie die Vermehrung im Bereich aller Territorien in Erscheinung treten. Verschmelzungen im Bereich der

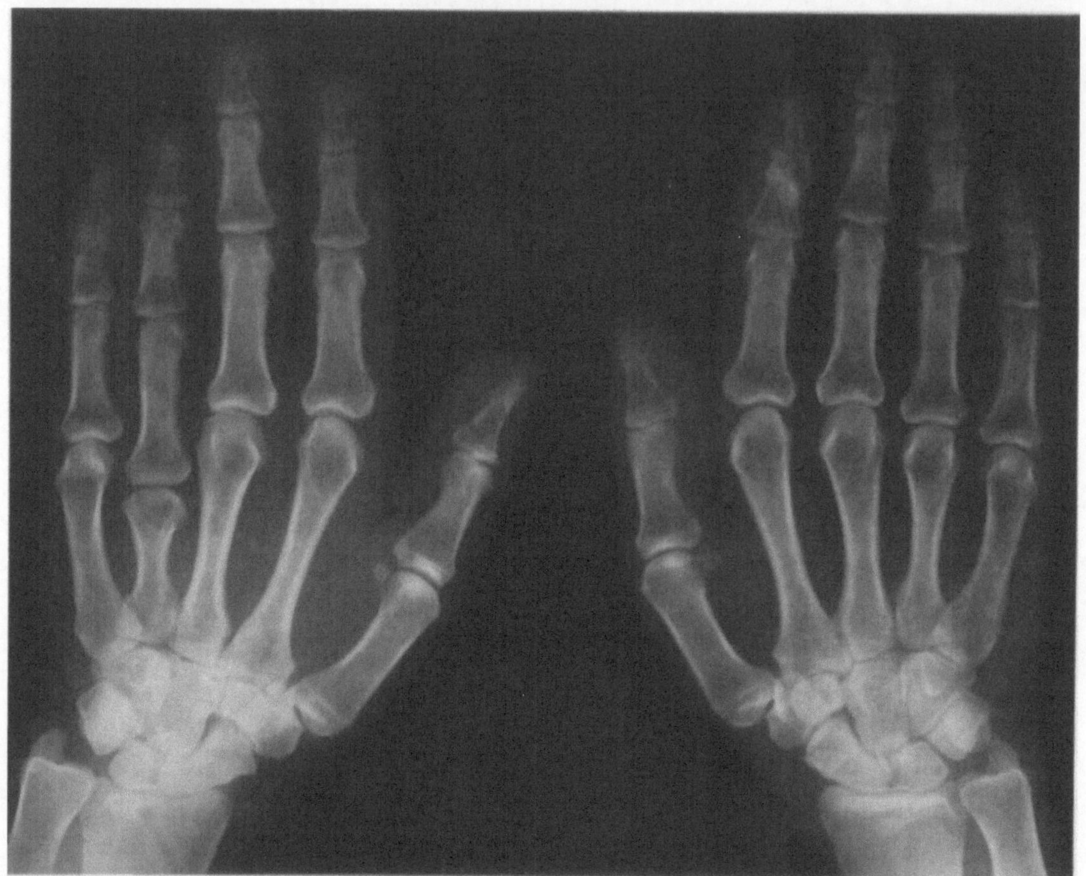

Abb. 68. Brachydaktylie verschiedenster Ausprägung (z. B. mit Brachymetacarpie und Brachytelephalangie) bei 46jähriger Frau. Zufallsbefund

Binnenstrahlen können eine Spalthand- oder Spaltfußbildung vortäuschen. Die Oligodaktylie imponiert häufig nur als Strahlverkümmerung, besonders im Bereich der Randstrahlen. Dieser Formenkreis zeigt eine geringere erbliche Penetranz und Intensität, so daß die Erscheinungen eine gewisse Regellosigkeit zeigen. Ein dominanter Erbgang liegt meist nicht vor.

Die *Monodaktylien* und *Adaktylien* lassen sich genetisch schwer deuten und können den peripheren Hypoplasien oder den queren Stummelbildungen (bzw. Perodaktylien), den Fingerenddefekten zugeordnet werden.

Die *Polysyndaktylie* wird als ein untergeordnetes Merkmal bei dem Laurence-Moon-Bardet-Biedlschen Syndrom (s. S. I, 102) gefunden und ist auch bei der Acrocephalopolysyndaktylie Aperts (s. S. I, 100) beobachtet worden. Selten findet es sich bei der Radius- und Tibiaaplasie und bei einer Ulnaverdoppelung.

Eine *überschüssige Form der Epiphysenentwicklung* ist vor allem an den monoepiphysären Röhrenknochen gefunden worden. Die stärkste Ausprägung dieser Veränderung ist in der Dreigliedrigkeit der normalerweise zweigliedrigen Strahlen an Daumen und Großzehe zu sehen.

Die negative Form der Epiphysenstörung ist die *Brachydaktylie*, bei der eine Verkürzung der Finger- bzw. Zehenstrahlen auftritt (Abb. 68). Es sind bestimmte Abschnitte innerhalb des Strahles reduziert. Eine Verkürzung im Bereich der Phalangen wird als

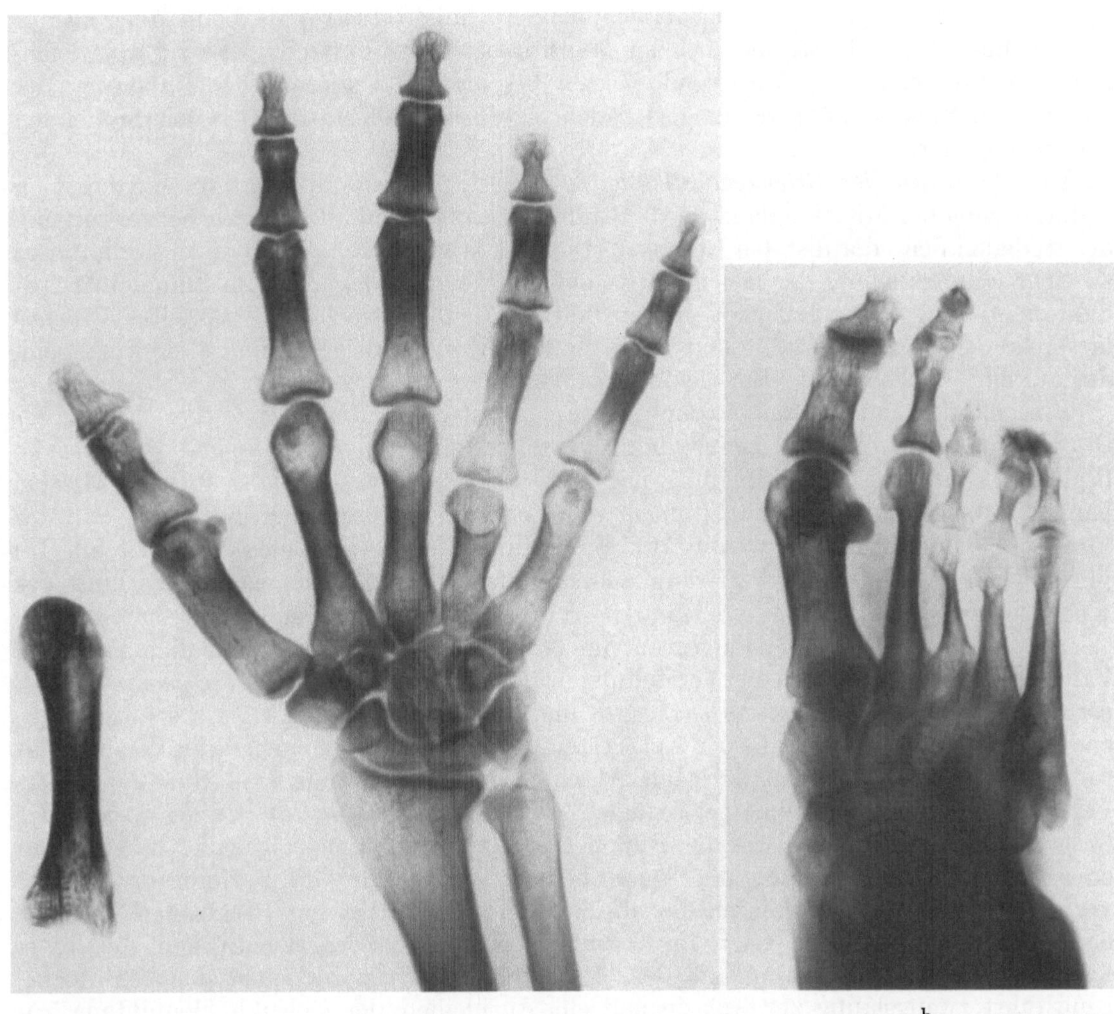

a   b

Abb. 69a u. b. Brachymetacarpie bei sonst normaler Ausbildung der Hand- und Fingerknochen (a) sowie Brachymetatarsie des 3. und 4. Strahles bei sonst normaler Entwicklung des linken Fußskeletes (b). 30jährige Frau

Brachyphalangie, eine Verkürzung im Gebiet der Mittelhand- oder Mittelfußknochen als *Brachymetapodie* (Brachymetacarpie bzw. Brachymetatarsie) bezeichnet (Abb. 69a, b). Bisher ist eine Verkürzung der Endphalanx, der Mittelphalanx und der Grundphalanx beobachtet worden. Eine Verkürzung und Verplumpung der Endphalanx des ersten Strahles, also ein auffällig gedrungener, breiter Daumen, weist eine starke inter- und intrafamiliäre Variabilität auf und ist häufig von einer Brachymesophalangie anderer Strahlen begleitet. In der Regel herrscht die Brachymesophalangie vor (Verkürzung der Mittelphalanx), und es sind die verschiedensten Grade beobachtet worden. Wenn eine Assimilation der Mittelphalanx durch die Endphalanx oder Grundphalanx eintritt, kommt es zur sog. *Biphalangie.* Die Zweigliedrigkeit eines Strahles ist für den Daumen physiologisch. Aber auch die Kleinzehe ist häufig nur zweigliedrig (insbesondere bei Japanern). Die Reduktion scheint die einzelnen Strahlen in gesetzmäßiger Reihenfolge zu ergreifen. Die lateralen Strahlen, welche am spätesten ossifizieren, sind am stärksten gefährdet, eine Beobachtung, die innerhalb der Phalangen auch für die Mittelphalanx zutrifft. Nach dem Ausmaß der Phalangenreduktion, der Anzahl der befallenen Strahlen und deren Lokalisation konnten durch Sippenuntersuchungen charakteristische Erbtypen herausgearbeitet werden (z. B. Drinkwater I und II, Wegelin, Mohr, Wriedt, Vidal u. a.).

Eine *Brachydaktylie kann als Symptom* bei der Chondrodystrophie, beim Mongolismus und im Bereich des 1. Strahles bei der Myositis ossificans auftreten. Es ist das gleichzeitige Vorkommen von Brustwanddefekten beschrieben worden. Die Mißbildung der Hände und Füße stellt in derartigen Fällen eine Teilmanifestation der tiefergreifenden Genstörung dar.

Die *Störungen der Gelenkentwicklung* deuten sich bereits in einer brachydaktylen Deformierung der Mittelphalanx des 5. Strahles an, die eine kaum merkliche Verkürzung der medialen Seite der distalen Epiphyse erkennen läßt. Durch diese Keilform kommt es zu einer Schrägstellung der Gelenkfläche mit einer Lateraldeviation im Sinne einer Adduktionsstellung (Klinodaktylie). Dieser Befund wird bei stärker ausgeprägter Brachymesophalangie selten vermißt und kann manchmal das einzige familiäre Merkmal sein, das auf eine solche latente Entwicklungsanomalie hinweist.

Eine häufige Entwicklungsstörung der Finger ist in der *Hypoplasie oder Aplasie der Gelenke* zu sehen, die eine Brachydaktylie, selten eine Polydaktylie und Syndaktylie begleiten kann und als Mißbildung mit *einfach dominantem Erbgang* auftritt. Hierbei handelt es sich um Fingerversteifungen in Streckstellung (Gradfingrigkeit), so daß der Faustschluß unmöglich wird (Abb. 70). Eine Hautfältelung im Gelenkbereich fehlt. Im jugendlichen Alter ist die Fixierung zunächst federnd, und erst nach Abschluß des Knochenwachstums wird sie vollständig. Häufig sind die proximalen Interphalangealgelenke befallen, so daß die Finger nur im Grund- und Endgelenk beweglich sind. Im Falle einer Hypoplasie ist die Versteifung wahrscheinlich Folge einer *Syndesmose mit mangelhafter Entwicklung der Gelenkkapsel*, ohne daß man röntgenologisch schwere Veränderungen erkennt. Im Falle der Aplasie zeigt das Röntgenbild eine starke Verschmälerung des Gelenkspaltes, später nach Abschluß des Wachstums eine *Synostose.* Das Gelenkgebiet selbst zeigt eine geringfügige *Auftreibung der Corticalis in der Gegend des Gelenkspaltes.* Die Aplasie wie die Hypoplasie der Interphalangealgelenke beruhen auf einer Entwicklungshemmung der Querscheiben. Am Ende des 2. Embryonalmonats verbreitert sich die Zwischenscheibe, die zwischen den dichteren Randzonen lockeres, embryonales Bindegewebe zeigt, im 3. Embryonalmonat bilden sich Lücken, die später zu einer Gelenkhöhle zusammenfließen. Eine Hemmung der Zwischenscheibenauflockerung führt zwangsläufig zur Aplasie und ein Ausbleiben der Gelenkhöhlenbildung zur Hypoplasie der Gelenke.

Die *Kamptodaktylie* stellt ebenfalls ein *dominantes Erbleiden* der Gelenke dar, das isoliert, aber auch kombiniert mit anderen Mißbildungen vorkommen kann (Abb. 71). In der Regel werden die *Mittel- und Endgelenke der Phalangen* befallen. Bei der angeborenen Beugekontraktur (im Bereich der Füße die „Hammerzehe") ist die Gelenkbildung selbst nicht gestört, es liegt also *keine Ankylose* vor, sondern es ist *der Bandapparat* fehlentwickelt. Die angeborene *Windmühlenflügelstellung der Finger* kommt durch eine beiderseits symmetrische Ulnardeviation und nicht ausgleichbare Beugekontraktur der Finger in den Metacarpophalangealgelenken mit Adduktionskontraktur des Daumens zustande. Die Ursache liegt in einer zu kurzen Anlage der Kollateralbänder. Das Skelet und die Gelenke zeigen primär keine Veränderungen. In manchen Fällen können diese erbbedingten Störungen durch exogene Faktoren (z. B. Trauma oder Entzündung) vorgetäuscht werden.

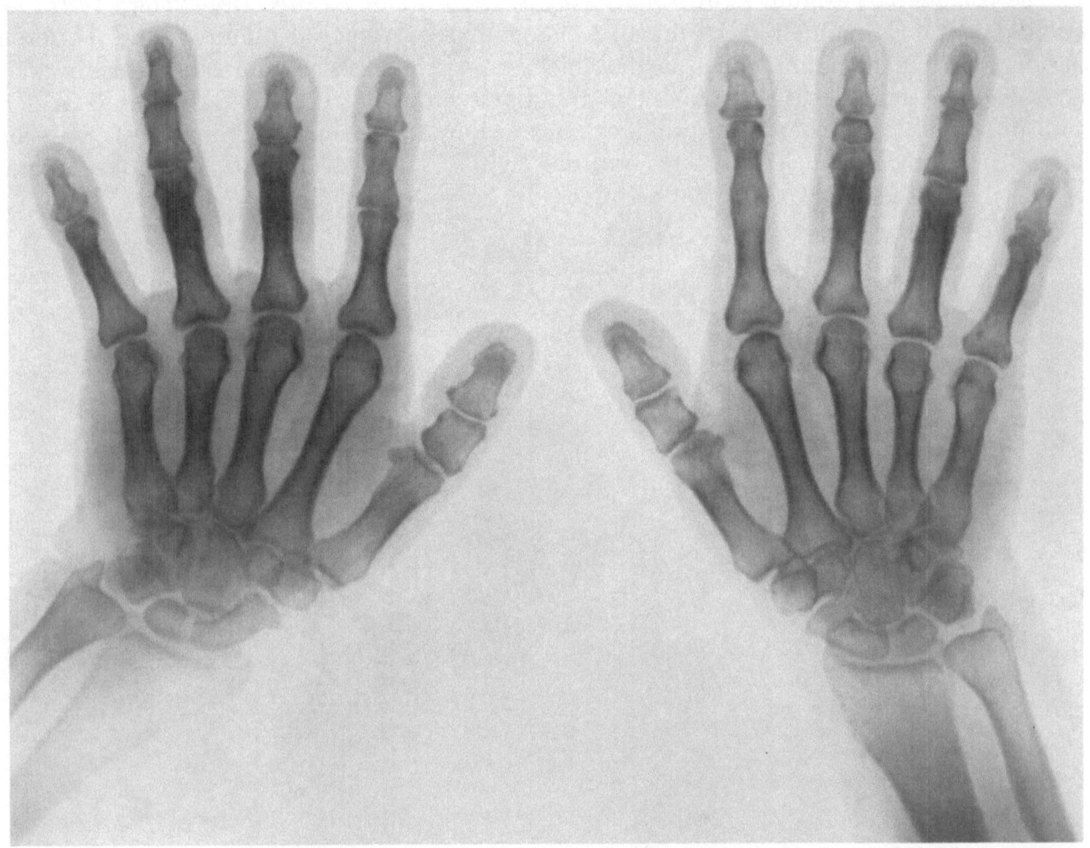

Abb. 70. Aplasie und Hypoplasie der Gelenke, kombiniert mit einer Brachydaktylie und Reduktion im Bereich des 2. und 5. Strahles links und des 5. Strahles rechts. 38jährige Frau

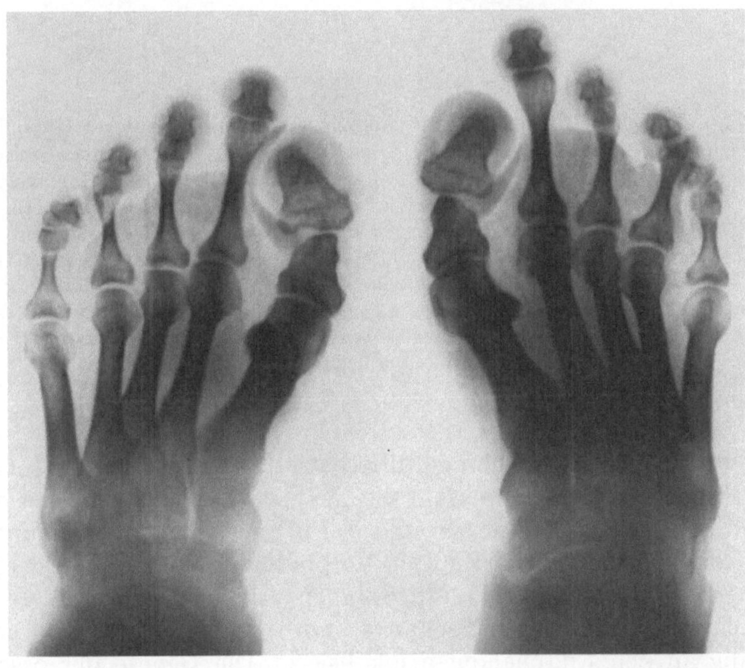

Abb. 71. Kamptodaktylie beider Füße mit kombinierter Mißbildung der Zehengrundglieder und Brachymesophalangie der 2. Zehen bds. 36jährige Frau

Die *Syndaktylie* kommt zwar isoliert vor, ist jedoch eine *häufige Begleiterscheinung der Polydaktylie.* Es handelt sich um eine mangelhafte Weichteiltrennung und Differenzierung der Finger oder Zehen, so daß mehrere Skeletstrahlen von einer *gemeinsamen Weichteilhülle* umschlossen sein können. In Abortivfällen besteht die verbindende Weichteilbrücke nur aus einer Hautduplikation im Sinne einer „Schwimmhaut". Hierbei handelt es sich um den leichtesten Grad der Syndaktylie, welcher als eine hohe Teilung der 2. und 3. Zehe (Zygodaktylie) häufiger vorkommt. Im Falle einer sehr schweren

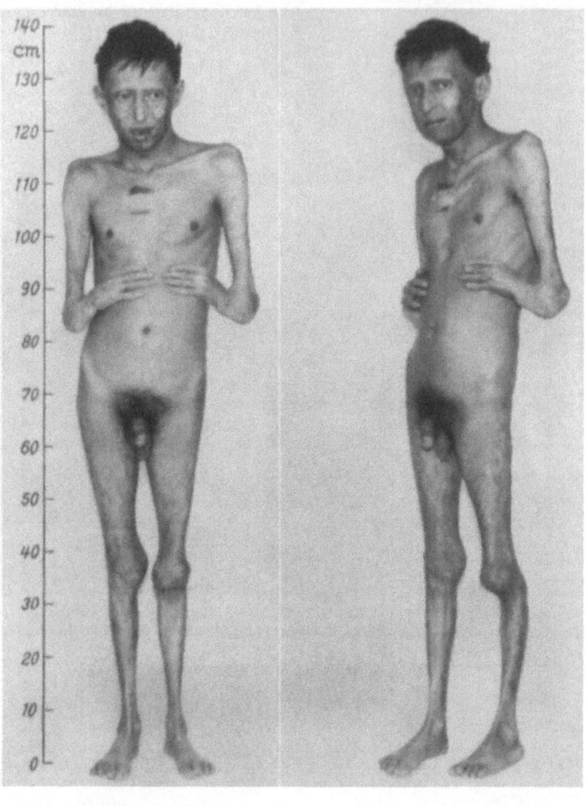

a

Abb. 72a—e. Ungewöhnlicher, seltener Fall einer komplexen Mißbildung (a) mit Hypoplasie des Radius und eigenartiger Krümmung und Deformierung der Ulna beiderseits. Auf der linken Seite Pseudarthrose der Ulna (b). Aplasie des 1. Strahles beider Hände (Oligodaktylie). Die kleinen Handwurzel- und Fußwurzelknochen sind hypoplastisch. Die Fußwurzelknochen sind teilweise ankylotisch, so daß eine nähere Analyse nicht mehr möglich ist (c). Hypoplasie der übrigen Extremitätenknochen und schwere Deformierungen der Kniegelenke (d). Die relativ dünnen Skeletknochen mit sehr schmaler Diaphysencompacta und die Spongiosatransformation können bei der allgemeinen Hypoplasie auf eine Kombination mit einer Osteogenesis imperfecta hinweisen. Dysplastischer, faßförmiger Thorax mit weiten Intercostalräumen (e). Derartige kombinierte Störungen können die verschiedensten Formvarianten aufzeigen. 28jähriger Mann. (Einzelheiten zu dieser kombinierten Fehlbildung bei LEHMANN und LÖHR, 1955)

Ausbildung ist jegliche cutane Fingerdifferenzierung ausgeblieben („Löffelhand"). Im Bereich der Hände und Füße entspricht die Lokalisationshäufigkeit der der Polydaktylie. An der Hand sind gewöhnlich der 3. und 4. Finger, seltener der 2. und 3. oder 4. und 5. Finger betroffen, während am Fuß die Verbindung zwischen der 4. und 5. Zehe überwiegt. Auch die Skeletanlage kann Störungen erkennen lassen, die durch eine Verschmelzung einzelner Phalangealabschnitte zum Ausdruck kommt. Die *ossäre Syndaktylie* ist häufig an den Endphalangen lokalisiert. Die Genese der ossären Syndaktylie ist noch unklar. Es kann angenommen werden, daß die Synostose bei der Polysyndaktylie im Bereich der Strahlenvermehrung auf einer unvollständigen Trennung der Skeletanlage im Vorknorpelstadium beruht, während die Verschmelzung mit dem Nachbarstrahl bei der reinen Syndaktylie offenbar sekundär erfolgt. Eine ossäre Syndaktylie hat daher auch stets eine cutane Syndaktylie zur Folge.

Der zeitliche Ablauf der Gliederungsvorgänge an den Skeletstrahlen und Weichteilen der Hände und Füße mit seinen Entwicklungsstörungen bietet ein eindrucksvolles Beispiel für das teratologische Gesetz: je früher die teratogenetische Determinationsperiode einer Entwicklungsstörung liegt, um so hochgradiger und tiefgreifender muß sich die Störung manifestieren.

Die *klinisch bedeutsamen Kombinationen* gehen mit weiteren Mißbildungen einher. So kommt bei Brachydaktylien häufig ein *Brustwanddefekt* vor. Es sind auch gleichzeitig

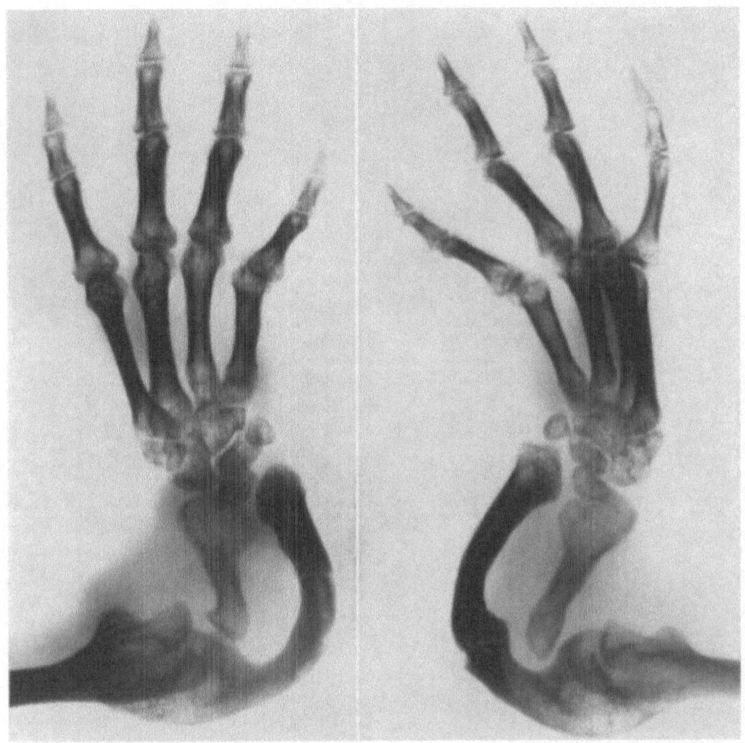

Abb. 72b

Schädelfehlbildungen beschrieben worden. Wichtig ist die Kombination mit *Wirbelsäulenmißbildungen* und Defekten im Bereich der Extremitätenknochen. Die Brachymesophalangie mit Klinodaktylie kommt bei der *mongoloiden Idiotie* sowie bei der *Myositis ossificans progressiva* als Teilerscheinung vor.

b) Mißbildungen der proximalen Extremitätenabschnitte

Während die Mißbildungen im Bereich der Hände und Füße häufiger vorkommen, sind *komplexe Unterarmmißbildungen, Verdoppelungen von Radius und Ulna*, sowie eine *Aplasie des Radius*, eine *Ulnaaplasie und Synostosen* zwischen Radius und Ulna wesentlich seltener. Es sind auch partielle Defektbildungen an Ulna und Radius beschrieben worden. Die Aplasie der Ulna ist seltener als die des Radius, während eine Verdoppelung der Ulna häufiger vorkommt als eine Radiusverdoppelung. Seltene *Minusvarianten* im Bereich der *unteren Extremität* sind die *Tibiaaplasie*, die *Fibulaaplasie* und die *Patellaaplasie*. Es sind Synostosen zwischen Tibia und Fibula bekannt geworden, die familiär vorkommen. Ferner sind Familien mit Patella bipartita beschrieben worden.

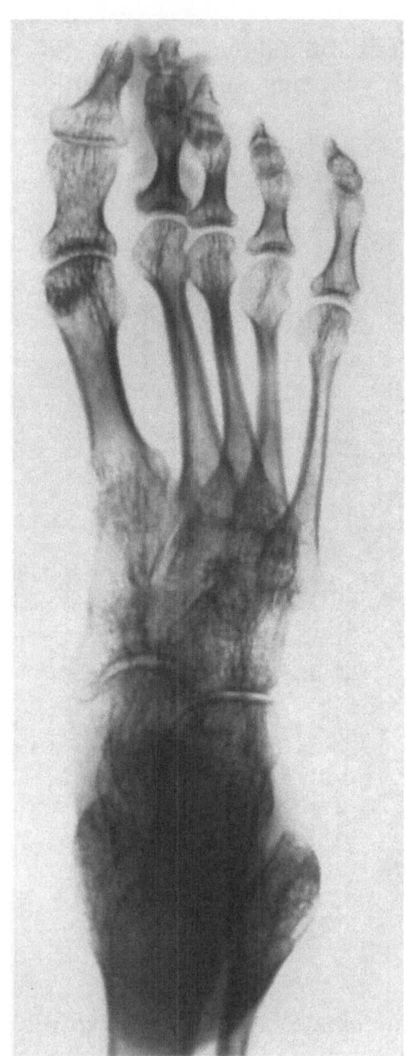

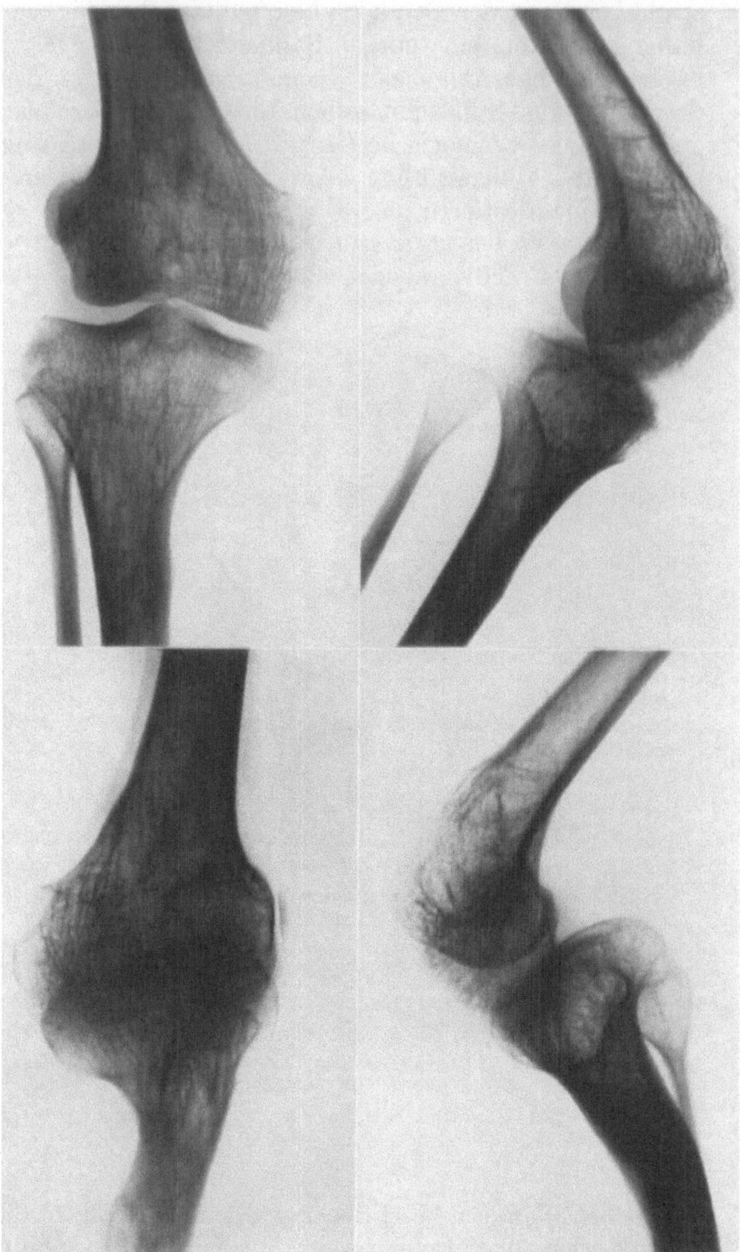

Abb. 72c   Abb. 72d

Die *Aplasie der Patella* kann als eine selbständige, erbliche Mißbildung mit *einfach dominantem Erbgang* vorkommen, und sie ist dann in solchen Familien nicht selten zu finden.

Nur vereinzelte Beobachtungen sind über die Humerusaplasie oder Femuraplasie mitgeteilt worden. In der Regel sind derartige Gliedverstümmelungen (Peromelie, Mikromelie, Phocomelie, Amelie) *in Kombination mit anderen Mißbildungen aufgetreten* (Abb. 72). In solchen Fällen zeigt das Skelet hin und wieder noch die Symptome anderer Erbkrankheiten.

Kombinationen von Fehlbildungen sind bei verschiedenen Menschenrassen beschrieben worden, kommen aber auch im Tierreich vor. Die Beispiele aus dem Tierreich lassen eine erbliche Komponente erkennen. Bemerkenswert ist die Beobachtung, daß man *im Bereich der Haut*, die solche Extremitätenstümpfe bei Fehlbildungen bedeckt, ein *Capillarmuster* findet, welches im Normalfalle *dem weiter distal gelegenen Hautbezirk* (z. B. den Händen oder Füßen, den Zehen oder Fußballen) angehören würde. Derartige Fehlbildungskombinationen können auch eine verstümmelte Anlage der Fußwurzel- oder Handwurzelknochen aufweisen. Die Erblehre hat ganze Sippen und Familien mit Fehlbildungskombinationen der Gliedmaßen zusammengestellt (v. VERSCHUER).

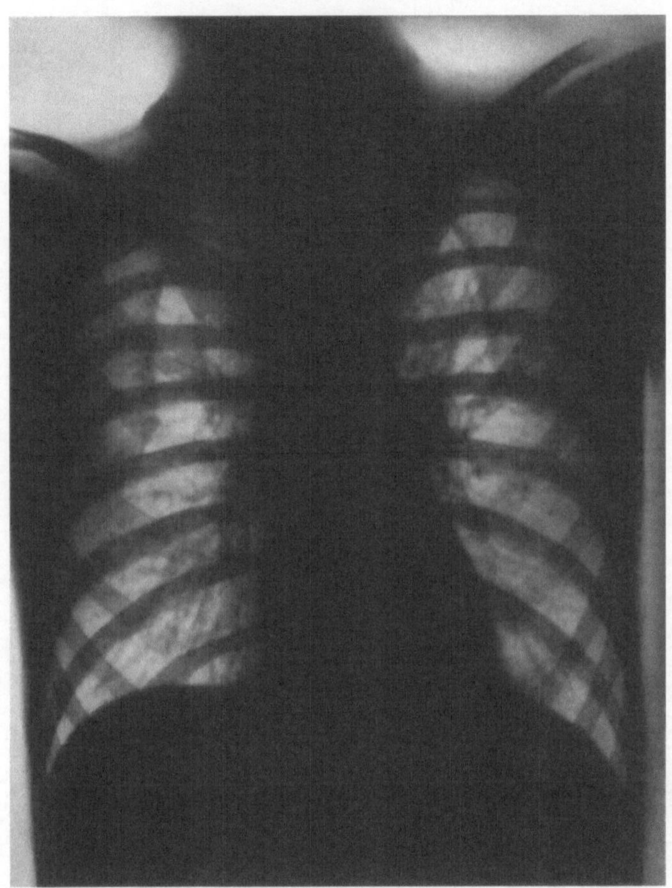

Abb. 72e

c) Die Madelungsche Deformität

Eine umschriebene Wachstumsstörung im Bereich des Handgelenkes, hauptsächlich des distalen Radiusendes ist als „Madelungsche Deformität" bekannt geworden. Es handelt sich um ein *einfach dominantes Erbleiden*, das relativ selten vorkommt. Das *weibliche* Geschlecht wird bevorzugt befallen (Abb. 73a). Die Veränderung kann einseitig, aber auch doppelseitig manifest werden (in etwa 75% der Fälle).

Das *Röntgenbild* zeigt als Folge der Wachstumsstörung im Bereich des distalen Radiusendes eine sehr steil stehende Gelenkfläche des Radius, die zur Ulna hin abfällt, während die Gelenkfläche der Ulna radialwärts geneigt ist. Daneben liegt eine *Teilluxation des Os lunatum* vor, und die proximale Reihe der Handwurzelknochen steht in einem spitzen Winkel (Abb. 73b, c). Hierdurch ist die Abduktion der Hand radialwärts vollständig aufgehoben, während die Ulnaabduktion nicht eingeschränkt ist. Der Processus styloides ulnae tritt deutlich hervor. Die Diaphyse des Radius ist meist etwas gekrümmt (Abb. 73d—f).

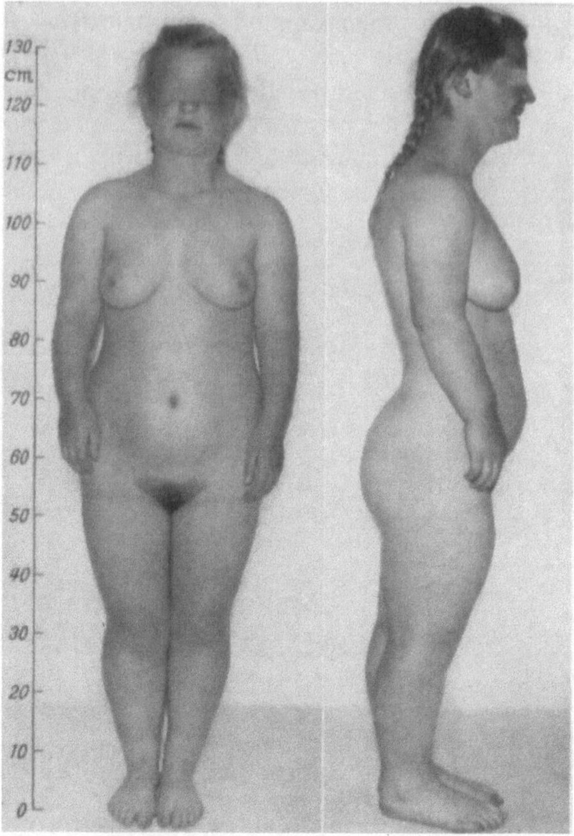

a

b

Abb. 73a—f. Madelungsche Deformität bei 15jährigem Mädchen (a). Typische Deformität des Handgelenkes und der Hand infolge der Ossifikationsstörung und radiovolaren Bajonettstellung der Unterarmknochen (b und c). Die proximale Reihe der Handwurzelknochen steht in einem spitzen Winkel infolge der Wachstumsstörung im Bereich des distalen Radiusendes. Die Radiusgelenkfläche fällt zur Ulna hin ab, während die Gelenkfläche der Ulna radialwärts geneigt ist. Ferner findet sich eine Krümmung der Radiusdiaphyse mit leichtgradiger Fehlform der gelenkbildenden Knochen des Ellenbogengelenkes bds. (d) sowie eine Dysplasie der Metatarsalia und Fußwurzelknochen (e). Als Ausdruck der komplexen Dysostose fällt eine atypische Ausbildung der Schädelnähte und ein stärkeres Hervortreten der Impressiones digitatae auf (f)

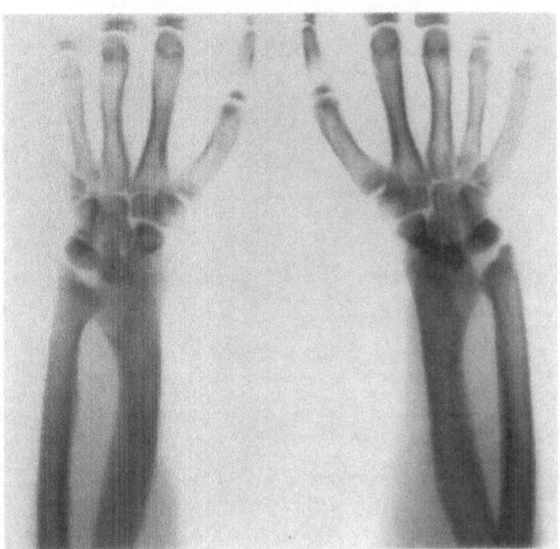

Abb. 73 c

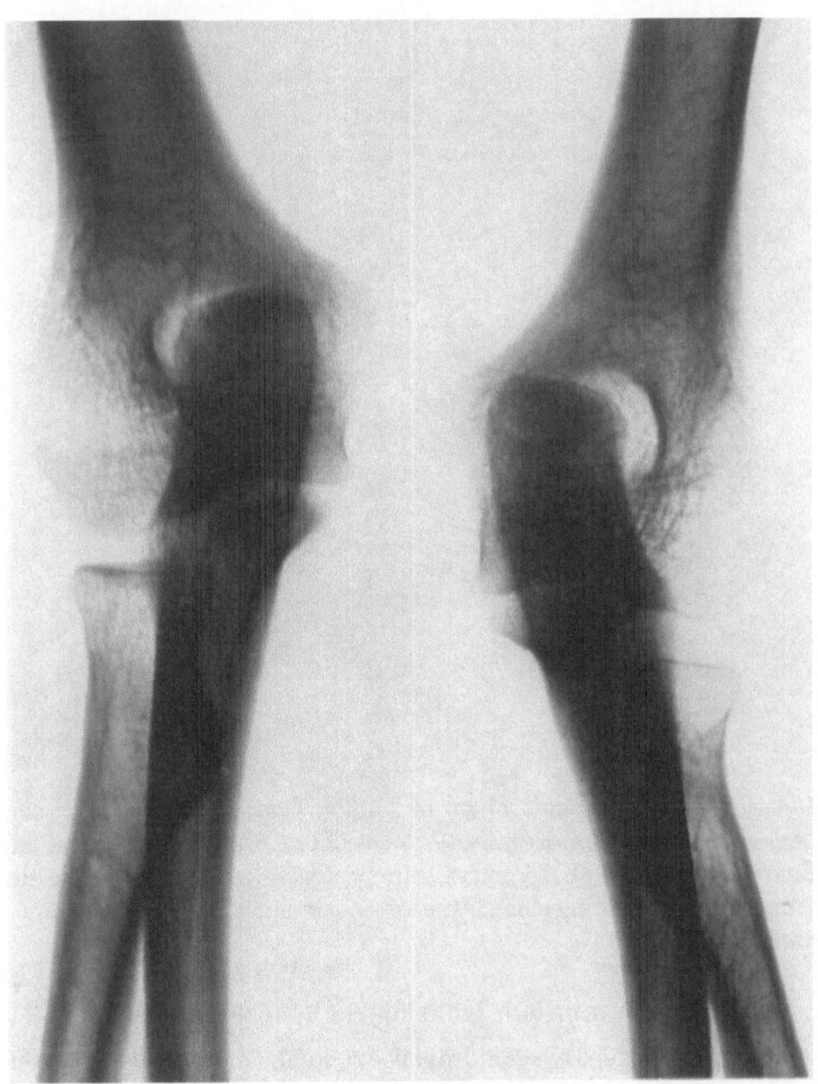

Abb. 73 d

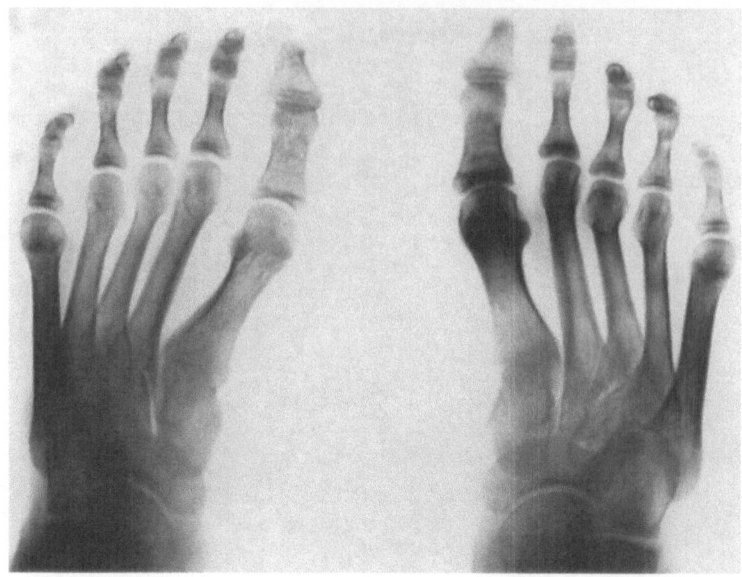

Abb. 73e

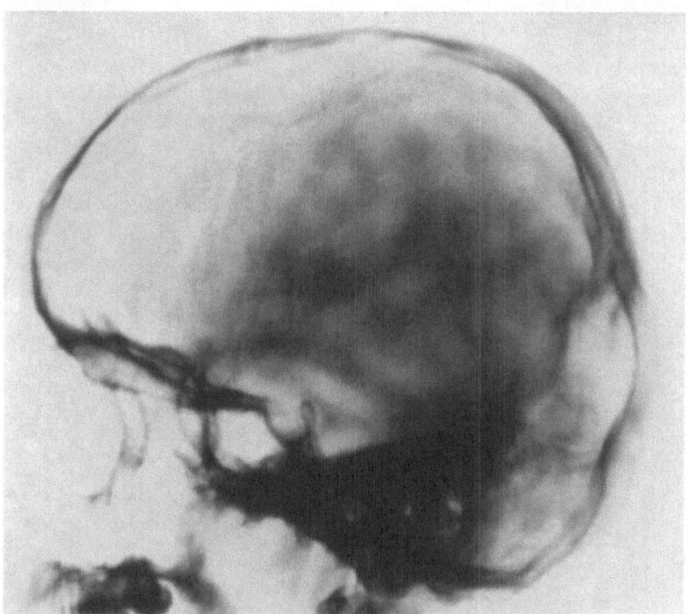

Abb. 73f

Die Veränderungen können mit einer multiplen cartilaginären Exostose, aber auch mit der multiplen Knochenchondromatose verwechselt werden, doch ist hierbei in der Regel eine ulnarwärts gerichtete Bajonettstellung als Folge der Dysplasie des Ulnaendes zu finden. Die echte Madelungsche Deformität zeichnet sich durch eine radiovolare Bajonettstellung aus.

7. Die multiple Knochenenchondromatose

(Chondrale Dysplasie, Dyschondroplasie, chondromatöse Dysplasie u. a.)

Die multiplen Enchondrome haben mit den polytopen enchondralen Dysostosen den Charakter der *enchondralen Wachstumsstörung* gemeinsam. Diese Knorpelgeschwulst, welche nicht vom Gelenkknorpel ausgeht, sondern nur an *knorpelig präformierten Skelet-abschnitten* auftritt, wurde erstmalig 1838 von MÜLLER beschrieben.

Das sehr sporadische Leiden, über dessen Erblichkeit noch diskutiert wird, muß von den multiplen cartilaginären Exostosen abgetrennt werden. BRAILSFORD fand 1948 noch keinen sicheren Anhalt für eine Erblichkeit der Knochenenchondromatose.

In der Regel ist das Enchondrom in *der Nähe der Epiphysen* lokalisiert, doch kann es auch weit entfernt von diesen auftreten. Zu Anfang ist kaum ein klinischer Befund zu

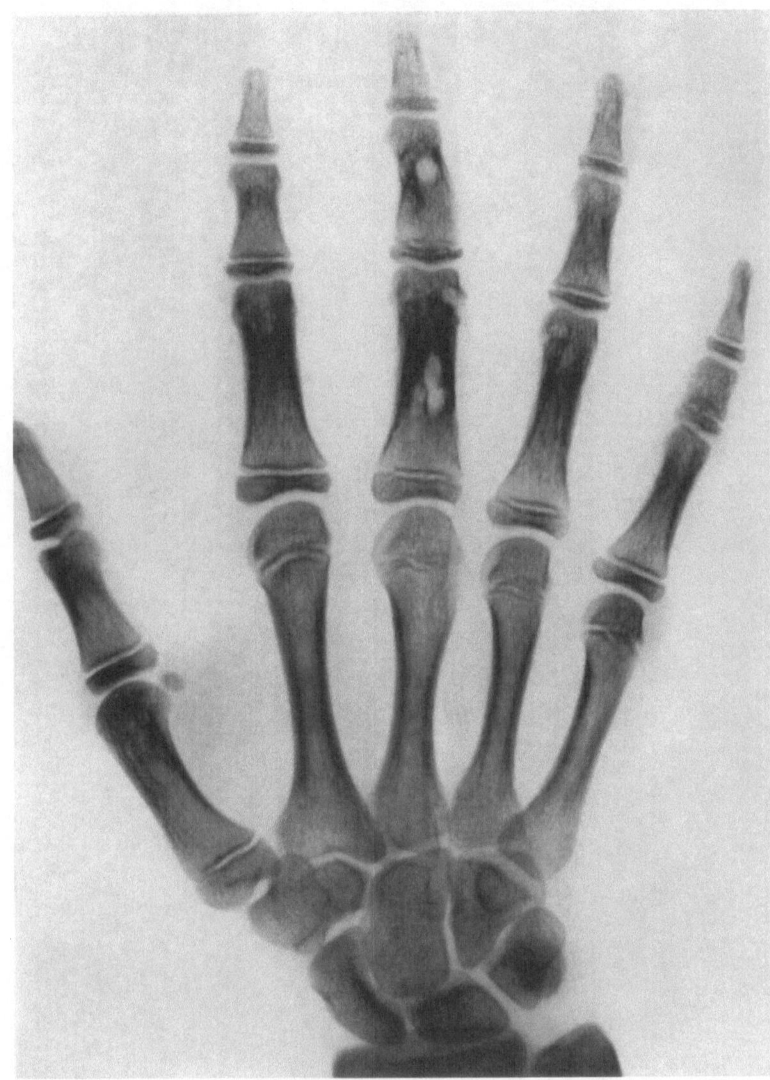

Abb. 74. Multiple Enchondrome im Bereich des Handskeletes, besonders des 3. Strahls, die zu Wachstums-störungen und einer leichten Achsenabweichung der Fingerknochen geführt hat. Geringe Auftreibung des Mittelgliedes vom Mittelfinger. Charakteristisch sind die glatten Konturen der Knorpelgeschwulst und die leichten osteosklerotischen Reaktionen in den Randbezirken. 11jähriges Mädchen

erheben, da die endostale Lokalisation der Tumoren keine Deformierungen induziert. Die ersten Zeichen der Störung sind *Achsenabweichungen* und eine *Behinderung des Längenwachstums*.

Es handelt sich um ein nicht sehr häufiges, polyostotisches und polytopes Leiden des Knochens, das mehrere Formen zu unterscheiden erlaubt. Am häufigsten sind die in den Hand- und Fußknochen auftretenden multiplen Enchondrome, die nur langsam wachsen

8*

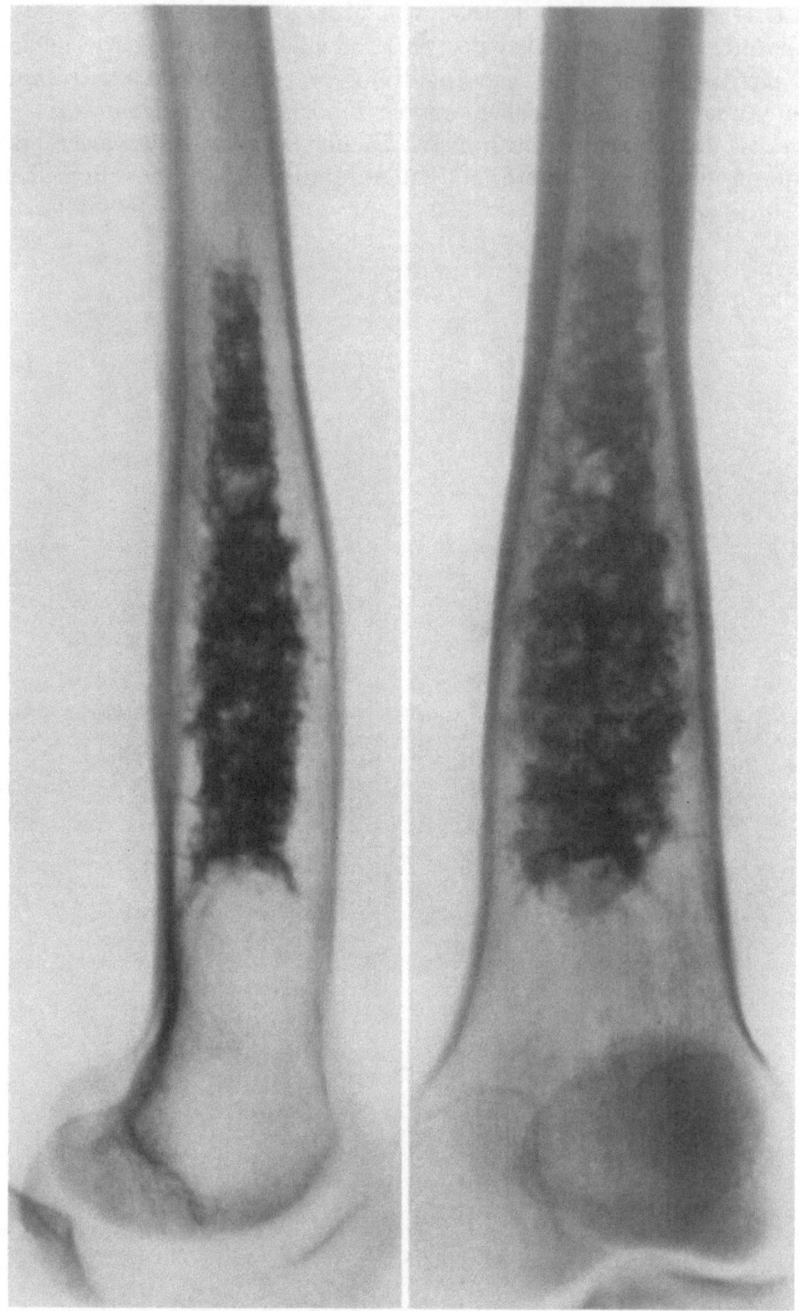

Abb. 75. Ausgedehntes spindelförmiges Enchondrom mit zentralen Kalkeinlagerungen, das von der distalen
Femurmetaphyse bis in die Mitte des Femurschaftes reicht. Diagnose operativ gesichert. (Beobachtung Prof.
Dr. WENZ, Chirurgische Universitätsklinik Heidelberg, Röntgenabteilung)

und erst spät die Grenzen des Knochens überschreiten. Dann kann es dort, wo kein
dickes Weichteilpolster die Tumoren bedeckt, zu *schweren Auftreibungen* kommen.

Im Bereich *eines Strahles* der Extremitäten ist die Ausbildung *isolierter Herde* beobachtet worden (Abb. 74). Möglicherweise handelt es sich um ein Frühstadium der sonst
generalisierten Erkrankung.

Von besonderem Interesse ist die Frage, ob die multiplen Enchondrome in früher
gesunden Skeletteilen auftreten, oder ob das Enchondrom bereits in einer sehr frühen

Entwicklungsstufe infolge gestörter Wachstumsvorgänge entsteht. Bisher konnte ein Neuauftreten von Enchondromen nicht eindeutig bewiesen werden, jedoch ist eine *Fortsetzung des Tumorwachstums auch nach Abschluß des Längenwachstums der Knochen bekannt.*

Von einer „Vollform" können wir dann sprechen, wenn das *gesamte Skelet* ausgedehnt erkrankt ist. Die Anamnese geht im allgemeinen bis in die Jugend zurück, in der Deformitäten des Skeletes auffallen. Die Entdeckung einer solchen Erkrankung erfolgt *meist als Nebenbefund* anläßlich der Untersuchung aus anderer Ursache. Im

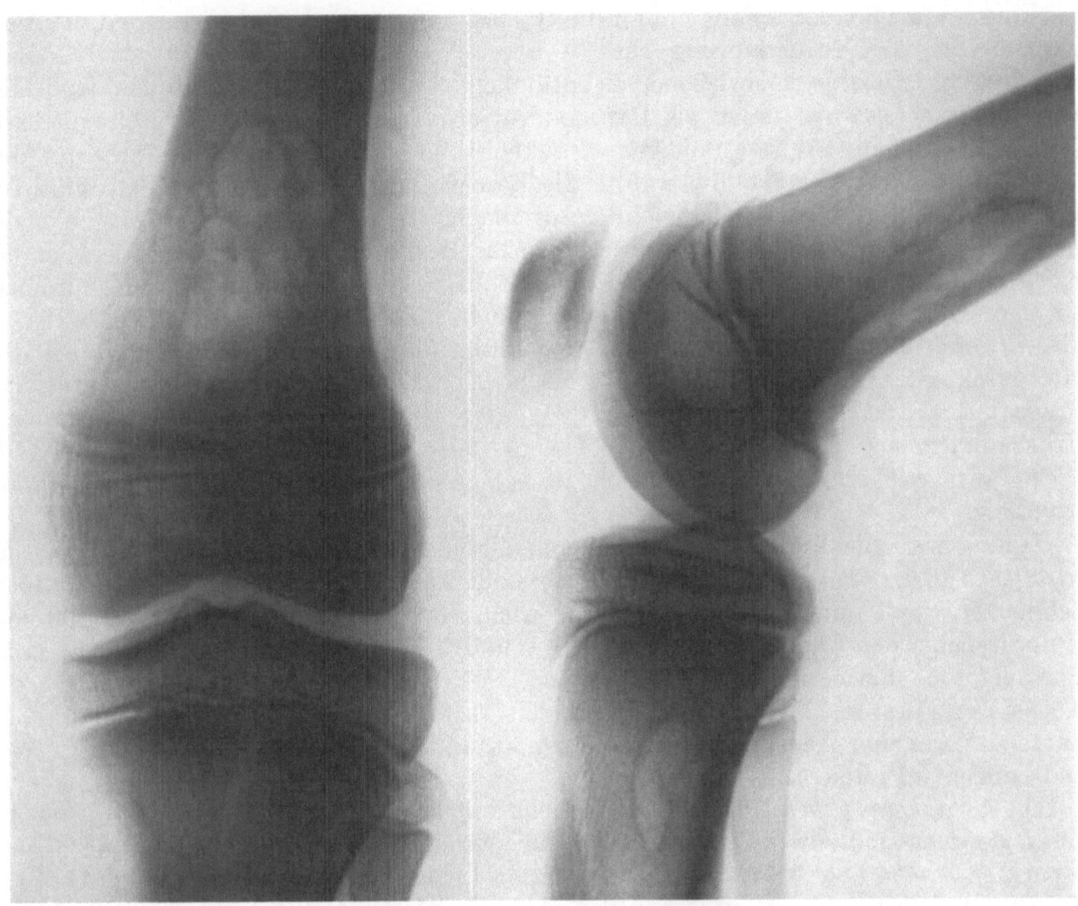

Abb. 76. Enchondrome in der Metaphyse des Femur und der Tibia links, bei 13jährigem Knaben. Eine Wachstumsstörung ist nicht festzustellen

Röntgenbild erkennt man dann ausgedehnte Chondromherde, vor allem im Bereich der *Metaphysen*, seltener in der *Compacta*. Es handelt sich um eine durch Druck induzierte Osteolyse bzw. Atrophie des Knochens. Der eigentliche Knorpelherd imponiert als Defekt — also als Aufhellung —, da das Knorpelgewebe nicht absorbiert. Innerhalb eines solchen Bezirkes können *Verkalkungen* auftreten, wodurch dann ein eigentümlich *marmoriertes Aussehen* resultiert (Abb. 75). Sehr häufig sind die *Fingerknochen* betroffen, doch bleiben die Endphalangen in der Regel frei. In den metaphysären Knochenabschnitten führen die Enchondrome zu Wachstumsstörungen, und im späteren Lebensalter kommen nach erheblicher Größenzunahme *Kalkeinlagerungen vor*. Der Prozeß nimmt seinen *Ausgang von der Epiphysenfuge selbst*, schiebt sich aber mit fortschreitendem Wachstum gegen die Außenfläche des Knochens vor (Abb. 76).

Die *Prognose* ist gut, nur selten wird eine maligne Entartung zur Sarkombildung führen oder eine Umwandlung im Sinne eines Myxochondroms den bösartigen Verlauf einleiten.

Differentialdiagnostisch wären die Chondrosarkome, die Osteochondrome, die solitären Chondrome und die Gelenkchondromatose sowie die Ostitis cystoides multiplex Jüngling abzugrenzen.

8. Die Halbseitenform der multiplen Knochenenchondromatose (Olliersche Wachstumsstörung)

Eine gewisse Sonderstellung nimmt die Halbseitenform der Knochenenchondromatose, die Olliersche Wachstumsstörung, ein.

Diese von OLLIER beschriebene, eigentümliche Verlaufsart der multiplen Knochenenchondromatose wurde auch als Dyschondroplasie bezeichnet. WITTEK faßte die halbseitige Erkrankung als selbständiges Krankheitsbild auf, während FRANGENHEIM dies als Zufall bezeichnete. FLOTOW wählte die Bezeichnung „Halbseitentyp der multiplen Enchondrome". Es wurde ferner die Auffassung vertreten, daß der Zeitpunkt der Schädigung vor oder während der Furchung zur Bestimmung der Symmetrieebene des Körpers zu suchen sei. Die Kombination mit halbseitig auftretenden Neurofibromen, Vitiligo, Hämangiomen usw. ließ an eine *primäre Mesodermstörung* denken. LAMY u. Mitarb. haben mehr als 50 Fälle aus der Literatur zusammengetragen und bei drei Halbgeschwistern (gleiche Mutter und verschiedene Väter) das Leiden beobachtet. Die Frage der *Erblichkeit ist noch ungeklärt*. Weitere Hinweise über die Möglichkeit einer Erbkrankheit sind nicht zu finden (v. VERSCHUER). COCCHI glaubt, ein *recessives Erbleiden* mit geringer Penetranz vor sich zu haben. Das *weibliche Geschlecht* ist stärker bevorzugt.

Häufig wird die Veränderung erst durch die *Wachstumsstörung mit Verkürzung der betroffenen Extremität* bemerkt, so daß bei Lokalisation am Bein ein Hinken auffällt. Schmerzen werden nicht geklagt. Hin und wieder fanden sich Veränderungen, die vom Humerus über den Radiusschaft bis in den 1. und 2. Finger ausgedehnt waren. Es kann eine oligotope Form unterschieden werden, bei der nur ein *umschriebener Bezirk* des Körpers erkrankt ist. Wahrscheinlich handelt es sich um ein Zwischenstadium, da im Laufe des weiteren Alterungsprozesses auch an anderen Skeletabschnitten solche Veränderungen auftreten.

Die *Metaphysen sind gebläht*, zeigen längliche *Aufhellungsbänder* und *lochartige „Cysten"*. Die *Epiphysen* sind zuweilen *aufgetrieben*. Die Veränderungen sind *bereits bei der Geburt vorhanden*, treten aber spätestens in den ersten Lebensjahren in Erscheinung (Abb. 77). Mit dem 6. Lebensjahr ist oft schon der Endzustand der Erkrankung erreicht. Innerhalb der Knochenformationen bleibt Knorpel liegen. Die aus hyalinem Knorpel bestehenden, von den Wachstumsfugen stammenden Enchondrome verknöchern später langsam. Eine maligne Entartung ist nicht bekannt geworden.

Die *Wirbelsäule* und der *Schädel* sind frei von derartigen Veränderungen.

Ätiologisch wird eine *Störung der Sympathicusinnervation* diskutiert.

Verkürzungen der Extremitäten, Gesichtsasymmetrien und Bewegungseinschränkungen sind bekannt geworden (SANTAGADA). Die *Prognose* ist auch bei langsamem Wachstum gut.

Das Mafucci-Syndrom

Eine weitere *Sonderform der Ollierschen Wachstumsstörung* stellt das Mafucci-Syndrom dar. Es handelt sich um eine Kombination mit einer Angiomatose, Phlebolithen und Kalkablagerungen. Wahrscheinlich liegt eine somatische Mutation des Mesenchyms im frühesten Stadium der Knochenbildung vor. Eine Beobachtung von HUART und RICHARD zeigte Veränderungen am rechten Ober- und Unterarm, dazu am Schulterblatt, am Metacarpale I sowie im Bereich des proximalen Femur, der Tibia und des Fußes.

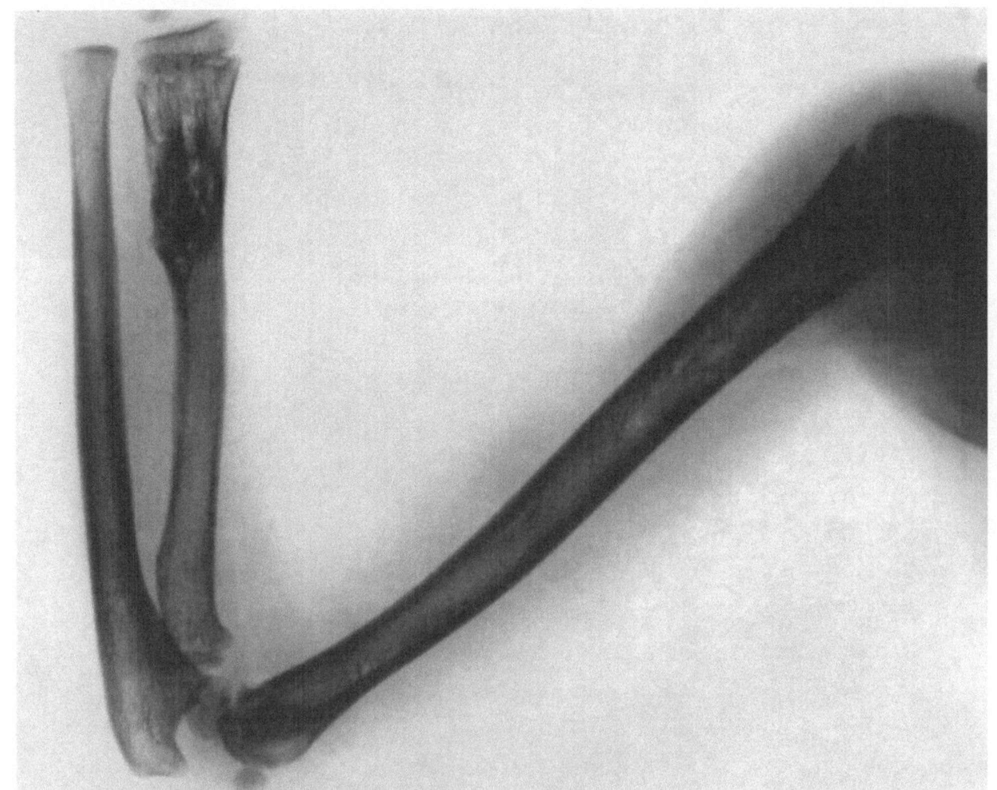

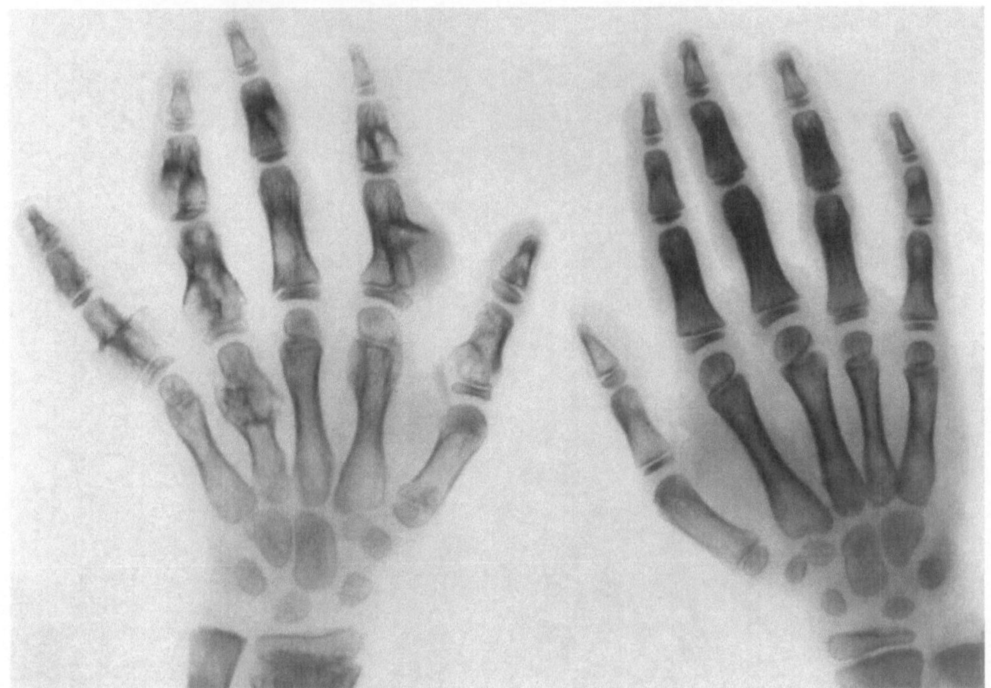

Abb. 77a—f. Halbseitenform der multiplen Knochenenchondromatose (sog. Olliersche Wachstumsstörung). Es ist die linke Körperhälfte befallen und sowohl die obere als auch die untere Extremität betroffen. Die metaphysären Knochenabschnitte sind gebläht und zeigen Aufhellungsbänder sowie lochförmige Defekte [besonders deutlich an Hand (a, b) und Fuß (c—f) zu erkennen]. Schwere Auftreibungen und Deformierungen der erkrankten Knochenpartien. In einzelnen Abschnitten ist eine beginnende Verknöcherung der Enchondrome nachweisbar. An dem linken Femur (d) und der linken Tibia (e) sind neben enchondromatösen Veränderungen auch exostosenartige Gebilde in den metaphysären Regionen nachweisbar. Das Beckenskelet (c) ist bis auf den linken Sitzbeinast kaum beteiligt. 7jähriger Knabe. (Universitäts-Kinderklinik Kiel)

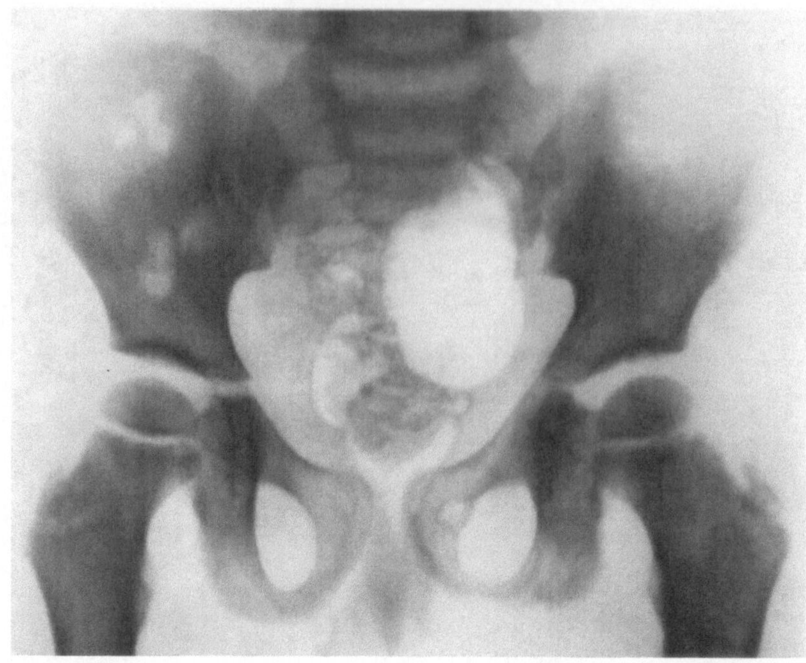

Abb. 77c

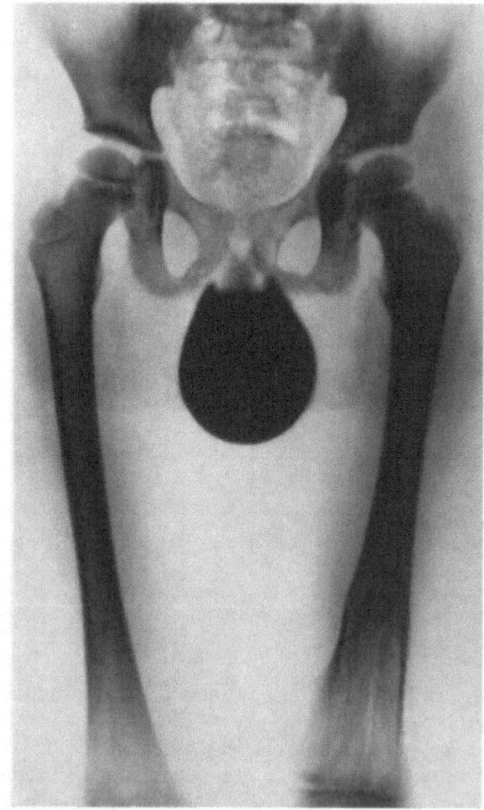

Abb. 77d

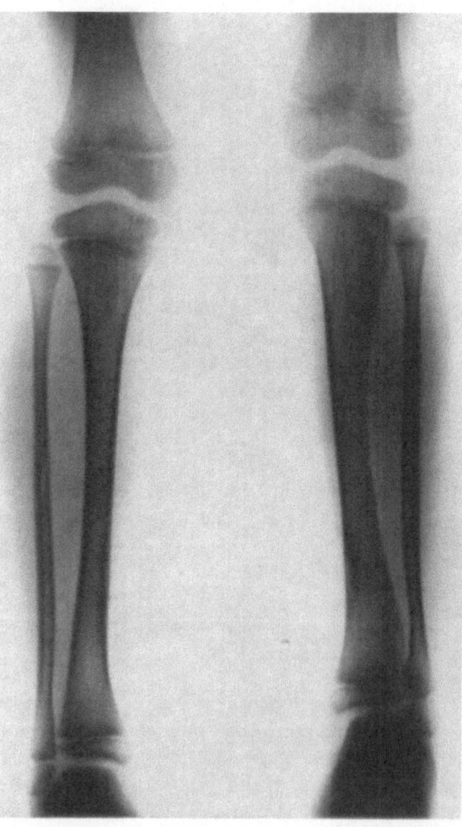

Abb. 77e

Die Kombination mit multiplen Hämangiomen und einer *malignen Entartung* der Enchondrome im Sinne eines Chondrosarkoms im rechten Fersenbein hat TIWISINA bei einem 59 Jahre alten Mann beschrieben. Die erste Manifestation war mit 7 Jahren in der rechten Hand zu beobachten. Die Erkrankung ist sehr selten.

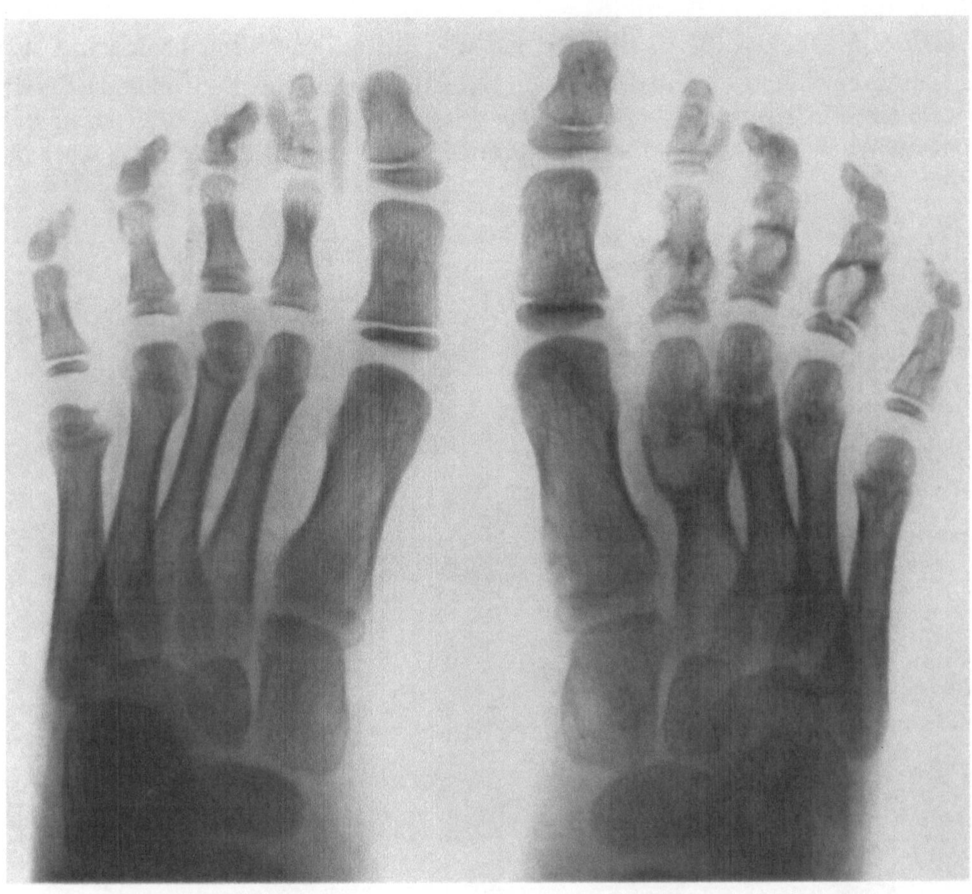

Abb. 77f

9. Die multiplen cartilaginären Exostosen

Die Erkrankung stellt eine Störung der Entwicklung des Knorpel-Knochensystems dar. Die geschwulstähnlichen Bildungen gehen vom Epiphysenknorpel, selten vom Periost aus. Die Exostosen können einzeln vorkommen, doch sind *meist mehrere an verschiedenen Stellen* lokalisierte Knochenwucherungen zu finden. Es handelt sich im eigentlichen Sinne nicht um eine Erkrankung, sondern häufig nur um einen Nebenbefund. Die Lokalisation der Exostosen und ihre Ausdehnung kann wechseln. Sie treten sehr häufig im Bereich derjenigen Epiphysen auf, deren Ossifikationszentrum früh erscheint. An den langen Röhrenknochen sind sie auf *der Seite* zu finden, die ein stärkeres Wachstum der Epiphysenfuge erkennen läßt (z. B. am Humerus an der proximalen Epiphysenfuge, am Radius und an der Ulna im Bereich der distalen Epiphysenfuge).

Die Erbforschung ergab einen *einfach dominanten Erbgang* (COCCHI, CANNON). Eine direkte Übertragung durch fünf Generationen einer Familie konnte nachgewiesen werden. Wahrscheinlich sind alle Menschenrassen von dem Erbleiden befallen, da es auch an Negern, Indern und Japanern nachgewiesen wurde und bereits in frühgeschichtlichen Funden festgestellt werden konnte.

Das männliche Geschlecht überwiegt das weibliche im Verhältnis 2—3:1, was nicht durch geschlechtsgebundenen Erbgang, sondern durch geschlechtsbegrenzte Manifestierung des autosomal-dominanten Gens bedingt ist (v. VERSCHUER). Die Erbanlage tritt im männlichen Geschlecht fast immer in Erscheinung. Männer mit diesen Veränderungen haben im allgemeinen mehr erbkranke Kinder als Frauen. In manchen Familien ist sowohl eine gewisse Übereinstimmung der Lokalisation wie der Größe der Exostosen zu finden.

Im *Tierreich* sind bei Pferd, Rind, Hund und Katze Exostosen beobachtet worden.

Nur selten gewinnen die cartilaginären Exostosen klinische Bedeutung. Bereits bei Neugeborenen sind derartige Veränderungen beobachtet worden, doch entwickeln sie sich wohl im Wachstumsalter weiter und kommen erst mit Aufhören des Wachstums am

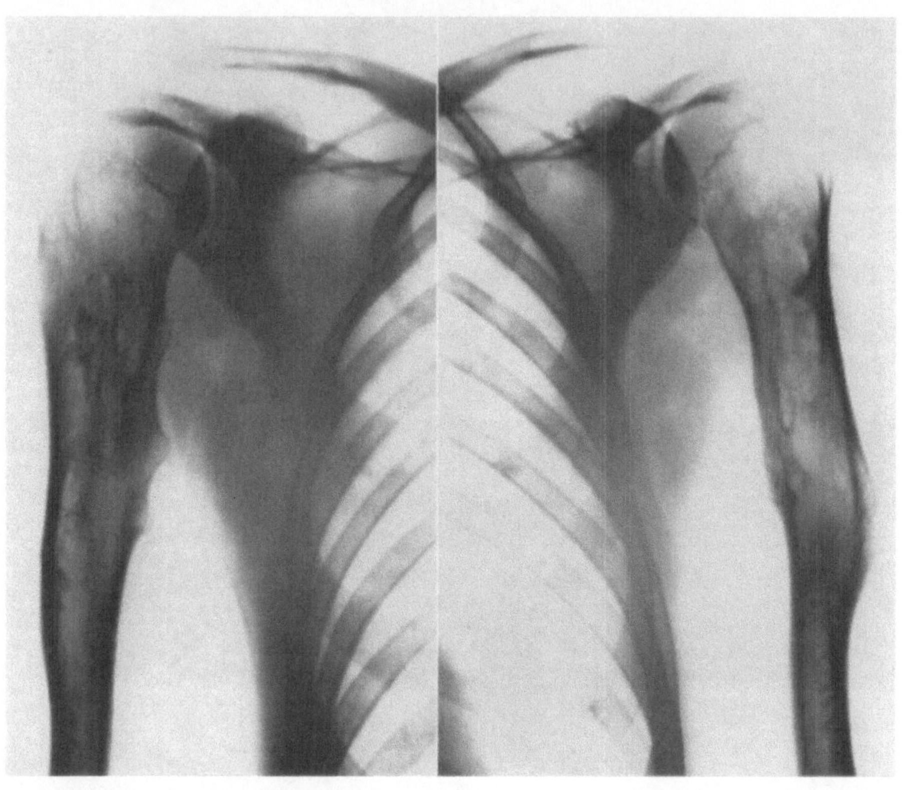

a

Abb. 78a—c. Multiple cartilaginäre Exostosen in verschiedenen Abschnitten des Skeletes, die vor allem in den metaphysären Knochenregionen ausgebildet sind und die Spongiosaarchitektur des benachbarten Knochens zeigen. In den distalen Metaphysen der Femura sind bizarre Exostosenbildungen zu erkennen (b). Nervale Ausfälle waren in diesem Fall nicht zu beobachten. Einzelne Knochenbezirke lassen eine Kombination mit Chondromen vermuten. 30jähriger Mann

Ende der Pubertät zum Stillstand. Nur selten ist eine weitere Vergrößerung beobachtet worden. Es sind auch Rückbildungen von Exostosen bekannt geworden.

Im allgemeinen sind die Exostosen an den Metaphysen der langen Röhrenknochen ausgebildet, können jedoch überall an den Wachstumszonen vorkommen, z. B. an der Clavicula (PALMER und McKAY). Sie zeigen *die Spongiosaarchitektur des benachbarten metaphysären Knochenabschnittes*. Am Ende oder der *Spitze der Exostose* findet sich *Knorpel*, der hin und wieder *verkalken kann* und dann im Röntgenbild sichtbar wird (Abb. 78).

Bei entsprechender Größenzunahme der Exostosen kommt es zu *klinischen Erscheinungen*. So können benachbarte Knochen irritiert oder die Muskulatur beeinträchtigt werden. Durch ungünstigen Sitz der Exostosen sind *Bewegungseinschränkungen der Glieder*

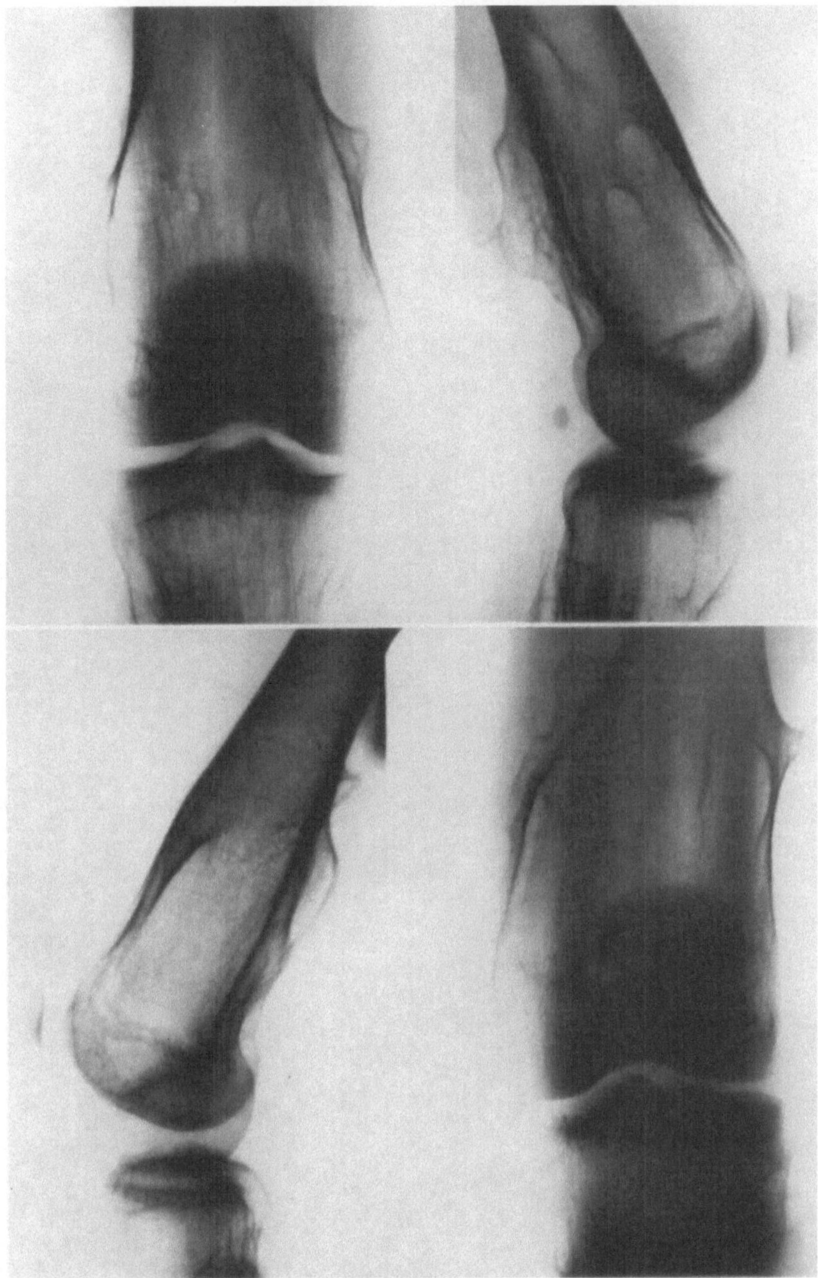

Abb. 78 b

möglich. Ein *Druck auf Nervenäste oder Gefäße* kann zu Schmerzen führen. Im Bereich des Schädelskeletes sind Exostosen nur selten beobachtet worden.

Diese Erbkrankheit weist nicht nur Exostosenbildungen, sondern häufig *auch allgemeine Wachstumsstörungen* besonders der langen Röhrenknochen auf (Abb. 79). Es ist dann ein *Minderwuchs* die Folge. Weiterhin sind *Verkrümmungen der Arme, Luxationen des Radiusköpfchens* (durch Verkürzung der Ulna), *X-Beine* (durch unregelmäßiges Wachstum der Femurkondylen) und *Plattfuß* (durch Verkürzung der Fibula) beschrieben worden.

Neben den cartilaginären Exostosen können auch *Ekchondrosen* — also nicht verknöcherte Exostosen — auftreten, die sich *im Röntgenbild nicht nachweisen lassen*.

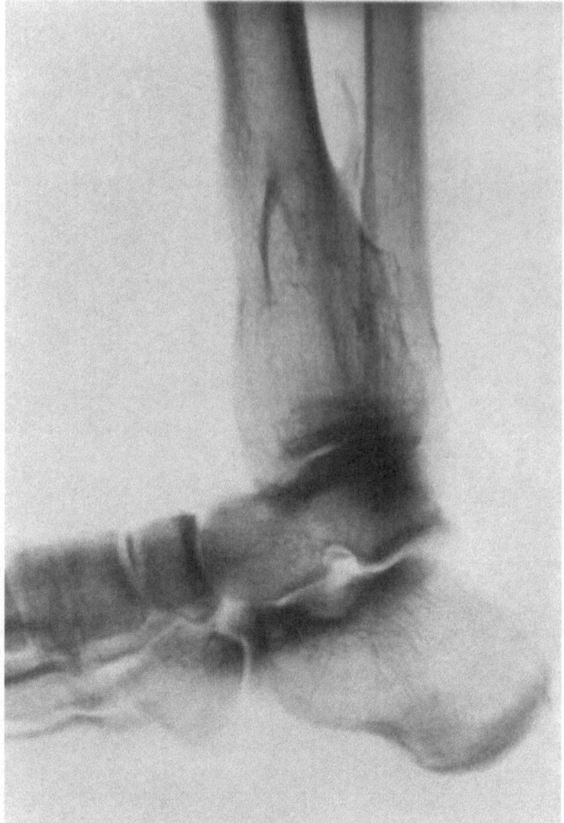

Abb. 78c

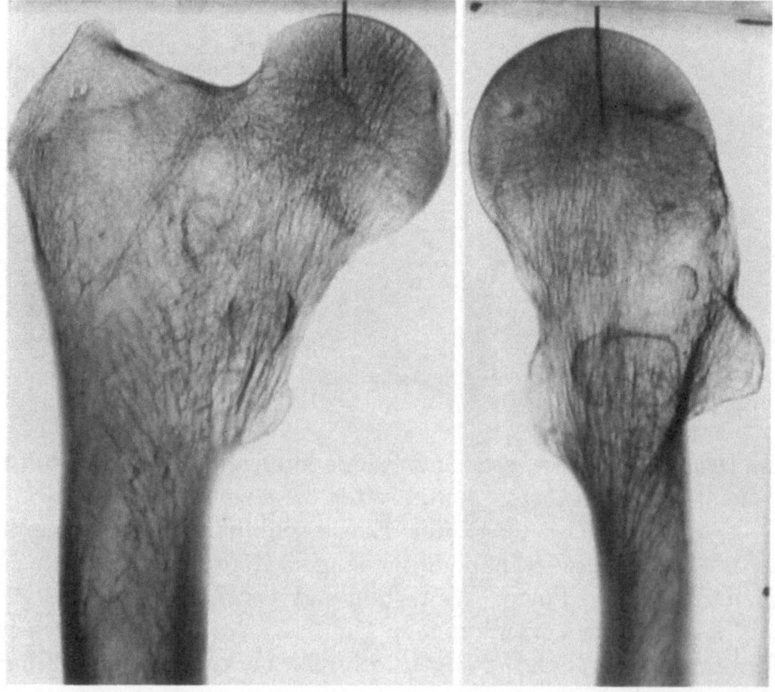

Abb. 79. Störungen der Entwicklung von Femur und Humerus bei cartilaginären Exostosen. (Röntgenbild eines Präparates, Sammlung Pathologisches Institut der Universität Zürich, Prof. Dr. med. E. UEHLINGER)

Die Erkrankung kann mit einer *intestinalen Polyposis* kombiniert sein (ZANCA). In seltenen Fällen ist eine „Leontiasis ossea" vorgekommen (s. S. II,661).

Aus den Exostosen können sich gelegentlich *Chondrome* entwickeln, die als *Myxochondrome* oder *Chondrosarkome* bösartig werden (s. S. I,487). Eine Metastasierung dieser Geschwülste ist bekannt. Chondrome treten meist erst im späteren Wachstumsalter auf und können operativ entfernt werden. Eine vollständige Heilung ist dann möglich.

Differentialdiagnostisch müssen die multiplen cartilaginären Exostosen gegen echte Knochenchondromatosen (s. S. I,114) abgegrenzt werden.

II. Erbliche Wachstums- und Reifestörungen noch unklarer Ursachen

Neben den eindeutig durch innersekretorische Störungen verursachten Fehlsteuerungen des Skeletwachstums kennen wir einige Formen des *Zwergwuchses* oder *Kleinwuchses* sowie Formen des *Riesenwuchses* oder *Hochwuchses*, deren Ursachen noch ungeklärt sind. Solche *außerhalb der normalen Variationsbreite des Wachstums* liegenden Hemmungen oder Verstärkungen der Entwicklung des Gesamtindividuums sind von entsprechenden Beschleunigungen oder Verzögerungen des Knochenwachstums begleitet. Im allgemeinen handelt es sich um einen verzögerten oder auch beschleunigten Schluß der Wachstumszonen des Skeletes. Hieraus resultieren Verlängerungen oder Verkürzungen der Knochen, verglichen mit normalen gleichaltrigen Individuen. Ein sehr wichtiger Indikator für das Skeletwachstum ist der Zeitpunkt des Auftretens und Verschwindens der Knochenkerne. So wurde das Handskelet schon seit langer Zeit als Testobjekt für die Feststellung der Entwicklungsstufe und Reife des Skeletsystems herangezogen (s. S. I,18).

Bei überstürztem oder verzögertem Wachstum findet sich häufig eine Veränderung der Makrostruktur des Knochens, so daß osteoporotische oder osteosklerotische Bezirke auffallen. Zur Feststellung all dieser Befunde ist neben der klinischen Untersuchung eine ausführliche Röntgenuntersuchung des Skeletes erforderlich.

Im allgemeinen wird der Ablauf des Knochenwachstums in den hier genannten Fällen *durch Erbfaktoren* beeinflußt, wobei selbstverständlich auch die hormonalen Einwirkungen von Hypophyse und Keimdrüsen, Schilddrüse oder Nebenniere zu beachten sind. In der Regel ist das *Zusammenspiel* der einzelnen Hormone in den nachfolgend geschilderten Wachstumsstörungen normal. Unsere Kenntnisse über die Entwicklung abnormer Wachstums- und Reifestörungen ist noch ungenügend, so daß hier lediglich ein Hinweis auf die wichtigsten Formen gegeben werden kann.

1. Der proportionierte Zwergwuchs

Neben den bereits beschriebenen dysproportionierten Zwergwuchsformen infolge einer Ossifikationsstörung sind mehrere Arten des proportionierten Zwergwuchses bekannt geworden. Nach einem Vorschlag von DE RUDDER sollten zum Zwergwuchs diejenigen Individuen gerechnet werden, deren Körpergröße unterhalb der Variabilität einer Bevölkerungsgruppe und der beim Wachstum erreichten Körpergröße liegt. Es sollten zur Beurteilung der Art des Zwergwuchses alle klinischen und röntgenologischen Symptome herangezogen werden. Schwierig wird es sein, Übergänge vom Kleinwuchs zum Zwergwuchs zu differenzieren. Durch eine Häufung physiologischer Kleinwuchsfaktoren (additive Polygenie) können besondere diagnostische Probleme auftreten. Die *proportionierten Zwerge*, also solche, bei denen *eine normale Differenzierung des Skeletes* während des Wachstums zu beobachten ist, können in verschiedene Gruppen unterteilt werden.

Am häufigsten sind die *rassisch bedingten Zwergwuchsformen*, die nur eine Körpergröße von 100—150 cm erreichen. Solche kleinen, aber durchaus normal entwickelten Menschen finden sich nicht nur bei einigen Zwergrassen wie den Pygmäen (in Afrika, im südlichen Asien und in Indonesien) und den Lappländern (in Schweden, Norwegen und Finnland), sondern auch bei Völkern, in denen sich Volksgruppen mit geringerer Körpergröße entwickelt haben. Unter den kleineren Menschen der gelben Rasse kommen Volksstämme mit unterschiedlicher Körpergröße vor. Diese Menschen sind in jeder Beziehung normal entwickelt.

Auch im *Tierreich* sind Zwergformen bekannt geworden (Elefant, Kamel, Pferd, Rind, Schaf, Ziege, Schwein, Hund, Huhn, Gans, Ente, Taube, Kaninchen). Bei den Hühnerrassen gibt es neben den *chondrodystrophen Formen des Krüperhuhnes* auch *normal proportionierte Zwerghühner*. Eine solche Zwergform soll auf eine *Dysfunktion der Schilddrüse* zurückzuführen sein (Landauer).

Diesen Zwergrassen sehr ähnlich sind die *primordialen Zwerge* der normalwüchsigen weißen und farbigen Bevölkerung. Bei dem primordialen Zwergwuchs beginnt *die Wachstumshemmung vor der Geburt*, so daß die Menschen bis zur Reife hinter der Norm relativ gleichmäßig zurückbleiben. Sie werden meist schon sehr klein als Zwerge geboren. In einigen Familien ist *ein dominanter*, in anderen *ein recessiver Erbgang* gefunden worden (v. Verschuer). Es handelt sich hierbei wahrscheinlich um Mutationen (Minusvarianten) der Rasse. Bei dem familiären primordialen Zwergwuchs ist die Auslese auf einzelne Sippenkreise beschränkt. Unter Anpassung an besonders kümmerliche Lebensbedingungen tritt der grundsätzlich gleiche Vorgang in größeren Sippenverbänden auf und kann dann zu Zwergrassen führen. *Die Skeletentwicklung und die Ausbildung der sekundären Geschlechtsmerkmale sowie der Eintritt der Pubertät erfolgen normal. Die Proportionen des Skeletes sind unauffällig*, und auch die Sella ist im Verhältnis zur Schädelgröße normal. Die *Intelligenz* ist in der Regel *nicht gestört*. Die Stimme ist meist etwas hoch. Eine Osteoporose oder Atrophie des Knochens kann vorgetäuscht sein.

Eine *besondere Form des proportionierten Zwergwuchses* beim Menschen hat Hanhart in der Schweiz und auf der Insel Veglia bei Fiume beobachtet. Diese Zwerge zeigen eine *verhältnismäßig große Kopf- und Schulterbreite*. Der Schädel fällt durch einen großen Hirn- und kleinen Gesichtsschädel auf. Die Nasenwurzel ist eingezogen, da die Schädelbasis zu kurz ist. Es handelt sich um Zwerge, die in Sippen mit *einfach recessivem Erbgang* vorkommen. Die Eltern und Geschwister sind meist normal groß. Die zunächst normale Entwicklung wird *erst nach Ablauf des 1.—4. Lebensjahres* durch eine Wachstumshemmung gestört. Bei der Geburt sollen diese Zwerge normal groß sein, so daß man ihnen den später eintretenden Zwergwuchs nicht ansieht. Die Verknöcherung ist verzögert. Das *Röntgenbild* zeigt *normal proportionierte Knochen*, lediglich die *Epiphysenfugen schließen sich verspätet*. Die Sella ist gering verkleinert. Von Bedeutung ist der *Hypogenitalismus* mit häufig sehr spärlich ausgebildeten sekundären Geschlechtsmerkmalen und meist fehlender Geschlechtsreife. Häufig findet sich das Zustandsbild der *Dystrophia adiposo-genitalis*. Der Gesichtsausdruck erinnert an einen Greis. Die Schilddrüse ist meist nicht zu tasten. Neben diesem erblichen Zwergwuchs sind auch nicht erbliche Formen beschrieben worden, die auf Mutationen beruhen könnten.

Unter den proportionierten Zwergwuchsformen ist der *infantilistische Zwergwuchs* (Paltauf) zu nennen, bei dem eine Dystrophia adiposo-genitalis fehlt. Es handelt sich um die als *Liliputaner* bekannten Wesen, bei denen nach dem 2.—5. Lebensjahr eine Wachstumshemmung einsetzt. So können der Schädel wie auch das ganze Rumpfskelet bis ins Alter kindliche Formen bewahren. Die Knorpelfugen verknöchern nicht, und die Geschlechtsorgane bleiben auf kindlicher Stufe stehen. Die sekundären Geschlechtsmerkmale sind nicht ausgebildet. Das Gesicht zeigt *kindliche Züge*. Es findet sich eine familiäre Häufung, obgleich die Eltern und Geschwister meist normal entwickelt sind. Von Kraft sind aus zwei Verwandtenehen innerhalb einer Sippe drei infantilistische Zwerge beschrieben worden, was für einen *recessiven Erbgang* spricht. Im *Röntgenbild* sind die *noch offenen Epiphysenfugen für diese Zwergform typisch*. Die Sella ist im Verhältnis zur Schädelgröße normal. Die *Nasennebenhöhlen* sind *unzureichend* ausgebildet und entsprechen denen eines Kindes. Infolge der *Ossifikationsstörung* können aseptische

Epiphyseonekrosen, eine Osteochondrosis dissecans und Brachymesophalangien nicht selten beobachtet werden.

Eine eigentümliche Form des proportionierten Zwergwuchses stellt die *frühzeitige Vergreisung (Progerie)* dar, die zuerst von H. GILFORD beschrieben wurde. Am auffallendsten sind die *Magerkeit*, die *sehr dünne*, oft *sklerotische Haut*, eine *fleckige Pigmentierung* sowie das *spärlich entwickelte Kopfhaar*. Der *sehr große Hirnschädel* steht in einem Mißverhältnis zum kleinen Gesichtsschädel. Ferner fällt ein *Exophthalmus* sowie eine *graue Haarfarbe* auf. Die Schädelvenen sind sehr gefüllt, das Gefäßsystem ist *frühzeitig arteriosklerotisch verändert*. Die geistige Entwicklung kann normal sein. Das *Röntgenbild* zeigt eine *Osteoporose* bei normaler Entwicklung der Knochenkerne. Der *Epiphysenfugenschluß ist verzögert*, die *Schädelnähte synostosieren spät*. Die Endphalangen weisen eine Hypoplasie auf und sind infolge der Sklerodermie rigide.

Als Folge einer Hirnstörung wäre noch der *dyscerebrale Zwerg* zu nennen, eine Form des proportionierten Zwerges, die zuerst von RÖSSLE und von GIGON beschrieben wurde. Hierzu wird auch der beim Turmschädel gefundene Kleinwuchs gerechnet, den CATEL mitgeteilt hat. Das Schädelröntgenbild zeigt verstärkte und vermehrte *Impressiones gyrorum* und eine kleine Sella.

Eine mit Zwergwuchs einhergehende Hemmungsmißbildung und Reifestörung stellt der *mongoloide Zwerg* (Langdon-Down-Syndrom) dar. Meist werden die Kinder nicht alt. Die Knochenkerne treten verspätet auf und entwickeln sich unregelmäßig. Das Längenwachstum ist verzögert. Charakteristisch für diese Art der Zwergwuchsformen sind die *spitz ausgezogenen Metaphysen* und im Bereich des Handskeletes *eine Mißbildung der Mittelphalanx des Kleinfingers*. Das Auftreten von *Pseudoepiphysen* ist beschrieben worden. Der eigentümlich mongoloide Gesichtsausdruck kommt durch eine *Brachycephalie, Mikrodentie* und *Verkleinerung des Unterkiefers* zustande. Ferner finden sich ein *Hypogenitalismus* sowie oft *angeborene Herzfehler*. Ein gehäuftes Auftreten von Mongolismus beobachtet man bei Verwandtenehen und bei überalterten Müttern. Der Erkrankung liegt nach neueren Erkenntnissen eine Vermehrung des Chromosomensatzes auf 47 statt 46 Einzelchromosomen oder eine Gefügestörung der Chromosomen zugrunde. LEJEUNE, TURPIN und GAUTIER fanden 1959 bei 9 mongoloiden Kindern eine Verdreifachung des Chromosoms 21, eine sog. autosomale Trisomie des Chromosoms 21. Dieser Befund wurde durch zahlreiche andere Autoren gesichert. CARTER, HAMERTON, POLANI, GUNALP und WELLER berichteten 1960 über 2 Schwestern, die 3 mongoloide Kinder geboren hatten. Bei diesen Kindern war ein überzähliges Chromosom 21 mit einem Chromosom 15 fusioniert. Der Chromosomensatz betrug zwar 46, aber die Fusion der Chromosomen 15/21 wirkte sich aus wie eine funktionelle Trisomie.

Differentialdiagnostisch sind neben charakteristischen Formen des erblichen Zwergwuchses andere *exogen*, aber auch erblich bedingte Wachstumsstörungen wie der *thyreogene*, der *rachitische* und der *renale* Zwergwuchs zu beachten. Es handelt sich hierbei jedoch nicht um eine primäre Störung des Wachstums, sondern um *die Folge einer anderen, übergeordneten primären Störung*. Diese Zwergwuchsformen sind in den Kapiteln der Systemerkrankung des Skeletes abgehandelt (s. S. I,213 ff.). Die Frage, ob auch ein *kardiogener Zwergwuchs* als Ausdruck einer Wachstumsstörung bei angeborenen Herzfehlern vorkommen kann, ist oft diskutiert worden. Wenn alle familiären Wachstumsstörungen ausgeschlossen werden können, kann ein kardialer Minderwuchs angenommen werden. Nach Beobachtungen von LOESCHKE kommt er verhältnismäßig häufig vor. In der Regel werden der Minderwuchs und die Herzmißbildung Ausdruck einer *fehlerhaften Gesamtanlage* des Organismus sein.

2. Der erbliche Riesenwuchs

Sehr viel seltener sind die verschiedenen Formen des *Riesenwuchses* zu beobachten. Es ist ein nicht krankhafter Hochwuchs als *erbliche Familien- oder Rasseneigenschaft* vom *pathologischen Riesenwuchs* abzugrenzen. Im allgemeinen bezeichnet man als Riesen Individuen, die über 200 cm groß sind. Über die Art der verschiedenen Riesenwuchsformen wissen wir noch weniger als über die der Zwergwuchsformen. Es sind bisher

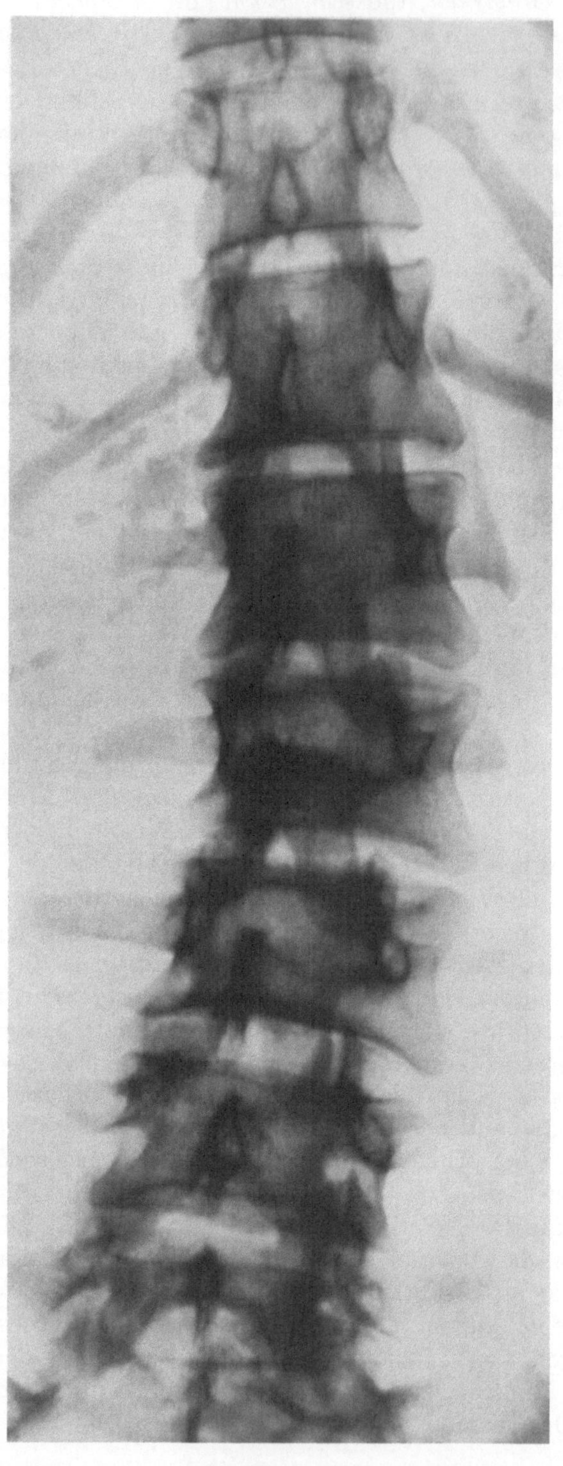

a

Abb. 80a u. b. Seltene Form des proportionierten Riesenwuchses bei 32jähriger Frau (Größe: 192 cm). Linkskonvexe Skoliose der Lendenwirbelsäule bei ungewöhnlicher Höhe der Wirbelkörper und etwas eigenartiger Form der Wirbel (a). Das Handskelet ist in den Proportionen nicht auffallend. Es liegt eine allgemeine Vergrößerung vor; lediglich das Metacarpale IV ist anders gestaltet.

nur wenige Fälle eines familiären Riesenwuchses bekannt geworden. Meist handelt es sich wohl um Mutationen, so bei den sog. Primordialriesen, die bereits als übergroße Kinder zur Welt kommen.

Die Wachstumsfugen treten zu normaler Zeit auf und schließen sich normal, doch ist während der Jahre des Wachstums ein ungewöhnlich rasches, stark ausgeprägtes Längen- und Breitenwachstum zu beobachten. *Die Proportionen bleiben gewahrt*, so daß

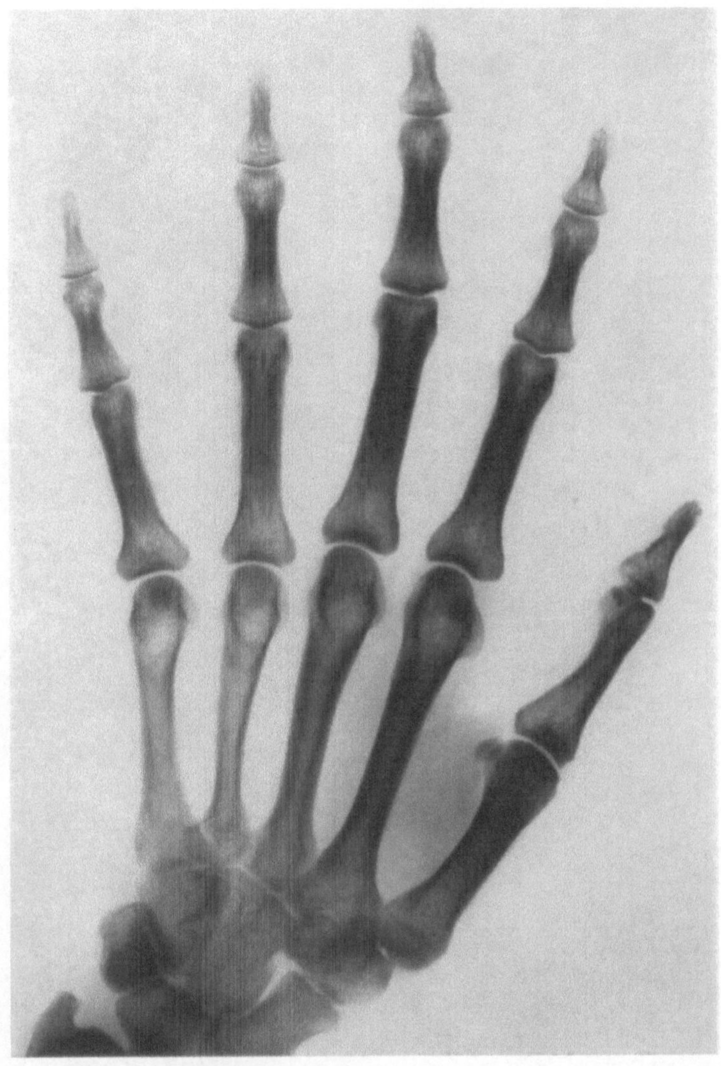

Abb. 80b

sich das Skelet nur durch die ungewöhnliche Größe von dem eines normalen Menschen unterscheidet (Abb. 80). Auch *im Tierreich* sind erbliche Riesenformen bekannt. Unter den Hunderassen sind die dänische Dogge und der Bernhardiner zu nennen.

Zur Abtrennung gegenüber hormonal bedingten Riesenwuchsformen ist die Röntgenuntersuchung des Skeletes erforderlich. Die *pathologischen Riesenwuchsformen*, wie sie vor allem bei *Akromegalie* oder abortiven akromegaloiden Symptomen zustande kommen können, sollen hier nur differentialdiagnostisch erwähnt werden (s. S. I,256). Für die pathologischen Riesenwuchsformen ist das längere Persistieren der Wachstumsfugen charakteristisch. Bei der Akromegalie ist vor allem die Sella röntgenologisch nachweisbar vergrößert. Die bei *Eunuchoidismus* auftretenden Riesenwuchsformen gehören nicht in diesen Abschnitt und werden bei der hormonalen Beeinflussung des Wachstums abgehandelt (s. S. I,244).

3. Komplexe Wachstumsstörungen mit partiellem Riesenwuchs

Im Schrifttum ist auch ein *umschriebener Riesenwuchs*, der sich nur auf eine Körperhälfte, einzelne Gliedmaßen oder Organe beschränkt, bekannt geworden. Die eigen-

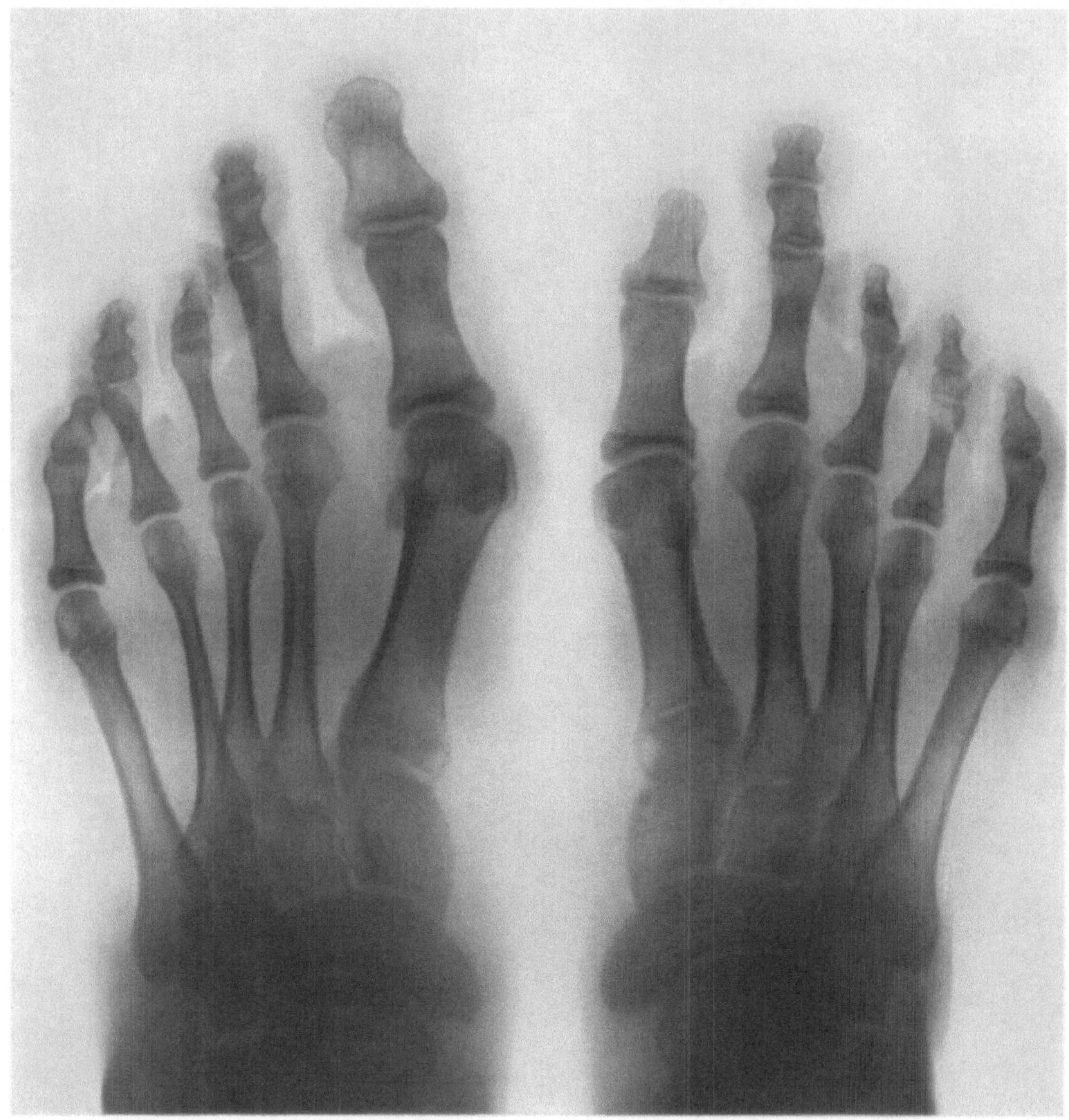

Abb. 81. Partieller Riesenwuchs der linken Extremität, insbesondere der linken Großzehe und der 2. Zehe links. Auffallend ist die ungewöhnliche Größe auch der 2. Zehe rechts, verglichen mit den übrigen, normal großen Zehen des rechten Fußes. Ähnliche Veränderungen konnten auch bei dem Vater des 15jährigen Mädchens beobachtet werden

tümliche und seltene Mißbildung stellt ein *recessives Erbleiden* dar, bei dem einzelne Extremitätenteile oder eine ganze Körperhälfte zum Riesenwuchs neigen. Die vergrößerten Körperteile wachsen jedoch proportional mit der Zunahme des Gesamtwachstums. Typisch für diese Veränderung ist die Mitbeteiligung der Knochen (Abb. 81).

Zunächst finden sich keine Störungen der Ossifikation, erst später treten *deformierende Veränderungen* und *eine Periostverdickung* auf. Die Wachstumszonen selbst zeigen keine pathologischen Veränderungen.

Nicht selten ist die Fehlbildung mit *anderen Mißbildungen*, wie z. B. der Blutgefäße und der Lymphgefäße, sowie einer Polydaktylie, Syndaktylie, Mißbildungen innerer Organe (Kryptorchismus, Hernien usw.) verbunden. Die angeborene *erbliche Elephantiasis* entsteht durch eine Verdickung von Gliedern infolge Wucherung des derben Bindegewebes, des Unterhautfettgewebes und der Haut. KEHRER hat 31 Sippen aus der Literatur gesammelt, von denen acht in aufeinanderfolgenden Generationen nachgewiesen werden konnten, so daß ein *einfach dominanter Erbgang* wahrscheinlich ist.

Eine hier einzuordnende Mißbildung ist das *Klippel-Trenaunay-Webersche Syndrom* mit der Trias: umschriebener Riesenwuchs (Osteohypertrophie), Naevi und Varicen (siehe S. II,1130). Im Schrifttum sind nur wenige Beobachtungen des Syndroms von Klippel-Trenaunay-Weber oder Parkes-Weber mitgeteilt. Die stark vascularisierten oder varicösen Naevusbildungen sind meist im Bereich der Extremitäten lokalisiert und führen zusammen mit der seit Kindheit bestehenden Varicosis zu einem ungewöhnlich intensiven Längenwachstum der Knochen in der betroffenen Extremität. Beim männlichen Geschlecht ist die obere Extremität, beim weiblichen Geschlecht die untere Extremität bevorzugt befallen. Einige Beobachtungen lassen erkennen, daß allein die Knochen der Hand und der Finger Veränderungen aufweisen können. Das Krankheitsgeschehen ist demnach begrenzt. Eine operative Entfernung der Naevi und der Versuch einer Beseitigung der Varicen hat keinen Einfluß auf das atypische Knochenwachstum. In den Naevi vasculosi konnten vermehrt sympathische Endgeflechte nachgewiesen werden. Auf den möglichen Erbgang hat KOCH hingewiesen. Zu den Zusammenhängen des Sturge-Weberschen Syndroms, des Morbus Parkes-Weber und des Morbus Klippel-Trenaunay hat in einer kritischen Zusammenstellung und Analyse von 21 Krankheitsfällen GRAUL Stellung genommen. Er faßt diese häufig mit einem umschriebenen Riesenwuchs einhergehenden Störungen als *ekto-neurodermale Hamartome* zusammen. Bei dem Vorliegen einer Kombination des umschriebenen Riesenwuchses mit anderen angeborenen Mißbildungen könnte ein gemeinsames pathogenetisches Geschehen zugrunde liegen. Es sind auch Riesenwuchsformen, die mit der Recklinghausenschen Neurofibromatose (s. S. I,154) kombiniert waren, beobachtet worden. Meist wird die Vergrößerung eines Fußes erst beim Schuhkauf bemerkt. Die Weichteile nehmen entsprechend der Größenzunahme des Knochens ebenfalls zu, und es kann zu erheblichen Anschwellungen kommen.

III. Komplexe Fehlbildungen mit Skeletbeteiligung

Obgleich dieses Kapitel der chirurgischen, vorwiegend orthopädischen Radiologie angehört, sind doch einige Krankheitsbilder auch für den Internisten von Bedeutung, da die Mißbildungen des Skeletes häufig mit weiteren Krankheitszeichen einhergehen, die Folge einer Fehlbildung innerer Organe sind. Es kann daher die Röntgenaufnahme eines Skeletabschnittes den ersten wichtigen Hinweis auf eine Erbkrankheit mit komplexen Fehlbildungen liefern und somit Anlaß zu weiterer gründlicherer klinischer Durchuntersuchung geben.

In diese Gruppe der komplexen Störungen sind auch einige erbliche Systemerkrankungen des Bindegewebes eingeordnet, die mit Störungen des Knochenumbaus, mit fehlerhafter Knochenbildung oder Knochenschwund verschiedenster Ursache einhergehen.

1. Das Syndrom von Klippel-Feil

Die angeborene, *dominant erbliche Verschmelzung von Wirbelkörpern* zu „Blockwirbeln" hat eine hochgradige Verkürzung der Wirbelsäule im Halsbereich zur Folge und führt zwangsläufig zu einer Bewegungseinschränkung des Kopfes. Von KLIPPEL und FEIL wurde 1912 erstmalig die Kombination dieser Mißbildung der Wirbelsäule

mit anderen Erbstörungen beschrieben. Neben der Blockwirbelbildung und Fehlbildung
der Halswirbelsäule, dem Kurzhals und der Bewegungseinschränkung des Kopfes fallen
ein *niedriger Haaransatz, Fehlbildungen der Rippen* im Sinne von Hypoplasien und Synostosen und eine *Verschiebung der Abschnittsgrenze* nach cranial mit Ausbildung von
Halsrippen auf (Abb. 82). In seltenen Fällen sind Verbindungen zwischen den Hals-
wirbeln und dem Schulterblatt zu finden, die als eine Störung der Segmentierung
angesehen werden können. Es handelt sich um rippenähnliche Knochen, die sich in

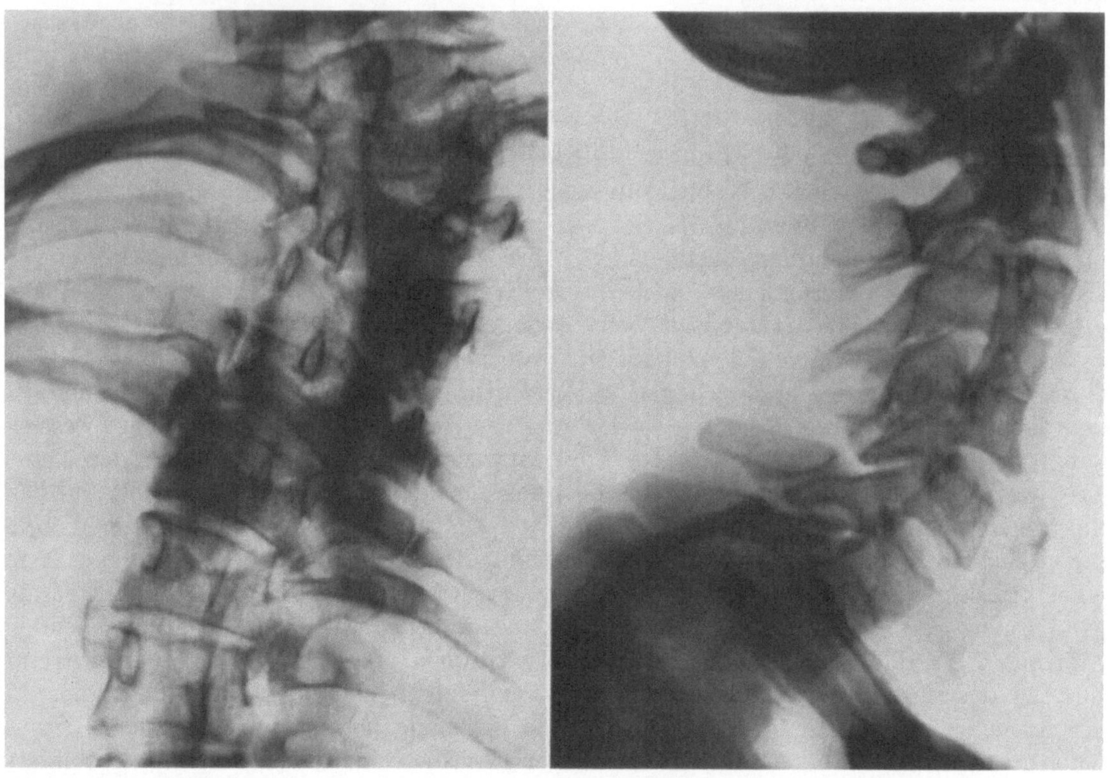

Abb. 82. Blockwirbelbildung zwischen dem 3., 4. und 5. Halswirbel mit schmalem Bandscheibenrest zwischen
den Wirbelkörpern und kombinierter Fehlbildung der Wirbelbögen, Querfortsätze und Dornfortsätze in
dieser Höhe der Halswirbelsäule. Daneben liegt eine Wirbelfehlbildung im oberen Bereich der Brustwirbelsäule (3. und 4. Brustwirbel) mit dazugehörigen Anomalien der Rippen, der Wirbelbögen und Dornfortsätze
vor. Diese kombinierte Fehlbildung im Sinne eines Klippel-Feil führt zu einer Verkürzung des Halses und
zu einer skoliotischen Verbiegung der oberen Brustwirbelsäule

Muskelsepten ausbilden. Die Kombination mit einer *Spina bifida cervicalis* oder einer
basalen Impression (s. S. I,237 und II,841) ist nicht selten.

    Die klinischen Symptome werden vor allem durch die *neurologischen* Störungen charak-
terisiert. Häufig finden sich neben Kopfschmerzen und *Drehschwindel* auch *Erbrechen*
und *Sensibilitätsstörungen.* Eine grundlegende und sehr sorgfältige Bearbeitung haben
die Fehlbildungen des Klippel-Feil-Syndroms im Zusammenhang mit der basalen Impression des Schädels durch SCHMIDT und FISCHER erfahren.

    Von einigen Autoren wird dem von KLIPPEL und FEIL beschriebenen Syndrom die
Selbständigkeit als Krankheitseinheit abgesprochen, da es sich um eine übergeordnete
Entwicklungsstörung handelt, die oft kombiniert mit weiteren Anomalien vorkommt.
Insbesondere sind *angeborene Herzfehler, Anomalien des Nierenbeckenkelchsystems, Muskelatrophien,* angeborene *Taubheit,* Fehlbildungen der *Zahnanlagen,* Fehlbildungen der *Extremitäten wie Kamptodaktylie* usw., Entwicklungsstörungen des *Hörorgans* und das Vorkommen der *Syringomyelie* bei dem Klippel-Feil-Syndrom beschrieben worden.

2. Die Sprengelsche Deformität — angeborener Schulterblatthochstand

Dem Klippel-Feil-Syndrom nahe steht die sog. Sprengelsche Deformität, bei der Fehlbildungen im Übergangsbereich der Hals- und Brustwirbelsäule und am Schulterblatt zu finden sind. Tritt in der Entwicklungsgeschichte die Scapula nicht tiefer, resultiert ein Hochstand; außerdem erfährt das Schulterblatt noch eine Drehung um die Horizontalachse. Es sind die verschiedensten graduellen Abstufungen von der schwersten Form der Mißbildung bis zu leichten, meist einseitigen Veränderungen bekannt geworden. Das Schulterblatt kann hypoplastisch, manchmal auch breiter und kürzer, seltener deformiert sein. Außer Blockwirbelbildungen und Synostosen zeigt die Wirbelsäule *weitere Anomalien* wie eine *Spina bifida*, Aplasie der Wirbelkörper und Keilwirbel. Als häufige Begleiterscheinung sind *Kyphoskoliosen* oder *Torsionsskoliosen* bekannt geworden. In der Regel erscheint der Hals auf der kranken Seite des Schulterblatthochstandes verkürzt und die Weichteile sind atypisch deformiert.

In einigen Familien wurde der angeborene Schulterblatthochstand als *einfach dominantes Erbmerkmal* beobachtet. Meist sind die Veränderungen leichtgradig und nur selten finden sich schwere Störungen der Entwicklung, die auch mit *Fehlbildungen innerer Organe* kombiniert sind. Eine Syntropie des Erbsyndroms von Klippel-Feil mit einer Sprengelschen Deformität ist nicht selten.

3. Das Erbsyndrom der Beckenhörner

(Turnersches Syndrom, hereditäre Arthrodysplasie, hereditäre Arthroonychodysplasie)

Die eigenartige Kombination eines erblichen Mißbildungssyndroms mit Beckenhörnern wurde von Turner 1933 erstmalig beschrieben, doch hat schon Chatelain

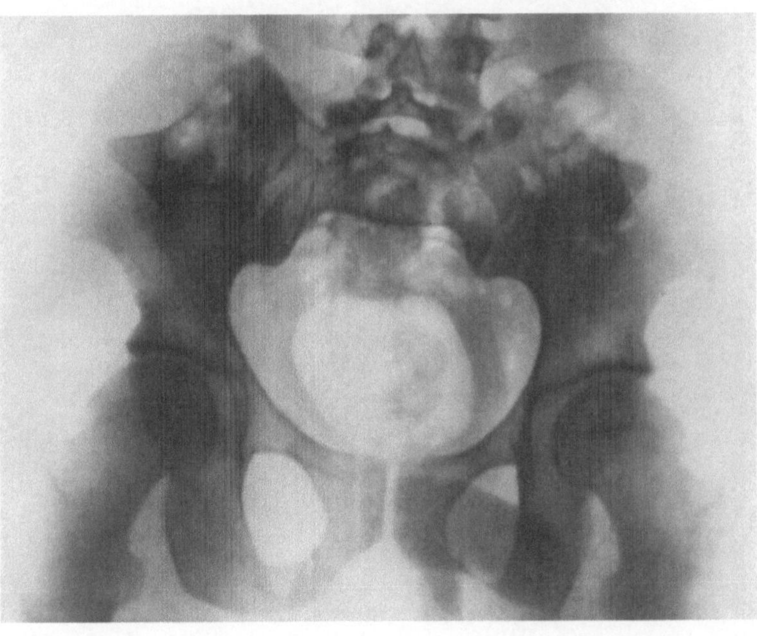

a

Abb. 83a—d. Familiäres Vorkommen von Beckenhörnern oder Iliacalhörnern kombiniert mit weiteren Skeletdysplasien, Nageldysplasien und Anomalien der Irispigmentierung (Beobachtung: W. Roeckerath). Doppelseitig ausgeprägte Beckenhörner bei 22jährigem Bergmann (a und b) und dessen 9jährigem Bruder (c). Das Beckenskelet der 46jährigen Mutter zeigt einen sehr ähnlichen Befund (d)

auf ein Krankheitsbild hingewiesen, das mit Nagelveränderungen, einer Unterentwicklung der Patella und des Kniegelenkes, Ellenbogendeformität und Beckenanomalien einhergeht. Störungen der inneren Organe sind bisher nicht beobachtet worden.

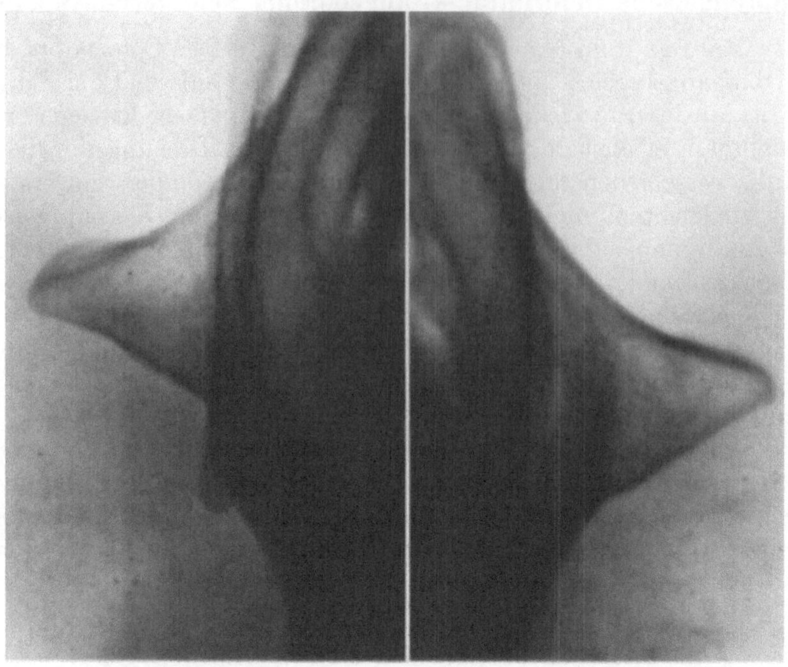

Abb. 83b

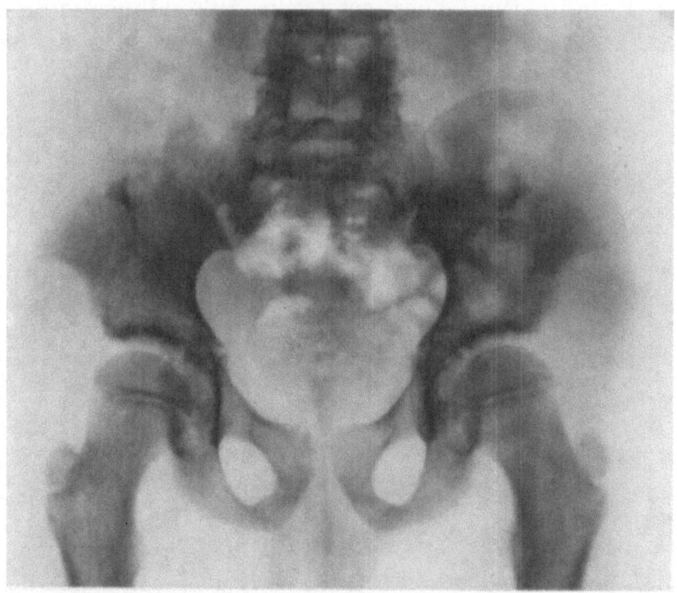

Abb. 83c

Nach Untersuchungen von WEDLER und WELSCH liegt ein *dominanter, nicht geschlechtsgebundener Erbgang* vor. Eine Manifestierung erfolgt nur dann, wenn *ein* Elternteil nachweislich erkrankt ist. Die Ausprägung der einzelnen Symptome unter erkrankten Geschwistern kann wechseln, die Zahl der Merkmale ist variabel.

Das häufigste Symptom sind die *Nageldysplasien* meist an Daumen und Zeigefinger, die alle Übergänge *von völligem Fehlen bis zu einer gewissen Weichheit und löffelartig konkaver Verbiegung der Nägel mit Längsrissen aufweisen.*

Die Kniegelenksveränderungen mit *Hypo-* und *Aplasie der Patella* sind häufig verbunden mit einer *Vergrößerung des Condylus medialis femoris et tibiae.* Die *hypoplastische*

Patella neigt zu Luxationen. Die Kniegelenke sind meist überstreckbar oder streck-behindert.

Die „Beckenhörner" wurden von TURNER als Auswärtsbiegung der Crista iliaca posterior gedeutet, doch handelt es sich *um Exostosen an der Rückseite des Ilium*, lateral von den Sakroiliacalgelenken. Das freie Ende der Hörner ist nach lateral geneigt, und sie können am Gesäß sichtbar und tastbar sein (Abb. 83).

Das distale Ende des Humerus ist häufig stärker nach ventral gebogen, die Trochlea humeri ist verbreitert und das Capitulum humeri hypoplastisch. *Arthrotische Veränderungen* und Luxationen sind beschrieben worden.

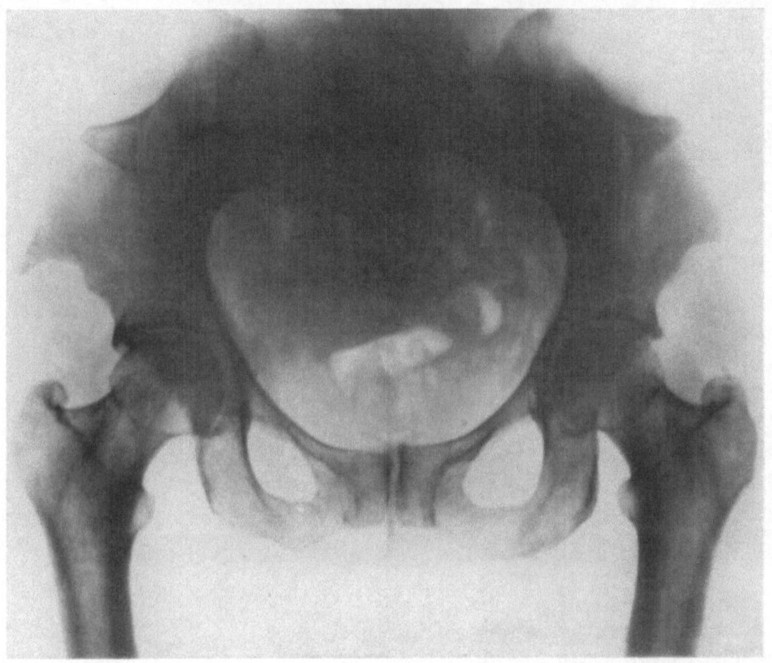

Abb. 83d

Es können noch andere Mißbildungen, so der Scapula, des Acromion, des Coracoid und des Humeruskopfes vorkommen. Im Tierreich sind ähnliche Bildungen bisher nicht bekannt geworden.

Als weitere Anomalien kommen eine Hyperlordose der Lendenwirbelsäule, ein Sacrum arcuatum, eine verminderte Krümmung der vorderen Abschnitte der Darmbeinschaufeln und atypische Bildungen der Darmbeinstacheln vor. Das Becken kann Kartenherzform zeigen. Ferner sind Knochenleisten an der dorsalen Fläche des Ilium gefunden worden.

4. Die Arachnodaktylie

(Marfan-Syndrom, Spinnenfingrigkeit [Archard], Dolichostenomelie
[Lang-Dünnbeinigkeit])

Das Krankheitsbild wurde erstmalig 1896 von MARFAN beschrieben. Eine familiäre Häufung sowie eine Kombination mit *Linsenektopie* und *Schlottergelenken* wurde bereits 1876 von WILLIAMS erkannt. Den *dominanten Erbgang* hat WEVE gefunden und das Syndrom als eine Störung des mesenchymalen Gewebes angesehen (Dystrophia mesodermalis congenita, Typus Marfan). Später sind Kombinationen mit Herz- und Gefäßveränderungen (Aortenerweiterung, Aneurysma dissecans) von BAER, TAUSSIG und OPPENHEIMER beschrieben worden.

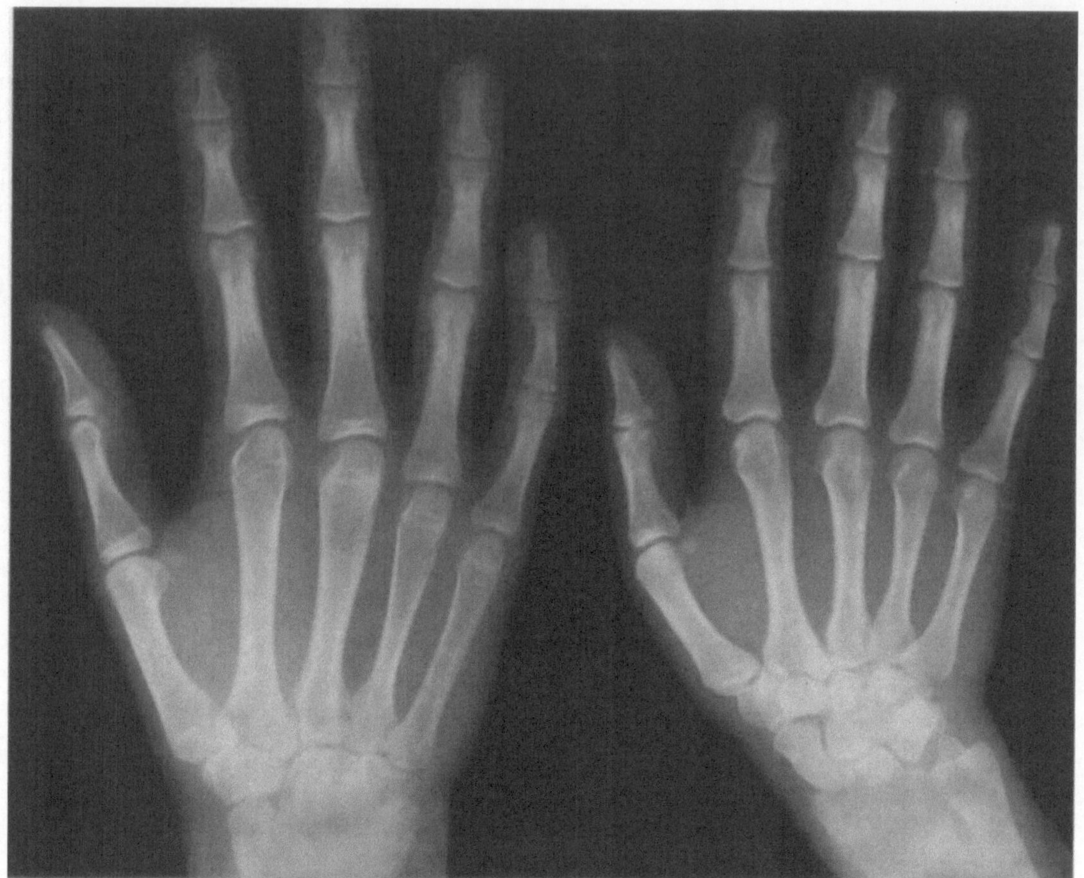

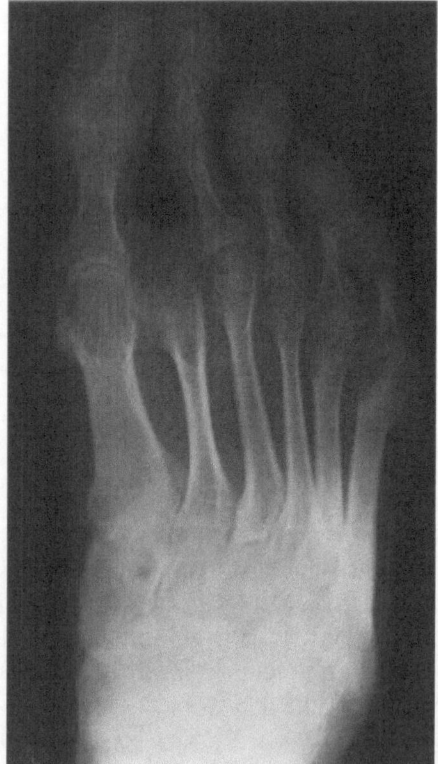

Abb. 84a u. b. Ungewöhnlich lange Finger und Zehen sowie relativ lang ausgebildete Metacarpalia und Metatarsalia
bei Marfan-Syndrom. Zum Vergleich wurde das Handskelet eines gleichaltrigen Mannes mit aufgenommen (a).
Die Metatarsalia sind besonders grazil ausgebildet (b). Es
sind sechs Metatarsalia (6 Strahlen) angelegt

Eine Zusammenstellung der Familienbeobachtungen findet sich bei v. VERSCHUER, wonach ein einfach dominanter Erbgang einer autosomalen, sehr entwicklungslabilen Erbanlage, die große interfamiliäre Schwankungen zeigt, angenommen werden kann. Neben dem voll ausgeprägten Symptomenbild können lediglich ein graziler Knochenbau, eine Trichterbrust, eine Linsenektopie oder angeborene Herzfehler vorkommen, so daß die richtige Diagnose und Erkennung der Arachnodaktylie (Marfan-Syndrom) nur mit Hilfe einer Familienuntersuchung möglich ist.

Die Polyphänie wird durch eine primäre Mesenchymstörung erklärt. Bisher sind äußere Ursachen unbekannt. Die häufig auftretenden „sporadischen" Fälle sollen auf zum Teil ungenügenden Familienuntersuchungen beruhen, da nur ein Teil als Neumutanten angesehen werden kann (v. VERSCHUER). Die Möglichkeit eines recessiven Erbganges ist umstritten (TOURAINE; LAST und VOGEL).

Bei dieser Konstitutionsanomalie ist der Körper in der Regel *übermäßig groß und schlank,* die Extremitäten sind sehr lang und vor allem die Metapodien und die Grund-

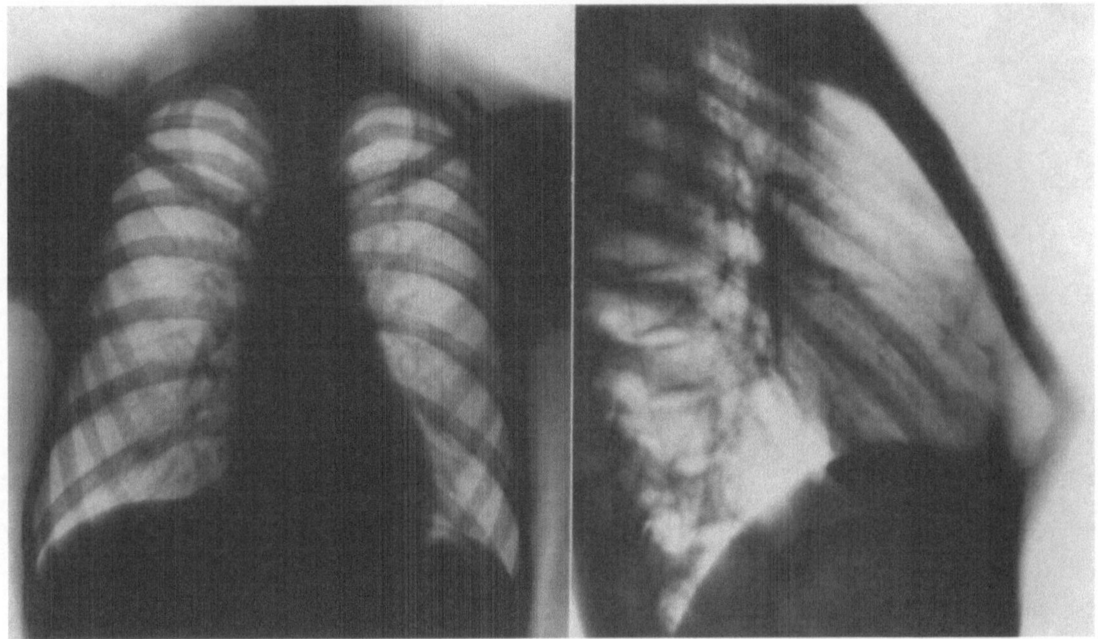

Abb. 85. Thoraxdeformität (im Sinne einer Hühnerbrust) bei Marfan-Syndrom. 14jähriger Junge, bei dem ein kombiniertes kongenitales Vitium bestand (wahrscheinlich Ventrikelseptumdefekt)

phalangen *ausgesprochen grazil und lang ausgebildet* (Abb. 84). Neben der Linsenektopie gehört zu dem voll ausgeprägten Marfan-Syndrom *die Trichterbrust* oder *die Hühnerbrust,* die zu Respirationsstörungen führen kann (Abb. 85). Das Fettpolster ist sehr gering entwickelt. Neben Skeletstörungen sind auch *Zahnmißbildungen* bekannt geworden. Eine *Spina bifida* und *Exostosen* sind beim Marfan-Syndrom nicht selten.

Die *Röntgenbefunde am Skelet* sind durch die *sehr langen Extremitäten und die starke Verlängerung der Metacarpalia und Metatarsalia* gekennzeichnet. Die Knochen sind *außerordentlich grazil.* Es wird angenommen, daß die *Knochenkerne vorzeitig angelegt sind,* während der Epiphysenfugenschluß nicht verspätet eintritt. Die Spongiosastruktur der Knochen ist normal. Das Schädelskelet ist relativ groß und meist lang und schmal (Abb. 86).

Die Maße des unteren Körperabschnittes (vom Becken zur Fußsohle) sind oft größer als die des oberen Körperabschnittes (vom Becken zum Scheitel). Die Spannweite der Arme ist häufig größer als die Gesamtlänge des Körpers. In einigen Fällen sind die *Großzehen* im Verhältnis zu den anderen Zehen *übermäßig lang,* was damit zusammenhängen kann, daß die terminalen Ossifikationszentren viel früher im Metatarsus der Großzehe auftreten als in den anderen Zehen.

Als Maß für das Vorhandensein einer Arachnodaktylie (Spinnenfingrigkeit) wird die Handlänge angegeben, die unter normalen Bedingungen nicht mehr als 11 % der Körperlänge betragen soll. Die Fußlänge sollte nicht mehr als 15 % der Körperlänge ausmachen. Durch ein *ungewöhnliches Längenwachstum der Rippenknochen* können die verschiedensten Thoraxdeformitäten, auch asymmetrischer Art, auftreten. Wenn die Schädel- und Gesichtsknochen am Krankheitsprozeß beteiligt sind, kann ein *hochgewölbter, knöcherner Gaumenbogen*, ein *langes, schmales Gesicht*, eine *Prognathie* und eine *Dolichocephalie* zustande kommen. Das Längenwachstum am Fersenbein kann eine *spornartige Ferse* herbeiführen. Es sind nicht die ungewöhnliche Körperlänge, sondern vor allem die *ungewöhnlichen Skeletproportionen* charakteristisch für das Marfan-Syndrom.

Die Gelenkkapseln, Bänder und Sehnen zeigen eine *Funktionsschwäche*, die sich in *Überdehnbarkeit* äußert. Es kommt zum *Plattfuß*, zum *Genu recurvatum*, zur Überstreck-

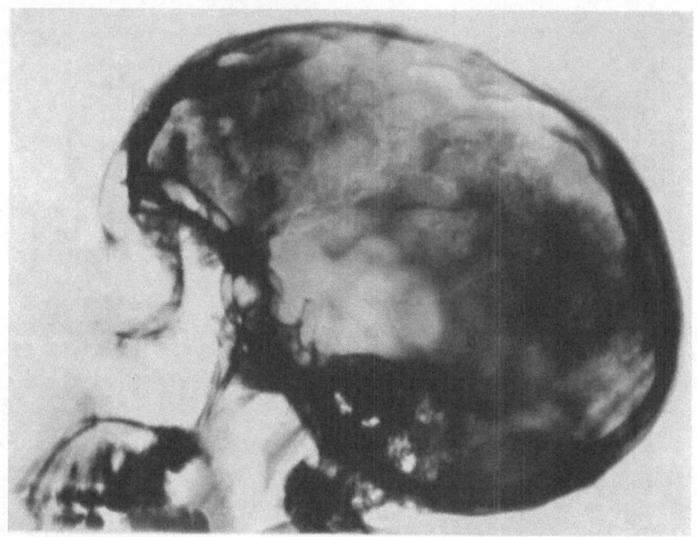

Abb. 86. Schmales, langes Schädelskelet mit ungewöhnlich betonten Impressiones bei Marfan-Syndrom. 20jähriges Mädchen

barkeit von Gelenken, zur *habituellen Hüftluxation*, zu *Luxationen der Kniescheibe*, des Schlüsselbeines und anderer Gelenke. Auch die *Kyphoskoliose* kann in diesem Sinne verstanden werden. Bei schweren Wirbelsäulenverbiegungen sollte nach Fehlbildungen der Wirbel gesucht werden. Die Scheuermannsche Erkrankung ist nur selten Ursache einer Wirbelsäulendeformität beim Marfan-Syndrom.

Die *klinischen Symptome* sind neben einer Linsenektopie, die fast immer beidseitig auftritt, außer einem Skleradefekt bei *häufig blauen Skleren*, vor allem Symptome einer Bindegewebsschwäche. Leistenbrüche, Zwerchfellhernien und — beim männlichen Geschlecht — eine Hydrocele sind oft vorhanden. Die Muskeln sind mangelhaft entwickelt und lassen eine Hypotonie erkennen.

Die *Media der Aortenwand* und *der Pulmonalarterie* können cystisch degenerieren, wodurch *diffuse Erweiterungen der Gefäße* und ein *Aneurysma dissecans* begünstigt werden. Am Herzen sind *Vorhofseptumdefekte* und *Klappenveränderungen* infolge einer Insuffizienz der Sehnenfäden beschrieben worden. In Einzelfällen wurden ungewöhnliche Syntropien autoptisch gefunden (McKusick). Aus Sektionsberichten sind Lungenkomplikationen bei Lungenmißbildungen und das häufige Auftreten eines Spontanpneumothorax bekannt geworden.

Die mannigfaltigen Symptome der Arachnodaktylie (Marfan-Syndrom) können vereinzelt auftreten, so daß die *Differentialdiagnose* nur schwer vollständig erörtert werden kann. Vor der Diagnose eines Marfan-Syndroms sollten die verschiedenen Skeletveränderungen (Spinnenfingrigkeit, Trichterbrust oder Hühnerbrust, Skoliose und graziler Knochenbau), eine kongenitale Linsenektopie, Aortenveränderungen und *Hernien* nachgewiesen werden. Inwieweit zwischen dem Marfan-Syndrom und dem Status dysrhaphicus Beziehungen bestehen, ist schwer zu sagen, da die letztgenannte dysplastische Systemerkrankung wenig klar definiert werden kann.

5. Das Ehlers-Danlos-Syndrom

(Cutis laxa et hyperelastica)

Diese Veränderung ist neben der Osteogenesis imperfecta eine der am längsten bekannten vererbbaren Bindegewebsstörungen. Die erste Beschreibung stammt von JOB VAN MEEKEREN (1682). Bei diesem Patienten war eine außergewöhnliche ,,Streckbarkeit der Haut" der rechten Körperhälfte aufgefallen. Später hat KOPP diese Veränderung bei Vater und Sohn beschrieben. Das gemeinsame Auftreten von Schlottergelenken und subcutanen Hämorrhagien hat EHLERS mitgeteilt und auf die im Unterhautzellgewebe entstehenden Tumoren hat DANLOS hingewiesen. SCHAPER konnte 43 Fälle aus der Literatur zusammenstellen.

Die *Hauptsymptome* des Ehlers-Danlos-Syndroms sind also die *abnorme Dehnbarkeit und mangelhafte Widerstandsfähigkeit der Haut* und die *Überstreckbarkeit der Gelenke*. Komplikationen von seiten des Bindegewebes sind in ähnlicher Häufigkeit wie beim Marfan-Syndrom anzutreffen. Insbesondere kommen das *Aneurysma dissecans der Aorta, Zwerchfellhernien* und *Leistenhernien*, kongenitale *Anomalien der Harnwege, Herzmißbildungen* und ein *Lungenemphysem* mit Pneumothorax vor.

Es handelt sich um ein *dominant erbliches Leiden*, über dessen Pathogenese noch wenig bekannt ist. Nach Beobachtungen in bisher 13 Familien ist ein dominanter Erbgang mit starken Expressivitätsschwankungen anzunehmen (v. VERSCHUER). Möglicherweise liegt eine fehlerhafte Organisation der Kollagenfasern und des Kollagennetzwerkes zugrunde.

Röntgenologisch nachweisbare Veränderungen sind selten. Die *Schlottergelenke können Fehlstellungen* verursachen, ohne daß die gelenkbildenden Knochen mitgeschädigt werden müssen. Die *Überstreckbarkeit der Gelenke* führt häufig zu *Gelenkergüssen*. Mit zunehmendem Alter nimmt die abnorme Beweglichkeit der Gelenke ab. Das Fußskelet kann sich zu einem *Plattfuß* oder *Klumpfuß* umformen. Die Wirbelsäule zeigt häufig eine *kyphoskoliotische Verbiegung*. Auch eine *Spina bifida* und *Arachnodaktylie* können vorkommen. Weiterhin finden sich *Zahnmißbildungen* und ein ungewöhnlich *gewölbter Gaumen*.

Die Überstreckbarkeit der Gelenke (Schlangenmensch, indischer Gummimann, menschliche Brezel usw.) hat zum Auftreten der Patienten auf Jahrmärkten und im Zirkus geführt. Durch die Schlottergelenke besonders im Bereich des Knies ist der Gang unsicher und erinnert an eine Tabes dorsalis. Habituelle Dislokationen im Hüftgelenk, im Bereich der Kniescheibe, im Schultergelenk und im Schlüsselbein sind beschrieben worden. Die sternalen Enden der Clavicula können — ähnlich wie beim Marfan-Syndrom — sehr lose mit dem Sternum verbunden sein. Die Finger lassen sich in die Länge ziehen und springen wieder in das Gelenk zurück.

Bei manchen Patienten sind eine *Hypoplasie der Muskulatur* und ein *Hypotonus* vorhanden.

In seltenen Fällen ist eine *ektopische Knochenbildung*, die möglicherweise von Blutungen ausgegangen ist und in Gelenknähe infolge einer Gelenküberdehnung entstand, beschrieben worden.

An den inneren Organen fällt häufig eine *Divertikulose* und eine *Ptose von Dünndarm und Dickdarm* auf.

6. Das Syndrom von Marchesani

(Dysostosis enchondralis metaepiphysaria)

Diese zuerst 1939 von MARCHESANI beschriebene erbliche Systemerkrankung stellt eine Kombination von *Skeletveränderungen* und *Augenveränderungen* dar. Die Augenstörungen bestehen in einer Linsenektopie, Sphärophakie, Mikrophakie und Luxation der Linse.

Auf Grund von Sippenuntersuchungen konnte festgestellt werden, daß dem Syndrom ein autosomales Gen zugrunde liegt, das homozygot zu dem voll ausgeprägten Krankheitsbild führt und heterozygot in abgeschwächter Form manifest wird (KLOEPFER und ROSENTHAL). Die Hälfte aller Kranken soll aus Ehen von Blutsverwandten stammen.

Im Gegensatz zur Arachnodaktylie (Marfansches Erbsyndrom) zeigt dieses Syndrom eine Kurzköpfigkeit mit niedriger Stirn, einen kurzen Hals, gedrungenen Rumpf, breiten Thorax, plumpe Extremitäten, eine Brachydaktylie und eine Bewegungseinschränkung der Gelenke. Insgesamt fällt ein Minderwuchs bei sonst symmetrischem, kräftigem Körperbau auf. Wirbelsäulenveränderungen sind nicht gefunden worden. Im späteren Verlauf der Erkrankung kann zu den genannten Augenmißbildungen ein Glaukom hinzutreten.

7. Die Myositis ossificans progressiva

Bei dieser seltenen, erstmals im 17. Jahrhundert von PATIN beschriebenen Erkrankung handelt es sich um eine fortschreitende, häufig schon vor der Geburt beginnende, primär im Bindegewebe lokalisierte und *von cranial nach caudal hin sich ausbreitende Ossifikation der Sehnen, der Muskelfascien und eine sekundäre Ossifikation der Muskulatur*. Die Erkrankung ist nicht nur in den europäischen Ländern, sondern auch in Nordafrika, Südamerika, Indien, Australien und Asien beobachtet worden, so daß die ursprüngliche Annahme, sie sei auf die weiße Rasse beschränkt, nicht zutrifft. Auch bei Pferden und Hunden sind derartige Veränderungen beobachtet worden. Als *Begleitsymptome* finden sich eine *Mikrodaktylie, Klinodaktylie* des 5. Fingers und eine *Hallux valgus-Stellung* der Großzehen. Die Erkrankung befällt das *männliche* Geschlecht häufiger als das weibliche.

Die Verknöcherung der Muskulatur beginnt meist schon in den *ersten Lebensjahren*, nur ausnahmsweise später. Der Knochenbildung geht eine *derbe, teigige, bläulich verfärbte, eindrückbare Haut- und Muskelschwellung voran*. Die Veränderungen sind schmerzhaft und zuweilen von subfebrilen Temperaturen begleitet. Das Intervall zwischen den Schwellungen und der klinisch nachweisbaren Verknöcherung der Muskulatur beträgt in der Regel 2 Monate. Auf Grund dieses Cyclus hat MÜNCHMEYER *eine Periode der entzündlichen Schwellung, der fibrösen Induration und der Knochenbildung unterschieden*. Nach UEHLINGER können folgende Phasen abgegrenzt werden:

1. Die primäre Latenzperiode zwischen der Geburt und dem ersten Auftreten der Krankheitssymptome.

2. Die Phase der Progression mit initialen Bindegewebsveränderungen, fibröser Degeneration und Ossifikation.

3. Die Periode der sekundären Latenz im 3. Lebensjahrzehnt, in der die Krankheit nach Abschluß der Muskelverknöcherung in einen Dauerzustand übergeht.

Die *Ursache und die Pathogenese der Erkrankung* sind noch weitgehend unklar. *Histologische Untersuchungen* im akuten Schub ergaben ausgedehnte Muskelnekrosen und oft ein pseudosarkomatöses Bild. Nach Untersuchungen von LUCHERINI und ZECCHI handelt es sich wahrscheinlich um eine akute, durch eine ödembildende Gefäßerkrankung gekennzeichnete Entzündung, die sich auf die Haut und das interstitielle Muskelgewebe ausgedehnt und eine überaus starke, seröse Exsudation zur Folge hat. Sie fanden Veränderungen der Bindegewebsfasern und eine *Ablagerung von Kalksalzen, die schließlich zur Verknöcherung* führte. Die Heftigkeit der Erscheinungen ließen den Einfluß eines hyperergischen Mechanismus vermuten, ähnlich wie er bei manchen anderen Kollagenerkrankungen, z. B. bei der Dermatomyositis vorliegen dürfte. Die Verfasser glauben daher, daß die ossifizierende Myositis eine gewisse Verwandtschaft mit diesen Erkrankungen und der Calcinosis interstitialis habe (s. S. I,295 u. II,1045). Der einzige Unterschied bestehe darin, daß bei der Myositis ossificans progressiva auf Kalkablagerungen im Bindegewebe eine Knochenbildung folge.

Im *Röntgenbild* findet man Muskelfascien und Septen durch *Knochenspangen* ersetzt, die sehr dick werden können und z. B. in der Achselhöhle ein rhomboides Geflecht ausbilden. Am *häufigsten befallen* sind der *Trapecius*, der *Serratus lateralis*, der *Deltoides* und der *Latissimus dorsi*. Ferner treten im Bereich des *Masseter* und des *Sternocleidomastoideus* Knochenbildungen auf. Die Muskulatur der Wirbelsäule und des atlantooccipitalen Überganges ist meist sehr schwer und frühzeitig betroffen. Verknöcherungen des dorsalen Atlasbogens sind bekannt geworden (BOGSCH). Die kleinen Hand- und Zehenmuskeln verknöchern nur sehr selten (KÜBLER). Die Gesichtsmuskeln, die Muskeln des Kehlkopfes (Fall von KÜBLER), des Zwerchfells und die Sphinctermuskulatur sind kaum betroffen. Durch Knochenbildungen im Bereich der Muskeln und Sehnen der Gelenke kann es zu *Synostosen* kommen, so an den Großzehen, den Rippen und den kleinen Wirbelgelenken. Die zunehmende *Muskelverknöcherung* führt zu *vollkommener Versteifung* und manchmal zu *sekundärer Entkalkung des Knochens*. Durch eine Versteifung des Thorax wird eine restriktive Ventilationsstörung herbeigeführt. Meist ist nach *Ab-*

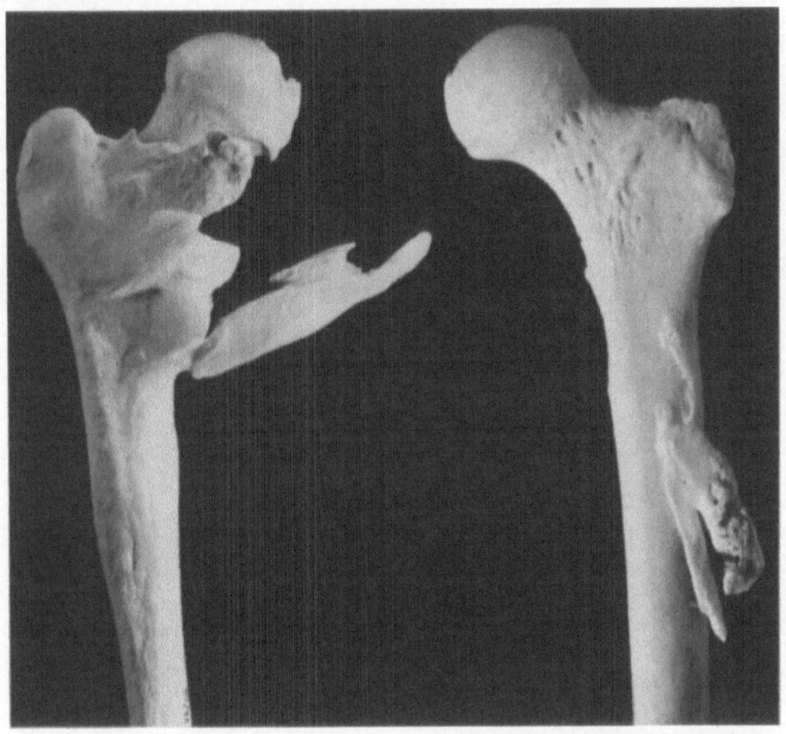

Abb. 87. Präparate des proximalen Femurendes beiderseits bei Myositis ossificans progressiva. Der neugebildete Knochen ist der Corticalis und Compacta angelagert und weist bizarre Formen auf. (Sammlung Pathologisches Institut der Universität Zürich, Prof. Dr. med. E. UEHLINGER)

schluß des Knochenwachstums im Alter von 20—25 Jahren ein *Stillstand der Myositis ossificans progressiva* zu beobachten.

Das abartige Knochengewebe stellt zunächst einen durch progressive Metaplasie entstandenen *Faserknochen* dar, der später in echten lamellären Knochen übergeht. Es ist eine dünne Corticalis und eine der Spongiosa ähnliche Struktur festzustellen (Abb. 87).

Das Leiden kommt *familiär* vor und *kann ganze Sippen befallen*. Es handelt sich um ein *dominantes Erbleiden*. In der Regel sollen die weiblichen Mitglieder der Sippen verschont bleiben, doch ist kürzlich die Erkrankung von zwei weiblichen Mitgliedern einer Familie von KÜBLER ausführlich beschrieben worden.

Die Beobachtung einer 25jährigen Patientin über 16 Jahre konnte die Progression des Leidens sehr gut erfassen (Abb. 88). Ferner wurde bei einer 42 Jahre alten Blutsverwandten im Halsbereich die Ausbildung von Muskelknochen nachgewiesen, die im Stadium der Progression eine *Rückbildung* zeigten. Auch von UEHLINGER ist die Rückbildung knöcherner Massen und damit eine Besserung der Beweglichkeit beschrieben worden. Bei der 25jährigen Kranken war *bereits mit 8 Jahren* anläßlich einer Röntgenuntersuchung des Fußes ein *Fersensporn* festgestellt worden, der sich nach Abmeißelung 4 Wochen später erneut und stärker ausbildete. Im Alter von *14 Jahren* habe sich beiderseits der Wirbelsäule und von den Beckenschaufeln bis zur oberen Brustwirbelsäule herauf-

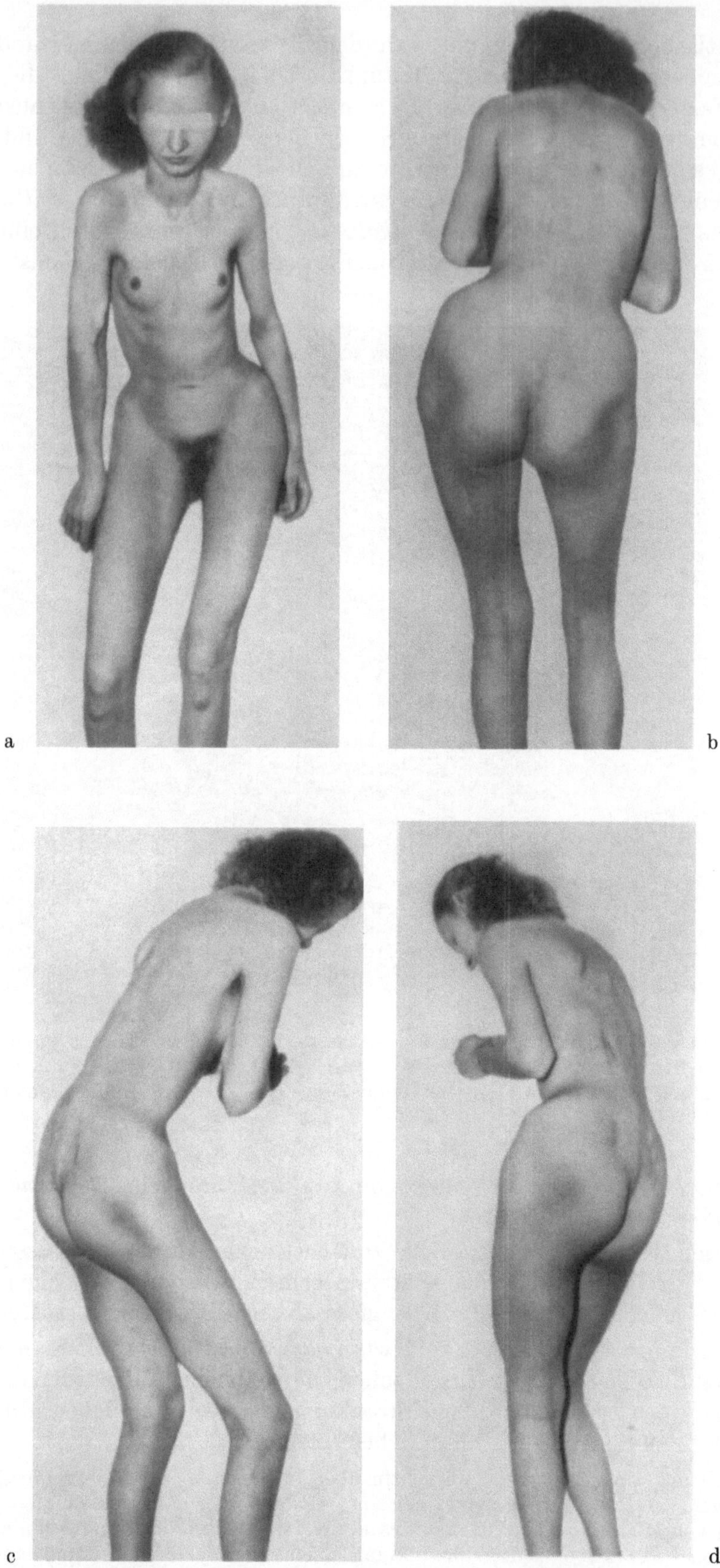

Abb. 88a—d. Schwere Bewegungseinschränkung der Wirbelsäule und der Extremitäten bei Myositis ossificans progressiva einer 25jährigen Patientin, die zu einer eigenartigen Zwangshaltung führte (Beobachtung Prof. Dr. E. KÜBLER)

reichend eine *derb teigige, bläulich verfärbte Schwellung entwickelt*, die sich *nach 3 Wochen wieder zurück-bildete*. Es seien nicht schmerzhafte, derbe Stränge zurückgeblieben. Später habe sich ein *Rund-rücken* und eine *zunehmende Versteifung* ausgebildet. Im Bereich der linken Achselhöhle und am Schulterblatt seien später „Knochenvorsprünge" aufgetreten. Die nach einem Zufallstrauma an-gefertigten Röntgenaufnahmen ergaben eine Muskelverknöcherung (Abb. 88). Zur Besserung der Bewegungsfähigkeit des Rückens wurde die Entfernung mehrerer Knochenplatten aus dem Erector trunci durchgeführt, doch sei nach vorübergehender Besserung der Bewegungsfähigkeit eine *erneute Knochenbildung* und Versteifung der Wirbelsäule aufgetreten. Fünf Jahre später sei eine Verschlim-merung dadurch zustandegekommen, daß auch im Bereich der Oberarme und des Nackens eine teigige

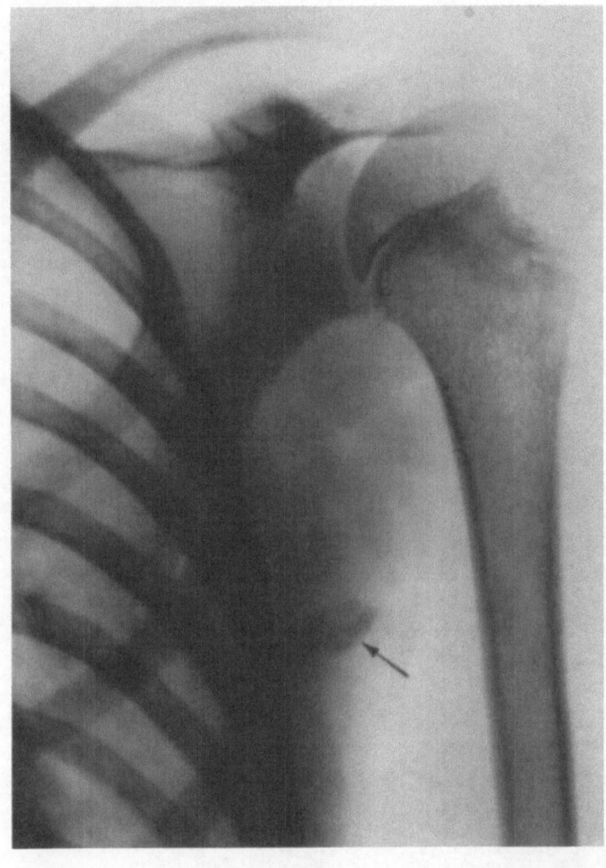

a

Abb. 89a—c. Die Knochenentwicklung bei der progressiven Myositis ossificans kommt im Bereich des linken Schultergürtels besonders deutlich zur Darstellung. Nach 10 Jahren hat sich aus einer bohnengroßen Knochen-bildung eine ausgedehnte Muskelverknöcherung im Musculus serratus lateralis und im Musculus pectoralis entwickelt a: 1943 und b: 1953. Auf der rechten Seite findet sich neben der massiven Muskelverknöcherung des Schultergürtels und Oberarmes eine Nearthrose in der Muskelverknöcherung nahe dem Ellenbogengelenk
c: 1953

Schwellung mit späteren Verknöcherungen entstanden sei und daß im linken Hüftgelenk eine schmerz-hafte Bewegungseinschränkung auftrat. Physikalische Therapie führte nicht zu einem Erfolg. Den Allgemeinzustand, insbesondere die gebückte Haltung durch die schweren Muskelverknöcherungen zeigt die Abb. 88. Die Entwicklung der progressiven Muskelverknöcherungen geht aus den Abb. 90 hervor. Die Röntgenaufnahmen des Fußskeletes zeigen deutlich die Entwicklung des Calcaneus-spornes, doch ist in diesem Falle die Verknöcherung der Ansatzstelle der Plantarfascie völlig anders als bei dem gewöhnlichen Calcaneussporn (Abb. 91). Durch die Beobachtung des Krankheitsverlaufes dieses Falles und das Literaturstudium kommt KÜBLER zu der Ansicht, daß bei der Myositis ossi-ficans progressiva accessorische Knöchelchen, Sesambeine und Abnormitäten der Epiphysenkerne gehäuft auftreten und in ihrer Größe und Lokalisation atypische Formen entstehen können (Ab-bildung 91). Ferner wurde *die Entwicklung echter cartilaginärer Exostosen* beschrieben. KÜBLER hat zum erstenmal bei der Myositis ossificans progressiva eine tibio-fibulare Synostose sowie eine

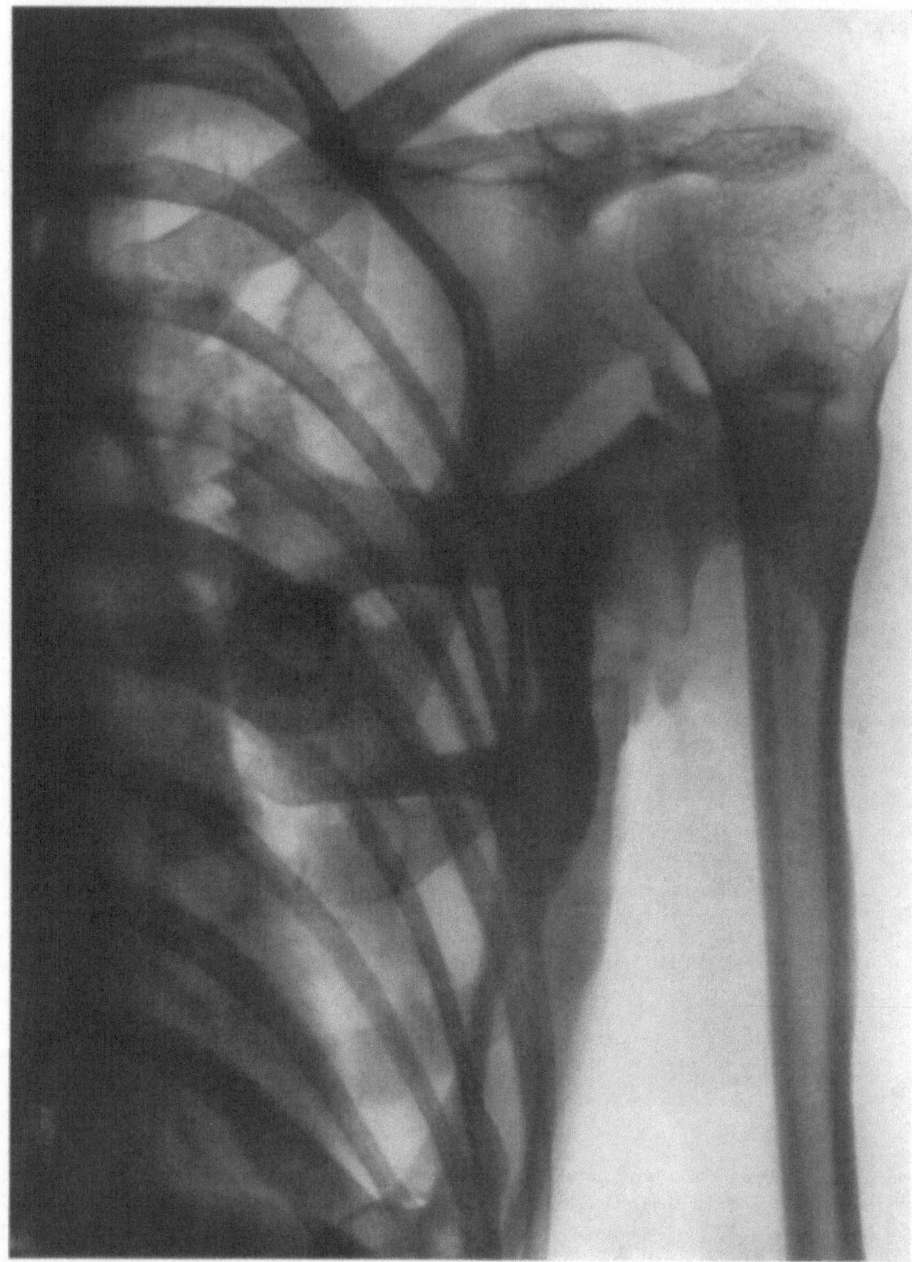

Abb. 89b

Nearthrose in einem verknöcherten Muskel beobachtet (Abb. 89c, 92). In dem beschriebenen Fall ist nicht nur eine Synostose der Großzehengrundgelenke, sondern auch eine Synostosierung weiterer Zehengelenke aufgetreten. Ferner fand sich *ein Ossifikationsherd im Larynx*, der nach der bisher gültigen Anschauung verschont bleiben soll.

Die *Blutsenkungsgeschwindigkeit ist oft beschleunigt*. Der Hämoglobingehalt sowie das Differentialblutbild zeigen normale Werte. Nach KÜBLER können die Blutcalciumwerte erhöht sein, während die saure Phosphatase normal und die alkalische Phosphatase vermindert waren. Das *Gesamteiweiß* betrug in einem von KÜBLER untersuchten Fall 8,30 g-%. Die *Elektrophorese* ergab eine mäßige Verminderung der Albumine, während die α_2- und β-Globuline vermehrt waren. Es wird ein Zusammenhang zwischen den Muskelverknöcherungen und den Blut-Eiweißveränderungen vermutet.

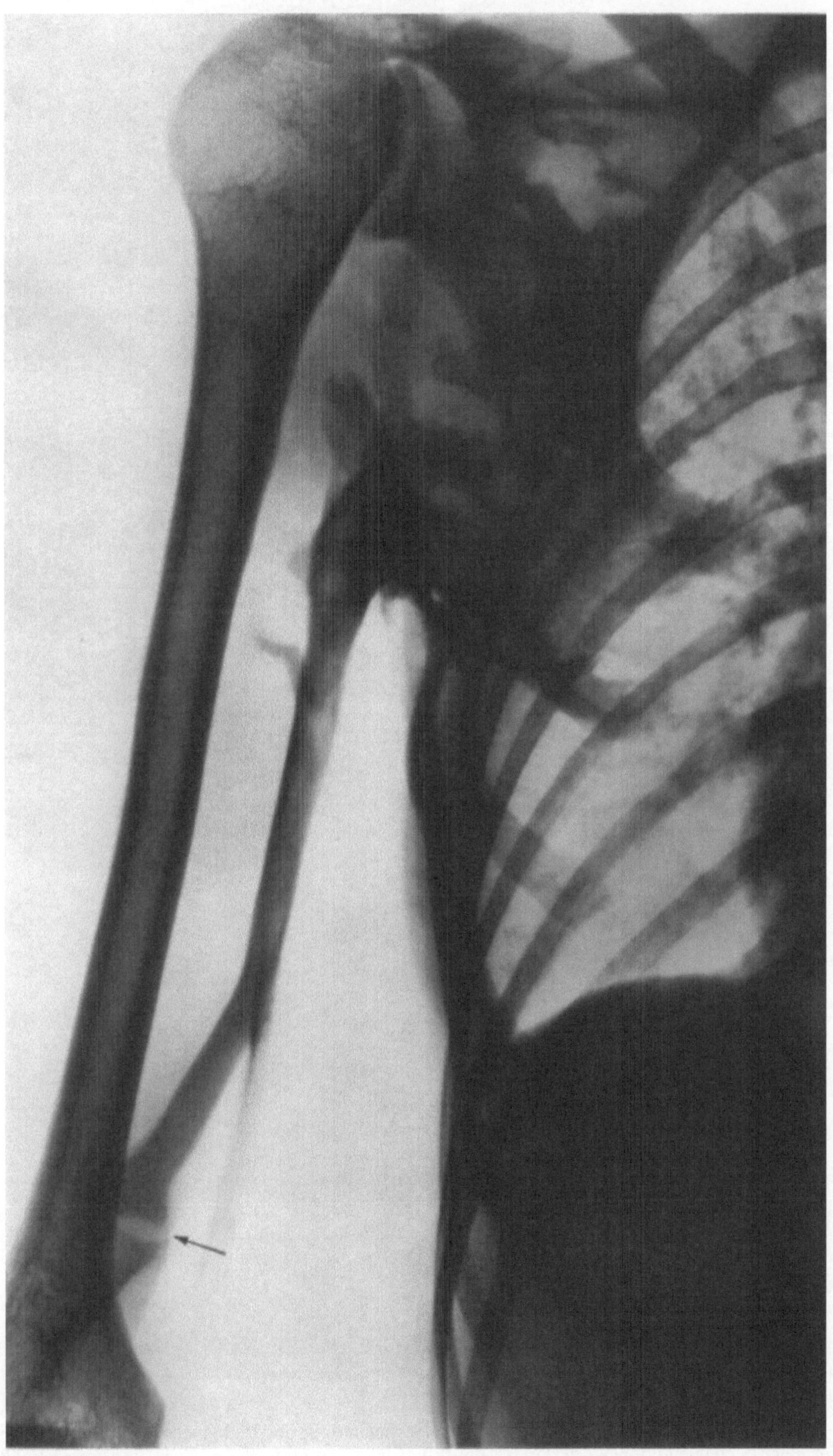

Abb. 89 c

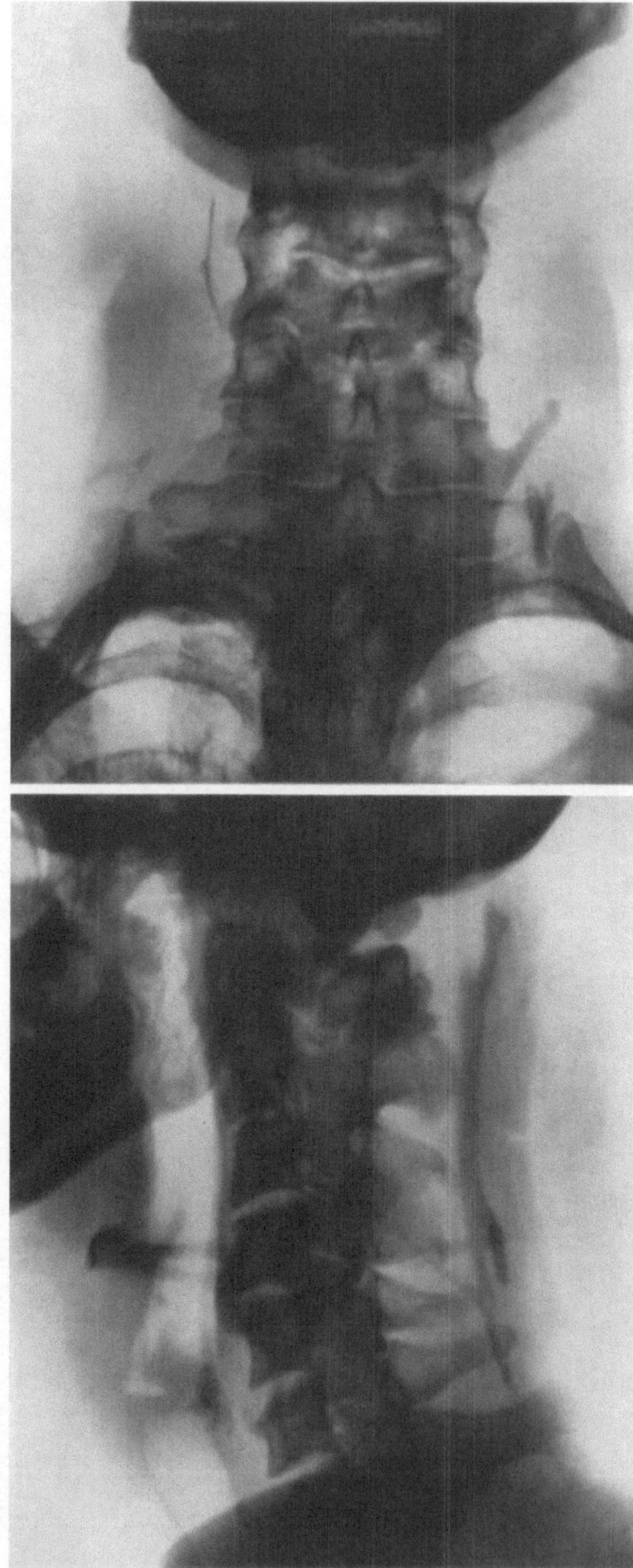

Abb. 90a. Im Bereich des Halses neben ausgedehnter Verknöcherung des Ligamentum nuchae und mehreren strangförmigen Knochenbildungen in der Halsmuskulatur ausgeprägte Spondylosis und unregelmäßige Knochenneubildungen an den Wirbeln

Prognostisch ist der Verlauf der Myositis ossificans progressiva *schlecht*, obgleich nach dem 20. Lebensjahr häufig ein Stillstand zu erwarten ist. Die Erkrankung kann durch eine *Röntgentiefentherapie günstig beeinflußt werden* (zusammenfassende Mitteilung bei MEHLHOP). Auch der Versuch einer *Cortison-Therapie sei aussichtsreich* (LUCHERINI und

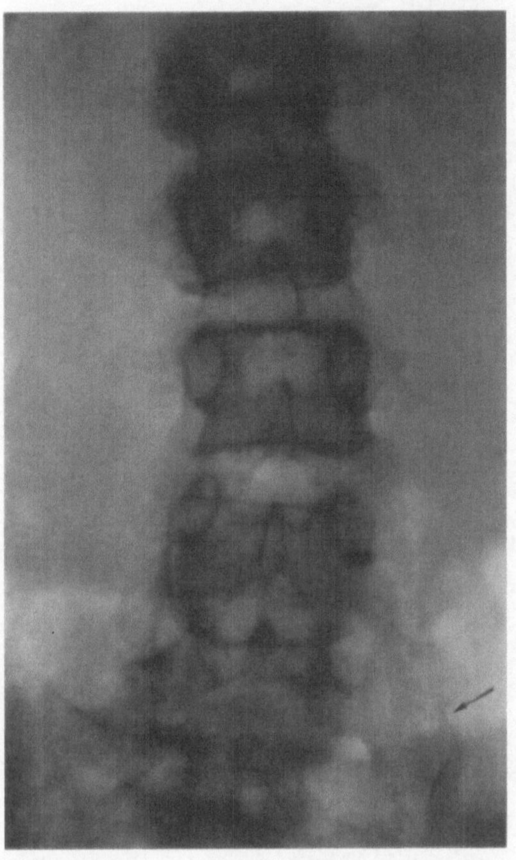

b

Abb. 90b—d. Fortschreitende Verknöcherung der Rückenmuskulatur insbesondere des linken Erector trunci im Laufe von 11 Jahren bei Myositis ossificans progressiva. Zuerst fand sich eine 2 cm breite Knochenplatte an der Massa lateralis des Kreuzbeines links (1942) (b →). 1943 trat eine Fraktur der Knochenleiste in der Muskulatur infolge eines Traumas auf (c →). Der Bandapparat der Wirbelsäule erfährt eine Verknöcherung, die dem Morbus Bechterew ähnlich ist (1953) (d)

CECCHI). Alle Bemühungen, die verknöcherten Bezirke operativ zu entfernen, hatten bisher keinen Erfolg.

Differentialdiagnostisch sind die Myositis ossificans localisata (posttraumatica), der Morbus Bechterew und die Calcinosis interstitialis universalis abzugrenzen.

8. Die familiäre Osteolyse

Das erst in den letzten Jahrzehnten richtig erkannte und von ähnlichen Erkrankungen abgetrennte Bild der familiären Osteolyse oder *Akroosteolyse* wird zu den *einfach dominanten Erbleiden* gerechnet (COOPER, ADAIR und PATTERSON, v. VERSCHUER). Es sind jedoch Fälle beschrieben worden, bei denen die Eltern gesund waren. Beide Geschlechter werden befallen. Das Verhältnis der erkrankten Männer zu den erkrankten Frauen beträgt 3:1 (HARMS).

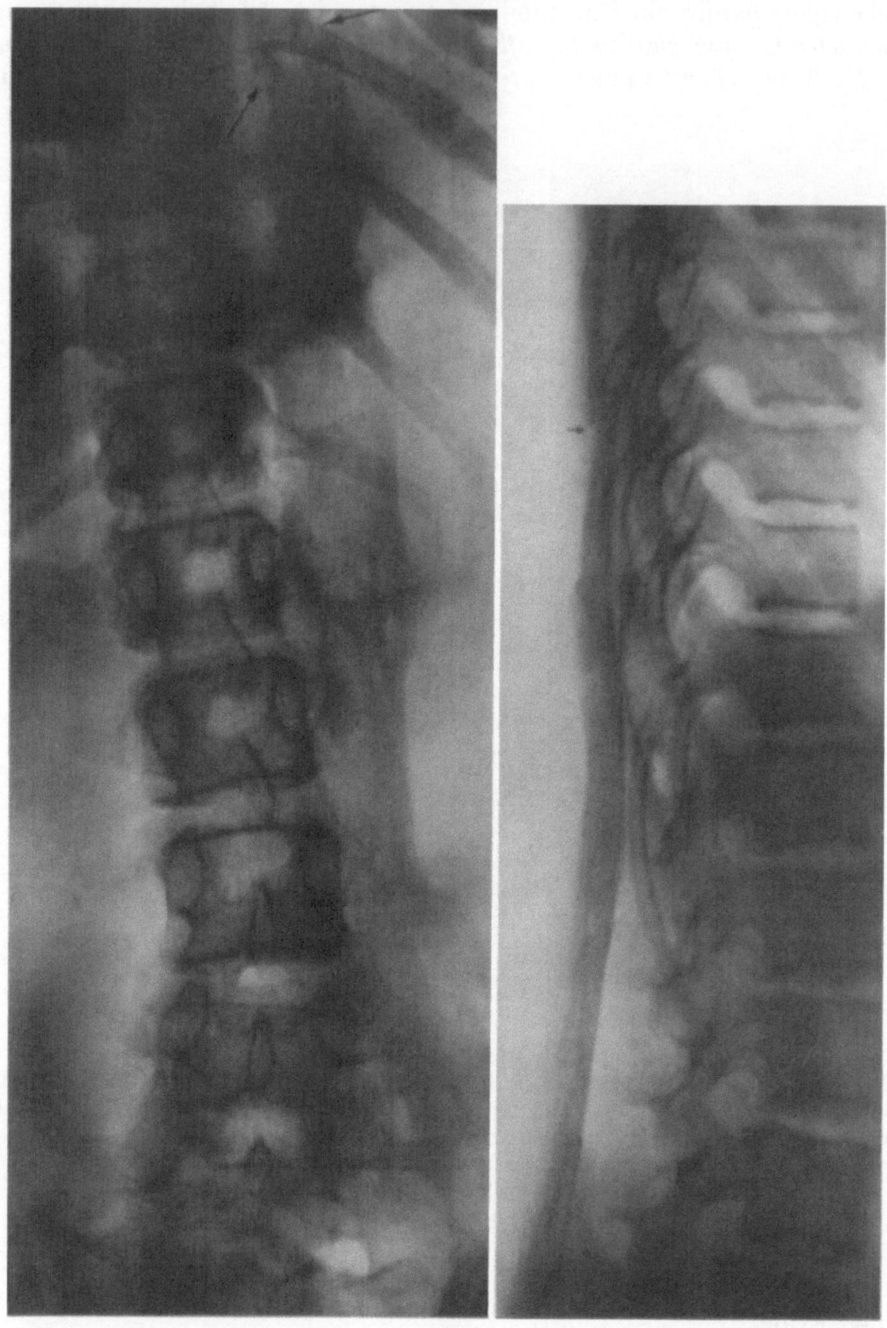

Abb. 90 c

Die Erkrankung tritt am Ende des ersten und zu Beginn des zweiten Lebensjahrzehntes auf. Die *ersten Symptome* sind *rezidivierende Geschwürsbildungen*, häufig im Bereich der *distalen Partien der Füße oder der Finger*. Seltener beginnt der Prozeß schon im Kindesalter und verläuft dann *über einige Jahre*. Je nach der Lokalisation des Krankheitsgeschehens können ernste Komplikationen mit tödlichem Ausgang eintreten.

Das *Röntgenbild des Skeletes* zeigt primär eine *Transformation der Spongiosa*, vor allem aber eine Strukturauflockerung der *Compacta der Diaphysen*. Später kommt es zu einer *subcorticalen, fleckigen und konfluierenden Osteolyse*. Die konzentrische Knochenatrophie

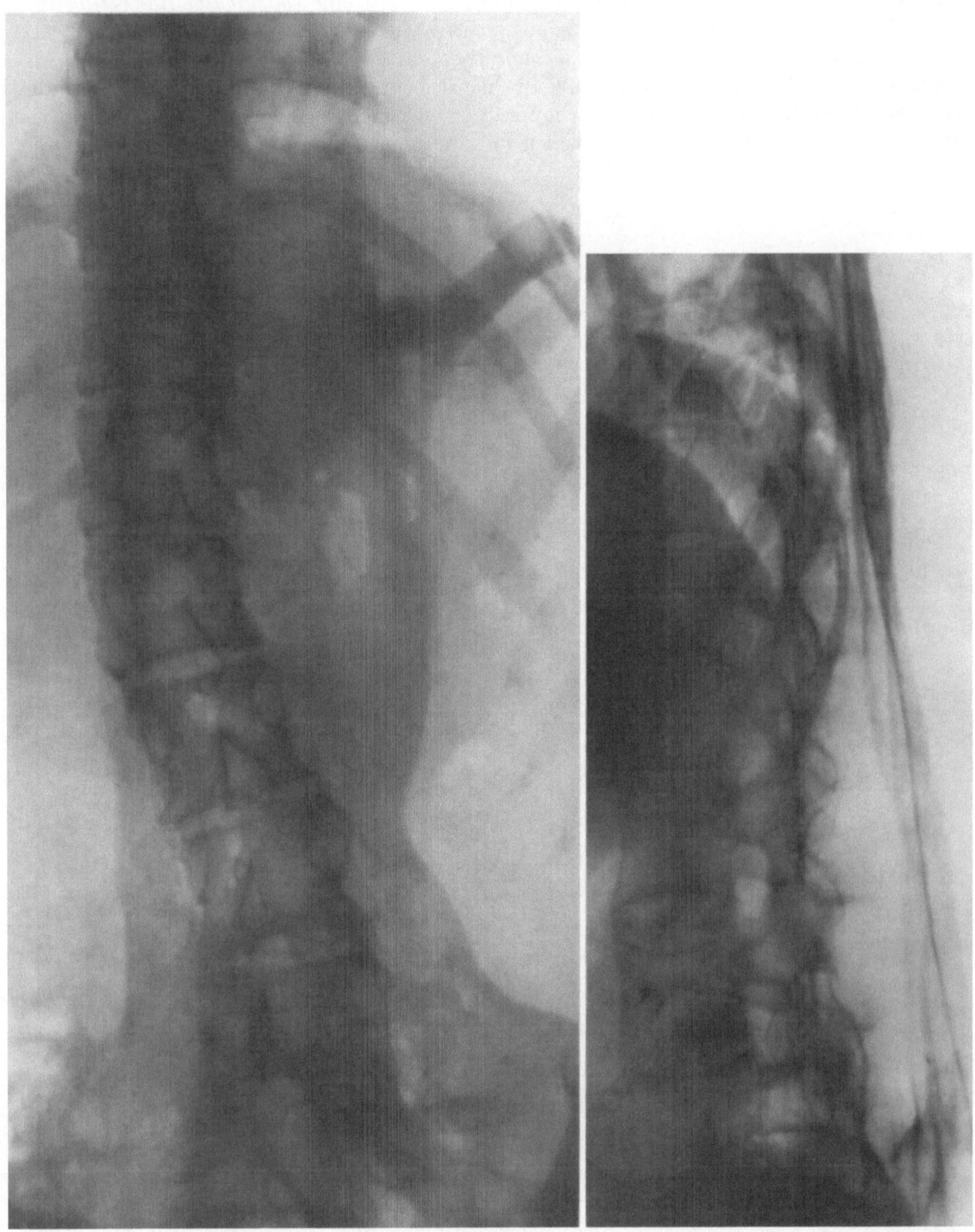

Abb. 90d

betrifft zuerst die *Diaphysen der kleinen Knochen* und greift später auf die Metaphysen und Epiphysen über. Wenn das Periost und die Weichteile vom Krankheitsprozeß ergriffen sind, tritt eine *Zuspitzung der Schaftreste auf.* Die Diaphysen können „bleistiftartig angespitzt" aussehen (Abb. 93). Eine hypertrophische Spongiosaatrophie fehlt. Es können sich *ganze Sequester* abstoßen und so fortschreitend den Knochen zurückbilden. Werden die erkrankten Knochenpartien nicht abgestoßen, so tritt eine *vollständige Resorption* auf. Es wurde auch von dem Bild der „angelutschten Zuckerstange" gesprochen (Abb. 94).

Die *außerordentlich geringe Schmerzhaftigkeit des Prozesses* (Hypaesthesie oder Anaesthesie der erkrankten Bezirke) und die meist beobachteten *neurologischen* Veränderungen (Paraesthesien, dissoziierte Empfindungsstörungen), sowie *trophische Störungen* an der Haut und den Weichteilen ließen an eine neurogene Komponente denken. Ein

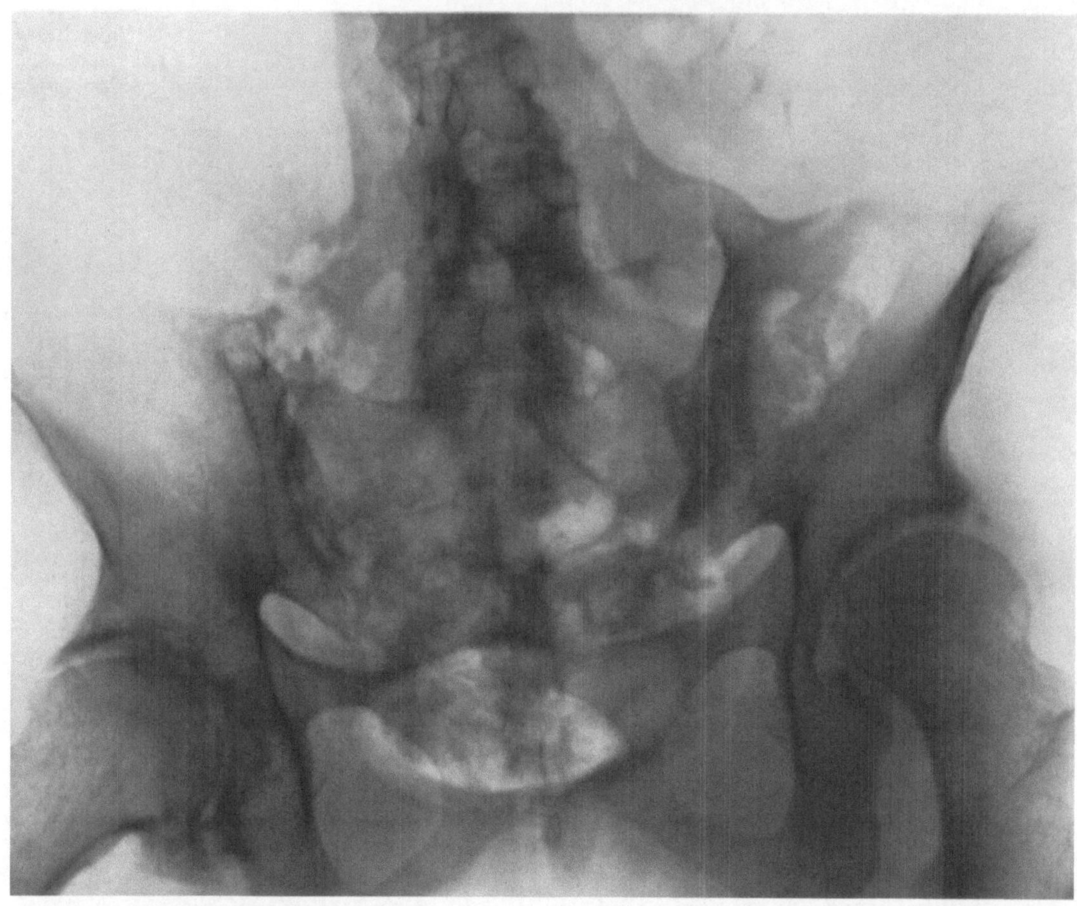

Abb. 90e. Das Beckenskelet weist neben den Muskelverknöcherungen eine Exostose am Os ileum links und Verknöcherungen des Kapsel-Bandapparates des rechten Hüftgelenkes auf. Das linke Hüftgelenk ist fehlgestaltet im Sinne einer Coxa valga subluxans

leichtes Trauma ist oft dem osteolytischen Prozeß vorausgegangen, so daß die posttraumatische Hyperämie in der Diskussion um die Ursachen des Geschehens eine große Rolle spielte (GORHAM und STOUT). Von SOMMER und REINHARDT wird eine *fortschreitende Resorption der Bruchstücke* einer nicht heilenden Ober- und Unterarmfraktur nach Autounfall im Sinne einer Osteolyse beschrieben, bei der eine Spanplastik erfolglos blieb.

Da die Osteolyse auch nach *einer Nervendurchtrennung und nach polyarthritischen Erkrankungen* auftreten kann, wurde eine Schädigung der peripheren sensiblen Nervenfasern als Ursache angesprochen. So hat REINHARDT über eine Osteolyse nach Nervenschußverletzung im Bereich des Fußes berichtet. Neben der gleichmäßigen Kalkverarmung des Knochens und einer Vergröberung der Struktur fand sich eine deutliche Verschmälerung des Metatarsale V mit kleinem Köpfchen und deutlichen Defekten im

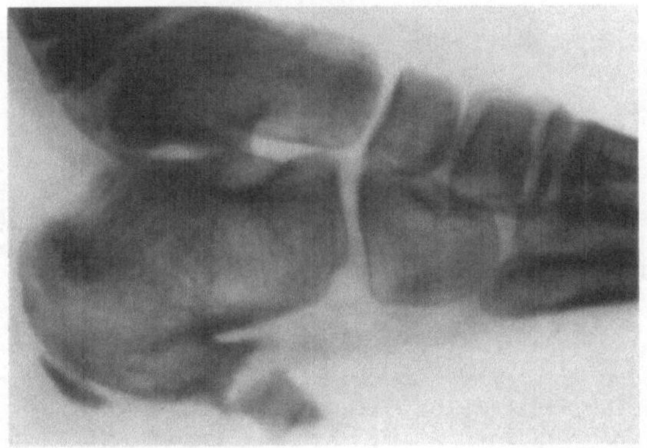

a

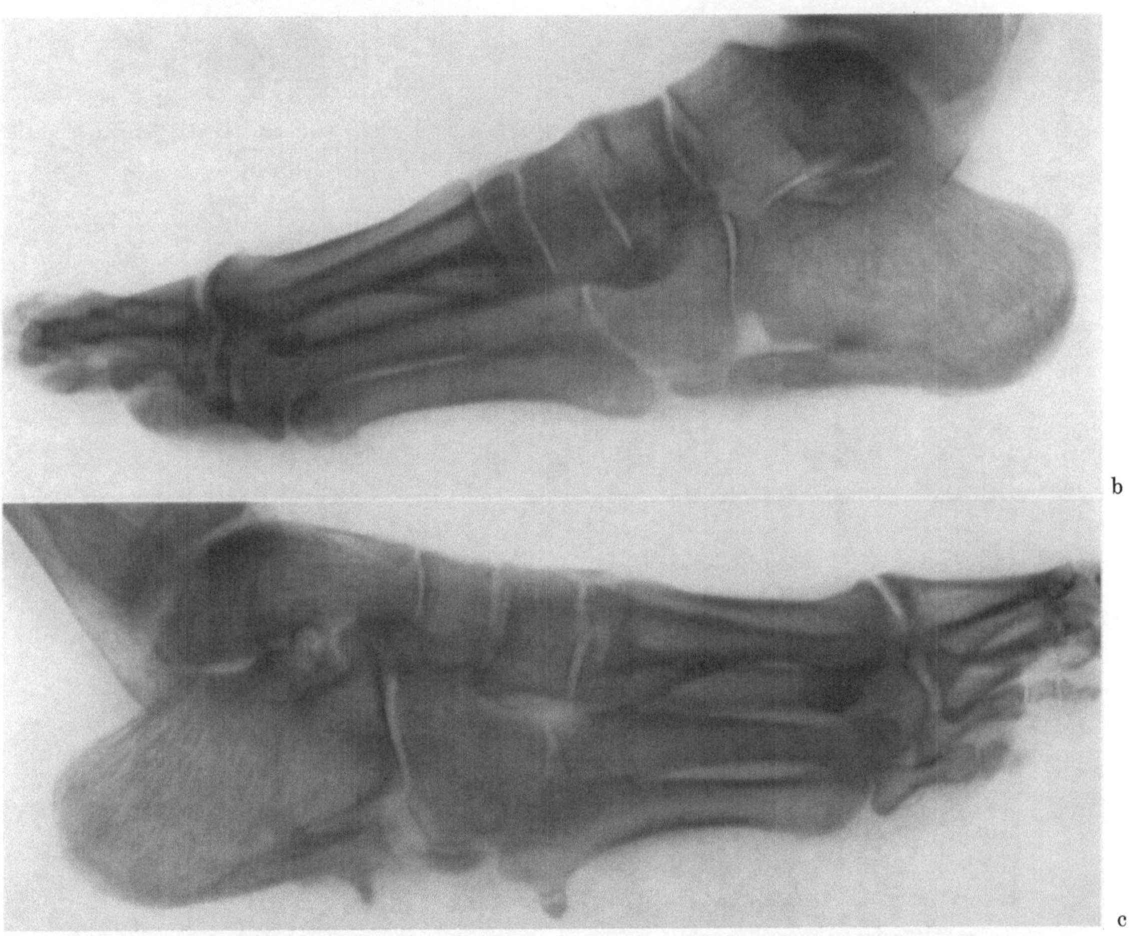

b

c

Abb. 91 a—c. Verknöcherung der Plantar-Aponeurose rechts im 7. Lebensjahr. Plumpe etwa fingerdicke
Exostose mit Abknickung der Spitze der knöchernen Neubildung, wahrscheinlich nach einer Fraktur (a).
Kontrolle desselben Fußes nach 16 Jahren (unten b). Neben der Plantaraponeurose-Verknöcherung ist eine
Exostose am Metatarsale V aufgetreten. Auf der linken Seite ist ein großer, glatt begrenzter Calcaneussporn
festzustellen (c)

Knochen. Ferner wurde eine Sonderform der Syringomyelie angenommen. Die Pathogenese ist bisher noch unbekannt.

In letzter Zeit häufen sich die Mitteilungen über osteolytische Knochenveränderungen, bei denen
angiomatöse Gefäßprozesse gefunden wurden, die für die eigentümliche Erkrankung und das ungewöhn-

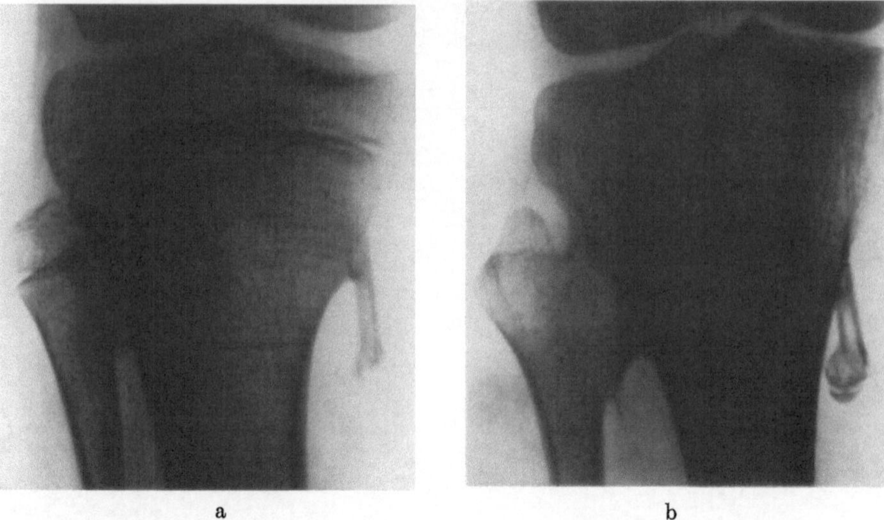

a   b

Abb. 92a u. b. Entstehung einer tibio-fibularen Synostose im Laufe von 11 Jahren (1942). An der medialen Seite des Tibiakopfes hat sich eine Exostose ausgebildet (1953)

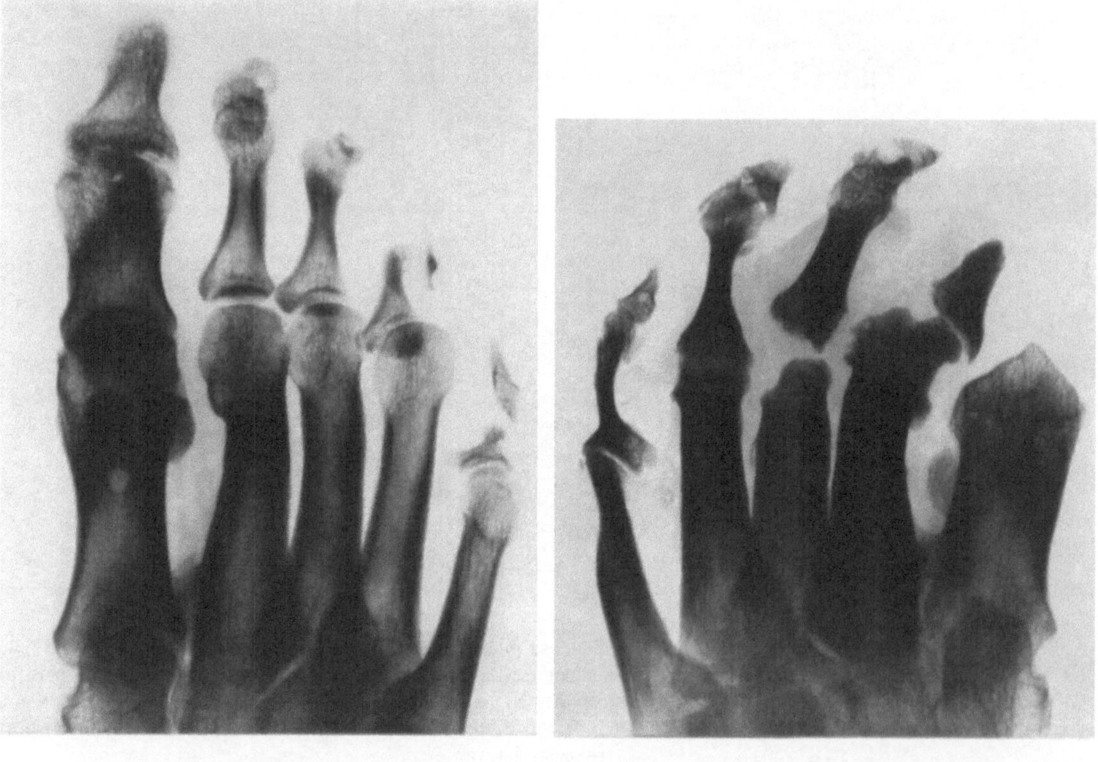

a   b

Abb. 93a u. b. Fortschreitende Akroosteolyse bei 52jährigem Mann. Der Krankheitsprozeß ist in einem Beobachtungszeitraum von 14 Jahren progressiv, ohne daß je klinische Symptome bestanden (a). Auf der linken Seite wurde nach einer Verletzung mit nachfolgender Panaritiumbildung die Großzehe abgesetzt (b). Bemerkenswert sind die sehr plumpen Metatarsalia, die Spongiosierung auch der Diaphysen und bizarre, unregelmäßige Begrenzung der „Restknochen". Bei Mutter und Großvater sollen ähnliche „Fußverformungen" aufgetreten sein

liche Verhalten des Knochens verantwortlich gemacht wurden (s. S. I,499). Etwas widersprechend sind die histologischen Befunde hinsichtlich des Vorkommens von Osteoklasten. Neben vollständiger Osteolyse des Knochengewebes ist ein *weitgehendes Fehlen von Osteoklasten*, aber *auch eine Zunahme* der Zahl dieser Zellen im krankhaften Gewebe beschrieben worden. Nach Abbau der Spongiosa und Compacta bleiben nur *bindegewebige Bänder* zurück. Häufig fanden sich hämangio-endotheliomähnliche Bilder und eine Schwellung der Endothelzellen (GORHAM und STOUT). Durch JOHNSON und McCLURE sind 32 Fälle aus der Weltliteratur zusammengetragen worden, von denen 12 histologisch gesichert werden konnten. Es fanden sich *histologisch eine starke Capillarproliferation, intercapilläre Fibrosen und Capillarwandverdickungen*. Die Angiomatose breitete sich auch auf die Weichteile aus. Hin und wieder waren Infiltrate aus Lymphocyten, Plasmazellen und Eosinophilen sowie Blutungen zu finden. *Die Osteoklasten fehlten*, so daß die Osteolyse wahrscheinlich durch eine arterielle Hyperämie und

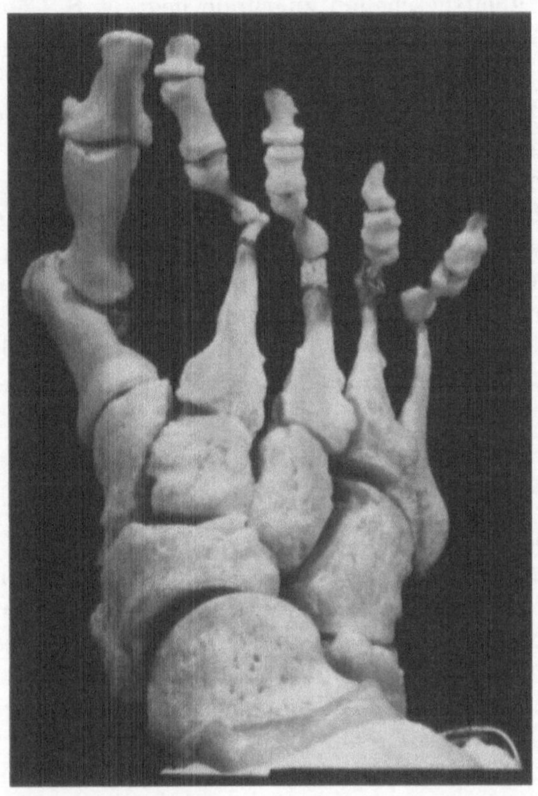

Abb. 94. Akroosteolyse des Fußskeletes (Präparat der Sammlung des Pathologischen Instituts der Universität Zürich, Prof. Dr. E. UEHLINGER)

intraossären Druck zustande kommen soll. In seltenen Fällen wurde eine fettige Degeneration des Knochens und eine fettige Infiltration der umgebenden Gewebe bei einer Zerstörung des Knorpels durch wucherndes, gefäßreiches Gewebe gefunden. Als typisch werden diffuse, nicht sehr intensive osteoporotische Veränderungen des Knochengewebes ohne Knochenneubildung oder Periostreaktion beschrieben.

Das *klinische Bild* zeigt neben einer Verunstaltung der betroffenen Extremitäten oder Körperabschnitte eine Störung der Empfindung für Temperatur und Schmerz an den Extremitäten. Die Gelenke sind meist nicht direkt, sondern nur indirekt an der Erkrankung beteiligt. Die sporadische Akroosteolyse kann auch mit anderen Mißbildungen vergesellschaftet vorkommen und nur unilateral entwickelt sein.

Die *Prognose der Erkrankung* ist in der Regel *günstig*, insbesondere wenn der Prozeß auf die Extremitäten beschränkt bleibt. Das Leiden kann unter Verlust einer oder mehrerer Zehen oder Finger vollständig ausheilen. Eine Knochentransplantation und Knochenplastiken zu therapeutischen Zwecken haben meist keinen Erfolg gehabt, da auch die Transplantate wieder aufgelöst wurden. Bei einer 22jährigen Negerin mit halbseitiger Beckenringosteolyse konnten JOHNSON und McCLURE $2^1/_2$ Jahre *nach der Bestrahlung einen Stillstand des Prozesses feststellen. Der Strahlenbehandlung wird eine günstige Wirkung* auf den Krankheitsprozeß zugeschrieben. Nach Beobachtungen von LÉRICHE soll auch die *periarterielle Sympathektomie* erfolgreich sein.

Bisher sind Veränderungen im Sinne einer massiven Osteolyse bevorzugt an *Händen* und *Füßen* sowie an *Clavicula, Radius, Ulna, Humerus und Rippen* beschrieben worden. Seltener sind der *Beckenknochen* und der *Kieferknochen* von einer Osteolyse betroffen. Der Schwund des Knochens erfolgt dann langsam mit den Zeichen einer Entzündung. Hin und wieder treten *phlegmonöse Prozesse* in der Nachbarschaft auf und es läßt sich oft histologisch nicht klären, ob ein *bösartiges Hämangiom* oder *Hämangioendotheliom* dem Krankheitsgeschehen zugrunde liegt (s. S. I,503).

Man muß wohl nach unserem heutigen Wissen die *familiäre Osteolyse oder Acroosteolyse von der Osteolyse bei pathogenetisch noch ungeklärten angiomatösen Prozessen mit Progression und Beteiligung der Weichteile (Muskulatur, Bindegewebe, Haut?) abgrenzen.*

Die *Differentialdiagnose* der familiären Osteolyse ist nicht immer leicht. Ähnliche Veränderungen sind bei der Raynaudschen Erkrankung, der Syringomyelie, der Lepra, der Tabes, dem Morbus Buerger, beim Besnier-Boeck-Schaumann-Syndrom und nach endokrinen und Stoffwechselstörungen, nach Gallenfisteln, Vitaminstoffwechselstörungen und Knochenverletzungen bekannt geworden. Ferner kommen Osteolysen in der Nachbarschaft von druckauslösenden, raumfordernden Prozessen vor, so in der Nachbarschaft von Tumoren oder z. B. in der Nähe von in den Thoraxraum eingelegten Plomben. Die Reaktionsbereitschaft des Knochens auf eine benachbarte Druckerhöhung ist bekannt.

9. Die Neurofibromatose
(Recklinghausensche Krankheit)

Die Neurofibromatose ist durch *zahlreiche, vorwiegend am Rumpf auftretende Geschwülste gekennzeichnet*, die aus *Nervengewebe* (Neurinomen) und *Bindegewebe* (Neurofibromen) bestehen (Abb. 95). Das sehr wechselnde Bild wird durch verschiedene Grade der Ausprägung des Krankheitsprozesses und Abortivformen bestimmt. Es handelt sich um *eine dominant-erbliche Erkrankung der Nervenscheiden*, bei der *bereits im Kindesalter* in jeder Körperregion — auch im Ausbreitungsgebiet von Vagus und Sympathicus — langsam wachsende Geschwülste, sog. Neurinome, auftreten. Die bisher vorliegenden Ergebnisse der Erbforschung zeigen, daß sich die Anlage regelmäßig manifestiert.

Neben Hauterscheinungen finden sich häufig andere mesenchymale Mißbildungen, insbesondere *Knochenveränderungen* wie Kyphoskoliosen, Pseudarthrosen, Knochendefekte, seltener lokalisierte Mißbildungen. Ferner sind *Veränderungen der Arterienwand* in Form intramuraler Neurinome, insbesondere der Nierengefäße beschrieben worden. Eine schwere Stoffwechselstörung stellt der *Phosphatdiabetes* (FANCONI-DEBRÉ-DE TONI) dar, der zu einer schweren renalen Osteomalacie führen kann. Das gleichzeitige Vorkommen eines Phäochromocytoms konnte häufiger beobachtet werden (SCHLEGEL). Über eine Kombination der Neurofibromatose mit einer *Angiomatosis* (STURGE-WEBER-KRABBE) ist berichtet worden. Das Vorkommen von *Intelligenzdefekten* und *Störungen in der Sexualsphäre* ist nicht selten. Die Fruchtbarkeit der Kranken ist erheblich reduziert, was damit zusammenhängen dürfte, daß sie häufig ledig bleiben.

Die hervorstechendsten Symptome der Neurofibromatose Recklinghausen sind *kaffeebraune Pigmentflecke der Haut* und multiple, aus Zellen des peripheren und zentralen Nervensystems entstandene *Knoten.*

Die ersten Beschreibungen der Krankheit schildern das Groteske und Auffällige der Hautsymptome. So hat JOHANN KASPAR LAVATER 1778 ein 6—7jähriges Mädchen beschrieben, das sich zur Schau herumführen ließ und dessen Haut mit „Rehhaaren" bewachsen war und besonders durch schwammdichte Auswüchse am Rücken auffiel. Eine spätere Schilderung von TILESIUS in seiner 1792 erschienenen „Historia pathologica singularis cutis turpitudinis" hebt vor allem die Häßlichkeit der Hauterscheinungen, einen gedrungenen Körperbau und eine deutliche Kyphoskoliose sowie tatzenförmige Hände hervor (nach MILLER). Die pathogenetischen Zusammenhänge der Hauttumoren mit dem Nervensystem hat eindeutig v. RECKLINGHAUSEN nachgewiesen.

Das Vorkommen von *Knochenveränderungen* bei der Neurofibromatosis Recklinghausen wurde zuerst von ADRIAN beschrieben. Es kann sich um *generalisierte oder lokalisierte Prozesse* handeln.

Die *generalisierten Skeletveränderungen* kommen in Form einer *Osteoporose* oder *Osteomalacie* vor. In dem Krankengut von MILLER waren bei 33 durchuntersuchten Fällen 23mal eine Osteoporose und deren Begleiterscheinungen festzustellen. Die histologische

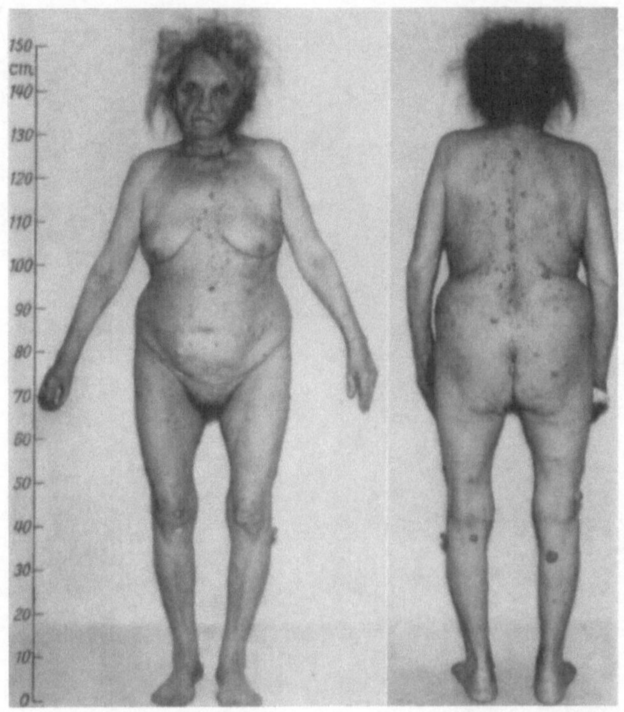

Abb. 95. Multiple, zum Teil pigmentierte Geschwülste am Rumpf und an den Extremitäten. Histologisch gesicherte Neurofibromatose. 63jährige Frau

Untersuchung ergab eine einfache Atrophie mit Erweiterung der Haversschen Kanäle in der Compacta und Strukturauflockerung der Spongiosa. *Eine Vermehrung von Osteoblasten und Osteoclasten fand sich nicht.* Osteoide Säume konnte MILLER nicht nachweisen.

Die Untersuchungen der *Blutwerte* auf *Calcium, Phosphor und alkalische Phosphatase* ergeben häufig *Normalbefunde*. In einigen Fällen ist jedoch ein erhöhter Calciumwert und eine Vermehrung der alkalischen Phosphatase aufgefallen.

Es sind Fälle mit einer *schweren Osteomalacie* im Schrifttum zu finden (PICARD, HOREAU und KERNEIS). Neben Deformierungen sowie gröberen Defekten an Rippen, Wirbelsäule, Ellenbogen und Fingern sind schwere Entkalkungen des Knochens und Loosersche Umbauzonen beschrieben worden. Der Kalkverlust des Skeletes führt zur Zusammensinterung der Wirbel im Sinne von Fischwirbelbildungen und sekundär zu Deformierungen wie Skoliosen oder Kyphoskoliosen (Abb. 96). Das Becken kann die typische *Kartenherzform* zeigen. Die chemische Analyse des Blutserums ergibt in diesen Fällen eine Verminderung des Calcium- und Phosphorspiegels bei vermehrter Calcium- und Phosphataussscheidung im Urin und einer Vermehrung der Serumphosphatase. Durch histologische Untersuchung des Knochens lassen sich größere Bezirke osteoiden Gewebes nachweisen, das zum Teil den Markraum ausfüllt. In der Umgebung des osteoiden

Gewebes finden sich zahlreiche Osteoblasten, weniger Osteoclasten, die auf Umbauvorgänge hinweisen könnten. Das Mark ist auffallend gefäßreich. Die Umbauzonen
zeigen den typischen „Pseudocallus". Das häufige Vorkommen systematisierter Skeletveränderungen mit den bekannten deformierenden Folgesymptomen läßt an eine erbliche Komponente dieser Störung denken.

Als *röntgenologische Merkmale* der *generalisierten* Knochenveränderungen sind vor
allem zu nennen: grobmaschige Spongiosatransformation in den metaphysären und

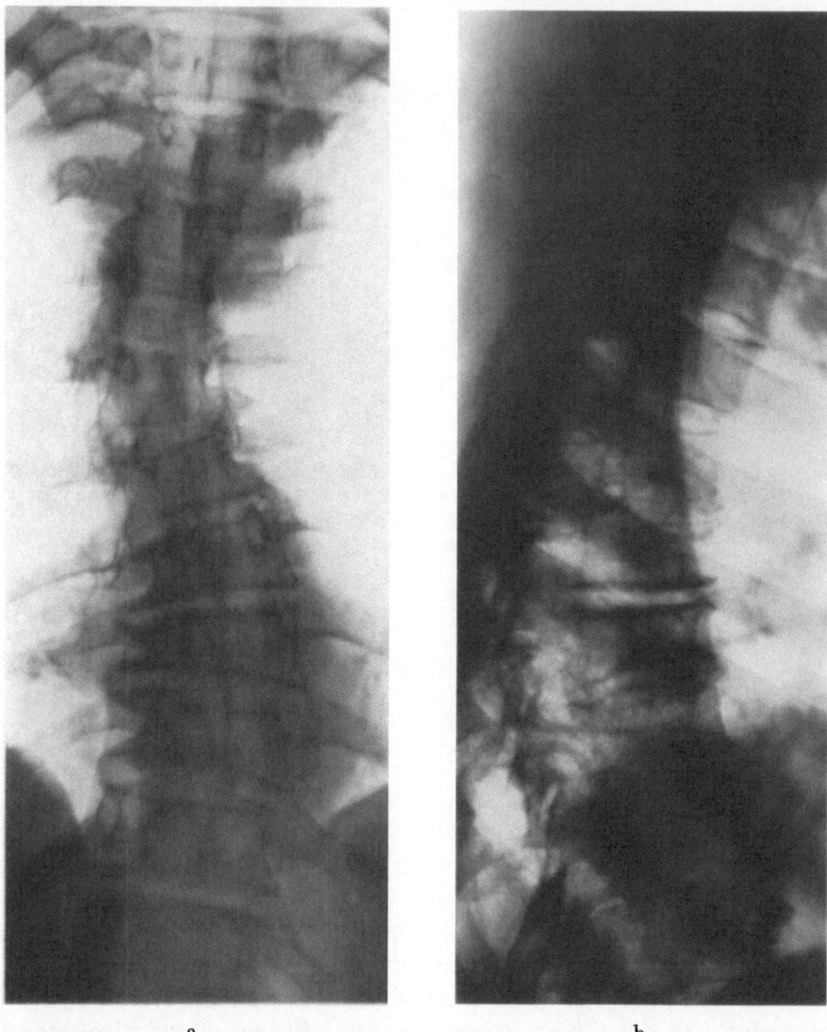

a   b

Abb. 96a u. b. S-förmige Skoliose der Wirbelsäule mit zum Teil deutlicher Verschmälerung einzelner Wirbelkörper und spondylotischen Randzackenbildungen bei Neurofibromatose Recklinghausen. 58jähriger Mann

epiphysären Abschnitten der Röhrenknochen und der kleinen Knochen mit stärkerem
Hervortreten der belasteten Trajektorien und der Knochengrenzlamellen. Strähniger
Strukturumbau der Wirbelkörperspongiosa mit Verschmälerung der Deckplatten, später
Zusammensinterung der Wirbelkörper und Ausbildung von Fischwirbeln. Verschmälerung
der Diaphysencompacta und Spongiosierung der Diaphysen insbesondere im Bereich der
kurzen Knochen wie Metatarsalia und Metacarpalia. Sogenannte granuläre Atrophie der
Schädelknochen mit Erweiterung der Diploevenen und Strukturumbau. Als Begleiterscheinung der systematisierten Knochenprozesse sind Krümmungen der großen Röhrenknochen, besonders an der unteren Extremität, beschrieben worden.

Die *Pathogenese* dieser generalisierten Skeletveränderungen ist noch nicht restlos geklärt. Es wird an eine *Systemerkrankung des Ektoderms mit Störungen der endokrinen Drüsen gedacht.* Für die Osteomalacie wird *pathogenetisch eine tubuläre Niereninsuffizienz mit Phosphatverlust angenommen* (SWANN).

Die *örtlichen Knochenveränderungen* sind durch die Neurofibrome bedingt und meist monostisch. Im Vordergrund steht die *lokale Druckatrophie,* induziert durch den benachbarten Tumor, sowie im Wachstumsalter *partielle Atrophien und Wachstumshemmungen,* aber auch *Hypertrophien und Wachstumsbeschleunigungen* des Knochens (Abb. 97). Je nach der Lokalisation der Neurofibrome können die Knochenveränderungen ein wechselndes, buntes Bild aufzeigen. Durch periostales und extraperiostales Wachstum der Neurofibrome kommt es zu einer *Periostverdickung mit Aufrauhung des darunterliegenden Knochens.* Durch Größenzunahme der Neurofibrome kann eine Druckatrophie mit umschrie-

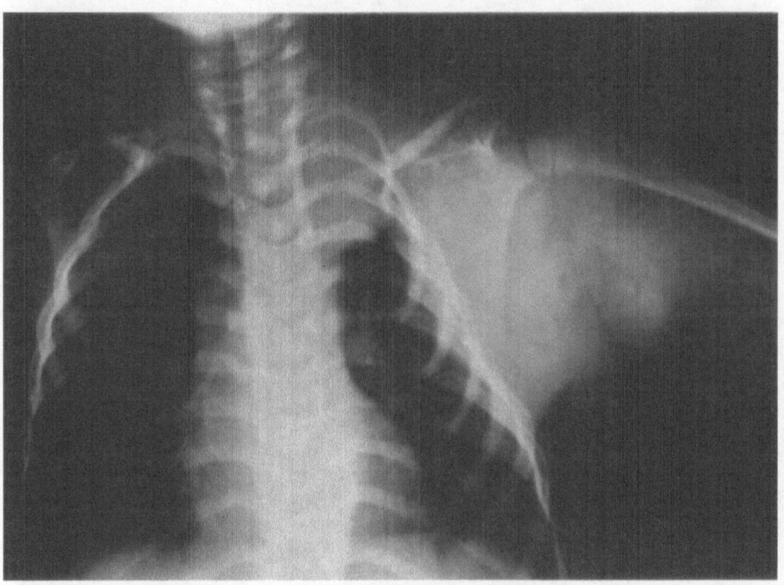

Abb. 97. Die Neurofibrome können durch ihr Wachstum einen konstanten Druck auf den Knochen ausüben, der zu einer Druckatrophie oder Osteolyse führt. Bei einem 4jährigen Knaben mit einer Neurofibromatose fand sich ein Weichteiltumor in der linken Achselhöhle und ein im Mediastinum liegender Tumor links (Beobachtung Prof. Dr. H. J. KAUFMANN, Kinderspital Basel). Die Tumoren induzierten eine Einengung der linken Thoraxhälfte und Erosionen an den Rippen 2—4 links und dem 7. Halswirbel sowie dem 1.—4. Brustwirbel auf der linken Seite

benen, wechselnd tiefen *Knochenusuren* auftreten (Abb. 98). Die Lokalisation der Neurofibrome im Bereich des Acusticus kann zu einer Erweiterung des Porus acusticus internus mit Eindellung der Pyramidenfläche oder Druckatrophie der Felsenbeinspitze führen (s. S. II,658 und 751). Das intraspinale Wachstum eines Neurofibroms weitet den Wirbelkanal erheblich aus, und die Entwicklung des Tumors außerhalb des Wirbelkanals kann eine schwere Druckatrophie mit Substanzverlust der Wirbelkörper und der Foramina intervertebralia zur Folge haben. Nur bei sehr ausgeprägten Fällen kann als Folge der Druckusuren eine Kyphose oder Kyphoskoliose der Wirbelsäule entstehen, in der Regel sind die Verkrümmungen der Wirbelsäule Folge der systematisierten Knochenprozesse (s. oben). Ein *subperiostal wachsendes Neurofibrom* wird zuerst das Periost abheben, eine subperiostale Blutung zur Folge haben und die Ausbildung einer *Knochenschale* um das Tumorgewebe induzieren.

Durch *intraossäres Wachstum* der Neurofibrome können die Geschwülste das Bild einer *Pseudocyste* hervorrufen. Bisher sind derartige Befunde vor allem im distalen Abschnitt des Femur und im proximalen Bereich der Tibia beobachtet worden (ALBRIGHT). Das seltene Vorkommen von Neuro-

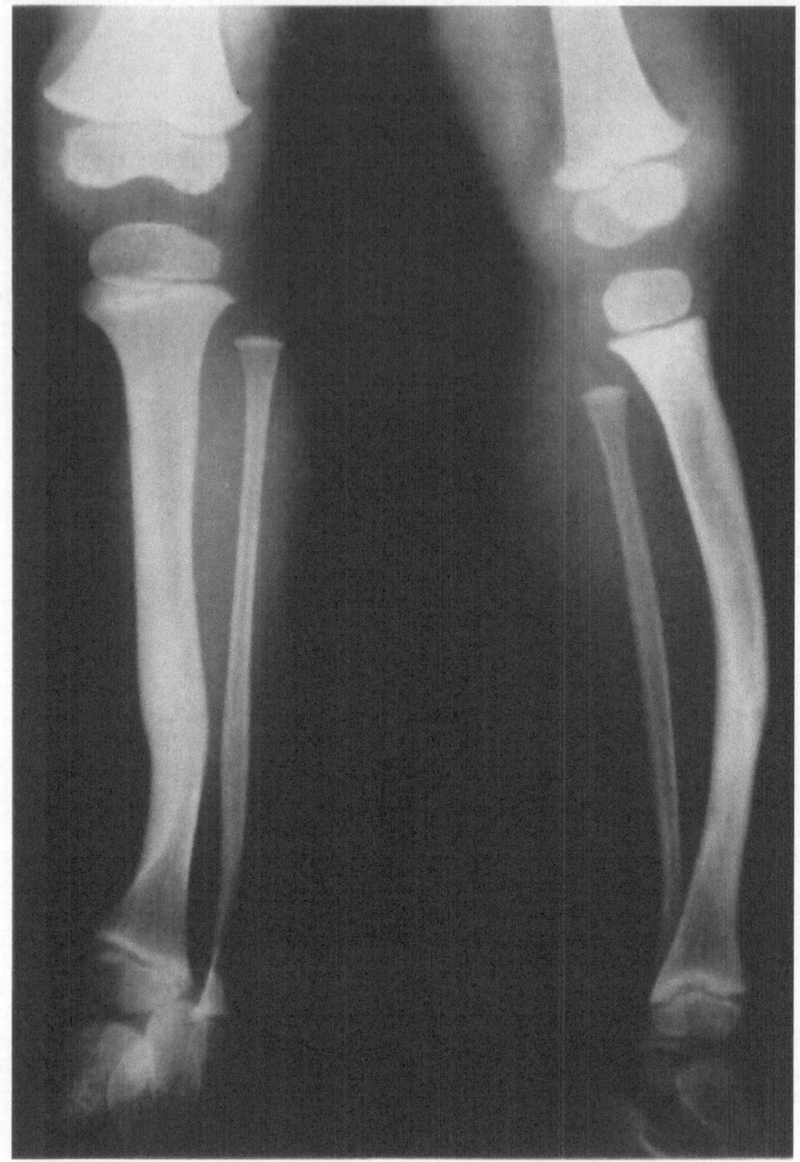

Abb. 98. Deutliche Verbiegung von Tibia und Fibula links bei Neurofibromatose. Die strukturellen Veränderungen der Diaphysencompacta der Tibia mit nahezu völliger Verödung des Markraumes sind deutlich.
4jähriger Knabe. (Beobachtung Prof. Dr. H. J. KAUFMANN, Kinderspital Basel)

fibromen im Os ilium, Os ischii, im Acetabulum und im Trochanter major sowie im Fibulaköpfchen
haben BROOKS und LEHMAN beschrieben. Oft ist es sehr schwer, das nicht ossifizierende Knochenfibrom von der intraossären Neurofibromatose abzutrennen, und es sind Parallelen zwischen diesen
beiden Krankheiten diskutiert worden. Die intraossären Neurofibrome sind recht häufig. Klinisch
sind sie symptomlos und werden nur zufällig entdeckt. Die äußere Form des Knochens ist meist
normal; nur bei stärkerer Größenzunahme der Neurofibromknoten tritt eine leichte Verwölbung und
Verschmälerung der Diaphysencompacta ein. Es kann zu Spontanfrakturen kommen. Sehr selten ist
das *intramedullär entwickelte Neurofibrom*. Je nach der Größe kann es den Markraum des Knochens
ausfüllen und später zu einer exzentrischen Druckatrophie führen.

Außerordentlich häufig sind *komplexe, dysplastische Knochenveränderungen* bei der
Neurofibromatosis Recklinghausen zu finden. Da der pathologische Prozeß bereits im
Säuglingsalter Erscheinungen hervorrufen kann, werden periphere Wachstumshem-
mungen durch die Neurofibrome verständlich. Einer *Zerstörung der Wachstumsfugen der*

Epiphyse sowie des Epiphysenknorpels folgt zwangsläufig eine *Verkürzung der Extremitäten*. Diese Veränderungen sind gewöhnlich *halbseitig* ausgeprägt. Eine allgemeine Neurofibromatose wird auch im Bereich des Hirn- und Gesichtsschädels Knochenveränderungen und Zerstörungen hervorrufen. Das *Schädelskelet* kann infolge einer asymmetrischen Tumorentwicklung die Atrophie der erkrankten Seite oder die Hypoplasie des Knochens erkennen lassen. Bei der einseitigen *Gesichtselephantiasis* findet sich regelmäßig eine *cerebrale Störung mit Destruktionen der Sella und Druckatrophie im Bereich der betroffenen Abschnitte der Schädelgrube*. Das Zustandekommen der Knochenveränderungen wird durch eine intrakranielle Drucksteigerung begünstigt. Nicht selten ist eine partielle Hypertrophie und Hyperplasie der erkrankten Seite zu finden. Die begleitenden elephantiasisartigen Mißbildungen beruhen auf einem *plexiformen Neurofibrom*. Die Haut ist über der betroffenen Körperhälfte verdickt, hängt schlaff und faltenbildend herab oder ist gespannt und atrophisch.

Das Vorkommen von *Defekten im Schädelknochen* ist nicht selten. Im Bereich der Orbita kann ein *Exophthalmus* die Folge sein. Eine Vergrößerung der Sella kann auf die Kombination mit einer Acromegalie hinweisen (ALSLEV). Weiterhin sind Hypertrophien der Schädelknochen, besonders der Squama temporalis und Exostosen beschrieben worden. Ungewöhnliche Formen von Mißbildungen sind bei der Neurofibromatose außerordentlich zahlreich.

Die aus dem *Wirbelkanal* oder neben den Wirbelkörpern entwickelten Neurofibrome zeigen neben Druckusuren des Knochens manchmal einen massiven Weichteilschatten, insbesondere im Costo-vertebral-Winkel (sog. Sanduhrgeschwülste). Durch fortschreitendes Wachstum der Neurofibrome können Querschnittssyndrome ausgelöst werden (siehe S. II,914). Von der *Thoraxwand* ausgehende Neurofibrome führen zu Rippenusuren und können die Intercostalnerven irritieren. Ein Schutz des Knochens gegen die Druckusuren stellen die *umschriebenen Hyperostosen und Periostreaktionen* dar. Im weiteren Verlauf einer Erkrankung kann in gelenknahen Skeletabschnitten eine *Arthrosis deformans* mit Funktionsstörungen resultieren.

Eine typische Veränderung bei der Neurofibromatose Recklinghausen stellen die *Knochendefekte* und *Pseudarthrosen*, vor allem der Tibia, dar (Abb. 99). Sie sind außerordentlich therapieresistent und entstehen meist zwischen dem mittleren und distalen Schaftdrittel, was auf eine ungenügende, arterielle Blutversorgung der Tibia zurückgeführt wurde.

Die *histologische Untersuchung einer Tibiapseudarthrose* hat SCHLEGEL durchgeführt. Das pilzförmig verbreiterte distale Ende des Tibiaschaftes zeigt eine Kappe aus hyalinem Knorpel, welcher von einem engmaschigen Spongiosagerüst getragen wird. Knorpel und Knochenplatte sind gegenseitig verzahnt und teilweise durch eine Knorpel-Kalk-Linie scharf voneinander abgegrenzt. Der Kappenknorpel zeigt unregelmäßig verteilte Knorpelzellen und abschnittsweise eine Auffaserung und Spaltung der Grundsubstanz. An einer umschriebenen Stelle klafft in der Knochenknorpelkappe ein Riß, der in eine Spongiosatasche führt, die mit einem spindelzellreichen Bindegewebe, Knorpel- und Knochenfragmenten ausgefüllt ist. Die subchondralen Markräume enthalten capillarreiches, faseriges, teils myxomatöses Mark. In einem der tieferen Markräume findet man ein geschlossenes Konvolut ektatischer Capillaren und einen knäuelförmig aufgerollten Nervenstrang. Defektbildungen sind sowohl in der Tibia als auch in der Fibula und in anderen Knochen beschrieben worden. Die Hypoplasie des Knochens führt zu einem erheblichen Substanzverlust mit starker Verdünnung und schließlich zu einem Schaftdefekt, der meist zwischen mittlerem und distalem Drittel liegt. Ein kurzer *Schaftdefekt der linken Tibia und Fibula* im distalen Drittel ergab nach SCHLEGEL folgenden Befund: Die proximalen und distalen Fragmente schließen mit pilzartig verbreiterten Kappen ab, die gegenseitig artikulieren. Das proximale macerierte Tibiafragment hat Nagelform. Der Nagelkopf wird von den kräftig entwickelten Tibiakondylen und der Tuberositas tibiae gebildet, der Nagelstift von dem schlanken, distalwärts sich dornartig verjüngenden Tibiaschaft, der gegen die *Nearthrose* mit einer pilzartig verbreiterten Knorpelknochenkappe abschließt.

Die bisher vorliegenden Beobachtungen beweisen eindeutig, daß die Tibiapseudarthrose, der Tibiadefekt oder der Fibuladefekt mit dem Erbgang der Neurofibromatosis Recklinghausen gekoppelt sind und diese Entwicklungsstörungen bereits seit der Geburt manifest sind.

Neben Neurinomen der peripheren Nerven sind auch solche des *Sympathicus* und *Vagus* beschrieben worden, doch führen sie seltener zu Knochenveränderungen. Die Lokalisation dieser Geschwülste in intrathorakalen und intraabdominalen Organen macht die richtige Diagnose sehr schwer. Glatt begrenzte Tumoren sollten differential-diagnostisch immer an Neurinome denken lassen. Bei eigenen Beobachtungen konnte

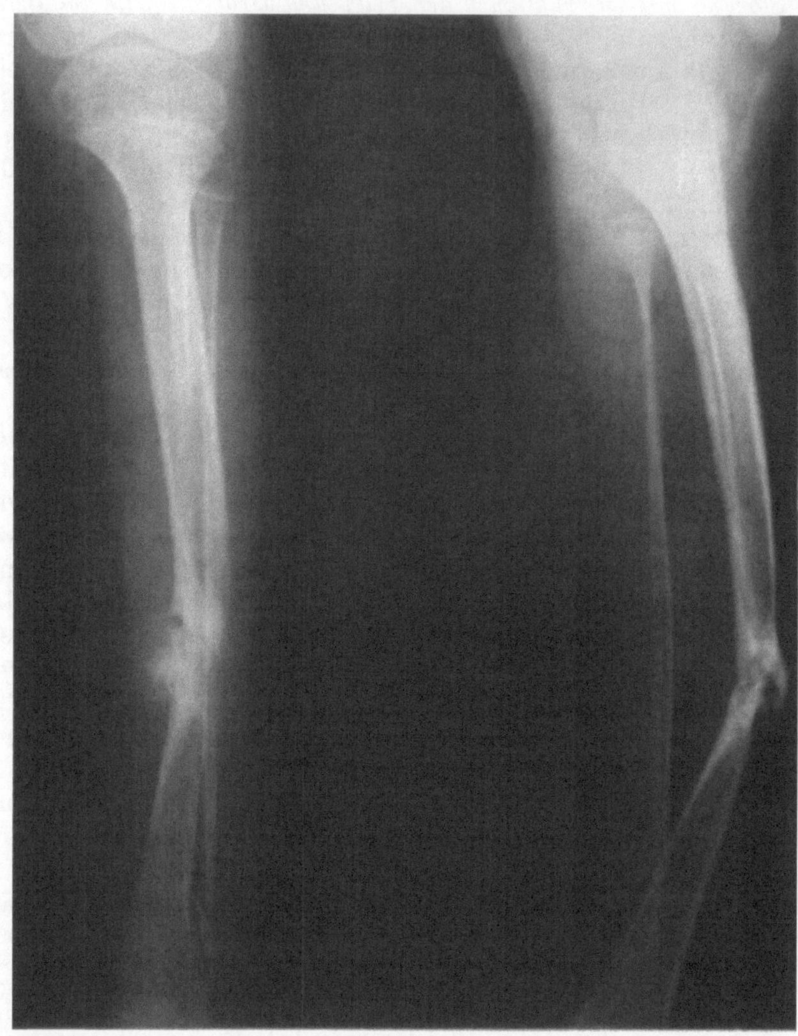

Abb. 99. Größerer Knochendefekt und Pseudarthrose nach Spontanfraktur der Tibia bei Neurofibromatose (8jähriger Knabe). Später folgte eine spontane Fraktur der linken Fibula, die ebenfalls in eine Pseudarthrose überging. Die subperiostale Ausbreitung des Neurofibroms induzierte eine Periostreaktion im Bereich des proximalen Frakturgebietes. Eigenartige Callusbildung im Pseudarthrosespalt. (Beobachtung Prof. Dr. med. H. J. Kaufmann, Kinderspital Basel)

die richtige Diagnose erst durch eine histologische Untersuchung gesichert werden. Eine maligne Entartung der Geschwülste kann vorkommen.

Bemerkenswert ist eine *Häufung von Hirntumoren* bei der Neurofibromatose (z. B. Meningiome, Gliome, Ganglioneurome, Astrocytome und Neurofibrome).

Auf die Beziehungen der Neurofibromatosis Recklinghausen zu der *polyostotischen, fibrösen Dysplasie Jaffé-Lichtenstein* (s. S. I,386ff.) ist Miller besonders eingegangen. Aus dem Formenkreis der fibro-cystischen Skeleterkrankungen hat Lichtenstein die polyostotische, fibröse Dysplasie als eigenes Krankheitsbild ausgeschieden. Im gleichen Jahre hat Albright ein neues Symptom beschrieben, das durch Pigmentflecken, Pubertas praecox und polyostotische Skeletveränderungen gekennzeichnet ist. 1942 hat FERRERO und 2 Jahre später THANNHAUSER die Vermutung ausgesprochen, daß zwischen beiden Krankheiten auf Grund wesentlicher gemeinsamer Symptome (Pigmentflecken, Knochenfibrome, die sich im Röntgenbild zum Teil als Knochencysten manifestieren) enge Beziehungen bestehen. Die polyostotische fibröse Dysplasie wäre gewissermaßen eine Neurofibromatose mit ausschließlich ossärer Lokalisation der Neurofibrome. In seiner Beweisführung stützt sich FERRERO vor allem auf Übergangs- oder Brückenfälle, d. h. Zwischenformen, die weder als typische Neurofibromatose noch als klassische polyostotische, fibröse Dysplasie angesprochen werden können. Nach MILLER ist die Beweisführung von FERRERO jedoch nicht überzeugend, da die Beobachtungen nicht die Qualität von Brückenfällen besitzen. Der Neurofibromatose am nächsten kommt eine Beobachtung von UEHLINGER bei einem 61jährigen Mann mit ausgedehnter, polyostotischer fibröser Dysplasie. Die histologische Untersuchung ergab jedoch, daß es sich um grundsätzlich andere Bildungen, nicht um Nervenfasern oder Reste von solchen handelt. Der Hinweis von ALBRIGHT, es sei bis heute nicht gelungen, in den intraossären Neurofibromen Knochenbildung nachzuweisen, während dies bei den polyostotischen fibrösen Dysplasien häufiger der Fall sei, kann als überzeugendes Kriterium gegen die Gleichstellung der Neurofibromatose mit der polyostotischen fibrösen Dysplasie gewertet werden.

Die makroskopischen und mikroskopischen Skeletveränderungen der *Neurofibromatose* einerseits und der *polyostotischen fibrösen Dysplasie* andererseits sind daher *so verschieden*, daß sie nicht Anlaß zu einer Gleichstellung der beiden Krankheitsbilder geben könnten. Neben diesen morphologischen Differenzen sind auch noch weitere Unterschiede des klinischen Bildes, insbesondere der Nachweis der dominanten Erblichkeit der Neurofibromatose für die Einordnung der Krankheitsbilder von großem Wert. Die ossäre Form der Neurofibromatose und die polyostotische fibröse Dysplasie sind *selbständige Krankheitsbilder*.

10. Das Gardner-Syndrom

(Hereditäre Osteomatosis mit Polyposis)

Es handelt sich um eine erbliche mesenchymale Dysplasie mit Fehlbildungen des Bindegewebes. Neben multiplen Osteomen und Osteofibromen findet sich eine Polyposis des Colon mit Neigung zur carcinomatösen Entartung der Tumoren und relativ selten eine Kombination mit Atheromen, Dermoidcysten und subcutanen Fibromen und Leiomyomen. Die familiär gehäuft vorkommende Erkrankung wurde zuerst von GARDNER u. Mitarb. als dominant erbliches Leiden mit unterschiedlicher Penetranz beschrieben.

Die Knochenveränderungen treten am häufigsten im Bereich des Schädelskeletes auf, finden sich jedoch auch im Bereich der langen Röhrenknochen und der Rippen. Der Oberkiefer und der Unterkiefer können eine so massive Verdichtung und Volumenzunahme erfahren, daß das Bild der „Leontiasis ossea" resultiert. Die übrigen Schädelknochen und das Jochbein sind weniger häufig befallen. Die Erkrankung soll im Kindesalter, jedoch nicht vor dem 10. Lebensjahr, beginnen und sich meist später voll ausbilden. Es sind Erkrankungen beobachtet worden, die erst im 3. Lebensjahrzehnt manifest wurden. Umfangreiche Untersuchungen ganzer Familien haben PLENK und GARDNER durchgeführt und bei 48 lebenden Mitgliedern einer 64köpfigen Familie in 6 Fällen (5 männliche und 1 weiblicher Patient) Schädelosteome und gleichzeitig Colonpolypen gefunden. Bei 4 Patienten waren auch Veränderungen der Röhrenknochen vorhanden. In 2 Fällen konnte histologisch ein Adeno-Carcinom des Dickdarmes nachgewiesen werden. Von 14 verstorbenen Mitgliedern dieser Familie waren 6 nachweislich an Darmkrebs gestorben. Eine gründliche Durchuntersuchung aller Mitglieder der Familie ergab vereinzelt eine retroperitoneale Fibromatose und fibröse Wucherungen in Narbengeweben sowie vereinzelt überzählige Zahnanlagen. Tumoren der Haut wurden häufiger gefunden.

Die differentialdiagnostische Abgrenzung gegen den Morbus Paget, die Ostitis fibrosa und die Hyperostosis corticalis generalisata familiaris (VAN BUCHEM) kann Schwierigkeiten bereiten, doch ist der Nachweis von Polypen des Dickdarmes für das Gardner-Syndrom charakteristisch.

IV. Erbliche, generalisierte Osteopathien

Die angeborenen Osteopathien stellen Systemerkrankungen des Skeletes dar, die sich manchmal zeitlich und örtlich unterschiedlich manifestieren können. Es handelt sich nicht um Verknöcherungsstörungen, also Störungen der enchondralen Ossifikation, die mit einer Beeinflussung des Längenwachstums einhergehen. Nach unseren heutigen Kenntnissen liegt in der Mehrzahl derartiger Erkrankungen eine *übergeordnete Störung aller mesenchymalen Gewebe* vor, deren Ursachen im einzelnen noch unbekannt sind. Es werden Störungen im Stoffwechsel durch Fehlanlagen der Enzym-Fermentsysteme (inborn errors) vermutet. Aus diesem Grunde erscheint die Einordnung der angeborenen Systemerkrankungen des Knochens unter die generalisierten Osteopathien zunächst berechtigt.

1. Die Osteogenesis imperfecta

(Fragilitas ossium hereditaria — erbliche Knochenbrüchigkeit, Osteopsathyrosis, Brittle Bones, fetale Osteoporose, periostale Dysplasie, Osteomyopathie)

Die Osteogenesis imperfecta ist eine angeborene Erkrankung des Skeletes, die am häufigsten einen *einfach dominanten Erbgang*, seltener *einen recessiven Erbgang* erkennen läßt und deren Wesen auf einer ungenügenden Knochenbildung beruht. Es ist sowohl eine *mangelhafte, periostale als auch endostale Knochenbildung festzustellen*. Die Compacta der Diaphysen der Röhrenknochen ist außerordentlich dünn, atrophisch und porotisch. Es resultiert eine abnorme Knochenbrüchigkeit. In den spongiösen Knochenpartien der Epiphysen und Metaphysen zeigen sich nur selten Störungen. Die erhöhte Strahlendurchlässigkeit der Knochen, der „glasartige Charakter" und die osteoporotischen Strukturen des Knochens beruhen nicht auf einer Kalkarmut der eigentlichen Knochenmatrix, sondern auf dem Vorkommen sehr dünner, zarter Knochenbälkchen.

In älteren Lehrbüchern findet man eine Gruppierung in verschiedene Formen. So wurde die *Osteogenesis imperfecta* als eine angeborene subletale Form von Knochenbrüchigkeit von der *Osteopsathyrosis*, bei der die Frakturen im Kindes- und Jugendlichenalter aufzutreten pflegen, unterschieden. Nach den Ergebnissen der Erbforschung handelt es sich aber um *dasselbe Krankheitsbild*, nur der *Zeitpunkt der Manifestierung* ist verschieden. Die wesentlichen klinischen Symptome und die pathologisch-anatomischen Befunde beider Krankheitsformen gleichen einander. Es konnten fließende Übergänge der vorerst unterschiedenen Krankheitsbilder in einer Familie gefunden werden, so daß ein zufälliges Zusammentreffen bei der großen Seltenheit der Erkrankung wohl nicht angenommen werden kann.

Die Osteogenesis imperfecta ist durch *drei auffallende Symptome* charakterisiert. Neben der *Knochenbrüchigkeit* finden sich *blaue Skleren* und eine *Schwerhörigkeit*, die auf einer *Otosklerose* beruht. Die blauen Skleren sowie die Schwerhörigkeit können auch ohne Knochenbrüchigkeit vorkommen. Ein weiteres sehr wichtiges Begleitsymptom der Osteogenesis imperfecta stellen breite, keloidartige, hypertrophische Umwandlungen von Narben dar, die Scott und Stiris in drei Familien wiederholt fanden. *Histologische Untersuchungen* der Lederhaut des Auges ergaben eine Verminderung der Stützfasern, so daß das dahinterliegende Pigment durchscheinen kann. Zwischen dem Knochensystem und dem Skleraring bestehen enge entwicklungsgeschichtliche Beziehungen. Bei einigen Tierarten (z. B. Schildkröten, Krokodilen, Fischen u. a.) ist die Sklera in Knorpel oder Knochen umgewandelt, beide sind mesenchymaler Herkunft. So können alle bei der Osteogenesis imperfecta beobachteten Veränderungen als *Nebenerscheinungen der mesenchymalen Erkrankung* aufgefaßt werden. Es handelt sich demnach um eine Krankheit, die nicht ausschließlich das Skelet betrifft und in einer Störung der Funktion der Osteoblasten zu suchen ist, sondern die ebenso eine Funktionsstörung der Fibroblasten erkennen läßt.

Nach dem *Zeitpunkt des Auftretens* der ersten Frakturen bei der Osteogenesis imperfecta können *verschiedene Typen* der Erkrankung angenommen werden:

a) die Osteogenesis imperfecta congenita (Typus Vrolik),

b) die Osteogenesis imperfecta tarda (Typus Lobstein),

c) die Osteogenesis imperfecta levis (Typus Seedorff).

Die *Osteogenesis imperfecta congenita* wurde erstmals 1849 von VROLIK beschrieben und 1892 von KAUFMANN pathologisch-anatomisch untersucht. Eine erste umfassende Bearbeitung des Erbganges verdanken wir K. H. BAUER. Inzwischen liegt über die Erblichkeit der Osteogenesis imperfecta ein umfangreiches Schrifttum vor.

Von SEEDORFF wurden in Dänemark 55 Familien mit 180 Kranken untersucht. Bei allen Erkrankungsfällen fanden sich blaue Skleren, die bei 21 Patienten als einziges Symptom vorlagen. Bei 104 Kranken fand sich die Kombination blaue Skleren und Knochenbrüchigkeit, nur sechsmal die Kombination blaue Skleren und Schwerhörigkeit. Die charakteristische Trias der Symptome zeigten nur 39 Patienten. Unter den 55 dänischen Familien fanden sich 34 Kranke, die als einziges Mitglied der Familie Krankheitszeichen trugen. Bei 20 Familien konnte die Osteogenesis imperfecta in 2—5 Generationen hintereinander nachgewiesen werden. Von insgesamt 227 Kindern eines erkrankten Elternteiles waren 117 ebenfalls befallen und 110 normal. Dies entspricht *dem einfach dominanten Erbgang im Verhältnis 1:1*. Das familiäre Erscheinungsbild kann im Einzelfall durch besondere Penetranz geprägt werden.

Von HANHART wird ein *selten vorkommender recessiver Erbgang* auf Grund von Sippenforschungen in der Schweiz angenommen. Auch HERNDON hat durch Untersuchungen an 72 Fällen von 33 Familien aus den USA die Möglichkeit eines recessiven Erbganges angedeutet. Die Zwillingsforschung kann noch keine eindeutige Antwort auf die Frage nach der Manifestationswahrscheinlichkeit geben, da bisher nur fünf Paare von eineiigen Zwillingen beobachtet wurden (GEDDA und GENTILE). Neumutationen sollen das *erstmalige Auftreten* der Erkrankung erklären können (v. VERSCHUER), es sei aber auch Phänokopie möglich (WIEDEMANN).

Unter den 40 Fällen, die BICKEL, GHORMLEY und CAMP zusammengestellt haben, konnte *nur bei einem Viertel die Erblichkeit nachgewiesen werden*, während die übrigen erstmalig in den Familien aufgetreten waren. Die Erkrankung wurde auch in mehreren aufeinanderfolgenden Generationen beobachtet. In der Zusammenstellung von GRAFFEO, TISDALL und DE VITA sind alle Symptome der typischen Osteogenesis imperfecta in drei aufeinanderfolgenden Generationen, bei HERNBERG eine abnorme Knochenbrüchigkeit mit blauen Skleren über fünf Generationen nachgewiesen worden. Einige Mitglieder der Familie zeigten eine Hyperextensibilität der Fingergelenke.

Eine Geschlechtsgebundenheit des Leidens ist nicht festzustellen; es kann sowohl durch die Mutter als auch durch den Vater übertragen werden. Die Zusammenstellungen von SEEDORFF zeigen, daß die *Fruchtbarkeit der Erkrankten* in den dänischen Familien, verglichen mit gesunden Geschwistern, *nicht geringer* ist. Da alle Fälle subletaler Manifestierung für die Fortpflanzung ausscheiden, ist eine gewisse Selbstvernichtung der Anlage anzunehmen (v. VERSCHUER). Im Schrifttum sind Krankheitsbilder zu finden, die einen fast bösartig zu nennenden Verlauf zeigen, so daß doch gewisse graduelle Unterschiede der Ausprägung der Erkrankung vorkommen. Das besondere Kennzeichen des sog. Typus Vrolik der Osteogenesis imperfecta ist die häufige und frühe Letalität. SWARTENBROEKK fand in einer Familie mit 6 Kindern ein Kind mit typischen Krankheitszeichen, das mit 2 Monaten verstarb. Nachforschungen ergaben in der Familie keinen Anhalt für Erblichkeit der Erkrankung. Unter 105 mißgebildeten Neugeborenen bei 7000 Geburten fanden FREUND und LEHMACHER dreimal eine Osteogenesis imperfecta. Die pränatale röntgenologische Diagnose einer Osteogenesis imperfecta des fetalen Skeletes in utero wurde von DANELIUS, FRERKING und CINK aufgrund der typischen Frakturen und der Deformierungen der Extremitätenknochen gestellt.

Die *Röntgenuntersuchung des Skeletes* zeigt *äußerst grazil* ausgebildete Röhrenknochen mit *erheblicher Verschmälerung der Compacta* (Abb. 100). Als Folge dieser starken Hypostose (abnorm schlanke Knochen) finden sich zahlreiche *Spontanfrakturen und Verbiegungen*, die zu *Deformierungen* meist in Diaphysenmitte führen. Die Callusbildung nach Frakturen ist in der Regel normal, manchmal überschießend, so daß Verdickungen und Verbreiterungen auftreten, die schließlich mit einer deutlichen Verdichtung der Knochenstruktur, in seltenen Fällen mit einer Spongiosierung des Callus einhergehen. An den unteren Extremitäten sind die Frakturen häufiger zu finden als im Bereich der oberen Extremitäten. Als Folge der zahlreichen, sich wiederholenden Frakturen kommt es zu dem *typischen Kleinwuchs mit monströsen Knochenverbiegungen*. Das Vorkommen der Knochenbrüchigkeit kann wechseln, was übrigens auch von dem Auftreten der Otosklerose bekannt ist. Nach Angaben in der Literatur ist die Häufigkeit der Knochenbrüche mit etwa 50 % der Fälle anzunehmen. Sehr selten können die Veränderungen einseitig vorkommen.

Das *Längenwachstum der Knochen ist im allgemeinen nicht gestört*. Während die Diaphysen der Röhrenknochen auffallend schmal sind, verbreitern sie sich gegen die Metaphyse und Epiphyse hin. Die Epiphysenkerne sind normal ausgebildet. Das Auftreten der Knochenkerne ist zur rechten Zeit festzustellen. Die Spongiosa erscheint durch die *sehr zarten Knochenbälkchen*, deren Zahl vermindert sein kann, *oft „glasartig" durchsichtig*. Manchmal sind *cystenähnliche Defekte* zu erkennen. Bei einigen Kranken wurden

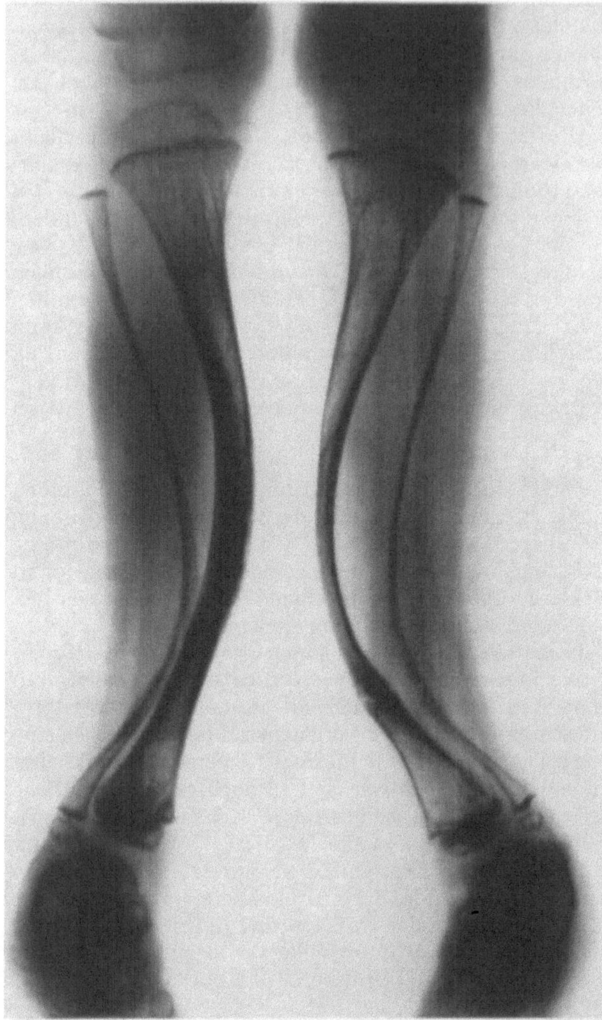

Abb. 100a

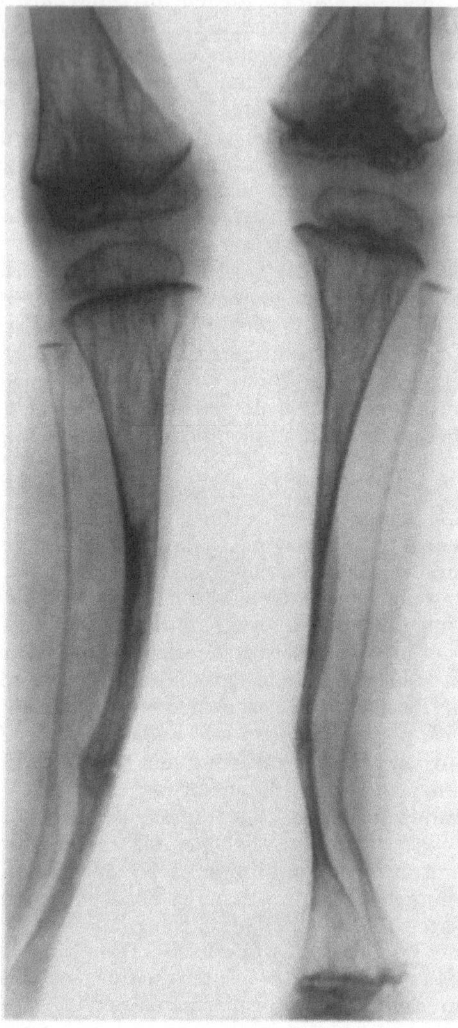

Abb. 100b

relativ große Epiphysenkerne beobachtet, die kaum Knochenstruktur zeigten. Die *Wachstumszone* ist meist unauffällig. In seltenen Fällen findet sich ein welliger Verlauf der präparatorischen Verkalkungszone, hin und wieder ist eine Verbreiterung dieser Zone festzustellen.

Die *spongiösen Knochen*, wie z. B. das Beckenskelet und die Rippen zeigen selten Deformierungen. Die Wirbelkörper hingegen können verbreitert und sehr niedrig sein, so daß eine kyphoskoliotische Verbiegung der Wirbelsäule resultiert.

Das *Schädelskelet* hat eine sehr dünne Kalotte, in der die Gefäßfurchen stärker abgegrenzt und daher deutlicher zu erkennen sind. Im Bereich der Stirnbeine ist in seltenen Fällen eine Sklerose nachzuweisen (Abb. 101). Bei der Osteogenesis imperfecta ist oft eine *Störung der Zahnentwicklung* und eine Veränderung der Struktur der Zähne beobachtet worden. Ferner sind *Mißbildungen des Skeletes, Syndaktylien* und eine *Mikromelie* beschrieben worden. In einigen Sippen waren verschiedenste Kombinationen der Erbleiden festzustellen.

Mit Einsetzen der Pubertät, meist erst nach Abschluß des Wachstums, treten die für die Osteogenesis imperfecta charakteristischen Diaphysenfrakturen nur noch selten

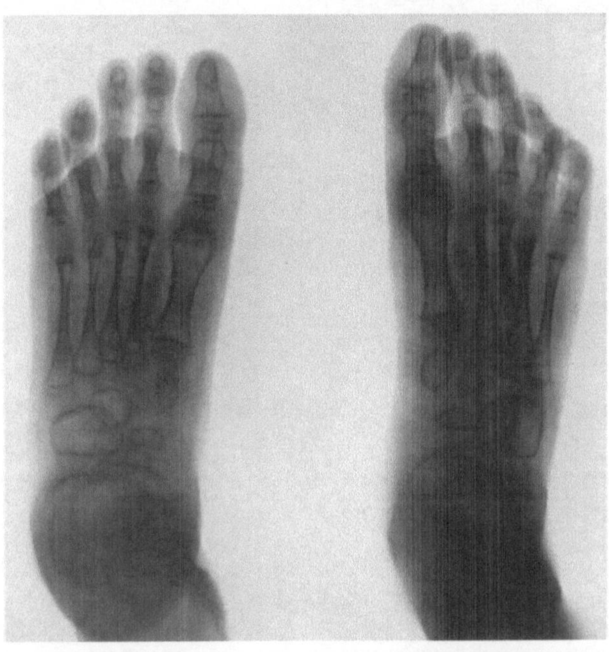

c

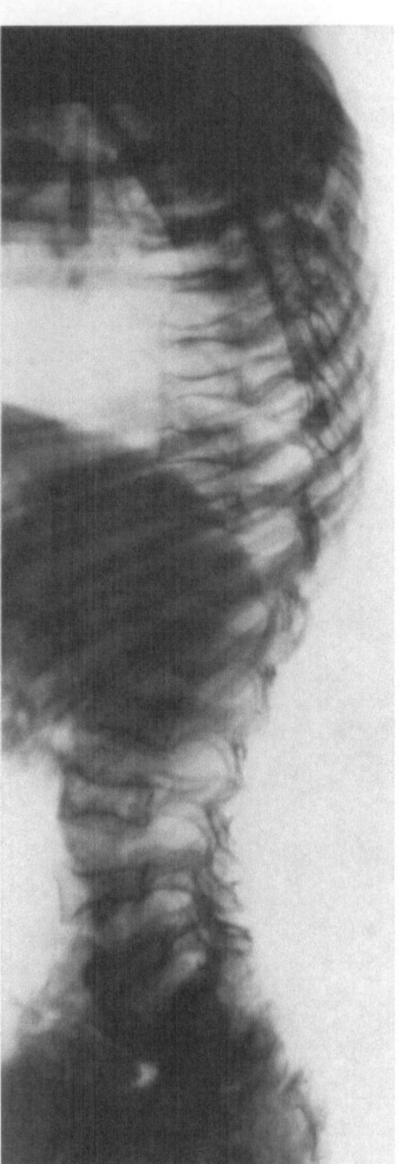

Abb. 100a—d. Osteogenesis imperfecta im Kindesalter. Sehr grazile Knochen durch Verschmälerung der Diaphysen, was besonders deutlich im Bereich des Skeletes der unteren Extremität [Tibia (a und b) und Fuß (c)] erkennbar ist. Die Verlaufskontrolle der Erkrankung zeigt im Bereich des Unterschenkels mit 5 Jahren eine deutliche Verbiegung von Fibula und Tibia infolge der starken Verschmälerung der Diaphysencompacta und auf der linken Seite eine Fraktur im distalen Drittel der Tibia, die mehr an eine Zerrüttungszone erinnern. Im Alter von 7 Jahren Zunahme der Verschmälerung von Tibia und Fibula links. Jetzt auch rechts eine Fraktur im Tibiaschaftgebiet. Typisch sind die grobmaschige Spongiosatransformation, das stärkere Hervortreten der Knochengrenzlamellen, der Fußwurzelknochen und der Epiphysenkerne, sowie die Verdichtung der Wachstumszonen der Epiphysen. Die Wirbelsäule zeigt eine gleichmäßige Verschmälerung der Wirbelkörper mit ungewöhnlicher Verbreiterung der Bandscheiben im Bereich des Nucleus pulposus. Leichte Kyphose (d). (Beobachtung Universitäts-Kinderklinik, Kiel)

d

auf oder fehlen ganz. Während im Neugeborenenalter die oberen Extremitäten stärker betroffen sind, finden sich im Laufe des Alterungsprozesses Veränderungen an den unteren Extremitäten, erst spät auch im Bereich der spongiösen Knochen. Da das Längenwachstum des Knochens gewöhnlich nicht gestört ist und *im späteren Lebensalter eine Ausheilung des Leidens erfolgt*, kann ohne Kenntnis der Vorgeschichte die richtige Diagnose meist nicht gefunden werden. Es sind *zahlreiche Abortivformen der Erkrankung* bekannt geworden (Abb. 102).

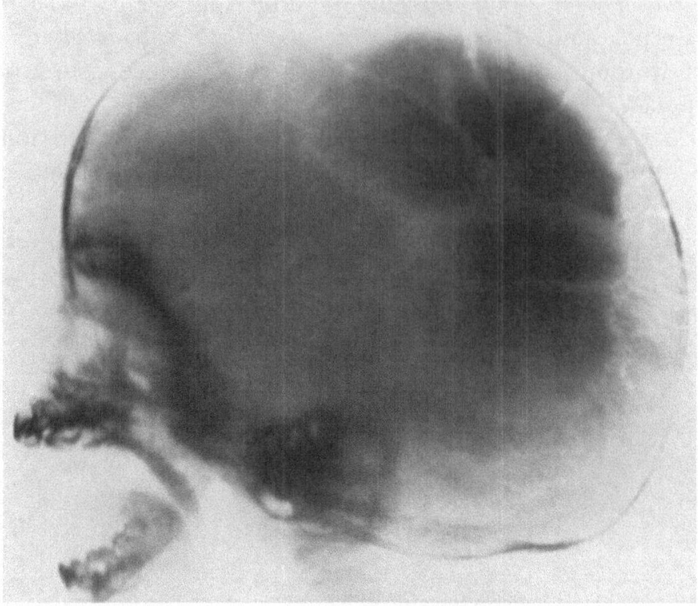

a

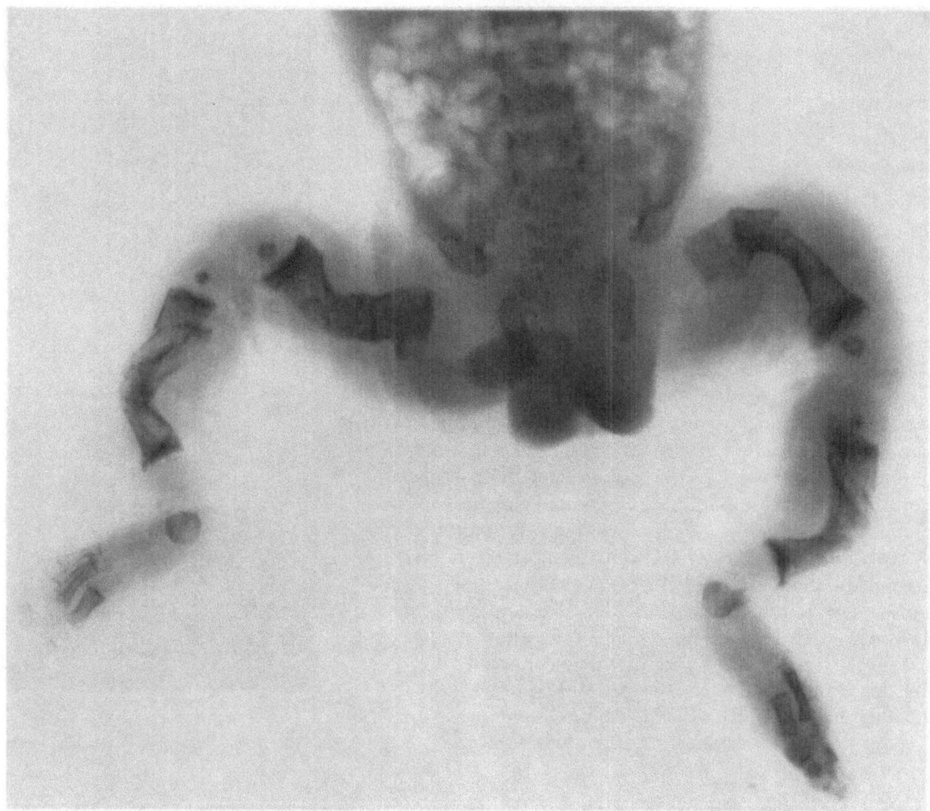

b

Abb. 101a u. b. Beispiel der „bösartigen Form" der Osteogenesis imperfecta mit schweren Deformierungen der Extremitäten durch zahlreiche, wahrscheinlich auch schon intrauterin entstandene Frakturen. Das Schädelskelet weist eine sehr dünne Kalotte mit stärker hervortretenden Gefäßfurchen auf (a). Die Wachstumszonen zeigen eine Verdichtung im Bereich der Epiphysenfuge, doch ist das Längenwachstum nicht beeinträchtigt. Die Knochenkerne in der distalen Femur- und proximalen Tibiaepiphyse sind angelegt (b). (Einen Tag nach der Geburt verstorbener Knabe)

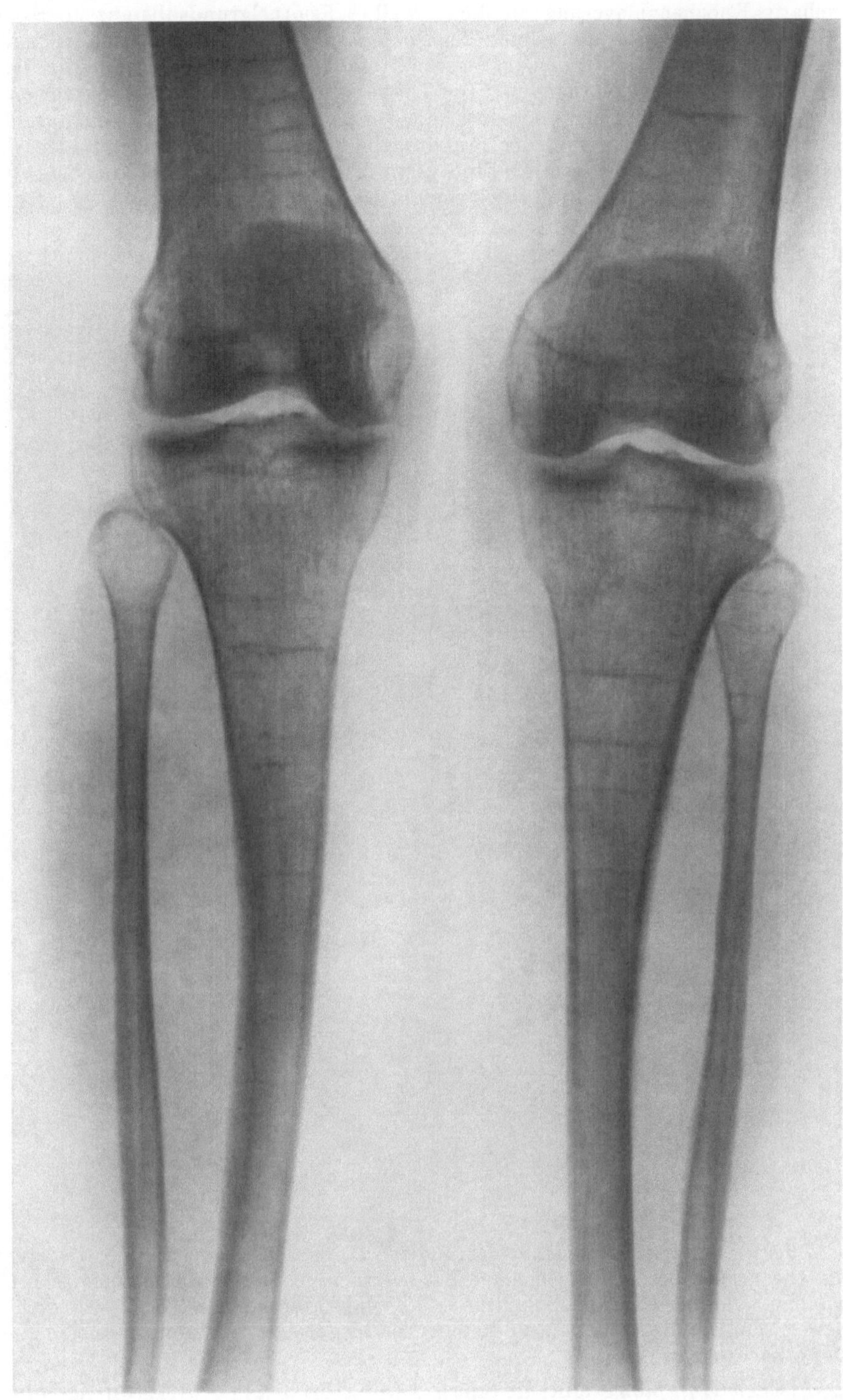

a

Abb. 102a—d. Beispiel einer Osteogenesis imperfecta tarda bei Mutter und 10jährigem Sohn. Auf die Art der Erkrankung weisen lediglich die etwas schmalen Diaphysen, die eigenartigen Veränderungen der Spongiosastruktur in Epiphysen und Metaphysen sowie die blauen Skleren hin. In der Tibia erkennt man mehrere „Wachstumslinien" als Ausdruck der partiell stärkeren Störung der Ossifikation (a). Die Unterarmknochen sind grazil, der rechte Radius ist verbogen (b). 38jährige Patientin. Bei dem Sohn fällt besonders die Verschmälerung der Wirbelkörper mit entsprechender Verbreiterung der Bandscheiben, insbesondere im Nucleus pulposus-Gebiet auf (c). Am Handskelet sind die Zeichen der Osteogenesis imperfecta tarda nur angedeutet (d). Klinisch fanden sich blaue Skleren und eine Schwerhörigkeit. (10 Jahre alter Knabe)

Das *histologische Bild dieser Knochenveränderungen* ist durch ein Fehlen der Osteoblasten und eine mangelhafte Knochenanlagerung an die verkalkte Knorpelgrundsubstanz charakterisiert. Es fehlt also die Bildung primärer und sekundärer Spongiosa. Die locker verteilten Spongiosabälkchen sind außerordentlich schmal, glatt, aber gut verkalkt. Die weiten Markräume enthalten Fasermark. Osteoclasten sind nur wenige vorhanden. Die Diaphysen der langen Röhrenknochen zeigen eine unregelmäßige Verschmälerung der Compacta, die von zahlreichen Markräumen durchbrochen sein kann. Die Haversschen Systeme sind jedoch gut ausgebildet. In manchen Fällen finden sich Knochenabschnitte von unregelmäßiger Gestalt. Eine gestörte Architektonik des Knochengewebes ist beschrieben worden. Die Zahl und Breite der osteoiden Säume sind nicht auffällig. Hin und wieder

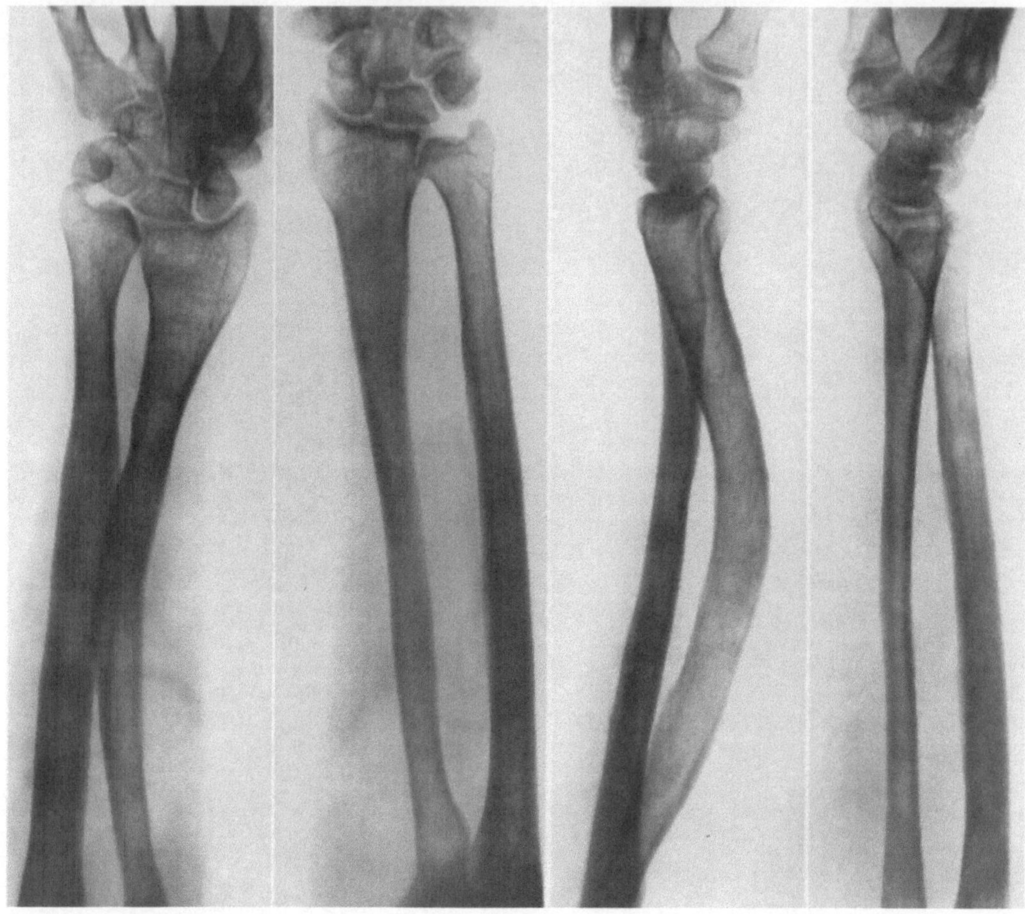

Abb. 102 b

kann eine Mißgestaltung des Markraumes gefunden werden. Die Lagerung der Osteonensysteme ist regelmäßig. Die Frakturbezirke zeigen keine Besonderheiten. Soweit die histologische Untersuchung eine Beurteilung erlaubt, liegt eine qualitative Verschlechterung der Tela ossea nicht vor. Es ist bemerkenswert, daß an der konkaven Seite einer Verbiegung der Extremität *häufig eine Verdickung der Compacta* nachweisbar ist.

Die *klinischen Symptome* sind in erster Linie durch das Auftreten der *blauen Skleren* und die schon äußerlich erkennbaren *Deformierungen der Extremitäten* infolge der Knochenbrüchigkeit charakterisiert. Die *Schwerhörigkeit* tritt erst in höherem Lebensalter (frühestens mit 10—12 Jahren) in Erscheinung. Nach zusammenfassenden Statistiken in der Literatur sind blaue Skleren in etwa 95 % aller Krankheitsfälle, eine Knochenbrüchigkeit in etwa 50—60 % und eine Schwerhörigkeit in etwa 25 % nachweisbar. Die Häufigkeit des Auftretens von blauen Skleren hat zu der Vermutung geführt, daß dieses Symptom allein dominant erblich sei. Neben den genannten Symptomen wurden Veränderungen der Haut und der Muskulatur beschrieben. Die Haut ist zart, doch treten Keloidbildungen und Verbreiterungen von Narben nach Verletzungen auf. Aus einer Zusammenstellung von SCOTT und STIRIS geht hervor, daß die breiten Narben bei erkrankten Personen überwiegen. Diese Unterschiede sind statistisch signifikant, so daß hierin eine Stütze der These von K. H. BAUER gesehen werden kann, nach der die Osteogenesis imperfecta nicht eine Krankheit ausschließlich des Skeletes, sondern eine Erbkrankheit darstellt, die *sämtliche Abkömmlinge des Mesenchyms umfaßt*. Das *Blutbild* zeigt in einigen Fällen eine ausgesprochene *Lymphocytose und Eosinophilie*. Hin und wieder sind *angeborene*

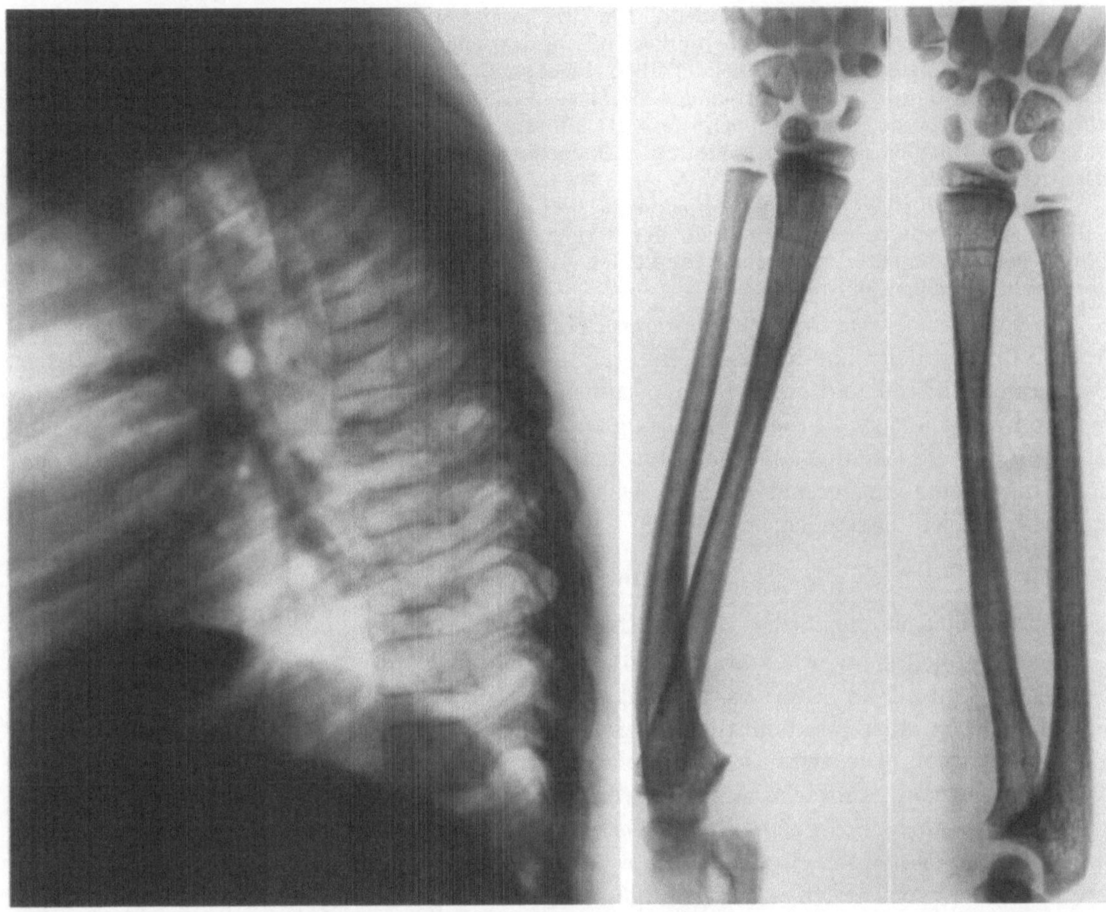

Abb. 102 c   Abb. 102 d

Herzfehler, eine *Syndaktylie* und *erblicher Schwachsinn* kombiniert vorgekommen. Die Mehrzahl der Kranken weist jedoch eine *gute Intelligenz* auf.

Bei der Osteogenesis imperfecta zeigen die *Calcium- und Phosphorwerte* im Blut und Urin keine pathologischen Abweichungen.

In Abhängigkeit von der Lebenszeit handelt es sich bei der *Osteogenesis imperfecta* um ein gutartiges Leiden, das nach Abschluß des Wachstums ausheilt. Die Patienten können ein hohes Alter erreichen. Es sind Abortivformen beschrieben worden, die sehr schwer richtig erkannt wurden. Bei älteren Menschen kann neben deformierenden, alten Frakturen und sehr grazilen Diaphysen der Röhrenknochen manchmal eine Kyphoskoliose der Wirbelsäule und das Vorhandensein blauer Skleren auf die Osteogenesis imperfecta hinweisen. Wahrscheinlich kommt die Erkrankung häufiger vor als vermutet wird. In diesem Zusammenhang ist zu überlegen, ob die *idiopathische Osteoporose* (ALBRIGHT) nicht auch eine weniger stark entwickelte Form der Osteogenesis imperfecta darstellt.

Es sind einige *besondere Formen* der Osteogenesis imperfecta und *Kombinationen mit anderen Erkrankungen* mitgeteilt worden.

GEDDA und GENTILE beschreiben eigenartige Verdichtungszonen des Epiphysenknochens bei zwei weiblichen Kranken als ein neues nicht gewöhnliches Symptom der Osteogenesis imperfecta. Sie meinen, daß sich bestimmte Familienmerkmale bei der Erkrankung ausbilden könnten. Die Möglichkeit einer kombinierten Störung, z. B. einer Rachitis bei Osteogenesis imperfecta wurde von LIESS diskutiert. Er fand eigenartige Strukturveränderungen im Epiphysen- und Metaphysenbereich der kolbig aufgetriebenen Knochen der Kniegelenke. Die Störungen der Ossifikation sollen durch eine Fragmentation und Verwerfung der Epiphysenknorpelscheibe zustande kommen, deren Fragmente sich dann in die nur schwach ausgebildete Spongiosa der Wachstumsregion des Knochens verlagern. Für eine schubweise verlaufende Rachitis könnte auch die stärkere Verkalkung der Randpartien der Wachstumszone sprechen. Das hin und wieder beobachtete Auftreten starker, subperiostaler Blutungen und nachfolgender überschüssiger Callusbildung läßt an einen Zusammenhang mit der Avitaminose C, dem Skorbut denken (HESSÉN). Auch von BRAILSFORD sind vier Fälle beschrieben worden, bei denen subperiostale Hämatome auftraten, die später verkalkten und verknöcherten. Die Bedeutung eines Vitamin A-Mangels bei der Osteogenesis imperfecta ist ebenfalls diskutiert worden.

Bisher konnte eine wirksame *therapeutische Beeinflussung* der Erkrankung nicht erzielt werden. Nach einer Mitteilung von HERNBERG, der vergleichende Studien an einem Zwillingspaar durchführte, soll eine objektive Besserung des Leidens nach Behandlung mit männlichen und weiblichen Geschlechtshormonen eintreten.

Die *röntgenologische Differentialdiagnose* der Osteogenesis imperfecta ist nicht schwierig. Abortivformen der Chondrodystrophie (s. S. I, 56 ff.) können leicht abgegrenzt werden. Die blauen Skleren und ein im Wachstumsalter sehr weicher Schädelknochen mit offenen Fontanellen sind für die Erkrankung typisch. Ferner müssen die Moeller-Barlowsche Erkrankung, die Rachitis und die polytopen enchondralen Dysostosen gegen die Osteogenesis imperfecta abgegrenzt werden. Der Morbus Paget dürfte kein differentialdiagnostisches Problem darstellen.

2. Die Osteopoikilie

(Osteodysplasia enostotica, Osteopathia condensans disseminata, „Spotted Bones")

Die Osteopoikilie wurde erstmalig 1915 von ALBERS-SCHÖNBERG und 1916 unabhängig von LEDOUX-LEBARD, CHABANEIX und DESSANE beschrieben. Bereits 1905 berichtete jedoch STIEDA über Verdichtungen der Spongiosa, die als Compactaknochenkerne bezeichnet wurden. Die erste umfangreiche Zusammenstellung stammt von ERBSEN, und es haben seitdem zahlreiche Autoren weitere Einzelbeobachtungen mitgeteilt.

Der *charakteristische Befund* der Osteopoikilie sind *über das ganze Skelet verteilte, multiple Enostosen*, von Stecknadelkopf- bis Linsengröße, seltener auch bis zu Bohnengröße. In einigen Fällen sind streifige oder strähnige Spongiosaverdichtungen beobachtet worden. Die Verdichtungen kommen vorwiegend in den gelenknahen spongiösen Knochenabschnitten, im Beckenskelet, seltener in der Wirbelsäule und im Schädelknochen vor.

Die ersten *histologischen Untersuchungen* einer Osteopoikilie verdanken wir SCHMORL, der erkannte, daß die Veränderungen keine kompakte, homogene Struktur haben, sondern aus dicht nebeneinanderstehenden Knochenbälkchen zusammengesetzt sind. Das gleiche Ergebnis brachten Untersuchungen von BRÜCKE und HESS. FUNSTEIN und KOTSCHIEW vertreten aufgrund eigener histologischer Untersuchungen die Ansicht, daß die Osteopoikilie die Folge einer Störung der enchondralen Verknöcherung sei, sich also nicht durch endostale Apposition Verdichtungsherde entwickelt.

Nach bisher vorliegenden Familienbeobachtungen mit planmäßigem röntgenologischem Studium des gesamten Skeletsystems aller Personen einer Sippe ist ein *dominanter Erbgang* mit wechselnder Penetranz und Expressivität am wahrscheinlichsten (v. VERSCHUER). Eine direkte Übertragung der Erkrankung durch mehrere Generationen konnte nachgewiesen werden (BUSCH). Bei einem *kleineren Teil der Fälle* kommt ein recessiver Erbgang in Frage.

Die *Häufigkeit des Auftretens* einer Osteopoikilie wurde von JONASCH an 211000 Kranken des Böhlerschen Unfallkrankenhauses in Wien 12mal festgestellt.

Es sind bisher *drei Erscheinungsformen* unterschieden worden: 1. eine fleckige oder lentikuläre Form, 2. eine streifige oder striäre Form und 3. sog. Mischformen. Die fleckige oder lentikuläre Form kommt am häufigsten vor. Hin und wieder sind auch bei dieser Form streifig-strähnige Spongiosklerosen gefunden worden, so daß fließende Übergänge möglich sind. Von TRAUTMANN wurden zwei Beobachtungen einer lentikulären Osteopoikilie bei Mutter und Sohn mitgeteilt und einmal eine *Ostitis condensans ilei* gefunden. Auf Zusammenhänge zwischen diesen beiden Erkrankungsformen sollte in Zukunft geachtet werden. Die sehr seltene streifige Form wurde zuerst von VORHOEWE beschrieben. Besonders charakteristisch für diesen Typ der Osteopoikilie ist ein Einstrahlen der streifigen Spongiosklerosen in die Diaphysen.

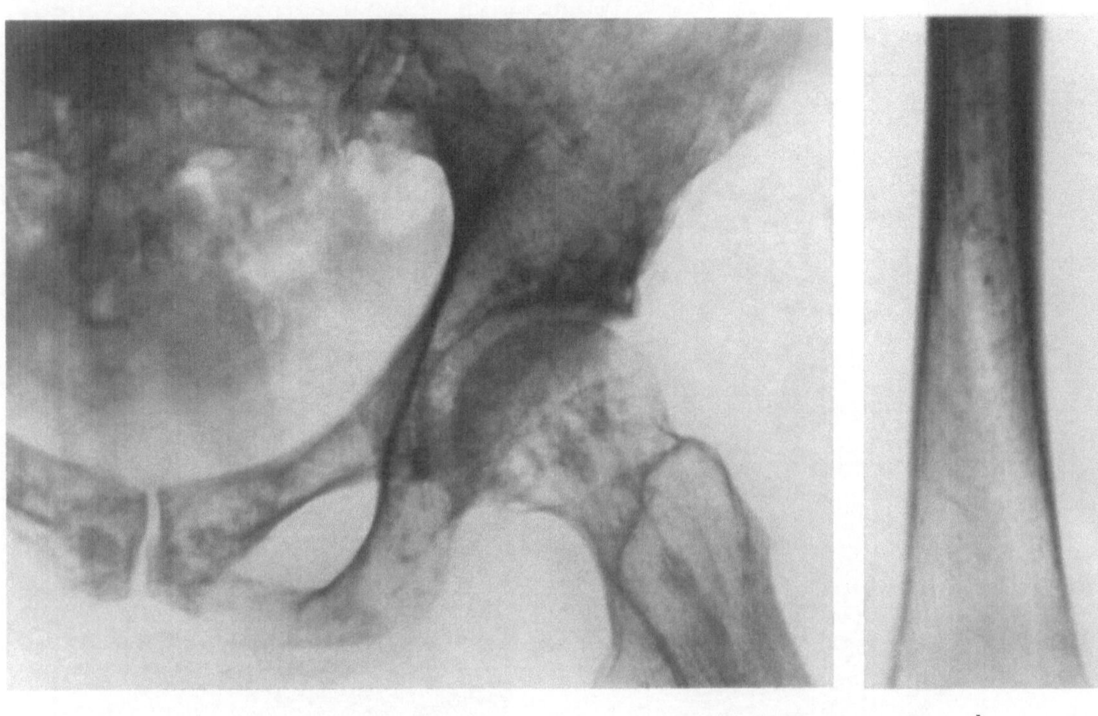

a   b

Abb. 103a—d. Generalisiert über das ganze Skelet verstreute fleckförmige, sklerotische Herde in der Spongiosa bei einer Osteopoikilie. Die sklerotischen Herde (sog. Compactainseln) sind unterschiedlich groß und zeigen z.B. im Schenkelhalsbereich (a) ein Konfluieren zu größeren Bezirken. Daneben fällt eine der Spongiosastruktur entsprechende grobsträhnige Verdichtung auf. Im endostalen Bereich des Diaphysenknochens des Femur (b) sind diese Formen der Sklerose sehr deutlich. Im Handskelet und Fußskelet sind die Herde am dichtesten in den kleinen Handwurzel- und Fußwurzelknochen (c). Daneben besteht eine Ostitis condensans ilii. Anamnestisch war über lange Zeit die Symptomatologie eines rheumatischen Leidens vorhanden, das durch Bäderbehandlung gebessert werden konnte. Die Haut zeigte typische Veränderungen im Sinne der Dermato-Fibrosis lenticularis disseminata und im Unterhautbindegewebe fanden sich strangförmige Verdichtungen als Ausdruck der Bindegewebssklerose (d). Uterusexstirpation wegen eines Myomes im Alter von 32 Jahren. (40jährige Patientin)

Das *Röntgenbild* ist charakterisiert durch *Verdichtungsherde* in der Spongiosa, die verschiedene Form und Größe besitzen und *wie ein Tropfen im Spongiosanetz hängen* (Abb. 103). In der Regel erreichen die Enostome nur etwa Linsengröße, doch sind ungewöhnlich große Herde beschrieben worden, die durch Konfluieren mehrerer Sklerosebezirke zustande kommen können. Eine Größenzunahme, aber auch eine Volumenverkleinerung der Herde ist beobachtet worden. Die sog. Sklerose- oder *Compactainseln* werden als *Rudimentärformen der Osteopoikilie* angesehen. Die *typische Lokalisation* der Herde sind *Epiphysen und Metaphysen* der Extremitätenknochen, die *Hand- und Fußwurzelknochen*, das Becken und die Knochen des Schultergürtels. Fleckförmige Herde im Brustbein, in den Rippen und der Wirbelsäule mit bevorzugter Lokalisation in den Wirbelbögen, den Querfortsätzen und den dorsalen Abschnitten der Wirbelkörper sind seltener. Neben einer eigenen Beobachtung (Abb. 103) haben auch DEWITZ und STECKEN ähnliche Fälle mitgeteilt. Mit Hilfe der Tomographie kommen die Herde und die strähnigen Sklerosen wesentlich deutlicher zur Darstellung.

Die Knochenveränderungen werden als röntgenologischer Nebenbefund angesehen und im Sinne einer symptomlosen, prognostisch unbedeutenden Erkrankung bewertet, die keine blutchemischen und endokrinologischen Veränderungen erkennen läßt. Von manchen Kranken wurde jedoch über *schmerzhafte Sensationen* im Bereich der befallenen Skeletregionen, über *Gelenkschmerzen, Gelenkschwellungen* und ein *allgemeines*

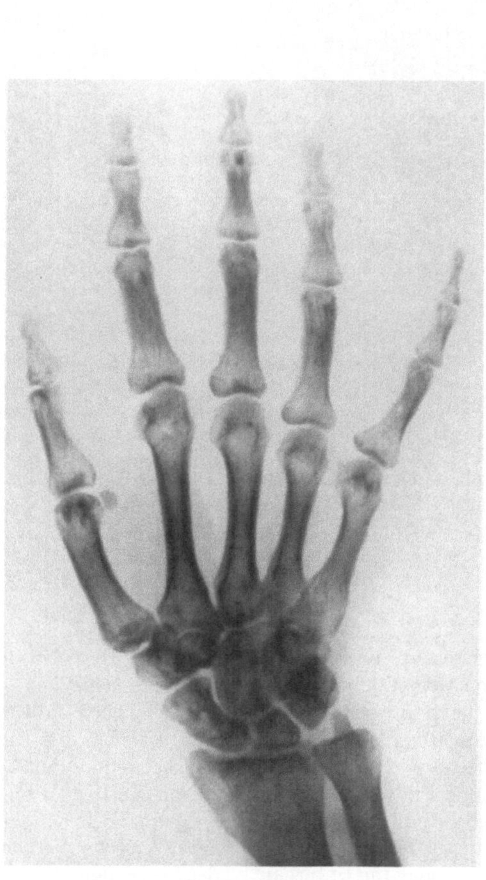

Abb. 103c

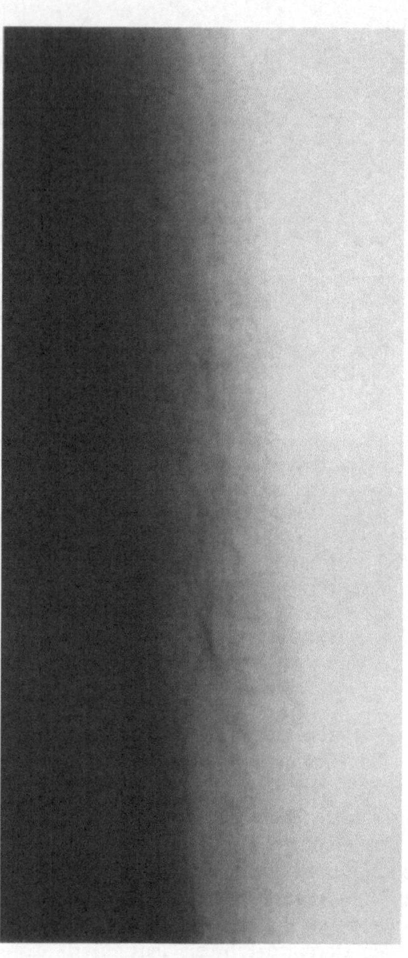

Abb. 103d

Krankheitsgefühl berichtet. BUSCHKE und OLLENDORF haben erstmalig auf den Zusammenhang zwischen der Osteopoikilie und einer *Hautveränderung* hingewiesen, die sich in stecknadelkopf- bis linsengroßen, erhabenen, hin und wieder rotbraun verfärbten Knötchen ausdrückt und unter dem Namen *Dermatofibrosis lenticularis disseminata* bekannt geworden ist.

Für das gesamte Syndrom wurde der Begriff Osteo-Dermato-Poikilose geprägt. Die Patienten neigen zur Entwicklung von *Narbenkeloiden*. Ferner sind herdförmige *Palmo-Plantarkeratosen* (Keratoma hereditarium dissipatum palmare et plantare) beschrieben worden (AIGNER). Interessant ist das Auftreten weiterer Mißbildungen des Skeletes, des Gefäßsystems und anderer mesodermaler Abkömmlinge. Es sind unter anderem Zwergwuchs, Achondroplasie und Vitiligo, Platyspondylie, Chondrodystrophie, Exostosen und Spaltbildungen, Hüftgelenksluxationen, Naevi, Bronchiektasen und Uterusfibrosen sowie Mißbildungen am Genitale und blaue Skleren bekannt geworden. Alle diese Befunde sprechen mit Wahrscheinlichkeit dafür, daß die Osteopoikilie nicht nur eine Erkrankung des Skeletes, sondern eine Konstitutionsanomalie ist, die sich in *Fehlbildungen verschiedener Abkömmlinge des mesenchymalen Gewebes* ausdrückt.

Klinische Symptome sind bei der Osteopoikilie zu finden. In der Anamnese wird über Schmerzsensationen berichtet, die schubweise auftreten können und darauf hindeuten, daß eine Progression des Leidens stattgefunden hat. Die wechselnden Beschwerden, die Größenzunahme der Skeletherde, das Auftreten und die Weiterentwicklung lentikulärer Hautveränderungen und Keloidbildungen sowie narbig-strängige Verdichtungen im Bindegewebe (Abb. 103d) und der Muskulatur deuten auf einen schleichenden Verlauf des Leidens hin.

In der *Differentialdiagnostik* der röntgenologischen Knochenveränderungen müssen metastasierende osteoblastische Carcinome, lokalisierte Osteosklerosen bei Lues, Knochentuberkulose, Osteomyelitis, Osteomyelosklerose, Knochenherde bei Leukämie und Lymphogranulomatose, die Marmorknochenkrankheit und in seltenen Fällen die Melorheostose berücksichtigt werden.

3. Die Marmorknochenkrankheit (Albers-Schönberg)

(Osteopetrosis, Osteosclerosis fragilis generalisata, Osteoclerosis congenita diffusa)

Die 1904 von ALBERS-SCHÖNBERG beschriebene Marmorknochenkrankheit wird als selbständige Systemerkrankung angesehen und im allgemeinen erst durch eine Röntgenuntersuchung entdeckt. Die Erkrankung tritt bei mehreren Menschenrassen, aber auch bei Wirbeltieren auf.

Es sind verschiedene Typen des Erbganges bekannt geworden. So kann sowohl ein *dominanter* als auch *recessiver* Erbgang vorliegen. Die Zusammenstellung einer Sippe mit Marmorknochenkrankheit von COCCHI zeigt einen dominanten, polyphänen Erbgang und eine starke, intrafamiliäre Variabilität. In den meisten Fällen wird angenommen, daß ein *einfach recessiver Erbgang* vorliege. Sehr häufig soll die Erkrankung bei Kindern aus Ehen von Blutsverwandten vorkommen. Die Beobachtung einer intrafamiliären Variabilität läßt die *Möglichkeit einer Vielzahl von Erscheinungsformen* offen.

Die Marmorknochenkrankheit kommt bei *beiden* Geschlechtern in *jedem* Lebensalter vor, doch sind die meisten Fälle auf das Kindesalter beschränkt. POHL und SCHARFF beobachteten die Erkrankung bei einem 58jährigen Mann, während ZWERG und LAUBMANN als Höchstalter das 54. Lebensjahr angeben. Es sind auch ältere Patienten mit einer Marmorknochenkrankheit bekannt geworden (WILLI, GRASSER u. a.). In höherem Lebensalter ist die Erkrankung jedoch sehr selten, da der größte Teil der Patienten bereits in jugendlichen Jahren stirbt. Aus diesem Grunde wird die *infantil-progrediente Form* als *maligne frühinfantile Form* bezeichnet, während die *nach der Pubertät* manifest werdende Erkrankung im wesentlichen einen *gutartigen Verlauf* erkennen läßt.

Die Marmorknochenkrankheit weist eine charakteristische Symptomen-Trias auf:

a) eine *vorwiegend endostale Osteosklerose* aller Knochen des Skeletes,

b) eine *abnorme Knochenbrüchigkeit*,

c) pathologische *Veränderungen des Blutbildes*, oft mit stärkerer *Anämie* verbunden.

Die Marmorknochenkrankheit kann *während der Knochenreifung* in jedem Stadium der Entwicklung manifest werden. Bei Neugeborenen sind bereits schwere Veränderungen des Skeletes im Sinne dieser Erkrankung gefunden worden, so daß der Beginn des pathologischen Prozesses in die embryonale Lebensphase zurückreichen muß. In manchen Sippen ist der *frühinfantile maligne* Verlauf, der bereits im Kindesalter zum Tode führt, häufiger zu finden. Die Mehrzahl der Erkrankungen wird erst später manifest.

Vollbilder der Marmorknochenkrankheit sind auch bei Erwachsenen beschrieben worden. WEICKER und SCHMITZ-CLIEVER fanden bei einem 46 Jahre alten Mann, in dessen Familie fünf Angehörige erkrankten, Verdichtungen der Knochen in fast allen Skeletabschnitten.

Das Skelet ist hinsichtlich der Länge und äußeren Form der einzelnen Knochen normal. Röntgenologisch zeigt *die Spongiosa eine starke Verdichtung*, so daß die Markräume ausgefüllt sind. Im allgemeinen tritt eine *symmetrische* Osteosklerose auf, die das gesamte Skelet befällt (Abb. 104). Die eigentümlichen Unterschiede in der Struktur und Dichte des einzelnen Knochens, besonders die sklerotischen Ringe an den Hand- und Fußwurzelknochen (POHL und SCHARFF) lassen an einen *schubweisen Ablauf* der Erkrankung mit Remissionen denken. Bei leichteren Formen bzw. bei Krankheitsbeginn ist die Sklerose an den Röhrenknochen vorwiegend auf einen Abschnitt beschränkt, z.B. an Humerus und Femur mehr proximal, an Radius und Ulna hauptsächlich distal. An den Röhrenknochen ist die Sklerose im allgemeinen proximal zu finden (z. B. an Humerus und Femur), in der Peripherie mehr distal (Radius und Ulna) zu suchen. Neben einer *allgemeinen* Sklerose des spongiösen Knochens können streifenförmige Verdichtungen vorkommen (Abb. 105). Die Compacta der Diaphysen läßt eine Verdickung erkennen, wodurch die Foramina nutricia oft obliteriert sind. Nekrosen des Knochens können die Folge sein. Durch die spröde Beschaffenheit der Knochen treten häufig Frakturen, besonders Querbrüche auf. Im Frakturgebiet selbst entsteht hin und wieder eine schwere Osteomyelitis, die das Krankheitsbild komplizieren kann.

Von ULLIK wird über die Erkrankung eines 9jährigen Kindes berichtet, die durch eine Osteomyelitis am Unterkiefer nach Extraktion eines Molaren entdeckt wurde und mit einer Opticusatrophie, Schwerhörigkeit und schlechtem Allgemeinzustand 3 Jahre später zum Exitus führte. Der Verlauf der häufig vorkommenden Kieferosteomyelitis mit Kiefernekrosen ist hartnäckig, da der sklerosierte Knochen nicht imstande ist, die Infektion vom Munde her zu überwinden. Es sollte versucht werden, den nekrotischen Knochen abzutragen.

Neben den Spongiosklerosen des Skeletes fällt ein *verspätetes Auftreten* der meist schon sklerotischen Epiphysenkerne und das längere Persistieren der Epiphysen- und Apophysenfugen auf. Ferner sind eigentümliche, flaschenähnliche Auftreibungen an den distalen Enden der Röhrenknochen charakteristisch. Hin und wieder kann eine Art „Schichtung" der Sklerosen des Knochens beobachtet werden. In manchen Fällen ist neben der generalisierten endostalen Osteosklerose *auch eine periostale Knochenneubildung* und eine Anzahl *bandförmiger Verdichtungen* (Querstreifen, Jahresringe) an den langen Röhrenknochen gefunden worden. Unabhängig von dem Erbgang des Leidens sind die röntgenologischen Erscheinungen sehr ähnlich.

Am *Schädelknochen* werden besonders die Verdickung und Verdichtung der Schädelbasis und die kolbenförmige Verdickung der Proc. clin. post. mit Einengung der Sella beschrieben. Die Sklerosierungen der Schädelbasis können zu Einengungen des Canalis opticus, damit zur Opticusatrophie und Erblindung führen (WILDHOLZ, PIETRUSCHKA, W. MÜLLER u. a.). Gelegentlich kommen Schwerhörigkeit und Hydrocephalus vor. Die *Zähne* weisen

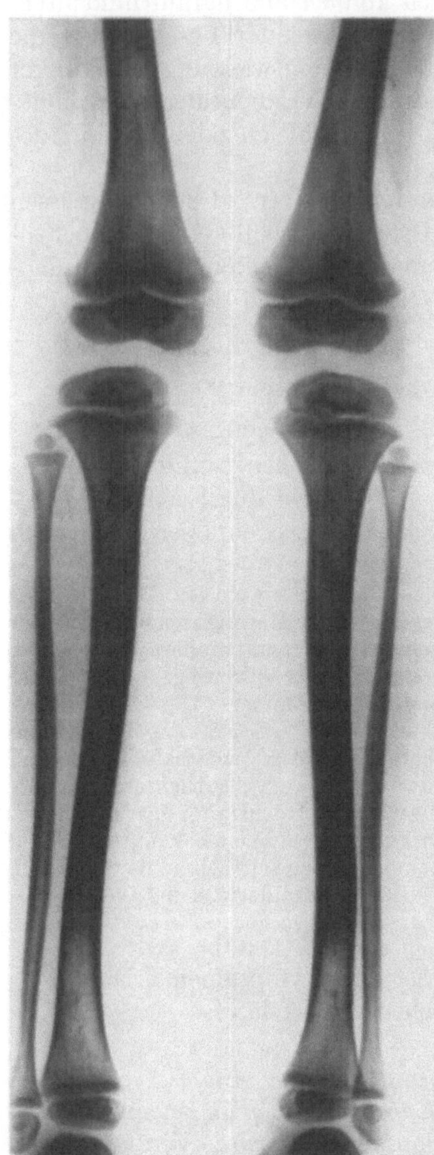

a

Abb. 104a u. b. Die Marmorknochenkrankheit zeigt im Wachstumsalter typische Sklerosen in den Epiphysen und eine Verdickung der Diaphysencompacta (a). Sehr deutlich sind die Spongiosklerosen in den Handwurzelknochen erkennbar (b). Der Befund weist darauf hin, daß das Leiden offenbar in Schüben verläuft und auch Remissionen zeigen kann. (5jähriges Mädchen, Universitäts-Kinderklinik, Kiel)

Schmelzdefekte und verstärkte Neigung zur Caries auf. Bei Kindern sind der Gesichtsschädel und der Gesichtsausdruck verändert: die Nase ist breit und platt, die Lippen sind verdickt und der Knochen des Stirnbeines ist vorgewölbt. Manchmal treten *subarachnoidale Blutungen* und ein *Nystagmus* auf.

Unter den *klinischen Symptomen* stehen Veränderungen des hämatopoetischen Systems im Vordergrund. Infolge weitgehender Verödung der Markhöhlen des Knochens sind als Begleitbefund häufig eine schwere, hypochrome Anämie und Blutbildveränderungen festzustellen, doch muß der Grad der Osteosklerose nicht mit der Schwere der Blutveränderungen parallel gehen. Die Manifestation sowie die Prognose sind keineswegs einheitlich. Neben der gestörten Hämatopoese mit reichlich kernhaltigen Erythrocyten können eine Leukopenie, Verminderung der Thrombocyten mit ausgedehnten Petechien und Sugillationen sowie eine Milz- und Lebervergrößerung erheblichen Ausmaßes auftreten.

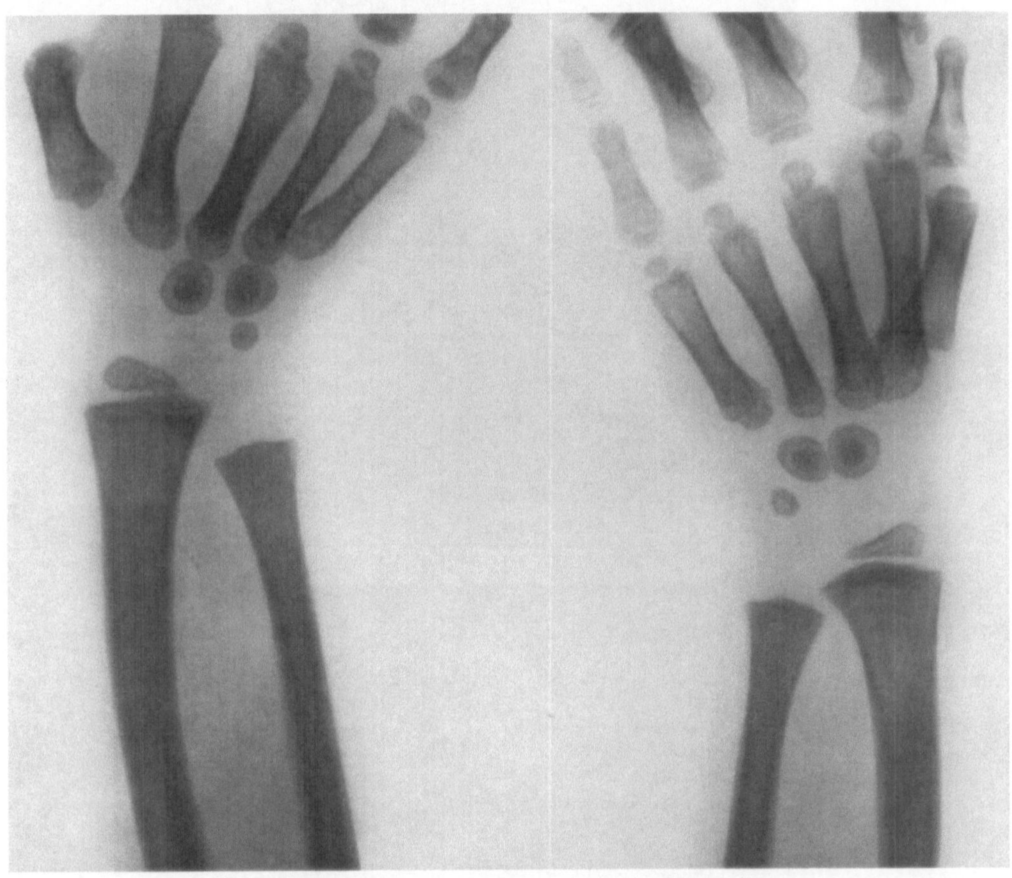

Abb. 104b

Bei fortschreitenden Veränderungen des Blutes sind die Zeichen extramedullärer Blutbildung in Milz, Leber und Lymphknoten zu finden. Ferner ist eine subperiostale Knochenmarkentwicklung festzustellen, die am *Schädelknochen zur Spiculabildung* (Bürstenschädel) führen kann, wie dies bei der Cooley-Anämie vorkommt. Eine solche Reaktion des Periostes auf die Abdrängung durch das subperiostal gewucherte Knochenmark ist also von den übrigen Ossifikationsstörungen bei der Marmorknochenkrankheit unabhängig, somit nicht pathognomonisch (UEHLINGER).

Bei einem 13 Monate alten Knaben mit verzögerter körperlicher und geistiger Entwicklung fanden DI GRUTTOLA und SCHETTINI ausgedehnte Petechien und Sugillationen. Die Thrombocyten waren vermindert (53000/mm³), aber normal geformt und agglutinabel. Auffallend war, daß das Plasma selbst nach Zugabe von Calcium (Faktor IV) und Thromboplastin (Faktor III) nicht zur Gerinnung gebracht werden konnte und die Blutungszeit verlängert war. Antihämophiles Globulin (Faktor VIII) und PTC (Faktor IX) waren in normaler Menge nachweisbar, Prothrombin (Faktor II), Proconvertin (Faktor VII), Proaccelerin (Faktor V), und Fibrinogen (Faktor I) waren nicht nachweisbar. Anticoagulantien fanden sich nicht.

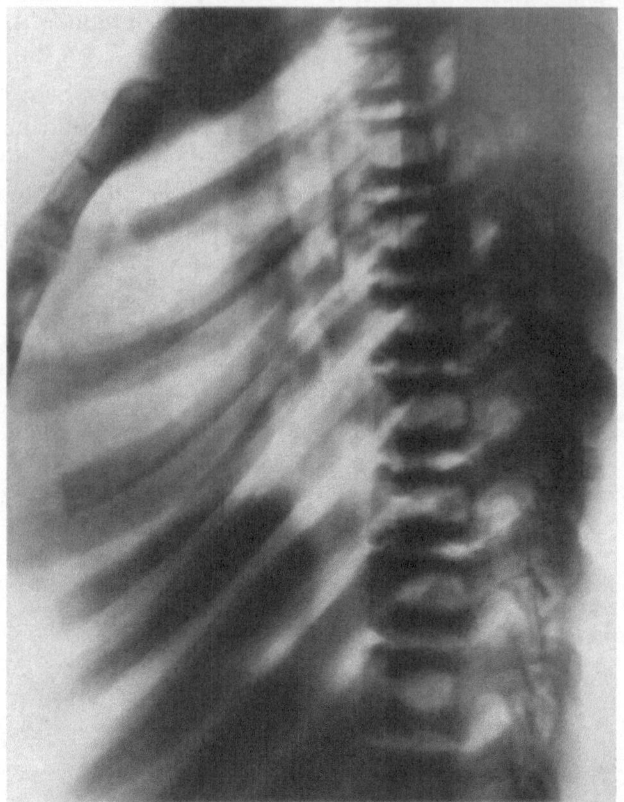

Abb. 105a

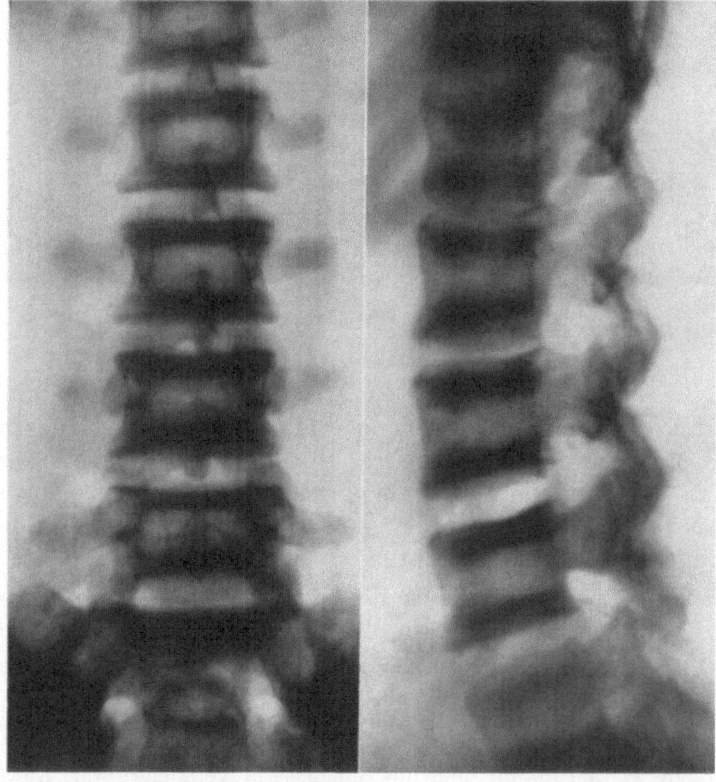

Abb. 105b

Es sind Sippen bekannt geworden, bei denen die Erkrankung zunächst einen gutartigen Verlauf nimmt. Bei einem von Pohl und Scharff mitgeteilten Falle eines
58jährigen Mannes fanden sich trotz schwerer und ausgedehnter Knochenveränderungen
keine Zeichen einer Anämie. Es wird angenommen, daß eine Spätform der Marmorknochenkrankheit vorlag. Sicherlich gibt es Fälle, die latent verlaufen und *erst nach der Pubertät
zur Entwicklung kommen,* wodurch die Prognose besser wird. Im späteren Verlauf treten
Blutveränderungen auf, die stark variieren können bis zur Ausbildung einer aplastischen
Anämie. Die Blutplättchenzahl ist meist normal, die Anämie ist hypochrom, gelegentlich
sind die Leukocyten vermindert und das periphere Blutbild durch mehr oder weniger

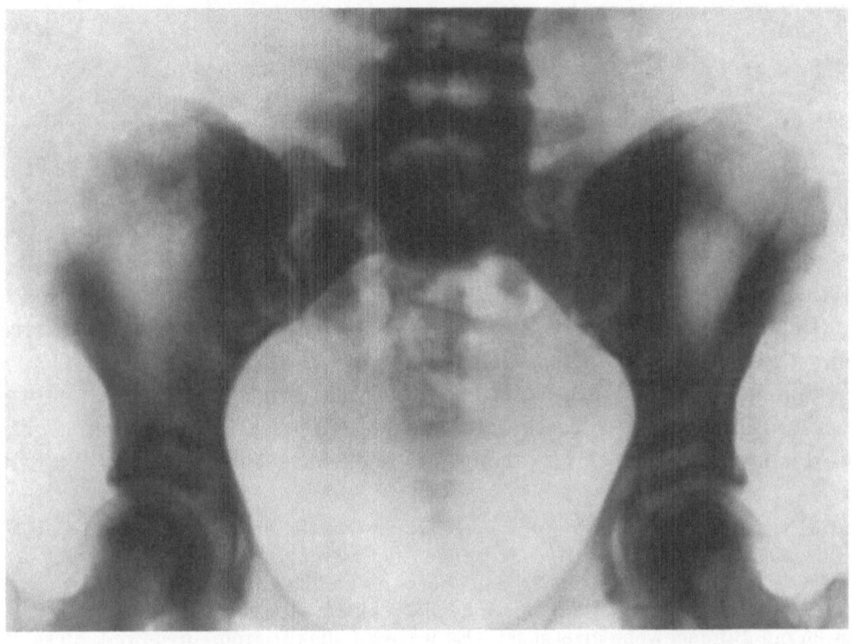

c

Abb. 105a—c. Die „schichtförmigen" Spongiosklerosen werden besonders an der Wirbelsäule deutlich. Be
diesem 17jährigen Mädchen ist die Störung der Verknöcherung offenbar erst relativ spät aufgetreten. Auch
die Rippen und das Sternum zeigen Sklerosen der Spongiosa (a und b). Am Beckenskelet sind die Spongiosklerosen besonders im Os ilium oberhalb der Hüftgelenke ausgeprägt (c)

leukämoide Veränderungen gekennzeichnet. Der Knochenmarkanteil ist entsprechend
der Verödung der Markräume vermindert. Durch akzessorische Blutbildungszentren
kommt es später auch in solchen Fällen zu Lymphknotenschwellungen, zur Hepato- und
Splenomegalie.

Der Untergang minderwertiger roter Blutkörperchen hat eine vermehrte Urobilinogen-
ausscheidung im Harn zur Folge. Die Calcium- und Phosphorwerte im Serum sind im
allgemeinen normal, doch kann auch ein Anstieg vorkommen. Die alkalische Phosphatase
ist meist erhöht. Eine papierchromatographische Prüfung der renalen Aminosäurenaus-
scheidung ergab nach Boehncke, Lassrich, Krauspe und Meyer eine starke und ungewöhnliche Ausscheidung von Asparaginsäure, Tyrosin, Lysin und Valin. Die Bluteiweißwerte waren in diesen Fällen normal.

Als weiteres *klinisches Symptom* sind ausgedehnte *Hautsklerosen* beschrieben und in einer Familie
wiederholt beobachtet worden (Fazakas und Ghermann). Die Kombination mit Mißbildungen an den
Fingern und Verwachsungen zwischen den Fingern kann vorkommen (Theilkäs, Takáts und Henye).
Bei einer 41jährigen Frau, die Enticknap beschrieben hat, fanden sich noch weitere Mißbildungen.
Die *chemische Analyse des Knochens* ergab keine Veränderungen. Boehncke beschreibt einen Fall,
der neben den typischen Zeichen der Marmorknochenkrankheit eine rachitische Wachstumsstörung

aufwies, in ähnlicher Form wie sie von Hässler und Krauspe mitgeteilt worden ist. In diesem Fall fand sich zusätzlich eine Aminoacidurie (Glutaminsäure, Glykokoll, Alanin, Phenylalanin, Cystin und Valin).

Von manchen Autoren wird vermutet, daß die Marmorknochenkrankheit die Manifestation einer generalisierten Erkrankung des primitiven Mesenchyms im Bereich des Skelets darstellt (Clément), in deren Verlauf sich Veränderungen im hämatopoetischen System und im retikulären Gewebe zeigen. Die *histologische Untersuchung* der Lymphknotenschwellungen und der Leber zeigen ein Bild, das der Hodgkinschen Erkrankung ähnlich ist. Im *Knochengewebe* findet sich eine starke Hemmung der Knorpelwucherung, Verkürzung der Knorpelsäulen, intensive Verkalkung der Knorpelgrundsubstanz und sehr reichliche Ausdifferenzierung von Osteoid und Knochen um den Kalkknorpel herum mit zunehmender Einengung der Markräume. Die Osteocyten sind an Zahl meist vermindert und ihre Höhlen sind auffallend weit. Die Umbildung der primären in die sekundäre Spongiosa ist ausgeblieben. Die Markräume enthalten ein zellreiches, myelo- und erythropoetisches Gewebe, jedoch kaum oder wenig Fasermark. Die Osteoklasten und Megakaryocyten können fehlen. Die bereits angelegten Knochenbezirke sind völlig normal gebaut. *Der Prozeß beginnt irgendwann aus noch ungeklärter Ursache.* Die Markcapillaren sind teilweise von basophilem Plasma umgeben, was auf eine *Störung der Gefäßwandpermeabilität hinweist.* Die ungenügende Gefäßentwicklung und Knorpelauflösung in der enchondralen Ossifikationszone spricht für *Besonderheiten in der Gefäßanlage* des Skeletes als Ursache der Ossifikationsstörung (M. B. Schmidt). Eigentümlicherweise ist das Längenwachstum der Knochen nicht gestört. Auch im bindegewebig präformierten Schädelknochen sind Ossifikationsstörungen in Form eines verstärkten Einbaues von kalkarmem, lamellärem Knochen und eine Markfibrose zu finden. Die Strukturen des Knochens erinnern an den Paget. Die periostale Knochenneubildung besteht ebenfalls größtenteils aus Osteoid.

Der Umbau in der Epiphyse und die Osteoidperiostose stellen zweifellos etwas Besonderes dar. Beide Vorgänge findet man auch bei der renalen Rachitis, was daran denken läßt, daß die *gemeinsame Grundlage vielleicht in einer Eiweißstoffwechselstörung* zu suchen ist, wie sie chemisch in der Aminoacidurie und anatomisch in der Glomerulosklerose zum Ausdruck kommt. Diese Eiweißstoffwechselstörung ist wahrscheinlich genetisch bedingt und mit der enchondralen Ossifikationsstörung und gestörten Blutbildung mit Anämie koordiniert.

Einige Autoren nehmen einen chronischen Hyperparathyreoidismus an, der Calcium- und Phosphorspiegel soll erniedrigt sein. Es werden Störungen der vasculären Anlage und der Knochenmarksanlage diskutiert. Histologisch besteht der Knochen aus gefäßarmem Bindegewebe. Im Bereich der Metaphysen liegt ein dichtes Netzwerk von chondroosteoidem Gewebe vor, wobei das Knochenmarkparenchym durch ein Bindegewebe ersetzt ist. Es wäre zu diskutieren, inwieweit diese *Bindegewebsvermehrung die Vorstufe zur Knochenbildung* sein kann.

Zawisch-Ossenitz stellt fest, daß die erste Anlage der Knorpelknochenbildung intakt sei und meint, daß sowohl die Anämie wie die Störung der Knochenbildung auf den *Mangel eines unbekannten Wirkstoffes* zurückzuführen seien. Der Blutzucker, der Albumin-Globulinquotient, der Blutcholesteringehalt, der Calcium- und Phosphorwert sind normal. Die Knochenveränderungen sind meist symmetrisch und manchmal findet sich eine Hypoplasie der Endphalangen der Finger und Zehen (Seigman und Kilby).

In der *Pubertät ist eine Verlangsamung* des Krankheitsablaufes beschrieben worden, so daß neben der erblichen Anlage auch ein *übergeordneter zentraler* und *hormonaler Einfluß* auf das Geschehen wahrscheinlich ist.

Differentialdiagnostisch müssen der Morbus Paget, die Fluorose, die Camurati-Engelmannsche Erkrankung, die generalisierte Hyperostose und die Osteosklerosen bei Blutkrankheiten sowie Vergiftungen abgegrenzt werden. Ferner sind Knochenmetastasen in der Lage, ein ähnliches Bild hervorzurufen. Die osteosklerotische Osteomyelitis ist im allgemeinen lokalisiert zu finden. Es wird ferner empfohlen, die echte Marmorknochenkrankheit differentialdiagnostisch von den nicht systematisierten Sklerosen des Knochens abzugrenzen, wie sie z. B. die sekundären Osteosklerosen darstellen (Osteomyelosklerose Typ Heuck-Assmann). Auch die sog. isolierte Marmorknochenkrankheit (Konjetzny) oder lokalisierte Formen gehören nicht zu dem typischen Bild der Marmorknochenerkrankung.

4. Die generalisierte Hyperostose mit Pachydermie

Diese seltene Erkrankung des Skeletes wurde bei der weißen Bevölkerung der Erde — zwischen dem 13. und 18. Lebensjahr beginnend — beobachtet, kann aber auch bei

Japanern vorkommen. Es ist nach den heute vorliegenden über 100 Beobachtungen in der Weltliteratur anzunehmen, daß *der eigentliche Beginn* der Skeleterkrankung bereits im Kindesalter zu suchen ist. Die Erkrankung befällt *vorwiegend das männliche Geschlecht* und ist bei Frauen außerordentlich selten zu finden (Fall von CAMP und SCANLAN). Die Hyperostosis generalisata kommt *mit* und *ohne Pachydermie (Cutis verticis gyrata)* vor und ist unter den verschiedensten Namen mitgeteilt worden. Es handelt sich um ein *recessives, monohybrides Erbleiden*, welches in oder vor der Pubertät manifest wird und langsam fortschreitet. FOGEL und FEJÉR beschreiben die Erkrankung bei Vater und Sohn. Die Eltern können gesund sein, während sich in der Familie — hin und wieder in weiter verzweigten Sippen — die Erkrankung häufiger findet. Bei diesem sehr komplexen, das gesamte mesenchymale Gewebe betreffenden pathologischen Geschehen sind endokrine Störungen als auslösende Ursache angenommen worden, ohne daß eindeutig bewiesen werden konnte, welcher Art diese Störungen sind. Insbesondere wird auf die Hypophysen-funktion hingewiesen.

Nach den bisher vorliegenden Mitteilungen können *drei Stadien der Erkrankung* differenziert werden:

Das erste Stadium, welches in die Präpubertätsphase oder in die Pubertät fällt. Danach ist meist mit einem längeren Stillstand der Erkrankung zu rechnen. In diesem Stadium sind intermittierende Schwellungen der Gelenke und ein Knochenumbau mit oder ohne Pachydermie zu beobachten. Es werden rheumatische Beschwerden angegeben.

Das zweite Stadium ist durch das Auftreten von Verknöcherungen des Kapselbandapparates der Gelenke und bechterewähnliche Verknöcherungen des Bandapparates der Wirbelsäule mit Ausbildung einer Kyphose und Thoraxstarre gekennzeichnet.

Im dritten Stadium treten neurologische Symptome hinzu, die Folgeerscheinungen des mechanischen Druckes der sich ausbildenden Osteophyten und Verknöcherungen im Bereich der Wirbelsäule und des Schädels sind. Hörstörungen sind dann häufig nachweisbar.

Röntgenologisch finden sich insbesondere an den langen und kurzen Röhrenknochen der Extremitäten Verdickungen und Verplumpungen ohne gleichzeitige Verlängerung der Knochen, so daß schließlich *die Diaphysen durch periostale Auflagerungen erheblich verbreitert sind*. Sie können spindelförmig oder säulenähnlich aufgetrieben sein und die Breite der Epiphysen erreichen. Die periostalen Auflagerungen oder Periostosen sind im späteren Stadium der Erkrankung nicht mehr abzugrenzen, sondern verschmelzen mit der eigentlichen Compacta, die eine *Transformation erfährt* und spongiosiert. Die Mark-höhle ist verengt und nur schwer abzugrenzen. Die Spongiosaarchitektur ist an die nor-male Struktur angelehnt, richtet sich also nach den Zug- und Drucklinien aus.

In einem auch von uns beobachteten Fall, der durch HEROLD und WERNER veröffentlicht wurde, fand sich eine Hyperostose aller Knochen des Skeletes. Der 21jährige Mann zeigte bei äußerlich weitgehend normalen Proportionen röntgenologisch eine ungewöhnliche Verdickung und Verplumpung der Röhrenknochen sowie aller Knochen der Hände und Füße, aber auch der Rippen. Das Gesamt-volumen des einzelnen Knochens hatte deutlich an Größe zugenommen. Im Bereich der *Metaphysen-abschnitte* der Röhrenknochen und an den Knochen der Hände und Füße fiel eine abnorm vergröberte und sehr weitmaschige Spongiosastruktur auf, wobei trotz einer gewissen Verminderung der Anzahl der Knochenbälkchen und Lamellen das *einzelne Bälkchen auffallend dick war*. Die Architektur der Spongiosa wies im Bereich der Gelenke eine Transformation auf, wie wir sie bei beginnenden Ankylosen erkennen können (Abb. 106). Diese typische Spongiosatransformation war am deutlichsten im Be-reich des Schenkelhalses und Calcaneus sowie im Kniegelenk zu erkennen. Das Beckenskelet zeigte innerhalb stark transformierter Bezirke wabenähnliche Aufhellungen. Die Epiphysen der Knochen der Hand und der Füße zeigten eine auffallende Dichte. An den Fingerknochen waren periostale Auflagerungen und Verdickungen nicht zu erkennen. Eine Ankylose der Gelenke war noch nicht vorhanden.

Besonders eindrucksvoll waren das Strukturbild der verdickten Rippen und der Schlüsselbeine, sowie die frühzeitige, ausgedehnte Verkalkung des Rippenknorpels. Im Bereich der Wirbelspongiosa fielen kalkdichte, mehrere Millimeter breite, parallel zu den Deckplatten liegende homogen dichte Bezirke (wahrscheinlich plattenförmig) auf, die darauf hinwiesen, daß in diesem Stadium des Wachs-tums ein besonderer Schub der Erkrankung abgelaufen sein muß. Sie erinnern etwas an die Wachs-tumszonen des Knochens, wie sie nach einer abgeheilten Rachitis in den Metaphysen selbst noch bei Erwachsenen zu finden sind (s.S. I,27). Die zwischen den dichten Bezirken erkennbare Spongiosa

wies eine sehr grobmaschige Transformation auf (nach dieser Struktur müßte der Beginn der Erkrankung bereits in die Kindheit verlegt werden). Die Form und Größe der Wirbelkörper waren normal.

Auflagerungen und Verknöcherungen der Bänder der Wirbelsäule fanden sich nicht. Die Sakro-
iliacalgelenke waren nicht verknöchert. Die in der Literatur mitgeteilten Befunde sind wahrscheinlich
Ausdruck eines späteren Stadiums der Erkrankung.

Am *Schädelskelet* fand sich eine homogene Sklerosierung beider Pyramiden und eine leichte
Sklerose der Diploe im Bereich der Schädelkonvexität. Der Unterkieferknochen zeigte unregelmäßige
Knochenstrukturen. Die Nebenhöhlen und die Sella turcica waren unauffällig.

Die *Belastungsfähigkeit der Knochen* ist im allgemeinen *nicht* vermindert, es treten
keine pathologischen Frakturen auf. Hin und wieder sind *osteophytenähnliche Auflagerungen* am Becken und an den Schulterblättern festzustellen. Die Wirbelkörper sowie

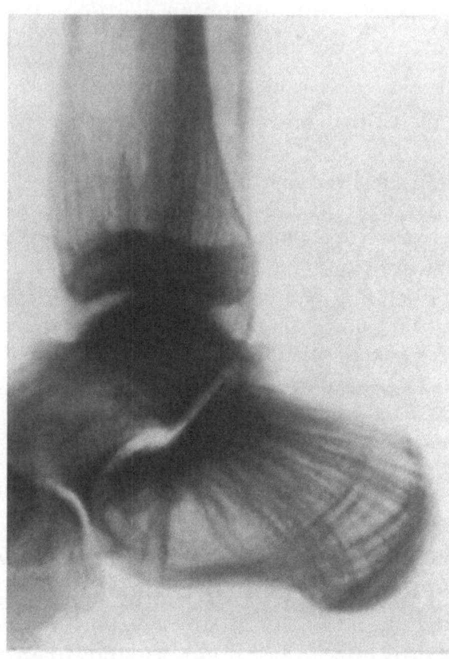

Abb. 106. Typische Spongiosatransformation mit Verdickung einzelner Bälkchen und Verdichtung in Gelenknähe. Der Befund war im Bereich des gesamten Skeletes deutlich ausgeprägt. Beispiel: Darstellung des Calcaneus. Die Diaphysen der Röhrenknochen zeigten durch periostale Auflagerung eine erhebliche Verplumpung
und Verbreiterung ohne Beeinträchtigung des Längenwachstums. 21jähriger Mann, Zufallsbefund

die Hand- und Fußwurzelknochen sind weniger häufig betroffen. Die Endphalangen der
Finger können frei bleiben. Manchmal kommt es zu einer Blockbildung im Bereich der
Hand- und Fußwurzelknochen sowie Verknöcherungen des Längsbandes der Wirbelsäule
und der Membrana interossea am Unterschenkel und Unterarm.

Nach den bisher vorliegenden *histologischen Untersuchungen* findet sich eine Auflockerung des
gesamten Knochens durch eine Aufweitung der Haversschen Kanäle bei sonst regulärem, lamellärem
Bau der Osteone. Die Konturen der Markräume sind glatt, und es finden sich keine Osteoblasten
oder Osteoklasten. Die Osteocyten sind unverdächtig und normal geformt. Die Markräume enthalten vorwiegend Fettmark. Am Rande der Knochen finden sich deutliche kammartig-blumen-
kohlartige Osteophytenbildungen und das Endost ist verdickt, ebenso das Periost. Die histologische
Untersuchung der Haut bei Cutis verticis gyrata läßt nur geringe Epidermisveränderungen (Para-
keratose, Acanthose), Verdickungen der Lederhaut und eine Vermehrung der Talg- und Schweißdrüsen erkennen. Infolge von Sekundärinfektionen werden chronisch-entzündliche Infiltrate beschrieben. Bei einem Kniegelenkserguß wurden in der Synovia Zeichen chronischer Entzündung mit
lymphocytären Elementen und vielen Plasmazellen gefunden (MÜLLER). Es sind auch ein erhebliches
Ödem der Haut mit Auseinandersprengung und Zerreißung der Bindegewebsfibrillen, einer Hyperplasie des Bindegewebes und der Schweißdrüsen sowie vereinzelte kleine perivasculäre Rundzell-
infiltrate beschrieben worden (RÜTT). Im Bereich der äußerlich erkennbaren Knoten finden sich

Veränderungen der Arterien in Form deutlicher *Intimaproliferation* mit ganz *starker Hypertrophie der Muscularis*, so daß das Lumen erheblich eingeengt ist.

Infolge Größenzunahme der Knochen und der in etwa der Hälfte der Fälle vorhandenen Pachydermie zeigen die Patienten ein typisches Aussehen. Bei dem von uns beobachteten, von HEROLD und WERNER später veröffentlichten Fall, war lediglich eine *fettige Gesichtshaut* aufgefallen. Die *Augenbrauen waren buschig* und stark entwickelt, auch das Kopfhaar war sehr dicht. Die Füße waren plump und es fiel eine *leichte livide Verfärbung der Unterschenkel* auf. Im Anfangsstadium der Erkrankung kann eine *unförmige, elephantiasisähnliche*, nicht ödematöse Schwellung der Hand- und Fußgelenke, der Kniegelenke, Hände, Füße, Unterarme und Unterschenkel auftreten. An den Händen sind *Trommelschlegelfinger* und *Uhrglasnägel* zu beobachten, und röntgenologisch findet sich dann manchmal eine Verbreiterung der Nagelfortsätze. In wenigen Fällen ist eine starke Verdickung der Lid- und Stirnfalten aufgetreten. Als weitere *Initialsymptome sind rheumatische Beschwerden* mit Gehbehinderungen und Gelenkversteifungen, starkes, ständiges Schwitzen, eine ungewöhnliche vegetative Labilität und ein Dermographismus beschrieben worden. Es fallen Antriebsschwäche, psychische Verlangsamung, Nachlassen der Intelligenz, Kopfschmerzen, Bewegungseinschränkung der Gelenke, Nachlassen der Libido und bei älteren Menschen sehr ausgedehnte Wandverkalkungen der Gefäße auf. Im Laufe der Erkrankung kann es zu einer Verödung des Wirbelkanals kommen, was Neuralgien, Sensibilitätsstörungen und Paresen der Extremitäten und des Sphincter ani zur Folge hat. Durch die Elektrophorese kann eine *Verschiebung der Serumeiweißkörper* und eine geringe Vermehrung der γ-Globuline beobachtet werden. Die Takata-Ara-Reaktion kann stark positiv ausfallen. Die Blutsenkungsgeschwindigkeit ist kaum beschleunigt. Die Nierenfunktion ist meist in Ordnung. Nicht selten kann eine *Mittelohrschwerhörigkeit* nachgewiesen werden (HEROLD und WERNER). In einigen wenigen Fällen sind die Zeichen einer *innersekretorischen Störung*, wie Schwinden der Barthaare, Änderung der Körperbehaarung im Sinne des femininen Typus und leichte Hypertrophie der Brüste beobachtet worden. Eine *Fehlfunktion der Talgdrüsen* der Haut kann zur Seborrhoe und Acne führen. Die Verschiedenartigkeit der Symptome an Haut und Knochen läßt die Ansicht UEHLINGERS richtig erscheinen, daß es sich bei dem Krankheitsbild um eine *mesenchymale Mutation* handelt, die zu einer Schädigung *aller Abkömmlinge* des Stützgewebes geführt hat.

Differentialdiagnostisch ist in erster Linie die Ostitis deformans Paget abzugrenzen, deren Röntgenbild sehr ähnlich aussieht. Die Weichteilschwellungen und eine Pachydermie treten bei der Ostitis deformans Paget nicht auf. Bei der Akromegalie ist eine gleichmäßige Spongiosastruktur zu finden und bei der Knochencarcinose fehlt die Spongiosierung der Compacta. Die Osteopathia hypertrophicans toxica (BAMBERGER-MARIE) tritt nur zusammen mit einem pulmonalen oder intrathorakalen Prozeß auf. Die Camurati-Engelmannsche Erkrankung weist homogene, spindelförmige, scharf begrenzte Verdickungen der Diaphysencompacta auf, die bevorzugt im Bereich der Extremitäten vorkommen. Im allgemeinen bleiben die Epiphysen und Metaphysen frei, die Wirbelkörper und das Beckenskelet sind nur äußerst selten betroffen. Das Leiden ist dominant erblich und tritt in früher Kindheit auf, manchmal mit Muskelatrophien und Reflexstörungen kombiniert. Auf die wesensverwandten Symptome der Hyperostosis generalisata und der Camurati-Engelmannschen Krankheit hat LAUR hingewiesen und diese erbliche Skeleterkrankung als Plusvariante des gestörten periostalen Bauprinzips der Minusvariante der Osteogenesis imperfecta gegenübergestellt. Die Betrachtung weist auf die übergeordnete Störung des Mesenchyms hin.

Eine *Behandlung* ist *nur kausal möglich*. Nach Röntgenbestrahlung soll eine Beeinflussung der Seborrhoe beobachtet worden sein, während die Knochenveränderungen unbeeinflußt blieben. Die Erkrankung kommt *im allgemeinen nach der Pubertät zum Stillstand*. Die im dritten Stadium der Erkrankung auftretenden nervalen Störungen als Folge der Verknöcherungen des Bandapparates der Wirbelsäule und der Gelenke können nicht beeinflußt werden. Symptomatische und physikalische Maßnahmen können lediglich eine Linderung bringen. In seltenen Fällen wird eine operative Freilegung der von dem Verknöcherungsprozeß bedrängten Nervenstränge notwendig sein.

5. Die Hyperostosis corticalis generalisata familiaris (van Buchem)

Die Krankheit gehört wahrscheinlich auch in die Gruppe der sklerosierenden Veränderungen des Skeletes, stellt jedoch — soweit jetzt schon eine Differenzierung möglich ist — eine besondere Erscheinungsform dar.

Durch van Buchem, Hadders und Ubbens wurde das klinische und röntgenologische Erscheinungsbild eines Zwillingspaares (Bruder und Schwester mit leichtem Schwachsinn) im Alter von 20 Jahren beschrieben. Besonders auffallend waren eine *Verplumpung und Vergrößerung des Unterkiefers* ähnlich der Akromegalie und eine *starke Verdickung des Schädelknochens* mit erheblicher Sklerose (Abb. 107). Auch die langen und kurzen Röhrenknochen, die Clavicula und die Rippen waren

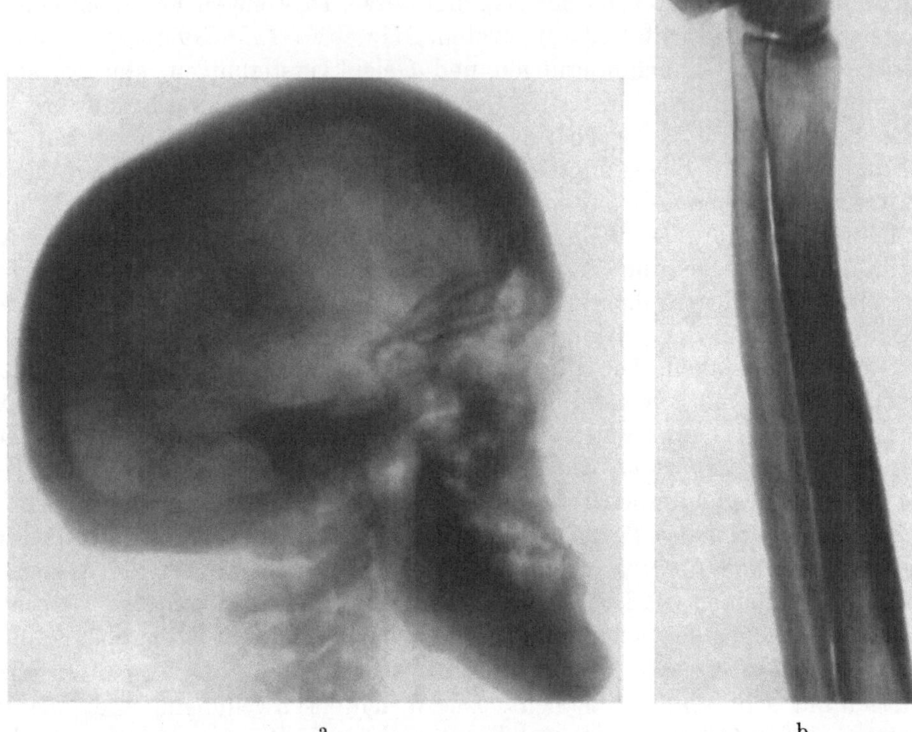

a   b

Abb. 107a u. b. Schwere Sklerose und Knochenumbildungen im Bereich des Schädelskeletes (a) und der Unterschenkelknochen (b) bei Hyperostosis corticalis generalisata (van Buchem)

betroffen. Die *Metatarsalia* und *Metacarpalia* zeigten *starke Verdickungen und Sklerosierungen der Diaphysencompacta*, während die *Epiphysen frei* waren. Der Wirbelknochen zeigte nur eine Sklerose der Processus spinosi. Das Beckenskelet wies lediglich in der Gegend des Acetabulum eine Sklerose auf.

Die Knochenveränderungen gehen *zunächst ohne jede klinische Symptomatik*, lediglich mit einer gewissen *Verplumpung und Vergröberung* des Gesichtes einher. Erst später sind durch die Hyperostosis der Schädelknochen neurologische Symptome, insbesondere zunehmende Gehörstörungen und eine Visusverschlechterung bis zur Erblindung festzustellen. Von einigen Patienten wird angegeben, daß sie nach längerem Gehen leicht ermüden, zeitweise Schwindelanfälle haben und daß ihnen das Sprechen schwerfalle. Die *Serummineralien* sind normal, das *Blutbild* zeigt *keine pathologischen Veränderungen*. Die *alkalische Phosphatase* ist wenig erhöht. Klinisch ist an den inneren Organen kein krankhafter Befund festzustellen.

Die *autoptische Untersuchung des Skeletes* ergab bei dem von van Buchem mitgeteilten Fall eine totale Eburnisierung, insbesondere im Bereich der Schädelkalotte und der Schädelbasis mit *sehr eigenartigen Knochengeschwülsten* über der Tabula interna (Abb. 108). Im *histologischen* Bild zeigte der ganze Knochen eine *lamelläre Struktur*. Die *chemische Zusammensetzung des Knochens war normal*. Die Intervertebral- und Costovertebralgelenke waren verknöchert. Der präparierte Schädelknochen wog 2357 g, die Mandibula 265 g. Die Foramina optica waren sehr eng. Knochenneubildungen waren auch an den langen Röhrenknochen zu erkennen. Die Compacta war im Bereich der Diaphyse verdickt, die Epiphyse war normal. Die Spongiosa war überall normal gebaut. Die *histologische* Untersuchung zeigte dort, wo Knochen angebaut war, regelmäßiges, lamelläres Knochengewebe oder kleine Auswüchse. Überstürzter Knochenanbau oder Knochenabbau waren nirgends deutlich nachzuweisen. Die mikroradiographische Untersuchung des Knochengewebes zeigte keine vom normalen Status abweichenden Befunde. Die Histologie des Knochenmarkes ergab keinen krankhaften Befund.

Bemerkenswert ist der Obduktionsbefund der Hypophyse, in der *nirgends Reste der Adenohypophyse* nachweisbar waren. Es war hier ein dünnwandiges Bläschen vorhanden und nur der Hinterlappen war noch erhalten. Die Nebenschilddrüsen waren nicht zu finden. Die Schilddrüse und die Nebennieren waren unverdächtig (VAN BUCHEM und HADDERS).

Nach den bisher vorliegenden Beschreibungen ist das Krankheitsbild mit keinem der bekannten Hyperostosen und osteosklerotischen Veränderungen in Einklang zu bringen, da gewisse Besonderheiten festzustellen sind. *Das Vorkommen bei Geschwistern und Zwillingen* weist ätiologisch auf eine Erbschädigung hin.

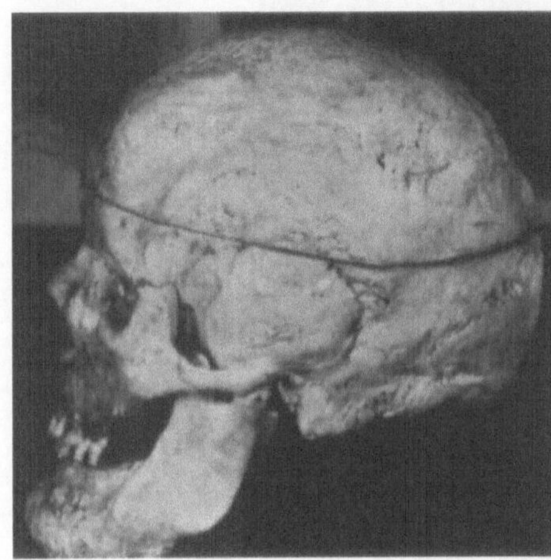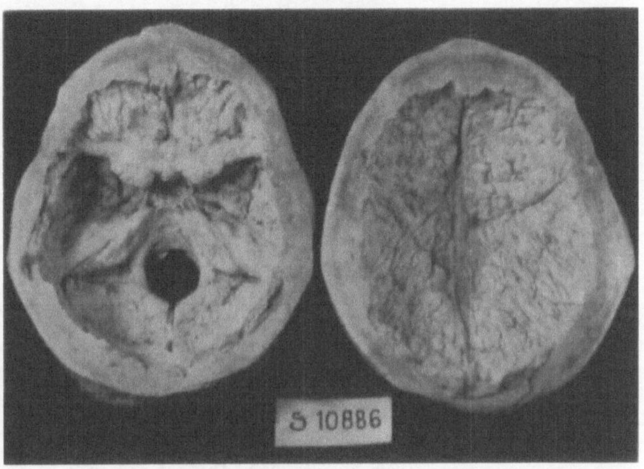

Abb. 108. Totale Eburnisierung der Schädelkalotte und der Schädelbasis mit geschwulstartigen Knochenappositionen der Tabula interna. Präparat einer Hyperostosis corticalis generalisata

Differentialdiagnostisch muß die Marmorknochenkrankheit (ALBERS-SCHÖNBERG) abgegrenzt werden, bei der die Sklerosen vorwiegend in der Epiphyse und Metaphyse der Knochen, also in der Spongiosa zu finden sind. Ferner muß die Osteomyelosklerose abgegrenzt werden, doch bleibt bei dieser Krankheit die äußere Form des Knochens unverändert. Es kommt eher zu einer Einengung der Markhöhle. Im Vergleich zur Hyperostosis generalisata mit Pachydermie sind die erkrankten Knochenbezirke stärker sklerotisch, während die Hyperostosis generalisata im eigentlichen Sinne eine Auflockerung und Transformation der Spongiosa aufweist und selbst die Epiphysen mit beteiligt sind. Das Volumen des gesamten Knochens nimmt zu. Die periostalen Auflagerungen am Knochen zeigen nicht die Tumorform. Bei der Camurati-Engelmannschen Erkrankung, die auf die langen Röhrenknochen oder Phalangen beschränkt ist, steht eine spindelartige Verdickung der Diaphysen im Vordergrund, während die Metaphysen und Epiphysen frei sind. Die Wirbel und das Beckenskelet sind selten betroffen. Das Knochenmark ist fibrös verändert. Die Schädelbeteiligung ist wesentlich geringer. Dennoch hat die Camurati-Engelmannsche Erkrankung die größte Ähnlichkeit mit der Hyperostosis corticalis generalisata familiaris (VAN BUCHEM).

6. Die Melorheostose

(Osteopathia hyperostotica, Osteosis eburnisans monomelica)

Es handelt sich bei dieser recht seltenen Erkrankung wahrscheinlich um *ein recessives Erbleiden* mit schwacher Penetranz, das meist solitär vorkommt und bisher kaum eine familiäre Häufung zeigte. Ein typisches Merkmal der Erkrankung im Spätstadium führte zu der schon von LÉRI und JOANNY gewählten Bezeichnung. Die Sklerose des erkrankten Knochens ist dem *sonst normalen Skelet aufgelagert*, zum Teil monströs entwickelt und wie ein „herabfließender Wachstropfen" angeordnet.

Über die *Ätiologie des Leidens* sind zahlreiche Theorien entwickelt worden (s. bei STUTZ), doch konnte bisher noch keine der verschiedenen Hypothesen überzeugen. Von HÖFFKEN und HEIM wurde auf eine Parallelität des Erscheinungsbildes der Melorheostose mit der Osteofibrosis deformans juvenilis (UEHLINGER) hingewiesen. Beide Knochenerkrankungen zeigen in der Regel eine einseitige und typische Lokalisation der Veränderungen in Strahlen- und Achsenform. Sie meinen, daß die

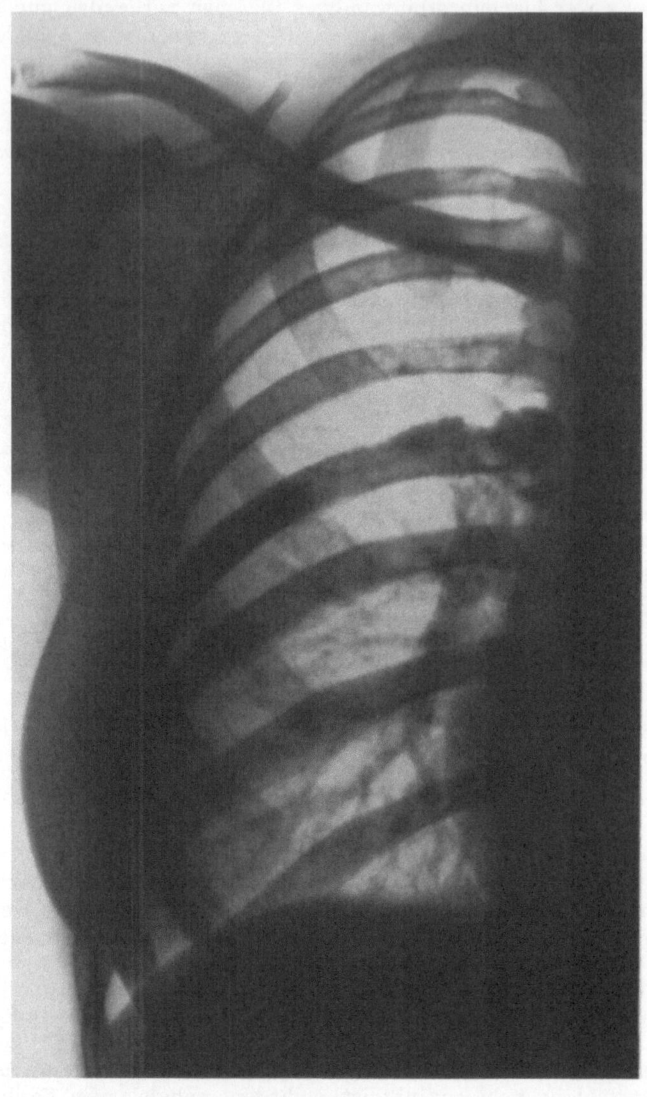

a

Abb. 109a u. b. Lokalisierte Spongiosklerose im Bereich der 5. und 6. Rippe rechts dorsal und ventral bei einem 22jährigen Mädchen. Die Durchuntersuchung des Skeletes ergab lediglich im Femur und in der Tibia eine gewisse Spongiosklerose, jedoch keine typische periostale Knochenapposition. Klinisch fanden sich ziehende rheumatische Schmerzen im Bereich der rechten Toraxhälfte und der Schulter, sonst keine Symptome

auffallende Ähnlichkeit der Lokalisationsformen und verschiedener Begleiterscheinungen beider Erkrankungen den Gedanken nahelege, daß es in ein und demselben Stadium der Knochenentwicklung zu einer Schädigung komme, die — unterschiedlich geartet — zu den beiden verschiedenen Krankheitsformen führt. Als wahrscheinliche Ursache wird eine *frühembryonale Entwicklungsstörung* angesehen. Die Erblichkeit der Erkrankung ist noch nicht eindeutig erwiesen. In der Diskussion um die Pathogenese wurde auch eine *virusbedingte Embryopathie* für möglich gehalten. Alle bisher zusammengetragenen Beobachtungen über die Melorheostose lassen *den Gedanken an eine Systemerkrankung des Bindegewebes aufkommen,* die eine deutliche Progredienz aufweist und wahrscheinlich mit Abschluß des Wachstums zum Stillstand kommt. Somit drängen sich gewisse Parallelen zu anderen Erbkrankheiten des Binde- und Stützgewebes auf, wie z. B. der Marmorknochenkrankheit, der Osteopoikilie oder der Myositis ossificans progressiva. Die Pathogenese ist noch unbekannt, da wir nicht wissen, in welchem Glied der Reaktionskette der Lebensvorgänge des Knochengewebes oder Bindegewebes die primäre Störung sitzt.

Im Röntgenbild finden wir *sowohl periostale* als *auch endostal entwickelte Sklerosen*, die meist nur *eine* Extremität oder *eine* Körperhälfte betreffen. In der Regel liegen sehr dichte, breite, streifige Sklerosen entlang der Längsachse des Knochens vor. Die bisher

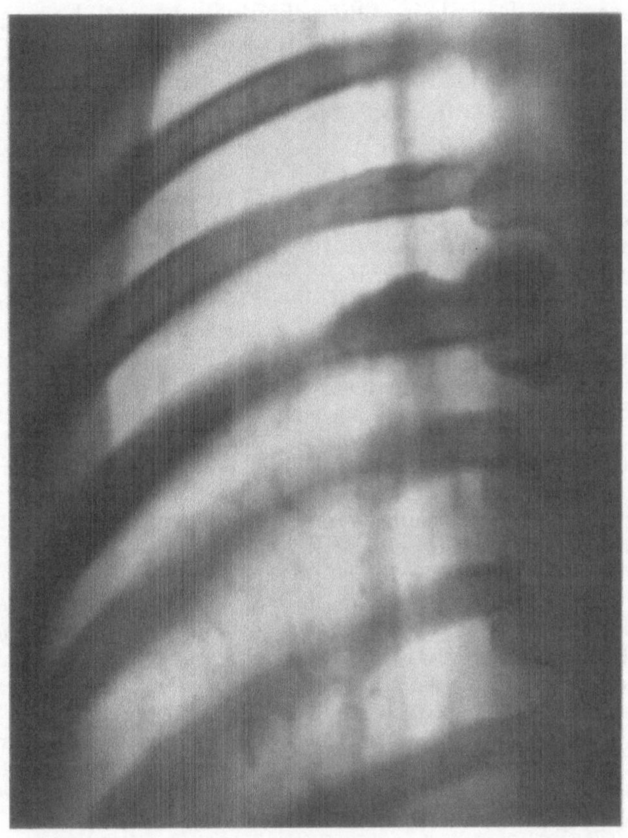

Abb. 109 b

bekannt gewordenen etwa 100 Beobachtungen lassen erkennen, daß *beide* Körperhälften Veränderungen aufweisen können. Auf der rechten Seite ist häufiger die obere, auf der linken Seite die untere Extremität befallen. Gelegentlich finden sich sklerotische Veränderungen in anderen Knochen des betroffenen „Skeletquadranten", so im Bereich der gleichseitigen Beckenknochen, sehr selten im Bereich der Wirbelkörper, in den Knochen des Schulterblattes und der Rippen (Abb. 109) sowie im Schädelskelet. Doppelseitiges Vorkommen ist ungewöhnlich selten (BURY, KLOPFER, HAENISCH, MASSERINI, MÜLLER-ALBERTI). Nach diesen Beobachtungen ist die monomele Lokalisation der Melorheostose nicht das typische Zeichen, sondern die Anordnung der Veränderungen in *einem* oder gelegentlich mehreren Körperquadranten. Eine gewisse Regelmäßigkeit der Lokalisation ist zu erkennen. Beim bilateralen Typ sind entweder beide oberen oder beide unteren Quadranten befallen, seltener alle vier Quadranten, doch scheint eine gekreuzte Anordnung nicht vorzukommen.

Die Erkrankung ist in *allen Altersgruppen* beobachtet worden und kommt nicht nur bei Weißen, sondern auch bei Japanern vor. Nach bisher vorliegenden Verlaufskontrollen zeigt das Leiden eine deutliche Progression. So konnte Schinz über ein Fortschreiten der Knochenveränderungen bei einer Melorheostose berichten, da er einen von Kahlstorf publizierten Fall zur Nachuntersuchung bekam und eine deutliche Zunahme der periostalen Knochenapposition an der Tibia in Kniegelenksnähe auffiel. Über eine Zunahme der typischen Knochenveränderungen im Laufe von 6 Jahren konnte auch Bracht berichten. Die in diesem Fall gleichzeitig vorliegenden Weichteilverkalkungen nahmen ebenfalls an Größe zu, und es traten neue Verkalkungen in der Muskulatur auf. *In den Frühstadien der Erkrankung liegen wahrscheinlich nur endostotische Veränderungen und eine strähnige Spongiosklerose vor.* Wallensten berichtete über die Beobachtung bei einem 3jährigen Knaben mit Sklerosen am Darmbein, Oberschenkelkopf und Femur. Eine eigene Beobachtung zeigt neben typischen Sklerosen im Bereich der 5. und 6. Rippe achsenparallel verlaufende, strähnige Spongiosklerosen in der gleichseitigen unteren Extremität (Abb. 109). Eine ähnliche Manifestation wurde von Gassmann beschrieben. Die schwere, periostale Hyperostose nach Art der „tropfenden Wachskerze" stellt nach diesen Beobachtungen wahrscheinlich ein Spätstadium der Krankheit dar.

Pathologisch-anatomische und histologische Untersuchungen von Knochenmaterial sind bisher nur sehr selten vorgenommen worden (Junghagen, Kauffmann, Klopfer, Léri und Lièvre, Putti, Höffken und Heim). Neben der Sklerose fand sich eine *auffällige Vermehrung der Gefäße*. Der Knochenanbau ist vorwiegend in der Umgebung der Gefäße zu erkennen. In dem von Höffken und Heim mitgeteilten Fall liegt eine histologische Untersuchung durch Guillery vor. Es fand sich eine dichtgefügte Compacta mit spärlichen, länglichen und spaltförmigen Markräumen mit Fettmark. Der Knochen zeigte ein dichtes lamelläres Gefüge mit teils streifiger, teils konzentrischer Anordnung um die Markräume. Die Spongiosa war unregelmäßig und grobmaschig. An einigen Stellen waren Osteoklasten mit lacunärer Resorption, in anderen Bezirken frische Prozesse mit Knochenneubildung, mehrreihigen Säumen von Osteoblasten und dünnen Schichten eines schlecht färbbaren, *zellarmen Knochens* mit blaßrötlicher homogener Grundsubstanz erkennbar. Der Knochen war in der Spongiosa weniger dicht als in der Compacta. Die Markräume waren groß und enthielten teils Fettmark, teils fibröses Mark. In einzelnen Markräumen fanden sich ältere Knochenappositionen mit dünnen mantelförmigen Schichten eines zellarmen Knochens, der sich schlecht färbte und der sich dadurch als besondere Schicht von dem umgebenden lamellären Knochen unterschied. Überall waren *starke Hyperämie* und *reichlich Gefäße*. Die wenigen kleinen Arterienäste zeigten *hochgradige Wandverdickungen* mit deutlicher Einengung des Lumens. Die Capillaren waren frei von Veränderungen. — Die später durchgeführte Obduktion des erst 20 Jahre alten Patienten ergab eine *schwere fibrinös-eitrige Perikarditis*, eine massive Lungenembolie und einen Pleuraerguß rechts und links mit fortgeschrittener Kollapsinduration der rechten Lunge. Neben der teils streifigen, teils massiven Sklerose zahlreicher Knochen der rechten oberen Körperhälfte fand sich eine *dunkelbraune Pigmentierung und Hyperkeratose des Nabels und ein handflächengroßer, pigmentierter Hautbezirk* an der rechten vorderen Brustwand. Die einzelnen Hautareale waren in diesem Pigmentfleck erhaben, so daß er an die Oberfläche einer Apfelsinenschale erinnerte. Er soll schon bei der Geburt bestanden haben. Ferner war besonders auffallend eine *starke Füllung der Hautvenen* im Rücken und Schulterbereich ohne eigentliche Einflußstauung. Histologisch fand sich eine *ausgeheilte, generalisierte Endarteriitis* mit mehreren Aneurysmen (A. coronaria sinistra, A. subclavia dextra und A. carotis interna dextra). Die Arterienäste des Knochens zeigten eine hochgradige Wandverdickung und eine *deutliche perivasculäre Fibrose*. Die Lumina der Arterien waren teilweise stark eingeengt, aber nirgends verschlossen. Auch eine Vermauerung der Arterienäste durch Knochenbildung fand sich nicht. *Der Knochen* zeigte überall deutlich lamellären Aufbau und *sehr dichtes Gefüge*. Während makroskopisch eine Abgrenzung zwischen der Compacta und der sklerosierten Spongiosa nur stellenweise möglich war, konnte man im mikroskopischen Bild vielfach durch den unterschiedlichen Lamellenverlauf eine Unterscheidung vornehmen. Stellenweise bestand eine gewisse Unordnung der Lamellen, so daß die Kittlinien mosaikartig aneinanderstoßen. An diesen Stellen war der Knochen deutlich zellreicher als an anderen Stellen. In den Röhrenknochen fanden sich eine oder mehrere Säulen von verschiedener Länge und Dicke kompakten Knochens, während in der Handwurzel die Sklerose im Zentrum als Kern vorlag. Im Bereich der Schädelknochen war die Anordnung der Sklerose nicht lokalisiert. An der *Innenseite des rechten Scheitelbeines* fand sich eine *halbkugelige Vorwölbung aus eburnisiertem kompaktem Knochen*. Zwei ähnliche linsengroße Knochen lagen über der rechten Pyramidenspitze in der Duraduplikatur. In der Markhöhle der Röhrenknochen fanden sich *säulenartig angeordnete Knochenneubildungen*, die die Markhöhle einengten. Im Bereich des peripheren Abschnittes vom Radius *waren diese Säulen noch deutlich gegeneinander abzugrenzen*, lagen aber dicht beieinander. Die Compacta war vielfach verdickt, doch war die Grenze zwischen sklerosiertem und normalem Knochen zu erkennen. Der Vergleich des bioptisch untersuchten Knochenmaterials mit dem Sektionsbefund zeigte, daß eine *Dynamik des Prozesses* auch histologisch nachgewiesen werden kann. Im ersten Befund fanden sich Osteoblasten und frische Prozesse der Knochenneubildung, während die Sektion eine völlig abgeschlossene Eburnisierung ohne stärkere Osteoblastenentwicklung erkennen ließ.

Auch das *klinische Krankheitsbild* läßt den *schubweisen* Verlauf deutlich erkennen. Manche Kranke werden aufgrund ihrer Beschwerden *als Rheumatiker* behandelt oder *als Ischiasleidende* angesehen. Wiederholt auftretende, heftige Schmerzanfälle hat BRACHT beobachtet, die jahrelang anhielten, aber mit zunehmendem Alter seltener wurden. Parallel mit diesen Schmerzsensationen war ein *Anschwellen der Extremitäten*, insbesondere der Gelenke, und eine *Rötung der bedeckenden Haut* erkennbar. Die Beschwerden waren besonders deutlich nach stärkerer Beanspruchung der Extremitäten oder bei

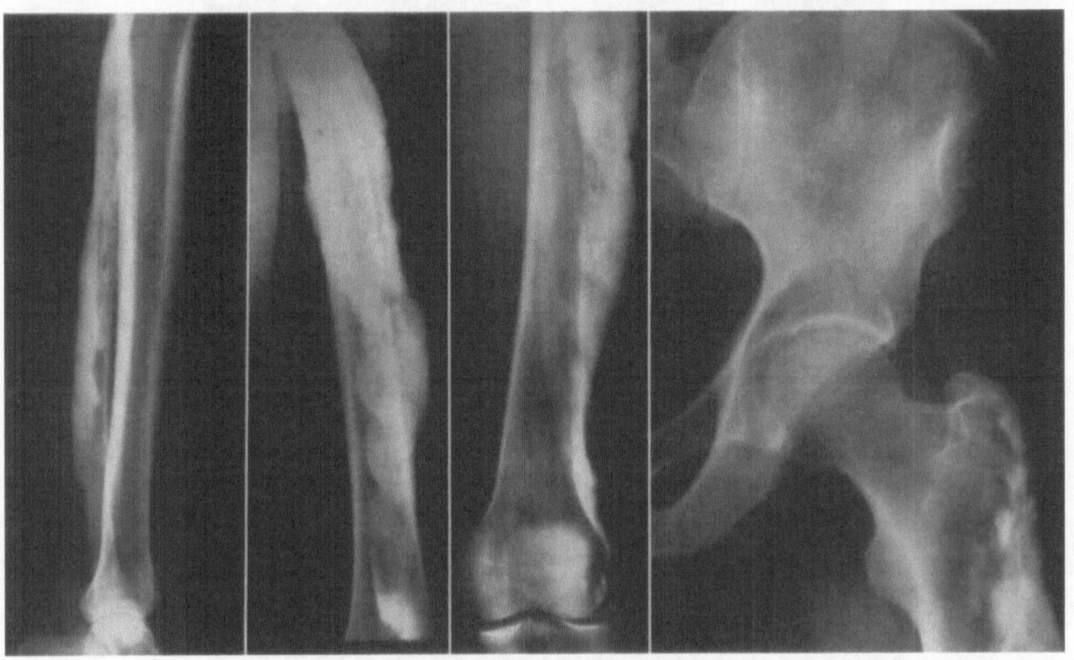

Abb. 110. Ausgeprägte Form der Melorheostose bei einem 56 Jahre alten Mann (Beobachtung Department of Radiology, Univ. of Chicago, Dr. K. RANNIGER). Klinisch lag ein Druckgefühl in der seitlichen Portion des linken Unterschenkels vor, das sich zeitweise besserte. In den letzten Jahren erhebliche Verschlimmerung der Beschwerden und das Gefühl der Größenzunahme des Femur. Das Röntgenbild zeigt die typischen periostalen Knochenauflagerungen im Bereich der linken Extremität mit wolkigen, wulstförmigen Sklerosen

Witterungswechsel. Der Beginn dieser Symptome kann mitunter bis in die Kindheit zurückverfolgt werden. Eine Bewegungseinschränkung der Gelenke ist bekannt und häufig durch rein mechanische Behinderung der Gelenkfunktion verständlich. Hin und wieder findet sich eine *deutliche Muskelatrophie* und eine Störung der Oberflächen- oder Tiefensensibilität. Begleitet werden diese Veränderungen von einer *Kraftlosigkeit der Arme oder Beine* und einem *Taubheitsgefühl*. Eine Zusammenfassung der klinischen Erscheinungen findet sich bei STUTZ.

Ein häufiger Begleitbefund sind *Hautveränderungen* (HÖFFKEN und HEIM) auch in Form der *Sklerodermie* (GASSMANN). Nach SCHINZ finden sich in 16% der Fälle gleichzeitig Hautveränderungen, ferner eine Muskelatrophie und knochenähnliche Verschattungen in den Weichteilen. Diese *Weichteilverkalkungen* liegen wahllos im Bereich des befallenen Körperquadranten verteilt, z. B. im Musculus pectoralis (KRAFT) oder im Glutaeus und Quadriceps (BRACHT).

Blutbild, Blutsenkung und Urinbefund sind normal. Die *Calcium-* und *Phosphorwerte* sind nicht verändert. Der *Cholesterinwert* kann leicht positiv sein. In der *Elektrophorese*

kann eine *leichte Globulinvermehrung* bei einer Abnahme der Albumine erkennbar sein (PICKL), ohne daß diesem Befund bisher eine Bedeutung beigemessen wurde. Dennoch erscheint die Beobachtung im Zusammenhang mit anderen Erbkrankheiten des Binde- und Stützgewebes von Interesse und einer Nachprüfung wert.

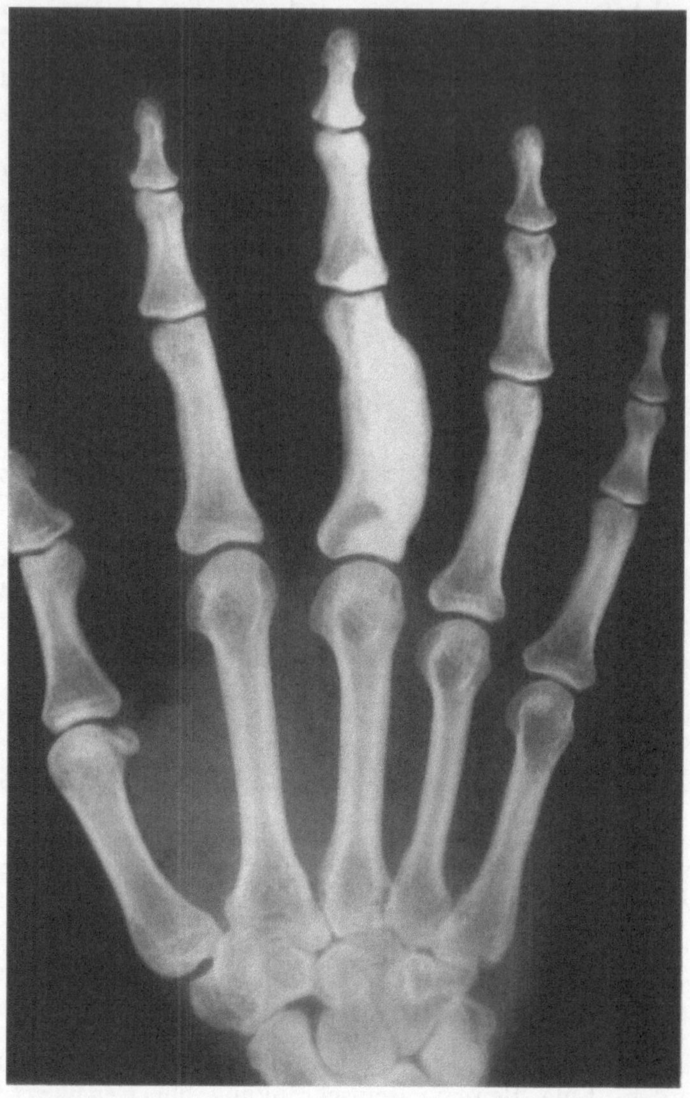

Abb. 111. Beispiel der seltenen Form einer monostotischen Melorheostose im Bereich des Mittelfingers bei einer 31 Jahre alten Frau (Beobachtung Department of Radiology, Univ. of Chicago, Dr. K. RANNIGER). Klinisch bestanden ziehende Schmerzen und eine zunehmende Vergrößerung und Deformierung des 3. Fingers der rechten Hand im Laufe von 10 Jahren. Hautveränderungen waren nicht vorhanden. Das Röntgenbild zeigt die einseitige Hyperostose an der ulnaren Seite des Grundgliedes vom 3. Finger. Die Biopsie ergab einen harten, sonst unauffälligen Knochen und histologisch eine unspezifische Hyperostose

Das *typische Röntgenbild* eines Spätbefundes der Melorheostose verdanke ich RAN-NIGER (Department of Radiology, The University of Chicago). Bei dem 56 Jahre alten Mann bestand seit 15 Jahren ein Druckgefühl in der seitlichen Portion des linken Unterschenkels. In den letzten Jahren hatte sich das Beschwerdebild verschlechtert und der Patient hatte den Eindruck, daß der Oberschenkel sich vergrößere. Das Röntgenbild zeigt die typische, sehr ausgeprägte, wolkige Struktur einer periostalen und endostalen

Hyperostose am linken Femur und an der linken Fibula. Bemerkenswert ist die Spongiosklerose der Beckenschaufel und die leichte Verdickung der Diaphysencompacta der Tibia (Abb. 110).

Die *seltene monostotische Lokalisation* der Erkrankung bei einer 31 Jahre alten Patientin konnte RANNIGER am 3. Finger der rechten Hand beobachten (Abb. 111). Die Patientin klagte über eine langsam zunehmende Deformität und Vergrößerung des Fingers in den zurückliegenden 10 Jahren ohne Schmerzsensationen. Hautveränderungen waren nicht festzustellen. Die bioptische Untersuchung des äußerst harten Knochens ergab histologisch nur eine unspezifische Hyperostose.

Die *Differentialdiagnose* dieser so typischen Knochenveränderungen ist nicht schwierig. Bei der Marmorknochenkrankheit liegt eine allgemeine Sklerose vor, die häufig mit einer Querstreifung der befallenen Knochen einhergeht, aber nicht zu einer Deformierung der Knochen führt. Für die Melorheostose ist die Längsstreifung der Röhrenknochen typisch. Im Frühstadium kann eine Verwechslung mit der streifigen Form der Osteopoikilie möglich sein. Gegen die Ostitis fibrosa und die Ostitis deformans spricht die Anordnung der Sklerosen sowie ihre scharfe Begrenzung und die Lokalisation auf die Körperquadranten. Toxische Sklerosen oder eine Osteomyelosklerose zeigen eine andere Struktur der erkrankten Knochenbezirke. Gewisse Schwierigkeiten könnten posttraumatische Sklerosen der Diaphyse oder eine Sklerose bei chronischer Osteomyelitis bieten. Die Sklerosen bei dem Corticalisosteoid (BERGSTRAND) zeigen eine andere Struktur und meist läßt sich der Aufhellungsbezirk des „Nidus" nachweisen. Bei der Osteopathia hypertrophicans toxica liegt eine gleichmäßige periostale Knochenauflagerung vor. Die Melorheostose kann zwar nur durch die röntgenologisch erkennbaren typischen Knochenveränderungen diagnostiziert werden, doch sind für differentialdiagnostische Erwägungen Anamnese und klinischer Verlauf der zur Diskussion stehenden Erkrankung von Bedeutung.

7. Die Camurati-Engelmannsche Erkrankung

(Synonyme: Osteopathia hyperostotica, Periostitis hyperplastica,
Progressive Diaphysendysplasie)

Die relativ seltene, monohybride, *dominant-erbliche Erkrankung* wurde sowohl im Kindes- und Säuglingsalter als auch im Erwachsenenalter diagnostiziert. Die ersten ausführlichen Mitteilungen stammen von CAMURATI (1922) und von ENGELMANN (1929). Eine familiäre Häufung der Erkrankung ist beobachtet worden. Die in manchen familiären Beobachtungen bei Einzelfällen erkennbare *abortive Ausbildung* der krankhaften Veränderungen des Skeletes, z. B. *nur am Radius* (PERASSI) macht die Unterschiede in der Auffassung verständlich (RIBBING) und erleichtert die Einordnung auch seltener Lokalisationen des Knochenprozesses.

ENGELMANN hält die Knochenveränderung für eine Knochendystrophie und weist auf Zusammenhänge mit dem erythropoetischen System hin. ORTOLANI nimmt eine Gefäßstörung an und WIEDEMANN hält eine primäre Ossifikationsstörung für möglich. COHEN und STATES nehmen einen der Pagetschen Erkrankung ähnlichen Prozeß an und halten eine primäre Störung des physiologischen Aufbaues des Knochengerüstes für möglich. Es ist auch an eine kongenitale Dysplasie des Bewegungsapparates, und zwar des Skeletes und der Muskulatur, kombiniert mit anderen Entwicklungsanomalien gedacht worden.

Das *Röntgenbild zeigt meist symmetrische*, spindelförmige Auftreibungen, Verdickungen und eine erhebliche Sklerose der Compacta der Diaphysen, vor allem der langen, aber auch der kurzen Röhrenknochen. Es handelt sich um eine *periostale Apposition*, während *der Markraum frei bleiben kann*. In seltenen Fällen ist eine geringfügige Einengung des Markraumes der Röhrenknochen beschrieben worden (PERASSI). Der Knochen ist nicht nur verdickt, sondern auch *relativ* verlängert. Das symmetrische Auftreten und die *scharfe Begrenzung* der Sklerosen sind für diese Erkrankung typisch. Neben den Extremitätenknochen können die Wirbelkörper, der Schädel — mit besonderer Beteiligung der

Basis und des Stirnbeines, mit Eburnisation der Felsenbeine und fehlender Ausbildung
der Nasennebenhöhlen — und das Beckenskelet betroffen sein.

Beobachtungen mit einer Beteiligung des Schädelskeletes sind selten, doch beschreiben VALENTI,
VILASECA und DE CARALT bei einem 10jährigen Mädchen und LÉLEK bei einem 9jährigen Knaben

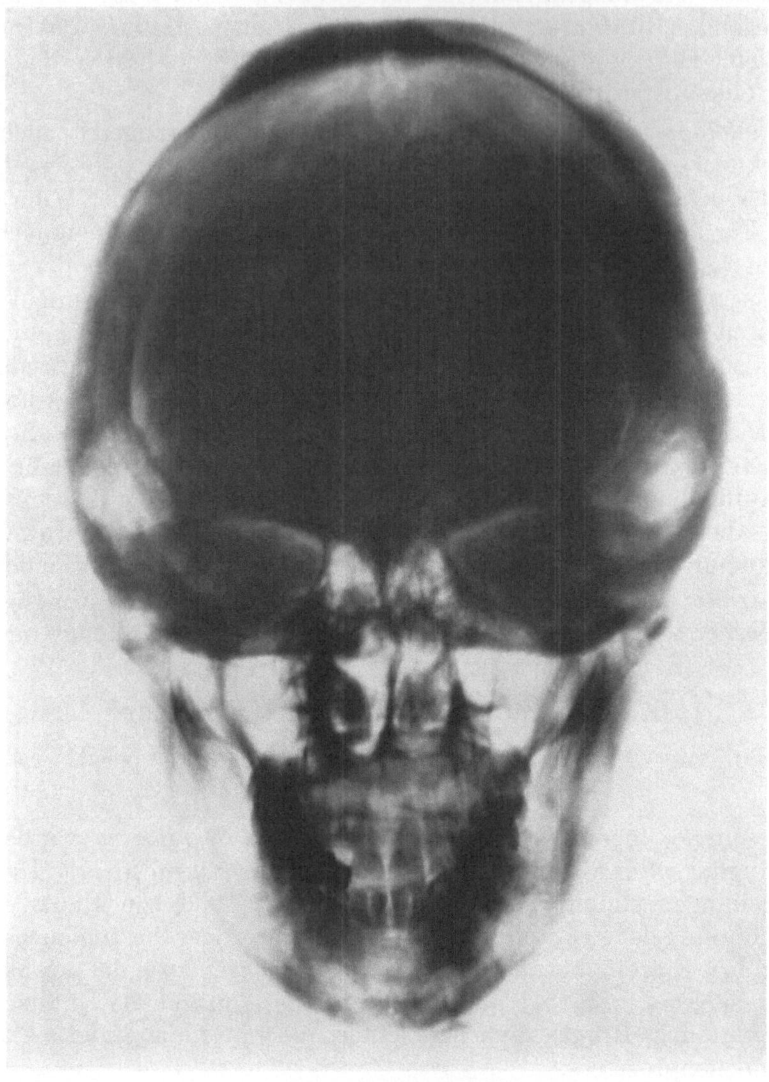

a

Abb. 112a—e. Familiäres Auftreten einer Camurati-Engelmannschen Erkrankung. Die Röntgenaufnahmen
des Skeletes eines 21jährigen Mädchens zeigen die charakteristischen Veränderungen der Erkrankung: Verdichtung der Knochenstruktur, Verdickung und zum Teil spindelige Auftreibung der Diaphysen, nur geringfügige Veränderungen der Spongiosa der Meta- und Epiphysen. Der Schädel zeigt wolkige, unregelmäßige
Verdichtungen des Knochens vorwiegend im Bereich der Basis (a und b). Die Stirnhöhlen und teilweise auch
die Keilbeinhöhlen sind eburnisiert. Die Humeri zeigen eine wolkige Struktur und eine Verdickung der Compacta. Dysplasie der Schultergelenke (c und d). Ähnliche Veränderungen zeigen die Unterarmknochen (e).
(Beobachtung von THELEN)

Knochenappositionen und Deformierungen mit Verdickungen des Schädelknochens bis zu 4 cm,
die das Bild der „Leontiasis ossea" hervorriefen. Mit fortschreitendem Wachstum des Knochens
nehmen diese charakteristischen Sklerosen zu. Im allgemeinen werden *die Epiphysen und Metaphysen der Röhrenknochen nicht befallen*, so daß *die Wachstumsvorgänge ungestört* ablaufen können.
Die im Verlaufe der Erkrankung möglichen sekundären Wachstumsstörungen durch eine Rachitis

können zu zusätzlichen Verbiegungen und Deformierungen der Knochen in Gelenknähe führen (O-Beine oder X-Beine). Unter den *vorwiegend spongiösen Knochen* sind die *Rippen*, manchmal auch die *Wirbelkörper* betroffen.

Anatomisch handelt es sich um eine Verdickung und Verdichtung des Knochens, die vom Periost ausgeht und ein gitter- bzw. netzförmiges Aussehen der Knochenstruktur der Compacta zeigt. *Histologisch* findet sich eine *Einengung der Haversschen Kanäle* und eine Verdichtung des corticalen Knochens. Die Osteoclasten sollen ganz fehlen, die endostalen Osteoblasten sind spärlich vorhanden. Die Knochencompacta verschwindet und es entwickelt sich statt ihrer ein abartig-spongiöses Knochen-

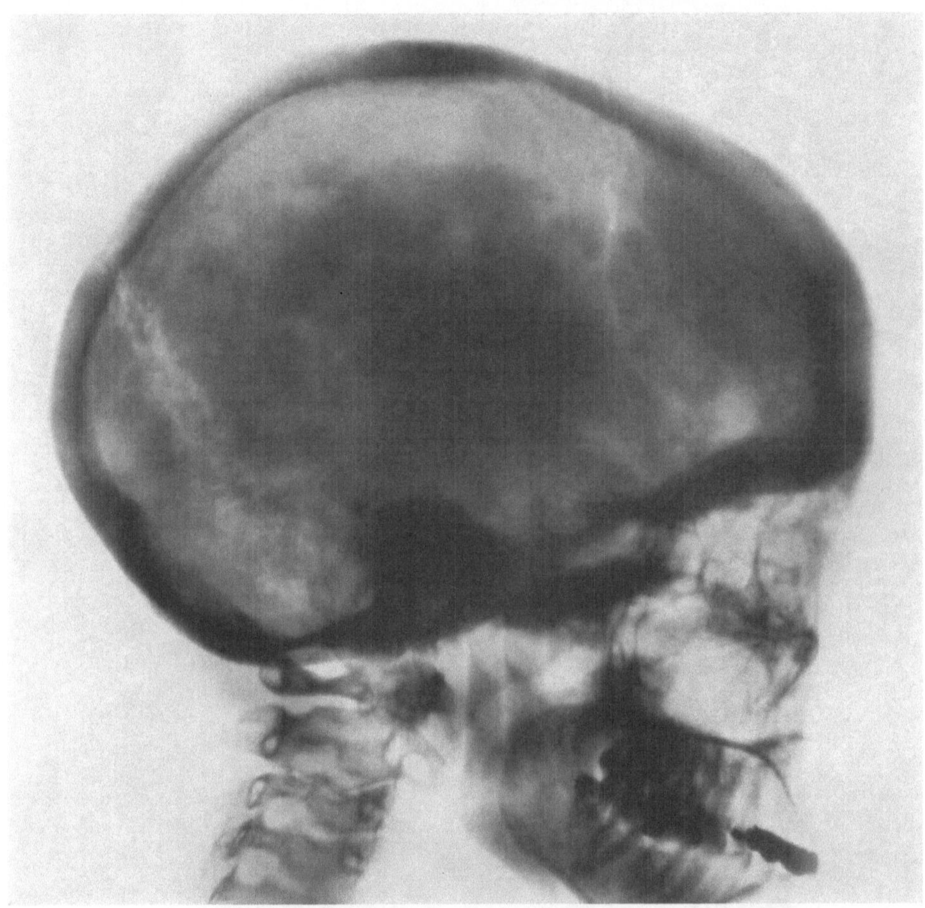

Abb. 112b

gewebe. In dem ersten Sektionsbefund der Krankheit von COHEN und STATES ist ein *pagetoides Mosaik des Knochens* beschrieben worden. An den *inneren Organen* waren außer Leber- und Milzvergrößerungen keinerlei Abweichungen nachweisbar. Es sind *Verdickungen der Gefäßwandungen* bis zur Obliteration des Lumens beschrieben worden. STEGMANN und PETERSON beobachteten im *histologischen Bild der Muskulatur Atrophie und Nekrosen*. Diese Befunde könnten auf eine *Systemerkrankung der mesenchymalen Gewebe hinweisen*.

Besonders bemerkenswert ist in diesem Zusammenhang der Befund einer *Ichthyosis* bei dem 21jährigen Mädchen, den THELEN veröffentlicht hat. Er stellte außerdem in der Familie eine Camurati-Engelmannsche Krankheit bei dem tauben Vater fest, bei dem vorher eine Pagetsche Erkrankung angenommen worden war. Die ebenfalls untersuchten Söhne zeigten keine Krankheitssymptome, doch waren in der Sippe mehrere Krankheitsfälle beobachtet worden, die retrospektiv an eine mögliche Camurati-Engelmannsche Krankheit denken lassen.

Bei dem Mädchen war die Dysproportion des Körpers mit Überlänge der Extremitäten im Vergleich zum Rumpf auffallend. Das Genitale war hypoplastisch. Die Menarche war erst mit 20 Jahren eingetreten. Auf der linken Seite fand sich eine überzählige Brustwarze. Ferner bestand die schon erwähnte Ichthyosis vulgaris. — Die Röntgenaufnahmen des Schädels zeigen wolkige, unregelmäßige

Verdichtungen der Knochenstruktur vorwiegend an der Basis im Bereich der mittleren Schädelgrube, während die hintere Schädelgrube frei ist. Die Schläfenbeine und die unteren Abschnitte der
Scheitelbeine sind sklerosiert, das Stirnbein ist verdickt (Abb. 112). Die Extremitätenknochen zeigen
symmetrische Verdickungen und spindelförmige Auftreibungen der Diaphysen aller großen Röhrenknochen. Die Compacta der Diaphysen ist unterschiedlich sklerosiert, die Meta- und Epiphysenregio-

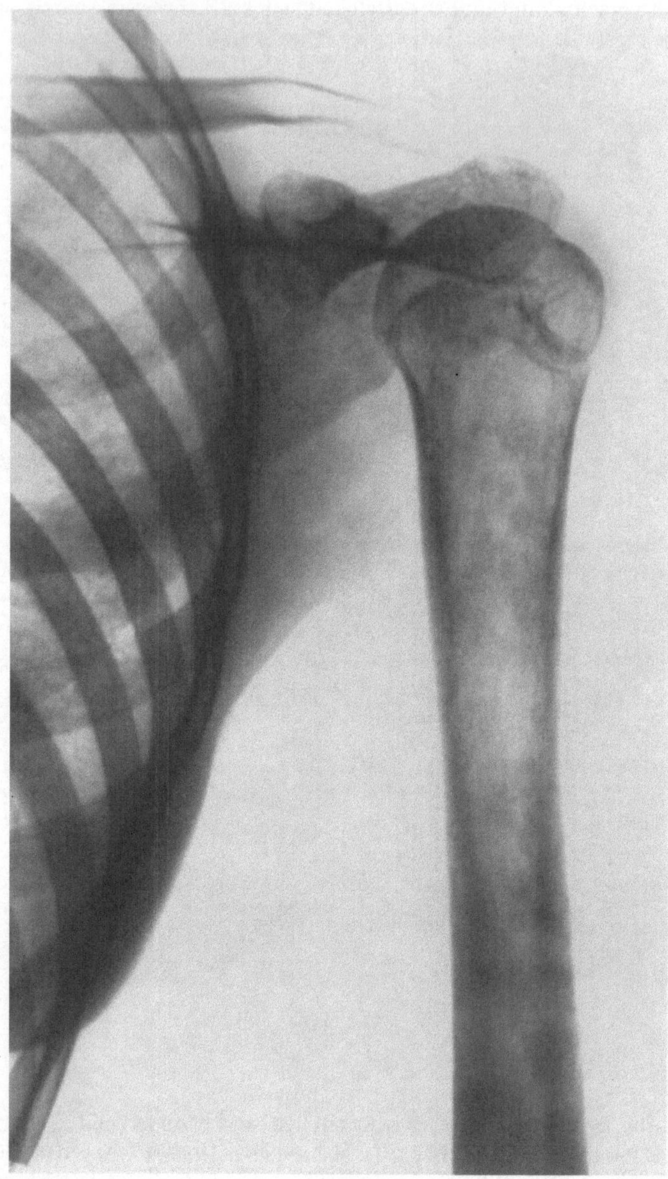

Abb. 112c

nen sind frei. Im Bereich der Unterarmknochen sind die Veränderungen weniger stark ausgeprägt
Im Bereich der Wirbelsäule und des Beckens sind pathologische Veränderungen nicht festzustellen. —
Bei dem 51jährigen Vater des Mädchens waren die Knochenveränderungen in ähnlicher Weise wie
bei der Tochter entwickelt. Am Schädel war die Sklerosierung der Basis im Bereich der vorderen und
mittleren Schädelgrube weiter ausgedehnt, während die Hyperostose der Calotte nicht so deutlich
war. Ferner zeigte der Vater eine Sklerose *im Bereich des Unterkiefers*. Die Diaphysen der Röhrenknochen lassen eine leichte Biegung erkennen und die Hyperostose der Compacta ist zum Teil mit
schalenförmigen periostalen Auflagerungen verbunden. Im Bereich der Unterarme waren die krankhaften Veränderungen nicht ganz symmetrisch. Im proximalen Abschnitt der Ulnadiaphysen waren

beiderseits keulenförmige Auftreibungen und hochgradige Sklerosierungen festzustellen, während der Radius nur auf der rechten Seite erkrankt war (Abb. 113).

Das *klinische Bild* wies eine normale Blutsenkung und normale Verhältnisse der Serum-Eiweißfraktionen auf. Blutbild und Sternalpunktion ergaben keinen krankhaften

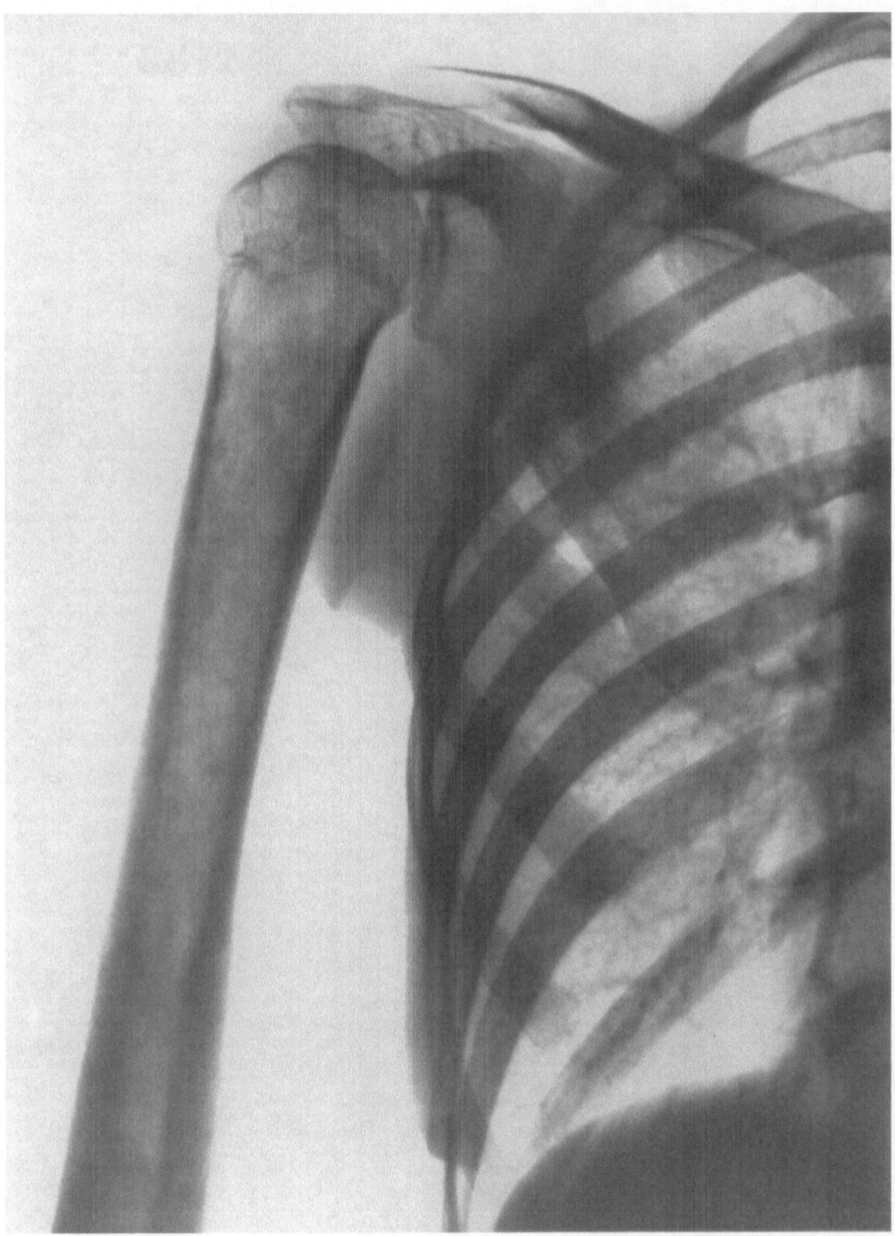

Abb. 112d

Befund. Mineralstoffwechselstörungen und eine Erhöhung der sauren bzw. alkalischen Serumphosphatase waren nicht festzustellen. In anderen Fällen ist eine Erhöhung der alkalischen und sauren Phosphatase festgestellt worden. Die 17-Ketosteroide können erniedrigt sein.

Das klinische Bild ist ferner durch eine *allgemeine Unterentwicklung*, eine allgemeine Atrophie sowie eine Druckschmerzhaftigkeit einzelner Muskelgruppen gekennzeichnet.

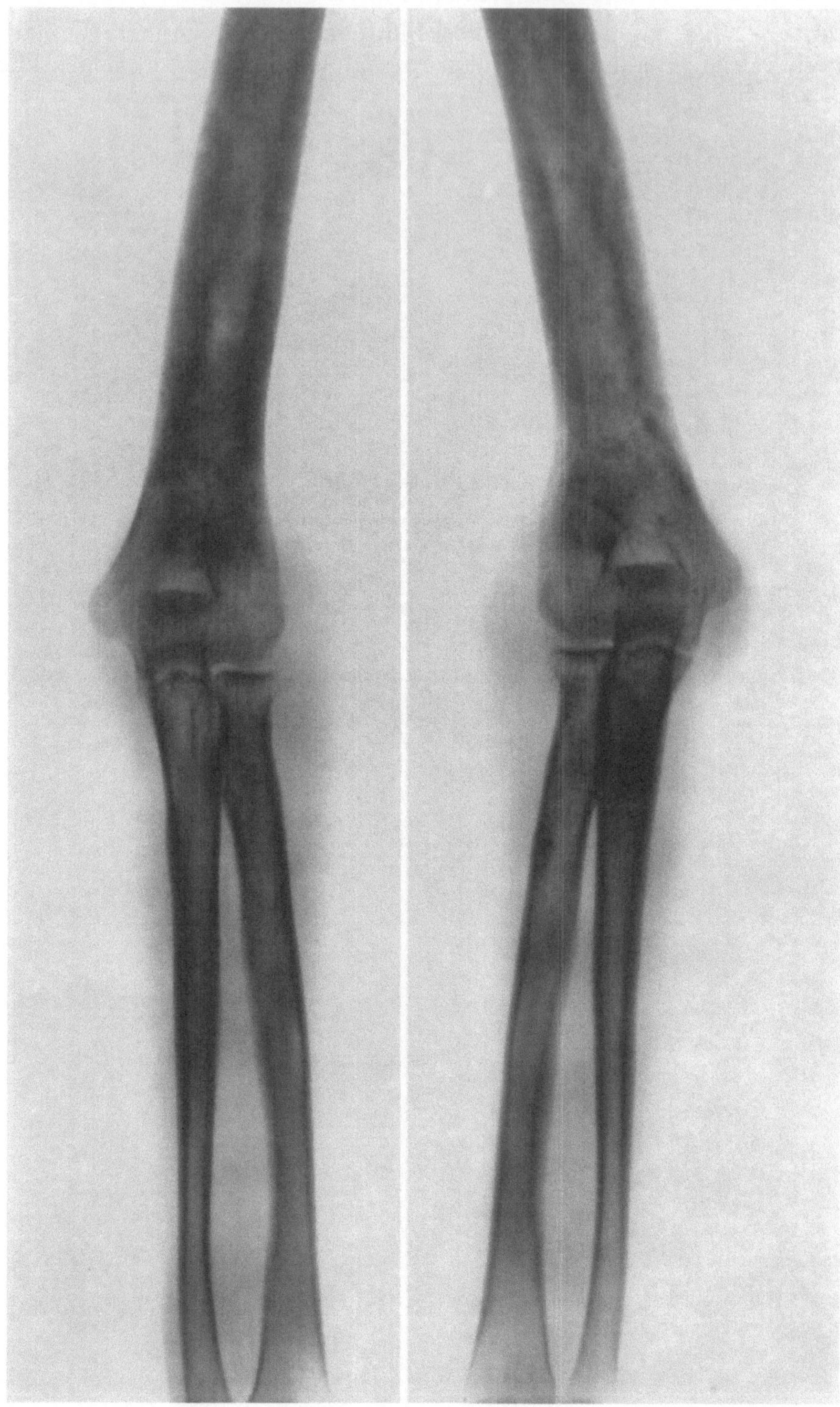

Abb. 112e

Häufig treten sog. „*rheumatische Beschwerden*" auf, die zeitweise sehr heftig sein können. Bemerkenswert ist es, daß auch bei anderen, generalisierten Knochenerkrankungen (z. B. der Osteopoikilie) derartige Symptome beobachtet wurden. Die *leichte Ermüdbarkeit* der

Muskulatur führt zu einer *Beeinträchtigung des Ganges,* für den *ein Watscheln auf breiter Basis,* ein Seemannsgang, typisch ist. Die Kinder lernen meist sehr spät laufen. In einigen Fällen ist eine cerebrale Atrophie und geistige Unterentwicklung beschrieben worden. Die Prognose des Leidens ist jedoch in der Regel gut.

Differentialdiagnostisch wären die Marmorknochenkrankheit sowie ein mit stärkerer Knochensklerose einhergehender Morbus Paget (Ostitis deformans) abzugrenzen. Die

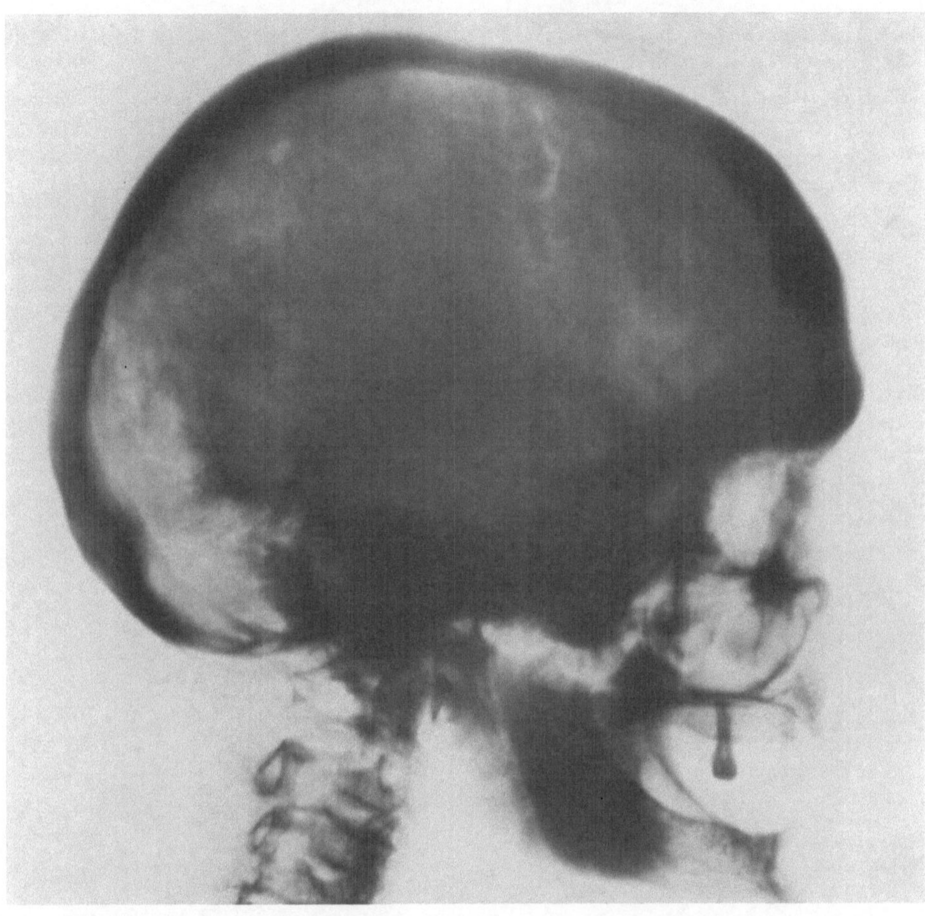

a

Abb. 113a u. b. Knochenveränderungen bei dem Vater des Mädchens mit Camurati-Engelmannscher Erkrankung (Abb. 112). Am Schädelskelet Sklerose besonders der Basis, Hyperostose der Kalotte, Verödung der Stirn- und Keilbeinhöhlen, Schwerhörigkeit (a). Die Diaphysen sind verdickt und sklerotisch verplumpt. An den Unterarmknochen nicht ganz symmetrisch ausgebildete periostale Appositionen. Die proximalen Anteile der Ulna sind keulenförmig aufgetrieben (b). (Beobachtung von THELEN)

Pagetsche Krankheit kommt im Kindesalter nicht vor. Eine Hyperostosis bei Lues ist nie so gleichmäßig und läßt sich ebenfalls gut abgrenzen. Eine ähnliche diffuse Sklerose ist bei der Osteomyelosklerose, bei Osteosklerosen infolge einer Leukämie und bei Schwermetallvergiftungen zu finden. Diese Erkrankungen führen jedoch nicht zu periostalen Auflagerungen. Bei der fibrösen Dysplasie Jaffé-Lichtenstein sind auch die Metaphysen und Epiphysen beteiligt. Die Melorheostose befällt niemals das gesamte Skelet. Unklar ist noch, ob die von RIBBING *mitgeteilten hereditären multiplen Diaphysensklerosen* ein eigenes Krankheitsbild darstellen und so gegen die Camurati-Engelmannsche Erkrankung abgegrenzt werden müssen, oder ob nur eine Abortivform dieser Krankheit vorliegt.

13*

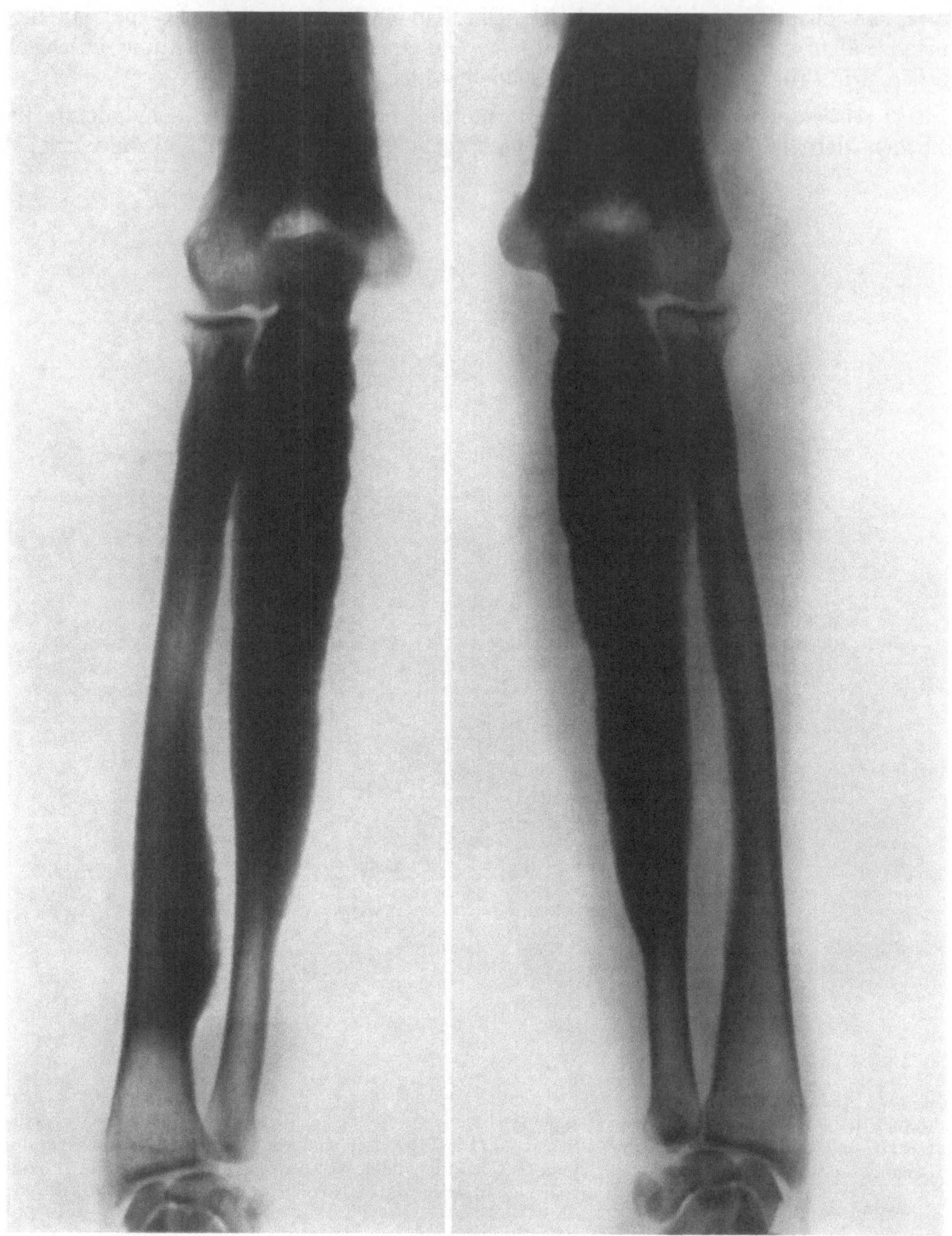

Abb. 113b

8. Die infantile corticale Hyperostose

(Caffey-Smythe-Syndrom)

Im Säuglings- und Kleinkindesalter beobachteten zuerst CAFFEY und SILVERMAN eine akute, fieberhafte, meist von lokalen Weichteilschwellungen begleitete eigenartige periostale Reaktion mit Knochenauflagerungen im Bereich der Diaphysen der langen und kurzen Röhrenknochen (Abb. 114). In der Regel ist auch der Unterkiefer mit erkrankt (Abb. 115). Das Gesicht zeigt eine mumpsähnliche Schwellung der Wangen (ALLEN, BROWNE und PIERCE).

MEADORS und WEENS haben über acht Erkrankungen bei Negern im Alter von $3^1/_2$—7 Monaten berichtet, davon waren fünf männlichen und drei weiblichen Geschlechtes. Das Auftreten der Erkrankung in utero und unmittelbar post partum konnte von BARBA und FRERIKS, BENNET sowie DELANO und BUTLER beobachtet werden.

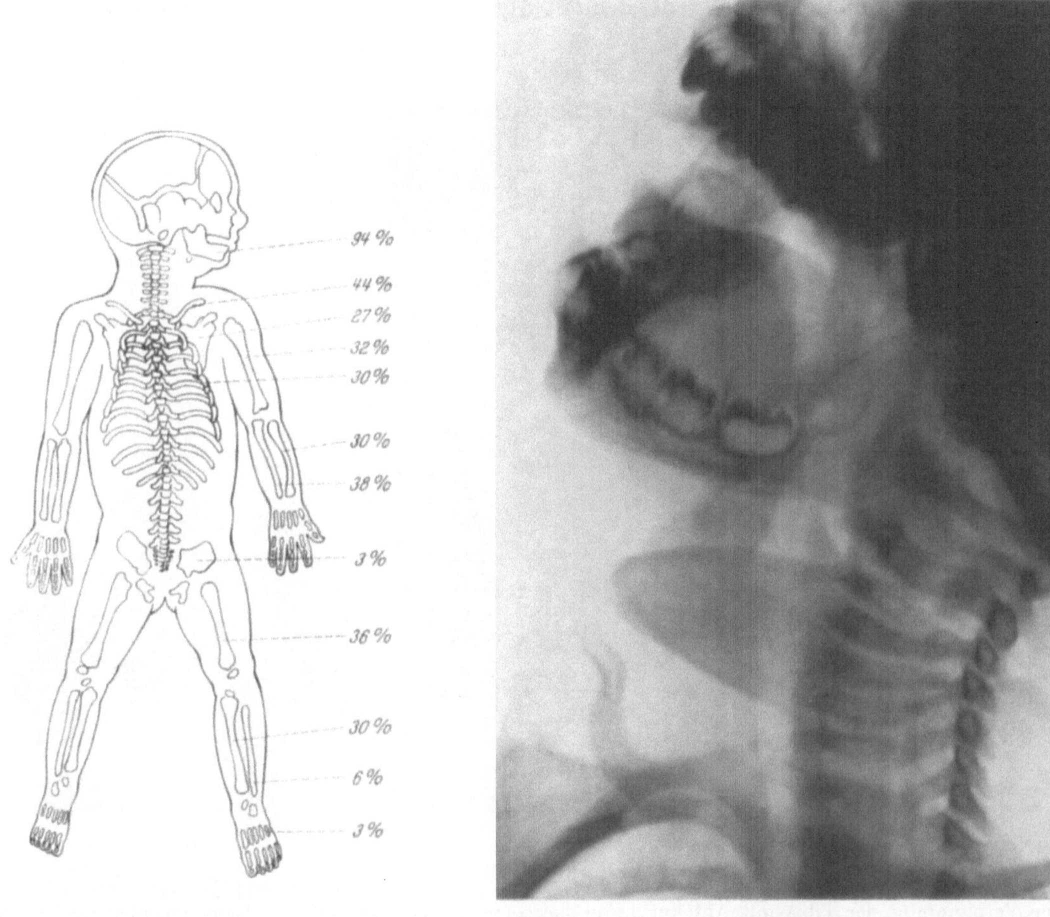

Abb. 114   Abb. 115

Abb. 114. Kindliches Skeletschema mit Angaben der prozentualen Häufigkeit der Beteiligung einzelner Knochen bei infantiler corticaler Hyperostose (Caffey-Smythe-Syndrom). [Nach ALLEN, BROWNE und PIERCE, Amer. J. Roentgenol. **76** (1956), S. 581, Abb. 5]

Abb. 115. Typische periostale Auflagerungen des Knochens im Bereich der Unterkiefer beiderseits bei 13 Monate altem Knaben mit Caffey-Syndrom. Klinisch fand sich eine mumpsähnliche Schwellung des Gesichtes. (Beobachtung Universitäts-Kinderklinik Kiel)

Die lokale Anschwellung des Bindegewebes, also eine *Erkrankung des gesamten Mesenchyms*, kennzeichnet den eigenartigen Prozeß, bei dem die Periostreaktion mit Verdickung der Diaphysencompacta *nur Ausdruck der Mitbeteiligung des Knochens* ist. Eine primäre Knochenkrankheit liegt sicher nicht vor. Es sind auch die den Knochen umgebenden Muskeln und die Gefäße mit erkrankt, wie histologische Untersuchungen von Gewebsproben zeigen konnten. Die weitere Erforschung dieser Probleme verdient besonderes Interesse, da sie Einblicke in das noch recht unklare Gebiet der *corticodesmalen Knochenwachstumsstörungen* und Umbauvorgänge erwarten läßt.

Die *periostalen Auflagerungen* können im weiteren Verlauf der eigentümlichen Erkrankung zu *einer erheblichen Sklerose der Compacta und auch Spongiosa führen*. Eine Verdickung und Verplumpung der Knochen ist die Folge. Auch Schaftverbiegungen, insbesondere eine Antekurvation der Tibia, sind bekanntgeworden. In seltenen Fällen sind diese Veränderungen an den Schlüsselbeinen, den Rippen, der Scapula und den Beckenknochen aufgetreten. Die periostalen Auflagerungen können lamellär angeordnet und höckrig ausgebildet sein. Sie treten ein-, aber auch doppelseitig in Erscheinung (Abb. 116).

Die *begleitende derbe, schmerzhafte Weichteilschwellung* gehört zu den eindrucksvollsten *klinischen Symptomen*. Sie ist jedoch nicht obligat. Es sind auch in äußerlich nicht ver-

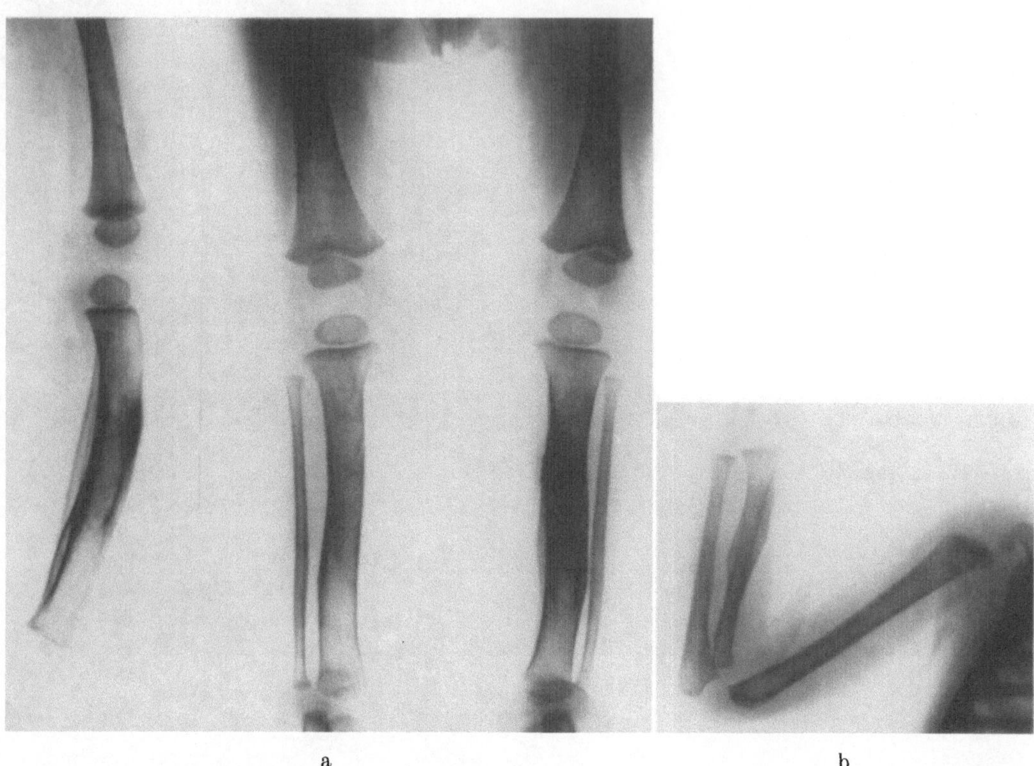

a   b

Abb. 116a u. b. Periostale Auflagerungen und erhebliche Sklerose vor allem der Diaphysencompacta sowie eine Verplumpung der Tibia mit Antekurvation bei corticaler Hyperostose (a). Lamellär-höckerige Auflagerungen am Radius; zarte periostale Auflagerungen an der Ulna (b). (Beobachtung Universitäts-Kinderklinik Kiel)

änderten Körperregionen typische Skeletbefunde nachgewiesen worden (ALLEN, BROWNE und PIERCE). Als weitere klinische Symptome sind eine *Hyperämie* und *Erwärmung*, also *Zeichen der Entzündung*, zu nennen. Die Kinder sind leicht reizbar, unruhig und zeigen eine *Bewegungseinschränkung und reaktive Fehlhaltung* der befallenen Extremitäten. Die Beteiligung der Muskulatur an dem Krankheitsgeschehen hat zu Fehldiagnosen wie einer „Amyotonia congenita" geführt (ALLEN, BROWNE und PIERCE). Die Kinder sind oft unfähig, auch nach Schmerzreiz zu schreien. *Appetitstörungen* sind häufig. Die *Blutsenkungsgeschwindigkeit ist beschleunigt*, und im Blutbild fällt eine *Leukocytose* mit *relativer Lymphocytose* manchmal einer *Anämie* auf. Die Werte der *alkalischen Phosphatase* im Serum sind meist normal. Selten ist eine Pseudoparalyse zu finden. Als begleitender Befund konnte ein *Pleuraerguß* beobachtet werden.

Die *Prognose des Leidens* ist günstig. Eine Abheilung erfolgt nach wenigen Wochen spontan, und auch *die periostalen Auflagerungen können* im Laufe der weiteren Beobachtung nach Abklingen des akuten Stadiums *weitgehend verschwinden*. Ein *schubweiser* Verlauf mit wiederholten Exacerbationen wurde von SHERMAN und HELLYER beschrieben. Nach Ausheilung können röntgenologische *Restbefunde wie Schaftverbreiterung*, Markhöhlenausweitung und leichte Verbiegungen noch *bis in das Erwachsenenalter festgestellt werden*. Von CAFFEY ist eine chronische Form beschrieben worden, die hin und wieder zu *knöchernen Brückenbildungen* zwischen Radius und Ulna bei stärkerer Schaftverbreiterung führen kann. Es liegen wahrscheinlich ungewöhnliche periostale Appositionen vor.

Die *Ursache der Erkrankung* ist noch unbekannt. Am häufigsten wurde eine infektiöse Genese diskutiert, doch konnten eingehende Untersuchungen die Ausbildung der Periostosen infolge bakterieller Infektion widerlegen. Auch histologische Untersuchungen ergaben im wesentlichen nur eine Hyperplasie des Knochens mit Fibrocyteneinlagerung, jedoch keine Zeichen einer Entzündung. Die Möglichkeit einer Virusinfektion wird abgelehnt, doch ist der eindeutige Beweis bisher noch nicht erbracht worden. Es sind Fälle bekanntgeworden, bei denen die Erkrankung wenige Tage nach der Vaccination bzw. nach einer Impfreaktion auftrat. Wahrscheinlich liegt jedoch ein zufälliges Zusammentreffen vor. Störungen im Vitamin- und Hormonhaushalt, insbesondere eine Hypervitaminose A, kommen nicht in Frage. Differentialdiagnostisch müssen sie gegen die Erkrankung abgegrenzt werden. Eine hyperergische Reaktion konnte weder bewiesen noch widerlegt werden. Die Verfechter dieser Ansicht beziehen sich auf ähnliche Veränderungen des Periostes mit einem Wachstumsreiz als Folge chronischer Eiterungen der Lunge oder der toxischen Wirkung von Tumorstoffwechselprodukten bei der Osteoarthropathie hypertrophiante pneumonique (BAMBERGER-MARIE).

Das Vorkommen der Erkrankung bei Geschwistern in der gleichen Generation, auch bei Zwillingen, ist bekannt (BOYES und DEMY). *Familiäres Vorkommen läßt auf eine erbliche Komponente schließen* (KITCHIN, VELLER und LAUR, MEADORS und WEENS). Von großem Wert sind die durch VELLER und LAUR mitgeteilten Befunde einer infantilen corticalen Hyperostose bei Vater und Tochter.

Der Vater erkrankte im Alter von 7 Wochen, das Mädchen im Alter von 9 Wochen mit sehr ähnlichen Symptomen. Die Skeletveränderungen und die klinischen Befunde waren in den Grundzügen gleich. Der bereits 1929 von GRASHEY erhobene Röntgenbefund entsprach einer infantilen corticalen Hyperostose, wurde differentialdiagnostisch gegen Lues, Möller-Barlowsche Erkrankung und Chloroleukämie abgegrenzt, konnte jedoch nicht in eines der bekannten Krankheitsbilder eingeordnet werden. Eine *Probeexcision* aus dem linken Unterschenkel des seinerzeit erkrankten Vaters und die *histologische Untersuchung* durch SCHMINCKE ergaben ein dickes, fast sulziges Periost, das stark vascularisiert war. Der Knochen war ebenfalls stark bluthaltig und etwas weich. Das verdickte Periost war aus teilweise locker gebautem, fibrillärem Bindegewebe aufgebaut. Um die Gefäße herum sieht man geringgradige Zellinfiltrationen. Die Infiltrate bestehen aus Lymphocyten, daneben finden sich größere, plasmareiche, fibrocytische Elemente, die in kleinen Häufchen zusammenliegen. Die Infiltrate zeigen mitunter eine mantelförmige Anordnung. Auch in weiterer Entfernung von diesen Infiltraten finden sich im Gewebe vereinzelte Lymphocyten und Plasmazellen. Die Befunde erlauben nicht die Diagnose einer syphilitischen Entzündung. Die Knochenbälkchen sind normal, dazwischen locker fibrillär gebautes Mark mit vereinzelten Nestern blutbildender Zellen. Entzündliche Veränderungen, auch im Sinne einer Zellinfiltration, fehlen. ,,Über die Diagnose einer produktiven Periostitis kommen wir nicht hinaus. Nach der ätiologischen Seite läßt sich aufgrund der Präparate nichts sagen.'' Septische Infektionen und Influenza können lokalisierte Periostveränderungen hervorrufen, doch liegt eine solche Erkrankung sicher nicht vor. Die bei dem Vater in Schüben aufgetretenen multiplen Knochen- und Weichteilveränderungen am Kieferwinkel, an der oberen und unteren Extremität heilten klinisch innerhalb von 9 Monaten aus. Die Kontrolluntersuchung 23 Jahre später ergab einen normalen Skeletbefund. Bei der Tochter fand sich eine Schwellung am linken Unterschenkel mit dicker periostaler Apposition an der Tibia und eine feine periostale Reaktion an beiden Femurknochen. Allgemeine Entzündungserscheinungen fehlten. Bei ungestörter Entwicklung bildeten sich die Veränderungen im Laufe von 7 Monaten bis auf eine leichte Antekurvation der Tibia mit Schaftverbreiterung, Markhöhlenausweitung und geringer Atrophie der Muskulatur wieder zurück.

Differentialdiagnostisch abzutrennen sind diese eigentümlichen Veränderungen der Diaphysen, des Unterkiefers und der Rippen gegen andere *entzündliche Prozesse*, insbesondere die *Osteomyelitis*, die *Lues congenita*, aber auch die Tuberkulose. Ferner wären die toxischen Osteopathien, vor allem die Hypervitaminose A und die sehr ähnlichen Bilder der Rachitis und der Möller-Barlowschen Erkrankung differentialdiagnostisch zu berücksichtigen. Bei der *Camurati-Engelmannschen Erkrankung treten röntgenologisch sehr ähnliche Knochenveränderungen auf*, doch sind sie nicht vor dem 4.—6. Lebensjahr nachzuweisen. Eine Rückbildung der Verdickung und Sklerose der Diaphysen tritt nicht auf, eher ist ein langsames Fortschreiten zu beobachten.

9. Die Speicherkrankheiten
(Thesaurismosen)

Als Speicherkrankheiten werden die Zustandsbilder bei Störungen des intermediären Stoffwechsels bezeichnet, welche dadurch gekennzeichnet sind, daß *Zwischenprodukte des Intermediärstoffwechsels* an irgendwelchen Stellen des Körpers abgelagert und gespeichert werden. Es handelt sich um Erkrankungen des reticulo-endothelialen Systems, so daß häufig neben Milz, Leber und Lymphknoten auch das Knochengewebe befallen ist. Die *Glykogenspeicherkrankheit oder Glykogenose* weist eine bevorzugte Lokalisierung des gespeicherten Glykogens in der Leber oder dem Herzmuskel auf. Es wurde ein gehäuftes Vorkommen bei Geschwistern beobachtet und ein recessiver Erbgang für wahrscheinlich gehalten (v. VERSCHUER).

Bei Störungen des Fettstoffwechsels kommt es zu *Lipoidspeicherkrankheiten oder Lipidosen,* die nach der Art des abgelagerten Lipoids in drei Gruppen eingeteilt werden können:

1. Die Cholesterinspeicherkrankheiten.
2. Die Cerebrosidspeicherkrankheiten.
3. Die Phosphatidspeicherkrankheiten.

Die einzelnen Lipoidspeicherkrankheiten sollen nachfolgend unter besonderer Betonung der Skeletveränderungen besprochen werden.

a) Die Xanthomatosis generalisata osseum

Es handelt sich bei dieser Erkrankung um eine *Cholesterin-Lipoidose,* die zu den genetisch gut erforschten Formen gehört. Familienforschungen haben ergeben, daß die Hypercholesterinämie ein *dominant* erbliches Merkmal ist, und in homozygotem Zustand bewirkt das Gen eine schwere Xanthomatose (v. VERSCHUER). Bei der idiopathischen Hyperlipämie sind die Neutralfette im Serum erhöht, und es finden sich Hauterscheinungen ähnlich der Xanthomatose. Auch hier ist eine familiäre Häufung beobachtet worden.

Infolge des gestörten Stoffwechsels kann eine Cholesterinspeicherung im Knochenmark, aber auch im übrigen reticulo-endothelialen System auftreten. *Röntgenologisch* findet sich zuerst eine *„diffuse Osteoporose",* also eine Verminderung der Knochensubstanz auf Kosten der Cholesterineinlagerungen im Knochenmark (Abb. 117). Im weiteren Verlauf der Krankheit kann es zu *einer cystenähnlichen Auftreibung der Röhrenknochen*

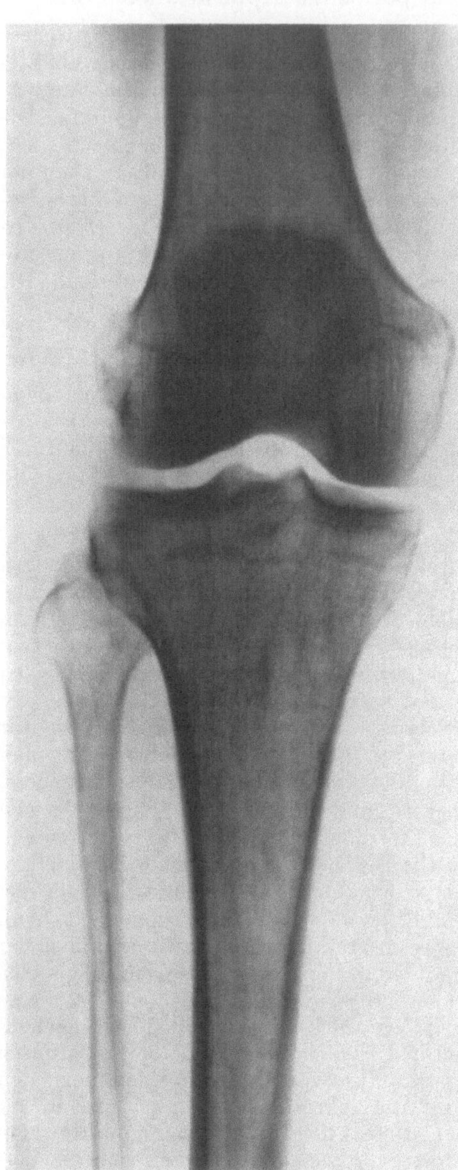

Abb. 117. Diffuse Entkalkung des Knochens mit Verschmälerung der Spongiosabälkchen und Volumenabnahme der Diaphysencompacta (sog. „diffuse Osteoporose") bei autoptisch nachgewiesener Xanthomatosis generalisata osseum. 52jährige Frau

kommen. Das Schädelskelet bleibt in der Regel frei. Die Diagnose kann im allgemeinen durch eine Probeexcision gesichert werden.

Klinisch finden sich normale Calcium- und Phosphorwerte im Serum. Die Störung des Cholesterinstoffwechsels drückt sich in einer *Verschiebung des Verhältnisses von freiem*

Cholesterin zu Cholesterinestern mit einer Vermehrung der Ester aus. Das Gesamtcholesterin muß nicht erhöht sein.

Neben dem Erbleiden gibt es auch weitere Knochenxanthomatosen, die nach entzündlichen reaktiven Retikulosen mit *sekundärer Cholesterinspeicherung* auftreten. In diesem Zusammenhang sind vor allem die Reticuloendotheliosen (s. S. I,375) zu nennen, für die jedoch eine erbliche Komponente noch nicht gefunden oder bewiesen werden konnte. Ferner muß auf die xanthomatösen Herde, die nach einer Lymphogranulomatose des Knochens auftreten können, hingewiesen werden. Als Folge einer generalisierten Knochenmarksxanthomatose kann es zu Osteosklerosen und Hyperostosen kommen.

Differentialdiagnostisch wäre neben dem Morbus Gaucher (s. unten), dem Morbus Hand-Schüller-Christian (der am häufigsten und fast regelmäßig das Schädelskelet befällt, s. S. I,375), vor allem die Osteopathia fibrosa generalisata Recklinghausen abgrenzen (s. S. I,232).

b) Der Morbus Gaucher
(Cerebrosidlipoidose)

Durch eine Störung des *intercellulären Lipoidstoffwechsels* kommt es zu einer *Ansammlung von Cerebrosiden* in den Zellen, vor allem des reticulo-endothelialen Systems. Der Krankheitsverlauf ist chronisch und kann sich über Jahre erstrecken. In etwa einem Drittel der bisher beschriebenen Fälle ist ein familiäres Auftreten festzustellen. Die Erkrankung ist sowohl in aufeinanderfolgenden Generationen als auch nur bei Geschwistern vorgekommen, so daß *neben einem dominanten Erbgang* die Möglichkeit eines *recessiven Erbganges* zu diskutieren ist (v. VERSCHUER). Der Morbus Gaucher ist bei verschiedenen Rassen beschrieben worden, kommt auch in Negerfamilien vor, doch wurde eine gewisse Häufung in Familien jüdischer Rasse gefunden (STRICKLAND). Die Geschlechtsverteilung ist etwa gleich, eine gewisse Bevorzugung des weiblichen Geschlechtes ist in einigen Familien zu erkennen.

Das *histologische Bild* ist charakterisiert durch die sog. *Gaucher-Zellen*, große, runde oder polyedrische Gebilde (20—80 μ groß) mit exzentrisch liegendem Kern und einem zusammengeschrumpften Cytoplasma. Mitosen sind nicht zu finden. Die Zellen degenerieren langsam. Bei dem voll entwickelten Krankheitsbild finden sich diese typischen Zellen im *gesamten Körper*. In der Milz, der Leber und den Lymphknoten sind sie angereichert. Auch im Knochenmark breiten sie sich aus und führen zu den typischen Skeletveränderungen.

In der Regel beginnt die Erkrankung mit einer *Hepatosplenomegalie*, und erst später kommen die Skeletveränderungen hinzu. Schon unmittelbar nach der Geburt können die visceralen Symptome in Erscheinung treten. Sehr selten sind Skeletveränderungen als erstes Symptom beschrieben worden.

Die *im Röntgenbild* erkennbaren Knochenveränderungen werden von dem Stadium oder Alter der Erkrankung bestimmt. Bei Kindern finden sich häufig noch keine deutlichen ossären Veränderungen, die wahrscheinlich überhaupt *erst nach einigen Krankheitsjahren in Erscheinung treten*. Zuerst sind am Skelet *Strukturauflockerungen* in Form einer generalisierten Osteoporose, eine Verschmälerung der Compacta der Diaphysen, besonders an Femur und Humerus, sowie eine unregelmäßige, durch die Absorption und Destruktion der proliferierenden Gaucher-Zellen hervorgerufene Trabekelzeichnung des Markraumes zu finden. In späteren Stadien der Erkrankung kommen schließlich noch *osteosklerotische*, wahrscheinlich *reaktive Prozesse* hinzu. Eine sehr ausführliche Beschreibung der verschiedenen Etappen der ossären Form des Morbus Gaucher verdanken wir STRICKLAND. Durch den Knochenumbau kommt es zu typischen *flaschenartigen Deformierungen und Verbreiterungen im metaphysär-diaphysären Übergang der Knochen*, vor allem des Femurs, aber auch des Humerus, und einem nicht mehr abgrenzbaren Übergang des spongiösen Knochens in die Compacta der Diaphysen (Abb. 118).

Ferner sind *zahlreiche feinfleckige Aufhellungen* gleichmäßig über den Knochen verteilt zu finden, die wie *kleinste cystische Gebilde* aussehen. Krankhaft veränderte Knochenabschnitte können mit gesunden Knochenbezirken abwechseln. So kann eine mehr diffuse Knochenveränderung von einer lokalisierten differenziert werden. In einem Fall mehr diffuser Veränderungen fand sich eine zentrale Marksklerose mit wolkigen Verdichtungen im distalen und mittleren Femurbereich. Die nur selten beschriebene stärkere *Mitreaktion des Periostes* fand STRICKLAND in einigen Fällen insbesondere im proximalen Femurdrittel. Der erkrankte Knochen zeigte jedoch schon schwere Deformierungen

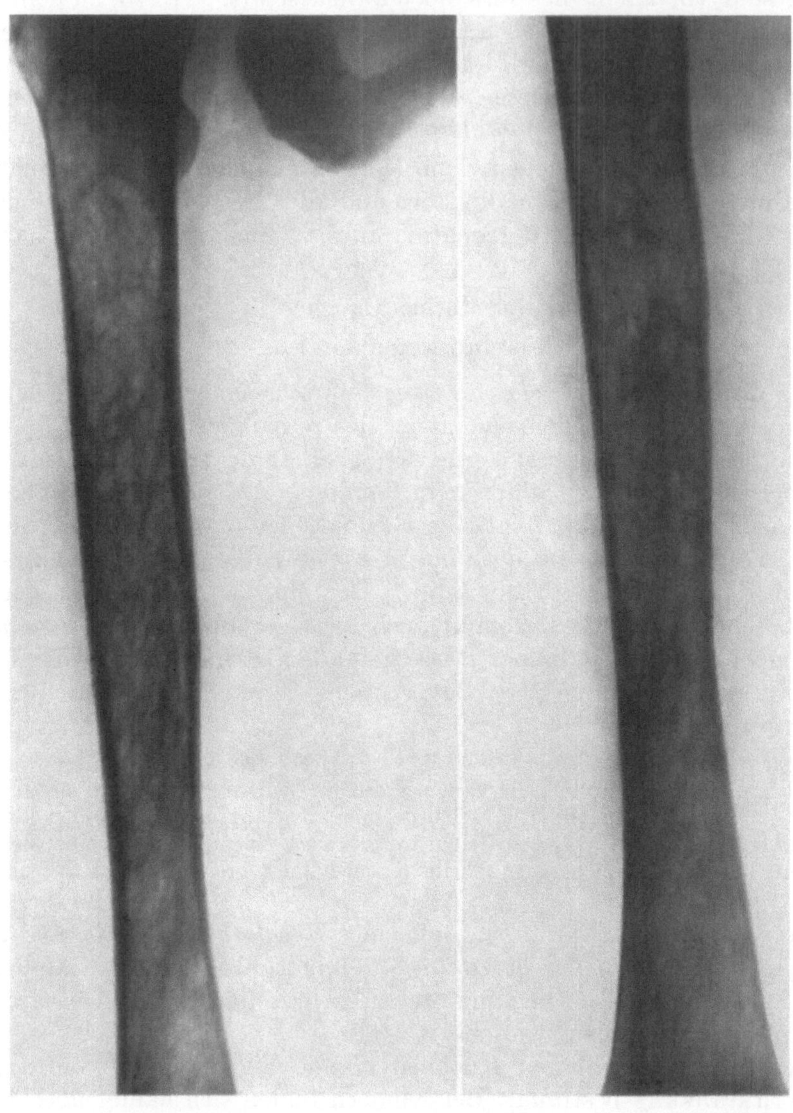

a

Abb. 118a—e. Gröbere Strukturauflockerungen der spongiösen Knochenabschnitte und Verschmälerung der Diaphysencompacta durch Destruktion und Osteolyse des Knochens bei fortschreitendem Morbus Gaucher (a Femur und b Humerus). Die feinfleckigen Aufhellungen sind gleichmäßig über den Knochen verteilt und erinnern an kleine cystische Gebilde (c). Durch fortschreitende Destruktionen des Knochens können Spontanfrakturen auftreten (d). Lokal stärkere Veränderungen kommen vor. Manchmal ist eine Reaktion des Periostes in Form periostaler Auflagerungen zu finden (e). Die Aufnahme des Beckens zeigt, daß die fortschreitende Zerstörung des Knochens sekundär zu arthrotischen Gelenkveränderungen des rechten Hüftgelenkes geführt hat. (Beobachtung von STRICKLAND, 1958)

und Defekte in der Spongiosa, so daß die Periostreaktion durch eine Abhebung des Periostes und sekundäre Mitbeteiligung verständlich wird. Die Diagnose der beschriebenen Fälle konnte durch Punktion und histologische Untersuchung gesichert werden.

Die fortschreitenden Knochenveränderungen können zu *schweren Zerstörungen* besonders im Femurkopfgebiet führen, wodurch perthesähnliche Bilder bei Kindern resultieren.

Die Verwechslungsmöglichkeit ist groß, so daß häufig erst sehr spät die eigentliche Grundkrankheit erkannt wird. Spontanfrakturen oder *pathologische Frakturen* (sog. Ermüdungsbrüche) sind im späteren Stadium der Erkrankung möglich.

Die blasigen Auftreibungen und die Strukturauflockerungen treten recht häufig an den Finger- und Zehenknochen, im Bereich des Oberarmes und Oberschenkels sowie an

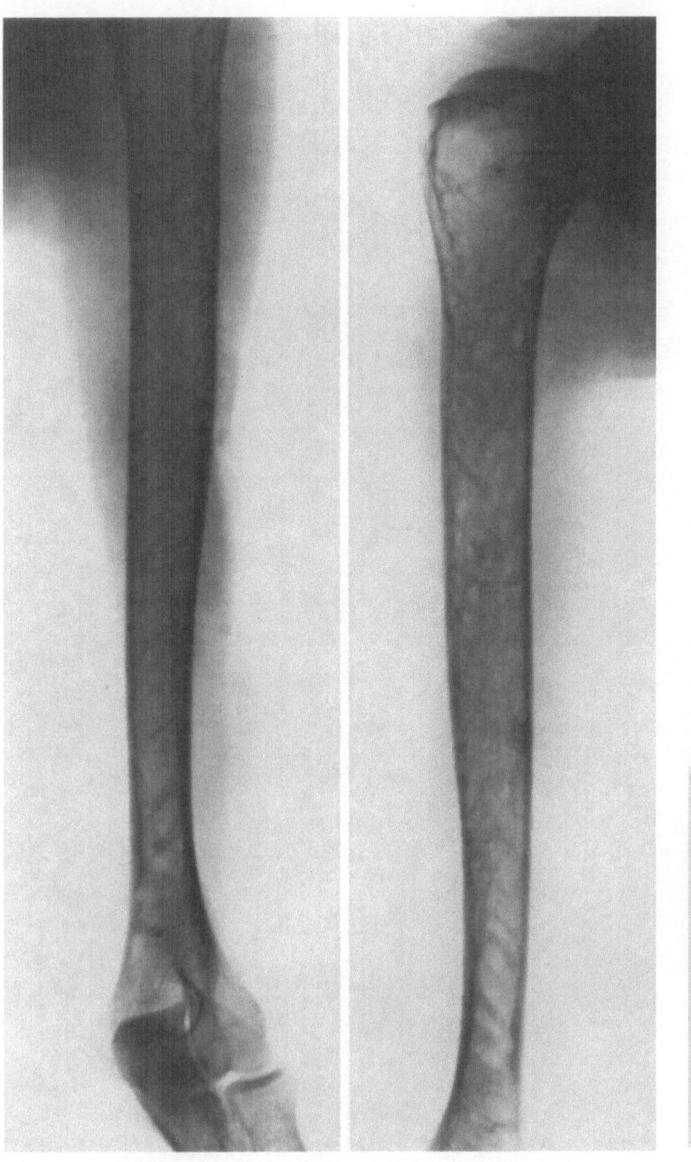

Abb. 118b

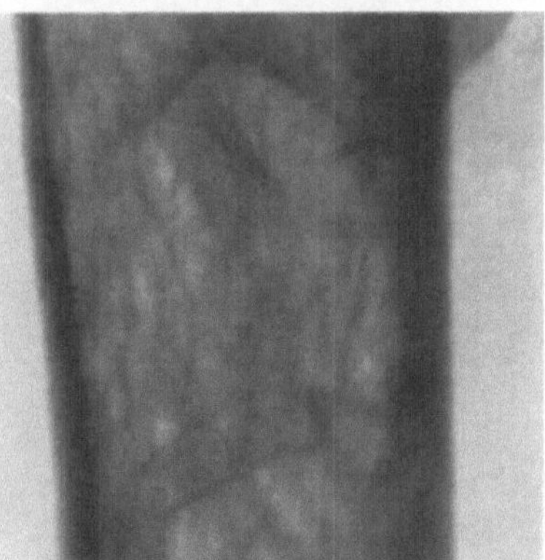

Abb. 118c

Unterarm und Unterschenkel auf. Seltener sind die Wirbelkörper, das Beckenskelet und das Schädeldach betroffen. Die stärkere Einlagerung von Gaucher-Zellmassen führt in den betroffenen Wirbelkörpern zu einer Deformierung oder völligen Zerstörung. Die Bandscheiben bleiben jedoch intakt.

Das klinische Bild ist neben der oft erheblichen *Milz- und Lebervergrößerung* durch eine *Lymphknotenbeteiligung* und hin und wieder durch *Veränderungen im Lungenparenchym* (kleinfleckig-strangförmige Verdichtungen) gekennzeichnet. In ungefähr 60% der Fälle sind typische *Hautpigmentationen* von braungelblicher Farbe zu finden, die häufig symmetrisch auftreten. Die Pigmentationen sind im *Gebiet der Unterschenkel* gut erkennbar und hin und wieder die ersten Symptome des Morbus Gaucher.

In *fortgeschrittenen Stadien* der Erkrankung sind die *Leberfunktionsproben von Bedeutung und können pathologische Werte* ergeben.

Durch die *Röntgenbestrahlung* soll eine *Besserung des Zustandes* möglich sein. Die Heilung einer Fraktur beim Morbus Gaucher nach intensiver Strahlenbehandlung hat DAVIES beschrieben. *Die Prognose ist nicht ungünstig.*

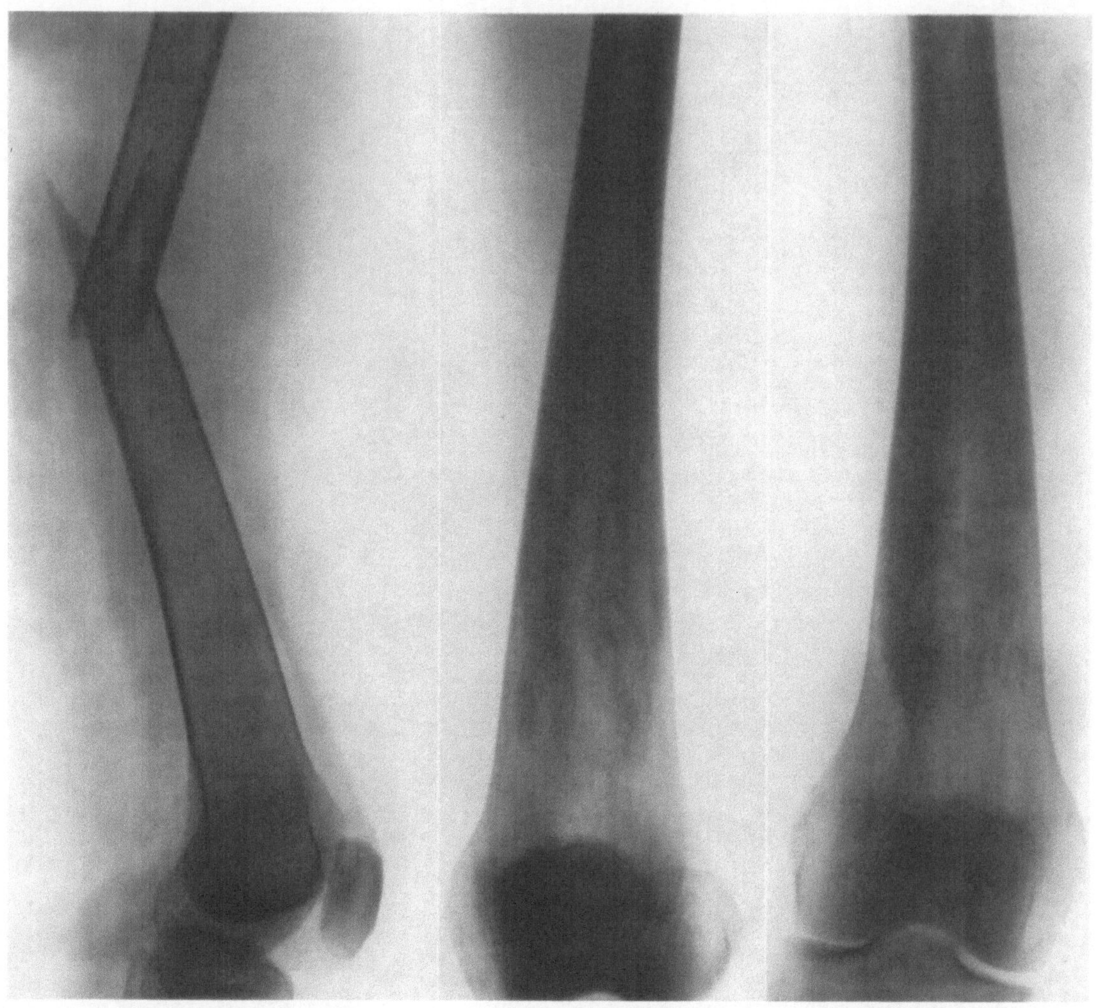

Abb. 118d

Differentialdiagnostisch müssen vor allem Systemerkrankungen des Knochens, die mit einer Osteoporose einhergehen, abgegrenzt werden. Leukosen, luische Veränderungen und die Gelenkstuberkulose lassen sich häufig schwer abgrenzen. Kleine Metastasen oder das Cushing-Syndrom können ähnliche Symptome hervorrufen. Im Kindesalter muß die Cooley-Anämie abgegrenzt werden, doch finden sich bei dieser Krankheit häufiger Schädelaffektionen und eine Beteiligung der Metacarpalia.

c) Die Phosphatid-Speicherkrankheiten

In diese Gruppe gehört die *Niemann-Picksche Krankheit,* die durch eine Retention und Anhäufung von *Sphingomyelinen* hervorgerufen wird. Die Kinder sterben sehr früh. Das bedeutsamste Symptom ist eine Hepatosplenomegalie. Es handelt sich um ein recessives Erbleiden.

Eine sehr seltene Form der Erkrankung wurde von PFÄNLER bei Erwachsenen (zwei Brüdern) beobachtet. Der klinische Befund konnte durch die Autopsie bestätigt werden.

Eine Speicherkrankheit, die vornehmlich das Gehirn befällt, ist die *amaurotische Idiotie*, bei der ein Lipoidgemisch isoliert werden konnte (vorwiegend *Ganglioside*). Für diese Erkrankung wird ein *recessiver Erbgang* vermutet. Skeletveränderungen sind bisher nicht bekanntgeworden.

Die bei der *Dysostosis multiplex Pfaundler-Hurler* erhobenen, etwas ungewöhnlichen Befunde einer Speicherung von Lipoiden hat dazu geführt, diese Erkrankung auch zu den „Speicherkrankheiten" zu rechnen. Die Erkrankung ist unter den Dysostosen abgehandelt (s. S. I,74). In diesen Formenkreis gehört ferner die *Adipositas dolorosa* und die *Lipodystrophia progressiva*.

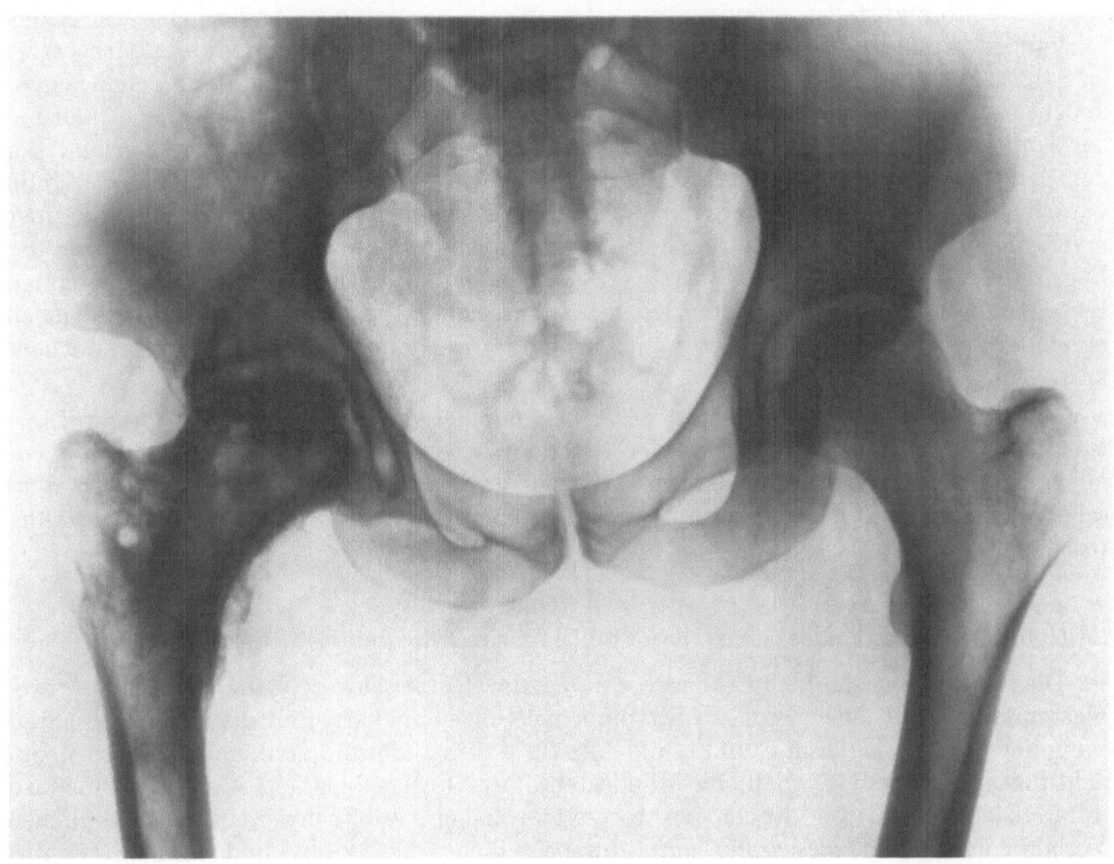

Abb. 118e

d) Erbliche Störungen des Eiweißstoffwechsels

In diese Krankheitsgruppe wäre *die Alkaptonurie* zu rechnen, bei der durch ein Fehlen der Homogentisinase der Endabbau der Homogentisinsäure gestört ist und diese im Urin ausgeschieden wird. Häufig ist eine *Retention der Homogentisinsäure* im Körper festzustellen und ihre *Speicherung in den knorpligen Organen* und im Bindegewebe nachzuweisen. Dieses Syndrom wird als *Ochronose* bezeichnet. In der Regel bleibt es bei einer harmlosen Störung der Urinausscheidung. Die Homogentisinsäure bildet zusammen mit dem Luftsauerstoff ein braunes Pigment (Alkapton), wodurch die auffällige Färbung des Urins erklärt wird. Es wird ein *einfach dominanter Erbgang angenommen*, nur *selten wurde ein recessiver Erbgang* nachgewiesen.

In diesen Formenkreis gehören auch die Krankheitsbilder, die durch einen *gestörten Cystin-Stoffwechsel* charakterisiert sind. Die Cystinurie als reine renale Störung läßt eine Beteiligung des Skeletsystems nicht erkennen, während die Cystinspeicherkrankheit mit oft tödlichem Ausgang zu *schweren dystrophischen Erscheinungen am Skelet mit Zwergwuchs* führen kann. Familienuntersuchungen haben gezeigt, daß die Cystinspeicherkrankheit mit renalem Zwergwuchs einem *einfach recessiven Erbgang* folgt.

10. Die hereditären Anämien

Die engen Wechselbeziehungen zwischen Knochengewebe und Knochenmark lassen im Erkrankungsfalle einer dieser beiden in Symbiose lebenden Gewebe zwangsläufig die

Beeinträchtigung und Reaktion des anderen Gewebes erwarten. Das Zusammenspiel der verschiedenartigen Funktionen und ihrer krankhaften Abweichungen ist bisher noch wenig bekannt. Wir wissen, daß solche Erkrankungen, die mit einer Hyperplasie des Markgewebes einhergehen, einen Strukturumbau des Knochens im Sinne einer Strukturauflockerung induzieren, während eine fibröse Umwandlung des Knochenmarkes recht oft der Beginn einer osteosklerotischen Strukturverdichtung sein kann. In den Anfangsstadien der Erkrankung wird das Röntgenbild die Transformation des Knochens nicht überzeugend darzustellen erlauben, doch lassen sich geringfügige Änderungen der Kalksalzkonzentration im Gesamtvolumen des Knochens durch Bestimmung des Apatitwertes (s. S. I,216ff.) schon vor dem Auftreten makroskopischer Knochenveränderungen erfassen. Jeder geringfügige Knochenabbau oder Knochenanbau muß sich auch in einer Änderung der Kalksalzkonzentration im Gesamtvolumen eines Knochens zu erkennen geben. Bei den verschiedenen Formen der hereditären Anämien nimmt der Prozeß seinen Ausgang vom Knochenmark und erstreckt sich auf alle Knochen des Skeletes, so daß von einer myelogenen Osteopathie (MARKOFF) gesprochen werden kann. Von GÄNSSLEN wurde der Begriff der „hämatischen Dysplasie" für die bei hämolytischen Anämien auftretenden Knochenveränderungen geprägt. Demgegenüber handelt es sich bei den „osteogenen Myelopathien" (ROHR) um eine Primärerkrankung des Knochens (z. B. Marmorknochenkrankheit).

Das Röntgenbild des Knochens zeigt bei den hereditären Anämien in erster Linie Strukturauflockerungen in Form einer Osteoporose oder einer Transformation, die vor allem am Schädelknochen zu charakteristischen Veränderungen der Diploe (sog. Bürstenschädel) führt. Es kommen aber auch gröbere osteolytische Prozesse oder reaktive Sklerosen vor.

a) Die Cooley-Lee-Anämie

(Mittelmeeranämie, Thalassaemia major und Thalassaemia minor — Rietti-Greppi-Micheli)

Die Erkrankung stellt ein Erbleiden dar, das durch eine schwere, hämolytische Erythroblastenanämie mit einem großen Milztumor gekennzeichnet ist. Seit der ersten Beschreibung der Krankheit durch COOLEY und LEE im Jahre 1925 sind zahlreiche weitere Beobachtungen mitgeteilt worden, die mindestens zwei unterschiedliche Verlaufsformen zu differenzieren gestatten. Neben der recessiv-erblichen, sehr schweren, meist tödlichen Verlaufsform, der *Thalassaemia major* (ursprünglich von COOLEY und LEE mitgeteilt), konnte eine dominant erbliche, weniger schwere Krankheitsform, die *Thalassämia minor* abgetrennt werden. In den letzten Jahren sind ausgesprochene Verlaufsformen nicht nur bei Kindern, sondern auch bei Erwachsenen beschrieben worden (CAFFEY). Unter den Erwachsenen kranker Familien ist eine größere Anzahl latenter Träger dieser Krankheit entdeckt worden (VALENTINE und NEEL; SILVERSTRONI und BIANCO). Es sind zahlreiche unterschiedliche Typen einer abnormen Hämoglobinstruktur der Erythrocyten analysiert worden. Neben dem Hämoglobin F und dem Hämoglobin S sind das Hämoglobin C, D und E bekannt geworden (CAFFEY).

Die Cooley-Anämie wurde zuerst bei den Kindern griechischer und italienischer Einwanderer in Amerika beobachtet. Die verschiedenen Formen dieser familiären hämolytischen Anämie kommen im Mittelmeerbereich, aber auch bei anderen Rassen (z. B. Chinesen) vor. Der hämatologische Befund ist charakteristisch. Es finden sich alle Formen der Proerythrocyten, Makroblasten und orthochromatischen Normoblasten der Reifungsreihe der Erythrocyten. Die Zellen sind meist sehr groß (Schießscheibenzellen — „Target-cells") oder auch oval geformt (Ovalocyten). Die Zellen lassen an Megaloblasten denken, obgleich es sich nicht um solche handelt. Ferner finden sich eine basophile Tüpfelung der Erythrocyten und kleine Zellformen (Fragmentocyten oder Schistocyten). Die osmotische Resistenz der Erythrocyten ist erhöht, die mechanische ist vermindert.

Bei der milderen Form der Thalassämia minor ist eine ansteigende osmotische Resistenz der roten Blutkörperchen, ein Zunehmen der basophilen Tüpfelung, eine milde, hypochrome, makrocytäre Anämie, eine größere Zahl ovaler und diskusförmiger Zellen zu finden. Solche leichten Formen waren noch bei Erwachsenen im 4. und 5. Lebensjahrzehnt familiär gehäuft zu finden (MARCH, SCHLYEN und SCHWARTZ; POLOSA und FERRARI; CAFFEY). Die Anamnese reicht bei diesen Erwachsenen häufig bis in die Kindheit zurück. Bei der Thalassaemia minor sind Knochenveränderungen seltener und ein Milztumor kann fehlen.

Das *Röntgenbild* des Knochens zeigt in erster Linie eine starke Markhyperplasie mit einer Verbreiterung der Markräume, Strukturauflockerung der Spongiosa, Verschmälerung der Diaphysencompacta und Atrophie der Corticalis. Häufig ist das Schädelskelet befallen, wobei die Tabula interna und externa sehr dünn werden, während der Markraum breit ist (Abb. 119). Im späteren Stadium der Erkrankung, insbesondere bei Kindern und jungen Menschen, kommt es durch eine Transformation der Diploespongiosa zu einem wabenartigen Bild und dem „Bürstenschädel". Die Tabula externa weist primär eine Usurierung

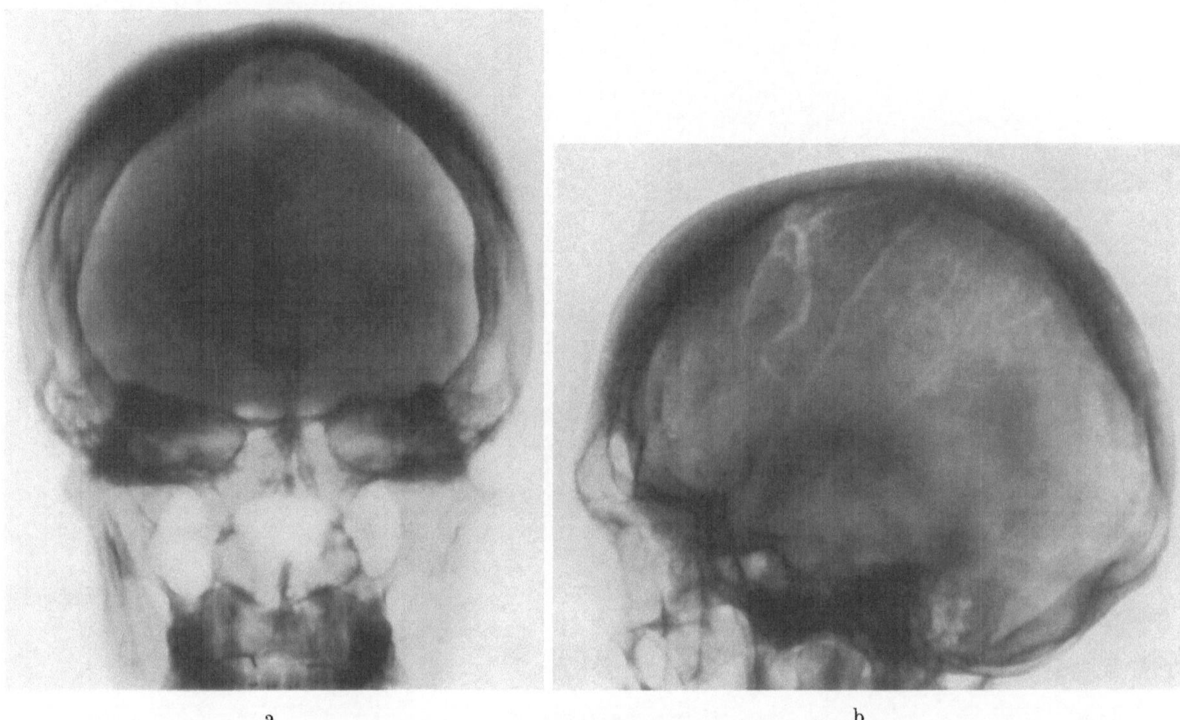
ab

Abb. 119a u. b. Strukturveränderungen der Schädelkalotte mit Transformation der Tabula interna und externa, die sehr dünn sind, und Verbreiterung des Markraumes bei hereditärer Anämie (Cooley-Lee-Anämie)

und erst später eine Verdickung und Spiculabildung auf (Abb. 120). Die schwere Form der Cooley-Anämie verläuft tödlich. Bei den leichten Formen kann es im Knochen besonders älterer Menschen zu reaktiven Sklerosen kommen, die insbesondere im Bereich des Beckenskeletes und der Wirbelsäule zu palisadenförmigen Strukturen Anlaß geben und an eine „hypertrophische Atrophie" (UEHLINGER), wie sie in ähnlicher Weise auch bei Hämangiomen vorkommt, erinnern.

Der *Schädelknochen* läßt in höherem Lebensalter bei konstanter Zunahme der Kalottendicke fein- und grobmaschige Transformationen der Diploespongiosa erkennen, wodurch das Bild des „Bürstenschädels" der Kinder langsam verschwindet. Die Spongiosa der Beckenschaufeln und der Schulterblätter zeigt eine streifige Zeichnung. Am Schädelskelet fehlt meist die Verdickung des Knochens im Bereich des Os occipitale. Im Laufe des Wachstums können ein stärkeres Hervortreten des Oberkiefers mit einem „Überbiß" bei kleinem Unterkiefer und eine unvollständige Pneumatisation der Nasennebenhöhlen, besonders der Kieferhöhlen resultieren.

Die Knochenveränderungen werden dort deutlicher, wo eine lokalisierte Tumorbildung des roten Markes das Knochengewebe verdrängt. Im allgemeinen führen die rarefizierenden

Skeletveränderungen nicht zu Spontanfrakturen oder Umbauzonen (Zerrüttungszonen),
da die Erkrankung in Schüben verläuft und die Umbauprozesse nur langsam fortschreiten.
Periostale Reaktionen fehlen meist. Kommt es jedoch zu einer stärkeren Zerstörung von
Knochengewebe, so treten pathologische Frakturen insbesondere bei Kindern auf. Es
sind Wirbelfrakturen, Femurfrakturen und im Erwachsenenalter auch Fibulafrakturen

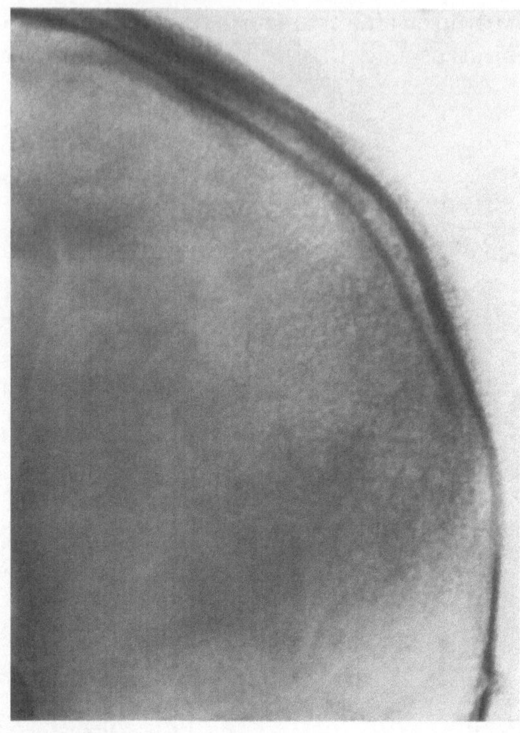

a

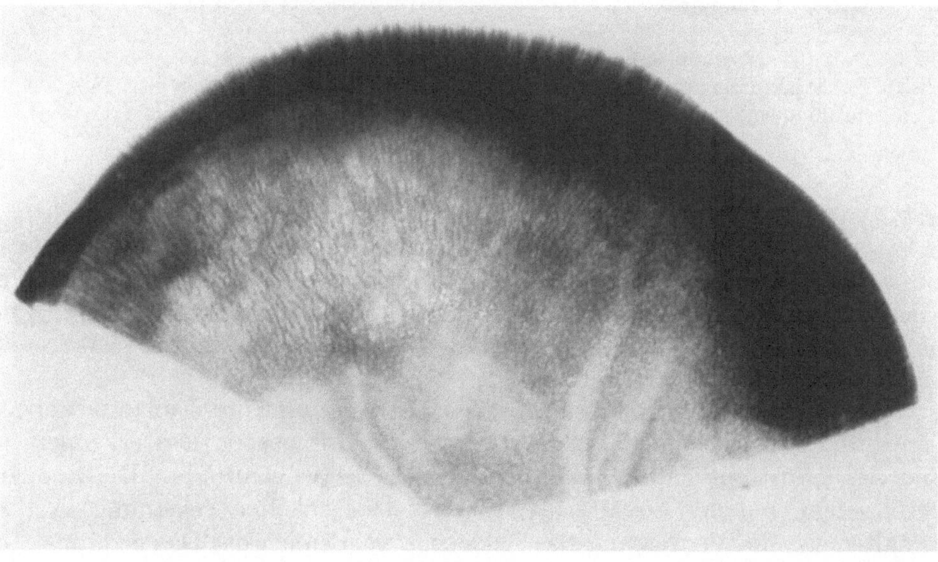

b

Abb. 120a—d. Usurierung der Tabula interna, Verdickung und Spiculabildung bei Cooley-Lee-Anämie (a).
Im Präparat-Röntgenbild des Schädelknochens (b) und der Aufsicht des Längsschnittes sind die Strukturveränderungen des Schädelknochens noch deutlicher erkennbar (c), die zu der Bezeichnung Bürstenschädel
oder Waben-Knochen geführt haben (d). (Beobachtung: J. SEUSING)

und Frakturen der Metatarsalia und des Radius bekannt geworden (CAFFEY). Tumorähnliche Knochenneubildungen sind an den Rippen zu finden.

Die *Rückbildung* der Knochenveränderungen während der Pubertät und im Laufe des
Alterungsprozesses ist überall dort, wo das rote Knochenmark während des Lebens erhalten bleibt — z. B. im Schädelknochen, in der Wirbelsäule und im Beckenskelet — weniger

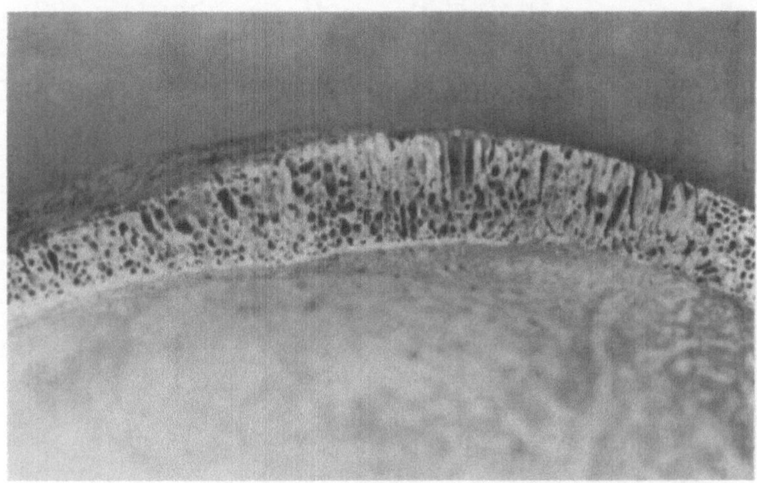

Abb. 120c

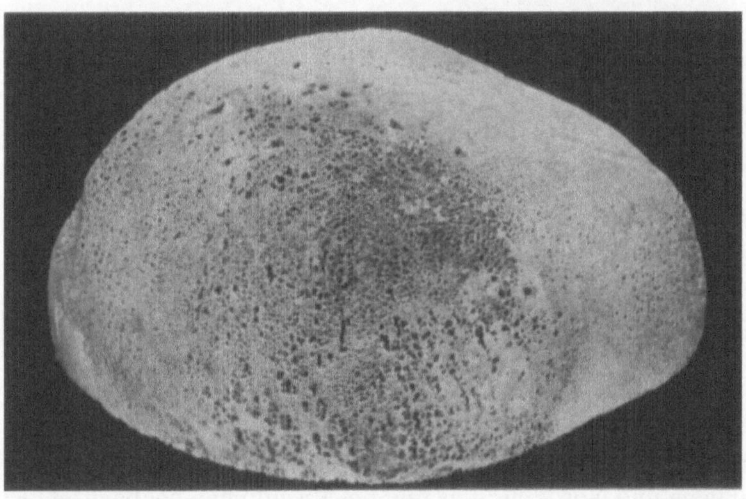

Abb. 120d

deutlich, so daß in diesen Knochen noch sehr lange die charakteristischen Strukturen vorhanden sind.

Das *klinische Bild* ist durch rheumatische Knochenschmerzen, eine blaßgelbe Haut-
farbe (Ikterus), die Hepatosplenomegalie, die hypochrome Anämie mit Erythroblastose,
eine erhöhte Blutkörpersenkungsgeschwindigkeit und häufig eine Urobilinurie gekennzeichnet. Nicht selten ist eine allgemeine Schwäche, genitaler Infantilismus, der sich auch
psychisch ausdrückt, und als weitere ungewöhnliche Komplikationen werden Pleura- und
Perikardergüsse, Unterschenkelgeschwüre sowie Gallensteine beschrieben. Bei Erwachsenen ist ein Anstieg des Harnsäurespiegels im Blut mit Nierensteinbildung und Arthritis
bekannt geworden.

Die *therapeutische Beeinflussung* ist schwierig. Bluttransfusionen sollen eine kurze Besserung des Leidens und die Cortison-Behandlung einen günstigeren Verlauf einleiten können. Die Behandlung mit Vitaminpräparaten, Leber- und Hormonpräparaten war erfolglos. Eine Röntgenbestrahlung ist nicht sinnvoll.

b) Die Sichelzellanämie

Die Sichelzellenanämie wurde erstmals von HERRICK 1910 beschrieben. Es handelt sich um eine autosomal dominant erbliche Erkrankung, die meist schon bei Kindern und Jugendlichen in Erscheinung tritt, während sie bei Erwachsenen — also relativ spät —

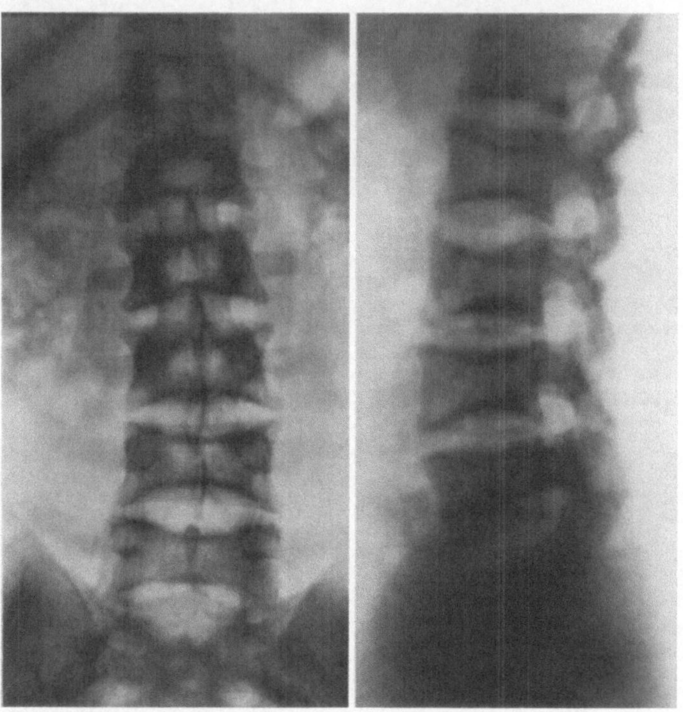

Abb. 121. Grobsträhnige, dichte Spongiosastruktur und sehr dichte Deckplatten der Wirbelkörper, die etwas wellig begrenzt und deutlich eingedellt sind, so daß eine bikonkave Höhenverminderung resultiert. 23jähriger Mann. (Beobachtung H. ELLEGAST, Salzburg)

seltener gefunden wird. Die Krankheit wird bei der Negerbevölkerung Ost- und Westafrikas, Westindiens und Nordamerikas und bei Mischlingen beobachtet. Etwa 7—10 % der nordamerikanischen Neger tragen die Anlage zu dieser Erkrankung in sich (heterozygote Form), während nur 0,6 % der Neger an der Sichelzellenanämie erkranken (homozygote Form). Die Befunde an prähistorischen Schädeln lassen vermuten, daß auch unter Mayas und Inkas diese Krankheit vorkam.

Die Erkrankung ist charakterisiert durch eine sichelähnliche Verformung der roten Blutkörperchen, die unmittelbar nach der Blutentnahme und besonders deutlich bei Sauerstoffmangel in Erscheinung tritt. Im strömenden Blut sind die Blutkörperchen nicht verformt. Die osmotische Resistenz der roten Blutkörperchen ist erhöht, kann aber auch normal sein.

Von PAULING u. Mitarb. wurde festgestellt, daß das Hämoglobin der Kranken mit einer Sichelzellanämie eine abnorme elektrophoretische Wanderungsgeschwindigkeit aufzeigt. Dieses als Hämoglobin S bezeichnete Hämoglobin ist in seiner reduzierten Form schlecht löslich und führt zur Ausbildung langer, als Taktoide bezeichneter Molekülketten, die für die unter bestimmten Bedingungen auftretende Formveränderung der Erythrocyten verantwortlich sind. Das abnorme Verhalten des

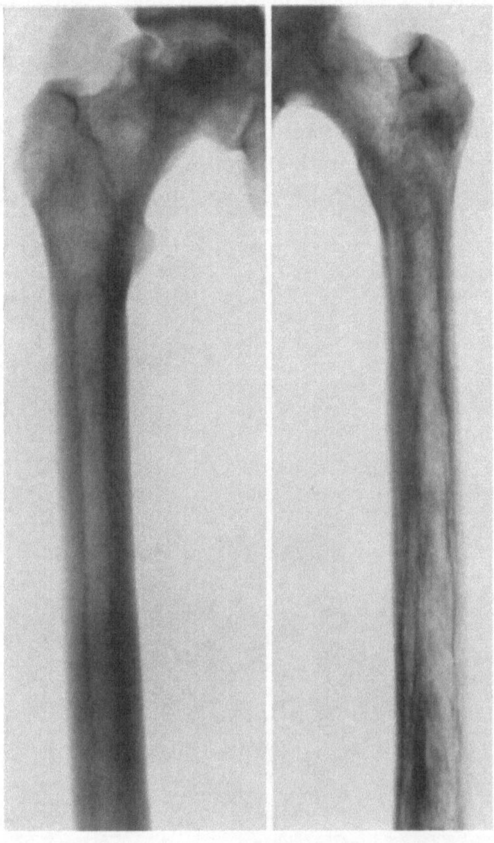

a

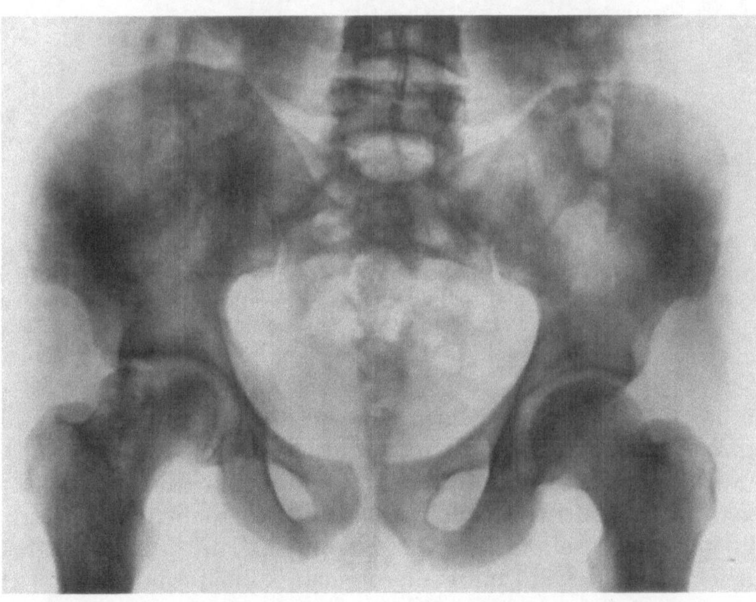

b

Abb. 122a u. b. Transformation der Röhrenknochen mit nebeneinander ablaufenden Abbau- und Anbauprozessen. Spongiosierung links und Verdickung der Diaphysencompacta mit Einengung der Markhöhle rechts (a). Grobsträhnige, fleckig verdichtete Spongiosa des Beckenskeletes. Zustand nach Infarkt im rechten Femurkopf mit umschriebener Nekrose und Deformierung (b). Der Schädelknochen war bei dieser Beobachtung von H. ELLEGAST, Salzburg, nicht beteiligt

Hämoglobin S ist auf den Austausch einer einzigen Aminosäure in der Beta-Peptidkette des Globinmoleküls zurückzuführen. Die Erkrankung gehört zu den „Molekular-Diseases". Die Sichelzellanämie ist in die große Gruppe der Hämoglobinopathien einzuordnen.

Die *Röntgenuntersuchung* zeigt als besonders charakteristisches Zeichen am Os parietale des Schädelknochens Osteoporosen und Hyperostosen, insbesondere eine Nahthyperostose. Eine Verbreiterung der Schädeldiploe mit Spiculabildungen („Bürstenschädel") ist nicht regelmäßig festzustellen (ELLEGAST und DEUTSCH). Die Entwicklung eines Turmschädels ist nach EHRENPREIS und SCHWINGER nur in 8 % der Erkrankungsfälle zu finden.

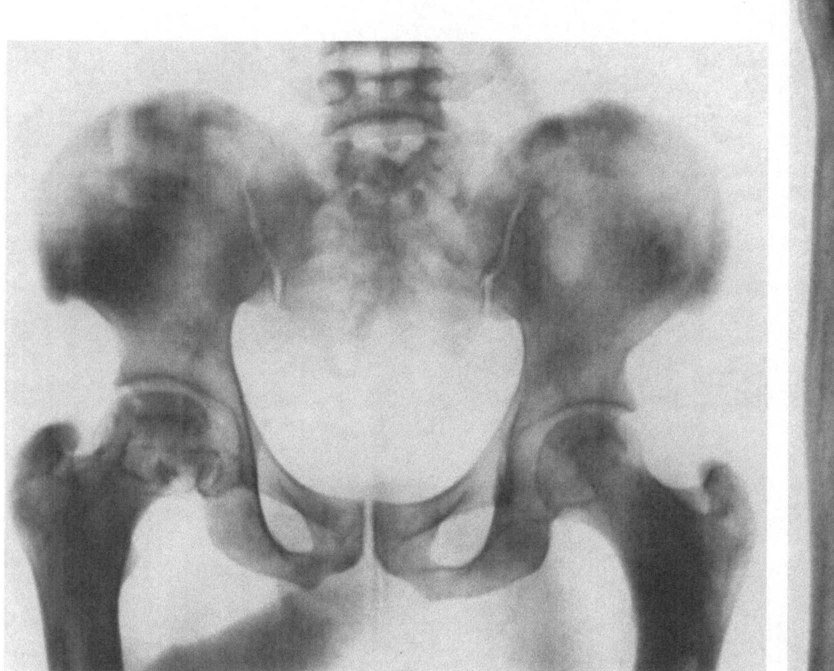
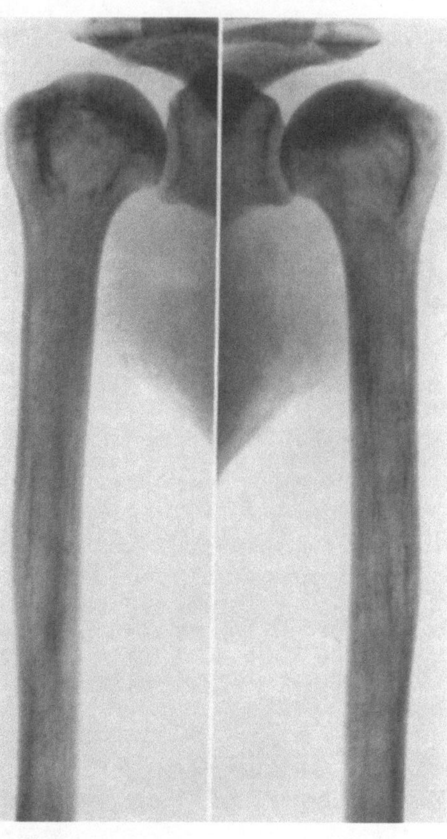

a   b

Abb. 123a u. b. Transformation und wolkige Verdichtungen des Beckenskelets. Eigenartige Sklerosen und Cysten im Bereich der Hüftgelenke bei Sichelzellanämie (a). Streifen- und bandförmige Sklerosen im Humerus beiderseits insbesondere der Humeruskopfspongiosa als Ausdruck von Knocheninfarkten (b). (Beobachtung H. ELLEGAST, Wien)

Im Bereich des übrigen Skeletes, insbesondere an der Wirbelsäule und den Extremitätenknochen (WINTROBE) fällt eine Strukturauflockerung im Sinne der Osteoporose auf. Die statische Insuffizienz führt zu Fischwirbelbildungen und Plattwirbeln (Abb. 121). An den Röhrenknochen sind Abbau- und Anbauprozesse nebeneinander zu finden, so daß ein buntes Bild die Folge sein kann. Die Compacta kann aufgetrieben und sehr dünn sein, während die Spongiosa einzelne sklerotische Bälkchen aufweist (Abb. 122a). Verkrümmungen und Verformungen der Extremitätenknochen sind bekannt. Andererseits können die Röhrenknochen eine erhebliche Verdickung der Diaphysencompacta mit Einengung der Markhöhle erfahren. Pathogenetisch kann das bunte Bild des Knochens mit der veränderten Blutviscosität erklärt werden, die zu Stauungen, schließlich Infarkten und Thrombosen führen kann. Als Folgezustände dieser Infarkte treten im Epiphysen- und Metaphysenbereich nicht selten aseptische Nekrosen auf (Abb. 122b), die am Humerus und Femurkopf der Perthesschen Krankheit ähnlich sind (MOSELEY und MANLY; ELLE-GAST und DEUTSCH). Bei sechs Kranken fanden REICH und ROSENBERG dreimal aseptische Knochennekrosen. Unregelmäßige, fleckige Sklerosen der Spongiosa sind nachzuweisen (Abb. 123). Die Zeichen eines Infarktes am Knochen haben PROWLER und SMITH beschrieben. Eine andere Folge der Knocheninfarkte sind osteolytische Herde, die nach einer Sekundärinfektion zu einer schweren Osteomyelitis führen können. Bei Negerkindern mit einer Sichelzellanämie fanden HUGHES und CARROLL Staphylococcus aureus und Salmonellen verschiedener Gruppen in osteomyelitischen Herden. An den kurzen Knochen sind periostale Reaktionen und osteoklastische Prozesse nicht selten (MIDDLEMISS).

Die Erkrankung beginnt meist im Kleinkindes- oder Säuglingsalter, so daß bei Erwachsenen zahlreiche Komplikationen erwartet werden können. Als Folge der chronischen Anoxämie des Myokards fand TORI in 40% der Krankheitsfälle eine Herzvergrößerung, während EHRENPREIS und SCHWINGER in 91% Herzdilatation feststellten. Die Sichelzellanämie kann mit und ohne eigentliche Anämie vorkommen. Die häufigen Thrombosen kleiner Gefäße können zu pneumonieähnlichen Bildern der Lunge führen. Die Hepatosplenomegalie weist in 50% der Erkrankungen eine Verkalkung der Milz auf. Gallensteine sind selbst im jugendlichen Alter nicht selten (CARROLL, ELLEGAST und DEUTSCH). Hämolytische Krisen mit Milztumor und Ikterus wurden beobachtet. Es kommen auch abdominelle Koliken, hin und wieder Geschwüre an den Beinen und Gelenkschwellungen vor. Die Erkrankung kann mit Mißbildungen der Extremitäten vergesellschaftet sein.

Die *Prognose* der Erkrankung ist zweifelhaft. Die Milzexstirpation soll vorübergehend eine Besserung bewirken können.

C. Die erworbenen, generalisierten Osteopathien

Zu den generalisierten und systematisierten Osteopathien gehören erworbene Knochenerkrankungen, die das gesamte Skeletsystem betreffen und mit einer *Abnahme* oder *Zunahme* der eigentlichen Knochenmatrix im Organ „Knochen" einhergehen und eine Änderung der Kalksalzkonzentration der Tela ossea zur Folge haben können. Über die angeborenen, hereditären generalisierten Osteopathien ist in dem Kapitel der Erbkrankheiten des Knochens berichtet worden. Die Pathogenese der erworbenen generalisierten Osteopathien ist unterschiedlich, und oft liegt die primäre Störung nicht im Knochen selbst, sondern in einem anderen Organ oder Organsystem, z. B. den innersekretorischen Drüsen, der Niere, dem Intestinaltrakt u. a. Es ist daher sinnvoll, diese für die klinische Medizin so bedeutungsvolle Gruppe der Knochenkrankheiten — soweit dies möglich ist — nach pathogenetischen Gesichtspunkten darzustellen. Bei manchen dieser Osteopathien stehen die krankhaften Vorgänge in der Tela ossea im Vordergrund, bei anderen die Erkrankungen des Knochenmarkes oder der Blutgefäße und Nerven, während das Knochengewebe nur sekundär beteiligt ist.

I. Allgemeines

Die Erkennung und richtige Einordnung einer generalisierten Osteopathie gelingt meist nicht allein mit Hilfe der Ergebnisse röntgenologischer Untersuchungen. Eine Sicherung der Diagnose erlauben erst die Laboratoriumsuntersuchungen insbesondere des Serum-Calcium, Serum-Phosphor und der alkalischen Phosphatase, die Urin- und Blutbefunde, die Blutsenkungsgeschwindigkeit und in manchen Fällen die Knochenbiopsie.

Calcium und Phosphat stehen im Blut in einem konstanten Verhältnis zueinander, und das Produkt aus Calcium- und Phosphatgehalt (10 mg-% $\times$ 3,5 mg-%) beträgt beim Erwachsenen 30—40; im Wachstum liegt es etwas höher. Die wichtige Aufgabe, dieses Verhältnis konstant zu halten, kommt insbesondere den Nebenschilddrüsen zu.

Andererseits wird die Funktion der Nebenschilddrüsen vom Calcium- und Phosphatgehalt des Blutes gesteuert, dem ferner wichtige Aufgaben bei der Erhaltung der Isoionie und Isohydrie des Blutes zufallen.

Die anorganische Knochensubstanz dient dem Organismus als bedeutsames „Basenreservoir" (RAAFLAUB), das über die regulierenden Mechanismen des Parathormons der Nebenschilddrüse das Säure-Basen-Gleichgewicht konstant hält. Bei jeder metabolischen Acidose kann die ossäre wie die renale Wirksamkeit des Parathormons die Alkali-Reserve des Blutes und der extracellulären Flüssigkeit regenerieren, ohne daß es zu einem pathologischen Geschehen kommt. Erst dann, wenn eine protrahierte, renale Acidose das Basenreservoir der Knochenmineralien stärker in Anspruch nimmt, muß es zu einer massiven Entkalkung des Skeletes, z. B. der *renalen Osteopathie* (Osteodystrophia renalis)

Tabelle 2. *Abweichungen im Mineralhaushalt bei erworbenen, generalisierten Osteopathien*

	Serum-Ca	Anorg. P. im Serum	Alkalische Phosphatase	Calciurie	Ca-Bilanz
Primärer Hyperparathyreoidismus mit Skeletbeteiligung	↑	↓	↑	↑	∅
Sekundärer Hyperparathyreoidismus (renale Osteodystrophie)	↔ ↓	↑	↔ ↑	↔ ↑	↔ ∅
Senile Osteoporose	↔	↔	↔	↔	↔
Morbus Cushing	↔	↔	↔	↔ ↑	∅
Hyperthyreose	↔	↔	↔	↑	↔ ∅
Hypothyreose	↔	↔	↔	↔	↔
Akromegalie	↔	↔	↔	↔ ↑	↔ ∅
Diabetes mellitus (mit Acidose)	↔ ↑	↔ ↑	↔ ↑	↔ ↑	↔ ∅
Osteomalacie	↔ ↓	↔ ↓	↑	↑	∅
Hunger-Osteopathie	↔	↔	↔	↔	↔ ∅
Osteoporose infolge Resorptionsstörung	↔	↔	↔ ↑	↔ ↑	↔ ∅
Hepatogene Osteopathie	↔	↔	↔ ↑	↔	↔ ∅
Osteoporose bei Kollagenosen	↔	↔	↔	↔ ↑	↔ ↓
Plasmocytom	↔ ↑	↔ ↑	↔ ↑	↔ ↑	↔

↔ = normal; ↑ = erhöht; ↓ = vermindert.

kommen, die auch röntgenologisch nachweisbar wird. Das Säure-Basen-Gleichgewicht des Blutes ist also für den Calciumstoffwechsel und somit für den Knochen als größtem Calcium-Depot von Bedeutung. Der Mineralstoffwechsel kann über Verschiebungen im Säure-Basen-Gleichgewicht erheblich beeinflußt werden und eine Reaktion der Nebenschilddrüsen auslösen. Über welche Mechanismen sich die Epithelkörperchen dem veränderten Kalkstoffwechsel anpassen, ist noch nicht völlig geklärt; doch konnte eine übergeordnete Steuerung durch die Hypophyse bisher nicht erwiesen werden. FANCONI meint, daß im Sinus caroticus Chemoreceptoren über nervöse Impulse einen Einfluß auf die Parathyreoidea haben könnten. Der Calcium- und Phosphat-Stoffwechsel hängt ferner von der Funktion des Magen-Darm-Kanals und seiner Anhangsdrüsen (Leber, Pankreas) sowie der Funktion der Nieren als den das Calcium und Phosphat aufnehmenden und ausscheidenden Organen ab. Jede Störung an irgendeiner Stelle des komplizierten Gesamtsystems wird zu einer komplexen Reaktion führen müssen, die auch den Knochenanbau und -abbau beeinflußt (Abb. 124). Über die Veränderungen im Blutchemismus und die wichtigsten Laborbefunde gibt Tabelle 2 Auskunft. Auf die Vorgänge beim Einbau der Kalksalze in die Knochenmatrix und bei der Herauslösung infolge einer Knochenerkrankung wurde bereits eingegangen (s. S. I,6ff.). An der großen Oberfläche der Hydroxylapatitkristalle sind unter anderem Calcium- und Phosphat-Ionen angelagert, die als mobile Calciumreserve jederzeit zur Verfügung stehen. Strukturveränderungen des Knochens treten erst dann auf, wenn unter pathologischen Bedingungen die Knochenmatrix selbst abgebaut bzw. zerstört wird oder eine Entkalkung erfährt (s. S. I,11ff.).

Über die Art und den Grad der Beteiligung des Knochengewebes bei solchen Erkrankungen vermag am Lebenden die Röntgenuntersuchung des Skeletes (WEISS, ELLEGAST, HEUCK und SCHMIDT) oder die Knochenbiopsie (BARTELHEIMER und SCHMITT-ROHDE) Aussagen zu machen, die jedoch begrenzt sind. Die Beurteilung einer Osteopathie muß einmal nach der *Ausdehnung* des pathologischen Prozesses im Gesamtskelet, zum anderen nach dem *Erscheinungsbild* der Knochenveränderungen im Verlauf der Erkrankung

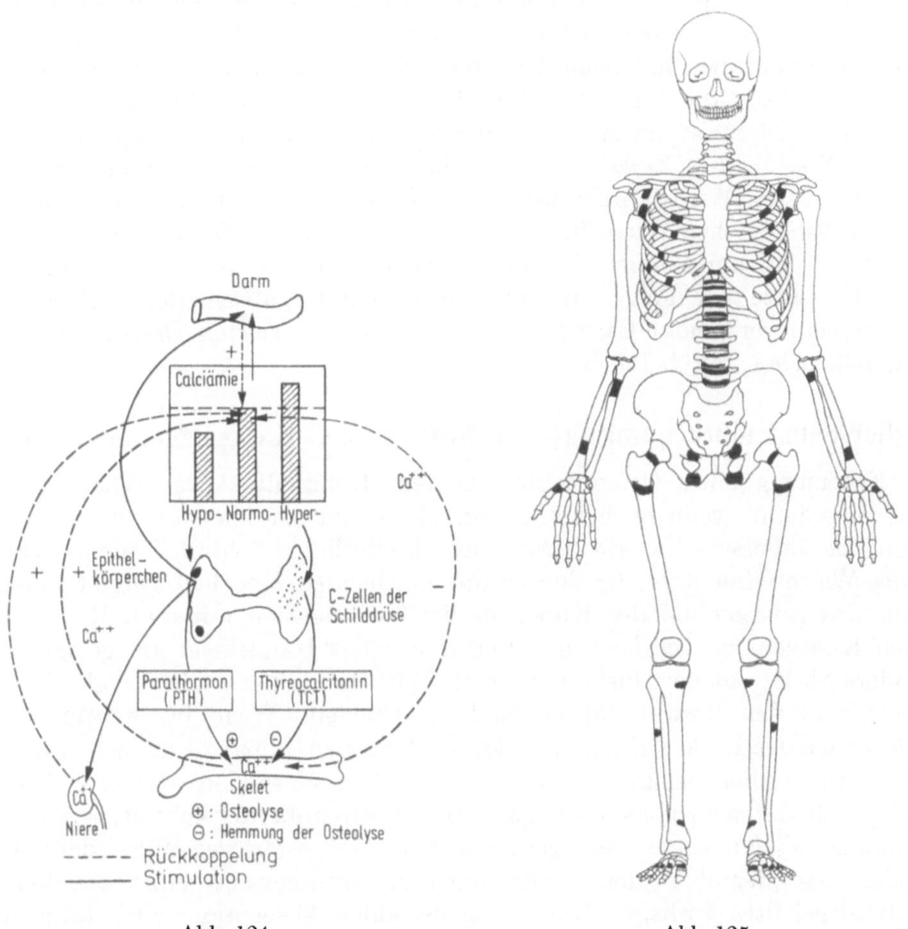

Abb. 124Abb. 125

Abb. 124. Schematische Darstellung der Beeinflussung des Knochenstoffwechsels und der Transformationsvorgänge im Knochen

Abb. 125. Bisher bekannte Lokalisationen pathologischer Frakturen (sog. Looserscher Umbauzonen), wie sie bei den verschiedenen generalisierten Osteopathien vorkommen

erfolgen. Bei Kenntnis der normalen Struktur des einzelnen Knochens im Röntgenbild können krankhafte Veränderungen meist frühzeitig entdeckt werden, wenn sie von makroskopischer Ausdehnung sind, wie z. B. Zerstörungen der Spongiosa durch eine Entzündung oder einen Tumor. Auch Deformierungen der äußeren Kontur von Knochen lassen sich bei einiger Erfahrung und Übung röntgenologisch frühzeitig erkennen. Dagegen sind die diffusen, das gesamte Skelet betreffenden Umbau- oder Abbau-Vorgänge der eigentlichen *Knochenmatrix* im Gesamtvolumen des Knochens erst spät röntgenologisch sichtbar (nach BABAIANTZ bei 30—50 % Verlust des Knochengewebes bzw. des Kalksalzgehaltes, nach LACHMAN bei 50 %).

Unabhängig von der *Art* einer zugrunde liegenden Störung des physiologischen Knochenan- und -abbaues sind die im Röntgenbild erkennbaren, also makroskopischen

Veränderungen des Knochens *monoton*. Wir unterscheiden heute röntgenologisch eine Osteoporose, bei der im Gesamtknochen weniger, aber weitgehend normal kalkhaltige Knochenmatrix vorliegt von einer Osteomalacie, bei welcher die vorhandene Knochenmatrix weniger Kalksalze enthält, wodurch eine Erweichung verständlich wird. Der Knochen kann seine Aufgabe als Stützgerüst nicht mehr oder nur bedingt erfüllen, und es treten Zerrüttungen und Zerstörungen der Matrix in Form von Umbauzonen (LOOSER, MILKMAN) oder pathologischen Frakturen auf (Abb. 125). Besondere Bedeutung für die Erkennung einer Osteopathie wird der röntgenologischen Untersuchung der Wirbelsäule zugesprochen, an der sich schon frühzeitig Kompressionsfrakturen ausbilden sollen. Ferner wurde bisher auf die Phalangen der Finger und die Lamina dura der Zahnalveolen am Unterkiefer geachtet, die frühzeitig Entkalkungszeichen und Abbauprozesse aufweisen. Im Röntgenbild ist meist ein stärkeres Hervortreten der *Corticalis* spongiöser Knochen zu finden. Diese *relative Zunahme* der Dichte der Corticalis ist besonders deutlich an den Deckplatten der Wirbelkörper bei den verschiedensten Osteopathien erkennbar. Das Auftreten pathologischer Wirbelfrakturen mit keilförmiger Deformierung oder ,,Fischwirbelbildung" hat im Bereich der Lendenwirbelsäule oft auch eine Veränderung der Wirbeldornfortsätze zur Folge, die sich gegeneinander abschleifen und komprimieren (Osteoarthrosis interspinosa Baastrup). Bei den generalisierten Osteopathien ist häufig der Schädelknochen mit befallen.

1. Möglichkeiten einer quantitativen Messung des Kalksalzgehaltes im Knochen

Die Erkennung einer Osteopathie aus dem Röntgenbild des Knochens im Frühstadium, also dann, wenn noch keine Veränderungen der Makrostruktur des Knochens vorliegen, ist äußerst schwierig. Besonders hinderlich ist hierbei die unterschiedliche Dicke des Weichteilmantels, der den zu untersuchenden Knochen umgibt. Zuerst wurde versucht, das Röntgenbild des Knochens bei Osteopathien mit dem Röntgenbild eines gesunden Knochens zu vergleichen. Hierfür war das Handskelet am geeignetsten, während andere Skeletregionen, insbesondere die Wirbelsäule für solche Vergleiche ungeeignet erschienen. In den letzten Jahren sind verschiedene Wege beschritten worden, um Veränderungen der Kalksalzkonzentration im Knochen global zu messen (Literatur s. bei HEUCK). Alle bisher bekannten röntgenologischen Methoden erfassen den gesamten Kalksalzgehalt des Knochens als Organ und lassen unberücksichtigt, inwieweit im Gesamtvolumen des Knochens das eigentliche Knochengewebe gegenüber dem Markgewebe vermindert ist, oder ob in dem vorhandenen Knochengewebe selbst eine Verminderung des Kalksalzgehaltes vorliegt. Die Röntgenstrahlen-Absorption wird durch die im Gesamtvolumen des Organs ,,Knochen" vorhandenen Kalksalze bestimmt! Es muß aber bei der Beurteilung von Untersuchungen über den Kalksalzgehalt, Calciumgehalt oder Mineralgehalt des Knochens präzise unterschieden werden zwischen

a) den Ergebnissen einer Bestimmung des Kalksalzgehaltes (auch Calciumgehaltes) in den *Knochen als Organ* — also im Gesamtvolumen des Knochens (Knochengewebe + Markgewebe + Fettgewebe) — und

b) der Bestimmung des Kalksalzgehaltes, Aschegehaltes oder Calciumgehaltes im *eigentlichen Knochengewebe* — der Knochenmatrix —, die in der Literatur auch richtiger als ,,fettfreie Knochensubstanz" oder ,,fettfreie Trockensubstanz" bei solchen Untersuchungen bezeichnet wird.

Der Hauptbestandteil der Knochensalze ist nach unserem heutigen Wissen ein Hydroxylapatit. Daneben liegen in der Knochenmatrix noch andere Verbindungen wie Calcium-Carbonate, Calciumphosphate, Calcium-Citrate u. a. vor, die zum Teil an der Oberfläche der Hydroxylapatitkristalle adsorbiert sind und für den Knochenstoffwechsel eine große Bedeutung haben, jedoch in so geringer Menge vorkommen, daß sie hinsichtlich der Strahlenabsorption durch den Gesamtknochen keine Rolle spielen. Auf die Probleme der Chemie der Knochencalciumphosphate bei Osteopathien kann hier nicht näher eingegangen werden. Bei einer Störung des Mineralstoffwechsels ist — entgegen der Ansicht zahlreicher Autoren — das gesamte Knochengerüst betroffen. Unterschiede der Intensität pathologischer Umbau- oder Abbauvorgänge lassen sich dadurch verstehen, daß die Oberfläche der Knochenmatrix, welche mit dem Blutstrom in direktem Kontakt steht, verschieden groß ist. Die unbewiesene Ansicht, daß die Wirbelsäule bevorzugt befallen sein soll, wird durch die Tatsache verständlich, daß sich in diesem Skeletabschnitt durch die erhebliche statische Belastung *zuerst* eine mechanische Insuffizienz des Knochengewebes im makroskopischen Bereich abzeichnet, also röntgenologisch sichtbar wird.

Bisher stützte man sich auf die subjektive Beurteilung von Röntgenaufnahmen, wenn Aussagen über den Kalksalzgehalt notwendig waren. In den letzten Jahren sind jedoch die verschiedensten Verfahren entwickelt worden, um diese subjektiven Aussagen auf eine objektivere Basis zu stellen. Eine *globale Messung des Kalksalzgehaltes* im Knochen mit der Röntgenstrahlenabsorption wurde auf folgenden Wegen versucht:

a) Messung der Absorption von Röntgenstrahlen im Knochen an Skeletabschnitten, die nur von einer dünnen Weichteilschicht bedeckt sind (Femurkondylen, Fingerknochen) durch geeignete Dosimeter

Die bei „Knochengesunden" gefundenen Meßergebnisse können — bezogen auf die gleiche Schichtdicke des durchstrahlten Knochens — mit den Meßwerten des pathologisch veränderten Knochengewebes verglichen werden (VOSE, OKUYAMA). Derartige Messungen sind auch mit monochromatischen Röntgenstrahlen versucht worden (FROMMHOLD und SCHOKNECHT). In der klinischen Praxis sind Methoden, die eine besondere apparative Ausstattung erfordern, nur bedingt brauchbar.

b) Vergleichende Schwärzungsmessungen der photographischen Emulsion

Mit diesen Methoden wurden vergleichende Messungen der Filmschwärzung im Bereich des zu untersuchenden Knochens und eines Vergleichskörpers angestellt. Die Röntgenstrahlenabsorption von Stoffen bekannten Atomgewichtes wird mit der Absorption durch das Knochengewebe verglichen und ein „Schwächungsgleichwert" für den Knochen angegeben. Für einen bestimmten Knochenabschnitt müssen zunächst „Normalwerte" ermessen werden, mit denen später Meßwerte pathologisch veränderten Knochengewebes verglichen werden können.

Es sind Objektträger (EPPINGER), Elfenbein (BYWATERS), Aluminium (BALZ und BIRKNER u. a.) und Wasser-Plexiglasphantome (KROKOWSKI u. Mitarb.) als Vergleichsmaterial herangezogen worden. Ferner wurden Knochen (Rinderknochen, HENNY, JACKSON) oder knochenähnliches Material (Calcium-Chlorid, REICH, LEVITIN und FELTON; Calciumphosphat, SPIEGLER u. a.) verwendet. Diese Methoden stellen durchaus eine Verbesserung unserer diagnostischen Technik dar, doch sind sie nicht in der Lage, Absolutwerte der Kalksalzkonzentration oder des Calciumgehaltes im Knochen als Organ zu erbringen.

Die im Gesamtvolumen Knochen vorhandene Kalksalzkonzentration kann mit Hilfe *knochenanaloger Referenzsysteme* gemessen werden (HEUCK und SCHMIDT). Als stark absorbierendes Material wurde Hydroxylapatit (die im Knochengewebe vorwiegend vorhandene Calciumverbindung) verwendet, der in Teilchengrößen der Spongiosabälkchen und Lamellen in ein Kunstharz als Grundsubstanz eingebettet ist (Abb. 126). Die „Knochenphantome" besitzen Treppenform und sind aus zwei bzw. drei verschiedenen Teilen zusammengesetzt, von denen jeder einen unterschiedlichen aber bekannten Gehalt an Hydroxylapatit besitzt. Dieses Referenzsystem hat den Vorteil, jederzeit exakt reproduzierbar zu sein, was für Rinderknochen, Elfenbein und Knochenpulver nicht gelten kann, zumal diese Substanzen zuvor nicht analysiert worden sind. Es konnten daher die Ergebnisse verschiedener Untersucher auch nicht miteinander verglichen werden. Die Vergleichskörpersubstanz kann chemisch-analytisch geeicht werden, wodurch die Voraussetzung für eine ausreichende Meßgenauigkeit gegeben wird.

Die Verwendung von Aluminiumphantomen ist deshalb problematisch, weil Aufnahmen, welche mit unterschiedlicher Anodenspannung hergestellt worden sind, nicht verglichen werden können. Eine Röntgenstrahlung von 50 kV Anodenspannung einerseits oder 100 kV Anodenspannung andererseits wird von Aluminium anders absorbiert werden als durch Calcium und Phosphor. Mit dem knochenäquivalenten Vergleichskörper hingegen wird die *unbekannte* Hydroxylapatitkonzentration des Knochens mit der *bekannten* Hydroxylapatitkonzentration des Vergleichskörpers in Beziehung

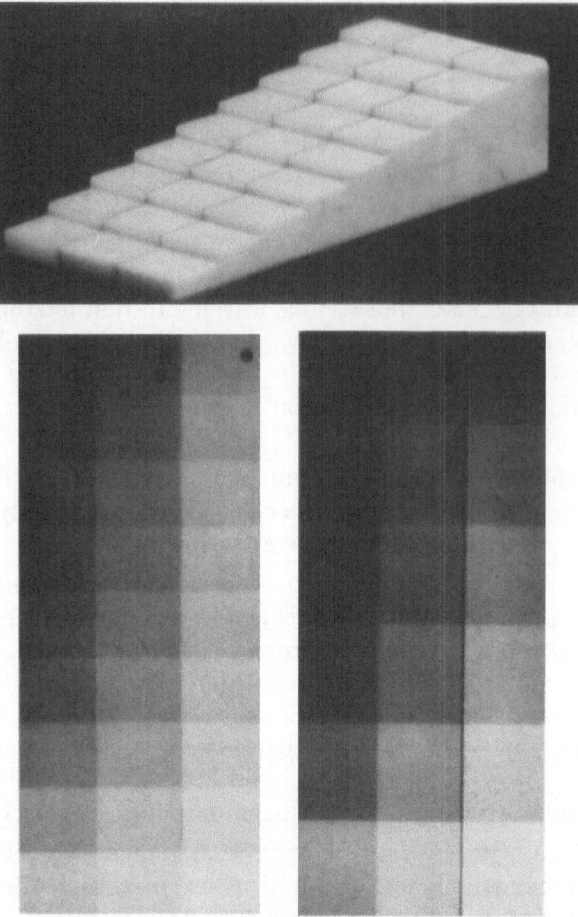

Abb. 126. Referenzsysteme in Form eines dreiteiligen Treppenphantoms aus Hydroxylapatit und Kunstharz
(Aufsicht und Röntgenbild). Jedes der drei Treppenphantome enthält eine unterschiedliche Konzentration
an Hydroxylapatit (aus HEUCK, 1962)

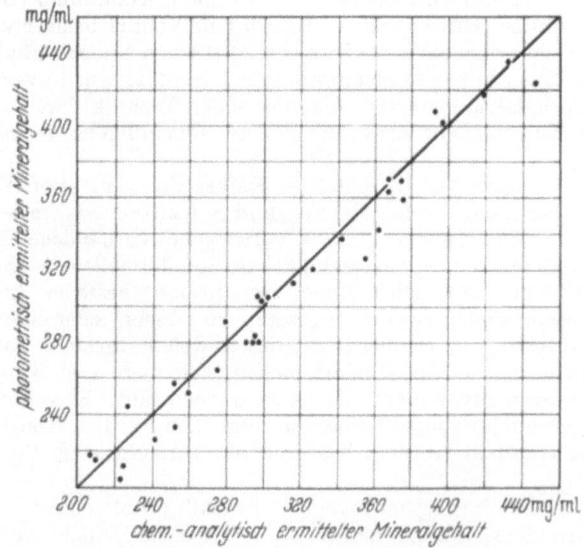

Abb. 127. Vergleichende Darstellung der photometrisch bestimmten Mineralkonzentration im Knochen und
der postmortal durch chemische Analyse kontrollierten Kalksalzkonzentration im entsprechenden Knochenareal
(nach HEUCK und SCHMIDT)

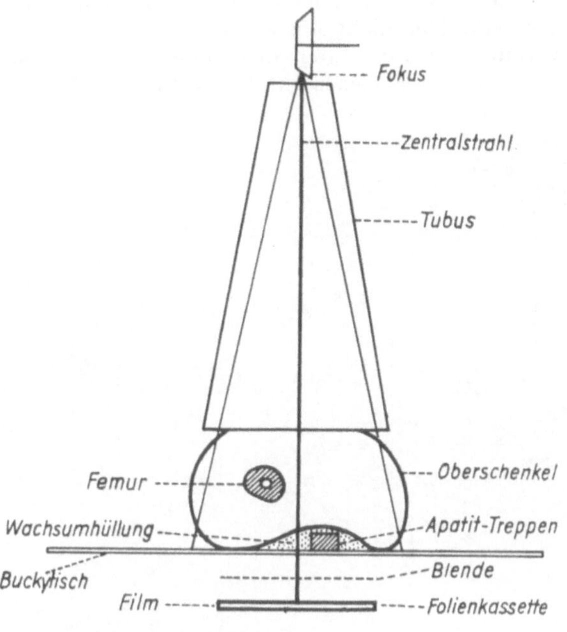

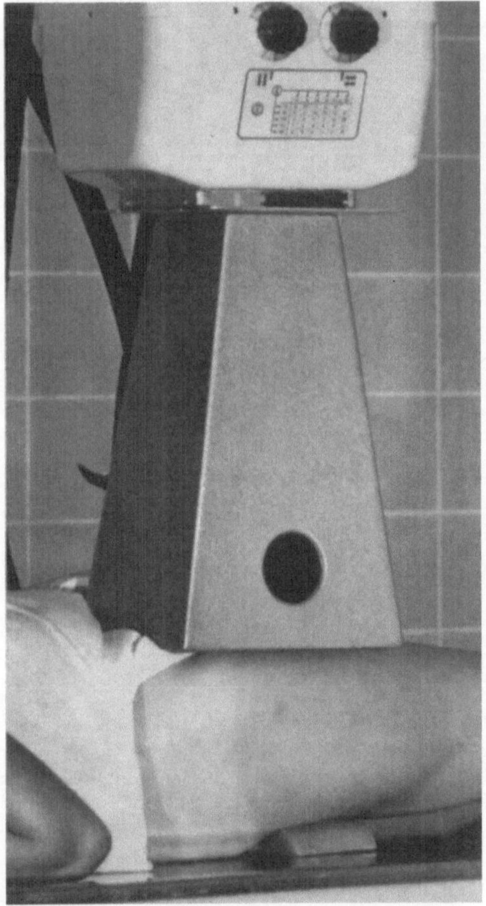

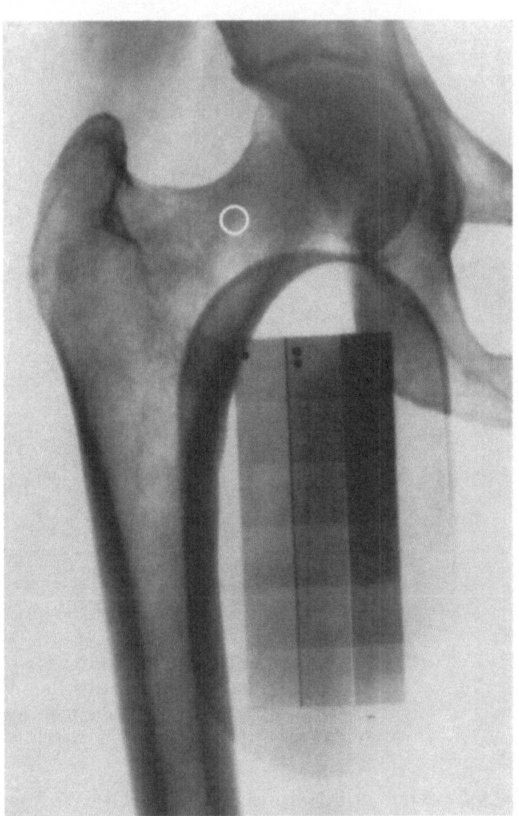

Abb. 128a u. b. Darstellung der Aufnahmeanordnung von Oberschenkel und Referenzsystem zur Bestimmung des „Apatitwertes" in der Schenkalhalsspongiosa

Abb. 128c. Röntgenaufnahme des proximalen Femur mit Referenzsystem (Apatit-Treppe nach HEUCK und SCHMIDT)

gesetzt. Von HEUCK und SCHMIDT wurden alle eventuell möglichen Aufnahmefehler genau untersucht, doch können sie hier im einzelnen nicht erörtert werden.

Die Fehlerbreite des Verfahrens wurde durch den Vergleich röntgenologisch-photometrisch gewonnener Werte des Mineralgehaltes der Knochen mit den postmortal chemisch-analytisch bestimmten

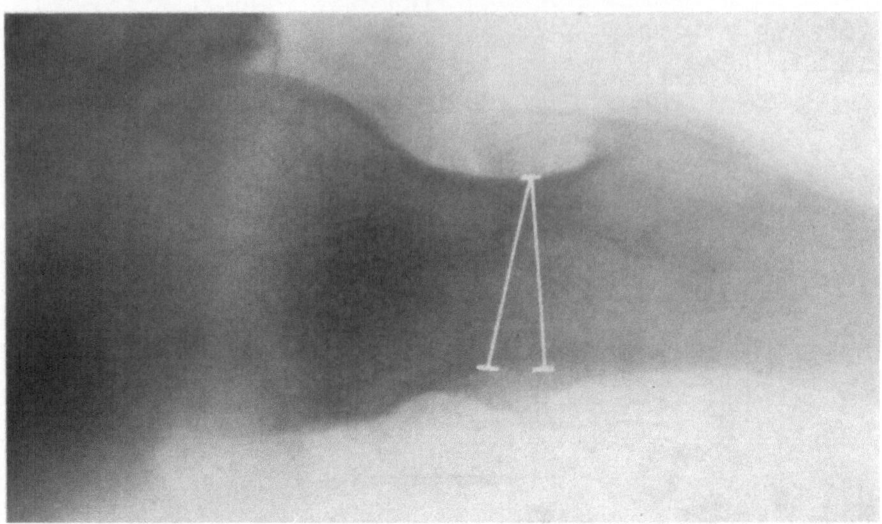

Abb. 128 d. Axiale Aufnahme des Schenkelhalses zur Bestimmung der Schichtdicke des Knochens
(nach HEUCK und SCHMIDT)

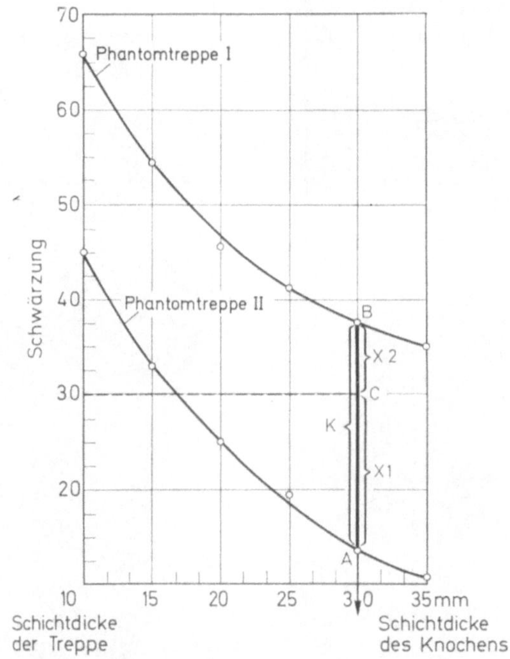

Abb. 129. Schematische Darstellung zur Auswertung der Röntgenaufnahmen für die Bestimmung des „Apatitwertes" im Knochen (nach HEUCK und SCHMIDT)

Kontrollwerten ermittelt (Abb. 127). Die Abweichungen lagen unter $\pm 10\%$. Somit erscheint das Verfahren für die praktische Radiologie brauchbar.

Mit Hilfe dieses treppenförmigen Bezugssystems haben HEUCK und SCHMIDT sowie HANSEN und unter Abwandlung ihres ursprünglichen Verfahrens einer vergleichenden Absorptionsmessung mit Röntgenstrahlen von 50 kV und 250 kV KROKOWSKI u. Mitarb. an verschiedenen Skeletabschnitten Normalwerte der Hydroxylapatitkonzentration im Gesamtvolumen eines Knochens bestimmt (Abb. 128, 129).

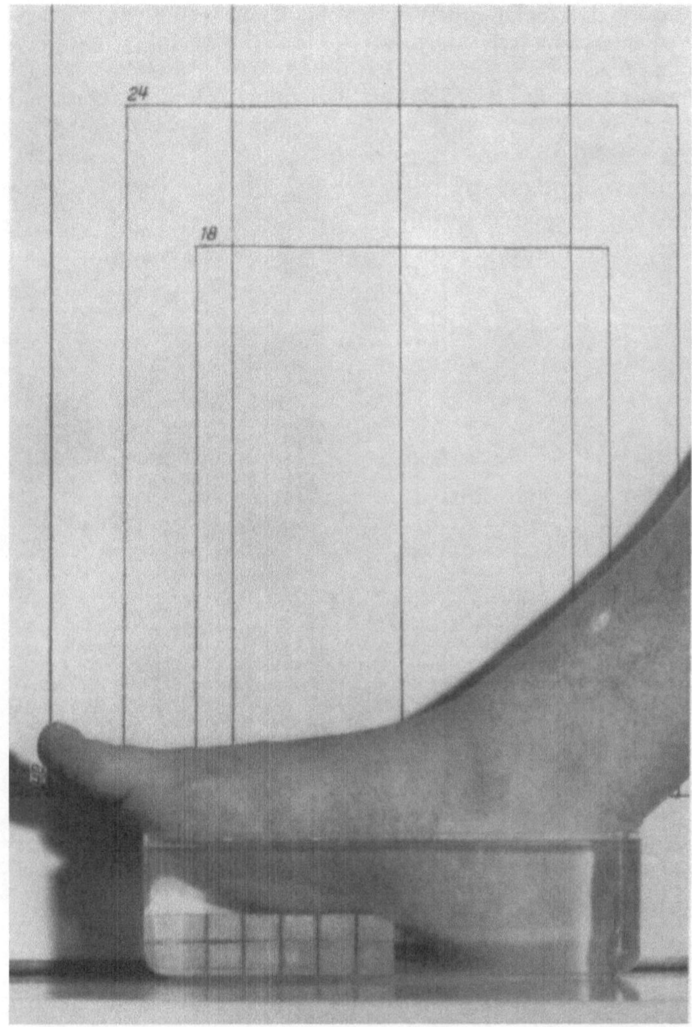

a

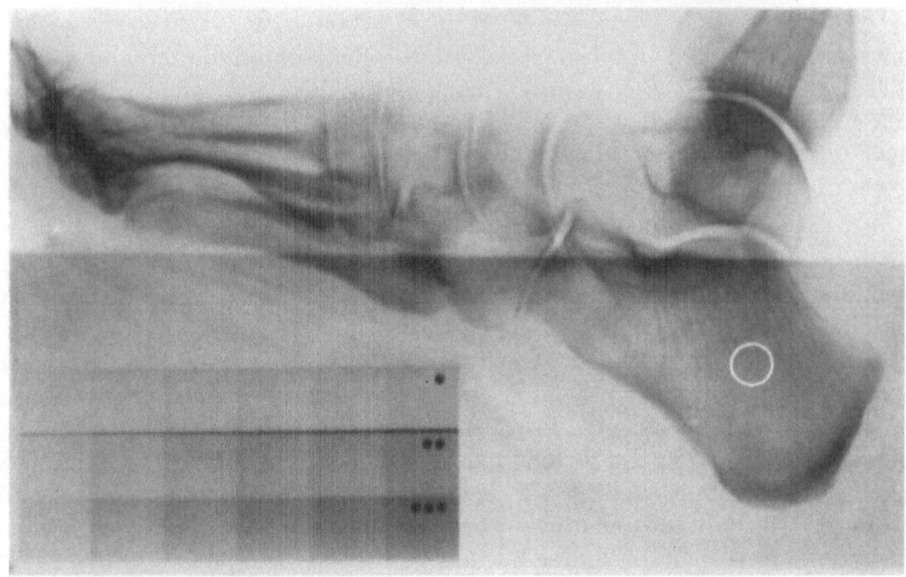

b

Abb. 130a u. b. Aufnahmeanordnung von Referenzsystem und Calcaneus im Wasser- oder Alkoholbad zum Ausgleich der Weichteile (a) und die resultierende Röntgenaufnahme (b)

An kleineren Knochen, wie dem Calcaneus, dem Radius und dem Fingerknochen lassen sich die störenden Einflüsse des umgebenden Weichteilmantels dadurch eliminieren, daß der zu untersuchende Knochenbezirk in ein Plexiglasgefäß mit Wasser eingetaucht wird (Abb. 130, 131), wodurch die Dicke des absorbierenden Weichteilmantels eine gewisse Standardisierung erfährt (s. auch JACKSON, BALZ u. BIRKNER, SPIEGLER u. a.).

Aus der bekannten Formel des Hydroxylapatits läßt sich ohne weiteres auch *der Calciumgehalt im Gesamtvolumen des Knochens* berechnen. Es enthält 1 g Hydroxylapatit, 0,39892 g Calcium, also fast 40 % des Hydroxylapatits sind Calcium.

Mit diesem Untersuchungsverfahren ist es möglich geworden, einen Absolutwert der Kalksalzkonzentration ausgedrückt in *„Apatitwerten"* (Milligramm Apatit/Milliliter Gesamtknochen) bzw. die Calciumkonzentration im Gesamtvolumen des Organs „Knochen"

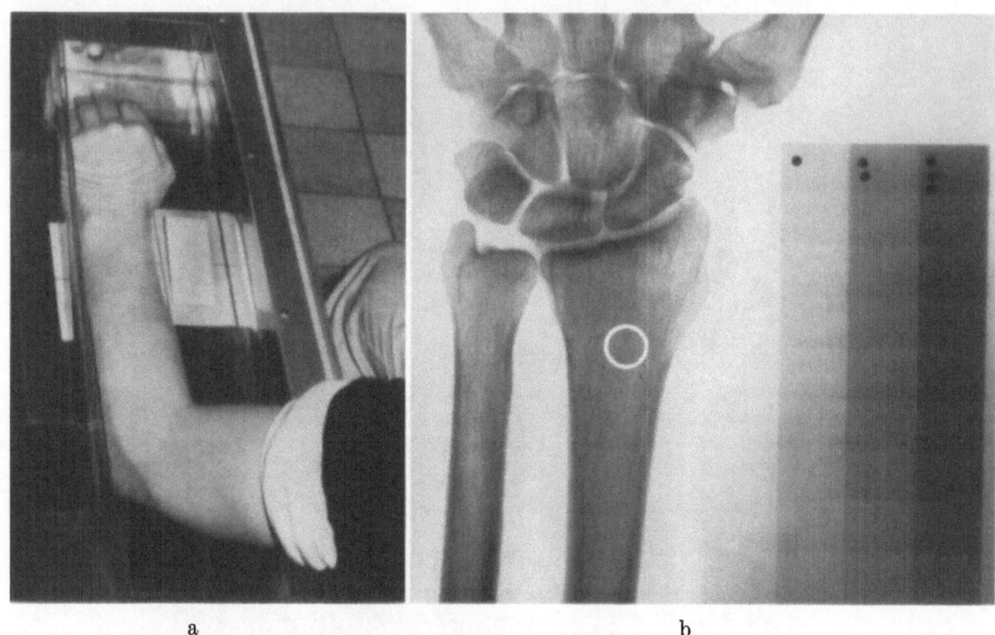

a   b

Abb. 131a u. b. Aufnahmeanordnung von Unterarm und Referenztreppe im Wasser- oder Alkoholbad (a) und entsprechendes Röntgenbild zur Bestimmung des „Apatitwertes" in der distalen Radiusmetaphyse (b)

zu bestimmen. Es können an *jedem Skeletabschnitt* fortlaufend die Zunahme oder Abnahme des Kalksalzgehaltes gemessen werden, doch sollte dies vor allem an den spongiösen Knochen geschehen, weil diese an den Austausch- und Umbauvorgängen stärker als die Compacta der Diaphysen beteiligt sind.

c) Absorptionsmessungen mit der γ-Strahlung von Isotopen

Mit einer γ-Strahlung von ^{192}*Iridium* untersuchten GERSHON-COHEN, CHERRY und BOEHNKE die Knochendichte. Es können auch *andere Isotope* (z. B. ^{170}Thulium) verwendet werden, doch sollte die Ermittlung der Absorptionskoeffizienten für die im Knochen vorkommenden Stoffe möglich sein. Die durch Weichteile einerseits und Knochen andererseits absorbierte Strahlung wurde mit einem Hochleistungszählrohr erfaßt und auf ein elektronisches System übertragen. Praktisch wurden die Untersuchungen so durchgeführt, daß zuerst die Absorption durch die Weichteile, dann die Absorption durch Weichteile und Knochen festgestellt wurde. Als *Vergleichsphantom* für die Weichteile diente eine *Wasserschicht*. Mit Hilfe des elektronischen Systems der Meßapparatur können die Absorptionswerte für Weichteile und Knochen (γ-Massenabsorptionskoeffizient) zueinander in Beziehung gesetzt werden und dann *rechnerisch direkt der Wert für die Knochendichte* (und damit den Kalkgehalt) abgelesen werden.

Ein Meßverfahren zur Bestimmung des Knochenmineralgehaltes mit Hilfe der *direkten Photon-Absorption durch den Knochen* haben CAMERON, GRANT und McGREGOR; CAMERON und SORENSON entwickelt und geprüft. Als *Strahlenquelle* wurde eine Probe von 35 mC ^{125}J mit einer Strahlungsenergie von 28,5 keV verwendet. Die Größe des Strahlenaustrittsfensters wird mit 3 mm im Durchmesser, später mit 1×5 mm angegeben. Die Strahlenquelle wurde dem Meßgerät genau gegenüber angeordnet und besaß eine wirksame Fläche von 0,7 mm². Der Natriumjodidkristall hat einen Durchmesser von 1 cm bei einer Dicke von 2 mm und sitzt einem Photomultiplier auf. Der Photomultiplier ist mit einem Impulshöhenanalysator verbunden, dessen Informationen durch verschiedene Registriergeräte aufgezeichnet werden. In späteren Mitteilungen empfehlen die Autoren die Verwendung eines Computers, um eine noch schnellere Auswertung zu erreichen.

Eine weiterentwickelte Technik wurde von CAMERON und SORENSON auf ihre Zuverlässigkeit geprüft. Ferner wurde untersucht, inwieweit die Werte der Absorptionsmessung reproduzierbar sind und als *Indicator für den wirklichen Mineralgehalt* verwendet werden können. Nach zufriedenstellenden Ergebnissen wurde eine Einrichtung zu Messungen am lebenden Menschen konstruiert. Bei Messungen des *Radius*, der *Metacarpalia* und der *Phalangen* wird der Unterarm in einer Holzhalterung fixiert und hierdurch während des Meßvorganges absolut ruhig gestellt.

Neben ^{125}J sind die *Isotope* ^{241}Am *und* ^{210}Pb auf ihre Eignung für Messungen des Knochenmineralgehaltes geprüft worden (CAMERON und SORENSON). Die besten Ergebnisse wurden mit der γ-Strahlung des ^{125}J erzielt. Als Meßpunkte wurden *am Radius die Epiphyse, Metaphyse und Diaphysen-Mitte* empfohlen. Ferner erscheint *die Spongiosa des posterioren Anteiles vom Calcaneus und die Compacta der Humerusdiaphyse* zu Meßzwecken geeignet. Von CAMERON, MAZESS und SORENSON wurden Reihenuntersuchungen an *der Compacta der Diaphysen von Radius und Humerus* bei Kindern und Erwachsenen begonnen, um den Einfluß von Alter, Geschlecht und Besonderheiten der einzelnen Knochen erfassen zu können. Bei wiederholten Messungen an demselben Patienten waren nur geringe Abweichungen des Meßergebnisses von ungefähr 1% festzustellen. Die Meßwerte verschiedener Personen ergaben Unterschiede von 20—22% im kompakten Knochen. Die Gegenüberstellung der durch Absorptionsmessungen erhaltenen Mineralwerte (angegeben in g/cm²) und der Aschewerte zeigt eine Standardabweichung von 2%, so daß bei Verlaufskontrollen Änderungen des Mineralgehaltes um 5% erfaßt werden können.

Eine Verschiebung des Verhältnisses von Ca:P im Knochenmineral (z.B. durch das Vorkommen anderer Kalksalze neben dem Hydroxylapatit) wird größere Unterschiede des Meßergebnisses zur Folge haben. Die *Zusammensetzung der Kalksalze* ist also nicht ohne Bedeutung für radiologische Absorptionsmessungen von Knochen.

Über eine klinische Anwendung der Methode von CAMERON und SORENSON zur Bestimmung des Knochenmineralgehaltes und erste Meßergebnisse bei Gesunden und Kranken haben EVENS, PAK, BARTTER und ASHBURN berichtet. Die Messungen wurden am *linken Radius* und der *linken Ulna* in einem Areal $11,2 \times 5$ cm ($4^1/_2$ inch) proximal vom Metacarpal-Phalangealgelenk durchgeführt. Der Unterarm lag im Wasserbad. Die Reproduzierbarkeit der Messungen wurde an 50 Patienten geprüft und eine Abweichung von $0,2 \pm 0,1$% gefunden. Wiederholte Messungen an einem Standardknochen (Hundeknochen und Kunststoff) im Laufe von 3 Monaten (insgesamt 11 Messungen) ergaben eine Standardabweichung von 2%.

Die Verwendung von *zwei unterschiedlichen γ-Strahlen* der Isotope ^{125}J (100 mC) und ^{241}Am (1 mC) zu Absorptionsmessungen im Bereich der Spongiosa des Calcaneus haben COHEN und GILSON empfohlen (Abb. 132). Die Strahlenbündel werden auf 2 mm im Durchmesser eingeblendet. Als Strahlenempfänger diente ein Natriumjodid-Kristall mit einer Meßapparatur, die auch die Streustrahlung registrierte.

Von SHIMMINS, GILLESPIE, HAMILTON und SMITH wurde ein Gerät konstruiert, um den Knochenmineralgehalt *mit drei verschiedenen Isotopen* (^{137}Cs, ^{241}Am, ^{170}Th) messen

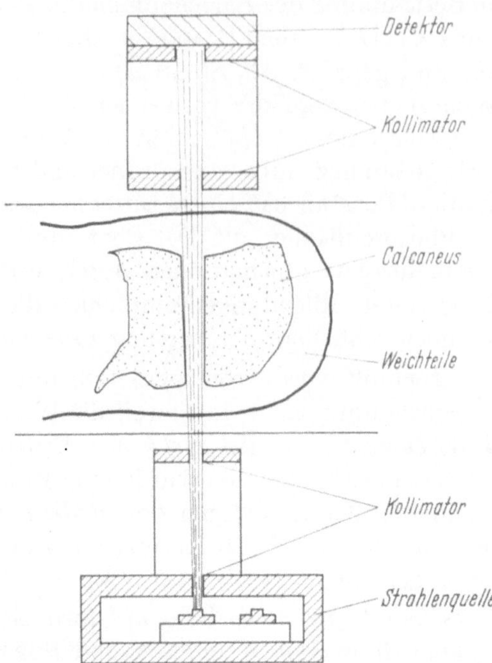

Abb. 132. Schematische Darstellung einer Meßanordnung zur Bestimmung des Knochen-Mineralgehaltes mit
γ-Strahlen unterschiedlicher Energie der Isotope ^{125}J und ^{241}Am (nach COHEN und GILSON)

zu können. Wenn die Absorptionskoeffizienten für die benutzten Energien bekannt sind,
so ist es möglich, Knochen und Weichteile getrennt zu erfassen. Die Isotope ^{137}Cs und
^{241}Am wurden für Messungen der Ulna (Mitte und distal) und des Radius (Mitte und distal)
benutzt. Messungen mit einer einzigen Strahlung *nach Einlegen des zu untersuchenden
Knochens in ein Wasserbad* ergaben die genauesten und am besten zu reproduzierenden
Werte. Mit ^{241}Am wurde der Femur im mittleren Drittel nach Kompression der Weichteile
untersucht. Die zur Messung des Mineralgehaltes erforderliche Bestimmung der Dicke
der Knochen erfolgte mit einer Röntgenaufnahme.

2. Die Kalksalzkonzentration des gesunden Knochens

Die bisher erarbeiteten Werte der Kalksalzkonzentration verschiedener Knochen im
Skelet des Knochengesunden zeigen eine erhebliche Schwankung innerhalb der gleichen
Altersgruppe, welche wahrscheinlich von konstitutionellen Momenten, endogenen Fak-
toren und auch der mechanischen Belastung (körperlich oder geistig arbeitende Men-
schen), also exogenen Faktoren, abhängen dürfte. Übereinstimmend wurde von allen
Untersuchern ein *typischer Altersgang* der Kalksalzkonzentration verschiedener spongiöser
Knochen gefunden. Vom 4. Lebensjahrzehnt an ist sowohl beim männlichen als auch
beim weiblichen Geschlecht ein Absinken der Hydroxylapatitkonzentration erkennbar.
Die Apatitkurve zeigt eine gegen die Altersachse geneigte Parabel. Beim weiblichen
Geschlecht ist ein etwas frühzeitigerer Abfall der Kalksalzkonzentration zu beobachten,
was mit der innersekretorischen Umstellung während der Menopause zusammenhängen
dürfte. Die bisher erarbeiteten Werte der Hydroxylapatitkonzentration des Skeletes bei
Gesunden und ihre normale Variationsbreite sind in den Abb. 133, 134, 135 zusammengestellt. Auf Einzelheiten der Problematik bei Ermittlung von „Normwerten" der Kalksalzkonzentration kann hier nicht näher eingegangen werden, doch sind die auf dem
geschilderten Prinzip basierenden Meßmethoden im *klinischen Röntgenbetrieb*, also in der
Praxis, brauchbar. Mit einer *einzigen Röntgenaufnahme* können *Form*, *Struktur* und
Kalksalzkonzentration bzw. Calciumkonzentration des dargestellten Skeletbezirkes untersucht werden.

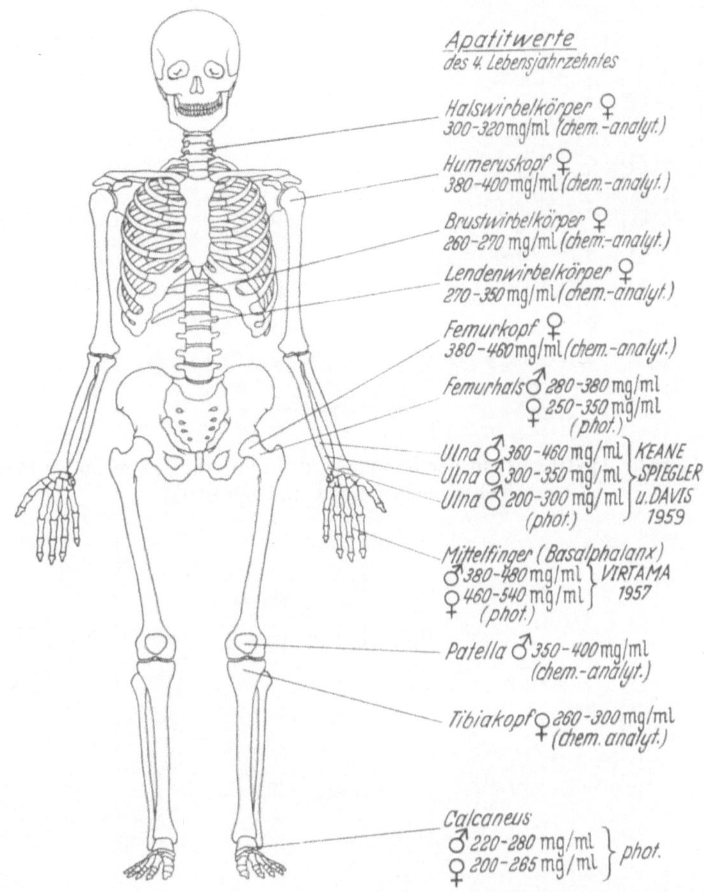

Abb. 135. Zusammenstellung einiger röntgenologisch-photometrisch oder chemisch-analytisch ermittelter „Apatitwerte" von Knochen verschiedener Skelet-Abschnitte (nach HEUCK und SCHMIDT)

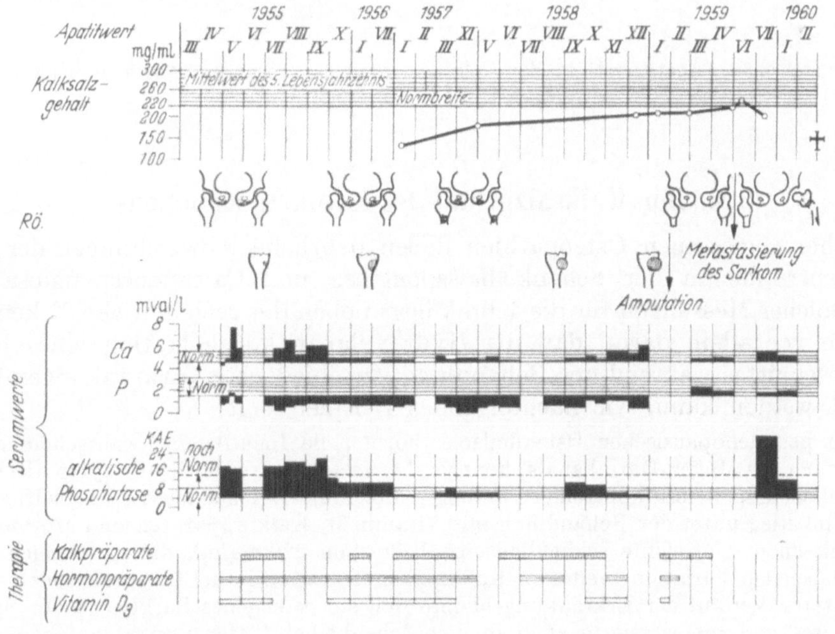

Abb. 136. Über mehrere Jahre durchgeführte Kontrolle des „Apatitwertes" der Schenkelhalsspongiosa bei einer Osteomalacie. Unter therapeutischen Maßnahmen erfolgte ein Anstieg des erheblich erniedrigten „Apatit-wertes" in den unteren Normbereich der Altersgruppe. Erneutes Absinken des „Apatitwertes" durch die Metastase eines sekundär auftretenden osteolytischen Sarkoms im Tibiakopf im Meßbereich der Schenkelhals-spongiosa (nach HEUCK)

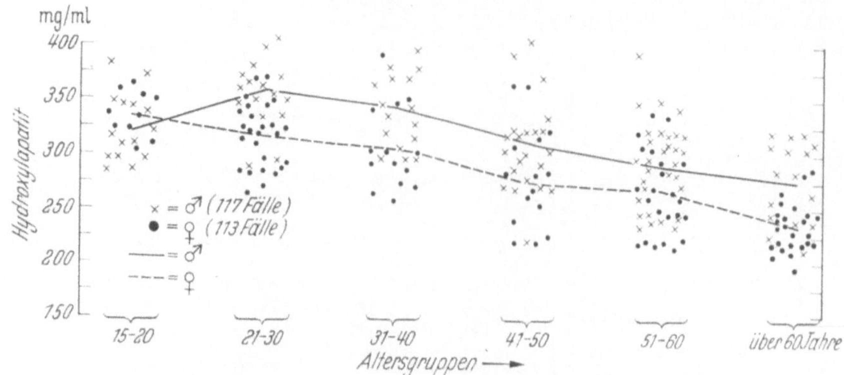

Abb. 133. Mineralgehalt (Apatitwert) in der Spongiosa des Femurhalses gesunder Personen beiderlei Geschlechts (nach HEUCK und SCHMIDT)

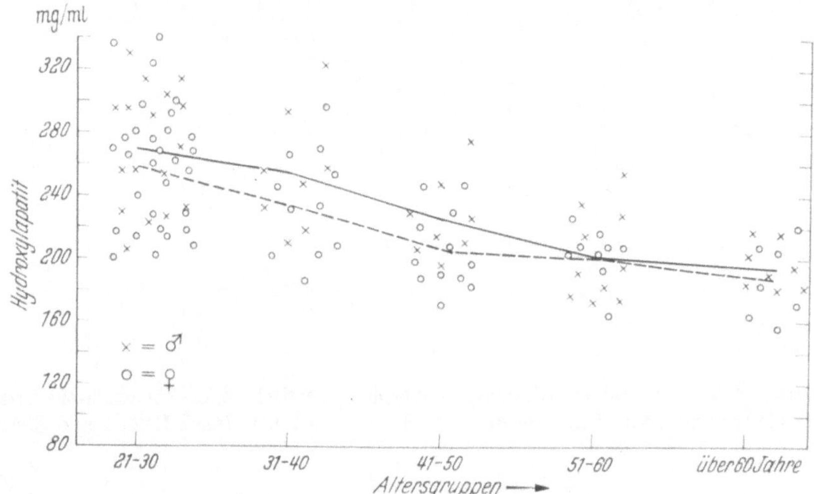

Abb. 134. Mineralgehalt (Apatitwert) in der Calcaneusspongiosa gesunder Personen beiderlei Geschlechts (nach HEUCK und SCHMIDT)

3. Der Kalksalzgehalt des kranken Knochens

Die bisher gemessenen Osteopathien ließen deutliche Abweichungen der Hydroxylapatitkonzentration in der Schenkelhalsspongiosa und Calcaneusspongiosa erkennen. Der Wert solcher Messungen für die Klinik liegt neben der rechtzeitigen Erkennung einer Osteopathie vor allem darin, daß die Hydroxylapatitkonzentration eines bestimmten Knochenabschnittes während der Behandlung verschiedenster Erkrankungen fortlaufend kontrolliert werden kann, wie nachfolgendes Beispiel zeigt.

Bei einer postmenopausischen Osteomalacie (hormonelle Insuffizienz, wahrscheinlich auch Resorptionsstörung des Magen-Darmkanals) konnte über fast 4 Jahre die Hydroxylapatitkonzentration in der Schenkelhalsspongiosa kontrolliert werden (Abb. 136). Der zunächst sehr niedrige Apatitwert von 130 mg/ml stieg unter der Behandlung mit Vitamin D, Kalkpräparaten und Hormonpräparaten kontinuierlich an und erreichte schließlich eine Höhe von 220 mg/ml, die im Bereich der unteren Grenze der normalen Variationsbreite der Kalksalzkonzentration in der entsprechenden Altersgruppe lag. Im weiteren Verlauf der Erkrankung bildete sich ein osteogenes Sarkom in der Spongiosa des Tibiakopfes aus und metastasierte auch in den Schenkelhals. Der nun ablaufende osteolytische Prozeß ließ ein erneutes Absinken des Hydroxylapatitgehaltes in der Spongiosa erkennen. Durch das Auftreten einer pathologischen Fraktur im Schenkelhals wurden weitere Messungen unmöglich.

Bei einem anderen Kranken ergab die fortlaufende Kontrolle der Hydroxylapatitkonzentration in der Spongiosa des Schenkelhalses eine ständige Zunahme als Folge der ablaufenden Osteomyelosklerose. Auch der post mortem chemisch-analytisch bestimmte Apatitgehalt lag deutlich oberhalb der oberen Grenze der Norm dieser Altersgruppe. Die histologische Untersuchung des Knochengewebes bestätigte den Befund einer Osteomyelosklerose und starken Fibrose des Knochens. Von besonderem Interesse ist die fortlaufende Messung der Kalksalzkonzentration im Knochengewebe für die Beobachtung des Skeletes während der Therapie mit Nebennierenrindenhormonen. Bei einer Cortison- und ACTH-Therapie kann hierdurch rechtzeitig das Auftreten deformierender Skeletveränderungen verhütet werden. Fernerhin erscheint die Messung der Kalksalzkonzentration des Skeletes bei *gutachtlichen Äußerungen* von Bedeutung.

Die röntgenologisch-photometrische Messung des „Apatitwertes" erlaubt also schon frühzeitig eine Verminderung oder Zunahme der Kalksalzkonzentration im Gesamtknochen festzustellen, und zwar auch dann, wenn noch keine makroskopisch im Röntgenbild sichtbare pathologische Veränderung vorliegt. Über die *Art* des Krankheitsgeschehens gibt diese Methode jedoch *keine Auskunft*! Die Veränderungen der *Makrostruktur* von Spongiosa und Compacta des Knochens können in physiologische und pathologische Prozesse eingeteilt werden, wobei jeweils Strukturverdichtungen und Strukturauflockerungen beachtet werden müssen.

Das typische Beispiel einer physiologischen *Strukturauflockerung* des Knochens ist die *Inaktivitätsatrophie*. Durch Ruhigstellung eines Skeletabschnittes oder durch mangelhafte Belastung kommt es zu einem Überwiegen der Abbauvorgänge, so daß schließlich zwar die Kalksalzkonzentration der Knochenmatrix selbst normal ist, jedoch das Volumen des Knochengewebes im Gesamtknochen vermindert ist. Die Spongiosa ist aufgelockert, grobmaschiger und die Compacta der Diaphysen zeigt einen endostalen Abbau, also eine Verdünnung. Dieser Prozeß ist *rückläufig*, wenn wieder normale Belastungsverhältnisse gegeben sind. Die „Inaktivitätsosteoporose" wirkt sich am deutlichsten am Amputationsstumpf aus (s. S. I,12). Es sollen hierbei osteoclastische Vorgänge, welche den Knochenabbau erstaunlich beschleunigen, von Bedeutung sein.

In den fortgeschrittenen Stadien einer generalisierten und systematisierten Osteopathie sind röntgenologisch gewisse Veränderungen der Makrostruktur des Knochens (Transformation) und seiner äußeren Form (pathologische Frakturen) zu beachten, die bei Besprechung der einzelnen Osteopathien besonders berücksichtigt werden sollen.

4. Die radiologische Morphometrie der Knochen

Die Bestimmung des Knochengewebsvolumens im „*Organ Knochen*" mit Hilfe der radiologischen Morphometrie der einzelnen Knochen, also der Bausteine des gesamten Skeletes, vermittelt wichtige Befunde, die zum besseren Verständnis der *Biomorphose* dieses Gewebsverbandes während des Alterungsprozesses beitragen können.

In der *Spongiosa* kommt es zur Abnahme von Zahl und Größe der Bälkchen und Lamellen, die *Corticalis* und die *Compacta* erfahren eine von der endostalen Zone des Markraumes aus fortschreitende Volumenabnahme. Während dieser *Reduktion der Masse des Knochengewebes* innerhalb des Organes Knochen bleibt die *Kalksalzkonzentration* in der Tela ossea des gesunden Individuum *weitgehend normal*. Unter krankhaften Bedingungen (z.B. bei Störungen im Mineralhaushalt, Resorptionsstörungen des Darmkanals u.a.) kann eine Abnahme, seltener eine Zunahme der Kalksalzkonzentration im Knochengewebe auftreten. Bereits COOKE war der Ansicht, daß eine *gleichmäßige* Resorption der Knochensalze von der Knochenoberfläche her erfolge. Der Entkalkungsvorgang in der Compacta ist daher schwerer zu erfassen als in der Spongiosa, da die Knochenlamellen und Osteone im Vergleich zu den Trabekeln des spongiösen Knochens sehr viel zahlreicher und dichter gepackt angeordnet sind. Der spongiöse Knochen ist zur *Früherfassung* von Entkalkungsosteopathien besser geeignet.

Bei jeder krankhaften Störung, die sich auf die Lebensvorgänge des gesamten Skeletsystems auswirkt, sind zwei, *im Endergebnis verschiedene pathologische Prozesse* zu erfassen:

1. Die Abnahme oder Zunahme des Knochengewebsvolumens (der Knochenmasse).

2. Die Verminderung oder Erhöhung der Konzentration der Kalksalze im Knochengewebe (der Tela ossae).

Da beide Prozesse bei *Systemerkrankungen* des Knochens häufig *gleichzeitig nebeneinander ablaufen*, wobei der eine oder andere Vorgang überwiegen kann, sind *radiologische Messungen der Dicke von Compacta oder Corticalis* von großem Wert.

Die Messung der Compactadicke (im englischen Schrifttum Corticalisdicke) wird an Röntgenaufnahmen vorgenommen. Für Absolutmessungen müssen daher der Vergrößerungsfaktor bei kleinem Focus-Objekt-Abstand und großem Objekt-Film-Abstand, die geometrische Unschärfe durch die Projektionsbedingungen, die Konturunschärfe infolge Überbelichtung oder zu harter Strahlung und die unregelmäßige Begrenzung der Compactainnenkontur zum Markraum hin, besonders in der Übergangszone der Metaphyse zu spongiösen Knochenpartien, beachtet werden, um gröbere Fehler zu vermeiden (VIRTAMA u. Mitarb., BARNETT und NORDIN, MEEMA u. Mitarb., GARN u. Mitarb., HINESS u. a.).

Einige dieser *Fehlerquellen* werden dann unbedeutend, wenn ein *Index* ermittelt wird (BARNETT und NORDIN), also die Compactadicke (oder der Markraum) zum Gesamtdurchmesser des interessierenden Knochenbezirkes in Beziehung gesetzt wird. Die Meßgenauigkeit hängt ferner von dem verwendeten *Meßinstrument* ab, und es sind von einem einfachen Längenmaß oder einem Meßzirkel bis zu komplizierten Meßgeräten verschiedenste Methoden auf ihre Genauigkeit geprüft worden (MEEMA u. Mitarb., GARN u. Mitarb.).

Die Dicke der Diaphysencompacta von *Fingerknochen* als Maß für das *Knochengewebsvolumen* und damit den *Mineralgehalt* zu betrachten, veranlaßten VIRTAMA und MÄHÖNEN an 26 Präparaten von Basalphalangen Vergleichsuntersuchungen durchzuführen. Die Knochenpräparate sind in jeweils fünf verschiedenen Projektionen geröntgt worden. Von allen Röntgenaufnahmen wurden Vergrößerungen hergestellt. Mit Hilfe dieser vergrößerten Röntgenbilder konnte der *prozentuale Anteil des Flächengewichtes* der Diaphysencompacta zum Flächengewicht des übrigen Knochens in Beziehung gesetzt werden und als „*Corticalisrelation*" oder „*Corticalisverhältnis*" angegeben werden.

Aus Ergebnissen der Compactamessung (oder Corticalismessung) haben BARNETT und NORDIN einen *Index* berechnet, der die Relation der alleinigen Compactadicke zum Gesamtdurchmesser der Diaphyse im Meßareal erfaßt (Abb. 137). Der „Barnett-Nordin-Index" gibt die Corticalisdicke in Prozent des Gesamtdurchmessers an. Er wurde bestimmt für die Femurdiaphyse, die Diaphyse des Metacarapale II (BARNETT und NORDIN; NORDIN, BARNETT, SMITH und ANDERSON) und für die Mitte der Diaphyse der Tibia (BERNARD und LAVAL-JEANTET). Die Compacta des Femur wird in der Übergangszone zwischen mittlerem und cranialem Drittel ausgemessen, da dort die größte Dicke festzustellen ist. Der II. Mittelhandknochen weist die größte Kompaktadicke im mittleren Schaftanteil auf. Bei *gesunden Menschen* liegt die untere Grenze des Corticalisindex für das Metacarpale II bei 43—44%, für den Femur bei 45%. Abweichungen nach unten sind Ausdruck eines pathologischen Prozesses. Die *Summe* dieser beiden Werte wird als „*peripherer Index*" bezeichnet, dessen Normalwerte über 88% liegen sollten. Bei Systemerkrankungen des Skelets sind niedrigere Werte gefunden worden. Im Laufe des Alterungsprozesses fällt dieser Index, insbesondere beim weiblichen Geschlecht deutlich ab. Das Meßverfahren wurde verschiedentlich zu Untersuchungen bei Systemerkrankungen des Skelets verwendet.

In einer umfangreichen Untersuchungsreihe von 15 036 Menschen *verschiedener Rassen* und beiderlei Geschlechts konnten GARN u. Mitarb. die Veränderungen der Diaphysencompacta in verschiedenen Skeletregionen (insbesondere wurde das Metacarpale II zur Messung herangezogen) während des Alterungsprozesses feststellen. Die endostale Zone der Compacta zeigt die stärksten Umbauvorgänge bei gesunden und kranken Menschen. Es können drei verschiedene Phasen unterschieden werden:

1. die juvenile Phase einer endostalen Resorption,
2. die hormonelle Reifungsphase der endostalen Apposition,
3. die Erwachsenenphase der endostalen Resorption.

SMITH u. Mitarb. haben die „Corticalisdicke" jeweils in dem Bereich ermittelt, wo die Markhöhle am engsten ist. Dies ist ein Bezirk, der anatomisch von Bedeutung ist. Die Meßergebnisse der Arbeitsgruppen von SMITH und GARN zeigen gute Übereinstimmung. Die radiologischen *Compactadickemessungen* wurden mit mikrodensitometrischen Verfahren verglichen. Theoretisch kann der Knochen als *einfacher Zylinder* angesehen werden und die Compacta durch einen Aluminium-Zylinder als Modell ersetzt werden. Vergleichende Compactadickemessungen mit Meßzirkeln und densitometrischen Methoden scheinen gut übereinzustimmen, obgleich bei densitometrischen Messungen über den ganzen Knochen der wirkliche Corticalisdurchmesser nicht erfaßt wird. Bei Messungen mit Meßzirkeln wird die Markhöhle vom Gesamtdurchmesser des Knochens subtrahiert. Die Autoren haben an einer großen Anzahl von Röntgenaufnahmen des *Metacarpale II* Dickenmessungen mit einem Zirkel und densitometrische Messungen mit einem Aluminiumvergleichskörper durchgeführt. Beide Meßergebnisse stimmen gut überein. Die Methode sei ausreichend reproduzierbar und für klinische Untersuchungen wertvoll. Nach Untersuchungen von GARN, ROHMANN und NOLAN mit dieser Methode am Metacarpale II (462 Normalpersonen im Alter von 16—75 Jahren) ist die Compactadicke bei Männern größer als bei Frauen. Nach dem 50. Lebensjahr fand sich eine Abnahme der Compactadicke bei beiden Geschlechtern, doch war die Verschmälerung bei Frauen wesentlich größer als bei Männern, was mit der Menopause in Zusammenhang stehen dürfte.

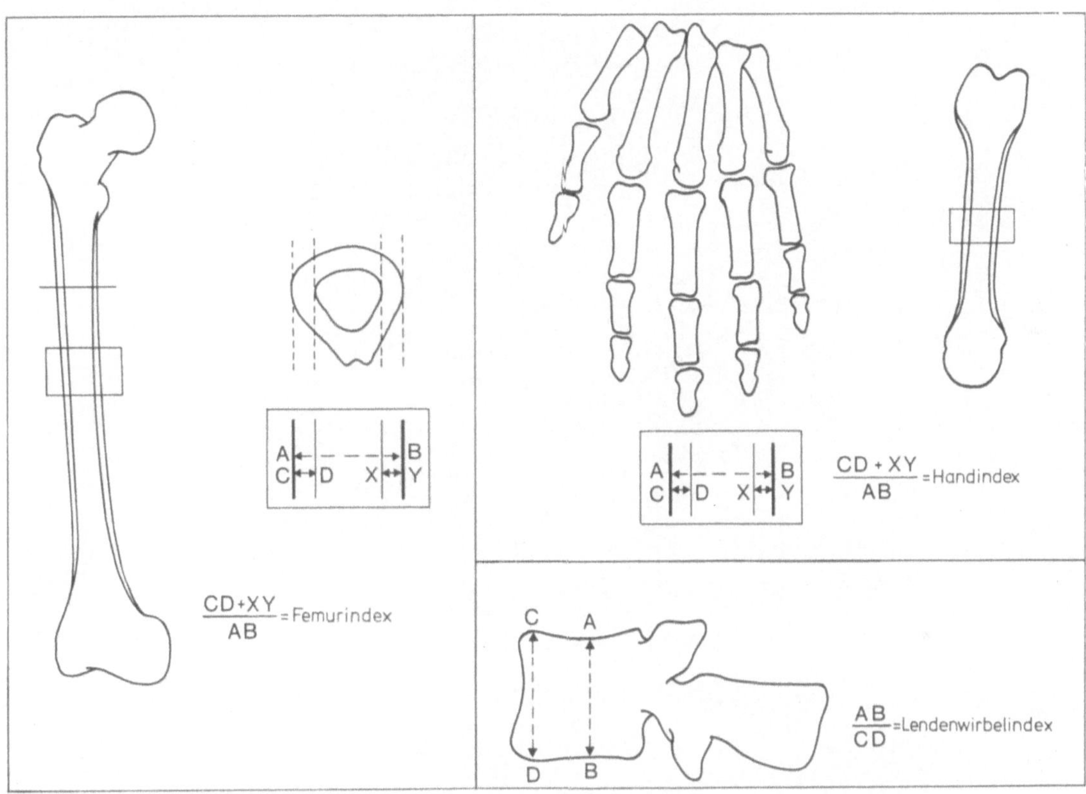

Abb. 137. Meßschema zur Bestimmung des Compacta-Index („peripherer Index") und des Wirbelkörper-Index („zentraler Index") (nach BARNETT und NORDIN)

Zur Feststellung von Unterschieden im Alterungsprozeß des Skelets bei *verschiedenen Rassen* sind sowohl Weiße als auch Neger, Japaner und Chinesen untersucht worden. Nach dem 5. Lebensjahrzehnt konnte bei beiden Geschlechtern, sowohl bei Weißen als auch bei Schwarzen, eine Verminderung der Compactadicke gefunden werden. Der Verlust an Knochensubstanz betrug beim *männlichen Geschlecht* maximal 20%, beim *weiblichen Geschlecht* bis zu 31%. Die Japaner und Chinesen ließen die gleiche Tendenz des Alterungsgeschehens an der Diaphysencompacta erkennen, doch waren die Verluste an Knochenmasse bei den Frauen noch größer als bei den Männern (GARN, PAO und RIHL).

Obwohl die Compactadicke erhebliche Unterschiede der einzelnen Rassen erkennen ließ — die Japaner und Chinesen haben eine wesentlich dünnere Compacta —, war *der Verlust an Knochenmasse im Laufe des Alterungsprozesses bei allen Rassegruppen* gleich. Die Befunde wurden nicht nur an einem Querschnitt verschiedener Versuchspersonen, sondern auch bei Langzeitbeobachtungen der gleichen Versuchsperson (bis zu 35 Jahren) festgestellt (GARN, ROHMANN, PAO und HULL). Der stärkste Verlust an Knochensubstanz fand sich bei beiden Geschlechtern zwischen dem 4. und 5. sowie dem 6. und 7. Lebensjahrzehnt.

Von MEEMA wurden Messungen der „*kombinierten Corticalisdicke*" am *proximalen Radius* durchgeführt. In einem Bezirk des Radius 1—2 cm distal der Tuberositas radii sind die glatten Konturen der Diaphysencompacta zur Messung gut geeignet. Auf einer seitlichen Aufnahme, die in Supinationsstellung des Unterarmes gewonnen wurde, können die Meßpunkte bestimmt werden. Die Summe der beiden gemessenen Compactadicken (A + B) ergibt den von MEEMA zugrunde gelegten Wert (C) der „*kombinierten Corticalisdicke*". Mit dieser Methode wurden Untersuchungen an Gesunden und Kranken durchgeführt. Die Untersuchungsergebnisse des Radius basieren auf Messungen an Röntgenaufnahmen von 356 Männern und 295 Frauen der Altersgruppen von 20 über 70 Jahre. Der *untere Grenzwert* der normalen „kombinierten Corticalisdicke" beträgt 5 mm. Das weibliche Geschlecht läßt

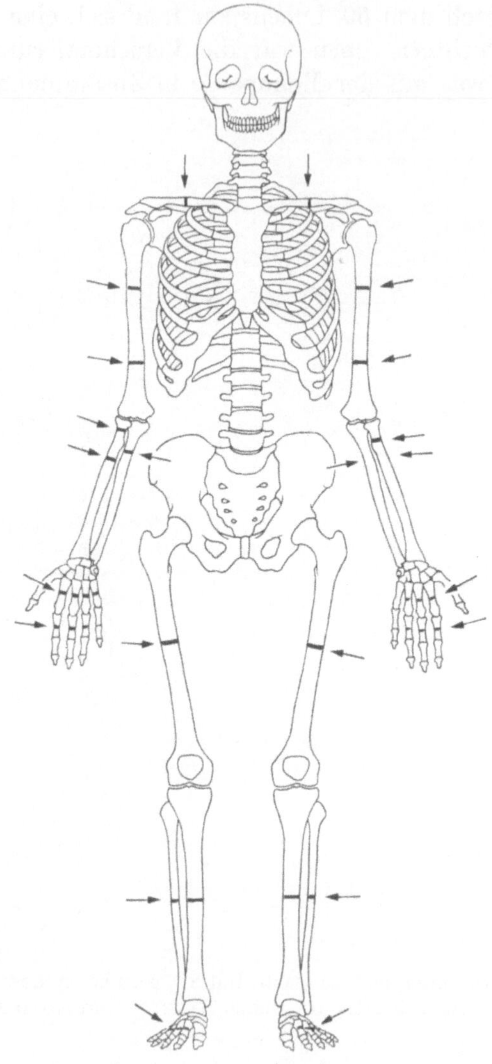

Abb. 138. Meßorte zur Bestimmung der „Corticalis-Dicke" (nach VIRTAMA und HELELÄ)

im Alter von etwa 50—70 Jahren in der Hälfte des Kollektivs ein Absinken dieses Wertes auf 4 mm, seltener noch weniger, erkennen. Die entsprechende männliche Altersgruppe zeigte nur in 2 % des Kollektivs Werte unter 4 mm. Eine Verminderung der „kombinierten Corticalisdicke" auf etwa 4 mm kann also noch nicht als eindeutig pathologisch betrachtet werden, da die *individuelle Schwankungsbreite der Compacta* (bzw. Corticalis) recht groß ist.

BARNETT und NORDIN bestimmten den „*Corticalisindex*" durch Messung der medialen und lateralen Compactadicke in der Mitte des Femurschaftes. Die Summe dieser Werte wird durch den Schaftdurchmesser (Diaphysendurchmesser) geteilt und dieser Wert mit 100 multipliziert *(Barnett-Nordin-Index)*. Die Korrelation zwischen dem Barnett-Nordin-Index des menschlichen Femur und dem Mineralgehalt war weniger deutlich als zwischen dem „Corticalisverhältnis" und dem Mineralgehalt. Funktionelle Momente können dem Femur eine sehr unregelmäßige äußere Form geben, durch die es schwierig wird, das „Corticalisverhältnis" durch den „Corticalisindex" (BARNETT und NORDIN) zu ersetzen. Dennoch kann auch diese Methode als Indicator für den Knochenabbau Verwendung finden, insbesondere zu wiederholten Vergleichsuntersuchungen bei Knochenkrankheiten. Der „Corticalisindex" gibt jedoch keine Auskunft über eine *Entkalkung* des Knochens. Es wird betont, daß die Messung des „Corticalisverhältnisses" (also die planimetrische Untersuchung) eine wesentlich genauere Aussage erlaubt als die Bestimmung des „Corticalisindex" (Messung der Kompakta nur an *einer* Stelle).

SMITH und WALKER fanden bei 2030 *morphometrischen* Messungen der Compacta der Femurdiaphyse von älteren Frauen eine Verminderung der Compactadicke mit gleichzeitiger Zunahme des Markvolumens. Da der Durchmesser der Diaphyse breiter wurde, muß der subperiostale Knochenanbau größer sein als die endostale Resorption.

Einen Katalog über die morphometrischen Untersuchungsergebnisse an 38013 Knochen des menschlichen Skelets aus einer Bevölkerung Südfinnlands haben VIRTAMA und HELELÄ herausgebracht. Neben den schon vielfach von anderen Autoren untersuchten Mittelhandstrahlen, Oberarm- und Oberschenkelknochen wurden auch Elle und Mittelfußstrahlen berücksichtigt (Abb. 138). Am besten geeignet erwies sich für die Überprüfung der altersabhängigen Variationen und Schätzung des Mineralgehaltes an den langen Knochen die kombinierte Compactadicke.

Aus allen bisher vorliegenden Mitteilungen über Corticalis- und Compacta-Messungen geht hervor, daß *möglichst vielseitige und kombinierte Untersuchungen* des Skelets durchgeführt werden sollten, um den Informationswert radiologischer Meßmethoden zur Bestimmung des Mineralgehaltes und der Knochenmasse zu verbessern.

II. Hormonal bedingte Osteopathien

1. Die Epithelkörperchen (Parathyreoidea)

Die Epithelkörperchen haben eine gewisse Selbständigkeit im Zusammenspiel der Hormone und sind auch bei pluriglandulären Störungen nur selten mitbeteiligt. Es ist bisher noch nicht eindeutig erwiesen, daß der Hypophysenvorderlappen einen Einfluß auf die Parathyreoidea ausübt.

Das Hormon der Nebenschilddrüsen (Parathormon) steuert den Calcium- und Phosphatstoffwechsel, beeinflußt die Funktion der Nieren und den Aufbau und Umbau des Skeletes. Eine *vermehrte Produktion* von Parathormon führt zu einer Steigerung der Phosphatausscheidung durch die Nieren und zu einer Aktivierung der Osteoclasten, was einen beschleunigten Knochenabbau zur Folge hat. Eine *Unterfunktion* der Parathyreoidea hat umgekehrt eine Hemmung der Phosphatausscheidung und eine Bremsung des Knochenabbaues zur Folge. Der Antagonist des Parathormons ist das Vitamin D. Der synthetisch dargestellte Stoff AT 10 (Dehydrotachysterin) hat die gleiche Wirkung wie das Parathormon auf den Calcium-Phosphorstoffwechsel (REMAGEN).

Die Überproduktion von Parathormon durch einen primär entstandenen Tumor der Hauptzellen oder eine generalisierte Hyperplasie der wasserklaren Zellen der Epithelkörperchen führt zu dem Krankheitsbild des *primären Hyperparathyreoidismus*. Unterschieden wird der primäre Hyperparathyreoidismus von dem *sekundären Hyperparathyreoidismus*, der durch eine Stimulierung der Parathormonproduktion infolge einer Störung der Phosphatausscheidung bei Nierenerkrankungen zustande kommt.

Ist die Phosphatausscheidung durch die Niere erschwert, so sorgt die vermehrte Parathormonproduktion für eine Beschleunigung der renalen Phosphatausscheidung, so daß eine pathologische Phosphatretention nicht auftritt. Im histologischen Bild ist in diesen Fällen eine deutliche Zunahme des Drüsengewebes sowie eine Adenombildung der wasserklaren Epithelzellen festzustellen. Der sekundäre Hyperparathyreoidismus wird auch als renale Osteopathie bzw. *Osteomalacie* oder *renale Rachitis* bezeichnet. Die Störung der Phosphatausscheidung wird zum Teil dadurch ausgeglichen, daß eine Eliminierung über den Darm erfolgt. Hierbei wird auch immer Calcium ausgeschieden, so daß ein Calciummangel die Folge ist.

Bei beiden Formen des Hyperparathyreoidismus sind Calciumausscheidung und Phosphatausscheidung vermehrt. Im Blut findet man eine Hypercalcämie und eine Hypophosphatämie. Der sekundäre Hyperparathyreoidismus unterscheidet sich vom primären dadurch, daß der Serumphosphatspiegel relativ und der Calciumspiegel fast normal sein kann. In den Endstadien ist der Blutchemismus jedoch gleich.

Der *primäre Hyperparathyreoidismus* ist als eigenes Krankheitsbild abzugrenzen, welches durch ein meist solitäres Adenom der Nebenschilddrüse induziert wird (ALBRIGHT und REIFENSTEIN, MANDL, SCHÜPBACH, UEHLINGER u. a.). In 10% aller Fälle von primärem Hyperparathyreoidismus finden sich doppelseitige Adenome der Nebenschilddrüsen (WYMAN und ROBBINS). Nur in seltenen Fällen sind mehrere der vier Nebenschilddrüsen tumorähnlich vergrößert (BORM, WANKE u. a.). Beim *sekundären* Hyperparathyreoidismus, auf den auf S. I,284ff. eingegangen werden soll, ist dagegen in der Regel eine Hyperplasie aller vier Nebenschilddrüsen zu finden.

In manchen Fällen zeigt die histologische Untersuchung neben gutartigem Tumorwachstum auch ein bösartiges, infiltrierendes Wachstum mit atypischen Mitosen und Gefäßeinbrüchen. Es sind Nebenschilddrüsencarcinome mit vermehrter Hormonausschüttung bekannt geworden. Die Prognose ist schlecht, da oft Lokalrezidive und auch Lungenmetastasen auftreten.

Der primäre Hyperparathyreoidismus tritt in der Regel erst im *Erwachsenenalter* auf und ist beim *weiblichen Geschlecht* häufiger zu finden, doch sind die verschiedensten Verlaufsformen auch bei Männern beobachtet worden.

OEHLECKER hat einen primären Hyperparathyreoidismus mit Epithelkörperchenadenom bei einem 45jährigen Mann beschrieben. Ziehende, rheumatische Knochenschmerzen und eine im medialen Femurcondylus lokalisierte Riesenzellgeschwulst führten zum Arzt. Daneben lag eine Kyphose der Brustwirbelsäule und eine allgemeine Osteoporose vor. An den Rippen fanden sich cystische Auftreibungen, ebenso in der linken Clavicula und im 3. Mittelhandknochen. Das Serumcalcium war mit 12,8 mg-% gering erhöht, die anorganischen Phosphate lagen an der unteren Grenze der Norm. ADAM und RITCHIE fanden bei dem seltenen, jugendlichen primären Hyperparathyreoidismus (14jähriges Mädchen) im Bereich der Metaphysen der Röhrenknochen neben den typischen Cystenbildungen Verdichtungsstreifen. Diese waren im Bereich der *rascher* wachsenden Knochen (Knie und Fuß) am stärksten ausgebildet und am breitesten.

Nach der klinischen *Symptomatologie* können vier Verlaufsformen des primären Hyperparathyreoidismus unterschieden werden (LOSSE, BÄUMER, STROBEL und FRITSCH):

a) die sog. *ossäre* Form (klassischer Morbus Recklinghausen: diffuse Form und Ostitis fibrosa generalisata cystica).

b) die renale Form,

c) Mischformen,

d) die Parathyreotoxikose (Hypercalcämiesyndrom).

a) Die ossäre Form
(Osteodystrophia fibrosa generalisata cystica Recklinghausen)

Die morphologischen Veränderungen des Knochens, welche im Röntgenbild nachweisbar sind, erlauben bei der *ossären Form* dieser Erkrankung wiederum eine Gruppierung in diejenigen Fälle, die eine generalisierte Veränderung von Spongiosa und Compacta aufweisen (HELLNER, ELLEGAST, LEITGES u. a.) und solche, bei denen *Cystenbildungen* des Skeletes im Vordergrund stehen (Osteodystrophia fibrosa generalisata cystica Recklinghausen).

Der primäre Hyperparathyreoidismus zeigt im Gegensatz zum sekundären anatomisch weniger deutlich die Osteoidbildung als Ausdruck des Calciummangels. Durch die Fibroosteoclasie kommt es zu einer fortschreitenden Knochenatrophie, besonders der spongiösen Knochenabschnitte. Histologisch findet man eine Auflockerung, eine Dissektion der Spongiosa und Compacta und osteoclastenreiche Markknospen, die die Spongiosabälkchen auflösen. An ihre Stelle tritt ein lockeres, fibröses Mark. Die Compacta ist „aufgeblättert" und spongiosiert. Die entstehenden *Cysten* besitzen eine Wand aus fibrösem Mark und enthalten eine fibrinreiche Flüssigkeit. Treten *braune Tumoren* auf, so entsprechen sie dem Bild der Osteoclastome. Der dissezierende Knochenumbau ist typisch für die Osteodystophia fibrosa generalisata. Hierdurch läßt sich eine Abgrenzung gegen die Ostitis deformans Paget und die polyostische fibröse Dysplasie (JAFFÉ-LICHTENSTEIN) erreichen.

Das Röntgenbild ist bei einer generalisierten Veränderung des Skeletes durch eine Auflockerung der Spongiosa, im weiteren Verlauf auch durch einen Umbau der Compacta der Diaphysen im Sinne einer „Aufblätterung" (UEHLINGER) oder Spongiosierung (WEISS) charakterisiert (Abb. 139). Erst dann kommt es zu Formveränderungen des Skeletes mit Verbiegungen und Ermüdungsfrakturen bzw. Umbauzonen. In den *Wirbelkörpern* zeigen die deckplattennahen Partien zuerst einen Kalksalzverlust, so daß eine „Drei-Schichtung" resultiert, die ein der Osteomalacie entgegengesetztes Bild erkennen läßt, da bei dieser die deckplattennahen Bezirke infolge Zusammensinterung der Spongiosa *verdichtet* erscheinen. Oft beobachten die Kranken eine Abnahme der Körpergröße durch Zu-

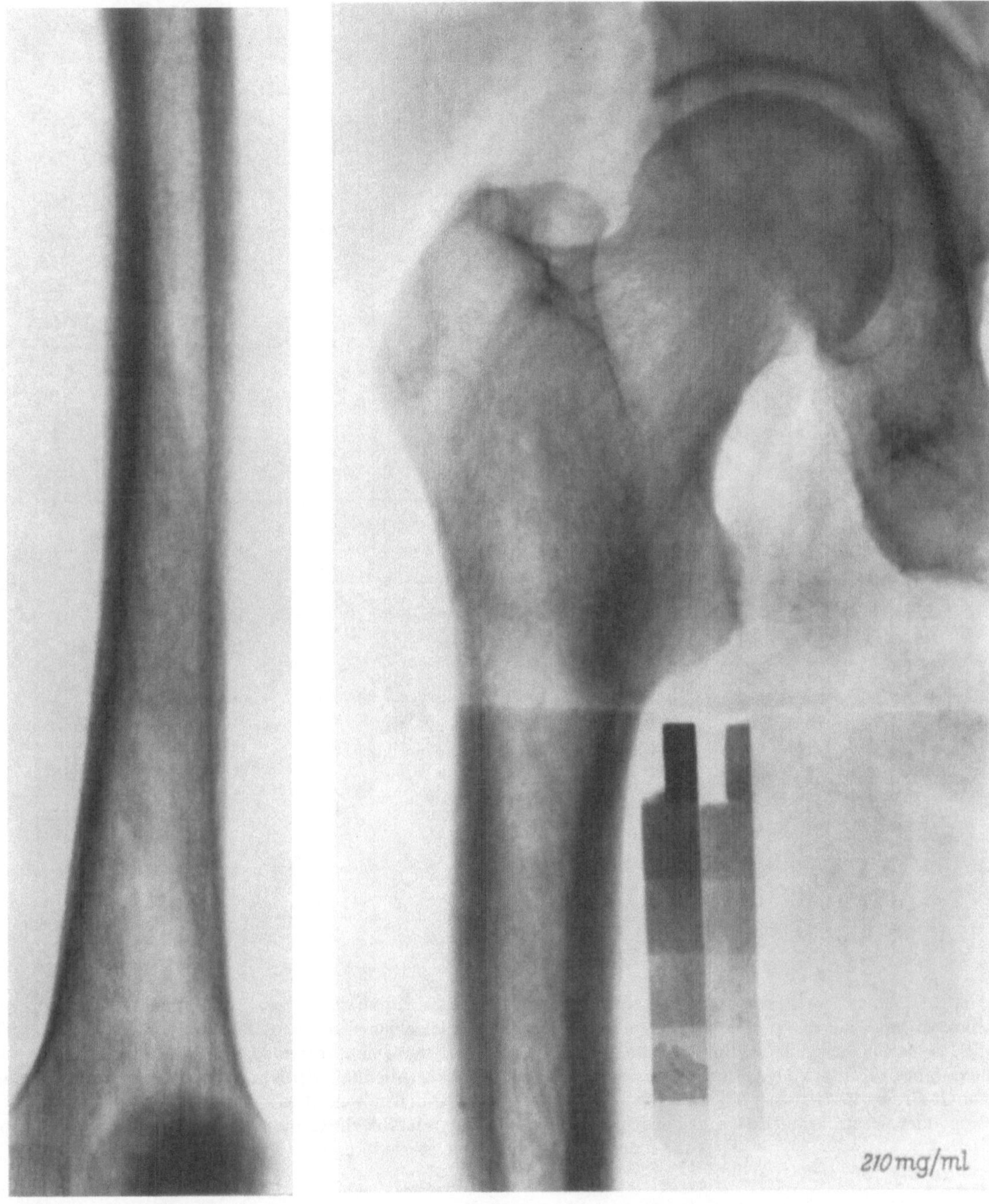

Abb. 139   Abb. 140

Abb. 139. „Aufblätterung" oder „Spongiosierung" der Diaphysencompacta des Femur bei primärem, akut verlaufendem Hyperparathyreoidismus. 58jähriger Mann. Nach operativer Entfernung des Nebenschilddrüsenadenoms rasche Rückbildung der Skeletveränderungen

Abb. 140. Neben der Strukturauflockerung von Spongiosa und Diaphysencompacta kann eine Verminderung des Apatitwertes z.B. in der Schenkalhalsspongiosa gemessen werden. 58jähriger Mann (wie Abb. 139) mit primärem akut verlaufendem Hyperparathyreoidismus und einem Apatitwert der Schenkelhalsspongiosa von 210 mg/ml gegenüber dem Normwert dieser Altersgruppe von etwa 300 mg/ml

sammensintern der Wirbelkörper im Sinne pathologischer Frakturen. Infolge stärkerer Entkalkung kann ein feingranuläres, schwammig-verwaschenes und feinsträhniges Aussehen der Knochen resultieren. In extremen Fällen kann die Kontur des Knochens weitgehend verschwinden — z. B. an den Endgliedern der Finger — und erst nach einer

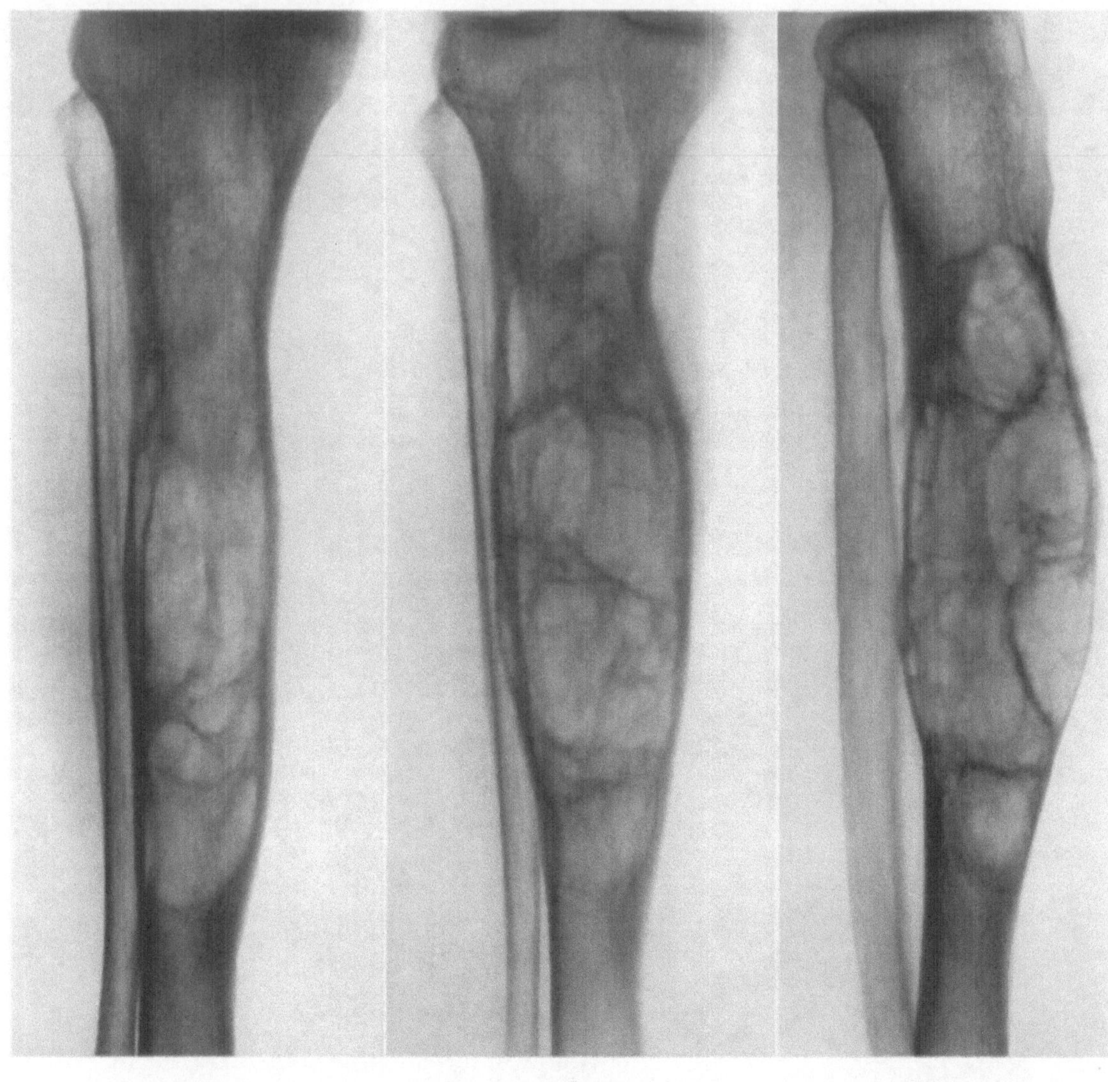

a   b   c

Abb. 141a—d. Charakteristische Knochenveränderungen der *chronischen Form* des primären Hyperparathyreoidismus mit „Cystenbildungen" in verschiedenen Skeletregionen und Auftreibung des Knochens durch die Riesenzellgeschwülste („Braune Tumoren"), die im Laufe der Jahre an Größe zunehmen (a Aufnahme aus dem Jahre 1952, b und c Aufnahmen aus dem Jahre 1954) und schließlich den Knochen ganz zerstören können. Durch Druck dieser Riesenzellgeschwülste auf benachbarte Knochen kommt es zu einer Atrophie, Verschmälerung oder Destruktion des Knochens (d). 66jährige Frau mit Recklinghausenscher Erkrankung, die über mehrere Jahre beobachtet werden konnte

Therapie wieder sichtbar werden (sog. „Akroosteolyse" der Fingerendglieder, WERNLY). Der granuläre Umbau der Diploe des *Schädels* (wie von „Motten zerfressen") als Ausdruck einer Mitbeteiligung dieses Skeletabschnittes ist auffallend. Als sehr wichtiges Frühsymptom wird ein weitgehender *Schwund der Lamina dura* der Zahnalveolen angesehen, da die Corticalis dieses Knochenbezirkes eine „Auflösung" erfahren soll (ALBRIGHT und REIFENSTEIN, BARTELHEIMER, BLUM, STROCK, WERNLY u. a.). Es liegt eine weitgehende Entkalkung dieser Spongiosalamellen vor. Zahnschäden, insbesondere cariöse Zähne und ein Schwund des Alveolarfortsatzes der Kiefer sind häufig. Die unmittelbar unter dem Gelenkknorpel der großen Gelenke liegende Spongiosa bleibt jedoch regelmäßig erhalten! Eine Verminderung der Kalksalzkonzentration im Gesamtvolumen des Knochens (Apatitwert) ist schon relativ frühzeitig zu finden, während die makroskopische Veränderung der Spongiosa (Strukturauflockerung) und die Spongiosierung der Diaphysencompacta erst später folgen (Abb. 140). Daher weist nur ein Drittel der Patienten eindeutige, röntgenologisch erkennbare Knochenveränderungen auf (PUGH).

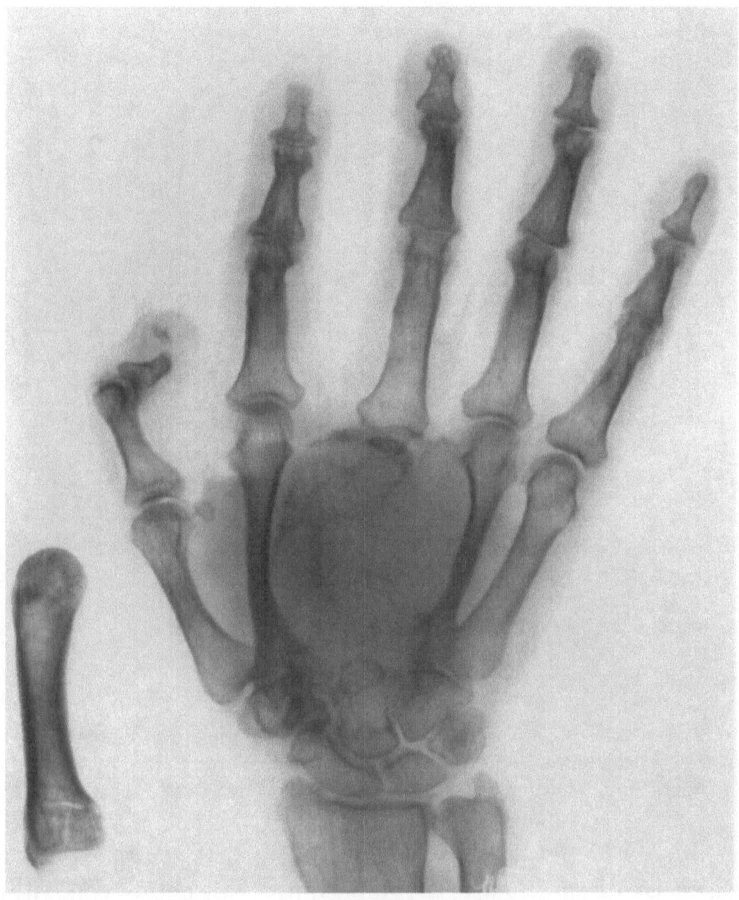

Abb. 141 d

Der Verlauf dieser Formen der Erkrankung kann stürmisch sein und lediglich durch eine operative Entfernung der Adenome eine Wendung nehmen (BORM, COPE, HELLSTRÖM, WANKE u. a.).

Bei stärkerem Abbau und längerdauerndem, langsamem Verlauf der Erkrankung tritt durch Aktivierung der Osteoclasten eine fibröse *Umwandlung des Markes mit Cystenbildungen und Riesenzellgeschwülsten* (braune Tumoren) auf. Von dieser, relativ seltenen, chronisch schleichenden Verlaufsform der Erkrankung sind meist Frauen im 2. bis 4. Lebensjahrzehnt betroffen. Die Cystenbildungen im Knochen werden von einer schmalen Knochenlamelle umschlossen und sind oft multipel, nicht solitär zu finden. Sie entstehen am häufigsten in den metaphysären Bezirken der Corticalis, während die Riesenzelltumoren in den Epiphysen, den Kiefern und den Phalangen auftreten. Die Riesenzelltumoren werden häufig an mechanisch stärker belasteten Knochenabschnitten gefunden. Die Lage dieser Tumoren ist allgemein exzentrisch. Am Rande der Aufhellungen ist die Corticalis plötzlich unterbrochen, während sie bei der Cyste erhalten bleibt. Riesenzelltumoren können *spontan* ausheilen.

Oft kommt es zu Spontanfrakturen im Bereich der Cysten oder Riesenzelltumoren, zu Formveränderungen wie Verbiegungen, die eine schlechte Heilungstendenz aufweisen. Es können Pseudarthrosen entstehen. Die Entkalkung des Wirbelsäulenskeletes führt zur Kyphose mit glockenförmigem Thorax. Die Cysten treten nicht nur in der Spongiosa, sondern auch in der Diaphysencompacta der Röhrenknochen auf und führen zu monströsen Auftreibungen, die palpatorisch festzustellen oder sogar äußerlich sichtbar sind. Die Compacta kann außerordentlich dünn werden, und durch den Druck der Cysten auf benachbarte Knochen erfahren auch diese eine Deformierung und Volumenverminderung (Abb. 141).

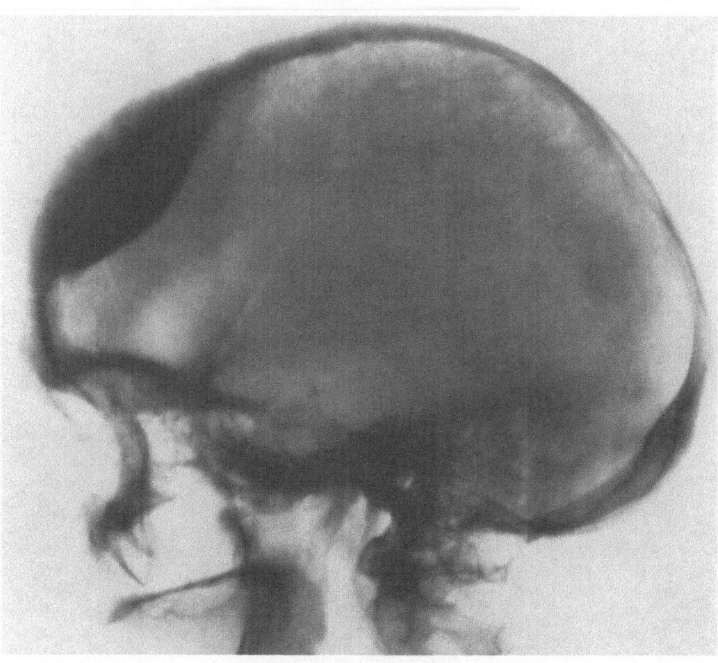

Abb. 142. Schädelveränderungen bei Recklinghausenscher Erkrankung (Fall wie Abb. 141) mit Strukturauflockerung der Diploe des Schädelknochens und spindelförmiger Verdickung sowie Verdichtung im Bereich des Stirnbeines. Deutlicher horizontaler Schwund des Ober- und Unterkiefers

Am *Schädeldach* ist die granuläre Atrophie unter Einschluß von Tabula interna und externa typisch, und es kann zu einer Verdickung des Schädeldaches kommen, die sich jedoch von der des Morbus Paget gut unterscheiden läßt (Abb. 142). Am *Beckenskelet* sind Deformierungen im Sinne des Kartenherzbeckens möglich, ferner sind Zerrüttungszonen (Loosersche Umbauzonen) beschrieben worden.

Es ist verständlich, daß die geschilderten ossären Formen des primären Hyperparathyreoidismus auch kombiniert vorkommen können und daß es Übergangsbilder gibt.

Röntgenologisch erfaßbar sind ferner die manchmal auftretenden *Kalkeinlagerungen in andere Gewebe*, so z. B. in Arterien oder in Weichteilen, z. B. in der Kniegelenkskapsel. Nach therapeutischer Beeinflussung der Erkrankung können solche Kalkeinlagerungen wieder verschwinden. Ferner finden sich oft *kalkhaltige Nierensteine*, die röntgenologisch nachzuweisen sind (s. unten). Nach HELLNER tritt bei einem Drittel der Fälle mit Ostitis fibrosa generalisata ein Nierensteinleiden auf, und in etwa 2—5 % aller Nierensteinleiden liegt ein primärer Hyperparathyreoidismus vor (Abb. 143).

Beim primären Hyperparathyreoidismus kann die Röntgenuntersuchung des Halses die Ursache der Knochenveränderungen aufklären (LICHTENSTEIN und LEVY). Die Nebenschilddrüsenadenome lassen manchmal eine umschriebene Verlagerung oder Impression von Oesophagus und Trachea erkennen.

Zur direkten röntgenologischen Darstellung der im oberen Mediastinum liegende Nebenschilddrüsentumoren sind die percutane Subclavia-Serienangiographie (Bobbio u. Mitarb.) und das Pneumo-
mediastinum in Kombination mit der Schichtuntersuchung geeignet. Die Injektion der Kontrast-

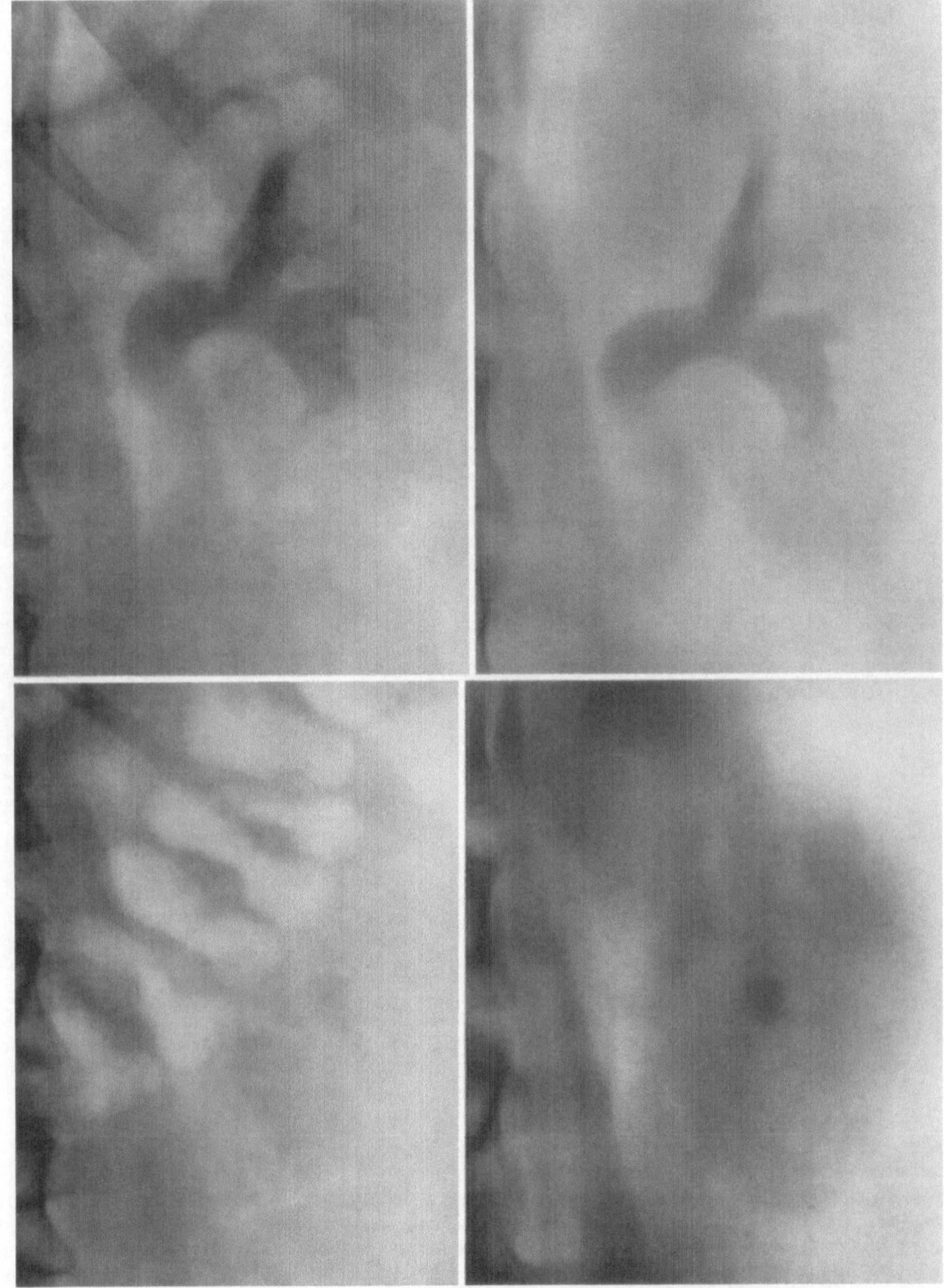

Abb. 143. Kalkhaltiges Konkrement im linken Nierenbecken, das zur Aufdeckung eines primären Hyperparathyreoidismus führte. Begleitend fand sich eine chronische Pyelonephritis (63jähre Frau). Bei der Aus-
scheidungsurographie geht das Harnkonkrement im Kontrastschatten unter und läßt sich auch tomographisch
nicht eindeutig nachweisen. Erst die Nierenleeraufnahme, deutlicher noch *die Leertomographie*, zeigen das
Konkrement in der caudalen Kelchdolde des linken Nierenbeckenkelchsystems

substanz erfolgt entweder in die Arteria subclavia oder die Arteria brachialis (WERNER) nach Drosse-
lung der peripheren Strombahn des Armes (Abb. 144). Das Angiogramm weist eine pathologische
Gefäßneubildung im Bereich des oberen oder unteren Schilddrüsenpols als Ausdruck einer stärkeren
Gefäßanreicherung in den Adenombezirken der Epithelkörperchen auf.

Die direkte Darstellung größerer Adenome mit hormoneller Überfunktion gelingt ferner durch
die Szintigraphie nach Gabe von 75-Selen-L-Methionin und funktioneller Ausschaltung der Schilddrüse mit Trijodthyronin. Bei versprengt im Mediastinum lokalisierten Adenomen gibt die Isotopen-

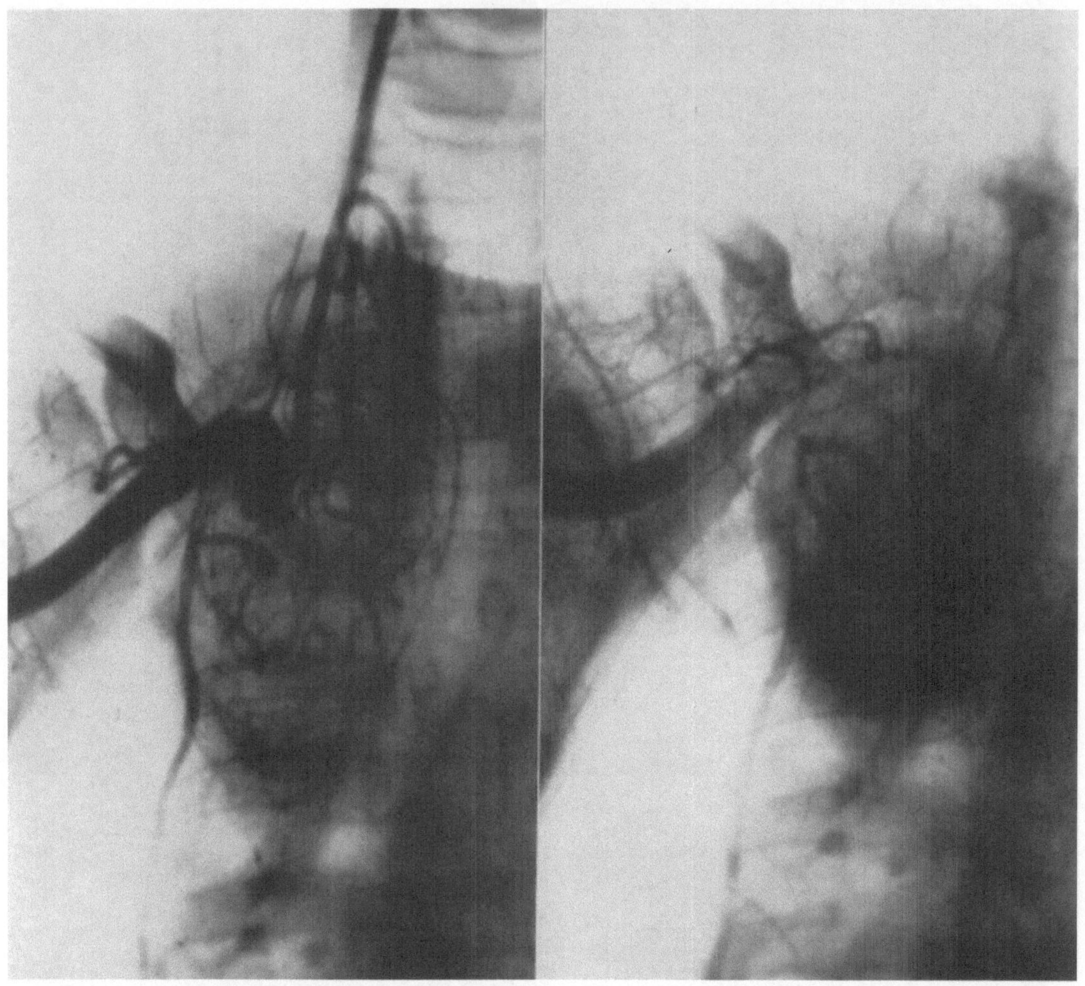

Abb. 144. Arteriographische Darstellung von Adenomen der Parathyreoidea nach der Methode von Bobbio
modifiziert nach WERNER (aus: WANKE, R., „Der Chirurg" 33, 1962, S. 56). 58jährige Frau mit primärem
Hyperparathyreoidismus und einer Ostitis fibrosa generalisata cystica. Bei der Operation wurde auf der rechten
Seite ein 26,5 g wiegender Tumor entfernt

Diagnostik wichtige zusätzliche Informationen (POTCHEN u. a., HAUBOLD u. a.). Kleinere Adenome
mit einem Durchmesser von 1—1,5 cm lassen sich gegen die Hintergrundaktivität schlecht abgrenzen
(Abb. 145). Die starke Speicherung des Isotops im Knochen erschwert auch den Nachweis in den
tieferen Regionen des Mediastinum. Das solitäre Adenom ist beim primären Hyperparathyreoidismus
sehr oft zu finden, während mehrere Adenome oder eine Hyperplasie der Nebenschilddrüsen seltener
vorkommen. Über eine Hyperplasie aller vier Epithelkörperchen beim primären Hyperparathyreoidismus hat UEHLINGER berichtet. Das Carcinom der Nebenschilddrüsen ist außerordentlich selten. Der
Nachweis eines Adenoms der Nebenschilddrüsen sollte Anlaß geben, auch nach Adenomen anderer
endokriner Drüsen (Hypophyse, Pankreasinselzelladenom) zu suchen (FOURMAN).

Unter den *klinischen Symptomen* sind die Trias: Durst, Müdigkeit, Schmerzen der
Extremitäten besonders zu beachten. Die ersten Beschwerden bestehen in unbestimmten

rheumatoiden Schmerzen, die häufig fehlgedeutet werden. Ferner können Polyurie, Polydipsie, gastrointestinale Symptome mit Erbrechen und Appetitlosigkeit, Hypotonie, Schwäche der Muskulatur infolge herabgesetzter Erregbarkeit der Nerven bei erhöhtem Serumcalciumspiegel, Abschwächung der Sehnenreflexe, Unsicherheit der Bewegungen, Kalkeinlagerungen in die Conjunctiva, Katarakt und eine Bandkeratitis auftreten.

Später findet man oft Nierensteine und als Folge einer Markfibrose des Knochens eine Anämie. Die Veränderungen von seiten des Knochens können bei der Ostitis fibrosa

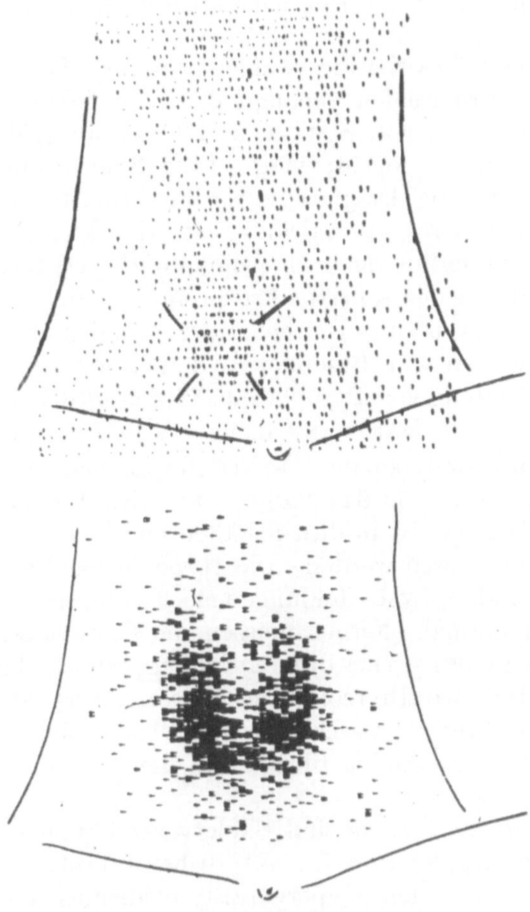

Abb. 145. Szintigraphische Darstellung eines kleinen Nebenschilddrüsenadenoms am unteren Pol der rechten Schilddrüse nach Gabe von 250 µCi 75-Se-L-Methionin. Die Konzentration der Radioaktivität in einem überkirschgroßen Herd ist rechts supraclavicular erkennbar (oben). Das nachgewiesene Adenom liegt lateral vom rechten unteren Schilddrüsenpol (unten) nach szintigraphischer Darstellung der Schilddrüse mit 25 µCi ^{131}J. (Das Szintigramm wurde freundlicherweise von Herrn Prof. K. zum Winkel, Berlin zur Verfügung gestellt)

so diskret bleiben, daß die übrigen, stärker hervortretenden Symptome das Krankheitsbild völlig verschleiern und eine frühzeitige Erkennung verhindern. Manchmal treten Verdauungsstörungen auf, die Folge einer Schädigung des Pankreas mit Störungen des Fettstoffwechsels durch Kalkseifenbildung sein können. Hin und wieder erkennt man Deformierungen und Rißbildungen der Nägel, wie sie bei der Osteomalacie vorkommen. Die *Laboratoriumsuntersuchungen* ergeben eine Hypercalcämie und Hypophosphatämie. Die Phosphatasewerte sind im Plasma erheblich erhöht. Die Calciumwerte im Serum liegen im allgemeinen über 10 mg-%, können auch stärker vermehrt sein. Die Hypophosphatämie ist nicht so ausgeprägt, die Phosphorwerte sind unter 3 mg-% zu finden. Bei der Osteomalacie ist der Calcium- und Phosphorspiegel normal oder erniedrigt. Im *Urin* finden sich eine Hypercalcurie, eine Hyperphosphaturie und durch den vermehrten Kollagenabbau im Knochen eine erhöhte Ausscheidung von Hydroxyprolin.

Infolge Hemmung der Rückresorption der Phosphate in den Nierentubuli kommt es zu einer Hyperphosphaturie und Hypophosphatämie. Die Ausscheidung von Calcium durch die Nieren kann mit der Mobilisierung der Knochenkalksalze nicht Schritt halten, so daß der Calciumspiegel im Blut ansteigt. Dies hat eine vermehrte Calciumabgabe mit dem Urin, eine Hypercalcurie, zur Folge. Das anorganische *Phosphat* kann zum Zeitpunkt der Untersuchung normal sein oder an der unteren Grenze der Norm liegen, die Serumcalciumwerte sind nicht immer deutlich erhöht. Nach chirurgischer Entfernung der Tumoren sinkt der Calciumwert deutlich ab und kann über Jahre normal bleiben.

Als wichtiges, diagnostisches Kriterium eines primären Hyperparathyreoidismus wird die Herabsetzung der prozentualen renalen Phosphorrückresorption angesehen. Die Untersuchung beruht auf dem von SCHAAF und KYLE angegebenen Test, bei dem die renale Phosphorrückresorption geprüft wird. Eine Erniedrigung derselben ist jedoch nicht allein beweisend für die Diagnose. Als Funktionstest beim primären Hyperparathyreoidismus kommt der Hypercalcämietest (HOWARD, HOPKINS und CONNOR) in Frage. Ferner ist die Blutgerinnung beim primären Hyperparathyreoidismus beschleunigt. Die starke Erniedrigung des isolierten Prothrombin und die Erhöhung des Fibrinogen fällt auf (BORM). Zum Nachweis eines Epithelkörperchenadenoms kann die Pyrophosphatbestimmung im Urin wertvoll sein. Besonders in Fällen mit einer Teilsymptomatik stellt eine verminderte Ausscheidung von Pyrophosphat im 24-Std-Urin ein weiteres diagnostisches Kriterium dar (FLEISCH, HARTMANN u. a.).

Differentialdiagnostisch sind bei der Ostitis fibrosa generalisata Recklinghausen in erster Linie die *Skeletcarcinose* und das *Plasmocytom* (Kahlersche Krankheit) zu nennen. Die Mineralstoffwechselstörung ist in diesen Fällen meist nicht zu finden. Eine Sternalpunktion sollte nicht unterlassen werden. Die Hypophosphatämie fehlt im allgemeinen. Die *Ostitis deformans Paget* läßt Cystenbildungen meist vermissen. Calcium- und Phosphorgehalt des Blutes sind normal. Ferner müssen die *Osteomalacie* und die polyostische fibröse Dysplasie JAFFÉ-LICHTENSTEIN differentialdiagnostisch abgegrenzt werden. Solche Fälle, bei denen der Hyperparathyreoidismus (RECKLINGHAUSEN) durch Tumoren oder Tumormetastasen (z. B. Prostata-Carcinom) kompliziert sind, lassen sich schwer aufklären. Es sollte die Osteodystrophia fibrosa von der Osteodystrophia carcinosa unterschieden werden.

Als *Pseudohyperparathyreoidismus* sind Skeletveränderungen bezeichnet worden, die durch eine langdauernde Applikation von AT 10 bei Tetanie, z. B. nach Strumektomie auftreten. Das AT 10 kann den Hyperparathyreoidismus weitgehend imitieren. Es tritt eine Niereninsuffizienz, eine geringe Osteoporose, eine Hypercalcämie und Hypercalciurie bei erhöhter Serumphosphatase auf, während die Hypophosphatämie fehlt. Begleitet werden diese Erscheinungen von einem Übelkeitsgefühl mit Brechreiz, Obstipation und allgemeiner Schwäche. Ein Absetzen der AT 10-Medikation kann sämtliche Symptome rasch zum Verschwinden bringen (REMAGEN).

Bei chronischem Verlauf erfolgt der Exitus letztlich infolge einer Lungenkomplikation durch Deformierung und Einengung des Thorax oder an einer Urämie bei Nierenschädigung. Wird die Diagnose rechtzeitig gestellt, so kann eine operative Entfernung des Epithelkörperchenadenoms oder eine Strahlenbehandlung zu einem Wiederaufbau des Skeletes führen.

Die Operation ist beim primären Hyperparathyreoidismus indiziert, während sie beim sekundären falsch wäre. Es ist jedoch erforderlich, die Krankheit vor Eintreten irreparabler Veränderungen der Nieren und des Skeletes zu diagnostizieren. Die operative Entfernung der Nebenschilddrüsentumoren kann *dann* zu einer weitgehenden Rückbildung der Knochenveränderungen führen, wenn noch keine größeren Cysten ausgebildet sind. Dagegen sind die einmal vorhandenen Nierenschädigungen meist irreversibel (GOFFIN u. DE RACKER).

OEHLECKER teilt einen Fall mit, der 3 Jahre nach der Tumorentfernung arbeitsfähig war, dann aber an einer Urämie verstarb. Die Autopsie ergab eine schwere Nierenschädigung, während sich der Knochenprozeß fast vollständig zurückgebildet hatte. Unter 420 Fällen eines operativ behandelten Hyperparathyreoidismus fand KARCHER nach einer Beobachtungszeit von 1—13 Jahren 18mal eine Heilung, 132mal eine Besserung und 14mal ein Rezidiv. Die vollständige Rückbildung von Skeletveränderungen am Schädel, Unterarm und Unterschenkel sowie Oberschenkel nach operativer Entfernung eines Nebenschilddrüsenadenoms beschreibt FOURNIER. Die weitgehende Ausheilung der Knochenveränderungen bei Ostitis fibrosa generalisata Recklinghausen mit Transformation auch cystischer Bezirke beschrieben BUCHMAN und CAGAN. Die statische Funktion ist dann gesichert. Meist fällt postoperativ der Calciumspiegel stark ab und es kommt zu tetanischen Anfällen. Bis zur Normalisierung einige Wochen später muß daher substituiert werden.

b) Die renale Form

Die renale Form des primären Hyperparathyreoidismus zeigt im Bereich des Skeletes nur wenige Veränderungen. Eine Verminderung des Kalksalzgehaltes im Gesamtknochen läßt sich manchmal mit der auf S. I,217 beschriebenen röntgenologischen Meßmethode erfassen. Makroskopisch tritt sie nicht in Erscheinung.

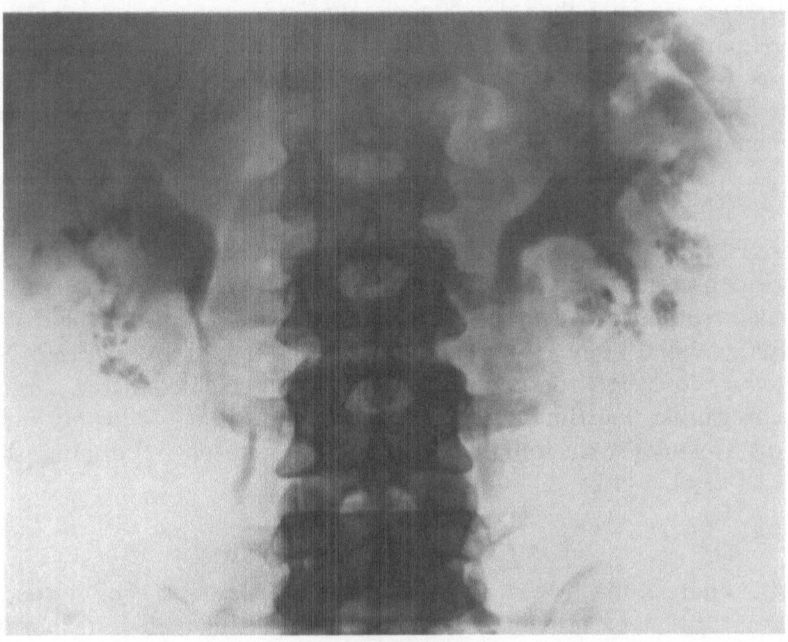

Abb. 146. Ausgeprägte Kalkinkrustation des Nierenparenchyms, insbesondere der Papillengegend („Nephrocalcinose") bei primärem Hyperparathyreoidismus. 48jähriger Mann. Das Ausscheidungsurogramm mit 60 ml Urografin zeigt noch eine recht gute Darstellung der Nierenbeckenkelchsysteme beiderseits, jedoch Veränderungen der Kelche 2. Ordnung und der Papillen

Im normalen Verlauf des Hyperparathyreoidismus kommt es infolge der Hypercalcämie zu einer vermehrten Kalkausscheidung (Kalkdiabetes SCHÜPBACH) und in den Nierenkanälchen wird Calciumphosphat ausgefällt. Die Kalksalze können im Nierengewebe liegen bleiben und zu einer entzündlichen Reaktion mit Schrumpfung der Nieren, schließlich zur Niereninsuffizienz führen. Klinisch findet man dann eine Polyurie, Polydipsie, Albuminurie und Cylindrurie. Hypertonie und Ödeme fehlen meist. Dieses Bild wird als *Nephrocalcinose* bezeichnet. Die Kalkeinlagerungen in das Nierengewebe sind röntgenologisch nachzuweisen (Abb. 146). Im Endstadium tritt oft eine Urämie auf. Die Calciumphosphatniederschläge können in das Nierenbecken transportiert werden und hier als Kristallisationszentren zur Nierensteinbildung führen. Es finden sich dann zahlreiche, meist kleine *Konkremente in den Nierenbecken*, die für den Hyperparathyreoidismus typisch sind. In einigen Fällen ist *gleichzeitig* eine Nephrocalcinose zu beobachten. Nach SCHINZ-BAENSCH-FRIEDL-UEHLINGER ist in etwa einem Drittel der Fälle der primäre Hyperparathyreoidismus von Nierensteinen begleitet. Zur lückenlosen, röntgenologischen Untersuchung solcher Patienten gehört also immer eine Nierenleeraufnahme, die noch durch eine Tomographie ergänzt werden sollte, um feinste, beginnende Kalkablagerungen im Parenchym oder kleine Papillensteine nachweisen zu können. Im Summationsbild gelangen nur ausgedehnte Verkalkungen und größere Konkremente zur Darstellung. Das doppelseitige Auftreten von Parenchymverkalkungen und von Nierensteinen mit Neigung zu Rezidiven ist typisch (UEHLINGER).

Es muß überdies beachtet werden, daß sich die Nephrocalcinose und die Nephrolithiasis nicht nur beim primären Hyperparathyreoidismus, sondern auch bei anderen Erkrankungen finden, die mit einem Abbau von Knochengewebe einhergehen (generalisiertes Myelom, osteolytische Metastasierung eines Carcinoms u. a.), ferner bei einer Vitamin D-Vergiftung und einer länger bestehenden alimentären Alkalose (Milch-Alkali-Syndrom, BURNETT) (s. S. I,284).

c) Die Mischformen

Für die *Mischformen* ist neben den Knochenveränderungen eine ausgeprägte Beteiligung des Nierenparenchyms charakteristisch. Diese Fälle sind prognostisch ungünstig. Röntgenologisch finden sich oft Verkalkungen in anderen Organen und eine Neigung zur Konkrementbildung, z. B. im Pankreas und in der Gallenblase. Im Magen-Darmkanal treten manchmal Ulcerationen auf.

d) Die Parathyreotoxikose

Der primäre Hyperparathyreoidismus weist auch eine *akute Form* auf, bei der es durch rasche Parathormonausschüttung zu Erbrechen, Kollapszuständen, Nausea und schweren, gastrointestinalen Schmerzattacken kommt. Die Serumcalciumwerte sind vorübergehend erhöht. Die Reflexe sind nicht mehr auszulösen. Das sog. *Hypercalcämie-Syndrom* oder die *Parathyreotoxikose* zeigt röntgenologisch in den verschiedensten Organen Verkalkungen. Gleichzeitig ist das Bindegewebe, insbesondere die Gefäßwand und der Kapselbandapparat der Gelenke mitbeteiligt. Über die biochemischen Vorgänge bei derartigen Verkalkungen ist noch wenig bekannt.

e) Der Hypoparathyreoidismus

Der spontane oder idiopathische Hypoparathyreoidismus ist sehr selten. Eine *Unterfunktion* der Parathyreoidea mit unzureichender Produktion von Parathormon führt zur Hypocalcämie und Hyperphosphatämie. Durch die Hypocalcämie kommt es zu einer erheblichen Steigerung der Muskelerregbarkeit (z. B. tetanischen Anfällen, Carpopedalspasmen u. a.). Ferner sind subcapsuläre Linsentrübungen, verminderte renale Calciumausscheidung, Kalkablagerungen in den Gefäßen (insbesondere den Hirngefäßen, im Nucleus caudatus, Putamen und Nucleus dentatus) und in den paraartikulären Weichteilen sowie Verdichtungen des Knochens als Ausdruck einer vermehrten Knochenbildung festzustellen.

Im Skelet ist eine Sklerose besonders der spongiösen Knochenpartien zu finden. Im Bereich der Schädelkalotte fällt eine Verbreiterung der Tabula interna auf. Seltener tritt die „hypertrophische Atrophie" mit Abnahme der Bälkchenzahl in Erscheinung, und es kann zu Frakturen infolge Abnahme der Elastizität des Knochens kommen. Die Schädelaufnahme kann symmetrische Gefäßverkalkungen zeigen, die an Gliome erinnern. Ähnliche Verkalkungen sind manchmal bei der Alterssklerose, tuberösen Hirnsklerose, Toxoplasmose und Sturge-Weberschen Krankheit zu finden. Als Folge des Gefäßprozesses treten Symptome wie bei der Paralysis agitans auf.

Die häufigste Ursache eines Hypoparathyreoidismus sind Strumektomien, die zu einem totalen Ausfall des Nebenschilddrüsenhormons führen können. Ferner führt eine intensive Röntgenstrahlenbehandlung zu dem Bild des Hypoparathyreoidismus. Durch Behandlung mit AT 10 können die Ausfallserscheinungen, insbesondere die tetanischen Anfälle beseitigt werden.

Es ist auch eine *angeborene, konstitutionelle Ursache* des Hypoparathyreoidismus bekannt geworden. Das Vorkommen bei Geschwistern läßt an ein recessives Erbleiden denken. Die Störungen bestehen in einem Zurückbleiben der geistigen Entwicklung, des Längenwachstums und der Ausbildung der Weichteile. Es kommt zu einer Wachstumsstörung mit Verplumpung vor allem der Hände und des Gesichtes. Die sekundären Geschlechtsmerkmale sind nur mangelhaft ausgebildet. Beim weiblichen Geschlecht kann es nach der Pubertät zu Menstruationsstörungen kommen.

Im Schulalter fallen bereits tetanische Anfälle auf, später sind Sehstörungen (Tetaniekatarakt) nicht selten. An den Zähnen finden sich Schmelzdefekte, die Nägel sind oft brüchig.

Das Calcium im Serum ist erniedrigt, die Phosphatwerte sind erhöht. Der Grundumsatz kann vermindert sein. Im EKG ist infolge Absinkens des Calciumspiegels im Blut eine Verlängerung der QT-Strecke zu beobachten.

f) Der Pseudo-Hypoparathyreoidismus

Von ALBRIGHT u. Mitarb. wurde aus der Gruppe des spontanen oder idiopathischen Hypoparathyreoidismus eine besondere Form der Erkrankung abgetrennt, die auf hohe Dosen von Parathormongaben nicht ansprachen. Diese Fälle wurden als Pseudo-Hypoparathyreoidismus bezeichnet (s. bei SCHWARZ).

Der Gesunde und der Patient mit einem Hypoparathyreoidismus scheiden nach intravenöser Parathormoninjektion vermehrt Phosphat im Urin aus (Ellsworth-Howard-Test). Beim Pseudohypoparathyreoidismus liegt wahrscheinlich eine angeborene Unfähigkeit der Nierentubuli vor, auf Parathormon mit einer Phosphatdiurese zu reagieren. Das wichtigste Unterscheidungsmerkmal von anderen Formen einer chronischen Unterfunktion der Nebenschilddrüse ist nach der Albrightschen Theorie das fehlende Ansprechen auf Parathormon. In einer Übersicht haben McGREGOR und WHITEHEAD die Probleme der Diagnostik des Pseudo-Hypoparathyreoidismus mit Hilfe des Ellsworth-Howard-Testes herausgestellt und auf die Bedeutung der Knochen- und Weichteilveränderungen als typische Zeichen eines Pseudo-Hypoparathyreoidismus hingewiesen.

Röntgenologisch findet sich eine Verkürzung insbesondere des 1., 4. und 5. Metacarpale sowie des 5. Metatarsale (Abb. 147). Neben den hieraus resultierenden „Stummelfingern" fallen Weichteilverkalkungen im subcutanen Bindegewebe und Kalkeinlagerungen in den Basalganglien auf. Derartige Kalkablagerungen werden in etwa einem Drittel der beobachteten Fälle gesehen, besonders häufig aber bei älteren Patienten. Die Verkalkungen des subcutanen Bindegewebes treten vorwiegend in der Nähe der Hand- und Fußgelenke auf und können schmerzhafte Knoten bilden. Verbiegungen der Extremitäten, Osteoporosen und Exostosen treten seltener in Erscheinung. Das Skeletwachstum kann beschleunigt sein, doch tritt der Epiphysenfugenschluß nicht eindeutig früher auf als bei normaler Ossifikation. Manchmal ist eine unzureichende Verkalkung der Zähne zu finden, insbesondere dann, wenn das Leiden während der Zahnentwicklung manifest wird. Besonders bedeutsam für die richtige Erkennung dieser Krankheit ist die Verdickung des Schädeldaches, da sie bei anderen Erkrankungen nicht in so typischer Weise auftritt. Der verdickte Schädelknochen ist jedoch meist weniger dicht als der normale Schädelknochen, und die Diploe ist meist granuliert. Die Schädelveränderungen können trotz einer Behandlung mit Parathormon zunehmen, was darauf hinweist, daß der Pseudo-Hypoparathyreoidismus eine Erkrankung darstellt, die durch verschiedene nicht miteinander in Zusammenhang stehende, genetische Defekte, die gleichzeitig auftreten, zustande kommt.

Die *klinischen Symptome* sind vor allem Hypocalcämie und Tetanie. Eine Tetanie mit Stridor, muskulärer Übererregbarkeit, tonischen Zuckungen, Prickeln und Krämpfen

16*

der Extremitäten tritt bei dieser Erkrankung zu irgendeinem Zeitpunkt sicher auf.
Ferner ist die kurze, gedrungene Körperfigur, die Neigung zur Adipositas, ein rundes
Gesicht und eine stark verzögerte geistige Entwicklung kennzeichnend. Bei älteren Patienten kann der Habitus, insbesondere das unbeweglich starre Gesicht mit einem Parkinson
verwechselt werden. Infolge der Skeletveränderungen der Hand ist der Faustschluß
erschwert, und es treten anstelle der sonst normalerweise vorhandenen Vorwölbungen
der Knochen Grübchen auf. Eine Behandlung mit hohen Dosen von Vitamin D soll
erfolgreich sein (ähnlich wie bei der Vitamin D-resistenten Rachitis), doch ist der Mechanismus des Eingreifens von Vitamin D noch nicht geklärt.

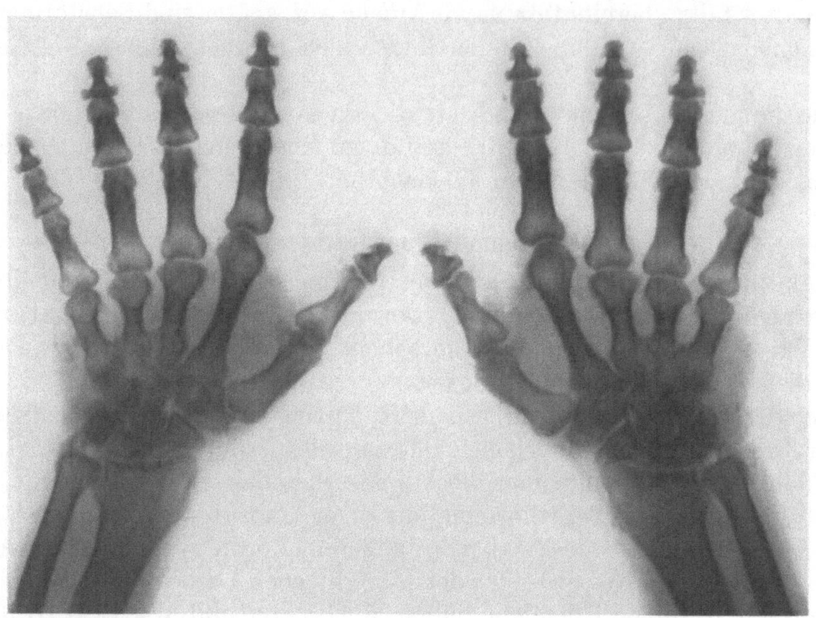

Abb. 147. Symmetrische Brachymetacarpie bei einem Fall von Pseudohypoparathyreoidismus (nach Schwarz)

Eine *Abart dieses Krankheitsbildes*, bei der die Hypocalcämie und Tetanie sowie Veränderungen
des Phosphathaushaltes fehlen, sonst aber alle Kriterien des Pseudo-Hypoparathyreoidismus nachweisbar sind, wurde von Albright u. Mitarb. als *„Pseudo-Pseudo-Hypoparathyreoidismus"* bezeichnet.
Auch dieses Leiden soll erblich sein. Von Albright u. Mitarb. wurden die Mitglieder einer Familie
untersucht und vereinzelt ähnliche Merkmale wie beim Pseudo-Hypoparathyreoidismus gefunden.
Diese Sonderform der familiären Stoffwechselstörung bei normaler Struktur der Nebenschilddrüsen
wird sich möglicherweise einmal als Variante des Pseudo-Hypoparathyreoidismus herausstellen, bei
der die eine Störung, nämlich die Abweichung in der Blutchemie, nicht manifest geworden ist.

2. Die Sexualhormone

Die anabolen Hormone, die Sexualhormone, insbesondere die androgenen und die
sog. N-Hormone der Nebennierenrinde fördern nach der Hypothese von Albright die
Bildung der Knochenmatrix durch die Osteoblasten und die Mineralisation, während die
Glykocorticoide (die sog. S-Hormone) antagonistisch wirken. In höherem Lebensalter
sinkt der Sexualhormonspiegel ab, so daß der Glykocorticoidspiegel relativ überwiegt
und nun eine „Osteoporose" zu finden ist (Abb. 148).

Die sog. *präsenile Osteoporose* ist nach unserem heutigen Wissen wahrscheinlich durch
Entgleisungen der hormonalen Umstellung in der Menopause bedingt, da sie nicht regelmäßig beobachtet werden kann. Sie gehört somit nicht zu dem physiologischen Alterungsprozeß, sondern stellt bereits ein pathologisches Geschehen, eine hormonal bedingte
Osteopathie dar (Haas).

Die durch *Oestrogenmangel* bedingte Osteopathie wird auch als „postmenopausische Osteopathie" (ALBRIGHT, SMITH und RICHARDSON) bezeichnet. Die Veränderungen am Skeletsystem kommen durch einen generalisierten Schwund der Kalksalze im Gesamtknochen zustande. In späteren Stadien treten infolge statischer Insuffizienz des Skeletes Wirbelfrakturen durch Zusammensintern der Spongiosa der Wirbelkörper in Deckplattennähe mit Ausbildung einer Kyphose oder Kyphoskoliose auf („porotische Kyphose", KIENBÖCK) (Abb. 149). Eine Schenkelhalsfraktur und Hustenfrakturen bei gleichzeitig vorhandenem Emphysem der Lunge sind nicht selten. Die Volumenabnahme

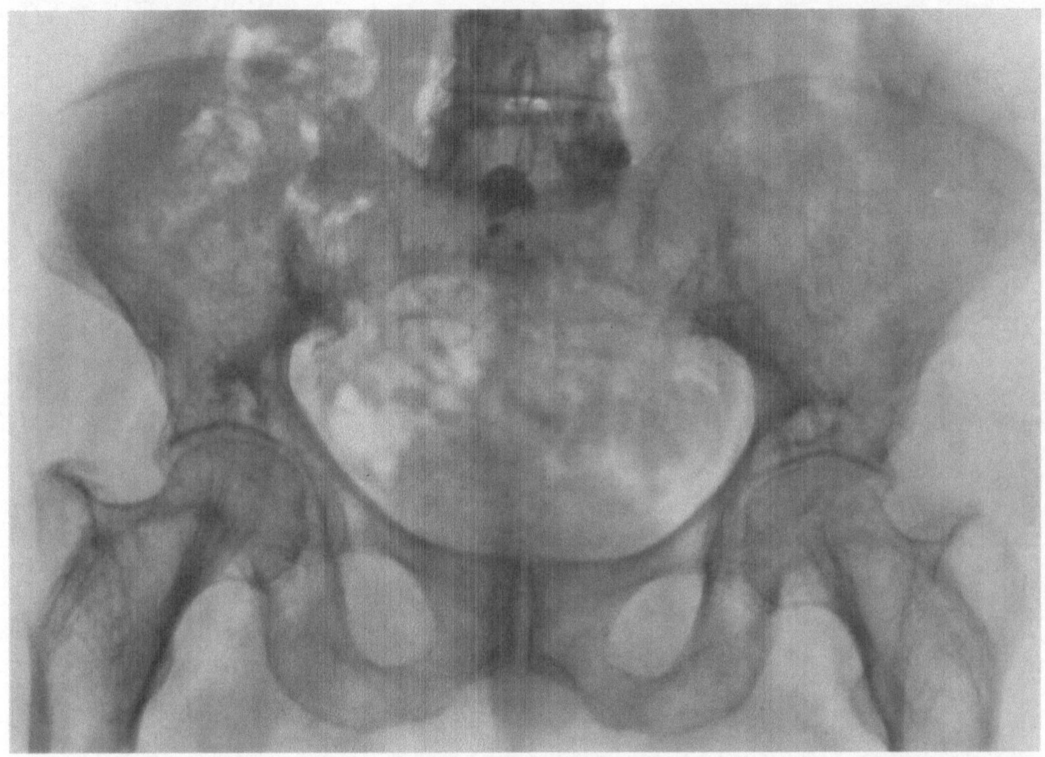

Abb. 148. Deutliche Strukturauflockerung der Beckenspongiosa, wobei die noch vorhandenen Bälckchen, Lamellen und Trajektorien der Spongiosa eine „kompensatorische Hypertrophie" aufweisen. Es liegt eine hochgradige Altersosteoporose vor ohne die Symptome einer Osteomalacie. 62jährige Frau

der Compacta der Diaphysen kommt durch endostalen Abbau zustande. Eine Spongiosierung der Compacta ist auch in späteren Stadien dieser Osteopathie nicht zu finden (Abb. 149).

Die beobachteten *Frakturen* an der Wirbelsäule und anderen stärker belasteten Skeletregionen unterscheiden sich durch Form- und Strukturveränderungen deutlich von dem *langsamen Zusammensintern* der Wirbel bei Ausbildung einer sog. Alterskyphose. Hierbei sind die Deckplatten der Wirbelkörper und die Corticalis des Knochens weitgehend erhalten, erfahren keine eigentlichen Frakturen und werden nicht zerstört! Die Kyphose im höheren Alter wird noch durch die Verschmälerung der Bandscheiben infolge des Turgorverlustes — manchmal mit Ausnahme des Nucleus pulposus — verstärkt (Abb. 150).

Neben der allgemein bekannten „Osteoporose" finden sich auch die Zeichen einer „Osteomalacie". Grad und Ausdehnung der Erscheinungen werden vom Stadium der Osteopathie bestimmt. Neben dem Sistieren der Ovarialfunktion ist auch eine Störung der Hypophysentätigkeit angenommen worden. Hierdurch soll es zu einer mangelhaften Produktion von Glykoproteid in der Grundsubstanz kommen. Der Calcium- und Phosphorspiegel des Blutes ist *nicht vermindert*, es sei denn, parallel läuft noch eine weitere Störung, z. B. eine enterale Osteopathie, deren verschiedene Ursachen später besprochen werden sollen.

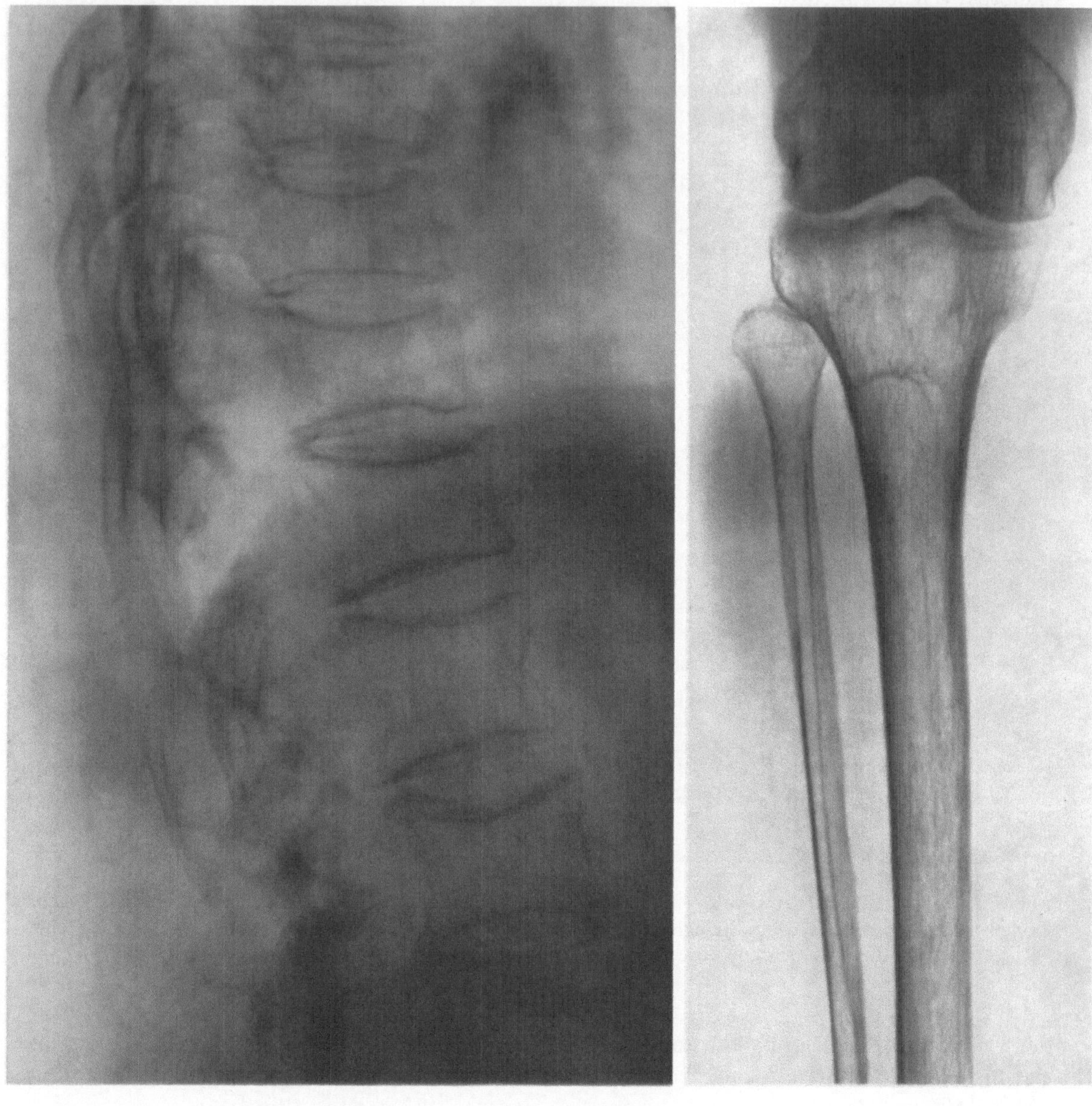

a   b

Abb. 149a u. b. Altersosteoporose der Wirbelsäule mit Ausbildung einer Kyphose infolge Zusammensinterung der Wirbelspongiosa und pathologischer Frakturen, die zur Entstehung sog. „Keilwirbel" führen. Typisches Bild der „porotischen Kyphose" Kienböcks (a). Im Bereich der Diaphysencompacta kommt es zu einer deutlichen Verschmälerung des Knochens durch endostalen Abbau (b)

Der Androgenmangel wird als die weit häufigste Ursache der senilen und präsenilen Involutions-Osteopathie (oder „Osteoporose") angesehen. Die Erscheinungen des pathologischen Prozesses am Skelet sind dieselben wie zuvor bei Oestrogenmangel beschrieben. Die bereits *präsenil* auftretende „Osteoporose" muß als *krankhaftes Geschehen* aufgefaßt werden. Die Wirbelsäule soll am stärksten verändert sein (KROKOWSKI). Nach eigenen

Untersuchungen sind bei einem generalisierten Prozeß alle Knochen relativ gleichmäßig
betroffen. Zuerst fällt eine feine und weitmaschige Architektur der Spongiosa auf, wobei die besonders belasteten Trajektorien meist *relativ* verstärkt erscheinen und deutlicher dargestellt sind, ferner eine Verschmälerung der Compacta der Diaphysen. Als
Ausdruck einer *generalisierten Veränderung* des Skeletes finden sich Umwandlungen
der Makrostruktur in *jedem Skeletabschnitt* und sind am einfachsten an den Röhrenknochen im Metaphysen-Diaphysenbereich sowie am Handskelet nachzuweisen. Der
global gemessene Kalksalzgehalt ist vermindert. Die Neigung zu pathologischen Frakturen kann Komplikationen zur Folge haben und ist oft der erste Anlaß zur Erkennung
der Störung.

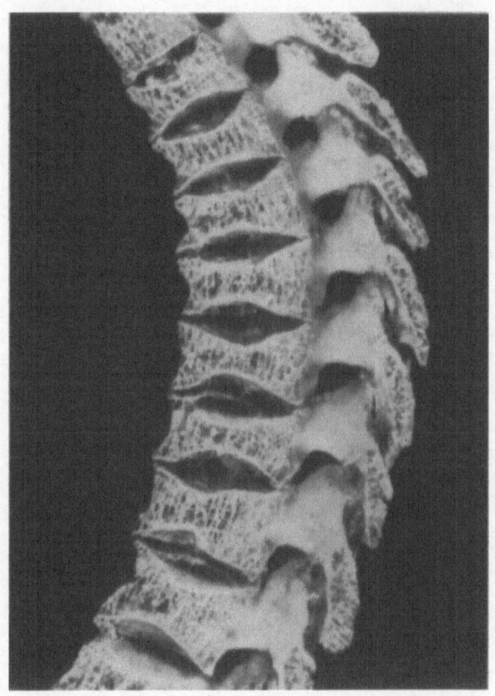

Abb. 150. Spongiosatransformation im Sinne der hypertrophischen Atrophie und Ausbildung einer Alterskyphose durch langsames Zusammensintern der Wirbelkörper (Präparat aus der Sammlung Pathologisches
Institut der Universität Zürich, Prof. Dr. E. UEHLINGER)

Die *hypogonadale Osteopathie* ist eigentlich eine summarische Bezeichnung (BARTEL-
HEIMER und SCHMITT-ROHDE, NOWAKOWSKI und GADERMANN u. a.) für die verschie-
densten Ursachen einer verminderten Einwirkung der Sexualhormone auf das Skelet.
Im allgemeinen liegt eine reine Knochenatrophie oder Osteoporose mit sehr feiner
Spongiosastruktur vor.

Genannt seien die Knochenveränderungen bei Eunuchoidismus und beim Turner-
Albright-Syndrom. Im allgemeinen wird sich die Störung am Skelet erst sehr spät zeigen
und schwer objektivieren lassen. Messungen der Kalksalzkonzentration (Apatitwert)
ergaben in solchen Fällen keine eindeutige Verminderung, verglichen mit der Schwankungsbreite der Norm der entsprechenden Altersgruppe. Makroskopische Strukturumwandlungen (Transformation von Spongiosa und Compacta) fehlen im allgemeinen. Plattwirbelbildungen und eine verminderte Belastungsfähigkeit sind beschrieben
worden.

Es ist auch eine *Osteosklerose* bei Fehlen der Sexualhormone beschrieben worden,
die als Folge einer Steigerung der androgenen Wirksamkeit der Nebennierenrinde aufgefaßt wurde (NOWAKOWSKI und GADERMANN).

3. Die Nebenniere

a) Das Cushing-Syndrom

Die Osteopathie beim Cushing-Syndrom ist durch schwere Veränderungen des Skeletes gekennzeichnet und stellt eine hormonale Störung infolge kataboler Wirkung der Nebennierenrindensteroide dar. Anatomisch findet man etwa in der Hälfte der Fälle Hypophysentumoren (basophile Adenome), im übrigen gutartige oder bösartige Neben-

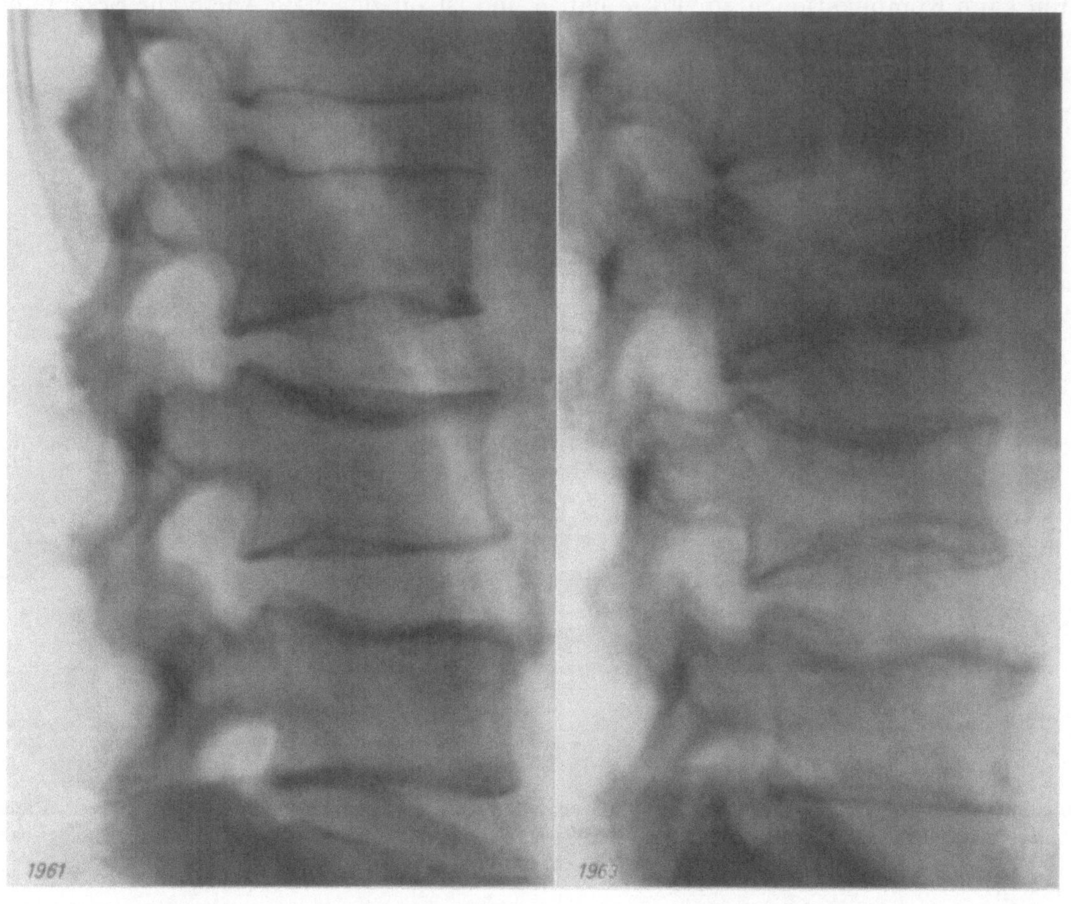

a

Abb. 151a u. b. Zunehmende Entkalkung der Wirbelspongiosa, die eine Zusammensinterung der Wirbelkörper mit Eindellung der Deckplatten und später auch Ausbildung pathologischer Frakturen zur Folge hat. Die komprimierten deckplattennahen Wirbelspongiosaabschnitte sind gegenüber der stark entkalkten übrigen Spongiosa des Wirbels *relativ* „verdichtet" (a). Im Bereich der Brustwirbelsäule bilden sich sog. „Fischwirbel" aus (b). 33jähriger Mann mit typischem Morbus Cushing bei Nebennierenadenom

nierenveränderungen (ein- oder doppelseitige Tumoren, Adenome, Hypertrophie der Nebennieren) und in etwa 40 % der Fälle beide Veränderungen gemeinsam. Das Röntgenbild der Sella ist bei Hypophysenveränderungen oft nicht auffällig. Der röntgenologische Nachweis der Nebennierentumoren ist durch das Retropneumoperitoneum kombiniert mit der Schichtuntersuchung möglich. In letzter Zeit ist die angiographische Darstellung der Tumoren vervollkommnet werden. Die differentialdiagnostische Abgrenzung gegen andere retroperitoneal gelegene Tumoren ist schwierig.

Unabhängig von der primär auslösenden Störung, die in der Hypophyse oder der Nebenniere liegen kann, ist der röntgenologisch darstellbare, pathologische Prozeß am

Skelet gleichförmig. Am stärksten soll die Wirbelsäule betroffen sein, dann folgen das
Beckenskelet, Schädel und Rippen (ALBRIGHT u. Mitarb.). Die Geschwindigkeit, mit
der eine Abnahme der Kalksalzkonzentration im Gesamtknochen auftritt, wird von der
Durchblutung der einzelnen Knochen und der unterschiedlich großen Oberfläche des
Knochengewebes, die mit dem Blutstrom Kontakt hat, also Kalksalze austauschen kann,

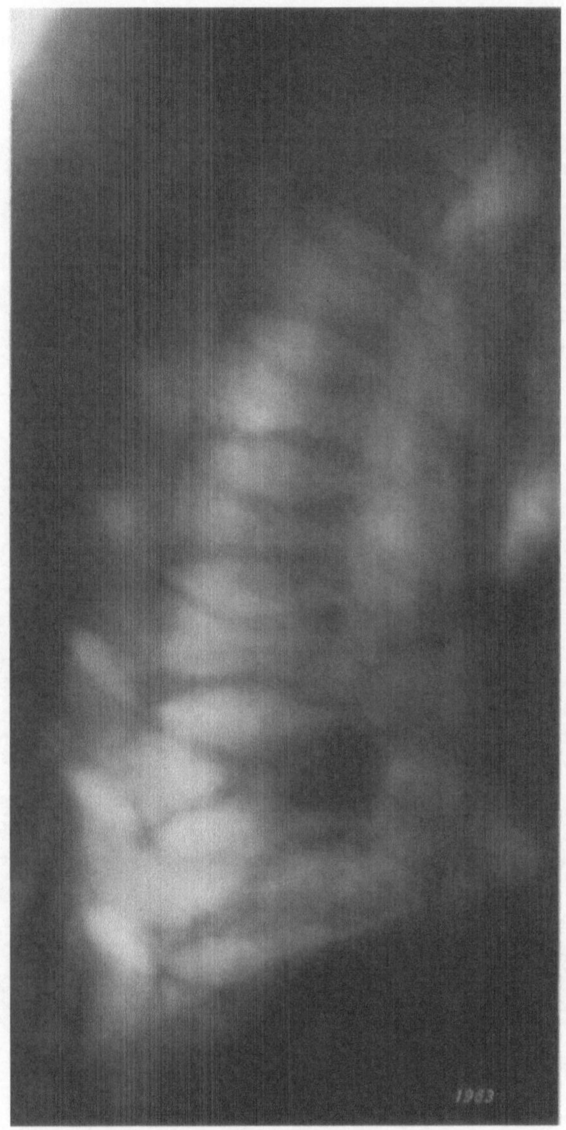

Abb. 151b

abhängig sein. So wird verständlich, daß bisher die Wirbelsäule besonders auffiel, da
der spongiöse Knochen den stärksten Umbau erfährt.

Im Verlauf der Erkrankung treten pathologische Frakturen mit Eindellung der Deckplatten und Zusammensinterung der deckplattennahen Spongiosa auf. Wenn der Turgor
des Nucleus pulposus der Bandscheibe gut erhalten ist, wird die Mitte der Deckplatte stärker eingedellt, und es kommt zur Ausbildung der sog. Fischwirbelform (Abb. 151). Ferner können sich pathologische Frakturen an den Rippen („Hustenfrakturen", Abb. 152)

sowie an den stärker belasteten Knochenbezirken der Schamsitzbeingrenze, des Schenkelhalses und der proximalen Oberschenkeldiaphysen ausbilden. Die Compacta der Diaphysen nimmt an Volumen ab, und es kann eine markraumnahe Spongiosierung und Aufblätterung vorkommen. Da bei dieser Osteopathie die „malacische Komponente" überwiegt, treten Frakturen mit Aussprengung von Knochenstücken nicht auf. Die pathologischen Frakturen und Umbauzonen (LOOSER, MILKMAN) zeigen eine eigentümliche,

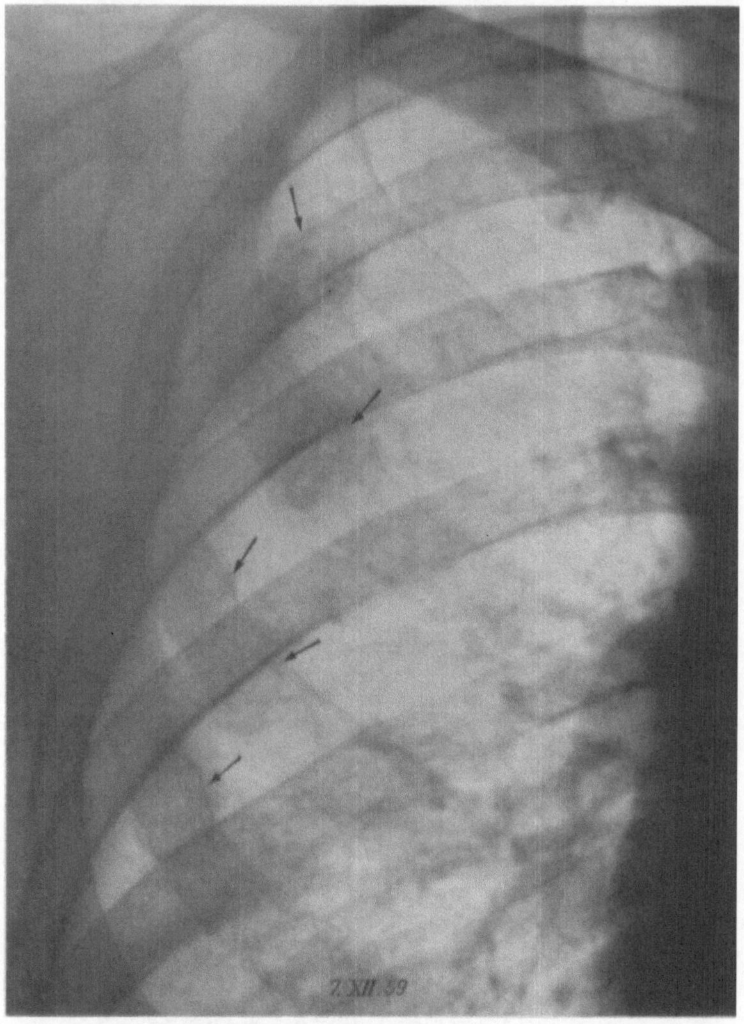

Abb. 152. Pathologische Rippenfrakturen mit überschießender Callusbildung bei Morbus Cushing. 43jähriger
Mann

überschüssige Bildung von sog. „minderwertigem Callus" (SUSSMAN und COPLEMAN,
SCHINZ, BAENSCH, FRIEDL und UEHLINGER u. a.). Gelingt es, durch operative Entfernung des Tumors die Störung zu beseitigen oder zu kompensieren, so sind die Skeletveränderungen rückläufig und der Callus erfährt eine Kalksalzeinlagerung und Normalisierung seiner Struktur.

Im Vordergrund des *klinischen Bildes* stehen nach Durchsicht zahlreicher Fälle im
Schrifttum die Fettsucht, Hypertension, Hyperglobulie und plethorisches Aussehen,
Lymphopenie, Störungen der Genitalfunktion und Verlust der Libido, Striae und psychi-
sche Abnormitäten. Beim weiblichen Geschlecht sind Virilismus, Klitorishypertrophie,
Mammaatrophie, Amenorrhoe und auch Ovarialtumoren bei Morbus Cushing zu finden.

Die Alkalireserve kann erhöht sein. Neben einer verminderten Kohlehydrattoleranz kann ein manifester Diabetes vorkommen. Die Corticoid-Ausscheidung ist oft erhöht, doch ist nicht die vermehrte Ausscheidung der 17-Ketosteroide, sondern der 11-Oxycorticosteroide für diese Erkrankung typisch (RAMBERT). Die *Prognose* ist ungünstig, nach etwa 5 Jahren ist die Hälfte der Patienten verstorben. Sekundäre Infektionen und kardiovasculäre Komplikationen sind häufige Todesursachen. Völlige Remission des Krankheitsbildes nach operativer Entfernung der Tumoren oder Bestrahlung sind selten, kommen aber vor. Der Knochen erfährt dann eine Recalcifizierung und im Wachstumsalter eine normale Ossifikation und einen normalen Aufbau. Die Striae bleiben jedoch bestehen, verlieren aber die typische Verfärbung und Struktur.

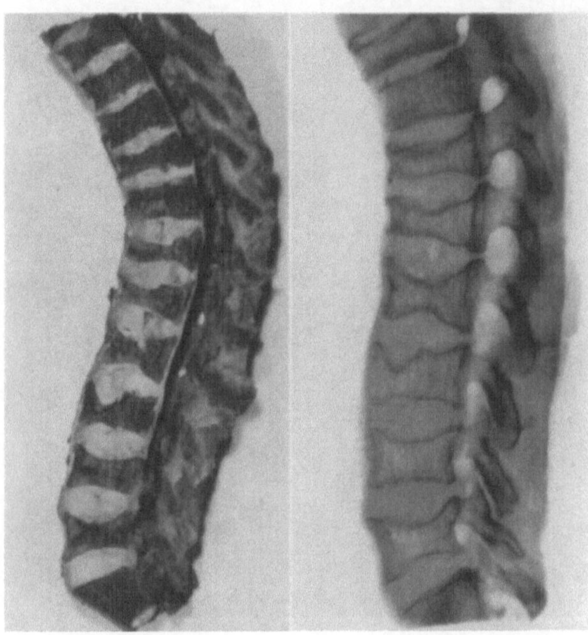

Abb. 153. Präparat und Röntgenbild der Wirbelsäule bei medikamentösem Cushing

Durch hochdosierte Corticoid-Therapie (ACTH und Cortison) kommt es zum Bild des „*medikamentösen Cushing*", der heute eine große praktische, klinische Bedeutung erlangt hat (ALBRIGHT u. Mitarb., BECKS u. Mitarb., EISENSTADT und COHEN u. a.). Cortison löst eine Osteopathie aus, da es die Bildung der Polysaccharide hemmen soll und einen Einfluß auf die Kittsubstanz des Knochens ausübt. ACTH und Cortison sollen auch den Zellstoffwechsel der Osteoblasten und Osteoclasten hemmen, so daß der Knochenanbau vermindert ist. Eine „malacische Komponente" ist wahrscheinlich bei allen Knochenerkrankungen vorhanden (SCHMITT-ROHDE). Die Veränderungen der Struktur von Spongiosa und Compacta sind im makroskopischen Bereich dem Cushing sehr ähnlich, es sind nur graduelle Unterschiede zu finden (Abb. 153). Nach langfristiger Behandlung mit Glucocorticoiden sind aseptische Knocheninfarkte in den Epi- und Metaphysen der großen Röhrenknochen gefunden worden (Abb. 154). Diese meist polyostischen aseptischen Knochennekrosen sind nach UEHLINGER als Vorstadien der destruktiven Cortisonarthrose anzusehen (s. S. I,433). Die Pathogenese dieser anämischen Knocheninfarkte ist ungeklärt.

In diesen Formenkreis gehört auch das „*Alarmsyndrom*" des Knochens (SELYE).

Die Bestimmung einer *globalen Kalksalzverminderung* im Knochen wird neben den klinischen Symptomen dieser Erkrankungen schon sehr früh ein pathologisches Geschehen

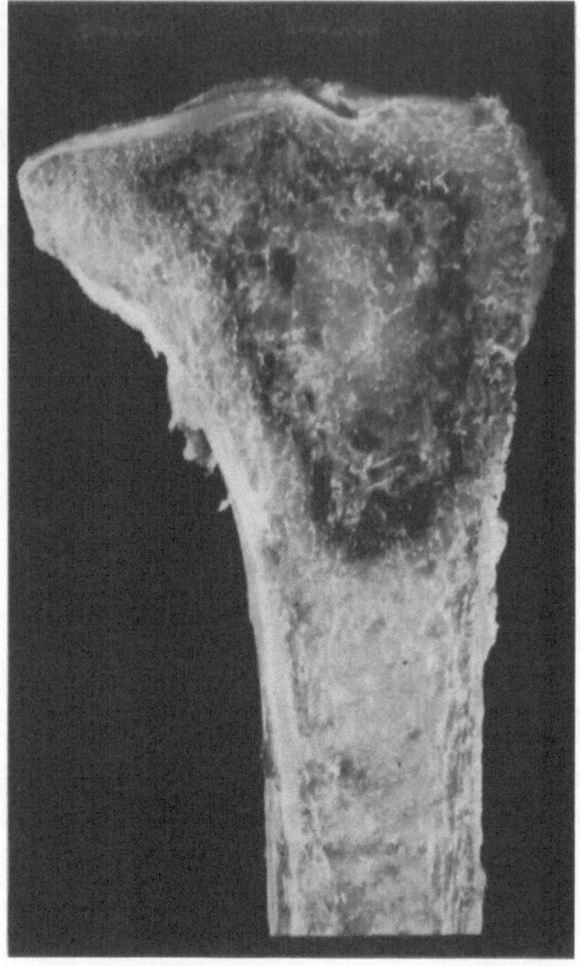

a

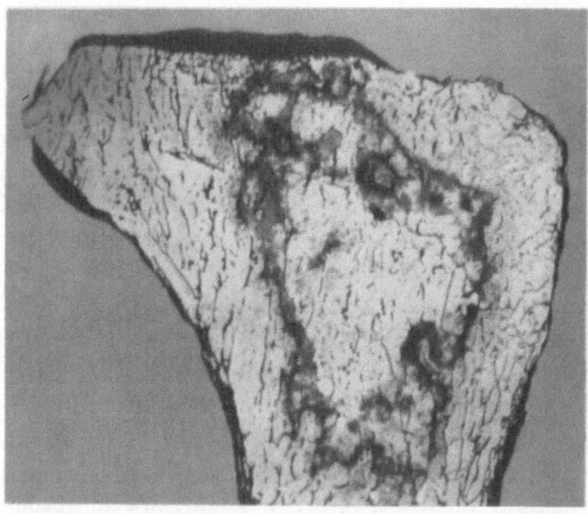

b

Abb. 154a u. b. Hochgradige Osteoporose und aseptische Knochennekrose im proximalen Abschnitt der Tibia (Epi- und Metaphyse) nach Prednison-Behandlung bei einer 76jährigen Frau (nach UEHLINGER). Aufsicht des Präparates (a), Histologie (b)

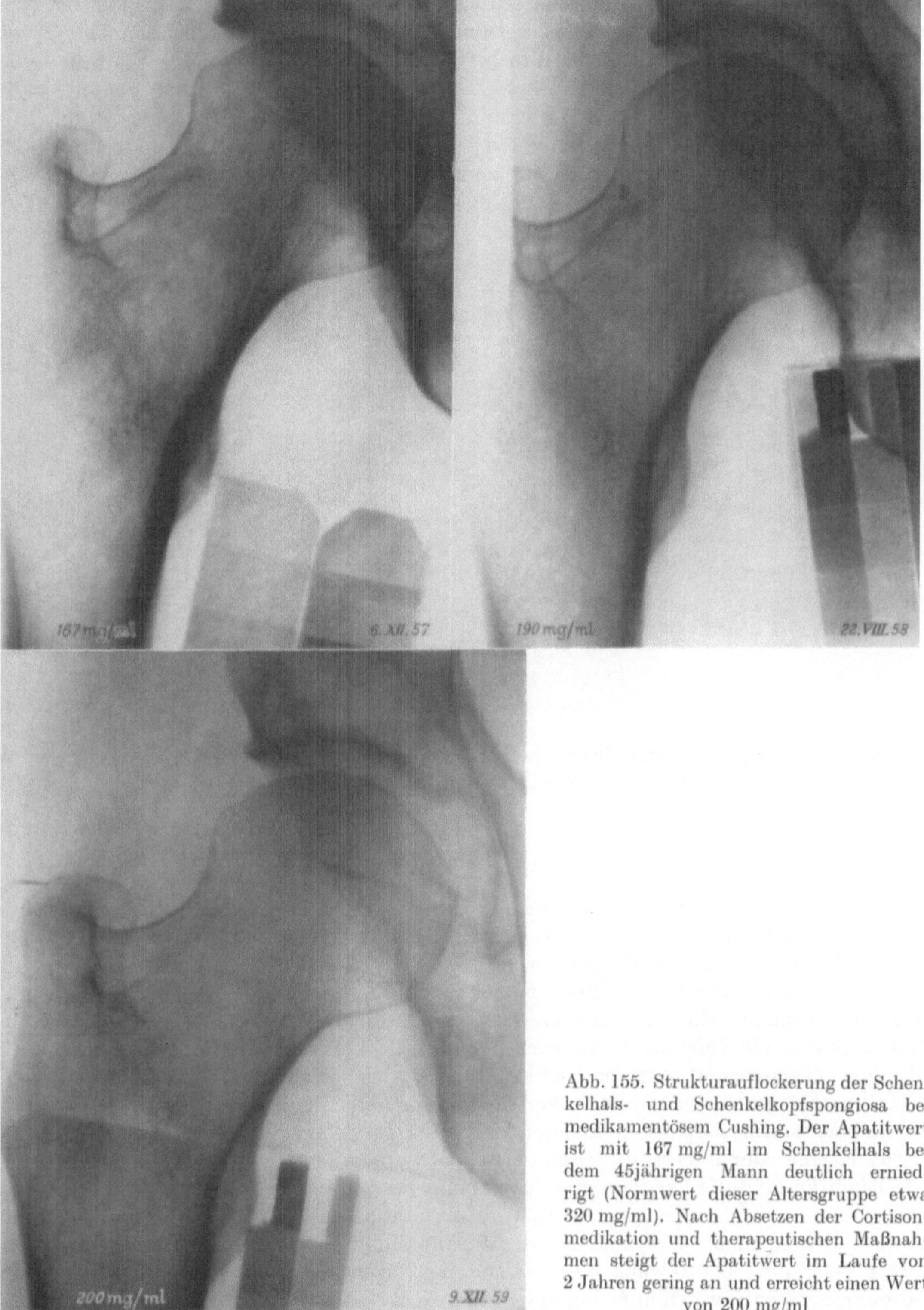

Abb. 155. Strukturauflockerung der Schenkelhals- und Schenkelkopfspongiosa bei medikamentösem Cushing. Der Apatitwert ist mit 167 mg/ml im Schenkelhals bei dem 45jährigen Mann deutlich erniedrigt (Normwert dieser Altersgruppe etwa 320 mg/ml). Nach Absetzen der Cortisonmedikation und therapeutischen Maßnahmen steigt der Apatitwert im Laufe von 2 Jahren gering an und erreicht einen Wert von 200 mg/ml

im Skelet anzeigen und ist deshalb bei der Überwachung der Nebenwirkungen einer Cortisonbehandlung von Bedeutung (S. I,226). Durch frühzeitiges Erkennen können schwere Störungen der Statik des Skeletes verhindert werden (Abb. 155).

b) Morbus Addison

Beim *Morbus Addison* kann infolge der idiopathischen Nebennierenatrophie ein typisches Hypercalcämie-Syndrom (Hypercalcämie, Hypercalciurie, Nephrocalcinose, Hyposthenurie) auftreten (UEHLINGER u. Mitarb.). Diese Beobachtungen weisen auf die hypocalcämische Wirkung von Cortison hin. Das Hypercalcämie-Syndrom kommt wahrscheinlich durch eine vermehrte Calciummobilisation aus dem Skelet zustande. In solchen Fällen ist es ratsam, das Skelet zu beachten und den Kalksalzgehalt zu messen, um derartige Vermutungen stützen zu können. Andererseits sind Verkalkungen oder Verknöcherungen in den bradytrophen Geweben beschrieben worden (Abb. 156).

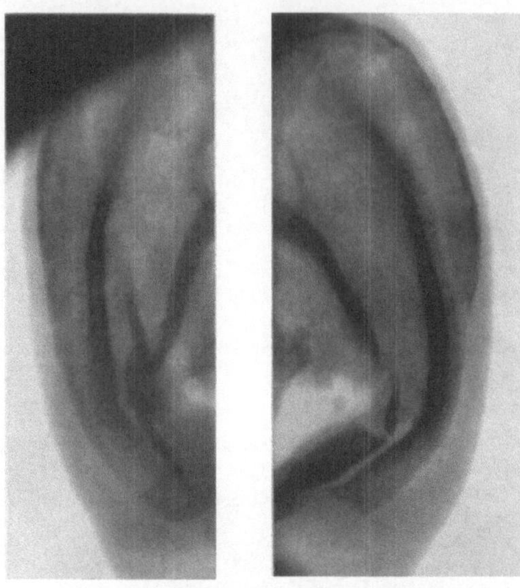

Abb. 156. Ausgeprägte doppelseitige Ohrknorpelverknöcherung bei Morbus Addison. Es hat sich eine Art Spongiosastruktur im Knorpel entwickelt. 61jähriger Mann

4. Die Schilddrüse

Das Schilddrüsenhormon beeinflußt den Umbau von Knorpel in Knochen und stimuliert die Osteoblastenaktivität. Die Hyperthyreose führt nach FOLLIS durch das Thyroxin zu einer Herabsetzung der Nierenschwelle für Calcium und erst sekundär soll eine vermehrte Produktion von Parathormon Knochenveränderungen zur Folge haben (STEYER). Die Zusammenhänge sind im einzelnen noch nicht geklärt. Gelegentlich findet sich bei der Thyreotoxikose ein verstärkter Knochenumbau mit Überwiegen des Abbaues, so daß das Bild einer „Osteoporose" resultieren kann (Abb. 157). Die sowohl klinisch als auch tierexperimentell nachweisbaren hämatologischen Veränderungen der *Thyreotoxikose* und die damit verbundene Markhyperplasie induzieren Umbauvorgänge am Skeletsystem, die MARKOFF als thyreogene oder hyperthyreotische Osteopathie bezeichnete. Durch die Vermehrung des Zellmarkes und die Verringerung des Fettmarkes soll im Knochen eine „Osteoclastenosteoporose" auftreten (BARTELHEIMER). Im peripheren Blutbild fällt eine Lymphocytose und manchmal eine Zunahme der Eosinophilen auf. Das rote Blutbild ist nicht stärker verändert; bei Morbus *Basedow* treten gelegentlich Anämien mit makrocytären und mikrocytären Formen auf. Bei einem inkretorisch aktiven, metastasierenden Schilddrüsenadenom beobachtete UEHLINGER eine Osteoporose, Fibroosteoclasie und Osteomalacie. Es soll auch zu Cystenbildungen im Knochen kommen können (NIELSEN, ASKANAZY und RUTISHAUSER sowie MARTOS).

So fand STEYER beim Morbus Basedow in etwa 40 % der Fälle lokalisierte Skeletveränderungen, Cysten und umschriebene Osteoporosen, vor allem am Schädelknochen.

Die *Hypothyreose* als Folge eines operativen Eingriffes, einer Strahlenbehandlung oder Radio-Jod-Behandlung der Schilddrüse zeigt ebenfalls Knochenveränderungen (ALBRIGHT u. REIFENSTEIN, FOLLIS, UEHLINGER u. a.). Die Verminderung der eigentlichen Knochenmatrix steht im Vordergrund, so daß eine „Osteoporose" resultiert (Abb. 158).

Bei der *Hypothyreose im Wachstumsalter* kommt es zu einer Verzögerung der Knochenkernentwicklung und am Schädel zu Nahtdehiszenzen, einer dichten, undifferenzierten

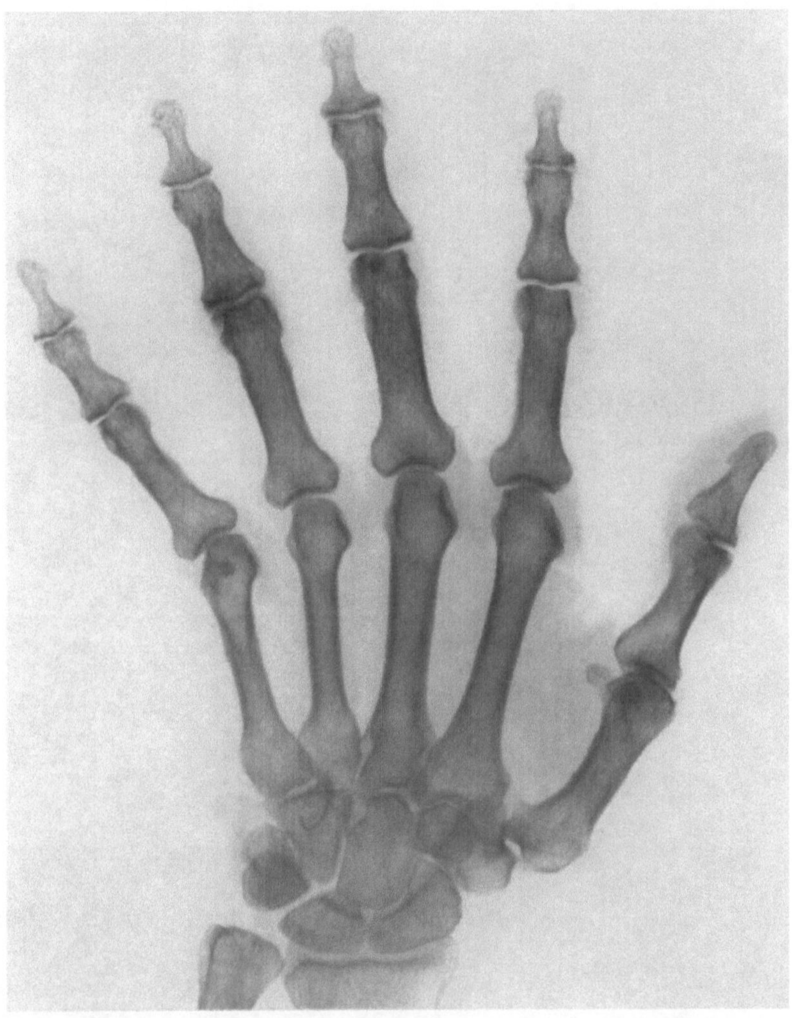

Abb. 157. Zarte feinmaschige Spongiosastruktur des Handskelets im Sinne einer „Osteoporose" bei Hyperthyreose. 68jährige Frau

Diploe und betonten Impressiones digitatae. Die Processus clinoidei posteriores der Sella fehlen, der Unterkiefer bleibt klein, das Gesicht ist schmal und die Nase kurz, die Nasenwurzel ist eingezogen. Die Pneumatisation des Mastoid ist mangelhaft.

Bei *kongenitalem Myxödem* findet man um die zentral aufgehellten Knochenkerne manchmal kräftige Umrandungen (besonders deutlich am Talus und Calcaneus). Ferner fällt beim Kretinismus oft eine Anämie, Hypalbuminämie und eine Erniedrigung der 17-Ketosteroidausscheidung auf. Es sind Fälle mit persistierendem Thymus beschrieben worden. In diesem Zusammenhang kann theoretisch auch an eine Überproduktion oder einen Mangel des Hormons Thyreocalcitonin gedacht werden, das als Gegenspieler des Parathormons in letzter Zeit bekannt geworden ist (s. S. I,7).

Die Behandlung mit *Schilddrüsenhormon* führt im Wachstumsalter zur Ossifikationsbeschleunigung um etwa 3 Monate verglichen mit der Norm. Somit ist die Heilung des Myxödems durch Schilddrüsenextrakt möglich. Eine Unterdosierung oder Überdosierung soll eine minderwertige Gelenkfunktion zur Folge haben.

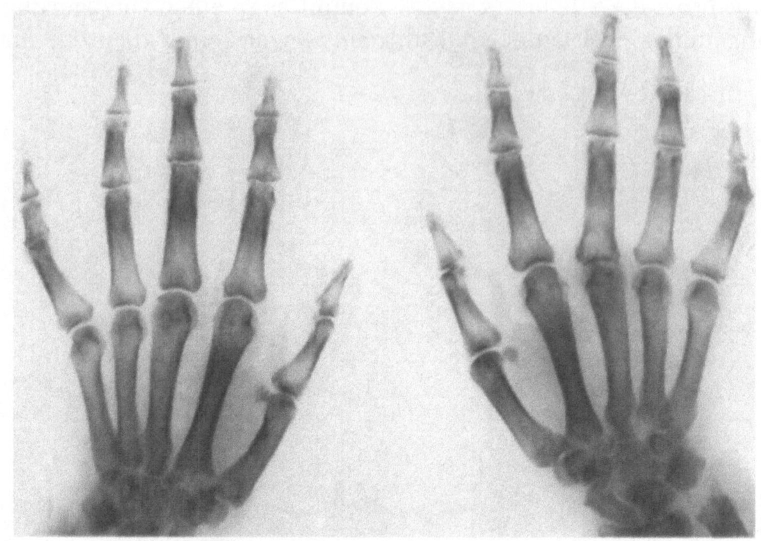

a

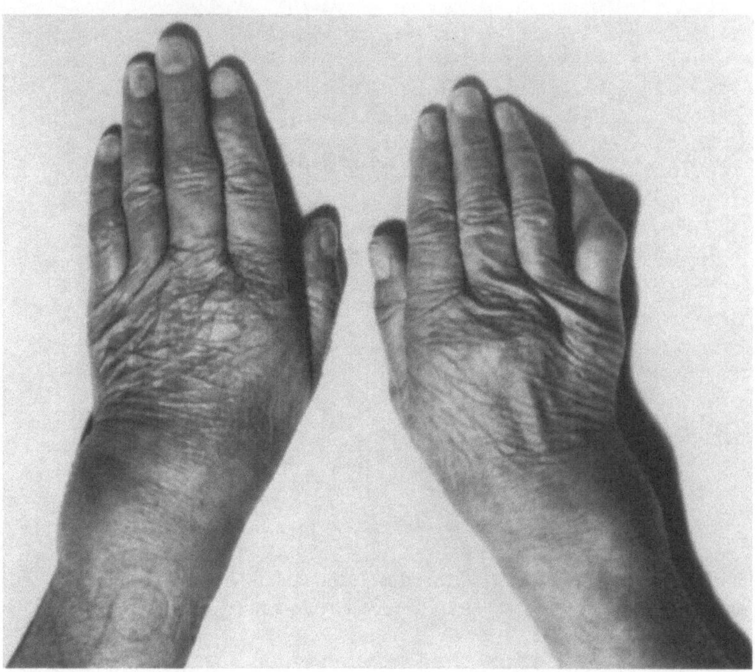

b

Abb. 158a u. b. Osteoporotische Strukturauflockerung der Spongiosa des Handskelets beiderseits und Verschmälerung der Diaphysencompacta der Metacarpalia bei Hypothyreose (a) (postoperatives Myxödem nach Schilddrüsenresektion). Die grobe Fältelung der Haut durch Veränderung des Turgors ist deutlich (b) 67jährige Frau

5. Die Hypophyse

Bei der *Akromegalie* tritt neben den typischen Verplumpungen der Knochen durch Anbauvorgänge, die gut im Röntgenbild erkennbar sind, eine Osteoporose der Spongiosa

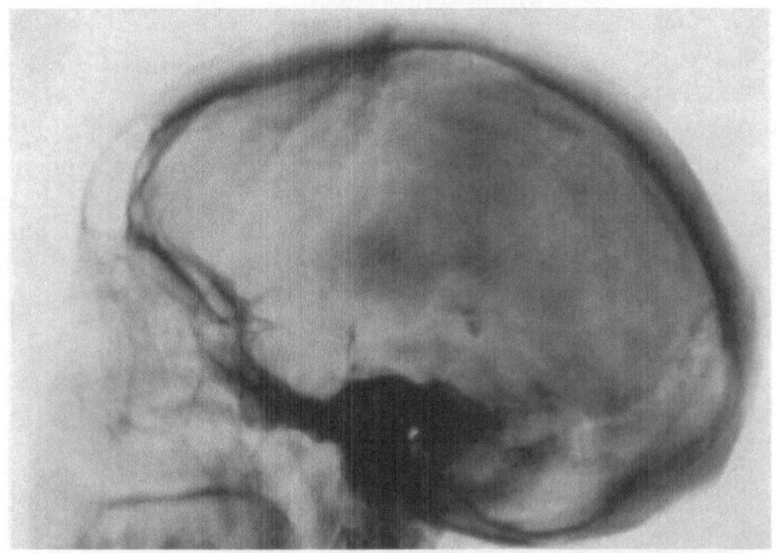

Abb. 159. Erhebliche Erweiterung der Sella bei Hypophysenadenom und Destruktion des Dorsum sellae. Infolge der Akromegalie ist es zu einer Verdickung und Verdichtung des Knochens der Schädelkalotte gekommen. Die verkalkte Glandula pinealis ist verlagert. 50jährige Frau

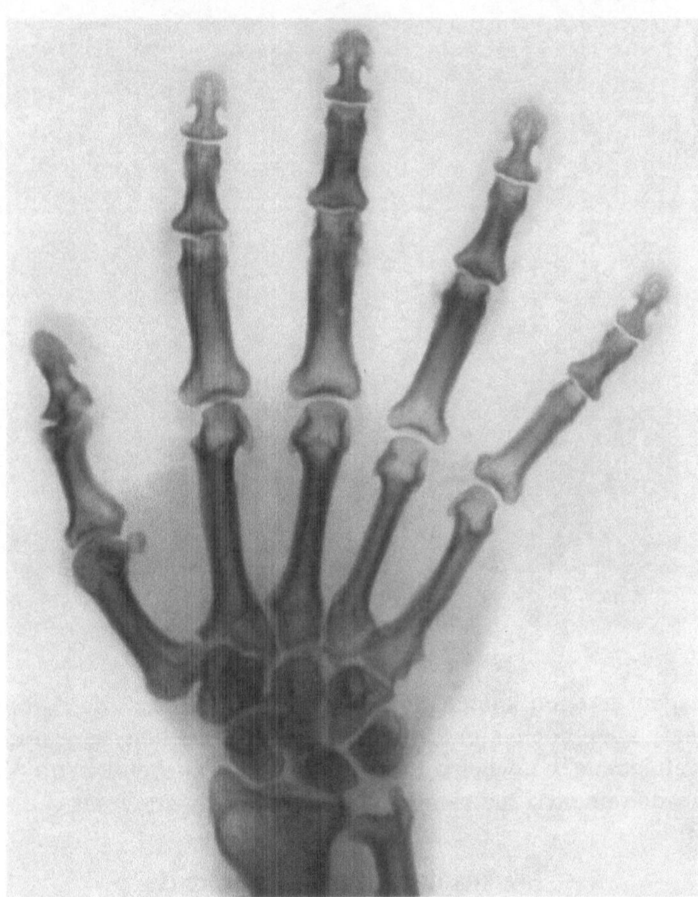

a

Abb. 160a—c. Ungewöhnliche Zunahme des Größenwachstums der Knochen des Handskelets bei Akromegalie. Die Spongiosastruktur der Epiphysenregion ist feinmaschig. Im Bereich der Köpfchen der Metacarpalia sind Knochenappositionen an einzelnen Stellen erkennbar (a). Die Wirbelkörper zeigen Knochenappositionen im Bereich der ventralen Kante, so daß eine erhebliche Verlängerung und Verplumpung der Wirbel resultiert (b). 45jähriger Mann. Das Röntgenbild eines Wirbelsäulenpräparates zeigt den ventralen Knochenanbau besonders deutlich (c) auf. Die Zusammenhänge der Ausbildung derartiger Veränderungen sind im einzelnen noch nicht klar (Abb. 159 und 160).

Bei einem 46jährigen proportionierten, *hypophysären Zwerg* (Größe 122 cm, Gewicht 36,5 kg) fanden SCHLÜTER und PETER neben einem allgemein fehlenden Epiphysenfugenschluß (die Knochenentwicklung entsprach der eines 8—11jährigen Knaben) Pseudoepiphysen am Metacarpale I und II rechts und am Metacarpale I links sowie eine geringgradige Epiphysenlösung der rechten Femurkopfepiphyse. Das Blutbild und die

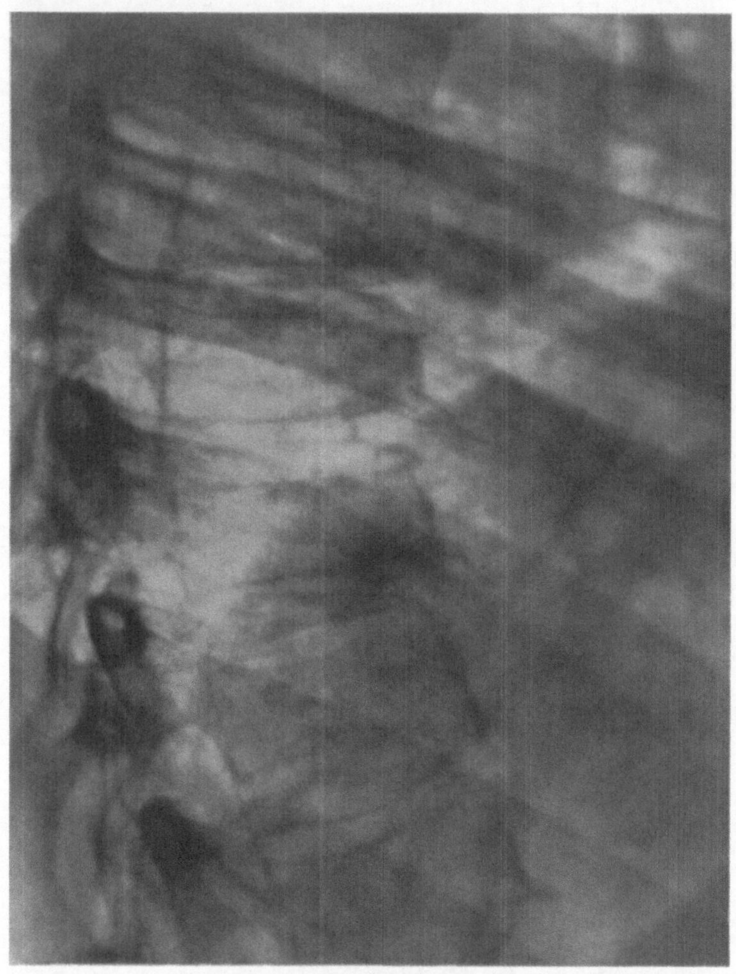

Abb. 160b

Urinuntersuchungen ergaben keinen pathologischen Befund. Die Apophysenkerne waren zum Teil angelegt, aber noch nicht mit dem Hauptknochen verschmolzen.

Das zurückgebliebene Knochenwachstum und die ausgebliebene Verknöcherung der Wachstumsfugen bei einem 22jährigen hypophysären Zwerg zeigt die Abb. 161.

6. Inselapparat des Pankreas

Für die *diabetische Osteopathie* sind Störungen im Kohlenhydratstoffwechsel nicht ohne Bedeutung (BARTELHEIMER und SCHMITT-ROHDE, HERNBERG u. a.). Meist findet sich nach längerer Krankheitsdauer eine röntgenologisch erkennbare Strukturauflockerung der Spongiosa und eine endostale Verdünnung der Compacta. Die Messung der Kalksalzkonzentration (Apatitwert) ergab auch bei lange bestehendem Diabetes nur eine

geringe Verminderung des Kalksalzgehaltes. Die diabetische Osteopathie soll entweder
eine Osteoblastenosteoporose oder eine Fibroosteoclasie erkennen lassen.

Symptomatisch können zwei Gruppen der Knochenentkalkung beim Diabetes mellitus
unterschieden werden:

1. die allgemeine Entkalkungsosteopathie des gesamten Skeletes und

2. die lokale, sekundäre Knochenveränderung bei komplizierender Infektion der
umgebenden Weichteile, der diabetischen Gangrän.

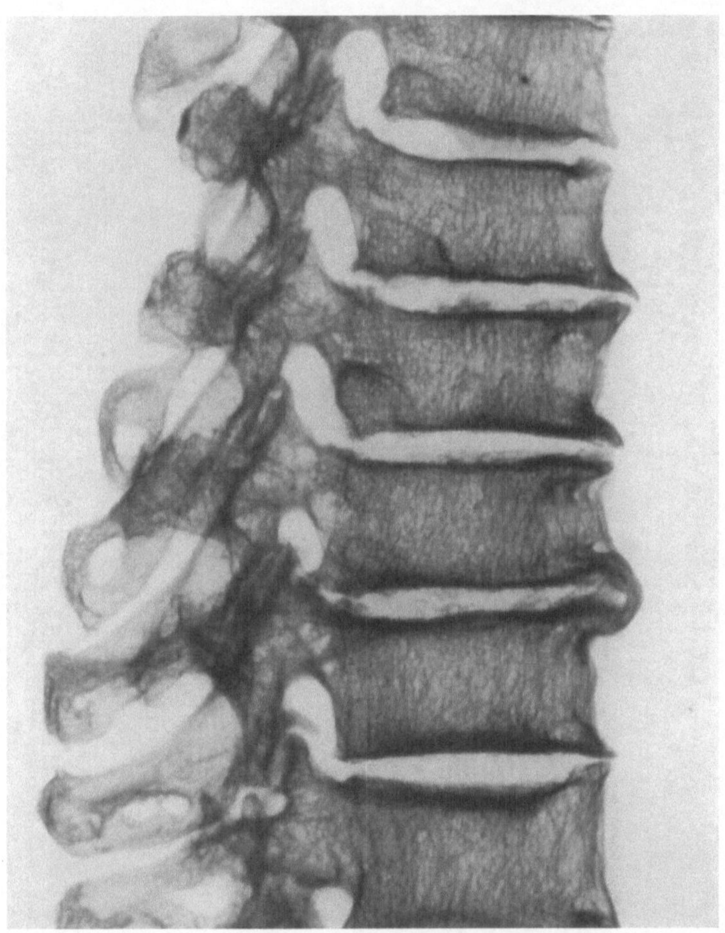

Abb. 160 c

In der Regel ist eine gleichmäßige Beteiligung des gesamten Skeletsystems zu finden.
Die Spongiosa zeigt eine Verdünnung der einzelnen Bälkchen, Lamellen und Spongiosa-
platten, während die Compacta der Diaphysen, besonders in den Spätstadien der diabetischen Osteopathie eine Strukturauflockerung im Sinne einer Spongiosierung oder „blätter-
teigartigen" Transformation erfährt. Es herrscht also nicht der endostale Abbau, sondern
eine von innen her durch die Haversschen und Volkmannschen Kanäle bestimmte Strukturauflockerung des Knochens vor.

Eine Zunahme der Sehnen- und Bandverknöcherungen sowie kleine Osteophyten,
besonders im Bereich der Wirbelsäule fanden neben HEUCK und SCHMIDT auch BOULET
und MIROUZE. An den Fuß- und Handknochen und den Schädelknochen ist gelegentlich
eine diffuse oder fleckige Entkalkung erkennbar. Eine Spondylose der Wirbelsäule ist
auffallend und oft von einer Kyphose begleitet. Arthropathische Veränderungen finden
sich auch an den Hüft- und Kniegelenken. Hin und wieder sind Hyperostosen an der

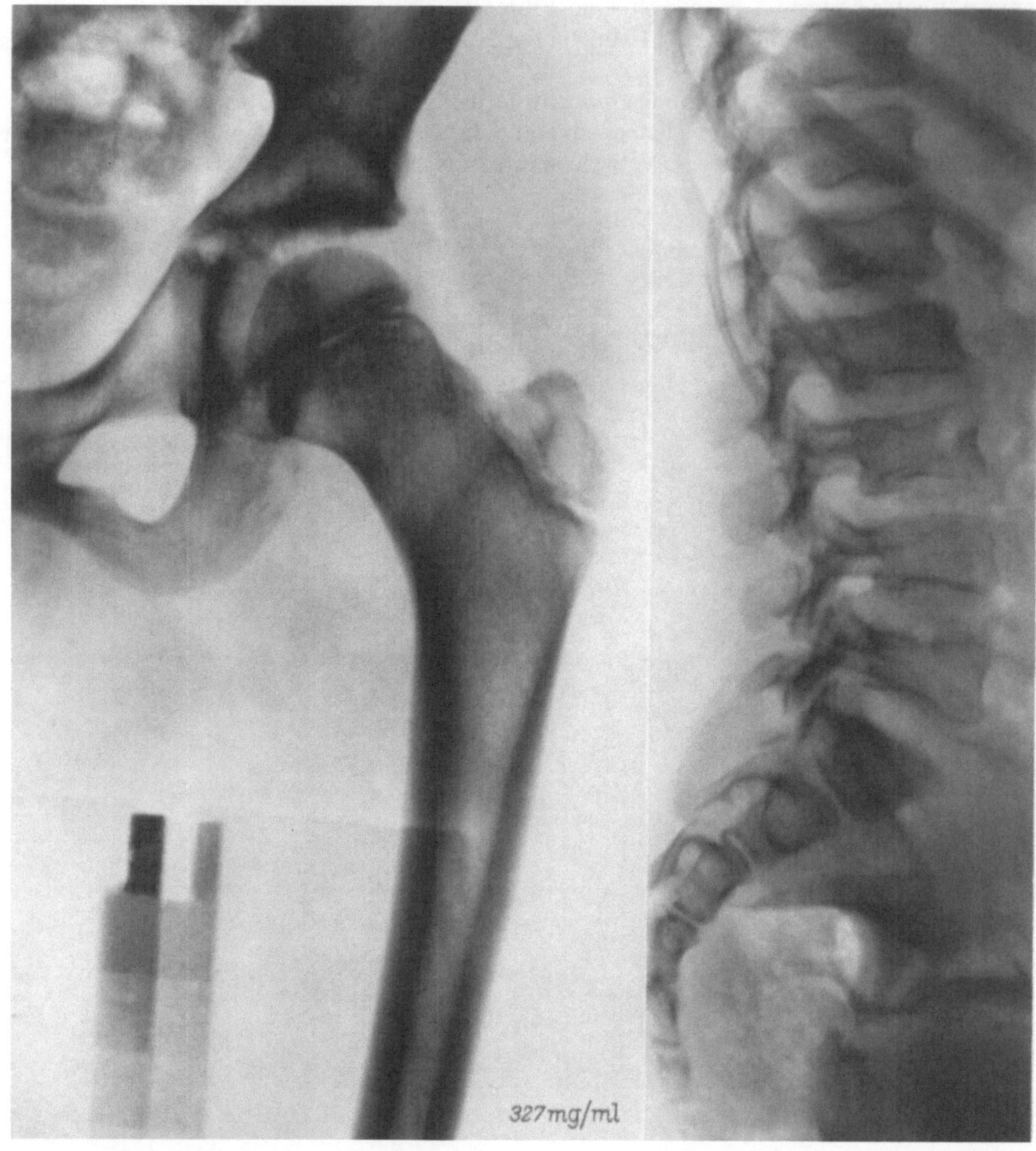

Abb. 161a u. b. Deutlich retardiertes Knochenwachstum und fehlende Verknöcherung der Wachstumsfugen bei 22jährigem, männlichem hypophysärem Zwerg. Übersichtsaufnahme des linken Hüftgelenkes (a). Der Apatitwert der Schenkalhalsspongiosa liegt mit 327 mg/ml im Bereich der Norm dieser Altersgruppe. Die Knochenreife entspricht etwa dem Alter eines 10jährigen Knaben. An der Wirbelsäule fallen die platten, noch nicht voll verknöcherten Wirbelkörper auf (b)

Wirbelsäule, im Bereich des Fußskeletes (besonders Calcaneus) und des Schädelskeletes (Hyperostosis frontalis interna) festzustellen. Der Schweregrad des Diabetes geht nicht mit den Veränderungen des Skeletes parallel.

Beim jugendlichen Diabetes finden sich häufiger Veränderungen des Skeletes, die der senilen Osteoporose ähnlich sind. Loosersche Umbauzonen sind selten. Von den meisten

Autoren wurde kein Zusammenhang zwischen der Dauer des Diabetes und dem Auftreten von Knochenveränderungen gesehen.

Die häufigste Lokalisation der *diabetischen Arthropathie* ist das Fußgelenk (oberes Sprunggelenk) und das Tarsometatarsalgelenk (Abb. 162). Die Veränderungen erinnern an die neuropathischen Arthropathien und sind bei einem länger bestehenden Diabetes zu beobachten. Das Alter der bisher bekannt gewordenen Patienten mit diabetischer Arthropathie liegt zwischen 30 und 60 Jahren. Röntgenologisch finden sich Veränderungen im Bereich der Epiphyse mit Unregelmäßigkeiten der gelenkbildenden Flächen der Knochen. Periostauflagerungen und Weichteilverknöcherungen in Gelenknähe kommen vor. Die gelenkbildenden Knochen zeigen eine geringe Entkalkung. Der Gelenkknorpel wird nur langsam fortschreitend zerstört.

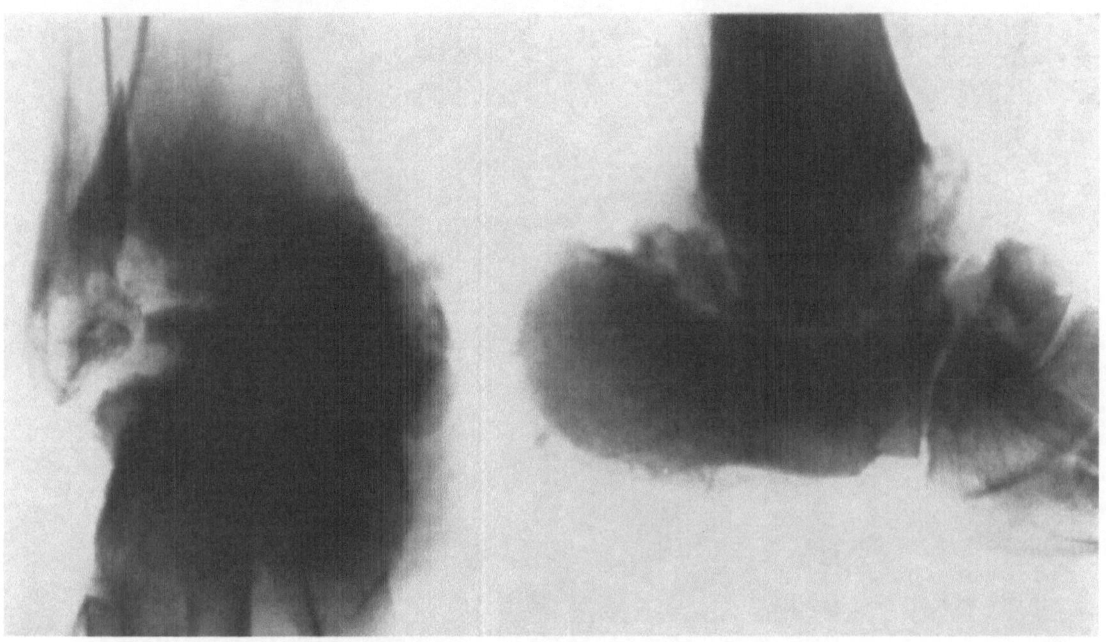

Abb. 162. Schwere destruierende Knochen- und Gelenkveränderungen im oberen Sprunggelenk bei Diabetes mellitus; diabetische Arthropathie oder Osteoarthropathie. Sklerosen der Spongiosa, cystische Strukturveränderungen und Aufhellungen, Mikrofragmente und Sequesterbildungen kommen nebeneinander vor (nach FRITZ)

Tritt eine Durchblutungsstörung infolge diabetischer Angiopathie hinzu, so ist das Bild der „fleckigen" Atrophie des Knochens (ähnlich dem Sudeck-Syndrom s. S. I,297), röntgenologisch nachzuweisen (Abb. 163). Neben einer Strukturauflockerung, die fleckiger Natur sein kann, zeigt die Spongiosa außerordentlich dünne Bälkchen und eine Verschmälerung der Corticalis. Hin und wieder ist auch die Compacta der Diaphysen verändert und weist eine Aufblätterung und Spongiosierung auf, die besonders für die Spätstadien der Osteopathie an den Extremitätenknochen typisch ist (Abb. 164).

Klinisch findet sich eine mehr oder weniger starke Schwellung des Fußgelenkes ohne Zeichen der Entzündung wie Rötung und Temperaturerhöhung. Die Patienten geben nur selten Gehbeschwerden an. Die Patellar- und Achillessehnenreflexe sind abgeschwächt und weitgehend geschwunden. Es handelt sich um das Bild der *diabetischen Pseudotabes*. Pathologisch-anatomisch liegt dem Prozeß eine neuritische Degeneration der Nerven und in manchen Fällen eine Degeneration im Bereich der Hinterstränge der Medulla zugrunde. Als Folge der nervalen Veränderungen finden sich häufig auch chronische Unterschenkelgeschwüre.

Knutsson hat vier Fälle von diabetischer Arthropathie beschrieben, die alle neuritische Veränderungen mit herabgesetzter Sensibilität im Unterschenkel und Fuß aufwiesen. Es fanden sich gewisse Parallelen zu ähnlichen Veränderungen bei der Tabes und Syringomyelie. Als übereinstimmende

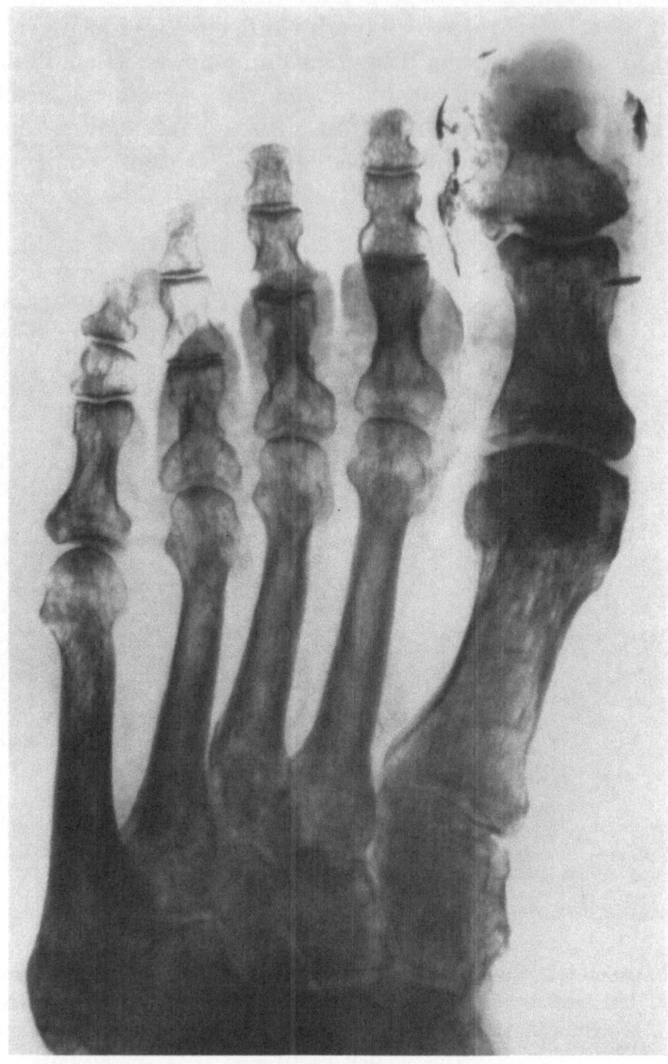

Abb. 163. „Fleckige Atrophie" der Spongiosa der Epiphysen- und Metaphysenregion der Knochen des linken Fußes und „Aufblätterung" und Spongiosierung der Diaphysencompacta der Metacarpalia bei diabetischer Osteopathie. 65jähriger Mann (nach Heuck)

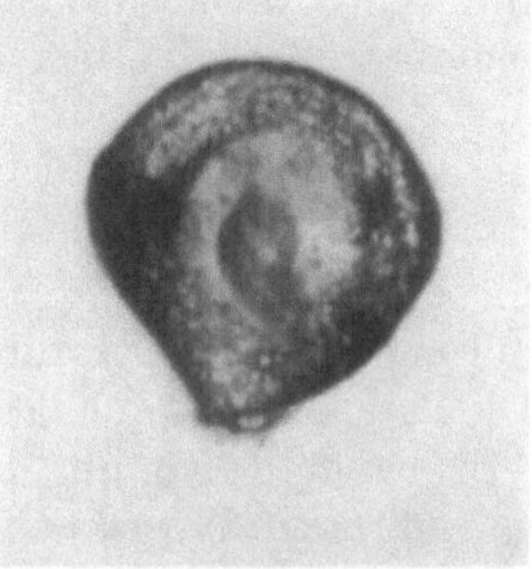

Abb. 164. Aufblätterung und Spongiosierung der Diaphysencompacta des Femur bei länger bekanntem Diabetes. Querschnitt durch das proximale Drittel des Femurschaftes bei 78jähriger Frau

Ursache wurden die neurogen bedingten trophischen Störungen im Skeletsystem und die Abnahme der Schmerzempfindlichkeit angesehen. Differentialdiagnostisch sind die Arthropathien infolge Tabes oder Syringomyelie abzugrenzen, sie finden sich häufiger im Knie- oder Hüftgelenk, weniger im Fußgelenk.

III. Osteopathien bei Hypovitaminosen und Hypervitaminosen

Die Vitamine spielen neben den Hormonen im Zellstoffwechsel eine außerordentlich große Rolle, und einige Vitamine beeinflussen auch den Mineralstoffwechsel. Die durch ein Über- oder Unterangebot an Vitaminen zu beobachtenden Schädigungen im Bereich des Skeletsystems können die verschiedensten Erscheinungsbilder hervorrufen, je nachdem ob sie im Wachstumsalter oder im Erwachsenenalter auftreten. Während wir früher im allgemeinen Hypovitaminosen häufiger beobachteten, können wir heute — nach Kenntnis der Wirkung von Vitaminen — auch durch Überdosierung *hypervitaminotische* Knochenveränderungen sehen.

1. Vitamin D

a) Die Erscheinungsformen der Hypovitaminose D

Der Mangel an Vitamin D führt im Wachstumsalter zur *Rachitis* (Frührachitis), später zur sog. *Spätrachitis* und nach Abschluß des Wachstums zur Osteomalacie. Das Vitamin D greift regulierend in den Calcium- und Phosphatstoffwechsel ein. Es steuert die Resorption des Calciums durch den Darm und die Ablagerung der Kalksalze im Skelet. Auch die Phosphatausscheidung durch die Nieren ist vom Vorhandensein des Vitamin D abhängig.

Die „*Frührachitis*" tritt in den ersten Lebensjahren auf. Die Veränderungen am Knochen sind durch eine ungenügende Verkalkung der neugebildeten Knochensubstanz gekennzeichnet. Die Grundsubstanz des Knochens ist kalklos, und es entsteht das „Osteoid". Auch die Osteoblastentätigkeit ist unzureichend. Während der Aufbau des Knochengewebes gestört ist, soll der Abbau ungestört bleiben. Dieses Mißverhältnis führt zu den im Röntgenbild deutlich sichtbaren Verbreiterungen der präparatorischen Verkalkungszone. Die Begrenzung dieser Zone gegen die Metaphyse ist unscharf und unregelmäßig. Die *schweren Formen* der Rachitis zeigen keine präparatorische Verkalkungszone mehr, die Spongiosabälkchen ragen frei in die knorpelige Epiphysenfuge hinein. Durch die Osteoidbildung wird die Epiphysenfuge mit fortschreitendem Längenwachstum immer breiter, schließlich kommt es zusammen mit der Verbreiterung auch der Metaphyse zu einer „Becherform" der Wachstumszone als Ausdruck des floriden Stadiums der Krankheit (Abb. 165).

Die Spongiosastruktur wird gröber, da der Knochenanbau mit der Resorption nicht mehr Schritt hält. Die Grenze der Corticalis zum Markraum und den Weichteilen wird unscharf, die Compacta erfährt eine „Aufblätterung". In sehr schweren Fällen kann es im Bereich der Diaphysen zu Kontinuitätstrennungen im Sinne von Umbauzonen oder Dauerfrakturen kommen, die als bandförmige Aufhellung im Röntgenbild imponieren.

Eine umfassende Studie der multiplen Umbauzonen (Loosersche oder Milkmannsche Pseudofrakturen) bei verschiedensten Erkrankungen des Skeletes haben CAMP und MCCULLOUGH vorgelegt. Es sind auch seltene Lokalisationen berücksichtigt worden, so in Diaphysenmitte der langen Röhren-knochen bei Rachitis, in der Mitte der Diaphyse der Metacarpalia und Metatarsalia und am Schambein.

Es können aber auch echte Frakturen (sog. Grünholzfrakturen) bei schwerer Rachitis auftreten und Verbiegungen sowie Deformitäten der Extremitäten zur Folge haben. Es ist verständlich, daß die am schnellsten wachsenden Knochenbezirke am schwersten verändert sind. Die Wachstums-fugen der Rippen sind becherförmig aufgetrieben, woraus das typische Bild des „Rosenkranzes" eines rachitischen Thorax resultiert. In zweiter Linie sind die distale Femurepiphyse sowie die proxi-malen Epiphysen von Humerus, Tibia und Fibula betroffen.

Schon vor dem Auftreten röntgenologisch sichtbarer Knochenveränderungen kann eine Rachitis *klinisch* diagnostiziert werden. Die wichtigsten Symptome sind Unruhe, Blässe, Schwitzen besonders im Bereiche des Kopfes. Im späteren Verlauf der Erkrankung treten die klinischen Symptome von seiten des Skeletes wie „Rosenkranz" am Thorax, Craniotabes und Verdickungen der Epiphysen stärker hervor. Der Serumcalciumspiegel kann geringfügig erniedrigt sein, während der Phosphatspiegel normal sein kann.

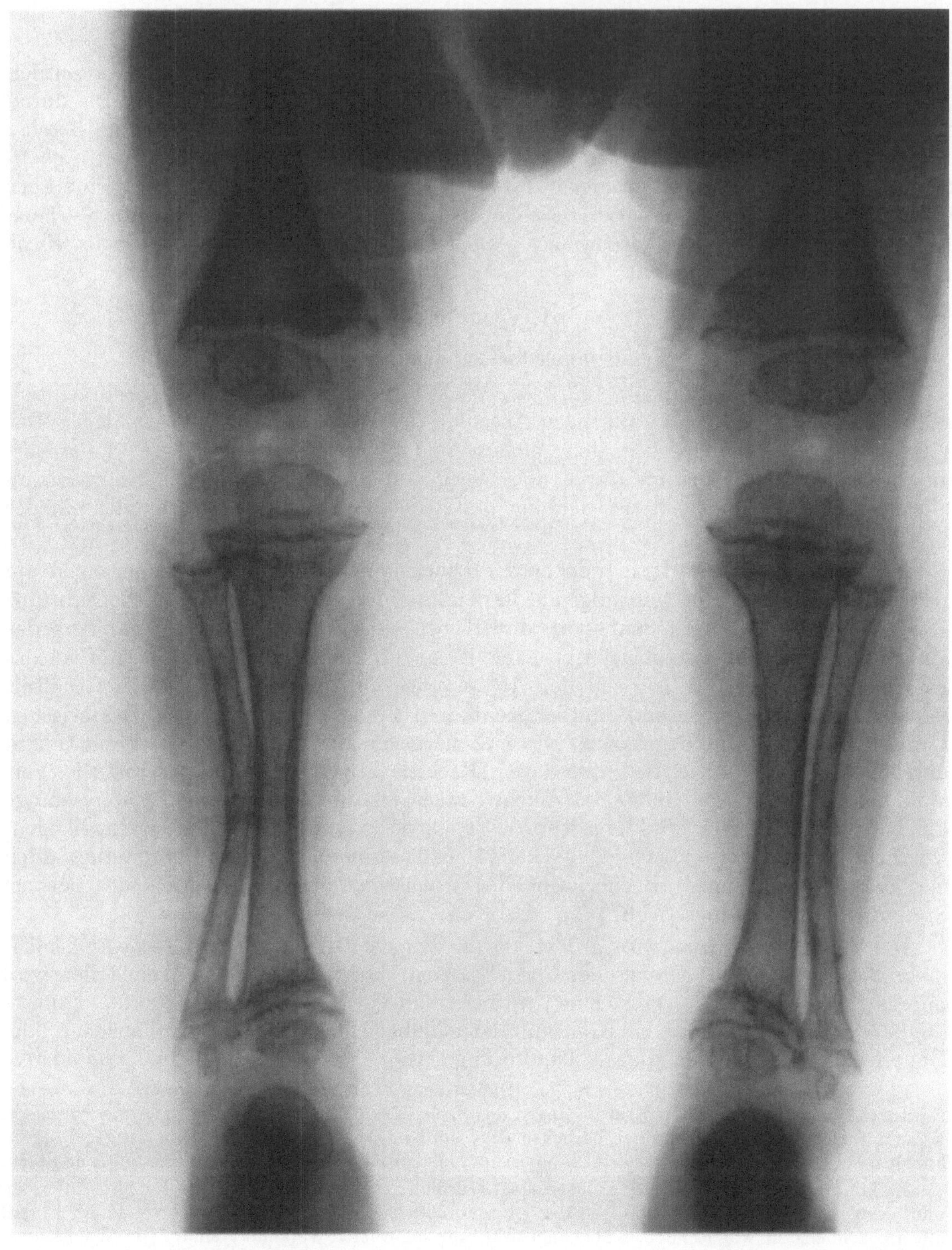

a

Abb. 165a u. b. Schwere floride Rachitis mit Deformierung der Metaphysen („Becherform" der Wachstumszone) bei 18 Monate altem Knaben (a) und Heilungsstadium der schweren Rachitis (b) etwa 1 Jahr später. Die Umbauzonen in der Diaphyse der Fibula sind geheilt; nur noch leichte Verbiegung der Knochen (Universitätskinderklinik Kiel)

Es ist verständlich, daß bei einer floriden Rachitis das Wachstum verlangsamt ist. Je nach dem Grad der Erkrankung sowie nach den auftretenden Deformierungen kann es zu einem *Kleinwuchs*, sogar zu einem echten *Zwergwuchs* kommen, der sich durch unregelmäßige Formen der einzelnen

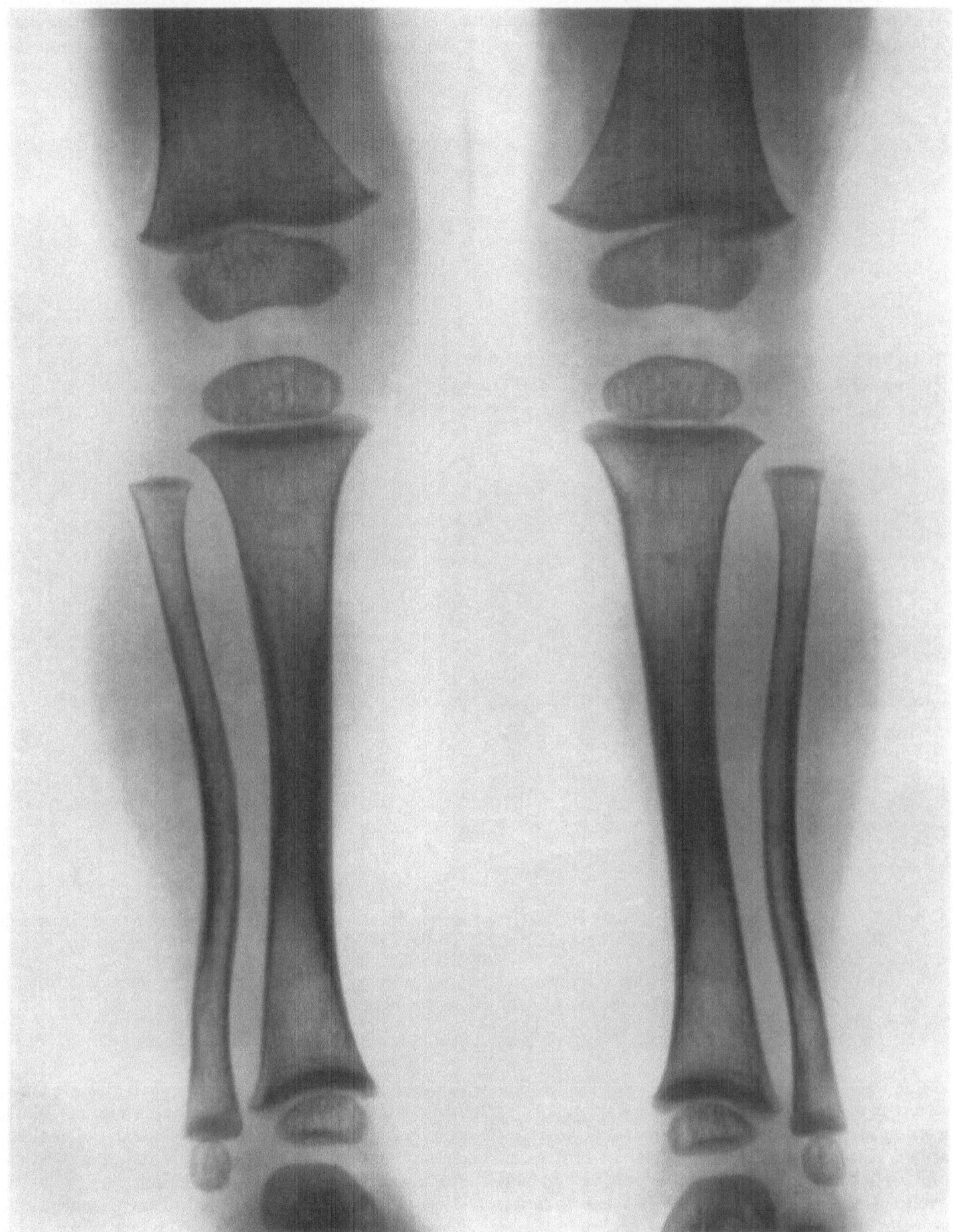

Abb. 165b

Skeletabschnitte gegenüber anderen Zwergwuchstypen auszeichnet (Abb. 166). Die Verzögerung des Auftretens der Knochenkerne muß nicht unbedingt mit einem Fehlen des Ossifikationszentrums verbunden sein, sondern kann dadurch vorgetäuscht werden, daß die Kerne aus Osteoid — also nicht verkalktem Knochengewebe — bestehen.

Geht eine Rachitis *in Heilung* über, so tritt eine neue präparatorische Verkalkungszone an der Grenze zur Metaphyse auf. Im weiteren Verlauf der Heilung geht die Verbreiterung der Epiphysenfuge zurück und sowohl die metaphysären als auch die diaphysären Knochenbezirke lassen eine Einlagerung von Kalk in das Knochengewebe erkennen. Die ehemals rachitisch veränderten Knochenbezirke sind noch lange Zeit *nach Abheilung* der Rachitis als *bandförmige Verdichtungen in der Spongiosa* nachzuweisen. Auch im Erwachsenenalter kann man solche Spongiosaverdichtungen als „Wachstumslinien" erkennen, die die verschiedenen Schübe einer Rachitis, welche auch larviert verlaufen kann, anzeigen (Abb. 167, S. I,27). Sind die Knochenkerne bereits osteoid angelegt, so

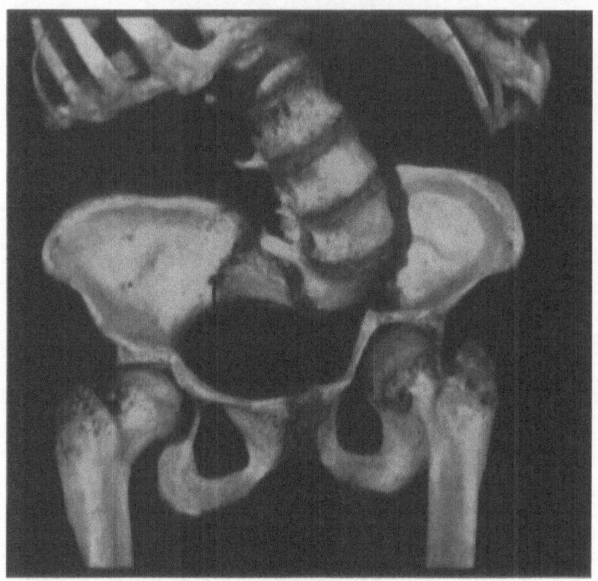

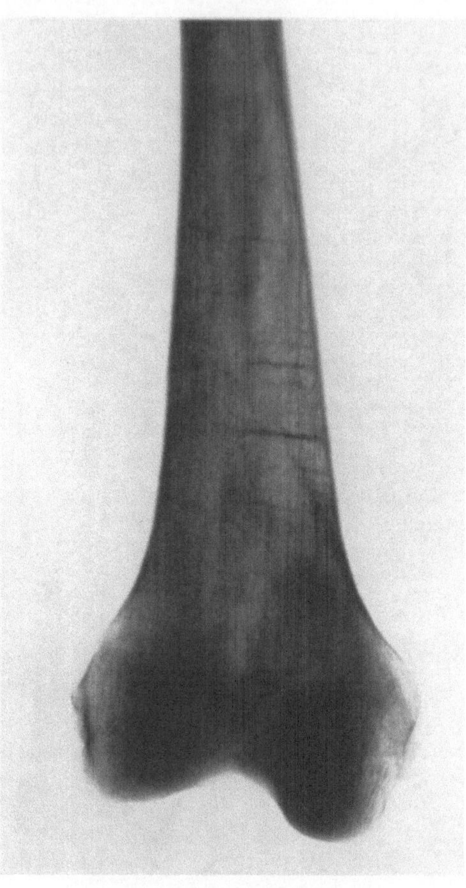

Abb. 166   Abb. 167

Abb. 166. Typische Deformierung von Beckenskelet, Lendenwirbelsäule und Hüftgelenken bei rachitischem Zwerg (Präparat Sammlung Pathol. Institut der Universität Zürich, Prof. Dr. E. UEHLINGER)

Abb. 167. Röntgenbild eines Oberschenkelpräparates mit zahlreichen Verdichtungen in der Spongiosa, die als „Wachstumslinien" nach einer Rachitis zurückbleiben

können sie nach Heilung der Rachitis eine ungewöhnliche Größe aufweisen, die nach der Gesamtstruktur des Knochens nicht zu erwarten wäre. Deformierungen des Skeletes (O-Beine und X-Beine) werden im Laufe des Wachstums rasch korrigiert, da auch ein überschießender periostaler Knochenanbau einsetzt. Am Schädelskelet kommt es zu einer Art Osteophytenbildung, besonders am Stirn- und Scheitelbein, die Verdickungen des Schädels an diesen Stellen zur Folge haben.

In einigen wenigen Fällen ist eine *Vitamin D-Resistenz* beobachtet worden. Eine Resorptionsstörung des Vitamin D soll nicht vorhanden sein. Von ZWERG-MÜLLER und RÖSSLER wurde eine Vitamin D-resistente Rachitis mit hyperchlorämischer Acidose beschrieben. Es soll sich um einen Übergang der von LIGHTWOOD beschriebenen idiopathischen renalen Acidose in die von ALBRIGHT mitgeteilte tubulär bedingte Osteopathie mit Nephrocalcinose handeln. Über ein familiäres Auftreten und die Manifestation in der Pubertät wurde von CHRISTANSON berichtet. In gewissen Lebensaltern kann die Ansprechbarkeit auf Vitamin D stark vermindert sein. Durch enorm hohe Gaben von Vitamin D kann diese Resistenz hin und wieder überwunden werden.

Differentialdiagnostisch wird die „Frührachitis" wohl in erster Linie gegen die Möller-Barlowsche Krankheit abzugrenzen sein (s. S. I,274), ferner gegen die sog. renale Rachitis (bei Nierenschädigung S. I,284, Cystinkrankheit oder Amindiabetes S. I,284) und gegen die Lues congenita S. I,360. Bei der Lues fehlt meist eine Auflockerung der Knochenstruktur und beim Möller-Barlow bleibt die Corticalis der Knochen meist erhalten.

Die im späteren Wachstumsalter auftretende „*Spätrachitis*" stellt eine chronisch verlaufende Form der D-Hypovitaminose dar. Sie wird gern im Pubertätsalter manifest, kann aber schon vom Säuglingsalter an bestanden haben. In schweren Fällen verläuft die Erkrankung über mehrere Jahre. Am eindrucksvollsten sind die Knochenveränderungen sowie ein hiermit verbundenes Zurückbleiben im Längenwachstum und in der allgemeinen Entwicklung. Nicht selten sind die sekundären Geschlechtsmerkmale mangelhaft ausgebildet. Eine Anämie, tetanische Erscheinungen und fleckige Pigmentation der Haut besonders im Gesicht sind beobachtet worden.

Das *Skelet* zeigt oft Belastungsdeformitäten wie Verbiegungen der Wirbelsäule, der Extremitätenknochen und einen Pes planus. Hiermit verbunden scheinen eine sehr rasche Ermüdbarkeit und Schmerzen in den Gelenken zu sein. Die lokalen Veränderungen an den Wachstumszonen sind ähnlich wie die der kindlichen Frührachitis. Im Vordergrund stehen breite Osteoidsäume sowie eine Atrophie der Spongiosa. An den rasch wachsenden Knochenabschnitten (Femur, Tibia, Radius und Ulna) sind die Veränderungen meist am schwersten. Abhängig von Grad und Dauer der Erkrankung wird das Röntgenbild außerordentlich wechselnde Formen zeigen. Die verbreiterte Knorpelfuge sowie die sich diaphysenwärts anschließenden strukturlosen Bezirke (osteoide Zone) und die fehlende proximale präparatorische Verkalkungszone sind typische Zeichen.

Die charakteristischen Verkalkungslinien im Bereich der Metaphysen zeigen *Heilungsvorgänge* einer chronisch verlaufenden Spätrachitis an oder sprechen für eine Exacerbation eines Krankheitsprozesses. Durch Umbauvorgänge kann ein solcher Streifen langsam schmal werden oder verschwinden. Der unterschiedliche mechanische Druck kann bei Extremitätendeformierung (Genu valgum oder varum) einen Einfluß auf Wachstumsfugen ausüben, indem der auf der konvexen Seite entlastete Knochen rascher wächst als der Knochen des belasteten Bezirkes. Die hieraus resultierenden stärkeren Deformitäten der Extremitäten sind jedoch rückbildungsfähig, sobald die Rachitis ausgeheilt ist. Auch dann, wenn die Zufuhr von Vitamin D ausreichend erscheint, kann eine Deformität des Knochens eintreten, da der Bedarf an Vitamin D zur Zeit des stärksten Wachstums ungewöhnlich groß ist.

In fortgeschrittenen Fällen können auch bei der Spätrachitis neben Verbiegungen Knochenkontinuitätstrennungen auftreten und „Loosersche Umbauzonen" zur Ausbildung kommen. Es handelt sich um quer durch den Knochen hindurchziehende Aufhellungszonen, die mehrere Millimeter breit sein können und den Eindruck eines Defektes erwecken. Echte Frakturen liegen nicht vor, sondern Zerrüttungszonen des Knochens, die vorwiegend aus „Osteoid" bestehen. Neben dem Periost ist hin und wieder eine leichte periostale Auflagerung zu erkennen (Callusbildung?). Histologisch sind an den Stellen ehemals chronisch-mechanischer Dauerbeanspruchung eine fibröse Umwandlung des Markes, eine lacunäre Resorption des alten Knochens mit gleichzeitiger Ausbildung von geflechtartigen Knochen, also die Zeichen eines vollständigen Umbaues nachzuweisen.

Eine röntgenologische *Differentialdiagnose* der Spätrachitis ist lediglich gegenüber der Osteo-Dystrophie sowie der „renalen Rachitis" erforderlich. Beim rachitischen Zwergwuchs fällt gegenüber dem chondrodystrophen Zwergwuchs, dem Kretinismus oder einem echten Zwergwuchs eine Deformierung der Extremitäten auf. Ferner besteht eine hochgradige Kyphoskoliose der Wirbelsäule, zum Teil mit Drehgleiten der Wirbelkörper gegeneinander. Hierdurch resultiert das Bild eines unproportionierten Zwerges.

Heilt die Rachitis aus, so bleiben die Deformierungen jenseits der Pubertät meist vollständig bestehen. Das Genu valgum, die Kyphoskoliose und auch Verkrümmungen der oberen Extremitäten sind für diesen Zwergwuchs charakteristisch. Aus der Struktur

des Knochens lassen sich Rückschlüsse auf den Grad der Rachitis anstellen. Die Diaphysen sind stark sklerotisch verdickt und plump, besonders auf der *konkaven* Seite der
Verbiegung. Die Epiphysen zeigen meist einen abnorm *lockeren Bau*, das Schädeldach
ist verdickt. Neben einer Hemmung der übrigen Körperentwicklung ist auch die Ausbildung der sekundären Geschlechtsmerkmale (relativ geringe Schambehaarung) für den
rachitischen Zwerg typisch.

Eine *Hypovitaminose D* wird im *Erwachsenenalter* den Knochenstoffwechsel in der
Weise stören, daß der Kalksalzgehalt der organischen Matrix nicht mehr normal ist.

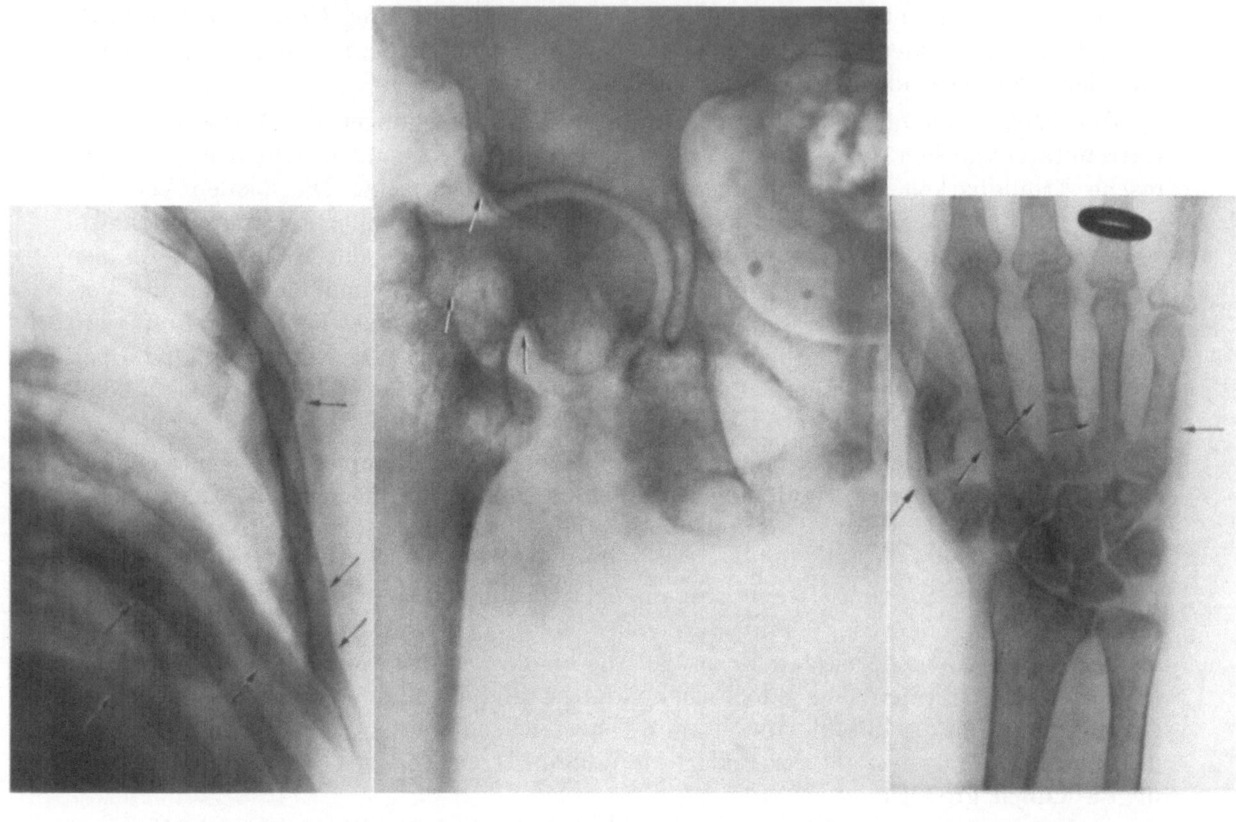

a   b   c

Abb. 168a—c. Hochgradige Osteomalacie mit multiplen Umbauzonen der Rippen (a), des Femurhalses (b)
und der Metacarpalia der rechten Hand (c) bei 52jährigem Mann

Die Störung der Calciumresorption durch den Darm kann zu weiteren Folgeerscheinungen
führen und einen sekundären Hyperparathyreoidismus (s. S. I,284ff.) auslösen. Auch diese
Fragen sollen bei der Besprechung der alimentären Osteopathien erörtert werden. Die
„*Osteomalacie*" ist gekennzeichnet durch Knochenverbiegungen wie Glockenthorax, Kartenherzbecken und Umbauzonen, die bei gleichzeitiger Belastung oft auch symmetrisch ausgebildet sind und am Oberschenkelknochen, Mittelfußknochen, Tibia, Fibula,
Radius, Ulna, Rippen und Scapula beschrieben worden sind (Abb. 168). Die Schmerzhaftigkeit der Knochen bedingt eine Immobilisation mit weiterer Verschlechterung des
Zustandes.

Die *Rachitis des Erwachsenen* zeigt somit ein etwas anderes Bild als die kindliche
Rachitis, da nach abgeschlossenem Wachstum erklärlicherweise Veränderungen im
Bereich der Epiphysenfugen nicht zu erwarten sind. Die Osteomalacie tritt am häufigsten
beim *weiblichen Geschlecht* auf und zeigt gewisse Beziehungen zu Schwangerschaft und
Wochenbett im jugendlichen Alter sowie zu den hormonellen Umstellungen im Klimak-

terium. Die gesteigerte Follikelhormonbildung soll zur „Unruhe" im Skelet führen und somit besonders günstige Bedingungen für die Hypovitaminose D schaffen (SCHÜPBACH).

Die puerperale Form der Osteomalacie ist heute in Europa selten geworden. Sie war häufiger in den Hungerperioden nach den Kriegen als Folge einer Mangelosteopathie nachweisbar. Die Umbauzonen können nach einer Therapie ganz verschwinden (ELLEGAST). Erkrankungen, die mit einer Hypocalcämie, Hypophosphatämie, einer Acidose oder Hypophosphatasie einhergehen, neigen zu Knochenveränderungen im Sinne der Osteomalacie. Die Osteomalacie infolge Vitamin D-Mangels und schlechter Ernährung (Eiweißmangel) ist in Asien noch sehr häufig zu finden.

Die „Osteomalacie" stellt eine Erkrankung des gesamten Skeletes dar, gehört also zu den „Systemerkrankungen". Der spongiöse Knochen verliert seine Festigkeit rascher

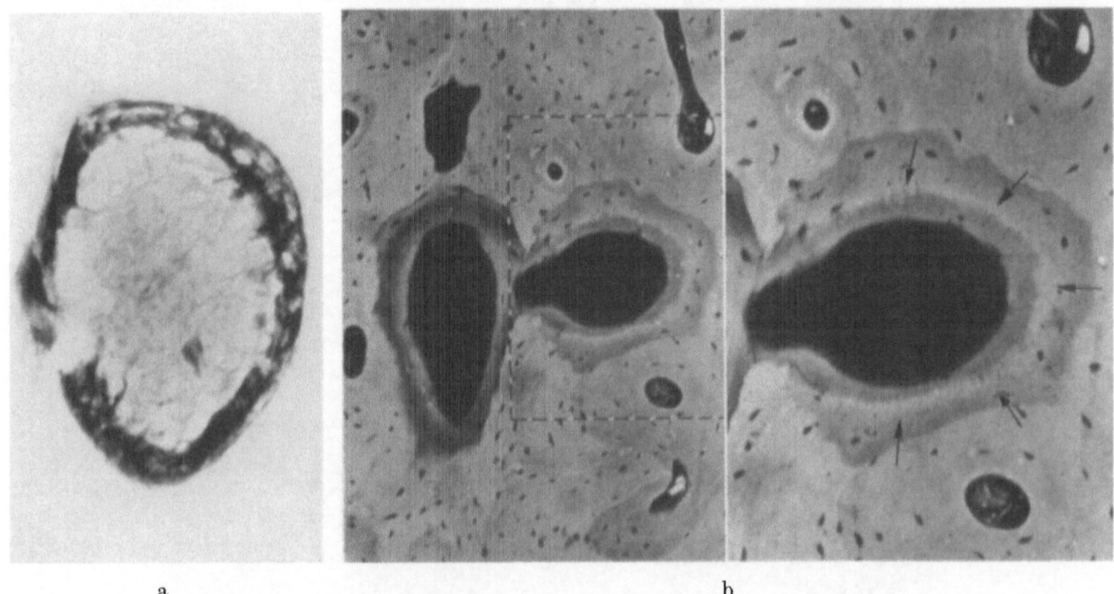

a   b

Abb. 169a u. b. Die Diaphysencompacta der Metacarpalia ist „aufgeblättert" und verschmälert (a). Im Mikroradiogramm finden sich weite Haverssche Kanäle und zahlreiche osteoide Säume mit schweren Veränderungen des Kalksalzmosaiks (b) (nach HEUCK)

als der kompakte Knochen. Es darf daher nicht verwundern, daß Verkrümmungen, Deformierungen und pathologische Frakturen nicht *gleichmäßig* im Bereich des gesamten Skeletes zu finden sind. Die vorwiegend *spongiösen Knochen* wie Wirbelsäule, Becken, Thorax und die gelenkbildenden Knochenabschnitte der Extremitätenknochen werden am stärksten betroffen. Bei der puerperalen Malacie ist dies besonders deutlich. Die nicht puerperale Form der Osteomalacie zeigt vorwiegend Verkrümmungen der Wirbelsäule durch pathologische Frakturen.

Bestimmt wird das *Röntgenbild* durch die Knochenatrophie, die zu einer starken Verdünnung der Spongiosabälkchen führt, so daß schließlich eine „verwaschene Struktur" der Spongiosa resultiert. Das Markgewebe wird durch fibröses Mark ersetzt. Die Compacta der Diaphysen ist oft sehr dünn, jedoch nicht immer „aufgeblättert" (Abb. 169). Es ist also ein endostaler Abbau, weniger eine Umbaustörung des Knochens vorhanden. Auf die Erweiterung des Markraumes mit Verdünnung der Diaphysencompacta und cystischen Aufhellungen (Knochenmarkshämatom, „Blutungscysten") im Bereich der Röhrenknochen bei der Osteomalacie hat ELLEGAST hingewiesen. Da die *Entkalkung* meist erst sehr spät im Röntgenbild darstellbar ist, sind die Methoden zur objektiven Erfassung des Mineralgehaltes der Knochen auch für diese Erkrankung wichtig (s. S. I,216).

Als Folge der schweren Veränderungen des Knochens sind *Frakturen* nicht selten.
Schon bei einem geringen Trauma kann es im Bereich der stärker belasteten Skeletabschnitte, wie der Wirbelsäule und dem Becken zu Kompressionen (pathologischen

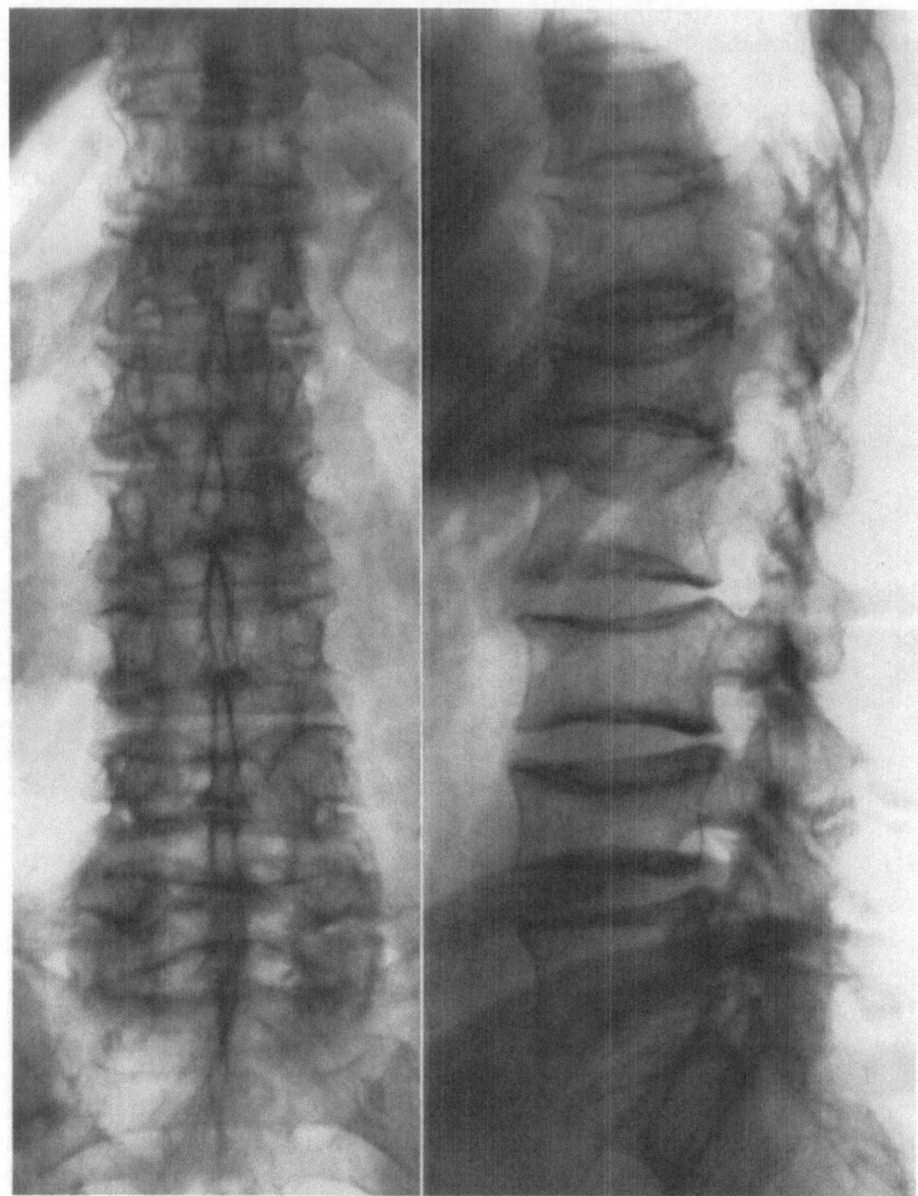

Abb. 170. Pathologische Frakturen durch Zusammensinterung der Wirbelkörper bei Osteomalacie. Durch
Wirbelsäulenverkrümmung mit verstärkter Lordosierung der Lendenwirbelsäule haben sich Schliffurchen
an den Dornfortsätzen der Lendenwirbel ausgebildet. (Osteoarthrosis interspinosa Baastrup)

Frakturen) kommen. Die Wirbelkompressionen zeigen alle Formen und Zwischenstufen
von kleinsten Einbrüchen der Deckplatten wie konkaven Eindellungen, keilförmigen
und plattenförmigen Wirbeln bis zur völligen Zusammensinterung (ELLEGAST). Im Bereich der Brustwirbelsäule sind vor allem der 6., 7. und 8. Brustwirbelkörper, und manchmal auch der 12. Brustwirbelkörper und der 1. Lendenwirbelkörper zusammengebrochen.
Es resultiert dann eine Wirbelsäulenverkrümmung mit einer vermehrten Lordosierung

im Bereich der Lendenwirbelsäule, die wiederum zur Ausbildung von Schliffurchen an den Dornfortsätzen der Lendenwirbel (Osteoarthrosis interspinosa Baastrup) führt (Abb. 170).

Bei der Erwachsenen-Rachitis oder Osteomalacie ist 1930 von MILKMAN ein eigenes *Syndrom* beschrieben worden, das durch multiple, spontane idiopathische, symmetrische

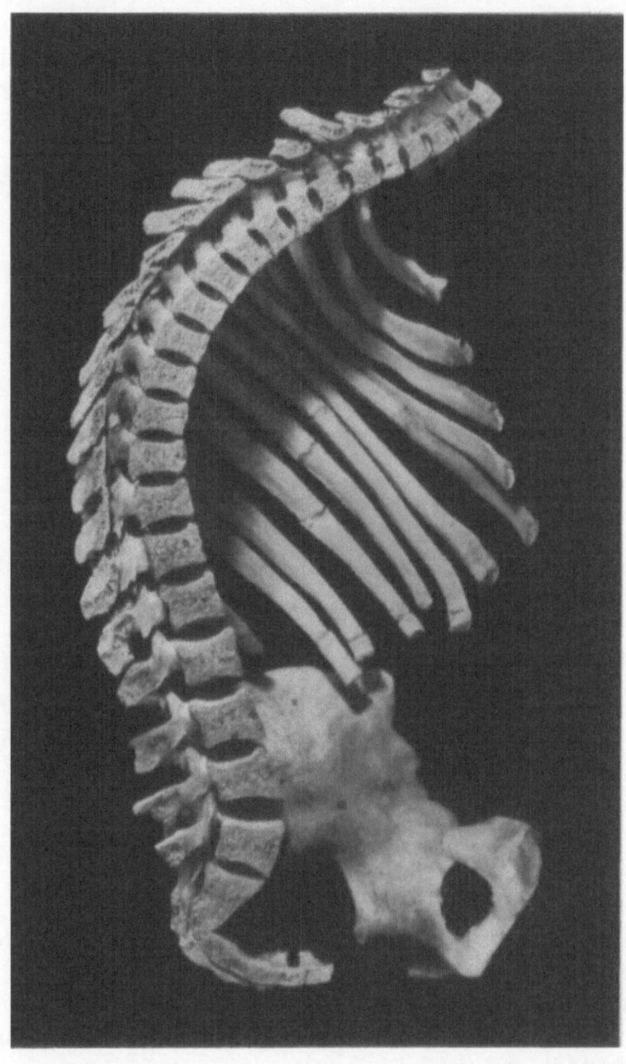

a

Abb. 171a u. b. Multiple Umbauzonen an den Rippen und Kyphose der Wirbelsäule bei Osteomalacie im Sinne des Milkmann-Syndroms. 53jährige Patientin (a). (Präparat Sammlung des Pathologischen Instituts der Universität Zürich, Prof. Dr. E. UEHLINGER.) Der Ausschnitt zeigt die Defektheilung der Umbauzonen der Rippen (b)

Frakturen im Sinne Looserscher Umbauzonen gekennzeichnet ist. Die erste Beschreibung derartiger symmetrischer inkompletter Frakturen bei einer 40jährigen Frau durch MILKMAN läßt erkennen, daß der Autor die Knochenveränderungen zunächst mit den Looserschen Umbauzonen bei Hungerosteopathie, Spätrachitis und Osteomalacie verglich, späterhin jedoch meinte, daß es sich um eine ätiologisch noch unklare Knochenabsorption handelte. Von einigen Autoren wird die sehr umstrittene Ansicht vertreten, daß die Auftreibung der Knochen beim Milkman-Syndrom durch Pulsation der über den Knochen ziehenden Arterien zustande kommen soll. Bei diesem sog. „Milkman-Syndrom"

handelt es sich offenbar um Reparationsstadien nach pathologischen Frakturen eines
erkrankten Skeletes. Solche Dauerfrakturen können auch bei anderen Erkrankungen,
wie der Ostitis deformans Paget, einer renalen Rachitis u. a. auftreten. Typische Lokalisationen sind die Scham-Sitzbeingrenzen, die subtrochanteren Abschnitte des Femur,
die metaphysären Diaphysenabschnitte von Tibia, Radius und Ulna. Am Radius liegen
sie weiter distal, an der Ulna weiter proximal. Ferner finden sich ähnliche Frakturen
symmetrisch am Thorax (Rippen) (Abb. 171) sowie an den Metatarsalia, wo auch die sog.
Marschfrakturen (Folge einer längeren mechanischen Belastung) zu beobachten sind. Die
Erscheinungen der Osteomalacie mit Milkmann-Syndrom können auch durch eine Resistenz des Gewebes gegenüber Vitamin D bedingt sein. Es treten dann oft recht schwere

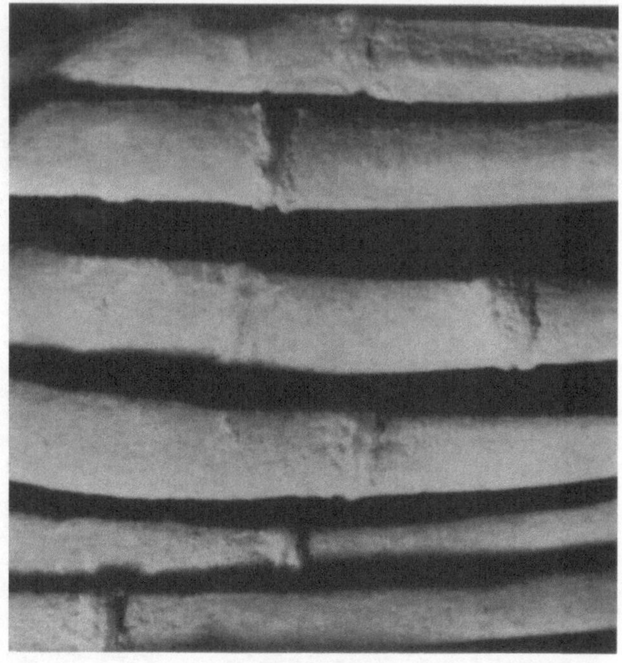

Abb. 171 b

Formen mit Ausbildung atypisch lokalisierter Umbauzonen im Bereich der ehemaligen
Epiphysenfugen, Spontanfrakturen und Dislokationen auf (LIESS). Wir möchten das
sog. ,,Milkman-Syndrom" nur als eine besondere Form Looserscher Umbauzonen bei
gleichmäßiger relativ hochgradiger Entkalkung des Skeletes und nicht als ein eigenes
Krankheitsbild aufgefaßt wissen!

Eine *differentialdiagnostische Abtrennung* der Osteomalacie gegenüber der Osteoporose
im Röntgenbild ist meist nicht möglich. Da vielfach Mischformen vorkommen, empfiehlt
BARTELHEIMER besser von ,,Entkalkungsosteopathien" zu sprechen. Für die Osteomalacie
soll eine unscharfe und verwaschene Struktur der einzelnen Spongiosabälkchen sprechen,
die sehr dünn sind. Bei der Osteoporose als Ausdruck des Alterungsprozesses am Skelet
steht die Spongiosatransformation im Vordergrund. Die Corticalis der Knochen ist
meist schärfer gezeichnet und auch die Compacta der Diaphysen zeigt gut abgegrenzte
Konturen.

Die *klinischen Zeichen* der Osteomalacie bestehen in Ermüdbarkeit, Schmerzen in
den erkrankten Gelenken, besonders der Hüfte, Kreuzschmerzen und Beschwerden beim
Gehen besonders beim Treppensteigen. Ferner werden Schmerzen bei Bewegungen im
Bett angegeben. Bei der puerperalen Form der Osteomalacie beginnen die Beschwerden
meist in der zweiten Hälfte der Schwangerschaft. Durch die Deformität des Beckens

ist eine normale Geburt schwierig oder unmöglich. Bei jeder weiteren Schwangerschaft kann eine erneute Osteomalacie oder eine Verschlimmerung des Leidens eintreten, so daß die Entbindung nur noch durch eine Sectio möglich ist. Der stärkste Druckschmerz ist im Bereich der Rippen, des Beckens sowie der Hüftgelenke zu finden. Infolge von Spontanfrakturen der Wirbelkörper und einer vermehrten Kyphose tritt eine typische „Querfaltenbildung" im Bereiche des Bauches auf, die als wichtiges klinisches Zeichen angesehen wird, jedoch keinerlei Aussage hinsichtlich der Art des Knochenprozesses, welche den Frakturen zugrunde liegt, erlaubt. Die Calcium- und Phosphorwerte im Urin sollen bei der Osteomalacie geringfügig erniedrigt sein. Der Phosphorwert im Serum ist erniedrigt, die alkalische Phosphatase vermehrt. Die Blutsenkungsgeschwindigkeit ist erhöht. Bei der Osteoporose soll ein leicht erhöhter Calciumwert und ein normaler bis leicht erhöhter Phosphorwert im Urin, ein normaler Phosphorwert und normale alkalische Phosphatase im Serum sowie eine normale Blutsenkungsgeschwindigkeit zu finden sein (LICHTWITZ, DE SEZE, HIOCO u. BORDIER).

Wird eine Osteomalacie vor allem in der Schwangerschaft rechtzeitig erkannt, so ist sie der *Therapie* zugänglich. Durch Vitamin D sowie Phosphor- und Calciumbehandlung kann zusammen mit einer UV-Lichtbestrahlung dem Entkalkungsvorgang Einhalt geboten werden. Die normale Knochenstruktur kann sich vollständig wiederherstellen. Die einmal vorhandenen Deformitäten bleiben jedoch im allgemeinen bestehen, so daß die frühzeitige Diagnose einer Osteomalacie, besonders in der Schwangerschaft gefordert werden muß. Für derartige Fälle ist eine Feststellung und Objektivierung der Verminderung des Kalksalzgehaltes im Skelet sehr wichtig!

b) Die Hypervitaminose D

Nach übermäßiger Zufuhr von Vitamin D oder Provitamin D kann das Bild einer Vitamin D-Vergiftung auftreten. Die D-Hypervitaminose führt zu einer Hypercalcämie, die von einer Steigerung der renalen und enteralen Calciumausscheidung begleitet ist.

Die schwere Vitamin D-Intoxikation wirkt auf das Skelet ähnlich wie eine vermehrte Ausschüttung des Parathormons oder eine zu hohe Dosierung des Dihydro-Tachysterins (AT 10). Die starke Erhöhung des Blutcalciumspiegels wird durch eine Mobilisierung von Calcium aus dem Knochen garantiert, so daß eine Osteoporose auftreten muß. Im Wachstumsalter finden sich infolge des Kalkverlustes unmittelbar im Bereiche der Metaphysen und der Epiphysen, also in der Umgebung der Wachstumszonen, erhebliche Kalkverluste. Es sind auch starke Reaktionen des Periostes beschrieben worden. Eine ausführliche Zusammenstellung der röntgenologischen Veränderungen des Skeletes bei einer Vitamin D-Intoxikation stammt von HOLMAN, der 56 Patienten aus der Literatur zusammengefaßt hat. Neben der Osteoporose sind häufig atypische Verkalkungen, sog. Kalkmetastasen in den Organen, welche Säure ausscheiden wie Magen, Niere und Lunge zu finden. Ferner zeigen die Gefäßwände Kalkeinlagerungen. Das klinische Bild der Vitamin D-Intoxikation wird durch Erbrechen, Anorexie, Polydipsie und Polyurie sowie Kopf- und Gliederschmerzen gekennzeichnet. Im Blut fällt eine Erhöhung des Reststickstoffes und des Calciumspiegels auf. Ferner ist eine Hyperazotämie, eine Dysproteinämie und eine Erniedrigung der alkalischen Serumphosphatase zu finden. Die Hyperazotämie wird hauptsächlich auf die gestörte Nierenfunktion durch Calciumeinlagerung zurückgeführt, doch sind auch der vermehrte Eiweißzerfall und die Anhydrämie für diese Erscheinungen verantwortlich gemacht worden. Eine genaue Kenntnis des Mechanismus der Vitamin D-Intoxikation mit den schweren Störungen im Mineralstoffwechsel und Eiweißstoffwechsel besitzen wir noch nicht. Derartige Veränderungen finden sich meist bei Frühgeburten und Säuglingen sowie bei Kindern mit einer hypothyreotischen Komponente.

Die Nierenbefunde weisen eine geringfügige Eiweißausscheidung, im Sediment massenhaft Leukocyten und vereinzelt granulierte Zylinder sowie eine stark positive Sulkovitch-Probe auf. Dies ist die Folge einer toxischen Schädigung der parenchymatösen

Organe, die auch mit einer Verfettung von Myokard und Leber einhergehen kann. In die Harnkanälchen der Nieren werden kleinste Kalksalzkristalle abgelagert, doch kann diese Art der Nephrocalcinose röntgenologisch meist nicht erfaßt werden. Histologisch sind Mikrolithen in den Harnkanälchen nachzuweisen. Auch in anderen parenchymatösen Organen sind infolge der Hypercalcämie Kalkmetastasen zu finden.

Eine chronische Vitamin D-Vergiftung, welche ebenfalls zur Hypercalcämie führen muß, kann vom Organismus durch eine vermehrte Calciumeinlagerung in das Skelet sowie eine Ausfällung von Kalksalzen in den Weichteilen ausgeglichen werden. Während des Wachstums können die präparatorischen Verkalkungszonen der Knochen eine Verdichtung erfahren, die noch im Erwachsenen-Skelet als plattenförmige Verdickung in der Spongiosa eine erlittene Hypervitaminose D anzeigt. Im Erwachsenen-Organismus steht die Weichteilverkalkung und die Nierenveränderung im Vordergrund. In den Gefäßwänden sind Kalkeinlagerungen beobachtet worden, in seltenen Fällen auch Verkalkungen im Bereich der Haut und der periartikulären Weichteile. Klinisch werden Ermüdung, Schwäche, Gewichtsabnahme, Obstipation und Polyurie beobachtet.

In letzter Zeit sind Knochentumoren bekannt geworden („reparatives Riesenzell-Granulom"), welche die Produktion eines Rachitis erzeugenden Stoffes bewerkstelligen sollen. Dieser Stoff kann als Vitamin D-Antagonist oder in ähnlicher Weise wie der „nephrotrope" Faktor des Hormons der Parathyreoidea wirken (PRADER, ILLIG, UEHLINGER und STALDER). Röntgenologisch und chemisch fanden sich die Befunde wie bei einer Rachitis. Die Prüfung der Nierenfunktion ergab nur eine gering verminderte Phosphatrückresorption und eine eingeschränkte Konzentrationsfähigkeit, sonst keinen krankhaften Befund. Der Calciumwert im Urin war normal. Eine weitere Aufklärung des Stoffwechselgeschehens bei derartigen Erkrankungen steht noch aus.

2. Vitamin C

Eine verminderte Aufnahme von Vitamin C führt im Erwachsenen-Alter zum *Skorbut*, im Wachstumsalter zur *Möller-Barlowschen Krankheit*. Eine Hypervitaminose durch zu hohe Vitamin C-Zufuhr ist nicht zu erwarten, da das überschüssige Vitamin sofort wieder ausgeschieden wird. Das Vitamin C (Ascorbinsäure) ist in allen pflanzlichen, aber auch in tierischen Nahrungsmitteln vorhanden.

Die Möller-Barlowsche Erkrankung ist heute im allgemeinen nur in den ersten Lebensjahren nachzuweisen und sehr selten geworden. In der Nachkriegszeit traten infolge schwieriger Ernährungsverhältnisse derartige Knochenveränderungen hin und wieder auf. Die röntgenologisch nachweisbaren Veränderungen des Skeletes sind für diese Erkrankung so typisch, daß sie kaum verkannt werden können, werden sich jedoch erst nach einer gewissen Dauer der Erkrankung manifestieren. Im Vordergrund steht eine Störung der enchondralen Ossifikation. Die Neubildung der Spongiosabälkchen ist bei gleichbleibender Resorption des Knochens unvollkommen, wodurch ein Zusammensintern der sehr schwachen Spongiosabälkchen möglich wird. Unmittelbar neben der Wachstumszone entsteht so eine „Trümmerfeldzone", die röntgenologisch erkennbar ist (Abb. 172a). Ein Abbau der Spongiosa kann auch in der Metaphyse beobachtet werden. Die Compacta zeigt eine Volumenabnahme. Ebenso wie die Corticalis der spongiösen Knochenbezirke bleibt die Compacta erhalten, ist nur sehr dünn. Sie sieht aus wie mit dem Bleistift nachgezogen und ist im Gegensatz zur Rachitis immer erhalten. Die Veränderungen der Wirbelsäule können der Rachitis ähnlich sein (rosenkranzähnliche Auftreibung). Durch eine Epiphysenlösung infolge fehlerhafter Belastung können subperiostale Hämatome mit monströser Deformierung des Knochens auftreten, da sich in diesen Bezirken meist sehr rasch neuer Knochen bildet (Abb. 172b und c). Grad und Ausdehnung der röntgenologisch nachweisbaren Veränderungen sind abhängig von der Geschwindigkeit des Knochenwachstums. Nach Auftreten sehr großer Hämatome kann es zu grotesken Verformungen der Diaphysen kommen.

Klinisch fällt eine Druckschmerzhaftigkeit des Skeletes auf. Ferner sind ein leichter Temperaturanstieg, durchfälliger Stuhl und eine Vermehrung der Erythrocyten im Urin festzustellen. Eine hämorrhagische Diathese mit Schwellungen der Gliedmaßen

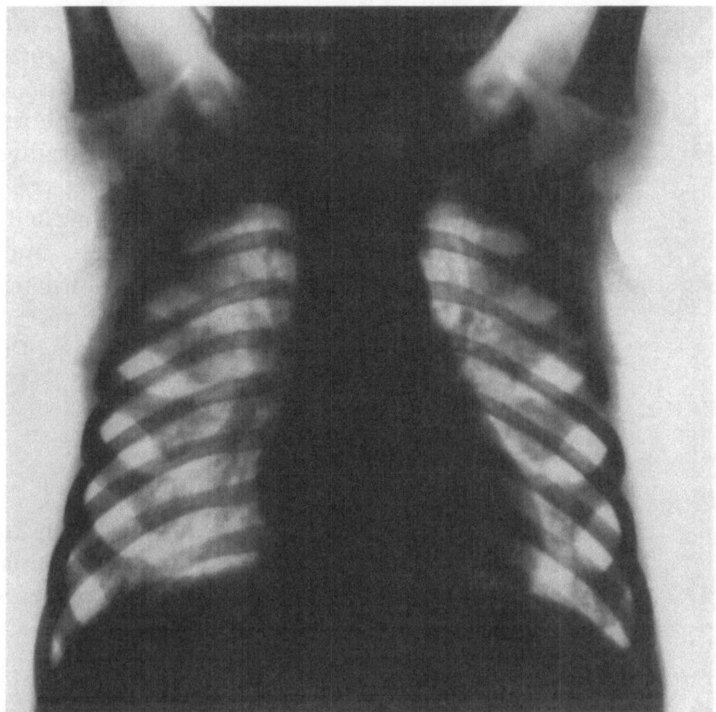

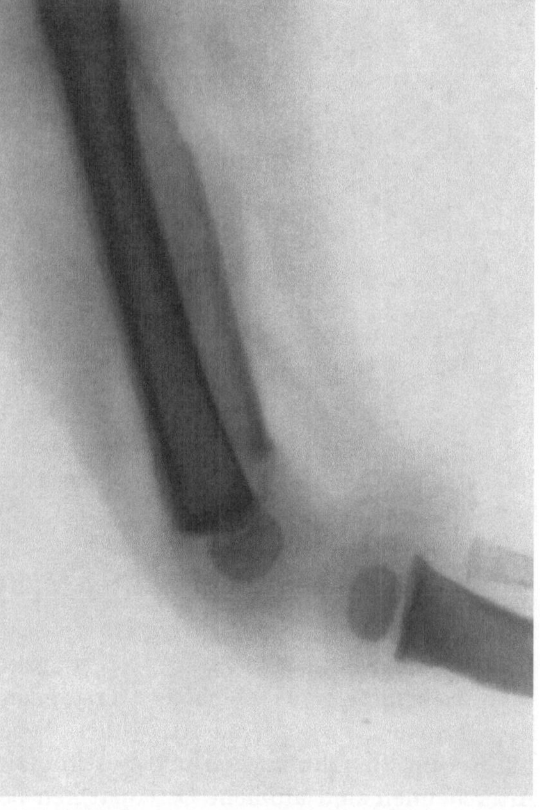

Abb. 172a—c. Wachstumsstörungen im Bereich der Epiphysen bei Möller-Barlowscher Erkrankung (Hypovitaminose C). $1^1/_2$ Jahre altes Kind. Im Bereich der Rippenwachstumszonen ist eine deutliche Auftreibung und Trümmerzone erkennbar, die dem Bild bei einer Rachitis ähnelt (rosenkranzähnliche Auftreibung) (a). Beginnende Verkalkung oder Verknöcherung der ausgeprägten subperiostalen Hämatome an den Femurknochen nach Epiphysenlösung und Blutung unter das Periost (b und c)

ist nicht selten. Allgemeine Blässe, Kachexie und Unruhe sowie Zahnfleischblutungen finden sich häufig. *Differentialdiagnostisch* ist in erster Linie die Rachitis abzugrenzen. Weiterhin müssen die Osteogenesis imperfecta, die corticale Hyperostose (CAFFEY) und das Osteosarkom sowie die Lues congenita beachtet werden; hierbei ist die immer erhalten gebliebene Corticalis differential-diagnostisch zu verwerten. Die Veränderungen in der Wachstumszone der Epiphysen sind bei der typischen Rachitis und bei der Lues congenita anders (s. S. I,263 und 360).

Das Leiden ist leicht zu behandeln und die Zufuhr von Vitamin C führt zu einer raschen Transformation der Spongiosa, doch können noch Jahre später Reste des pathologischen Geschehens im Röntgenbild gefunden werden. Die Epiphysenkerne sollen noch nach Jahren eigentümliche dickschalige exzentrische Gebilde darstellen.

3. Vitamin A

Das Vitamin A entsteht aus β-Carotin in der Darmwand. Ein Teil des Carotin und Vitamin A wird schon im Magen durch den Einfluß der Salzsäure verändert oder zerstört (BERNHARD, SCHEITLIN und RITZEL). In den Milchprodukten, im Lebertran und den meisten Margarinesorten sowie im Eigelb ist Vitamin A vorhanden und wird somit in ausreichender Menge zugeführt. Eine *Hypovitaminose* führt zu Hautveränderungen (Keratomalacie), einer Keratinisation der Schleimhäute, zur Nachtblindheit und mangelnder Leistungsfähigkeit. Die Hypervitaminose ist relativ selten. Über die Beziehungen des Vitamin A zum Knochenstoffwechsel ist noch wenig bekannt. Eine Hypovitaminose hat keinerlei Bedeutung für den Knochenstoffwechsel, doch kann eine *Hypervitaminose A* zu Veränderungen führen, die sich in periostalen Auflagerungen, Spiculabildungen infolge Compacta-Osteolyse und Spongiosklerosen ausdrücken (Abb. 173). Es soll zu einer Aktivierung der Osteoclasten, insbesondere des Periostes kommen. Besonders bei Kindern sind schmerzhafte Periostreaktionen beobachtet worden. Daneben liegt eine allgemeine Eßunlust, Abmagerung, sowie Veränderungen an der Haut und den Schleimhäuten vor. Die Diagnose kann durch eine Bestimmung des Vitamin A-Spiegels im Blut gestellt werden.

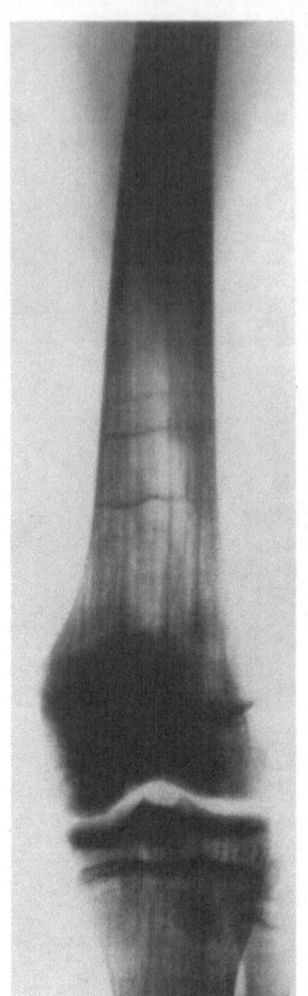

Abb. 173. Verdichtungen des Knochens und strähnige Spongiosklerosen infolge Hypervitaminose A

Differentialdiagnostisch wären gegen die Hypervitaminose A die ossifizierende Periostitis beim Caffey-Syndrom, die Lues congenita und die Camurati-Engelmannsche Erkrankung abzugrenzen.

IV. Die enterogenen Osteopathien oder Mangelosteopathien

Der Begriff der Mangelosteopathie oder Hungerosteopathie ist erstmals aufgrund von Beobachtungen an solchen Bevölkerungskreisen geprägt worden, die nach dem ersten Weltkrieg infolge mangelhafter, unzureichender Ernährung eine Entkalkung des Skeletes erlitten. Es kam zu Atrophien, Osteoporosen oder Osteomalacien, besonders bei Frauen im klimakterischen und postklimakterischen Alter. Bei weiblichen Insassen von Altersheimen sind ähnliche Osteopathien beobachtet worden. Auch eine gestörte Resorption der Nahrung im Darm, insbesondere von Calcium und Vitamin D — wie es z. B. bei dem Malabsorptions-Syndrom der Fall ist — kann durch Veränderungen im Knochenstoffwechsel zu einer Osteopathie führen (ALBRIGHT und STEWART, BADENOCH und FOURMAN, SCHOBER u. a.). Es ist dabei gleichgültig, ob eine rasche Passage der Nahrungsstoffe oder eine ungenügende Ausnutzung durch die Schleimhaut des Magen-Darm-kanals letztlich Ursache der Störung sind. Im jugendlichen Alter ist eine enterale Osteo-pathie Folge eines operativen Eingriffes am Magen-Darmkanal, während bei älteren Menschen die oft gestörte Resorption und ungenügende Ausnutzung der Nahrung eine Rolle spielen dürften.

1. Die Osteopathie nach ungenügender Ernährung (Mangel- oder Hungerosteopathie)

Die Hungerosteopathien nach den beiden großen Kriegen gehören in den Formen-kreis dieser Erkrankungen (BARTELHEIMER u. Mitarb., ELLEGAST, SEILS, KLOTZBÜCHER u. DALICHO, SCHOEN und TISCHENDORF u. a.). Röntgenologisch finden sich die schon

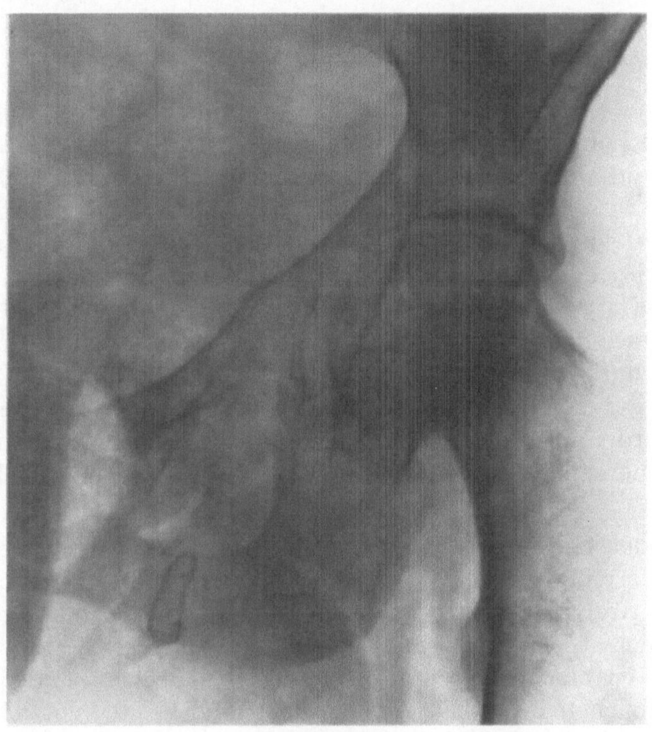

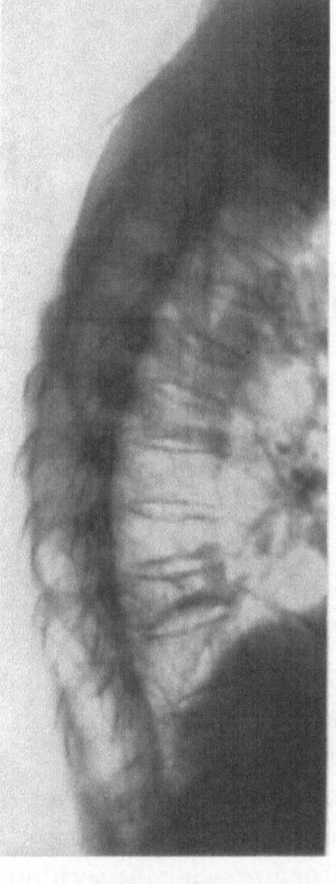

Abb. 174   Abb. 175

Abb. 174. Pathologische Frakturen im Scham- und Sitzbein bei starker Osteoporose und hochgradiger Ver-minderung der globalen Kalksalzkonzentration infolge Hungerdystrophie. Hierdurch entsteht das sogenannte „Kartenherzbecken". 67jährige Frau

Abb. 175. Kyphose der Brustwirbelsäule bei Hungerosteopathie, wahrscheinlich kombiniert mit einer Alters-osteoporose einer 68jährigen Frau mit schwerer Dystrophie. Die Kompressionsfrakturen der Brustwirbelkörper zeigen zum Teil die „Fischwirbelform", teilweise auch die „Keilform" als Ausdruck einer Zusammensinterung der Spongiosa oder pathologischer Frakturen

bei der Osteomalacie geschilderten Veränderungen mit Entkalkung der Spongiosa, die ganz ausgelöscht sein kann, sowie eine Volumenabnahme und endostale Verschmälerung der Compacta. Die Rippen, das Brustbein und das Beckenskelet sollen bevorzugt be-troffen sein. Am Schädel und den Extremitätenknochen werden die Veränderungen erst später sichtbar. Im Verlauf der Erkrankung treten Umbauzonen zuerst im Bereich der Scham-Sitzbeingrenze und an den proximalen Abschnitten der Femurknochen auf (Abb. 174). Die Messung des Kalksalzgehaltes der Spongiosa, die meist schon relativ früh eine Entkalkung anzeigt, kann von Bedeutung sein. Die Corticalis des spongiösen

Knochens bleibt lange erhalten und ist scharf konturiert. Geringfügige Belastungen können zu schweren, pathologischen Frakturen der Wirbelkörper und einer Kyphose führen (Abb. 175).

Klinisch besteht neben leichter Ermüdbarkeit ein starker Druckschmerz des Knochens mit Muskelschmerzen. Infolge des Eiweißmangels bei der Hungerosteopathie sind die Bluteiweißwerte oft beträchtlich erniedrigt. Calcium und Phosphor im Blut sind meist normal oder nur leicht erniedrigt. Die alkalische Serumphosphatase soll bei der Hungerosteopathie manchmal erhöht sein. Neben dem verminderten Eiweißgehalt der Nahrung kann auch ein Vitaminmangel Ursache solcher schweren Skeletveränderungen sein.

Da die Entstehungsweise solcher Osteopathien im einzelnen nicht bekannt ist, wird neben einer Behebung des Eiweißmangels auch eine ausreichende Vitamin- und Kalkzufuhr erforderlich sein. Es ist ratsam, in solchen Fällen nachzuforschen, inwieweit Resorptionsstörungen von seiten des Intestinaltraktes das Auftreten der Erkrankung begünstigen.

2. Die enterogene Osteopathie

Nach *ausgedehnten Darmresektionen*, die von einem Malabsorptionssyndrom gefolgt sind, nach *Magenresektion* und ihren Folgezuständen, der *Achylia gastrica*, der *chronischen Gastroenteritis* und dem Mißbrauch von Abführmitteln (MEULENGRACHT) ist eine chronische Hypocalcämie infolge Störung der intestinalen Calciumresorption und Vitamin D-Aufnahme zu beobachten. Es kommt zu einer Kalkmobilisation aus dem Skelet und hieraus resultiert röntgenologisch ein Bild, das dem der Spätrachitis oder Osteomalacie ähnlich ist (ELLEGAST). Die Spongiosa ist sehr fein strukturiert und die Compacta der Diaphysen weist eine endostale Verschmälerung auf. Erst ein stärkerer Verlust an Calcium bei ungenügender Resorption durch den Darm und zusätzlicher Hypovitaminose D, also eine *komplexe Störung*, kann zur Ausbildung „pathologischer Frakturen" führen. Die wichtigsten Deformierungen wurden bereits genannt: Fischwirbelbildungen (SCHMORL und JUNGHANNS), das sog. Kartenherzbecken, der Glockenthorax und pathologische Rippenfrakturen.

Eine Abtrennung dieser Veränderungen gegen andere Prozesse, z. B. senile Osteoporose, die renale Osteopathie oder die präsenile Involutionsosteoporose ist röntgenologisch nicht möglich. Im eigenen Krankengut fanden sich bei enterogener Osteopathie nur selten pathologische Frakturen. Eine sehr wertvolle Studie zu diesem Fragenkomplex hat ELLEGAST vorgelegt, der eine Röntgenuntersuchung des Beckens und der Wirbelsäule der alleinigen bisher üblichen Röntgenaufnahme des Handskeletes vorzieht. Frühformen der enteralen Osteopathie lassen sich bereits mit der Apatitbestimmung erfassen. In 22 Fällen konnten wir 9mal eine Verminderung des Apatitgehaltes in der Schenkelhalsspongiosa und Calcaneusspongiosa finden.

Klinisch ist ein Absinken des Serumcalciumspiegels und des Phosphorspiegels festzustellen, da auch die Phosphorausscheidung durch die Nieren infolge kompensatorischer Überfunktion der Nebenschilddrüsen ansteigt.

Therapeutisch können diese Störungen durch Vitamin D, A, E, K und B_{12}, Calcium und anabole Hormone behandelt werden. Der Einbau der Kalksalze in das Knochengewebe kann röntgenologisch-photometrisch verfolgt werden.

Die *Sprue* — im Kindesalter als intestinaler Infantilismus oder Cöliakie bekannt — kann infolge der Resorptionsstörungen im Magen-Darmkanal zu einer Verzögerung der körperlichen Entwicklung, besonders des Knochenwachstums führen. Bei der *primären* Form der Krankheit kommt es schon in den ersten Wochen oder Monaten zu einer hartnäckigen dyspeptischen Ernährungsstörung. Die sekundäre Form entwickelt sich aus der zunächst leicht erscheinenden Magen-Darmstörung zu dem Bild der Heubner-Herterschen Krankheit. Die Ursache der Erkrankung ist noch unklar. Man weiß, daß sie mit einer konstitutionellen Minderwertigkeit (Beobachtung bei Zwillingen und Geschwistern) und einer Überempfindlichkeit gegenüber der alkohollöslichen Fraktion des Kleberproteins aus dem Brotgetreide, dem Gliadin, verbunden ist (BEYRER, GOSSMANN).

Das *Skeletsystem* weist eine hochgradig ausgeprägte Osteoporose besonders an der Wirbelsäule und an den langen Röhrenknochen eine dünne Compacta der Diaphysen auf (Abb. 176). Im Wachstumsalter sind die metaphysären, epiphysenfugennahen Knochenabschnitte aufgetrieben (ähnlich der Möller-Barlowschen Erkrankung). Spontanfrakturen mit einer sehr schlechten Heilungstendenz sind nicht selten.

Im Vordergrund des *klinischen Bildes* steht ein hochgradig aufgetriebenes Abdomen, Magerkeit der Arme und Beine, X-Beine und ein eigenartig verknitterter „Gesichts-

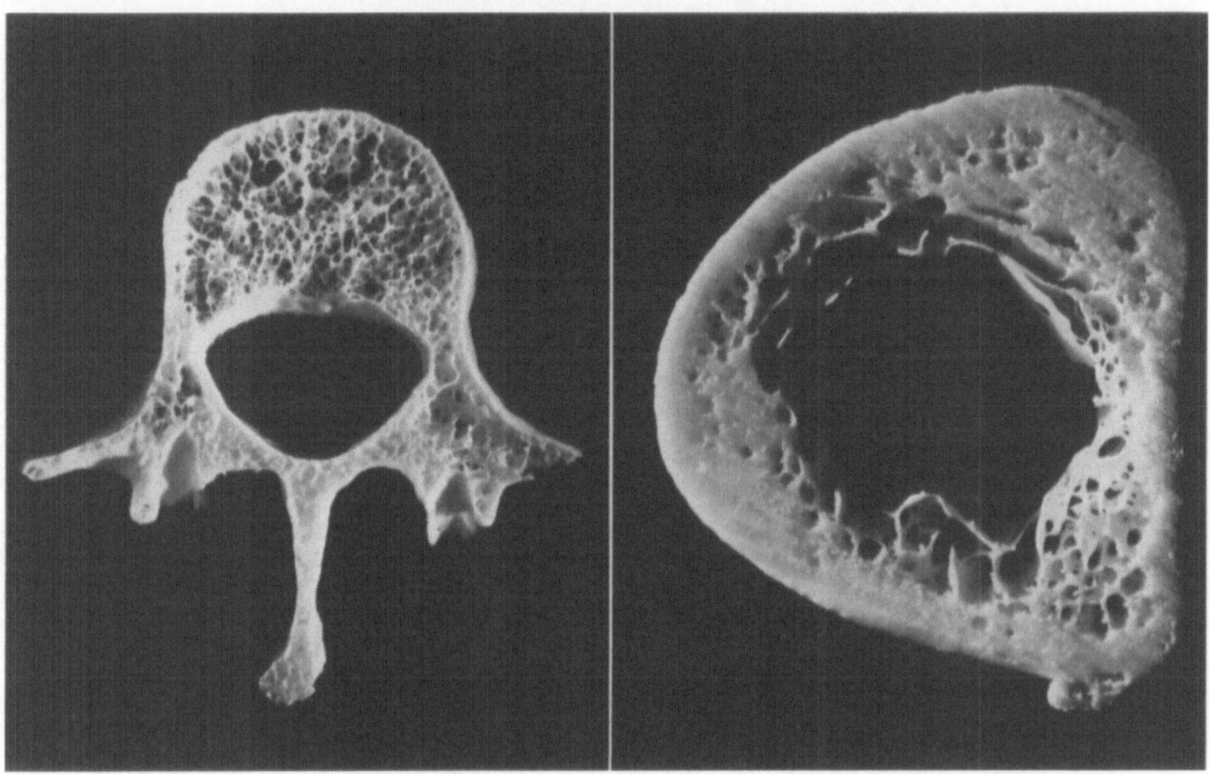

Abb. 176. Präparat eines Wirbelquerschnittes und eines Querschnittes aus dem Femurschaft bei Sprue. Die Strukturauflockerung bei sonst klaren Konturen und der Knochenschwund im Bereich der Diaphysen ist deutlich erkennbar. (Präparat Sammlung des Pathologischen Instituts der Universität Zürich, Prof. Dr. E. UEHLINGER)

ausdruck". Der Stuhl ist sauer, voluminös, weiß, fett, glänzend und manchmal schäumend. Eine genauere Analyse ergibt eine Ausscheidung von unverdauter Stärke, eine Dyspepsie und Steatorrhoe. Die Krankheit verläuft in Schüben. Daneben liegt eine Anämie vor, die manchmal an eine Perniciosa erinnert. Im Blut finden wir verminderte Phosphor-, gelegentlich auch verminderte Calciumwerte bei vermehrter Chlorausscheidung und eine erhöhte Aktivität der Phosphatase.

Differentialdiagnostisch wären im Wachstumsalter die Möller-Barlowsche Krankheit und die Rachitis in Betracht zu ziehen.

Bei der *Sprue im Erwachsenenalter* sind voluminöse Fettstühle das erste Symptom. Ferner findet sich eine hyperchrome Anämie (elliptische Blutmegalocytose), eine starke Abmagerung, Hypotonie, eine Adynamie, Tetanie, Pigmentierung der Haut, Hypokaliämie, Hypalbumin- und Hypocholesterinämie.

Eine *Osteoporose*, seltener die *Osteomalacie*, sind häufige Begleitsymptome. Allerdings ist die Osteoporose nicht so deutlich wie bei der Erwachsenenrachitis. Schwere

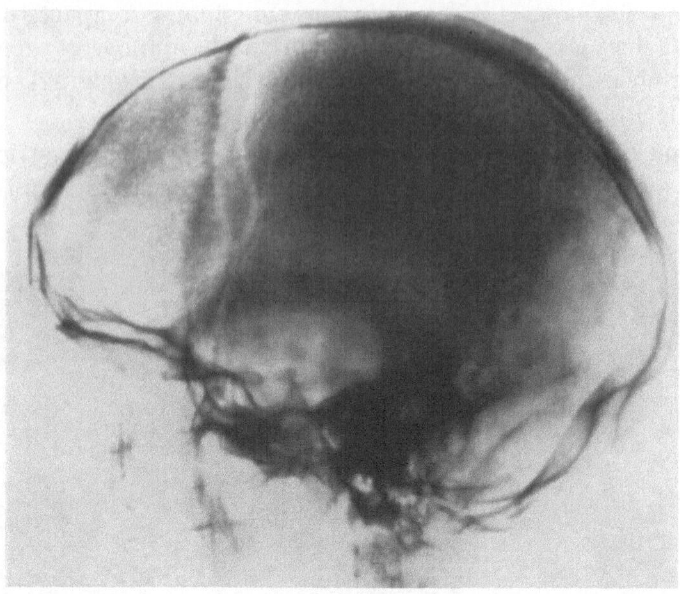

a

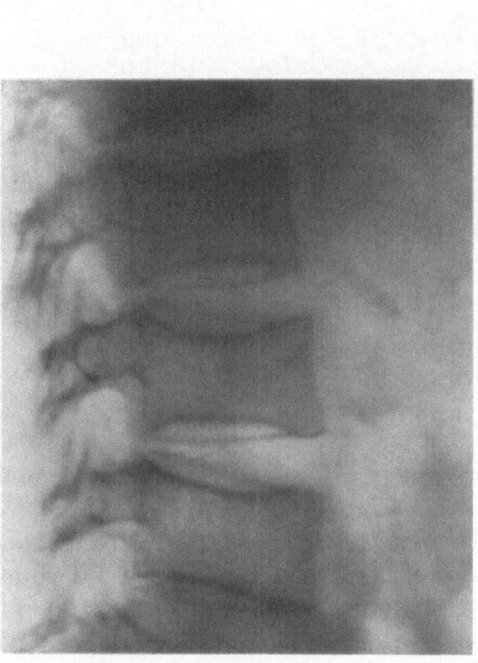

b

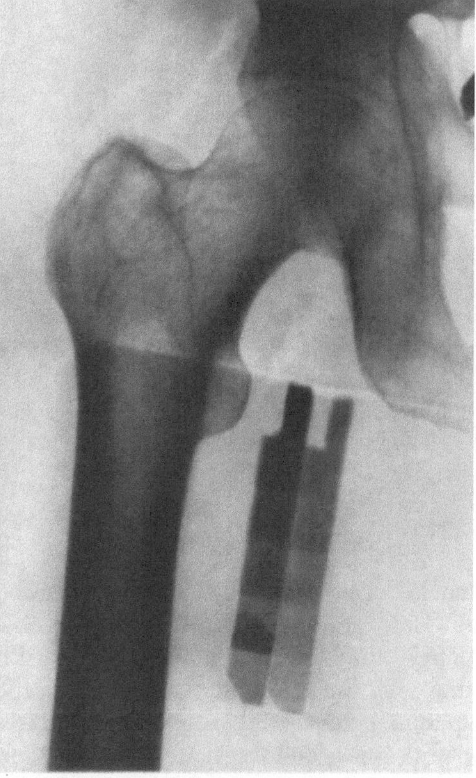

c

Abb. 177a—c. Skeletveränderungen bei Sprue-Syndrom infolge ausgedehnter Darmresektion und Pankreasinsuffizienz bei 40jähriger Frau. Granuläre Strukturauflockerung der Diploespongiosa des Schädels (a). Grobmaschige Transformation der Wirbelspongiosa und Eindellung der Deckplatten infolge leichter Zusammensinterung der Spongiosa (b). Feinmaschige Spongiosatransformation des proximalen Femur (Apatitwert der Schenkelhalsspongiosa 180 mg/ml) bei noch normaler Dicke der Diaphysencompacta (c)

Deformierungen und Druckschmerzhaftigkeit des Skeletes fehlen. Am frühesten kann die Entkalkung mit Hilfe der Bestimmung des Apatitwertes erfaßt werden (Abb. 177). Die Spongiosa erfährt eine Transformation, indem die Zahl der Bälkchen reduziert und die zurückbleibenden Bälkchen etwas dicker werden. In schwereren Fällen kann man histo-

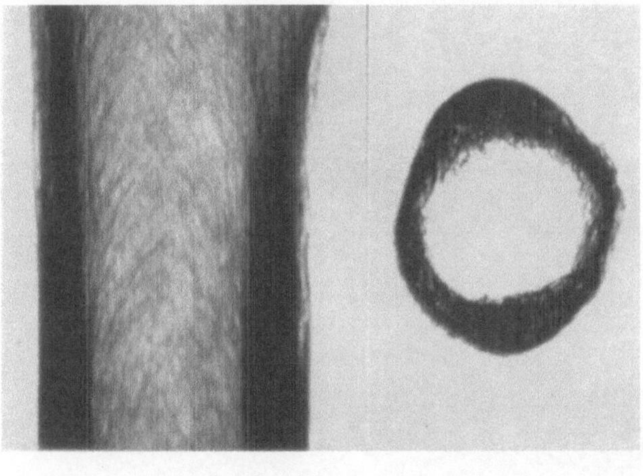

a

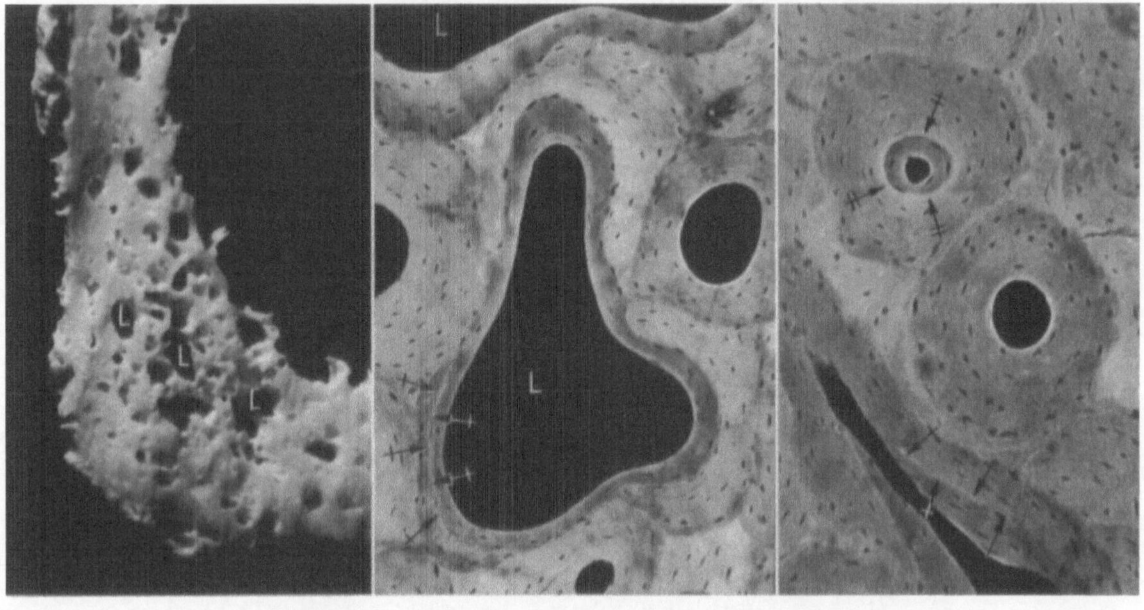

b

L Lakunen, ↔ Kitt- oder Zementlinien, ⇿ Kokardenosteon

Abb. 178a u. b. Strukturauflockerung der Diaphysencompacta mit Lakunenbildungen und periostaler Reaktion bei hepatogener Osteopathie. Röntgenaufnahme eines Präparates der proximalen Femurdiaphyse in Aufsicht und im Querschnitt (a). Das Präparat der Diaphysencompacta vom proximalen Femurdrittel und die Mikroradiogramme lassen die Strukturauflockerung und die Demineralisation des Knochens erkennen (b). 48jährige Frau, die an einer chronisch-cholangitischen Cirrhose verstarb

logisch in der unmittelbaren Nachbarschaft der Spongiosabälkchen breite Osteoidsäume, wie sie bei der Osteomalacie zu finden sind, erkennen. Sehr schwere und länger bestehende Sprue-Fälle zeigen auch Loosersche Umbauzonen oder das „Milkman-Syndrom" an Rippen, Becken und Röhrenknochen. Nach Rose sollen bei Steatorrhoe erst in 3—10 Jahren Knochenschmerzen und eine Osteomalacie auftreten. Die Calciumausscheidung im Urin ist vermehrt (Sulkovitch-Probe!), Calcium- und Phosphatspiegel im Blut sind niedrig, die alkalische Phosphatase ist erhöht. Es sind dies Erscheinungen einer mangelhaften

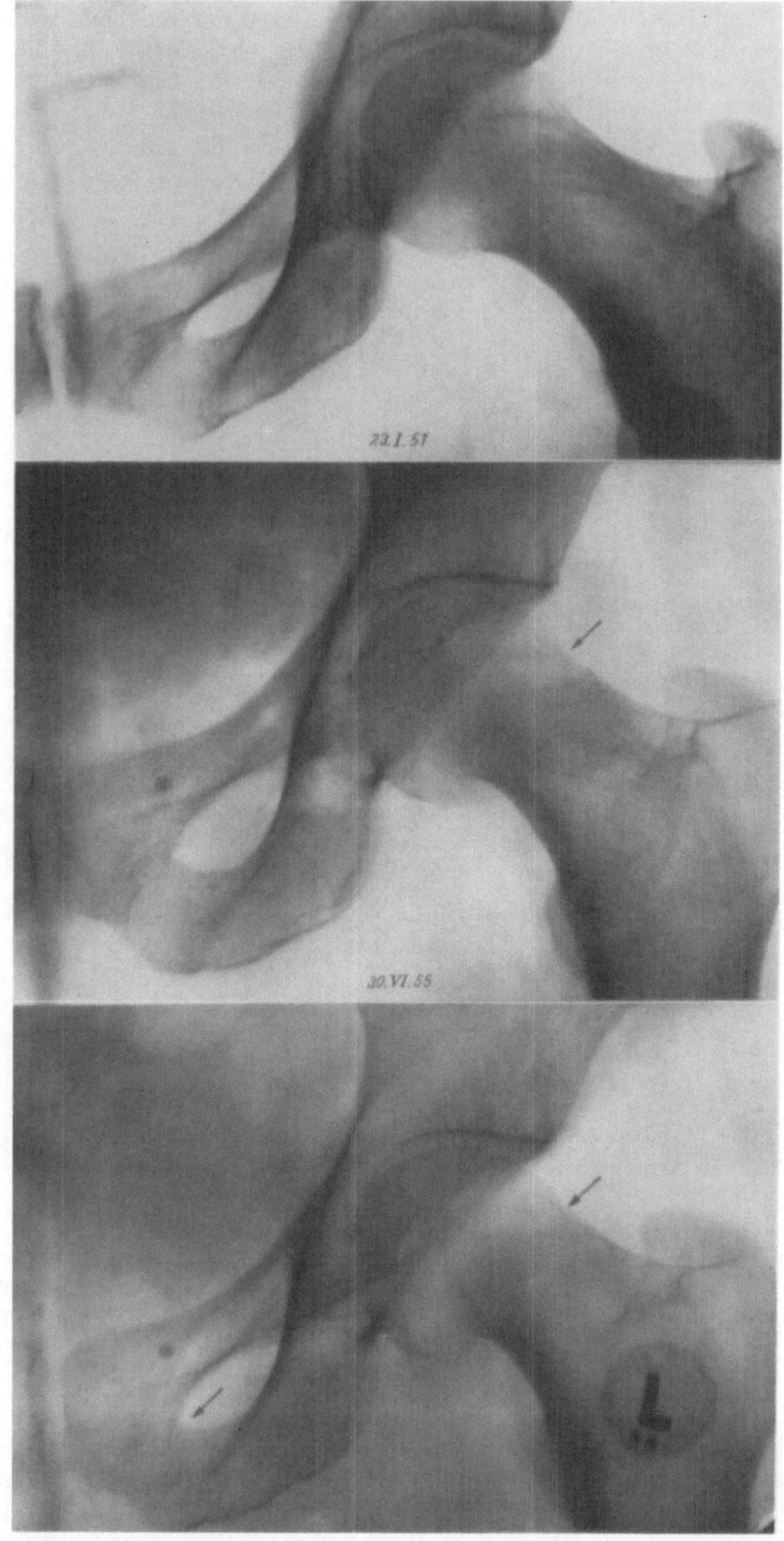

Abb. 179. Ausbildung von Zerrüttungszonen (sog. Loosersche Umbauzonen) im Bereich des Schenkelhalses, die mit zunehmender Entkalkung bei einer hepatogenen Osteopathie beobachtet werden konnten. Der postmortal chemisch-analytisch bestimmte Apatitwert der Femurhalsspongiosa betrug 133 mg/ml (Normwert der Altersgruppe 260 mg/ml)

Kalkresorption. Das Calcium der Nahrung ist an die freien Fettsäuren gebunden und wird ausgeschieden.

Nach neueren Erkenntnissen ist mit einer verminderten Aufnahme von Calcium durch den Darm allein die Hypocalcämie bei der Sprue und anderen Malabsorptionskrankheitsformen z.B. der intestinalen Lipodystrophie Whipple nicht zu erklären. Eine negative Calciumbilanz, wie sie bei der Osteoporose und Osteomalacie vorkommt, wird in der Regel durch das Mineraldepot des Knochens ausgeglichen, so daß normale Calciumwerte im Serum gemessen werden. Dieses Prinzip der Calciumhomoiostase scheint dagegen für die Sprue nicht zu gelten. Die Ursache mag zum Teil in einer Hypalbuminämie liegen, der zufolge nicht genügend Calcium an die Serumeiweiße gebunden werden kann. Es könnten hormonale Dysregulationen (Thyreocalcitonin) eine Rolle spielen.

Durch Minderung der *exkretorischen Pankreasleistung* kommt es ebenfalls zur Entwicklung einer Osteopathie, der sog. *pankreatogenen Osteopathie* (BARTELHEIMER u. Mitarb., MEULENGRACHT, SCHRADE u. a.).

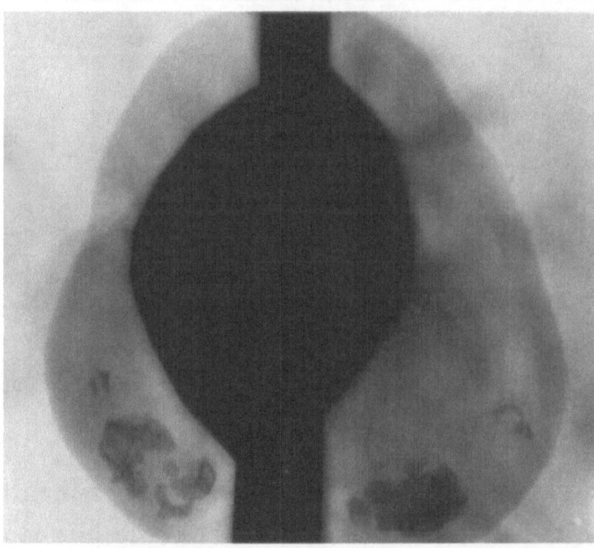

Abb. 180. Schollig strukturierte Verkalkungen der Ohrknorpel beiderseits bei Milch-Alkali-Syndrom (Burnett-Syndrom). 51jähriger Mann

3. Die hepatogene Osteopathie

Die bei *chronischen Lebererkrankungen*, insbesondere der *Cholangitis* beobachtete *hepatogene Osteopathie* (ASK-UPMARK, COCCHI, RUTISHAUSER, STUCKI u. a.) gehört ebenfalls in den Formenkreis der enteralen Osteopathien, da infolge Verminderung der Gallesekretion und Abgabe in den Darm die Resorption von Vitamin D und Calcium gestört ist. Außerdem können bei der Lebercirrhose eine Hypalbuminämie und Störungen im Säure-Basen-Haushalt den Calciumstoffwechsel negativ beeinflussen.

Die *Skeletveränderungen* entwickeln sich nur sehr langsam, infolge therapeutischer Maßnahmen laufen häufig Abbau- und Aufbauprozesse nebeneinander her. Besonders eindrucksvoll zeigt das Mikroradiogramm diese Veränderungen (Abb. 178). Im Spätstadium der cholangitischen Cirrhose ist der Kalksalzgehalt des Knochengewebes deutlich vermindert. Bei einer eigenen Beobachtung über 6 Jahre hin konnte ein Absinken der Werte auf 130 mg/ml Apatit in der Schenkelhalsspongiosa festgestellt werden, was allerdings schon zu einer statischen Insuffizienz mit Ausbildung von Zerrüttungszonen führte (Abb. 179). Das Bild der Spongiosa läßt zunächst an eine „Osteoporose" denken, doch können im späteren Stadium die typischen Zeichen der sog. „Osteomalacie" hinzukommen. Daneben wirken noch ein sekundär zur Ausbildung kommender Hyperparathyreoidismus, die Atrophie des Hodens durch fehlende Inaktivierung der Oestrogene in der Leber und die dadurch wiederum bedingte Hyperplasie der Nebennierenrinde — also verschiedene zur Osteopathie führende Faktoren — mit (RUPPEL und WEISSBECKER, COCCHI u. a.).

4. Das „Milchtrinker-Syndrom"

Als Folge eines sehr starken Milchkonsums ist von BURNETT u. a. zuerst das sog. „Milchtrinker-Syndrom" beschrieben worden, bei dem jedoch röntgenologisch nachweisbare Knochenveränderungen nicht auftreten. Es finden sich infolge der Hypercalcämie und Alkalose Verkalkungen in den subcutanen Geweben, besonders auch im Knorpel (Abb. 180), den Nieren, den Gefäßen, der Lunge und der Cornea (Bandkeratitis). Die wichtigsten Symptome des Milchtrinker-Syndroms sind in Tabelle 3 zusammengefaßt. Die Störung ist bisher sonderbarerweise nur bei Männern und in den USA, seltener in Europa, beobachtet worden (PORTWICH).

Tabelle 3. *Hauptsymptome des Burnett-Syndroms*

Symptome	Häufigkeit der Symptome in % bei 28 Kranken	Eigene Beobachtung
Ubiquitäre Verkalkungen	100	+
Kalkablagerungen in Binde- und Stützgewebe	82	+
Bandkeratitis	64	∅
Nephrocalcinose	50	+
Urolithiasis	21	+
Nireninsuffizienz	100	+
Alkalose	68	+
Hypertonie	39	+
Hypercalcämie	68	∅
Normaler oder erhöhter Serumphosphor	100	+
Normale oder verminderte Calciurie	89	+
Normale alkalische Phosphatase	89	+

V. Die renale Osteopathie (sekundärer Hyperparathyreoidismus)

In diese Gruppe der Osteopathien gehört eine Vielzahl von sekundären Knochenveränderungen, die nach einer Nierenerkrankung auftreten (z. B. chronische Pyelonephritis mit Übergang in Schrumpfniere, Nierenmißbildungen wie Hydronephrose, Cysten, Nierenhypoplasien, interstitielle lymphocytäre Nephritis — Kimmelstielsche Glomerulosklerose — u. a.). Die enge Verknüpfung der Nieren mit dem Calciumstoffwechsel bringt es mit sich, daß sehr häufig primäre Erkrankungen der Niere infolge der dann auftretenden Störung des Mineralhaushaltes des Organismus sekundär zu Calciumstoffwechselstörungen führen, bei denen im allgemeinen eine Stimulierung der Nebenschilddrüsen auftritt, die als Versuch des Organismus aufzufassen ist, intermediäre Störungen auszugleichen.

Die renale Osteopathie kann in zwei voneinander unterscheidbare Gruppen eingeteilt werden:

1. Die urämische Osteodystrophie bei chronischer Globalinsuffizienz der Nieren,

2. die sog. „renale Rachitis" bei isolierten, tubulären Partialfunktionsstörungen der Niere ohne Urämie.

Die tubulären Störungen wiederum lassen sich einteilen in

a) einen Phosphatdiabetes (FANCONI und GIRARDET, RUPP und SWOBODA, SCHOBER u. a.),

b) die renale tubuläre Acidose (ALBRIGHT und REIFENSTEIN, DENT, LIGHTWOOD u. a.),

c) die kombinierte Amino-Acidurie, Hyperphosphaturie und Glucosurie (Fanconi-Syndrom).

Bei diesen tubulären Syndromen besteht eine mehr oder weniger stark ausgeprägte Vitamin D-Resistenz.

Da die röntgenologisch nachweisbaren Veränderungen im wesentlichen ähnlich sind und eine Differenzierung nicht gelingt, sollen sie zusammenfassend besprochen werden.

Die renale Osteopathie mit sekundärem Hyperparathyreoidismus läßt im *Erwachsenenalter* vorwiegend generalisierte Knochenveränderungen erkennen, welche zunächst durch eine meßbare Abnahme der Apatitkonzentration im Knochengewebe und das Bild einer Knochentransformation (ALBRIGHT u. Mitarb., LABHART u. SPÜHLER, UEHLINGER, ZOLLINGER u. a.) auffallen, späterhin jedoch auch Veränderungen im Sinne der Osteomalacie (ELLEGAST, JESSERER) mit pathologischen Frakturen zeigen. Im Kindesalter kommen Epiphysenlösungen vor, die zu Verunstaltung der Knochen und Dysfunktionen

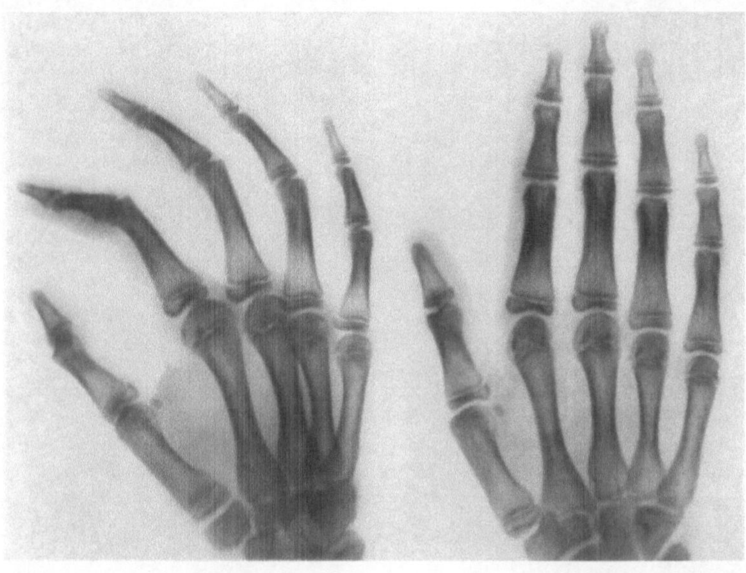

a

Abb. 181a—c. Strukturauflockerung der Spongiosa, weniger deutlich der Diaphysencompacta am Handskelet (a) und den Unterschenkelknochen (b) bei renaler Osteopathie. Die Wachstumszonen zeigen eine stärkere Verdichtung der Spongiosa. Die „Aufblätterung" und Spongiosierung, sowie die subperiostalen Veränderungen sind im Präparat deutlich erkennbar (c). 15jähriges Mädchen

der Gelenke führen (Abb. 189). Der lamelläre Aufbruch der Compacta der Diaphysen im Sinne einer Spongiosierung (Abb. 181), der grobporige granuläre Umbau am Schädeldach (granuläre Atrophien des Schädelknochens) (Abb. 182), der Abbau der Lamina dura der Zähne und die „Dreischichtungen" der Wirbelkörper (DENT) infolge Zusammensinterung der Spongiosa (Abb. 183) sind typisch. Bei länger bestehender renaler Osteopathie kommt es infolge stärkerer Überproduktion von Parathormon zu einem überstürzten Knochenumbau im Sinne einer Fibro-Osteoclasie (UEHLINGER). Die renale *fibröse Osteodystrophie* soll durch einen verstärkten osteoclastischen Abbau des Knochens und Zunahme des Bindegewebes charakterisiert sein. Röntgenologisch tritt ein weitmaschiger, feinsträhniger Strukturumbau des Skeletes in Erscheinung, der besonders an der Compacta-Spongiosa-Grenze eine Aufblätterung der Compacta zur Folge hat. An den Zehen und Fingern kann eine „Akroosteolyse" (Abb. 184) auftreten (KLEINSORGE, JESSERER, ELLEGAST, LIESS u. a.). Verkalkungen in den paraarticulären Weichteilen, die monströse Ausmaße annehmen können, sowie Gefäßverkalkungen kommen im Endstadium der Erkrankung vor (Abb. 185 und 186). Braune Tumoren treten bei dem sekundären Hyperparathyreoidismus seltener in Erscheinung (Abb. 187) als primäre Umbauzonen und eine verwaschene Struktur der Spongiosa (UEHLINGER, ELLEGAST u. a.). Je nach dem Stadium der chronischen Niereninsuffizienz können osteomalacische, fibro-osteoclastische Prozesse oder eine Mischung beider überwiegen. Der Grad des sekundären *Hyperparathyreoidismus* beeinflußt

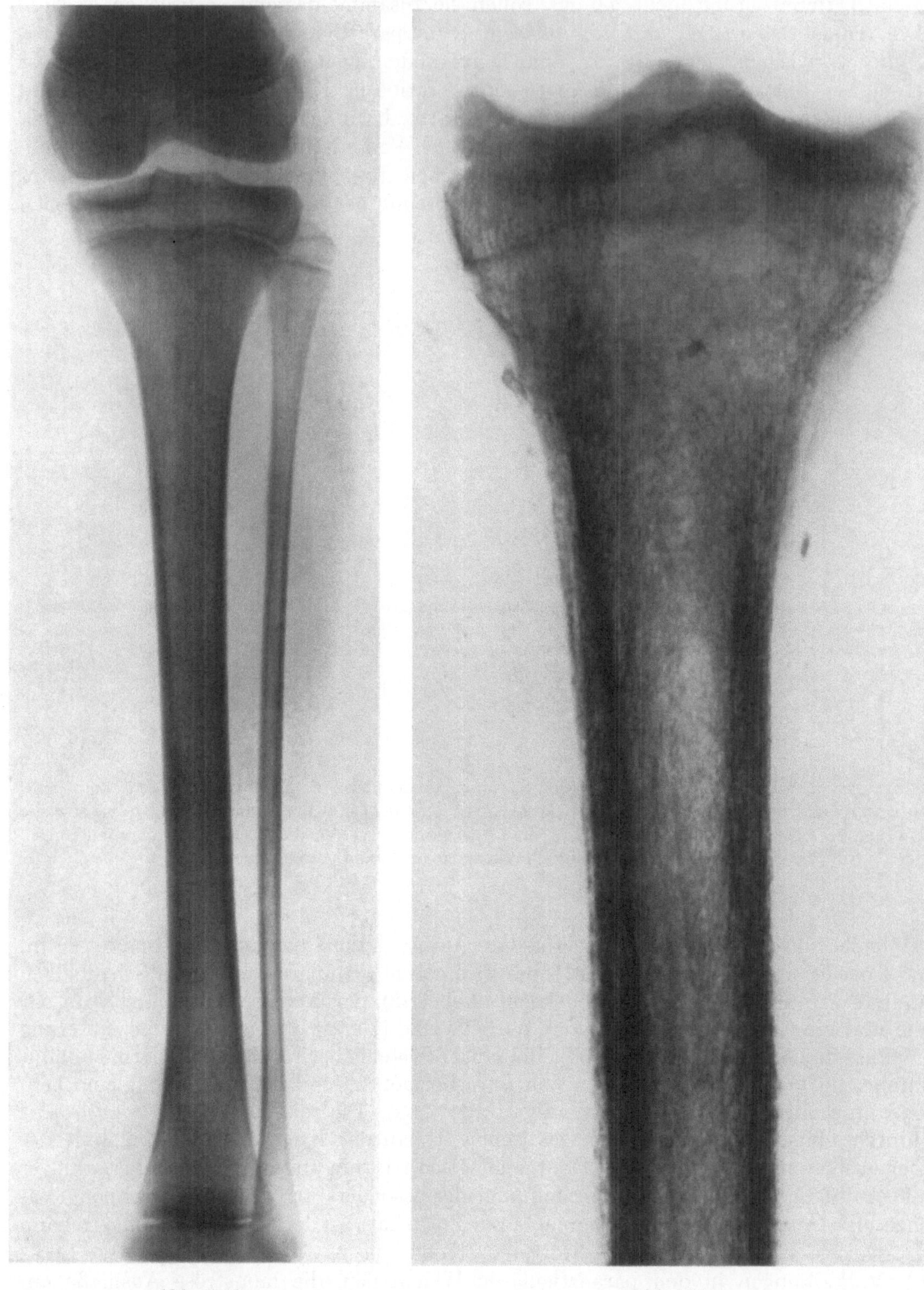

Abb. 181 b   Abb. 181 c

die Art des Knochenprozesses. In jedem Falle sind die Knochenveränderungen über eine vermehrte Abgabe von Parathormon zu verstehen, das auf den Knochen einwirkt, während Störungen über die vorliegende Acidose (ALBRIGHT) weniger wahrscheinlich erscheinen.

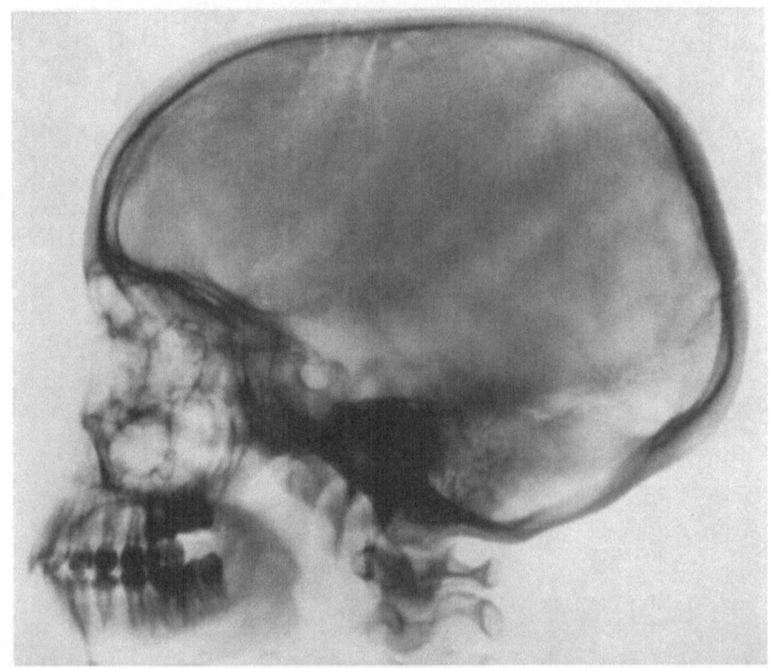

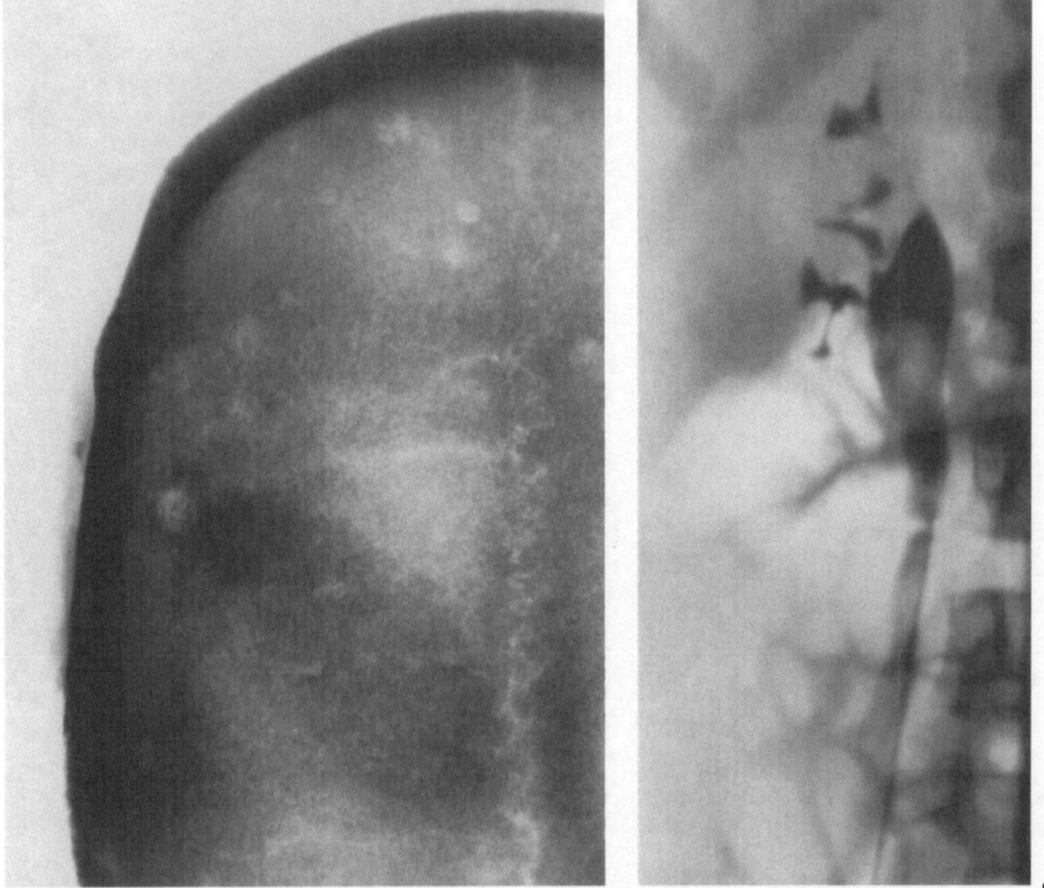

Abb. 182a—e. Transformation des Schädelknochens mit grobporigem granulärem Umbau der Diploe (a), Sektionspräparat (b). Bei dem 15jährigen Mädchen (s. Abb. 181) fand sich eine chronische Pyelonephritis bei primärer Hypoplasie der Nieren. (c) Ausscheidungsurogramm, (d) Tomographie der Nieren. Der Exitus erfolgte im urämischen Koma durch ein zentrales Lungenödem (e)

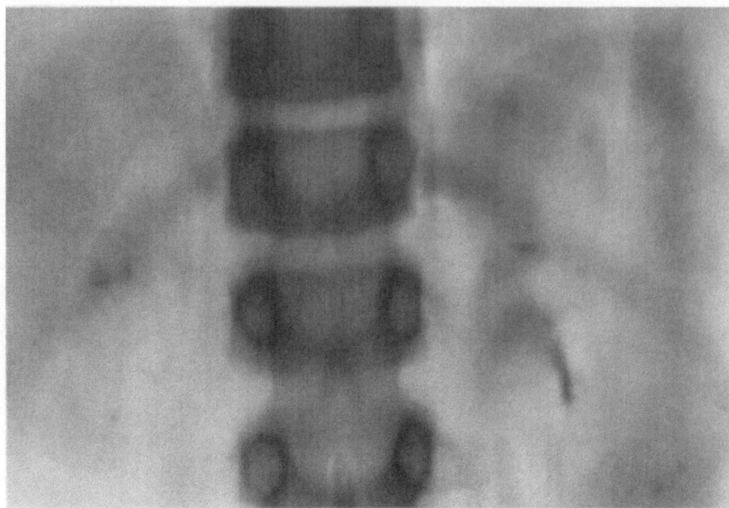

Abb. 182d

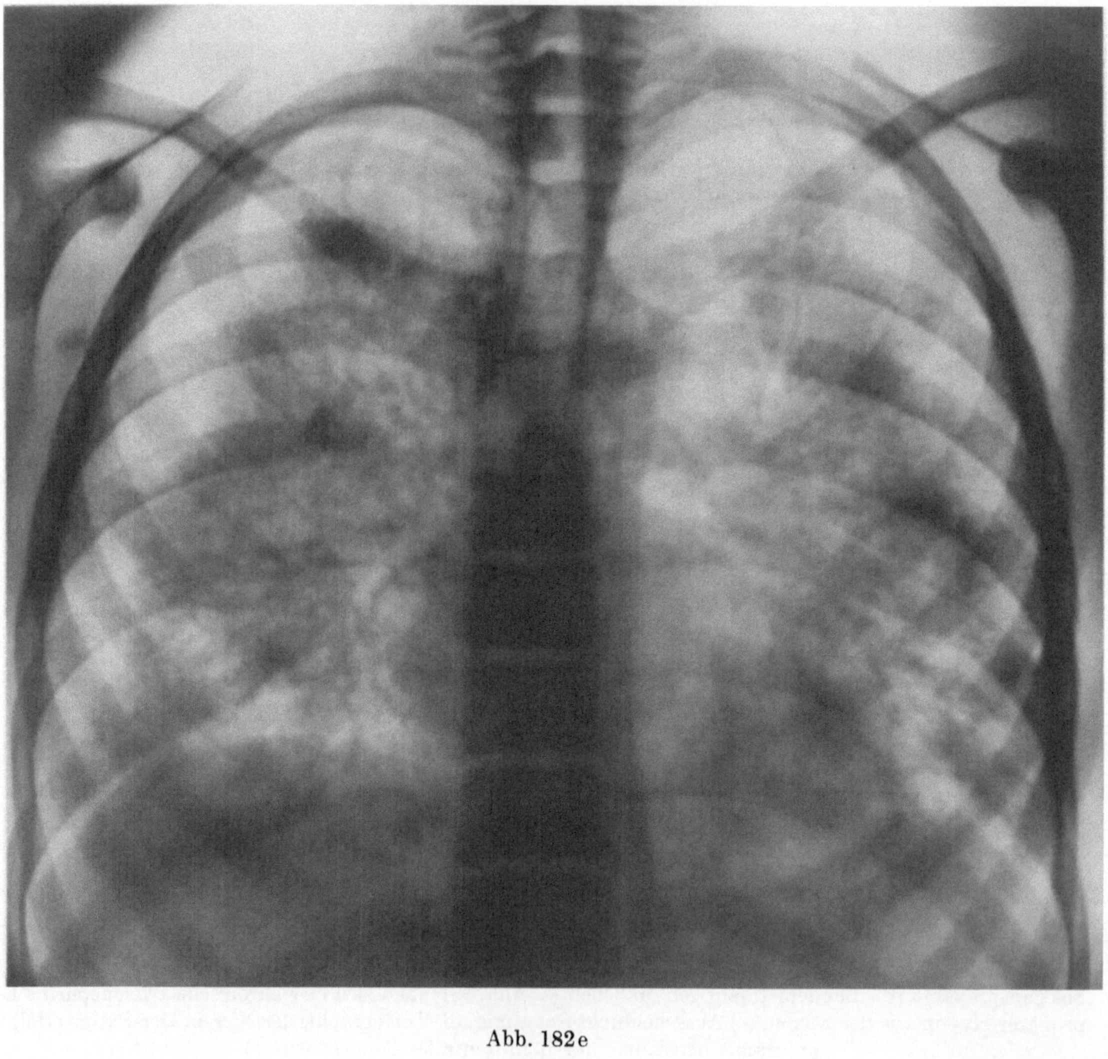

Abb. 182e

Die differentialdiagnostische Abgrenzung des sekundären Hyperparathyreoidismus gegen den primären Hyperparathyreoidismus kann durch das Fehlen von Cysten und Riesenzellgeschwülsten möglich sein.

Durch eine intensive Calcium- und Vitamin D-Behandlung kann das Knochenwachstum beeinflußt werden und eine passagere Heilung vorkommen. Es sind in solchen

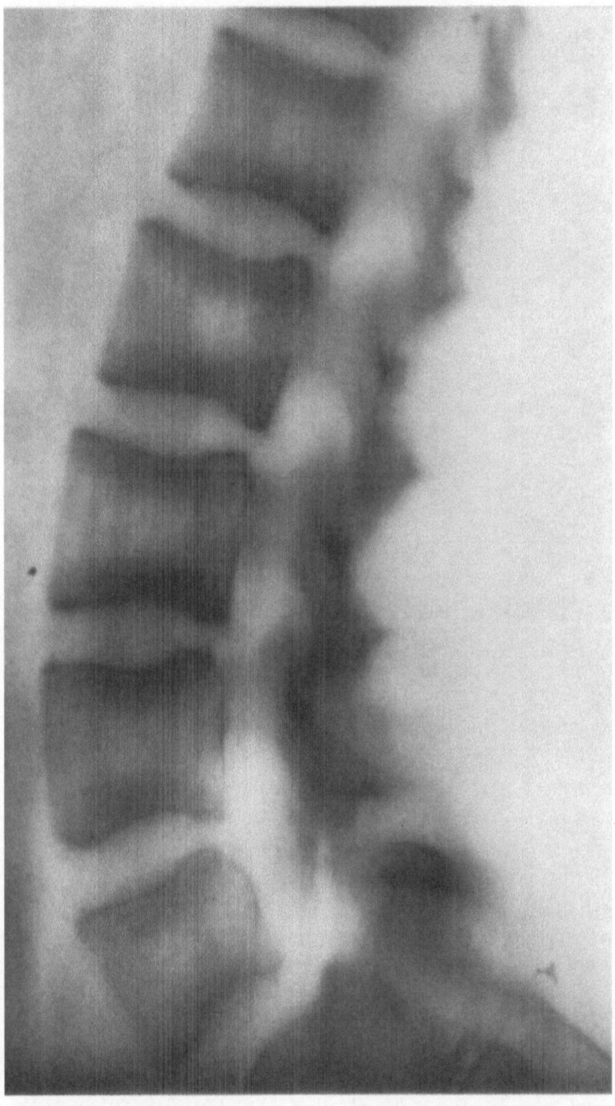

Abb. 183. Zusammensinterung der Spongiosa bei renaler Osteopathie, die zu einer „Dreischichtung" der Wirbelkörper geführt hat. 17jähriger Knabe mit renaler Insuffizienz bei chronischer Pyelonephritis

Fällen auch osteosklerotische Prozesse zu finden (UEHLINGER; BROOKFIELD, RUBIN u. ALEXANDER; CRAWFORD u. Mitarb.). Die auch ohne therapeutische Maßnahmen auftretende Osteosklerose bei chronischen Nierenerkrankungen ist in ihrer Pathogenese nach wie vor unklar (BROOKFIELD, RUBIN u. ALEXANDER). Es wurde an die Möglichkeit einer hormonalen Störung im Sinne eines Hypogonadismus gedacht (CRAWFORD, DENT, LUCAS, MARTIN u. NASSIM). Es wäre denkbar, daß die genitale Unterfunktion vor Abschluß des Wachstums mit einer Nierenerkrankung zusammentrifft.

Die glykosurische Form des Fanconi-Syndroms der Erwachsenen nimmt eine gewisse Sonderstellung ein. Bei KUHLENCORDT, der diese Erkrankung ausführlich beschrieben hat, werden die Skeletveränderungen mehr der „Osteoporose" als der „Osteomalacie" zugeordnet. Es finden sich jedoch häufig Umbauzonen und Zerrüttungsfrakturen (MILKMAN), die auch auf den von KUHLENCORDT gezeigten Röntgenaufnahmen neben einer diffusen atrophischen, kalkarmen Struktur des Knochens auffallen (Rippendeformierungen

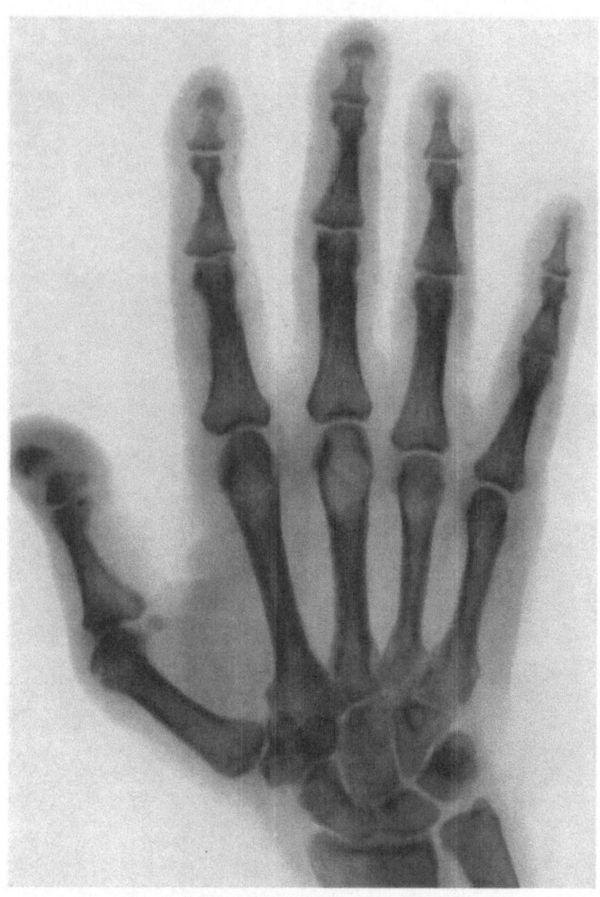

Abb. 184. Ausgeprägte Entkalkungen im Bereich der Endglieder der Finger und in den subperiostalen Knochenabschnitten der Mittel- und Grundglieder mit beschleunigtem Knochenumbau. Die Befunde werden auch als „Acroosteolysen" beschrieben. Aufhellungen im Sinne von Pseudocysten im Bereich der Köpfchen der Metacarpalia I, III und IV. 48jährige Frau

mit Frakturen und Pseudofrakturen, Umbauzonen am Metacarpale). Die Wirbelsäule ist oft kyphoskoliotisch verbogen. Nach entsprechender Therapie mit Vitamin D und Calciumgaben ist eine Heilung der Frakturen im Sinne einer „Defektheilung" zu finden.

Pathogenetisch könnte eine konsumierende Erkrankung oder eine Mangelernährung von Bedeutung sein, doch ist eine hinreichende Klärung der Ätiologie bisher nicht gelungen. Die renale Glucosurie steht im Vordergrund. Blutchemisch findet sich eine Normocalcämie, eine Hypophosphatämie und eine Erhöhung der alkalischen Phosphatase (wie bei der Osteomalacie). Die Alkalireserve ist bei erhöhtem Säurerest vermindert (Acidose). Im Urin findet sich eine relative Hyperphosphaturie bei normaler Calciumausscheidung, die intermittierende renale Glucosurie, eine gestörte renale Säureausscheidung, manchmal auch eine Hyperaminoacidurie (KUHLENCORDT). Die Clearance ergibt eine normale Nierendurchblutung und glomeruläre Filtration.

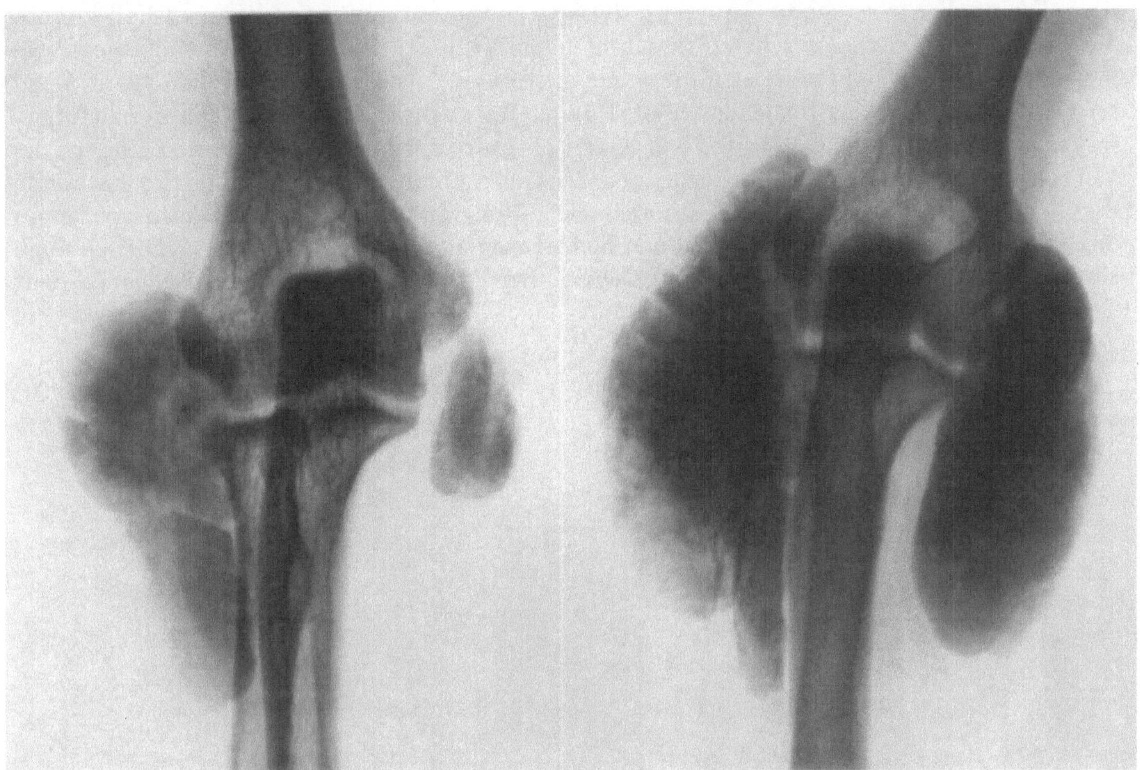

Abb. 185. Monströse, schollig strukturierte Verkalkungen und Pseudoschleimbeutelbildungen in den para-artikulären Weichteilen des Ellenbogengelenkes, die im Endstadium einer chronischen Pyelonephritis mit renaler Osteopathie auftraten. 18jähriger Mann

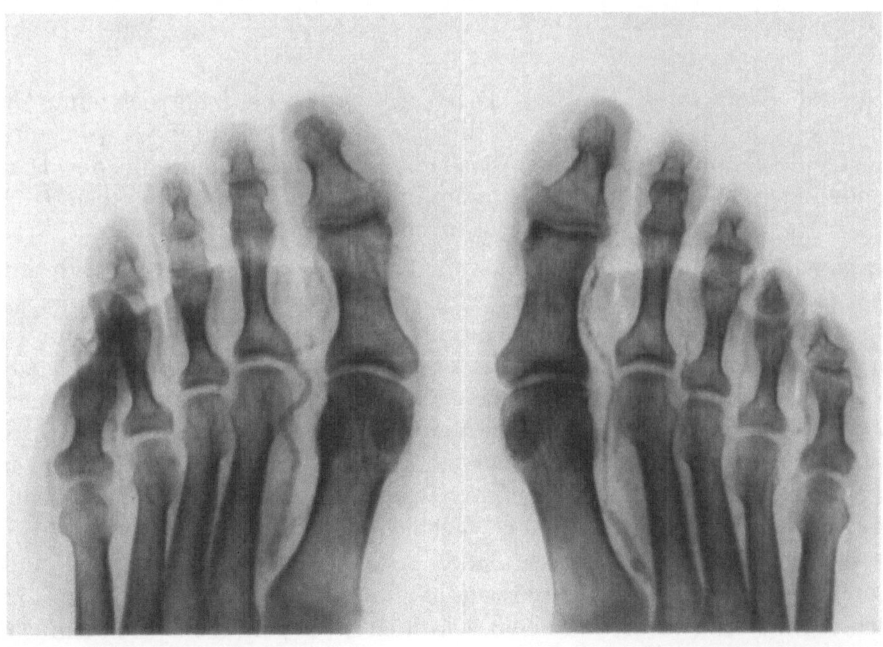

Abb. 186. Ausgeprägte Gefäßverkalkungen in beiden Vorfüßen und renale Osteopathie mit Strukturauflockerung des Knochens, die im Verlauf einer chronischen Pyelonephritis auftrat. 43jährige Frau

Einen Fall von therapeutisch günstig beeinflußtem Fanconi-Syndrom bei einer 44jäh-
rigen Frau haben ANDERSON, MILLER u. KENNY mitgeteilt. In einem eigenen Fall konnte
die Heilung der pathologischen Frakturen nach Vitamin D und Calciumtherapie sowie
Hormongaben beobachtet werden und gleichzeitig der Anstieg der Kalksalzkonzentration
im Gesamtvolumen des Knochens über 4 Jahre hin gemessen werden. Die Zerrüttungsfrakturen am Beckenskelet waren symmetrisch an den typischen Stellen zu finden, die
Wirbelsäule zeigte eine Kompression der deckplattennahen Spongiosabezirke im Sinne
der Fischwirbelbildung wie bei Osteomalacie (Abb. 188). Die Patientin kam später an
einem osteolytischen Sarkom und seinen Metastasen ad exitum, so daß der Knochen auch
histologisch untersucht werden konnte (Priv.-Doz. Dr. JANSEN, Pathologisches Institut

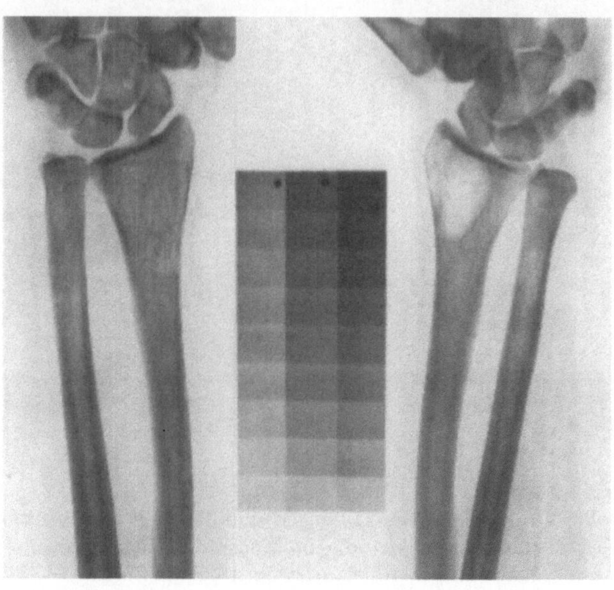

Abb. 187. Brauner Tumor oder Pseudocyste, die sich im distalen Radiusende rechts entwickelt hat. Ursache
des sekundären Hyperparathyreoidismus war eine chronische Pyelonephritis. 48jährige Frau

der Universität Kiel, Direktor: Prof. Dr. W. DOERR). Es fand sich eine Osteoporose
neben einer Osteomalacie, was wohl auf die Therapie zurückzuführen sein dürfte. Sogenannte „osteoide Säume" waren nachweisbar. Im Mikroradiogramm der Diaphyse des
Femur fanden sich Lacunen und Abbauvorgänge sowie wenig mineralisiertes Knochengewebe. Die Unregelmäßigkeit der Strukturen fiel auf.

Im *Kindesalter* ist infolge der Wachstumsvorgänge am Skelet die Symptomatologie
der renalen Osteopathie sehr viel komplexer (Abb. 181 und 182). Die knorpeligen Epiphysenfugen sind erheblich verbreitert, die präparatorische Verkalkungszone tritt zurück
und Knorpelzungen greifen in die kalkarme metaphysäre Spongiosa ein. Die Spongiosastruktur der Metaphysen und Epiphysen kann eigenartig fleckig aufgelockert sein und
die Diaphysen sind im Grenzgebiet zur Metaphyse hin becherähnlich verbreitert. Der
Umbau des wachsenden Knochens ist im metaphysären Bereich gestört und infolge der
Fibro-Osteoclasie und Osteoidbildung kann es zu einer hochgradigen Osteoporose und
Aufblätterung der Compacta kommen. Verbiegungen des Knochens, wie sie bei der
avitaminotischen Rachitis zu finden sind, fehlen. Epiphysenlösungen sind dagegen
häufig (Abb. 189). Je nach der Geschwindigkeit, mit der die Erkrankung fortschreitet,
sind verschiedene Formen des kindlichen, sekundären Hyperparathyreoidismus mit Zwerg-
und Minderwuchs unterschieden worden.

Je nach Lebensalter entwickelt sich ein spätinfantiler Zwerg- oder Minderwuchs. Der Röntgenbefund entspricht dem einer schweren Rachitis. Geklärt werden kann die Pathogenese nur durch eine Untersuchung der Nierenfunktion (schleichend verlaufende interstitielle Nephritis, hydronephrotische Schrumpfniere, kongenitale Cystenniere u. a.). Im

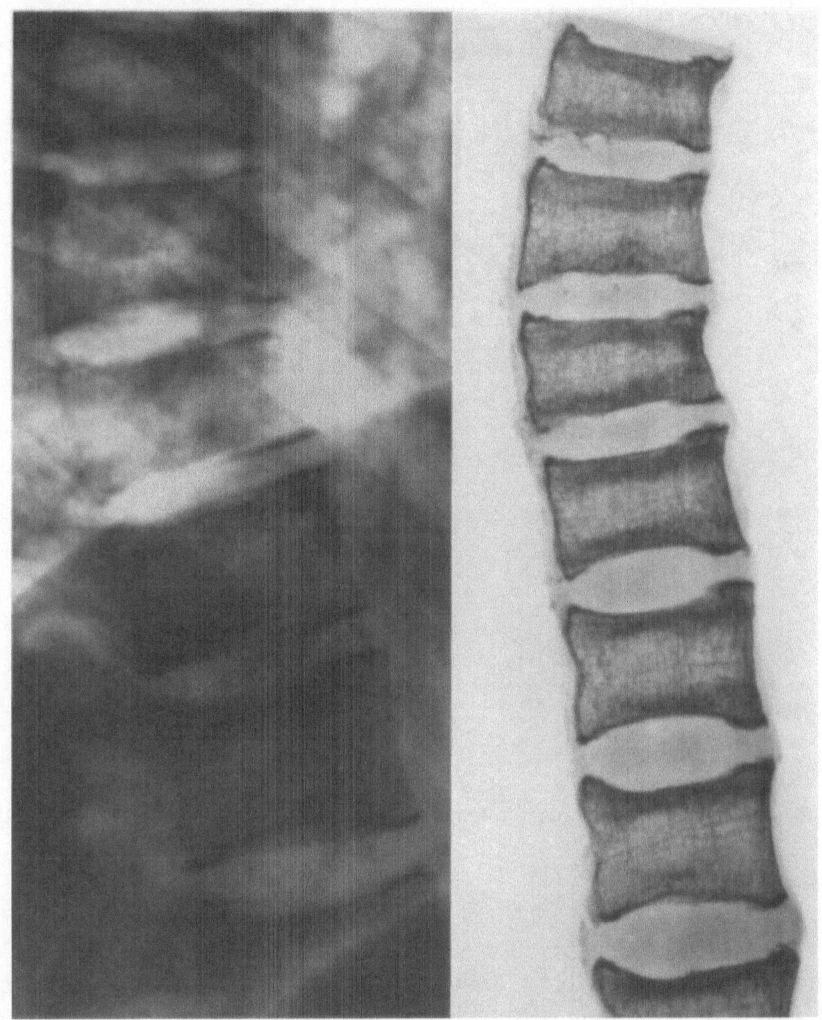

Abb. 188. Kompressionsfrakturen der Wirbelkörper mit angedeuteter Dreischichtung und Fischwirbelbildung bei renaler Osteopathie (glucosurische Osteopathie bei 50jähriger Frau)

Blut finden sich stark erhöhte Stickstoffwerte, eine Erhöhung des anorganischen Serumphosphates und nur gering erniedrigte bzw. normale Calciumwerte. Die Alkalireserve ist vermindert.

Von der urämischen Osteodystrophie bei chronischer Globalinsuffizienz können die verschiedenen Formen der „renalen Rachitis" bei isolierten tubulären Partialfunktionsstörungen der Niere unterschieden werden. Der *frühinfantile Zwergwuchs* bei Fanconi-Syndrom (renale Glucosurie, Hyperphosphaturie, Aminoacidurie) beginnt meist im 1.—2. Lebensjahr. Es handelt sich um proportionierte Zwerge mit verhältnismäßig starker Verkürzung der Glieder und schweren, der Rachitis ähnlichen Veränderungen an den Epiphysenfugen. Das Röntgenbild der Skeletveränderungen entspricht weitgehend dem der Rachitis. Im histologischen Bild der Nieren ist die hochgradige Degeneration der Tubuli contorti vorherrschend. Häufig ist das Fanconi-Syndrom noch mit einer Cystinose (Cystinspeicherkrankheit) kombiniert. Im Endstadium weist die Schrumpfniere eine Hyalinose der Glomerulaschlingen, Cystinspeicherung und entzündliche Infiltrate im Zwischengewebe auf. Die Cystinspeicherung ist im gesamten reticuloendothelialen System zu finden. Obgleich durch eine alkalisierende Diät eine gewisse Besserung erzielt werden kann, ist die Prognose schlecht. Der Exitus erfolgt an dem Nierenversagen.

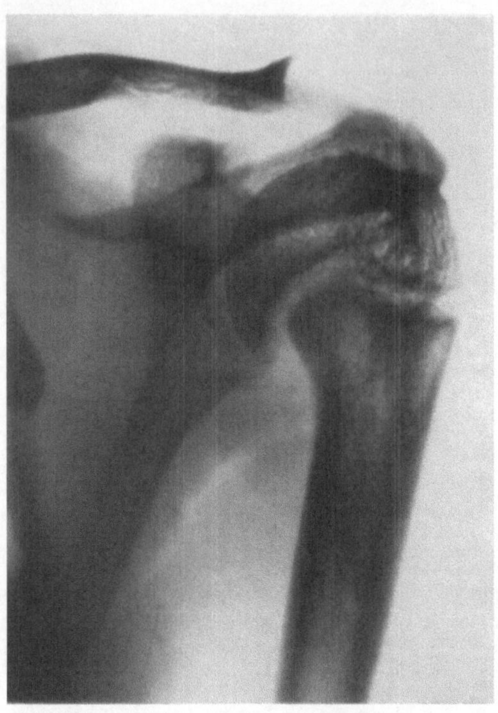

Abb. 189. Epiphysenlösung im Bereich der proximalen Humerusepiphyse bei renaler Osteopathie. 14jähriger Knabe

Bei der renalen, tubulären Acidose mit Nephrocalcinose und *Zwergwuchs* (ALBRIGHT) handelt es sich um ein seltenes Krankheitsbild mit fortschreitender Wachstumshemmung, allgemeiner Osteoporose, einer sehr erheblichen Rachitis und Gehstörungen. In den Nierenpapillen sind ausgedehnte Kalkeinlagerungen zu finden, Calcium im Blut normal, Phosphat vermindert, Phosphatase erhöht, Rest-N normal, erhebliche hyperchlorämische Acidose. Es handelt sich um eine selektive tubuläre Nierenschädigung. Im Röntgenbild sind vor allem die hochgradige Osteoporose und die Verbreiterung der Epiphysenfugen mit Abbiegung der mechanisch belasteten Metaphysen sowie eine Nephrocalcinose typisch. Die Wachstumshemmung kommt wahrscheinlich durch die Acidose zustande. Durch hohe Vitamin D- und Calciumgaben kann eine Regulierung der Kalkeinlagerung in das Skelet erreicht werden.

Der Phosphat-Diabetes mit Vitamin D-resistenter Rachitis soll in diesem Zusammenhang nur erwähnt werden, da eine primäre Rolle der Niere unsicher ist. Die morphologischen Veränderungen im Röntgenbild des Skeletes sind die gleichen wie bei den vorher genannten Störungen.

VI. Osteopathien bei Kollagenosen

Als Folge von Veränderungen der organischen Grundsubstanz des Knochens kann es im Verlaufe einer *Kollagenose* zu Skeletveränderungen kommen, wobei das Bild der „Osteoporose", also einer Strukturauflockerung ohne eigentliche Erweichung des Knochens, zu finden ist. Ein typisches Beispiel ist die *Osteopathie bei der Sklerodermie* (STEINITZ,

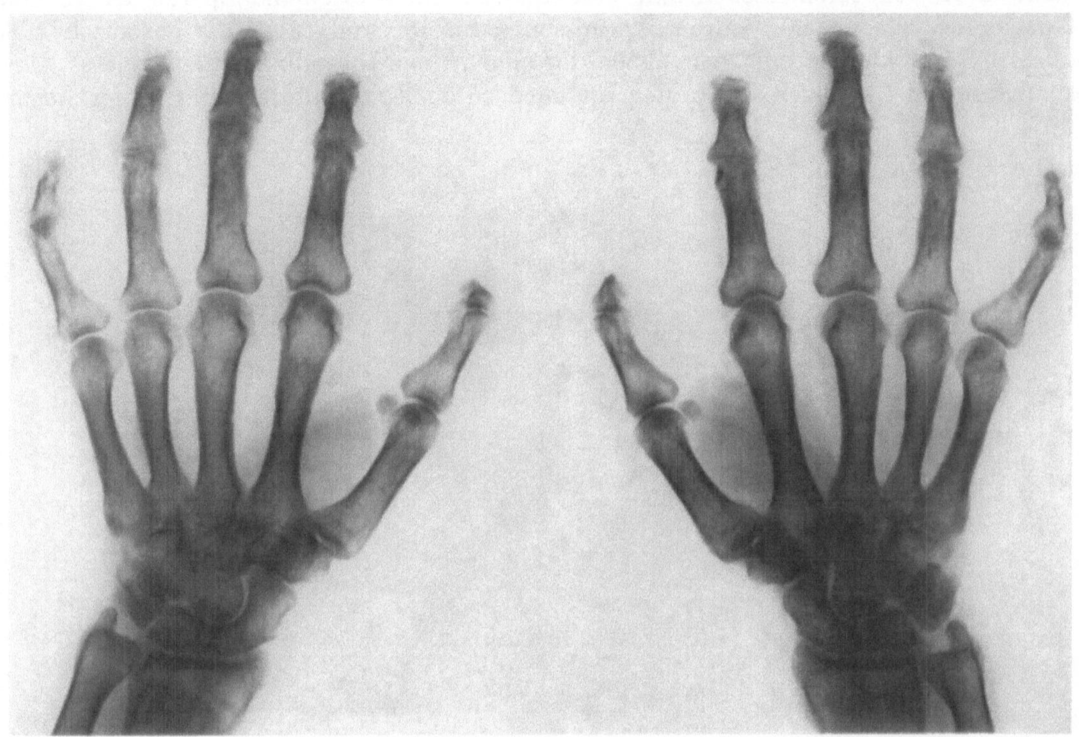

a

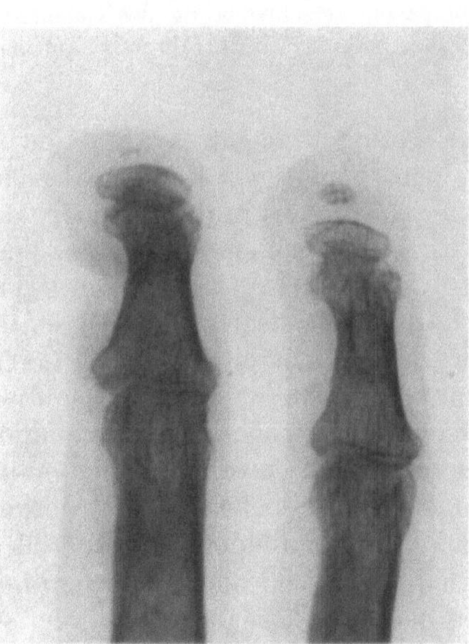

b

Abb. 190a u. b. Acroosteolyse an den Endgliedern der Finger beider Hände bei Sklerodermie (a). In den Weichteilen der Fingerendglieder Knochenreste (b). Allgemeine Atrophie des Knochens mit sehr zarter feinmaschiger Spongiosaarchitektur und Verschmälerung der Diaphysencompacta. 60jährige Frau, die seit 14 Jahren an „Rheuma" erkrankt ist

FONTAINE u. Mitarb., SCHMITT-ROHDE u. WEICHARDT u. a.). Die *Art* der pathologischen
Veränderung am Skelet wird durch den *Verlauf* der Kollagenerkrankung bestimmt. Bei
der rasch zum Tode führenden, akuten Form der Sklerodermie fanden wir im präfinalen
Stadium eine Verminderung der Kalksalzkonzentration in der Schenkelhalsspongiosa und
dem Calcaneus (Apatitwert der Schenkelhalsspongiosa 220 mg/ml). Die akute Form läßt
hingegen die für den chronischen Verlauf der Sklerodermie charakteristischen Akroosteo-
lysen der Extremitätenknochen und Verkalkungen im Kapselbandapparat der Gelenke
(Thiebierge-Weissenbach-Syndrom) vermissen (Abb. 190 und 191). Die chronische Verlaufsform der Sklerodermie zeigt neben der allgemeinen Entkalkung des Skeletes Akro-
osteolysen und Akrosklerosen an den Endgliedern der Extremitäten. Der Kieferknochen

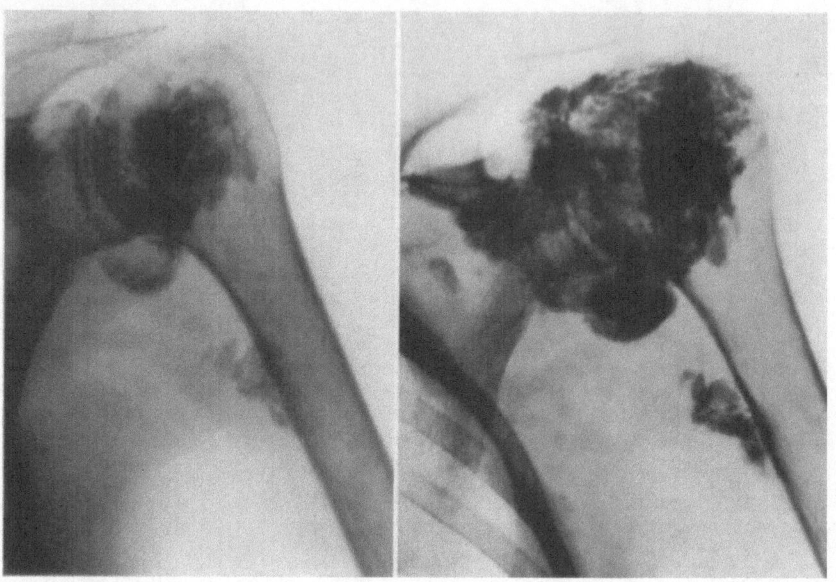

Abb. 191. Zunehmende periarticuläre Verkalkungen im Bereich des Kapselbandapparates vom linken Schulter-
gelenk im Laufe von 4 Jahren (Thiebierge-Weissenbach-Syndrom). Allgemeine Atrophie der Spongiosa und
Verschmälerung der Diaphysencompacta. Verschmälerung des Gelenkknorpels. 62jährige Frau, bei der die
Sklerodermie seit 21 Jahren bekannt ist

weist eine Erweiterung des Periodontalspaltes auf. Von KÜHNE sind Wachstumsstörungen des Knochens bei einem 14jährigen Mädchen beschrieben worden, das seit dem
5. Lebensjahr an einer Sklerodermie erkrankt war. In den fortgeschrittenen Stadien
finden sich Kalkeinlagerungen oder Verknöcherungen in den Weichteilen besonders peri-
articulär. WHEELER, CURTIS, CAWLAY, GREKIN und ZHEUTLIN fanden unter 78 Fällen mit
Weichteilverkalkungen im Bereiche der Gelenke 34 Patienten, die an einer Sklerodermie
erkrankt waren. Nach der Zusammenstellung von PFISTER und NÄGELE sind osteolytische Endglieddefekte in 50% der Fälle, eine Gelenkbeteiligung in 26% der Fälle
und Weichteilverkalkungen bzw. Verknöcherungen ebenfalls in 26% der zusammengestellten Sklerodermiefälle vorhanden gewesen. Daneben sind trophische Störungen mit
Ulcerationen an den Extremitäten-Acren beobachtet worden. Die Neigung des erkrankten Bindegewebes, Verkalkungen auszubilden, ist generell entwickelt und auch im Bereiche der Leberkapsel, der Milzkapsel und der Pleura zu finden. Ein Anstieg des Serum-
Calcium-Spiegels fand sich nach der Zusammenstellung von PFISTER und NÄGELE in
etwa 10% der Fälle.

Ähnliche Veränderungen sieht man auch bei der Psoriasis. Der Knochen ist osteo-
porotisch, doch sind daneben Anbauvorgänge, die vom Periost ausgehen und Verknöcherungen am Kapselbandapparat der Gelenke zu finden. Es kann hierbei zu sehr bizarren,
wulstförmigen und spangenähnlichen Anbauprozessen kommen (Abb. 192).

Wahrscheinlich laufen beim Lupus erythematodes visceralis ähnliche Veränderungen im Knochen ab, doch sind sie makroskopisch im Röntgenbild nicht zu erfassen. In manchen Fällen ist eine Verminderung der Kalksalzkonzentration röntgenologisch nachweisbar.

Bei *rheumatischen Erkrankungen* findet man — vor allem in Gelenknähe — eine erhebliche Verminderung der Kalksalzkonzentration des Gesamtknochens. Inwieweit

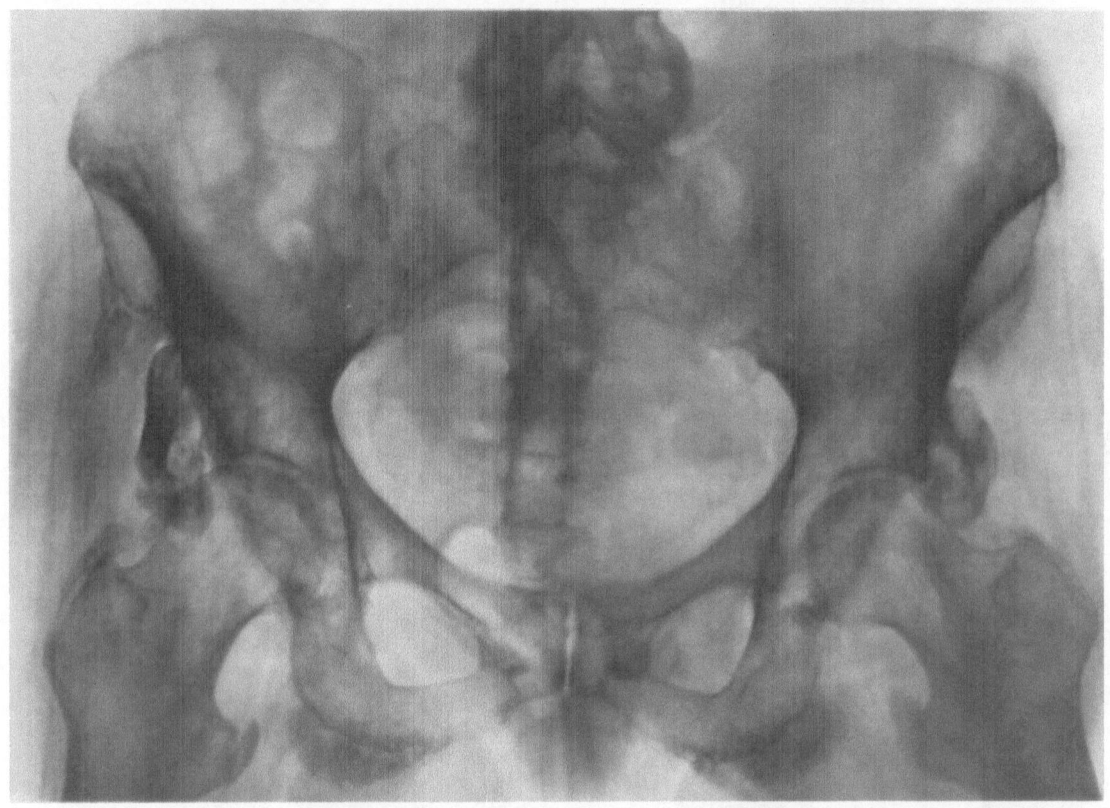

Abb. 192. Schwere Skeletveränderungen im Endstadium einer chronisch verlaufenden Psoriasis. Verknöcherungen im Bereich des Kapselbandapparates, insbesondere der Ansatzstellen stärkerer Sehnen am Becken (sog. Stachelbecken). Danaben allgemeine Strukturauflockerung der Spongiosa und Verschmälerung der Corticalis. 50jährige Frau, die seit über 10 Jahren erkrankt ist

dies Ausdruck sekundärer Veränderungen bei einem primären Gelenkprozeß ist bzw. das Knochengewebe selbst mit erkrankt ist, muß noch offen bleiben. Die röntgenologischen Befunde werden im einzelnen in dem speziellen Kapitel der Gelenkerkrankungen dargelegt (s. S. II,995—997).

VII. Osteopathien bei Zirkulationsstörungen

Das *Sudeck-Syndrom* gehört auch in den Kreis der Osteopathien, ohne daß bisher der Entstehungsmechanismus hinlänglich geklärt werden konnte. Es dürften wohl nicht nur primär nervale Störungen sondern auch eine pathologische Blutzirkulation (capilläre und venöse Stase) eine Rolle spielen (RIEDER, REMÉ u. a.). Bei dieser als Knochenatrophie oder Knochendystrophie bezeichneten Veränderung des Skeletes, die meist nach Frakturen, aber auch nach Entzündungen und anderen Erkrankungen zur Ausbildung kommen kann, soll eine „aktive Entkalkung" des Knochens vorliegen. Röntgenologisch erkennt man sehr rasch auftretende fleckige *Umwandlungen* des Spongiosabildes und eine *Auf-blätterung* der Diaphysencompacta mit Spongiosierung ohne Erweiterung des Mark-

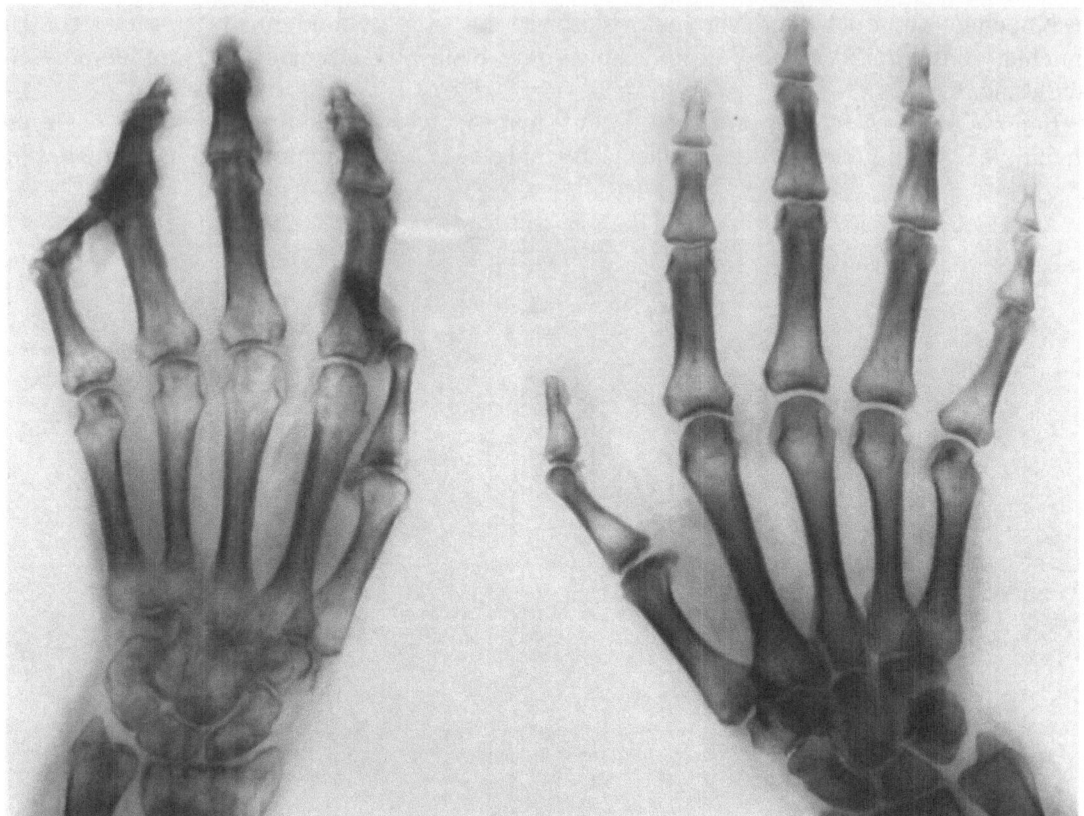

a

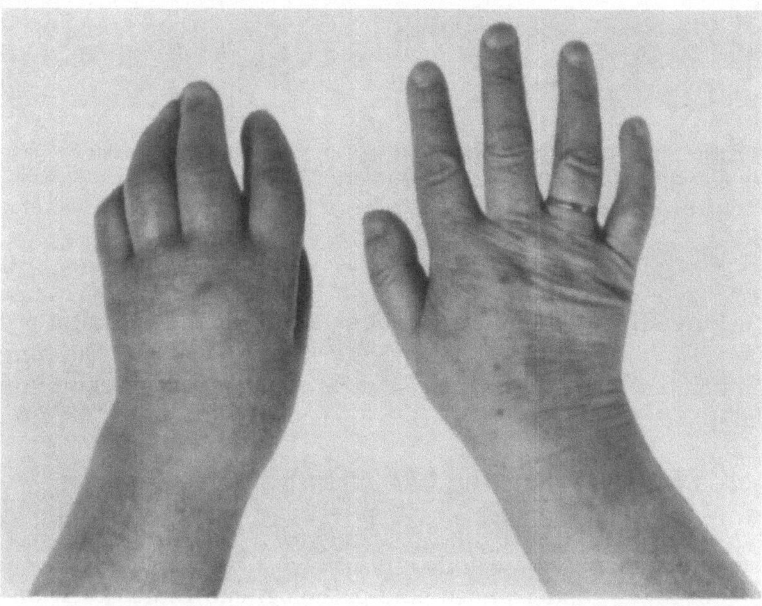

b

Abb. 193a u. b. Fleckige Entkalkung und Transformation der metaphysären und epiphysären Spongiosa-abschnitte der Handknochen sowie Aufblätterung der Diaphysen der Metacarpalia links im Sinne eines „Sudeck-Syndroms", das als Folge einer Neuritis aufgetreten ist (a). Die gesunde Hand ist zum Vergleich auf demselben Film dargestellt. Die Photographie der beiden Hände zeigt deutlich die Weichteilveränderungen mit Schwellung der linken Hand und Verfärbung der Haut (b)

raumes (Abb. 193). Die makroskopisch erkennbaren Umbauprozesse bzw. Entkalkungen des Knochengewebes sind typisch. Während der Abheilung solcher Veränderungen ist eine Zunahme der Kalksalzkonzentration zu messen, die mit dem röntgenologischen Erscheinungsbild der diffus-atrophischen Transformation des Knochens parallel geht. Der pathologische Prozeß kann völlig ausheilen, und es bildet sich wieder eine normale Knochenstruktur aus.

An dieser Stelle sei noch auf den *Morbus Paget* hingewiesen, obgleich diese Erkrankung nicht zu den eigentlichen Osteopathien gehört, sondern heute den Osteodysplasien zugeordnet wird. Nach neueren Untersuchungen soll es sich um eine zirkulatorisch bedingte Veränderung, die zur Osteoclasie und Osteoplasie führt, handeln. Für diese Erkrankung ist der Umbau des Knochens typisch, wodurch der Prozeß auch mikroradiographisch von anderen Erkrankungen unterschieden werden kann. Der Knochenumbau führt zu sehr eigentümlichen Strukturen. Meist beginnt die Erkrankung lokal und breitet sich nur sehr langsam weiter aus; sie zeigt jedoch nie Remissionen. Erst eine weitere Klärung der Pathogenese wird die richtige Einordnung des Morbus Paget erlauben. Eine ausführliche Beschreibung ist im Kapitel der Osteodysplasien zu finden (s. S. I,406).

VIII. Osteopathien bei Erkrankungen des Knochenmarkgewebes (medullogene Osteopathien)

Primäre Erkrankungen des Knochenmarkes können infolge einer Hyperplasie oder Tumorbildung des Knochenmarkes allein durch den raumfordernden Prozeß zu einer Druckatrophie der Knochenmatrix führen. Die Zusammenhänge zwischen Markgewebe und Knochengewebe bei Bluterkrankungen sind noch weitgehend unbekannt. In manchen Fällen kommt es jedoch in dem späteren Verlauf der Erkrankung zu einem vermehrten Anbau von Knochenmatrix, so daß das Bild der Sklerose resultieren kann. Untersuchungen der Beziehungen zwischen Knochenmarkerkrankungen und Knochengewebe haben ergeben, daß zwischen verschiedenen Funktionszuständen des Markes und dem Knochengewebe ein gesetzmäßiges Abhängigkeitsverhältnis besteht (MARKOFF): *Hyperfunktionszustände* des Markes führen zur *Verminderung*, Hypofunktionszustände zu einer *Vermehrung des Knochengewebes*. Pathologisch-anatomisch ist jedoch festzustellen, daß neben diesen engen Beziehungen zwischen Knochenmark und Knochengewebe auch völlig selbständige Reaktionen und Veränderungen ablaufen können.

1. Knochenveränderungen bei Leukämie

Über die anatomischen Befunde des Skeletes bei den verschiedenen Formen der Leukämie hat UEHLINGER berichtet. Die leukämischen Knochenveränderungen zeichnen sich durch vermehrten Knochenabbau oder vermehrten Anbau des Knochengewebes aus. Die leukämischen Markwucherungen stellen einen raumfordernden Prozeß dar, so daß wesentlich häufiger ein *Knochenschwund* zu beobachten ist. Manchmal kann auch ein durch Osteoclasten bedingter gesteigerter Knochenabbau nachgewiesen werden (APITZ). Eine Zunahme von Knochensubstanz, eine *Osteosklerose* muß von den periostalen Knochenneubildungen bei Leukämien, die Folge einer Periostablösung durch leukämisches Gewebe sind, abgegrenzt werden. UEHLINGER meint, daß die endostale Hyperostose oder Spongiosklerose bei Leukämien wahrscheinlich ein spezifischer Vorgang sei, der auf Beziehungen zur Osteomyelosklerose hinweist und räumt diesen Leukämien eine Sonderstellung ein. Die Knochenbildung erfolgt nicht unmittelbar in der Nachbarschaft des leukämischen Gewebes, sondern stets über eine fibröse Zwischenstufe. Möglicherweise ist die bindegewebige Abschirmung des Knochengewebes gegenüber dem leukämischen Markgewebe Voraussetzung für eine vermehrte Knochenbildung (Abb. 194).

Während im *Erwachsenenalter* leukämische Skeletveränderungen relativ selten vorkommen, sind sie im Wachstumsalter häufiger zu finden und röntgenologisch leicht

darzustellen. Die Leukämie führt im Erwachsenenalter zu diffusen Strukturauflockerungen (osteoporoseähnliche Veränderungen) oder zu einer umschriebenen fleckigen
Osteolyse. Die Abgrenzung gegenüber der Altersatrophie des Skeletes kann schwierig
und manchmal unmöglich sein.

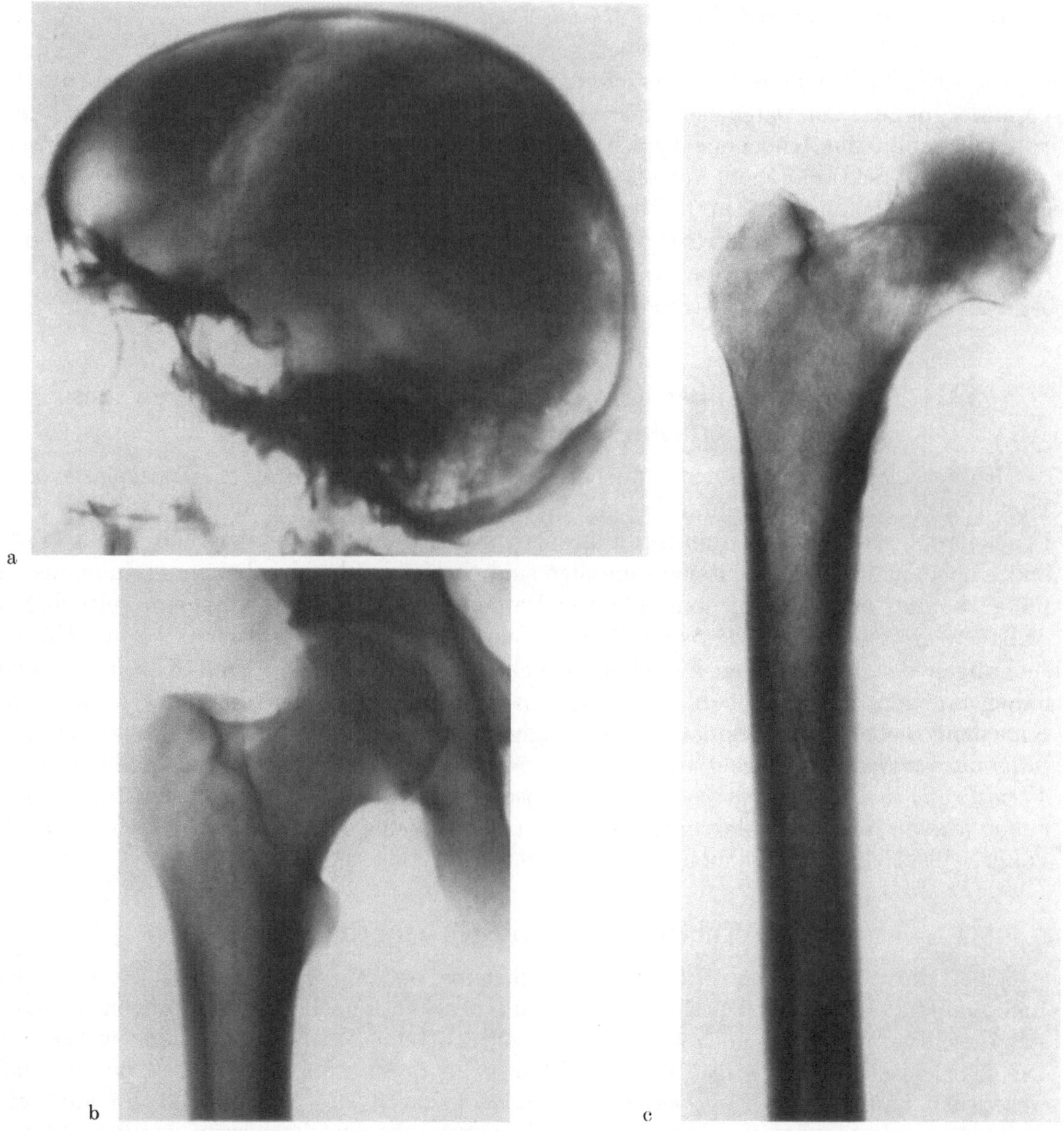

Abb. 194a—c. Deutliche Spongiosklerose im Bereich der Schädeldiploe (a) und des proximalen Femurendes
rechts bei chronisch myeloischer Leukämie (b). Der Apatitwert der Schenkalhalsspongiosa lag mit 430 mg/ml
deutlich oberhalb der Norm dieser Altersgruppe. 43jähriger Mann. Das Präparat zeigt die fleckigen Sklerosen
deutlich (c)

Im *Kindesalter* kommt es infolge umschriebener osteolytischer Veränderungen zu
einer Verminderung der Stabilität des Skeletes, zu Spontanfrakturen mit Zusammensintern spongiöser Knochen und zu Epiphysenlösungen in den Wachstumszonen. Häufig
sind bandförmige, juxta-epiphysäre Aufhellungen an den langen Röhrenknochen zu
finden (Abb. 195). Mit fortschreitender Erkrankung tritt eine weitgehende Zerstörung
der Knochenmatrix auf (Abb. 196), die schließlich zu Frakturen und Kontinuitäts-

trennungen im Wachstumsbereich führen kann (WETZEL und HEUCK). Periostale Knochenneubildungen, insbesondere im Bereiche der Diaphysen der Röhrenknochen, sind häufig
beschrieben worden. Der Schaft der Diaphysen kann dabei völlig intakt bleiben und

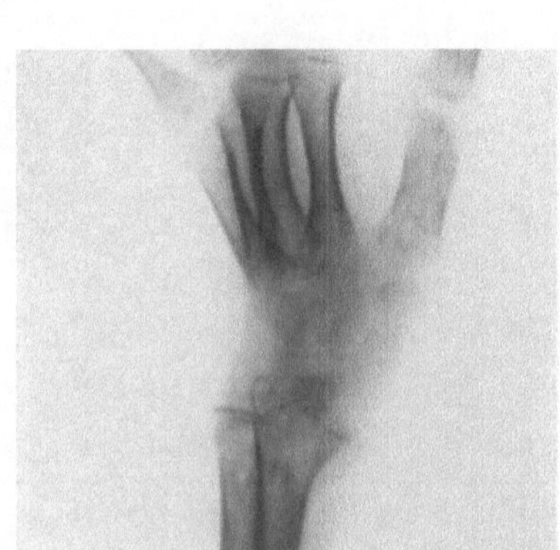
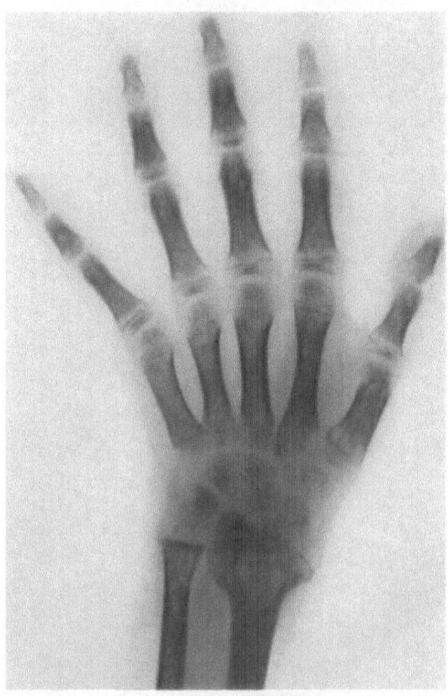

Abb. 195a. Fleckige Osteolysen in den metaphysären epiphysenfugennahen Knochenabschnitten von Radius
und Ulna im Bereich des linken Handgelenkes sowie in den Handwurzelknochen und den Fingerknochen.
Zusammensinterung der metaphysären Radiuspartie mit Epiphysenlösung als Ausdruck einer pathologischen
Fraktur. Kindliche Leukämie bei 8jährigem Jungen

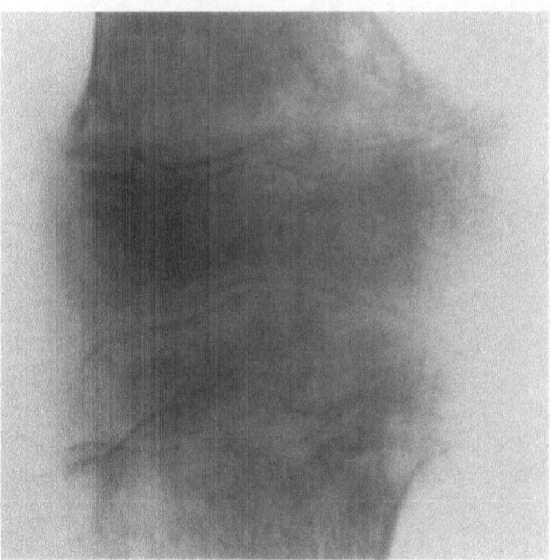

Abb. 195b. Fortschreitende bandförmige, zum Teil fleckige Osteolyse in den metaphysären, juxtaepiphysären
Bezirken der gelenkbildenden Knochen des rechten Kniegelenkes bei kindlicher Leukämie. Schmale Aufhellungszone in den subchondralen Epiphysenbezirken. Verschmälerung des Gelenkknorpels

erst in fortgeschrittenen Stadien eine fleckige Osteolyse aufweisen. An dem Schädelknochen findet sich eine „granuläre Atrophie" der Spongiosa und eine Osteolyse im
Bereich der Tabula externa, weniger der Tabula interna (Abb. 197). Manchmal bildet
sich ein „Bürstenschädel" aus.

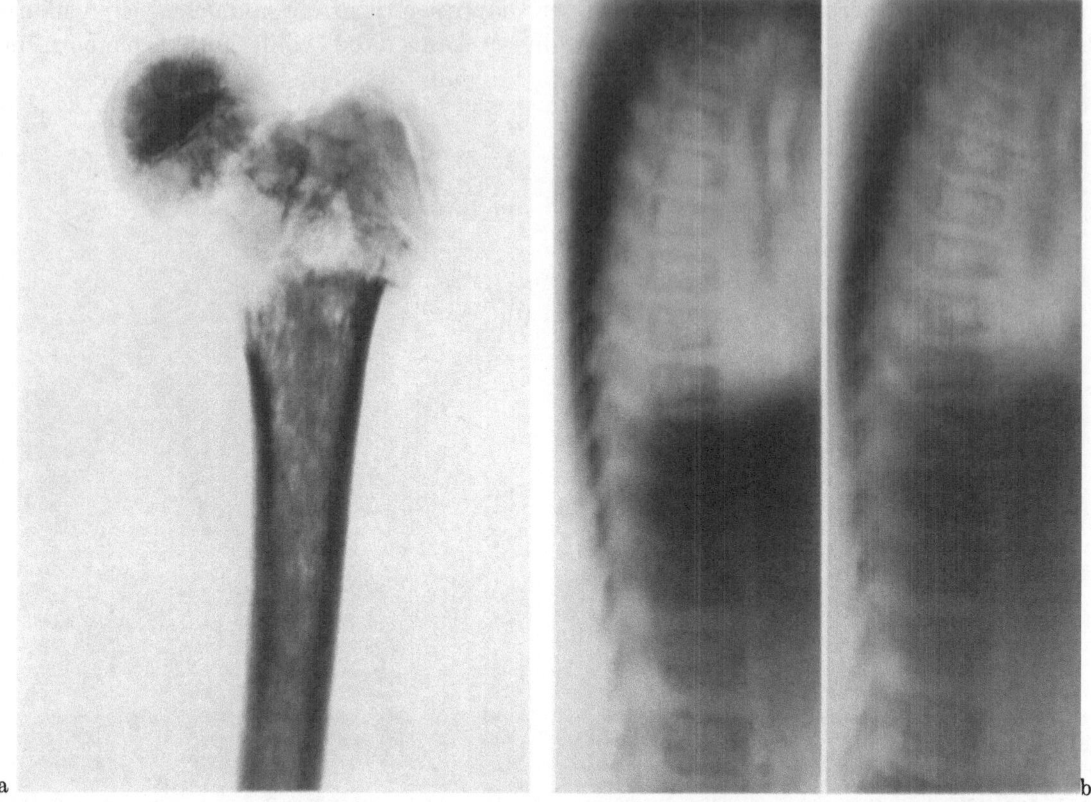

Abb. 196a u. b. Röntgenaufnahme des Präparates vom linken Femur mit weitgehender osteolytischer Zerstörung und pathologischen Frakturen bei kindlicher Leukämie (8jähriger Junge). Der krankhafte Prozeß greift auch auf die Diaphysencompacta über, die teilweise zerstört ist (a). Die zunehmende Osteolyse der Spongiosa der Wirbelkörper führt zu Kompressionsfrakturen und einer Kyphosierung der Brustwirbelsäule (b)

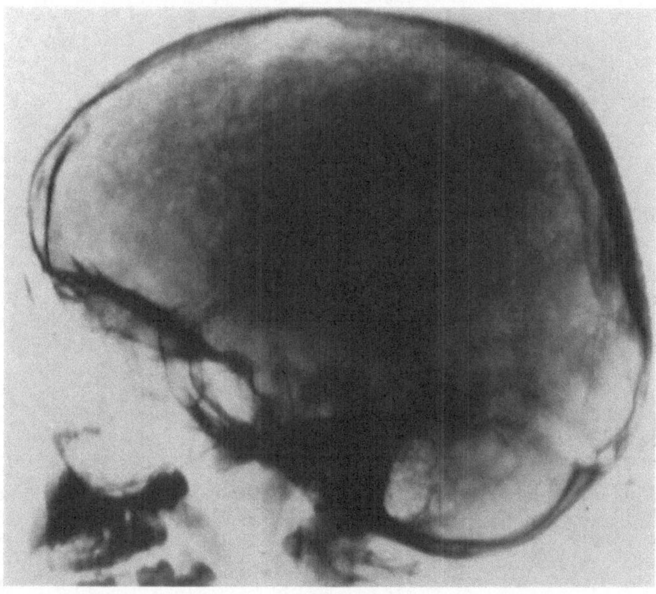

Abb. 197. Über die ganze Schädelkalotte verteilte fleckförmige osteolytische Aufhellungen mit reaktionsloser Umgebung bei kindlicher Leukämie. Im Bereich der Scheitelbeinregion ist angedeutet die Ausbildung eines „Bürstenschädels" erkennbar

Differentialdiagnostisch lassen sich diese leukämischen Knochenveränderungen im Wachstumsalter nur sehr schwer gegen ein Plasmocytom abgrenzen.

Endostale Sklerosen kommen bei der kindlichen Leukämie sehr selten vor. LANDOLT fand unter 48 Beobachtungen einmal bei akuter Paraleukoblastenleukämie eine diffuse Spongiosklerose. Bei generalisierten Osteosklerosen muß mit der Diagnose einer Leukämie zurückhaltend umgegangen werden, da es sich um eine Knochenmark-Carcinose oder eine Osteomyelosklerose mit terminaler Polycytämie und Leukocytose (UEHLINGER) handeln kann.

Röntgenologisch findet sich am Schädel zunächst eine dünne Kalotte, die späterhin zu einer Verdickung und Usurierung der Tabula externa und einem „*Bürstenschädel*" führt. Durch das mächtig wuchernde Mark sind die Knochenbälkchen im Bereiche der Röhrenknochen verschwunden, und es ist eine plumpe, etwas aufgetriebene Form der Knochen erkennbar, die manchmal wie „durchsichtig" erscheinen. Kommt es zur Ausheilung, so treten später wieder normale Ossifikationsverhältnisse auf, doch bleibt die Corticalis dünn. Bemerkenswert ist, daß die Gelenke frei bleiben. Knochenbrüche sind trotz der schweren Veränderungen relativ selten.

2. Knochenveränderungen bei der Osteomyelosklerose

Die röntgenologischen Veränderungen bei der Osteomyelosklerose (Typ Heuck-Assmann) sind durch die Trias:

1. endostale Spongiosklerose mit teilweise erheblicher Vermehrung der Knochensubstanz, Einengung der Markräume und bindegewebiger Verödung des Knochenmarkes,

2. Riesenmilz mit extra-ossaler Myelopoese, und

3. Knochenmarkinsuffizienz mit teilweise leukämieähnlicher Beschaffenheit des Blutbildes charakterisiert (STODTMEISTER und SANDKÜHLER).

Im Röntgenbild finden sich unregelmäßig fleckige Verdichtungen unter Aufhebung der normalen Struktur und Architektur. Die Osteosklerose und die Myelosklerose (Myelofibrose) gehen miteinander parallel. Da die extra-ossale Myelopoese in der Milz als Versuch einer Kompensation aufgefaßt werden muß, sind Röntgenstrahlen oder cytostatische Substanzen kontraindiziert. Selbst eine intensive Röntgendiagnostik kann vorübergehend eine Beeinträchtigung der Myelopoese zur Folge haben. Die extra-ossale Ersatzmyelopoese verlängert die Krankheitsdauer erheblich, und es sind Fälle beschrieben worden, die bis zu 20 Jahren beobachtet werden konnten. In wenigen Fällen, die die extra-ossale Ersatzmyelopoese nicht entwickeln, ist die Prognose schlecht (Typ von BAUMGARTEN-ASSMANN).

Im Vordergrund steht die endostale Sklerose des Knochens, die jedoch nicht immer eine Beziehung zu den Strukturen und der Architektur der Spongiosa erkennen läßt (Abb. 198). Sehr oft wird das gleichmäßige Maschenwerk der Spongiosa durch unregelmäßige fleckige Verdichtungen der Knochenstruktur umgewandelt. Die einzelnen sklerotischen Bezirke können konfluieren, so daß ein „bimssteinartiges Aussehen" resultiert. In manchen Fällen kann die Spongiosa eine vollständige Eburnisation erfahren, so daß eine Corticalis nicht mehr abgegrenzt werden kann. Die Compacta kann spongiosieren und aufgelockert sein. Neben Verdichtungen sind Aufhellungen beschrieben worden, doch handelt es sich dabei wohl wahrscheinlich um eine relative Aufhellung gegenüber der starken Sklerose des Knochens. Am häufigsten ist diese im Bereiche des Beckenskeletes, an der Wirbelsäule, den Rippen und an der Clavicula zu finden (Abb. 199). Der Schädel ist im allgemeinen erst später beteiligt. Eine Periostreaktion des Knochens fehlt bei der Osteomyelosklerose meist. Die äußere Form der Knochen bleibt erhalten.

Differentialdiagnostisch ist gegen die Osteomyelosklerose die Marmorknochenkrankheit abzugrenzen, deren Röntgenbild jedoch ganz charakteristisch umschriebene massive homogene Sklerosen aufweist. Schwierig ist die Abgrenzung gegenüber der diffusen, osteoplastischen Metastasierung eines Tumors (z. B. Prostata-Carcinom, Uterus-

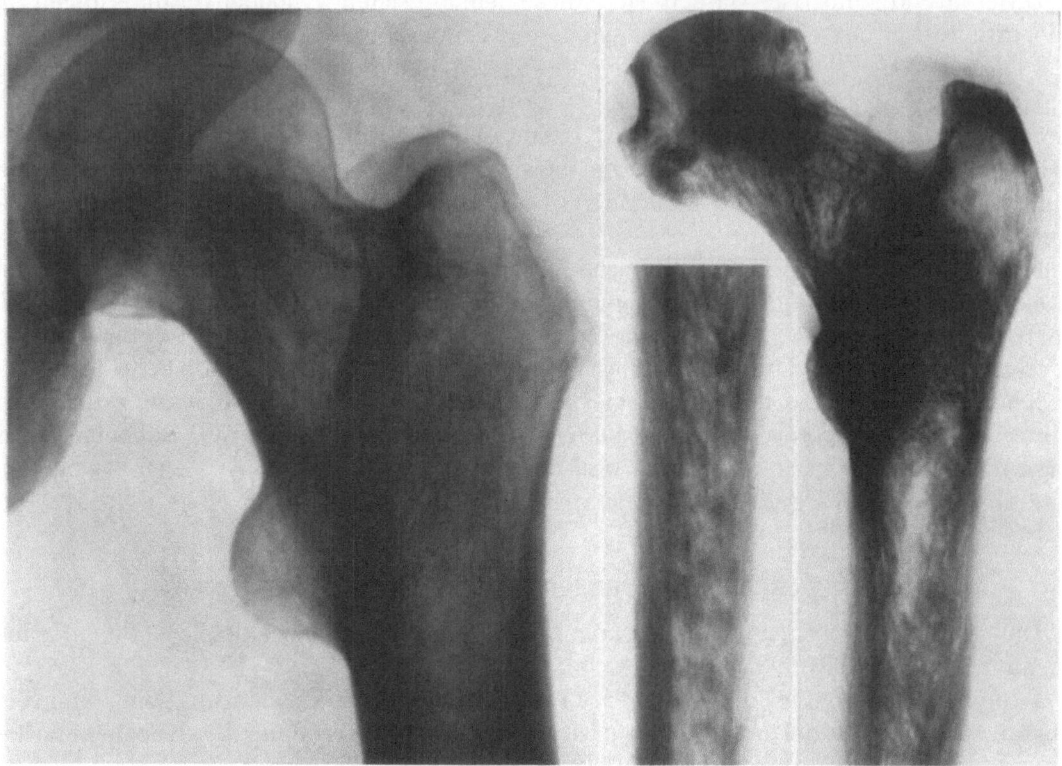

Abb. 198. Fleckige Spongiosklerose und endostale Sklerose bei Osteomyelosklerose. 31jährige Frau. Die Veränderungen sind auf dem Röntgenbild in vivo weniger deutlich erkennbar als auf der Röntgenaufnahme des Präparates

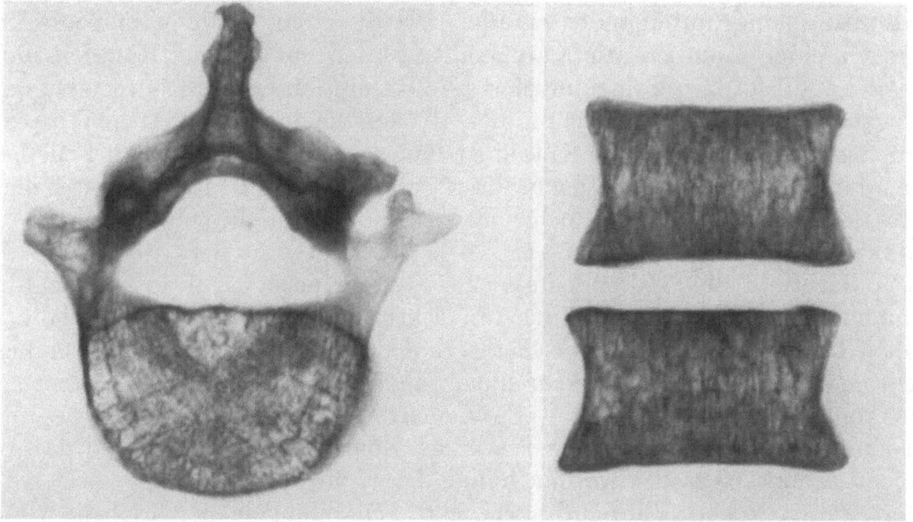

Abb. 199. Fleckige Spongiosklerose mit relativer Aufhellung der Wirbelspongiosa bei Osteomyelosklerose

Carcinom, Magen-Carcinom). Ferner ist die Osteosklerose bei Fluorintoxikation und Blei- sowie Phosphorvergiftung von differentialdiagnostischer Bedeutung. Die angeborene generalisierte Osteosklerose zeigt meist eine der Spongiosa und ihren Trajektorien folgende Verdichtung. Der Morbus Paget ist durch seine unregelmäßige Struktur und die Inhomogenität abzugrenzen. Hierbei sind die Knochen im allgemeinen auch deformiert.

Der Osteosklerose können regressive Markveränderungen vorausgehen. Die Mark-hypoplasie und Fibrose sind allerdings nicht Voraussetzung für die Ausbildung einer Osteosklerose. Es handelt sich wahrscheinlich um Fehlleistungen der Fibroblasten, Osteo-blasten und Hämatoblasten (PANTLEN). V. VIDEBAEK beschreibt drei Fälle von Osteomyelosklerose, die etwas ungewöhnlich abliefen und bei denen wohl in erster Linie eine Störung des Bindegewebes ursächlich verantwortlich zu machen ist. In nur wenigen Fällen tritt eine Myelosklerose als Folge eines diffusen Prozesses in den blutzell-bildenden Geweben des Knochenmarkes auf, z. B. nach chronisch-myeloischer oder lymphatischer Leukämie.

Die Milzexstirpation kann bei der Osteomyelosklerose günstig wirken insbesondere dann, wenn der Hemmungseffekt der Milz auf das Knochenmark größer ist als die erythro-poetische Wirkung (ANDERSEN und SÖRENSEN). Auch in der Leber sind vikariierende Blutbildungszentren zu finden (KLIMA und RIEDER). Möglicherweise ist die Genese der Osteomyelosklerose entzündlicher Natur. Die extra-ossale Myelopoese tritt sekun-där auf.

Über einen Fall der seltenen Anaemia leukoerythroplastica mit Myelosklerose (Typ Vaughan) haben BIRKNER und FREY berichtet. Die Diagnose intra vitam ist schwierig und gelingt bei Kenntnis der eigentümlichen Röntgenbefunde, des peripheren Blutbildes und durch ein Knochenmark- und Milzpunktat. Die drei Hauptmerkmale sind:

1. Auftreten unreifer Zellen im strömenden Blut,

2. großer Milztumor mit extramedullärer hämatopoetischer Metaplasie und

3. röntgenologisch streifig-fleckige Sklerosen des Knochens als Ausdruck einer Fibro-sklerose, die jedoch meist den anatomischen Knochenveränderungen nachfolgt.

Die Dichte der Spongiosa ist ungleichmäßig, und es kommt gelegentlich zu einem Konfluieren von Verdichtungsherden zu größeren Feldern. Die Dicke der Corticalis nimmt ab, was besonders an den Röhrenknochen deutlich wird. Seltener sind periostale Wucherungen in Form von Auflagerungen (BIRKNER und FREY).

3. Knochenveränderungen bei Anämien

Die am Knochen erkennbaren Veränderungen bei einer Anämie kommen durch die *Hyperplasie des Knochenmarkes* zustande. Das „gelbe Knochenmark" des Erwachsenen (Fettmark) wird in blutbildendes „rotes Mark" umgewandelt. Diese Umwandlung tritt zuerst in den proximalen Abschnitten der langen Röhrenknochen wie Femur und Humerus, später in den distalen Knochen der Extremitäten auf.

Bei der *perniciösen Anämie* kommt es zur fortschreitenden Verminderung der roten Blutkörperchen mit Anisocytose, Poikilocytose, Polychromasie und zu einer Erhöhung des Färbe-Index. Die Haut ist blaß und zeigt Petechialblutungen, die auch in der Schleim-haut auftreten.

Bei *erythroblastischen Anämien* treten unreife, kernhaltige Blutzellen, Anisocytose und Poikilocytose im Blut auf. Bei der *Polycythämie* liegt eine funktionelle Hyperplasie des Knochenmarkes mit Überproduktion der roten Blutkörperchen vor. Die Milz ist in der Regel vergrößert und der Hämoglobingehalt sowie die Blutmenge sind erhöht.

Die *röntgenologisch nachweisbaren Knochenveränderungen* sind vielgestaltig und un-charakteristisch. Bei der perniciösen Anämie bleibt die Form der Knochen erhalten. Die kurzen Röhrenknochen der Hände können bei langandauernder erythroblastischer Anämie eine Erweiterung erfahren, die als Folge des zunehmenden Druckes des hyperplastischen Knochenmarkes auf die Corticalis angesehen wird. Im Bereich der Endphalangen können Osteolysen auftreten. Die Markhyperplasie kann auch die Lufträume der paranasalen Sinus verstopfen.

Die Knochenmarkhyperplasie kann zu einer langsam fortschreitenden *Osteoporose* führen. In seltenen Fällen wird die Osteoporose von einer Knochenneubildung abgelöst, so daß sich eine diffuse *Osteosklerose* bei leukoerythroblastischer Anämie entwickeln kann. Erinnert sei an die schweren Anämien bei der Osteosklerose der Marmorknochenkrankheit oder der chronischen Fluorose.

4. Das Plasmocytom (Myelom, multiples Myelom oder Kahlersche Krankheit)

Das Myelom stellt nach neuer Auffassung Wucherungen myeloischer Plasmazellen oder deren unreifer Vorstufen dar, so daß von APITZ der Name ,,Plasmocytom'' vorgeschlagen wurde. Wir unterscheiden eine medulläre von einer extramedullären Form. Die Erkrankung ist am häufigsten im 6. und 7. Lebensjahrzehnt und im allgemeinen vor dem 30. Lebensjahr nur äußerst selten zu finden (NAYLOR und CHESTOR-WILLIAMS). Nach GESCHICKTER und COPELAND seien bisher nur fünf Fälle im Alter zwischen 20 und 30 Jahren bekannt geworden. Das Plasmocytom befällt vorwiegend das männliche Geschlecht im höheren Lebensalter. Vom 40. Lebensjahr an ist es am häufigsten. Wahrscheinlich entsteht die sich aus Plasmazellen entwickelnde Knochenmarksgeschwulst primär monotop und monostisch. Am häufigsten sollen die Primärgeschwülste in der Femur- und Humerusmetaphyse lokalisiert sein. Der Tumor wächst vom Markraum her und führt durch Druckatrophie zu einer Zerstörung des eigentlichen Knochengewebes. Die Art der Zerstörung des Knochens kann verschieden sein. Neben einer generalisierten ,,osteoporotischen Form'', die diffus das ganze Skelet nach Metastasierung des Primärtumors betreffen kann, unterscheidet man eine mehr osteolytische Form und eine cystisch-trabeculäre Umwandlung und Zerstörung des Knochens. Die Erkrankung wird röntgenologisch erst dann entdeckt, wenn bereits eine Metastasierung eingetreten ist. Die Frühmetastasierung erfolgt fast ausschließlich in das Knochenmark, während Metastasen in der Leber, der Milz, in den Lymphknoten sowie in den anderen Organen erst zu einem späteren Zeitpunkt der Erkrankung beobachtet werden können.

Das *diffuse Plasmocytom* gehört strenggenommen nicht zu den Erkrankungen der eigentlichen Knochenmatrix sondern zu denjenigen Veränderungen des Knochens, die das Gesamtorgan betreffen, wobei das Knochenmark bzw. das reticuloendotheliale System erkrankt sind und einen Tumor bilden. Dieser beeinflußt *erst sekundär* die Knochenmatrix. Im Röntgenbild können die Umbauvorgänge aber nicht von den anderen Osteopathien abgetrennt werden, wenn sie diffus das gesamte Skelet betreffen (Abb. 200). Hier müssen die klinischen Methoden, wie Serumeiweißanalyse und Knochenmarkspunktat eine Klärung bringen. Erst dann, wenn sich ein generalisiertes Plasmocytom *lokal* stärker entwickelt, ist auch die Veränderung der Makrostruktur des Knochens so typisch, daß die Diagnose möglich wird.

Nach dem Röntgenbefund sind demnach zwei Formen der Skeletveränderung zu unterscheiden: 1. die allgemeine Ausbreitung des Plasmocytoms in Form einer diffusen Osteoporose und 2. die umschriebenen osteolytischen Veränderungen mit Zerstörung und Auftreibung des Knochens. Am häufigsten sind die spongiösen Knochen wie Wirbel (Abb. 201), Rippen, Beckenskelet und Schädel befallen, doch können auch die Röhrenknochen mit beteiligt sein. Wahrscheinlich bestimmt die Geschwindigkeit des Tumorwachstums und des Krankheitsablaufes wesentlich das röntgenologische Erscheinungsbild. Nach Zerstörung der Knochensubstanz infolge expansiven Wachstums der Plasmocytomherde sind pathologische Frakturen keine Seltenheit (Abb. 202). An der Wirbelsäule ist ein Zusammensintern des Knochens mit Keilwirbelbildung erkennbar. Die kleinen Wirbelgelenke bleiben oft intakt, obgleich die Gelenkfortsätze häufig mit betroffen sind. Die Größe der zunächst relativ geringfügigen osteolytischen Herde nimmt im Laufe der Erkrankung zu, so daß die verschiedenen Arten röntgenologischer Erscheinungsformen lediglich Ausdruck eines bestimmten *Stadiums* der Knochenerkrankung sind. Ein umschriebener Primärtumor kann eine cystische Aufhellung im Knochen hervorrufen, die nicht immer richtig gedeutet wird, da sie an das Bild der Knochencyste erinnert. Die *solitären Plasmocytome* sind jedoch selten und haben manchmal eine gute Prognose (s. S. I,517).

Erst nach einer Metastasierung in das Skelet fällt die generalisierte Osteolyse mit Verschwinden der Spongiosastruktur und einer circumscripten Osteolyse, in deren Umgebung keinerlei Knochenreaktion zu beobachten ist, auf. Die völlige Reaktionslosigkeit multipler osteolytischer Knochenherde ist für das Plasmocytom charakteristisch! (Abb. 203).

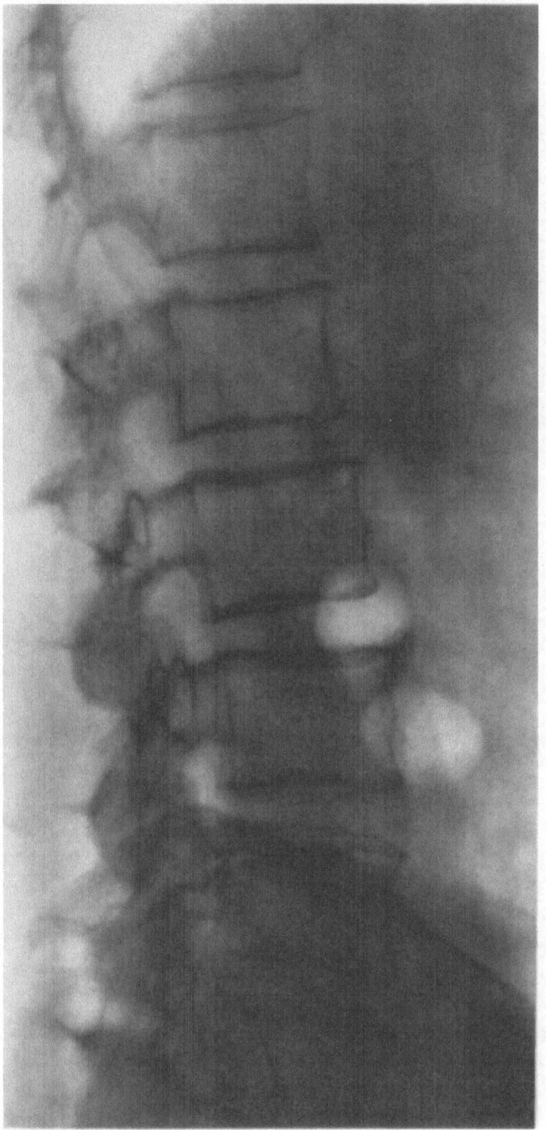

Abb. 200

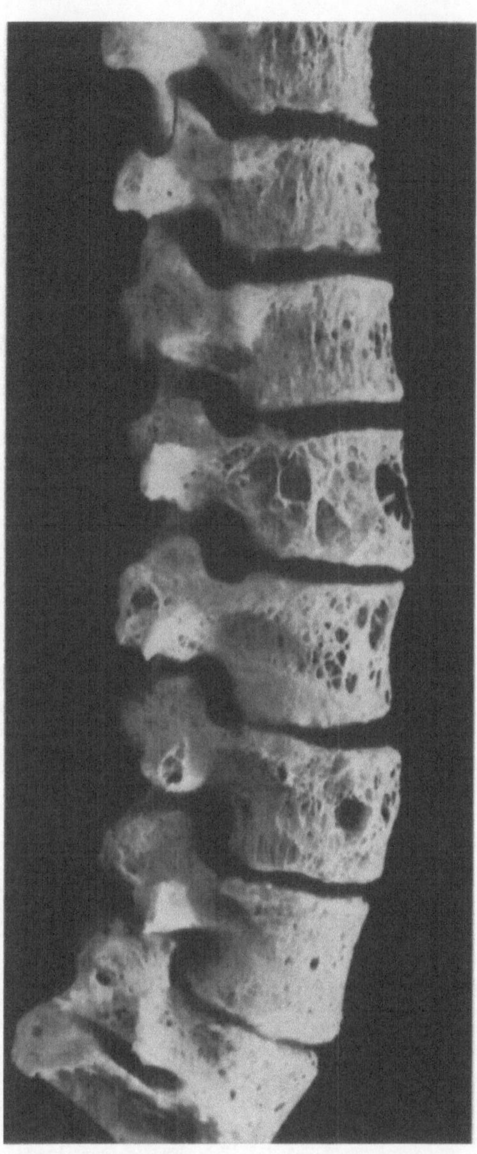

Abb. 201

Abb. 200. Das gesamte Skelet betreffende diffuse Knochenveränderung, die nur zu einer „Aufhellung" führt, ohne daß lokal gröbere Destruktionen auftreten. Autoptisch gesichertes Plasmocytom bei 53 Jahre altem Mann

Abb. 201. Umschriebene Osteolyse mit ausgedehnten Zerstörungen bei gleichzeitig umschriebener Auftreibung des Knochens infolge eines Plasmocytoms. (Präparat der Wirbelsäule. Sammlung des Pathologischen Instituts der Universität Zürich, Prof. Dr. E. UEHLINGER)

Im Bereiche der langen Röhrenknochen zeigt das Plasmocytom die cystisch-trabeculäre Form der Metastasierung, so daß oft eine wabige Struktur (Seifenblasenphänomen) beobachtet werden kann. Am häufigsten sind die Metaphysen im proximalen Abschnitt der Röhrenknochen betroffen. Während bei der Carcinommetastasierung Radius und

Ulna meist freibleiben, befällt das Plasmocytom auch diese Knochen gleichmäßig. Je
nach dem Grad der Knochenzerstörung können die verschiedensten Bilder auftreten.
So kann die Corticalis bei fortschreitendem Wachstum des Plasmocytomtumors dünn
und aufgetrieben werden. Da zwischen den einzelnen Plasmocytomnestern Knochenreste stehenbleiben, ist das Bild der *wabigen Struktur*, die für diese Geschwulst typisch
ist, zu finden. Es ist versucht worden, diese Form als eigenes Krankheitsbild abzu-

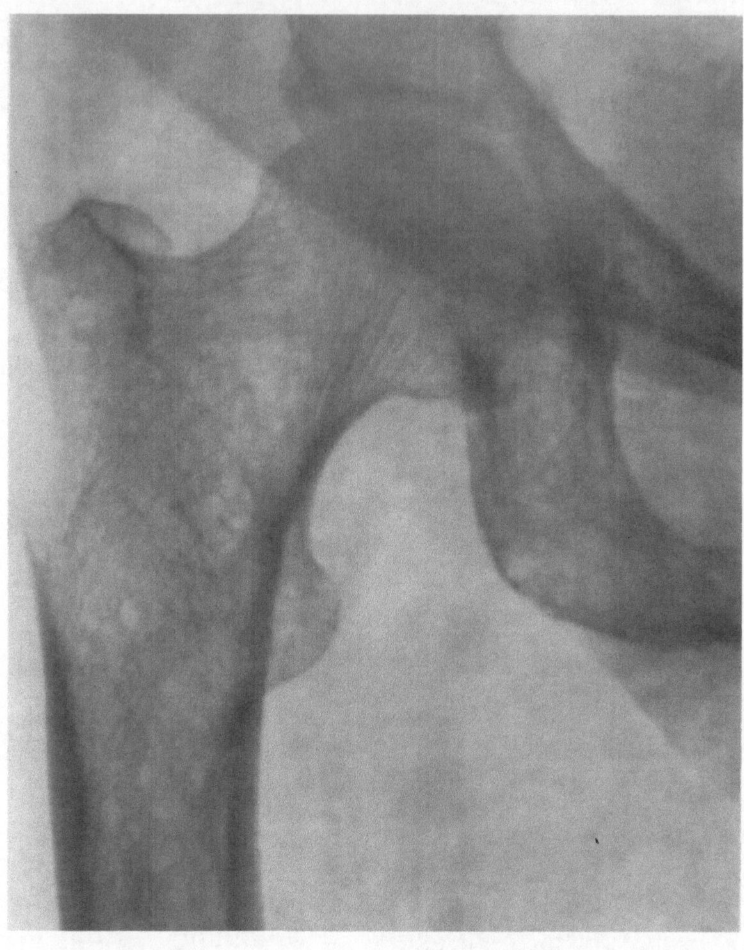

a

Abb. 202a—c. Durch zunehmende diffuse oder fleckig-lokalisierte Destruktionen des Knochens bei einem
Plasmocytom (a) kommt es zum Zusammensintern und pathologischen Frakturen z.B. in der Brustwirbel-
säule (b). Humeruskopffraktur mit Stauchung des Schaftfragmentes in den Humeruskopf. 7 Monate nach der
Fraktur tritt unabhängig von der Grundkrankheit eine Knochenreaktion mit Callusbildung auf (c). 61jährige
Frau mit autoptisch gesichertem Plasmocytom

grenzen, doch findet sich auch in solchen Fällen häufiger eine Vielzahl von kleineren
Herden. Seltener sind, wie in einem eigenen Fall, lokalisierte Veränderungen am Schädel
nachzuweisen, die dann zu einer Beeinträchtigung der benachbarten Organe, z. B. des
Augapfels führen können. Bei derartigen lokalisierten Prozessen insbesondere solchen
Veränderungen, die zu einer Komplikation führen können, ist eine Strahlenbehandlung
angezeigt. Sehr oft konnten wir bei generalisierten Plasmocytomen, aber lokalisierten
größeren Tumoren, welche den Augapfel, das Cerebrum, die großen Gefäße, Mediastinum
oder die Harnblase beeinträchtigten, durch eine intensive Strahlenbehandlung einen
Palliativerfolg erzielen. Oft ist dann röntgenologisch eine Rückbildung der Knochenveränderungen mit Recalcifizierung zu beobachten, die sehr lange bestehen bleibt.

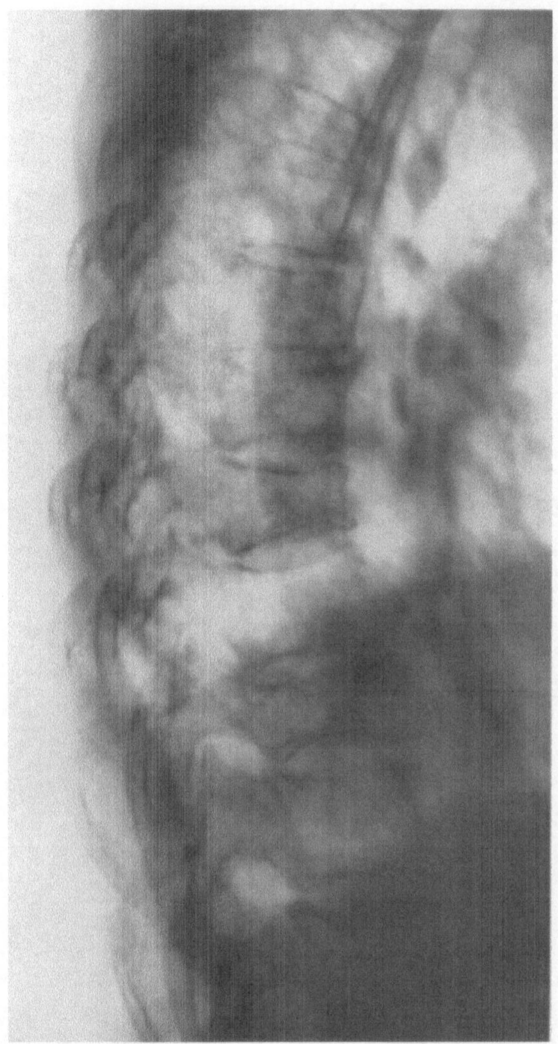

Abb. 202b

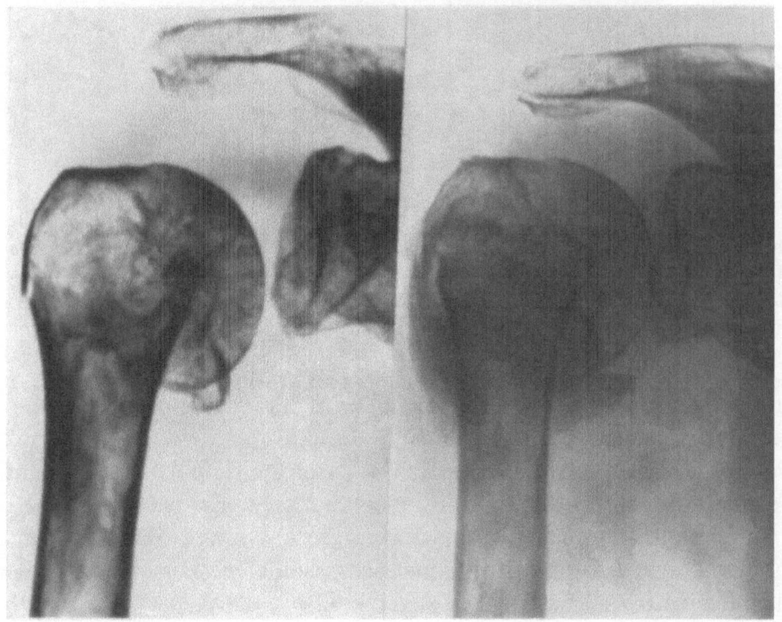

Abb. 202c

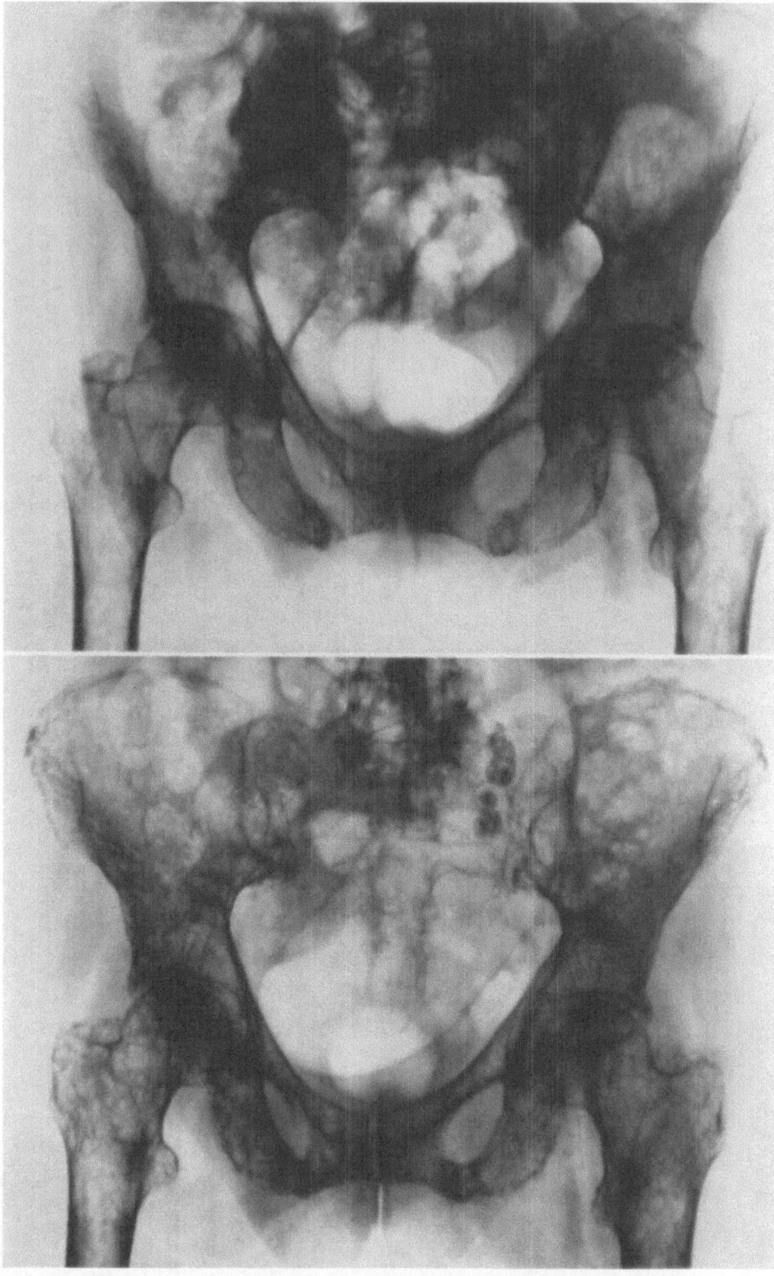

a

Abb. 203a u. b. Primär feinfleckige, später grobfleckige Osteolyse des Beckenskelets. Typisch ist die Reaktionslosigkeit der Umgebung der osteolytischen Knochenherde (a). Besonders eindrucksvoll ist die Zunahme der
Größe der Osteolysen im Bereich der Diploespongiosa des Schädelknochens (b). Die beiden Aufnahmen liegen
über 1 Jahr auseinander. 61jährige Frau mit autoptisch gesichertem Plasmocytom

Differentialdiagnostisch muß beim Plasmocytom auch an osteolytische Veränderungen
infolge einer Metastasierung, an chronische Leukämien, ein Osteoblastom, eosinophiles
Granulom und die Ostitis fibrosa cystica (primärer Hyperparathyreoidismus) gedacht
werden. Ferner sind die Hand-Schüller-Christiansche Erkrankung, das Ewing-Sarkom,
Metastasen bei einem Hypernephrom und anderen osteolytischen Knochenmetastasen
zu erwägen. Ernstere differentialdiagnostische Schwierigkeiten sind besonders bei dem
solitären Plasmocytom zu erwarten.

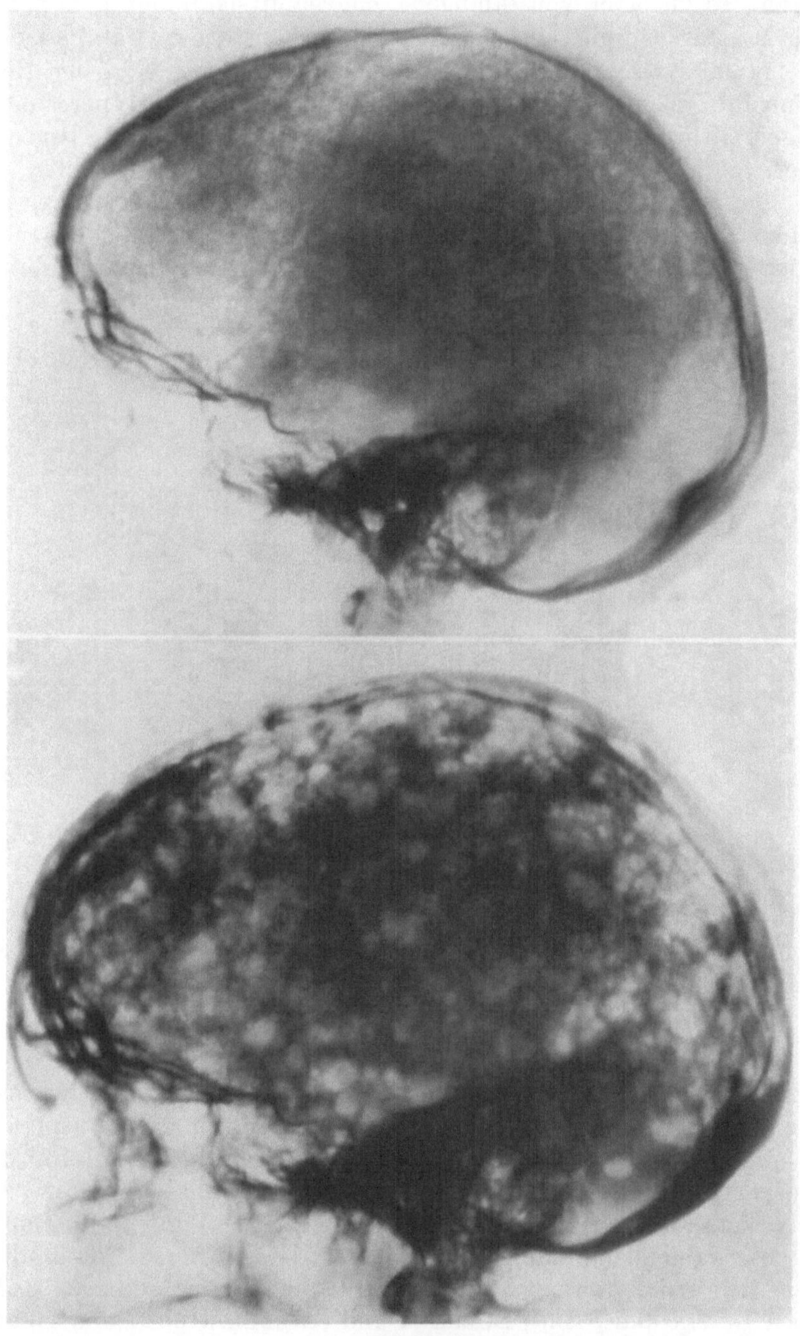

Abb. 203b

Klinisch finden sich intermittierende rheumatoide Schmerzen, allgemeine Abgeschlagenheit, Müdigkeit, Abmagerung und Geschwulstbildung. Die Nieren sind im Sinne
einer Nephrose verändert. Im Urin ist in etwa der Hälfte der Fälle der Bence-Jonessche
Eiweißkörper nachweisbar. Elektrophoretisch fällt eine Vermehrung der α-, β- oder der
γ-Globuline auf. Durch die Verschiebung der Globulin-Albumin-Fraktion des Serums
erklärt sich eine sehr erheblich beschleunigte Blutsenkung, die schon in der ersten
Stunde Werte über 100 mm erreichen kann. Eine fortschreitende Anämie sowie leichte
rheumatische Schmerzen im Bereich destruierender Knochenabschnitte und Spontanfrakturen sind häufig zu finden. Bei Zerstörung der Wirbelkörper ist eine Kompression

der Medulla und der Nervenaustrittsstellen mit radikulären Symptomen nicht selten. Schließlich kann es zu einer vollständigen Querschnittslähmung kommen. Das Blutcalcium kann bei stark ausgeprägter Metastasierung ansteigen, während der Phosphatspiegel noch normal bleibt. Durch diese Hypercalcämie treten in der Niere Calcium-Phosphatsteine auf. Dieses Syndrom kann der Hypercalcämie, Hypercalciurie, Nephrocalcinose, Nephrolithiasis als sog. Pseudo-Hyperparathyreoidismus gegenüber gestellt werden. Im weiteren Verlauf der Erkrankung kommt es zu Bronchitiden und Bronchopneumonien, die mit einer fortschreitenden entzündlichen Erkrankung des Lungengewebes oft die Todesursache darstellen. Die Niereninsuffizienz oder auch die Herz-Kreislauf-Insuffizienz sind als Todesursache erst nach der Lungenentzündung zu nennen.

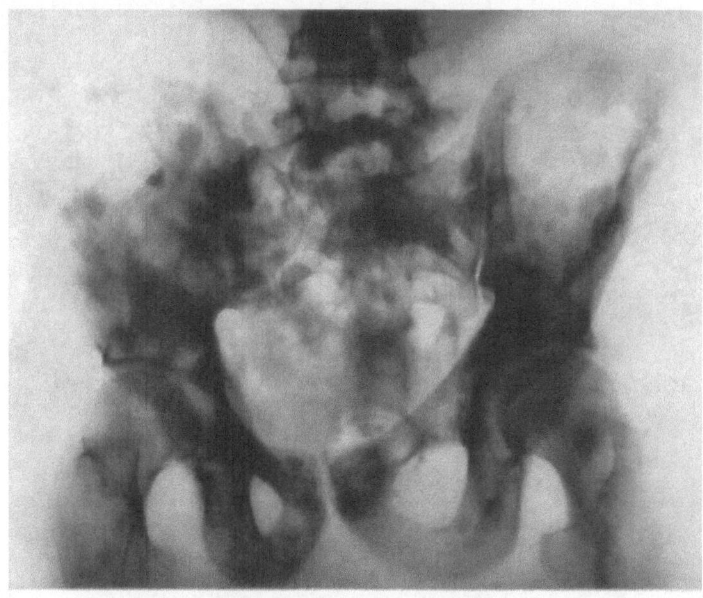

Abb. 204. Ungewöhnliche Form eines osteosklerotischen Plasmocytoms (autoptisch gesichert) mit unregelmäßigen, teilweise runden, verschieden großen Osteoskleroseherden in der Spongiosa des Skelets. Besonders deutlich war der Befund im Beckenskelet. 48jähriger Mann

In den meisten Fällen tritt schon im ersten Krankheitsjahr der Exitus ein, da im Stadium der klinischen und röntgenologischen Diagnose schon eine generalisierte Metastasierung vorliegt. Erfaßt man ausnahmsweise die Krankheit einmal in der Phase des solitären Plasmocytoms, so kann der Verlauf mehrere Jahre anhalten. Es sind auch Remissionen bekannt geworden, so daß der Verlauf bis zu 10 und 15 Jahren dauern kann. Eine intensive Strahlenbehandlung der gröberen Destruktionen kann die Statik des Skeletes lange Zeit aufrechterhalten und einen letalen Verlauf über 2—3 Jahre hinausziehen (s. auch LEWIN und STEIN, BOECKER und KNEDEL, RUSSO und BROWN, LETTOW, FINK u. a.).

Eine besondere Form des Plasmocytoms ist das mit einer Osteosklerose einhergehende Krankheitsbild. Diese Plasmocytomform ist ungewöhnlich selten. Sie tritt auf, wenn es innerhalb des Plasmocytomherdes zur Ausscheidung von Amyloid und zur Ablagerung von Bindegewebe im Knochen kommt. Die Myelominfiltration des Knochenmarkes ist gering. Dort, wo die Tumorverbände dichter liegen, findet sich meist eine Osteolyse, keine Sklerose (HODLER). Von dieser Form werden die Plattenknochen bevorzugt befallen. Obgleich die Geschwülste meist monostisch bleiben, sind generalisierte Formen beobachtet worden. Charakteristisch ist die innerhalb des Tumors auftretende endostale und periostale hyperostotische Reaktion. In einem eigenen Fall wurde das Röntgenbild erst nach längerer Beobachtung zusammen mit dem Bluteiweißbefund richtig gedeutet

(Abb. 204). Nach dem ersten Eindruck wird man in solchen Fällen immer an osteoplastische Metastasen wie beim Prostata-Carcinom, Pankreas-Carcinom oder Magen-Carcinom denken. Der Verlauf der eigenen Beobachtung war relativ gutartig.

Es sind auch Formen eines sklerosierenden Plasmocytoms mit *Spiculabildung* am Schädel beschrieben worden (KREMER). Neben der Osteolyse kann es dann auch zum Knochenanbau bei betont langsamem Verlauf kommen, um die Stützfunktion des Skeletes zu erhalten. An den Plattenknochen findet sich manchmal Amyloid- oder Paraamyloidausscheidung mit endostalen und periostalen Reaktionen und schmerzloser Entwicklung großer Tumoren.

Die hämorrhagische Form des Plasmocytoms ist selten. Es kommt zu erheblichen Blutungen in die Weichteile. Zur Blutungsbereitschaft führen Gerinnungs-Anomalien und eine Thrombopenie. Als Spätkomplikation findet man oft eine Pneumonie ohne eigentlichen Lungenbefund mit schleimig-weißem Sputum. Die Lebensdauer ist bei α-Globulinvermehrung geringer als bei β-Globulinvermehrung und niedrigen Globulinwerten.

IX. Die toxischen Osteopathien

Zu den toxischen Osteopathien gehören jene Knochenveränderungen, die auf Grund mehr oder weniger lang dauernder Expositionen durch die Einwirkung verschiedener Stoffe eigentümliche Umformungen und Verdichtungen des Knochens hervorrufen können. Bisher sind eine Reihe von anorganischen und organischen Substanzen, Wirkstoffen und Medikamenten bekannt geworden, die vorwiegend Spongiosklerosen, aber auch periostale und endostale Verdickungen des Knochens hervorrufen können. Die im wachsenden Skelet auftretenden röntgenologisch nachweisbaren Erscheinungen unterscheiden sich deutlich von denen, die das ausgewachsene Skelet zeigen kann. Für die Makrostruktur des Knochens im Röntgenbild ist ferner die Art der Applikation, die Größe der Dosis der einwirkenden Noxe sowie die Dauer ihrer Einwirkung von Bedeutung. Ein sorgfältiges Studium der Knochenstruktur im Röntgenbild wird die Erkennung und Einordnung der verschiedenen toxischen Osteopathien erleichtern.

1. Durch anorganische Stoffe hervorgerufene Osteopathien
a) Knochenveränderungen durch Aufnahme von Blei

Die kurzfristige Aufnahme von Blei wird keine röntgenologisch nachweisbaren Knochenveränderungen zur Folge haben, doch werden bereits die typischen Symptome der Bleivergiftung zu beobachten sein. Sie bestehen in Magen-Darm-Störungen in Form einer Gastroenteritis sowie in den bekannten Bleisäumen an der Gingiva. Erst nach länger dauernder (über Monate) kontinuierlicher Bleiaufnahme werden am Knochen deutlich nachweisbare Verdichtungen, insbesondere der Spongiosa, aber auch der Compacta festzustellen sein. Die *Spongiosklerose* kann so hochgradig sein, daß eine eigentliche Spongiosastruktur auf dem Summationsbild nicht mehr erkennbar ist. Die Compacta wird dicker und infolge Metaplasie des Bindegewebes erfolgt vor allem endostal ein Knochenanbau. Das wachsende Skelet zeigt neben der Verdichtung der Spongiosa im Bereich der Epiphysenfugen Zonen stark verdichteten Knochengewebes in Form der sog. Bleilinien. Je nach Intensität der Exposition wird diese linienförmige Verdichtung des Knochens im Bereich der Wachstumszone mehr oder weniger deutlich in Erscheinung treten, so daß man die schubweise stärkere Einwirkung später noch erkennen kann; aber auch die Compacta wird eine Verbreiterung und Verdichtung erfahren. Neben der Metaplasie des Bindegewebes mit Knochenanbau kommt es bei der Bleivergiftung wahrscheinlich auch zu einer Einlagerung des Bleies in die Knochenmatrix während des Knochenumbaues, so daß an Stelle des Hydroxylapatits Bleiapatit tritt. Bleiintoxikationen durch Salben sind auch schon bei Säuglingen bekannt geworden. Die Epiphysenzonen weisen dann Verdichtungen auf. Es treten Krämpfe, Erbrechen, EEG-Veränderungen, eine Reticulocytenvermehrung und eine Anämie auf.

b) Durch Fluor-Aufnahme bedingte Schäden

Die häufigste, in der Literatur angegebene Ursache einer Fluorvergiftung ist die Aufnahme fluorhaltigen Trinkwassers sowie eine Fluorvergiftung durch Berufsschäden (keramische Industrie, Aluminiumindustrie). Von STEVENSON und WATSON sind unter 170000 Röntgenaufnahmen von Wirbelsäule und Becken 23 Fälle mit einer auffallen-

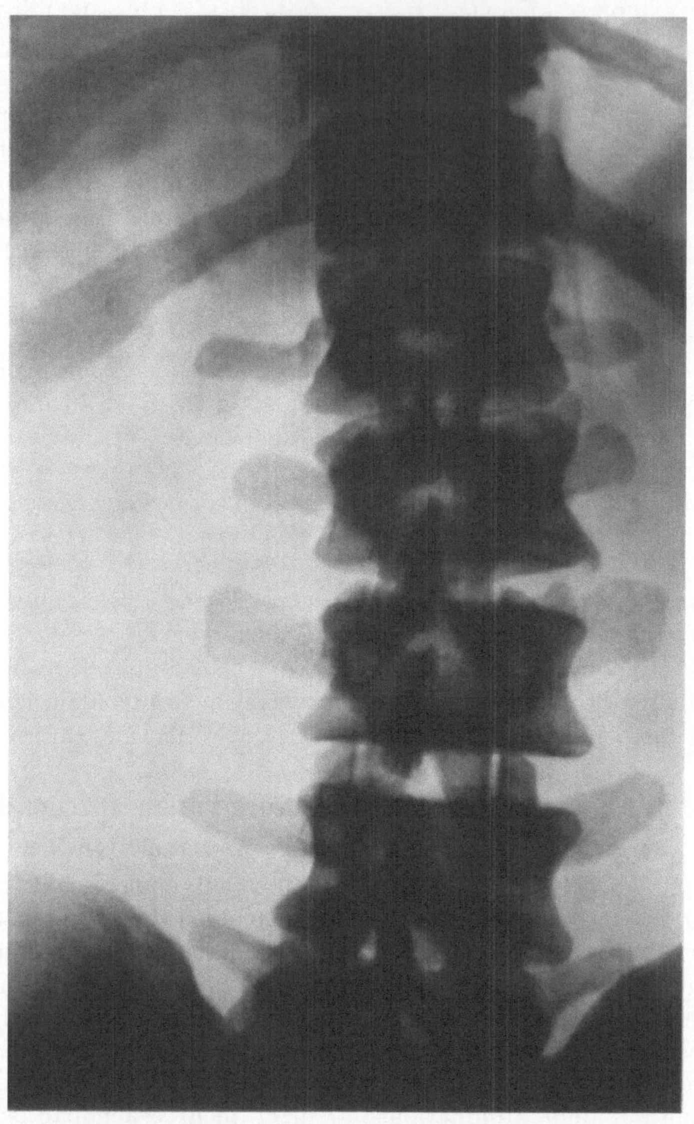

Abb. 205a—c. Ausgedehnte schwere Spongiosklerose des Skelets bei Fluorose. Neben der diffusen Spongiosklerose der Wirbelsäule (a) findet sich im fortgeschrittenen Stadium (Fluorose III nach FRITZ) eine Verbreiterung und Verdichtung der Spongiosa in den Epi- und Metaphysen sowie der Diaphysencompacta und stärkere Periostreaktionen mit exostosenähnlichem Knochenanbau (b). Im Bereich der Membrana interossea und der Muskelansatzstellen sind die Osteophyten deutlich ausgeprägt (c). 47jähriger Mann mit Fluorosteopathie nach langjähriger Tätigkeit in einer Flußsäureabteilung. (Nach FRITZ)

den Osteosklerose gefunden worden. Diese Patienten hatten über Jahre Wasser mit einem Fluorgehalt von 4—8 % getrunken. Liegt der Fluorgehalt unter 4 %, so sind keine sichtbaren Knochenveränderungen aufgetreten. Neben der Osteosklerose kommt es zu Verkalkungen des Bandapparates. Besondere Beschwerden oder Krankheitserscheinungen sind selten zu finden.

Das *gesamte Skeletsystem* zeigt eine *ausgeprägte Osteosklerose*, die besonders eindrucksvoll im Bereich der spongiösen Knochenabschnitte ist. Die Compacta wird durch periostale und endostale Verdickung des Knochens voluminös und unförmig (Abb. 205). Neben

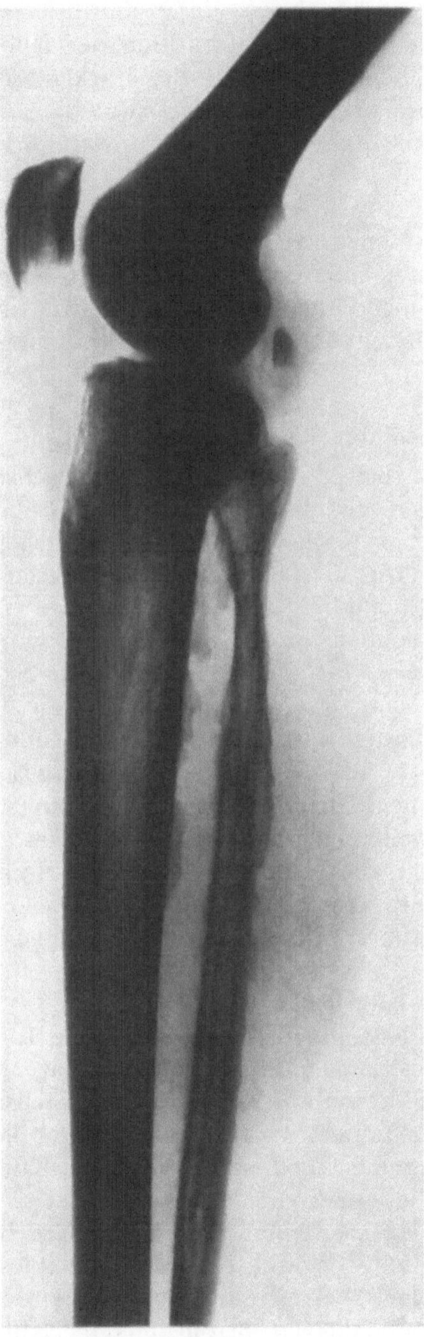

Abb. 205b

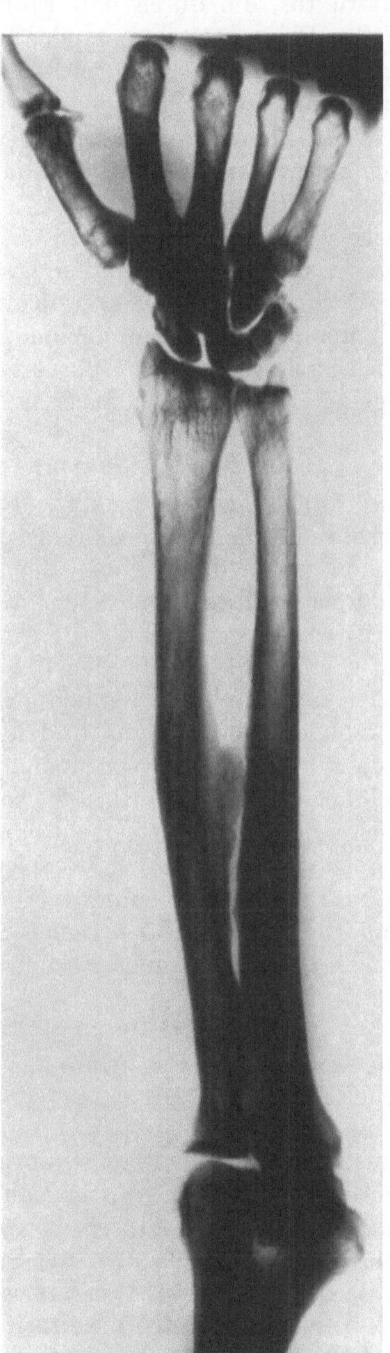

Abb. 205c

diesen typischen Knochenveränderungen finden sich die bekannten *Zeichen* an den Zähnen in Form einer *Sprenkelung des Zahnschmelzes* (animal teeth). Der Schmelz wird brüchig, da eine eigentümlich gefärbte rotbraune bis schwärzliche Substanz eingelagert ist. Diese Schädigung des Zahnschmelzes, die eine Atrophie des Schmelzorgans darstellt, tritt *meist vor* den Skeletveränderungen auf.

Im weiteren Verlauf einer Fluorvergiftung sind am gesamten Skelet durch periostale Reaktionen bedingte, osteophytenähnliche Knochenanbauprozesse festzustellen, die bis zu echten Exostosen heranwachsen können. Sie sind erklärlicherweise an den Muskelsehnenansätzen stärker entwickelt. Das Knochengewebe zeigt eine ausgesprochene Achatstruktur, die durch den Einbau von Fluor in den Knochen (wahrscheinlich in Form des Fluorapatits) zustande kommt. Der Knochen kann völlig eburnisieren und gibt dann einen massiven, sehr dichten Schatten. Auch der Markraum der Knochendiaphysen erfährt durch endostalen Anbau eine Einengung. Neben der starken Sklerose soll bei der Fluorvergiftung auch eine Osteoporose vorkommen, und zwar dann, wenn es nach einem starken Knochenanbau zu einer konzentrischen und exzentrischen Porose der alten Corticalis kommt.

Meist wird dieser Prozeß im Röntgenbild jedoch durch die Sklerose überdeckt werden. Frakturen sind selten zu finden. Klinisch treten manchmal Rückenschmerzen auf.

In Europa ist die Fluorvergiftung am häufigsten in Frankreich beobachtet worden, doch konnten in letzter Zeit auch in Deutschland einige Fälle gesehen werden. In Amerika und in China scheint die Fluorvergiftung häufiger zu sein. Als Berufserkrankung tritt sie regelmäßig bei Kryolitharbeitern auf.

c) Durch Aufnahme von Phosphor bedingte Knochenschäden

Die durch Phosphor bedingte Osteopathie ist relativ selten, meist am wachsenden Skelet durch eine Überdosierung phosphorhaltiger Medikamente zu beobachten. Der Phosphorschaden des Skeletes zeichnet sich durch typische ringförmige Verdichtungen in der Spongiosa des wachsenden Knochens aus. Die Verdickung des kompakten Knochens ist relativ gering und tritt gegenüber der Ringbildung sog. *Phosphorlinien* zurück. Die in der Spongiosa gefundenen Verdichtungen sind in ihrer Struktur den kompakten Knochen der Diaphysen ähnlich. Sie treten an *allen wachsenden* Knochen des Skeletes auf, besonders eindrucksvoll in den Bezirken endochondraler Ossifikationen. Sie sind an den Metaphysen, Epiphysen und Apophysen zu finden, ferner an den Hand- und Fußwurzelknochen, an den Rippen, am Schulterblatt, am Wirbelknochen und besonders deutlich am Becken. Es besteht eine gewisse Ähnlichkeit mit den sog. Wachstumslinien, die jedoch meist nur an den Metaphysen der Röhrenknochen zu finden sind. Diese durch Phosphorintoxikation bedingten Schäden sind sehr viel eindrucksvoller. Die Breite der Phosphorlinien ist von der Dauer der Phosphorintoxikation abhängig. Eine sehr langdauernde, ununterbrochene Phosphormedikation führt zu Nekrosen des Knochens.

d) Durch Strontium bedingte Knochenschäden

Die Wirkung des Strontium auf den Knochen besteht vorwiegend in einem Reiz zur Knochenbildung, so daß es zu vermehrtem appositionellen Wachstum kommt. Neben einer Spongiosklerose tritt auch eine Compacta-Sklerose auf, ohne daß im wachsenden Organismus das Längenwachstum des Knochens behindert wird. Wahrscheinlich kommt es bei einer Strontiumvergiftung auch im erwachsenen Organismus durch die Knochenumbauvorgänge zur Einlagerung von Strontium in Form von Strontium-Apatit.

Die Untersuchungen über die Strontiumintoxikation haben heute besondere Bedeutung, da das *radioaktive Strontium* unter den „Fallout"-Produkten der Atomexplosionen infolge seiner langen Halbwertzeit für den biologischen Organismus außerordentlich gefährlich ist. Eine fortlaufende Speicherung radioaktiven Strontiums im Knochengewebe ist nach den Untersuchungen von ENGSTRÖM u. Mitarb. nicht ohne Wirkung auf das blutbildende System und den wachsenden Organismus.

e) Durch Cadmium bedingte Knochenschädigungen

Eine Schädigung durch Cadmium-Verbindungen (Cadmiumoxyd) ist bisher vorwiegend als Berufskrankheit beobachtet worden. Sie tritt bei Zinkschmelzern, bei Arbeitern in Akkumulatorenfabriken und in der cadmiumverarbeitenden Industrie in Erscheinung. Nach chronischer Einwirkung von Cadmium kommt es zu einem Knochenabbau und zum Auftreten von Umbauzonen im Sinne der Looser-Milkman-Zonen, wodurch Gang- und Bewegungsstörungen hervorgerufen werden.

An *klinischen Allgemeinerscheinungen* sind Erbrechen, Bronchitis mit Emphysem, sog. Cadmiumschnupfen, Blutsenkungsbeschleunigung sowie Nieren- und Leberveränderungen durch Cadmiumablagerungen zu nennen.

f) Knochenschädigungen durch Wismut

Die chronische Aufnahme von Wismut ist relativ selten, und bisher sind die dadurch auftretenden Skeletveränderungen vorwiegend bei Kindern luischer Mütter beobachtet worden. Die während der Gravidität durchgeführte Wismutbehandlung führte in dem kindlichen Skelet zum Auftreten von sklerotischen Bezirken ähnlich der bei Bleivergiftung beschriebenen Veränderungen, insbesondere an den Enden der Metaphysen, die hier als *Wismutlinien* bezeichnet werden.

g) Durch Thallium bedingte Vergiftungen

Auch durch die Aufnahme von Thalliumsulfat sind Knochenveränderungen beschrieben worden. Infolge des chemisch-toxischen Reizes kommt es zu einer Anregung der Osteoblasten und damit zu einem *endostalen Knochenanbau.*

h) Durch Radium und andere radioaktive Stoffe hervorgerufene Knochenveränderungen

Durch den Umgang mit Radium oder radiumhaltigen Substanzen kann es zur Aufnahme des Radium in den Organismus kommen (GÖSSNER). Die Ablagerung dieser Substanz erfolgt weitgehend im Knochengewebe, und es sind einzelne Beobachtungen mitgeteilt worden, nach denen der Knochen im Sinne einer *periostalen Reaktion* eine *deutliche Verdichtung* erfährt. Auf dem Boden einer solchen Knochenveränderung kann es nach einer längeren Latenzzeit zum Auftreten von Strahlensarkomen im Knochen selbst kommen. Derartige, durch eine toxische Osteopathie hervorgerufene Tumoren sind vor allem bei Leuchtziffernmalern beschrieben worden.

2. Durch organische Stoffe bedingte Osteopathien
Überdosierung von Vitaminen

Durch eine leichte Hypervitaminose D kommt es im Knochen zu einem vermehrten *Anbau,* der mit einer Sklerose des Knochengewebes einhergehen kann. Die hin und wieder zu beobachtende deutliche Spongiosklerose sowie die stärker hervortretenden Wachstumslinien an den Metaphysen des jugendlichen Skeletes können deutlicher werden bei der Behandlung einer Osteopathie oder einer Verknöcherungsstörung mit großen Dosen von Vitamin D (s. S. I,273).

Die *Vitamin D-Überdosierung* ist am Skelet durch generalisierte *Osteoporosen* und periartikuläre Kalkablagerungen gekennzeichnet. Das klinische Bild ist durch Störungen des Magen-Darmkanals, der Harnwege und des zentralen Nervensystems bestimmt. Ferner finden sich in den Geweben, die Säure ausscheiden (Tubulusepithelien der Niere, Lunge, Magen u. a.), Kalkablagerungen. Im Bereich der Gefäße treten Mediaveränderungen auf, die ebenfalls verkalken. Durch lokale Gewebsveränderungen im Bindegewebe der Gelenkkapsel, den Schleimbeuteln und den periartikulären Weichteilen kommt es auch bei annähernd normalem Calciumspiegel des Blutes zu monströsen, manchmal kittähnlichen Kalkablagerungen. Zum Zeitpunkt der Kalkablagerungen in den Weichteilen sind im allgemeinen Schädigungen der Nieren mit einer Retention harnpflichtiger Substanzen, gichtähnliche Arthritiden und ein erhöhter Phosphorspiegel im Blut zu finden. Die Vitamin D-Intoxikation ist wenig bekannt und wird häufig unter dem Bild verschiedener anderer Erkrankungen in der Literatur mitgeteilt. Auf diesem Gebiet fehlen noch ausreichende und fundierte Kenntnisse.

Eine Überdosierung von Vitamin A kann Knochenveränderungen im Sinne einer leichten Sklerose zur Folge haben. Auch hier ist der Mechanismus noch nicht hinreichend geklärt (s. S. I,276).

D. Die entzündlich-infektiösen und parasitären Knochenerkrankungen

Bei zahlreichen Infektionskrankheiten entwickeln sich primär oder im Laufe der Erkrankung sekundär Knochenveränderungen, die meist mit einer Zerstörung von Knochensubstanz, einer Osteolyse, einhergehen. Das Initialstadium dieser entzündlichen Knochenprozesse spielt sich im Knochenmark ab, so daß die eigentliche Knochenmatrix primär unbeteiligt ist. Erst durch die fortschreitende Entzündung mit ihren Erscheinungen wie Gewebsnekrose und Gewebszerfall, Absceßbildung und Übergreifen auf noch gesunde, benachbarte Bezirke wird auch das Knochengewebe zerstört. Dieser gesetzmäßige Ablauf entzündlicher Knochenerkrankungen macht es verständlich, daß die röntgenologische Erkennung des Herdes erst — nach Wochen oder Monaten — möglich wird, also im *akuten* Stadium gar nicht *erwartet werden darf*.

Die *chronische* Form der Erkrankung zeigt oft eine Abgrenzung des Krankheitsherdes im Knochen, die dem Knochengewebe selbst den Aufbau eines sklerotischen „Entzündungswalles" erlaubt. Durch diese Randsklerose werden manche destruierenden Prozesse leichter erkennbar. Das übliche Routine-Röntgenbild in zwei Ebenen ist als Summationsbild nicht geeignet, in jedem Krankheitsfall den pathologischen Prozeß klar darzustellen. Häufig sind *Schichtaufnahmen* unerläßlich und möglichst in zwei Ebenen vorzunehmen. Das Ergebnis einer einzigen Untersuchung hat in den *Frühstadien der entzündlichen Erkrankung* nur begrenzten Aussagewert. Erst die Zusammenfassung aller klinischen und röntgenologischen Befunde wird eine gewisse Sicherheit bieten. In den *späteren Stadien* der entzündlich-infektiösen und parasitären Erkrankungen werden die im Röntgenbild erkennbaren pathologisch-anatomischen Veränderungen oft so charakteristische Befunde zeigen, daß sie dem erfahrenen Untersucher nur wenige diagnostische Schwierigkeiten bereiten.

I. Unspezifische Entzündungen und Infektionen

1. Die Osteomyelitis

Die Osteomyelitis ist die häufigste, unspezifisch-entzündliche Erkrankung des Knochens, die primär im Knochenmark beginnt. Sie kann durch verschiedenste Erreger hervorgerufen werden, in erster Linie durch den Staphylococcus aureus. Weniger häufig sind Infektionen durch den Streptococcus haemolyticus, der vorwiegend im Kindesalter Ursache einer Osteomyelitis sein kann. Ferner wird in seltenen Fällen eine Osteomyelitis durch Pneumokokken, den Typhusbacillus, die Paratyphusbacillen, den Bangschen Bacillus u.a. hervorgerufen. Es sind auch Mischinfektionen bei einer Osteomyelitis möglich.

In den meisten Fällen ist die Osteomyelitis keine selbständige Knochenerkrankung, sondern Ausdruck eines septischen Zustandsbildes am Knochen. Umgekehrt kann eine Osteomyelitis zu einer allgemeinen septischen Erkrankung Anlaß geben oder sie unterhalten. Der Knochen selbst ist zunächst an dem Krankheitsgeschehen primär nicht beteiligt, sondern wird erst sekundär von der entzündlichen Erkrankung des Knochenmarkes mit erfaßt. *So muß das Röntgenbild des Frühstadiums einer Osteomyelitis völlig normale Verhältnisse* zeigen und erst dann, wenn eine Mitbeteiligung des Knochengewebes selbst vorliegt, sind Destruktionen des Knochens röntgenologisch nachzuweisen.

Der Krankheitsverlauf der *hämatogenen Osteomyelitis* ist durch die Möglichkeiten der antibiotischen Behandlung günstiger geworden. Schwere, septische Formen der Osteomyelitis kommen kaum noch vor. Das Stadium der Abscedierung kann aufgehalten und geheilt werden. Ausgedehnte Phlegmonen des Knochens und eine diffuse Ausbreitung der Entzündung finden sich nur sehr selten (HELLNER). Es kann das Bild einer Polyarthritis vorgetäuscht werden. Die schweren Komplikationen wie Spontanfrakturen, Pseudarthrosen, Amyloidablagerungen und Carcinombildungen auf dem Boden von Fistelgängen stammen aus der Zeit, da die Antibiotica noch nicht bekannt waren.

Am häufigsten sind die Extremitäten betroffen, doch kann sich eine Osteomyelitis *in jedem Skeletabschnitt manifestieren.* Meist handelt es sich um eine monostotische Erkrankung. Nur in seltenen Fällen kommt eine Beteiligung mehrerer Knochen vor. Bei Kindern und im jugendlichen Alter tritt die Osteomyelitis häufiger auf. Sie bevorzugt das männliche Geschlecht. Der Krankheitsverlauf ist bei Erwachsenen anders als bei Kindern. Bei älteren Menschen findet sich meist die chronische Form dieser entzündlichen Knochenerkrankung.

a) Die akute Form der Osteomyelitis

Die hämatogen entstandene Osteomyelitis ist in der Regel im Metaphysenbereich der langen Röhrenknochen lokalisiert. Nach einem Trauma, das zu einer offenen Wunde oder einer infizierten Knochenverletzung führen kann, besteht die Möglichkeit des Auftretens einer osteomyelitischen Erkrankung auch per continuitatem. *Die ersten im Röntgenbild eindeutig nachweisbaren Erscheinungen treten frühestens 2—3 Wochen nach Beginn*

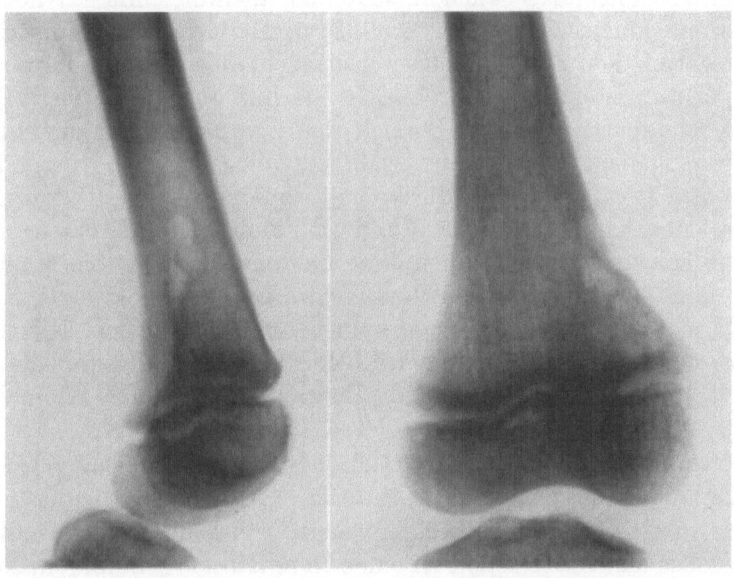

Abb. 206. Osteomyelitische Herde in der Metaphysen- und Epiphysenregion des distalen Femurendes bei 6jährigem Knaben. Eine starke Rötung und Schwellung des distalen Oberschenkels und die Abszeßbildung (durch Punktion gewonnener Eiter enthielt Staphylokokken) bestätigten die Diagnose. Einige der im Metaphysenbereich gelegenen Herde sind noch nicht vollständig reossifiziert und während des Wachstums cranialwärts gewandert. Sklerose der epiphysenfugennahen metaphysären Knochenbezirke als Ausdruck einer Wachstumsstörung und Vitamin D-Medikation

der Erkrankung auf und drücken sich in einem Abbau der Spongiosa aus, der zunächst an eine Osteoporose erinnert. Durch das entzündliche Marködem und den Eiterungsprozeß im Knochenmark kommt es infolge Drucksteigerung zu einem lokalen Knochenabbau in der unmittelbaren Nachbarschaft der Entzündung. Die Compacta der Diaphysenbezirke, die an die Metaphyse angrenzen, bleibt zunächst längere Zeit erhalten. Im weiteren Verlauf der Erkrankung kann es auch hier zu einem Abbau der Knochensubstanz in Form kleinerer, multipler Destruktionen kommen. Nicht selten tritt ein Abbau des kompakten Knochens durch Rarefikation entlang der Haversschen Kanäle auf, so daß eine Art „Spongiosierung der Compacta" erfolgt.

Die Tomographie kann die Diagnostik wesentlich verbessern, insbesondere die Analyse einer diffusen Verdichtung oder einer Strukturauflockerung ermöglichen und Abszeßhöhlen gut zur Darstellung bringen.

Es können drei Stadien der hämatogenen Osteomyelitis unterschieden werden:

a) Das *akute Stadium der Infektion*, welches röntgenologisch nicht nachgewiesen werden kann.

b) Das *Stadium der Herddemarkation* durch osteolytische Veränderungen und beginnende Randsklerosen, die im Übersichtsbild häufig durch die Summation verschleiert sind, aber im Schichtbild dargestellt werden können.

c) Das *Stadium der Reparation* und sklerotischen Reaktion des Knochens, das röntgenologisch nachzuweisen ist.

Die akute Osteomyelitis ist vorwiegend eine Erkrankung des wachsenden Knochens im Kindesalter. Ein osteolytischer Herd in der Nähe der Epiphysenfuge kann daher für das Wachstum eine außerordentliche Bedeutung erlangen. In den meisten Fällen kommt es zur Wachstumshemmung oder einem Fehlwuchs des Knochens, der nach Abheilen des entzündlichen Prozesses nicht immer vollständig ausgeglichen wird. In manchen Fällen werden die Entzündungsherde von einem Verknöcherungssaum umgeben, der während der Heilungsphase auch die Höhlen ausfüllt, indem Knochengewebe aus der Wachstumszone hinein vorwächst (Abb. 206). Dadurch wird eine gröbere Störung des Wachstums vermieden. Erstaunlicherweise macht der Krankheitsprozeß oft vor der eigentlichen Wachstumszone halt, durchbricht sie nur ausnahmsweise. Die Abgrenzung nekrotischer Knochenpartien ist im Bereich der Compacta häufiger zu finden als im spongiösen Knochengebiet. Dies kommt wahrscheinlich dadurch zustande, daß die Ernährung des kompakten Knochens durch Unterbrechung der Blutzufuhr nicht mehr gewährleistet ist, der Knochen abstirbt und sich nun der von Eiter umspülte Bezirk demarkiert. Eine solche Demarkation dauert mehrere Wochen bis Monate. Neben der Demarkation kommt es zu reparativen Vorgängen in der Peripherie der Knochennekrose. Das Periost hebt sich ab und bildet einen Knochenmantel um den Sequester (Abb. 207). Aus diesem *Periostregenerat* kann sich nach Entfernung des Sequesters ein neuer Knochen bilden, der nach Monaten oder Jahren annähernd die Form des ehemaligen Knochens annimmt.

Der *Verlauf der Osteomyelitis* ist im Zeitalter der Antibiotica *sehr vielgestaltig* geworden. In manchen Fällen tritt nach rechtzeitiger Erkennung der Osteomyelitis acuta und Behandlung durch Antibiotica überhaupt keine röntgenologisch erfaßbare Zerstörung des Knochengewebes ein. Ist es schon zu einer *Rarefikation* gekommen, so findet man im Röntgenbild häufig nur eine gewisse Verminderung der Strahlenabsorption, verglichen mit dem gesunden Knochen. Im weiteren Verlauf kann im Entzündungsbereich eine mäßige Osteosklerose und Periostose eintreten. Hat sich schon ein *Defekt* ausgebildet, so bleibt dieser Defekt längere Zeit bestehen und wird erst im weiteren Verlauf langsam umgebaut. Nach der Penicillin-Therapie ist eine schwächere, reaktive Knochengewebsbildung festzustellen. Eine zu frühe Belastung des Knochens nach Antiobitica-Behandlung kann deshalb zu Spontanfrakturen führen. Eine längere Bettruhe von 2—3 Monaten ist angezeigt.

Die *Komplikationen* einer Osteomyelitis sind zahlreich. Es kann zu einem Durchbruch des Entzündungsprozesses in die benachbarten Gelenke kommen, so daß ein *Pyarthros* entsteht. Weniger schwerwiegend ist die Beteiligung des Gelenkes in Form eines entzündlichen Ergusses und einer kollateralen entzündlichen *Synovitis*. Ferner kann die Entzündung durch die Spongiosa hindurch den gesamten Markraum des Röhrenknochens erfassen und zu einer „*Markphlegmone*" führen. Eine so ausgedehnte Erkrankung mit nachfolgender Zerstörung des Knochens hat häufig Spontanfrakturen zur Folge. Der Durchbruch des Entzündungsprozesses nach außen führt zur Abhebung des Periostes und zum *subperiostalen Absceß*.

Eine Osteomyelitis kann so blande verlaufen, daß sie zufällig durch das Röntgenbild entdeckt wird. Diese subakuten Formen sind selten.

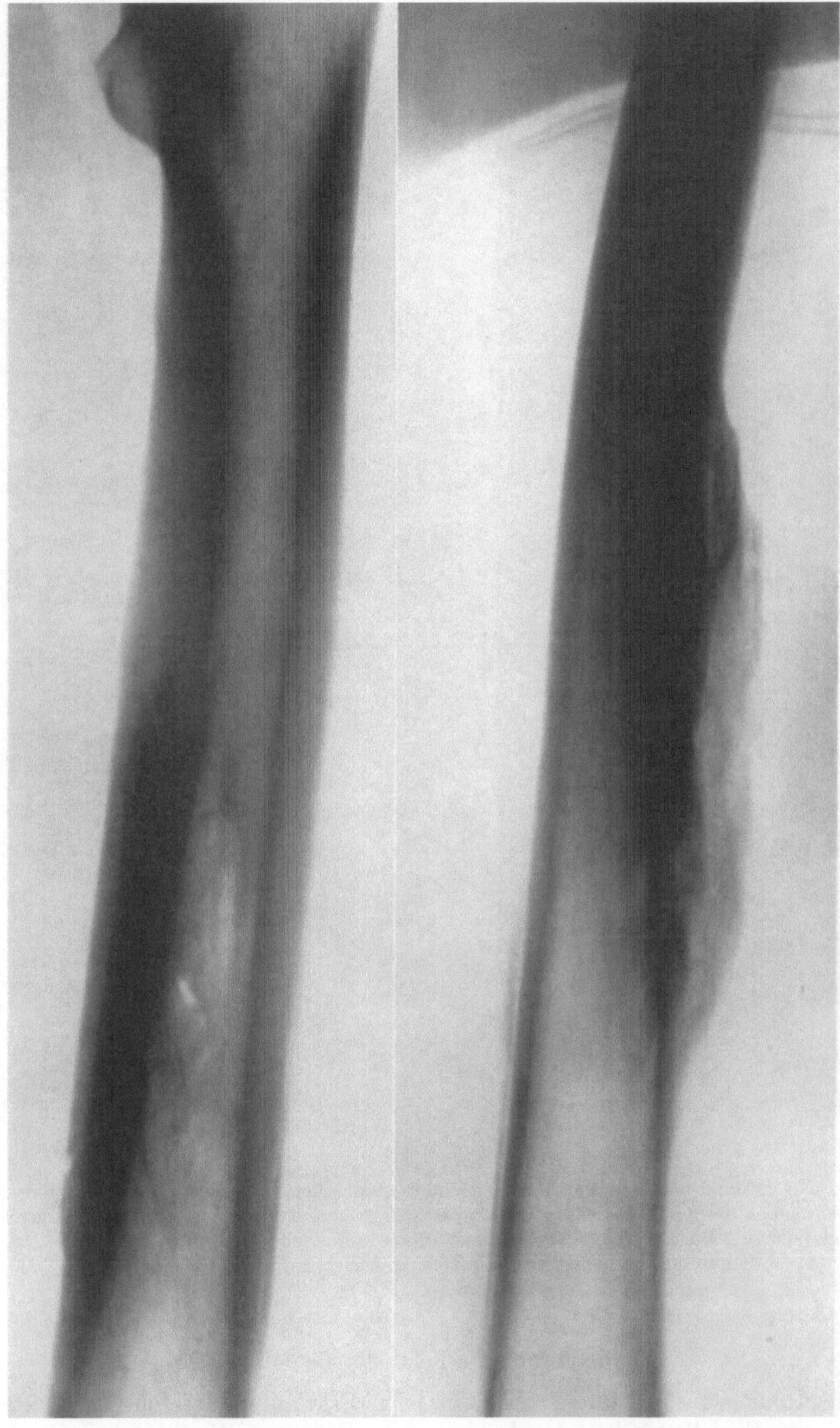

Abb. 207. Osteomyelitis in der Femurdiaphase eines 53jährigen Mannes. Der Prozeß ist schon einige Jahre alt. Neben den Strukturveränderungen des Knochens fällt vor allem die starke Periostreaktion und Knochenapposition an der dorsalen Fläche und der schmale Periostsaum an der ventralen Fläche der Femurdiaphyse auf. Die Seitenaufnahme zeigt die Granulationshöhle in der erkrankten Knochenpartie nahe der Markhöhle, aus der ein Sequester entfernt wurde

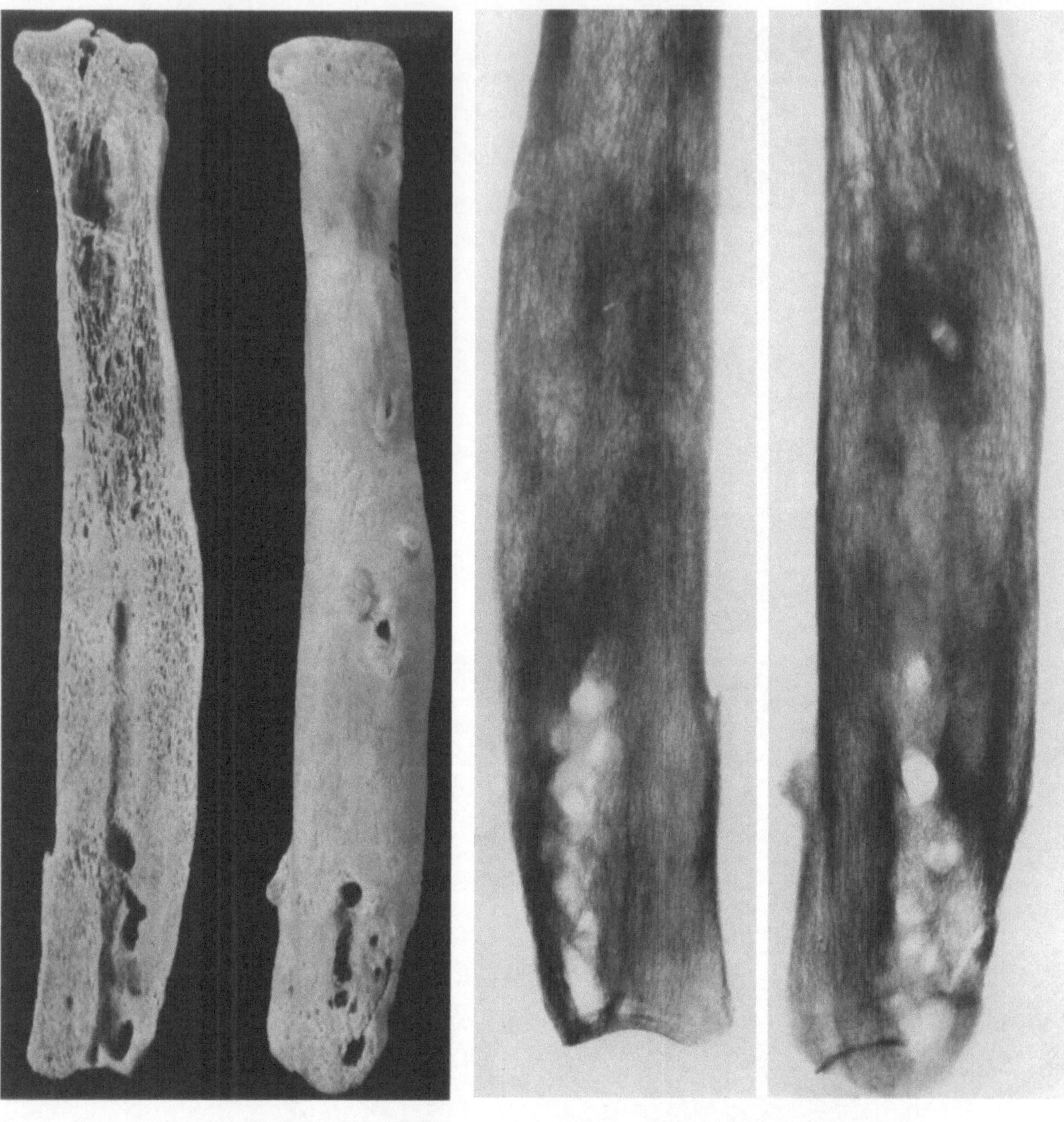

a   b

Abb. 208a u. b. Zustand nach schwerer, rezidivierender, chronischer Osteomyelitis der Tibia mit Apposition und Transformation des Knochens, einem fuchsbauartigen System von Fistelgängen und Granulationshöhlen und Spongiosklerosen. Macerationspräparat (a) und Röntgenaufnahme der distalen Hälfte des Präparates (b). (Sammlung Pathol. Institut Universität Zürich, Prof. Dr. E. UEHLINGER)

b) Die chronische Form der Osteomyelitis

Nach Abklingen des akuten Stadiums der Erkrankung treten Destruktionen im Knochen auf. Eine länger bestehende chronische Osteomyelitis führt zu endostalen und periostalen Reaktionen mit lebhafter Knochenneubildung, weshalb neben den osteolytischen Veränderungen eine Sklerose und eine Hyperostose der den Entzündungsprozeß abgrenzenden Knochenpartien zu beobachten sind. Innerhalb der eigentlichen Absceßhöhle des Knochens kann es zur Demarkation der abgestorbenen Knochenpartien kommen, die dann gewissermaßen „im Eiter schwimmend" als *Sequester* erkennbar werden. Es entsteht innerhalb des erkrankten Knochenbezirkes eine „Totenlade". Nach operativer Entfernung des Sequesters kann der Knochenherd vollständig ausheilen, doch läßt sich im Röntgenbild auch späterhin eine Sklerose und unregelmäßige Struktur der spongiösen und kompakten Knochenabschnitte im Erkrankungsbereich nachweisen (Abb. 208).

Relativ häufig ist die rezidivierende Osteomyelitis, bei der an demselben Knochen destruierende und reparative Prozesse nebeneinander herlaufen (Abb. 209). Eine diffuse Sklerosierung des Knochens kann die Folge sein. Dieser Typ der Osteomyelitis findet sich nicht selten *nach Knochenverletzungen* (Schußverletzungen). Innerhalb der erkrankten Knochenbezirke sind kleine bis größere, meist röntgenologisch nachweisbare Sequester

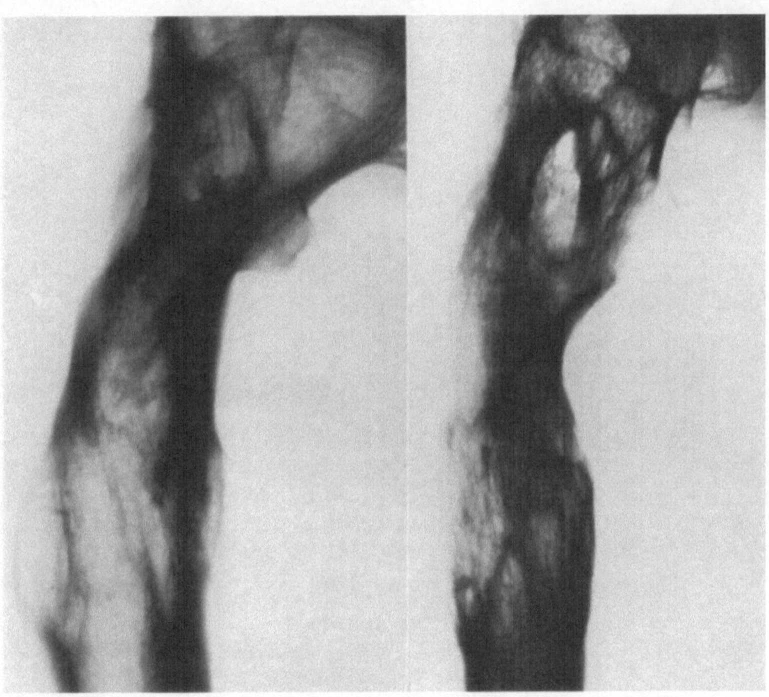

Abb. 209. Ausheilungszustand einer chronisch rezidivierenden schweren Osteomyelitis im proximalen Femurdrittel nach komplizierter Schußfraktur. Unregelmäßige Granulationshöhlen, Appositionen und Sklerosen sind nebeneinander zu finden. Nach chronischer Fisteleiterung über mehr als 25 Jahre und Entfernung zahlreicher Sequester ist der Entzündungsprozeß bei dem 63jährigen Mann seit etwa 12 Jahren zur Ruhe gekommen

vorhanden, die in Granulationshöhlen liegen und häufig erst durch die Schichtaufnahme des Knochens aufgedeckt werden (Abb. 210).

Dieser Verlaufsform ähnlich ist die sog. *primär sklerosierende Osteomyelitis*, die über viele Jahre hin abläuft und bei der sowohl die endostale zur Markhöhle hin erfolgende Neubildung des Knochens, wie die periostale Auflagerung und Verdickung des Knochens das Aussehen bestimmen.

c) Sonderformen der Osteomyelitis

Neben den genannten typischen Formen der Osteomyelitis finden sich zahlreiche atypische Verlaufsformen und ungewöhnliche Lokalisationen.

Von HELLNER werden folgende Formen abgegrenzt:

1. Die blande Form,

2. die corticale Form mit geringfügigen klinischen Erscheinungen,

3. die corticale Form mit starker periostaler Knochenneubildung besonders an den Röhrenknochen,

4. der sog. Brodie-Absceß (s. S. I,326) und

5. die Säuglingsosteomyelitis *mit septischem Verlauf.*

Bei einer Durchwanderungsentzündung des Knochens z.B. in der Nachbarschaft von Zahngranulomen (s. S. II,696), eitrigen Hautprozessen oder nach operativen Eingriffen (Prostatahypertrophie, s. S. I,331) kann es zu umschriebenen Eiterungen des Knochenmarkes und Knochengewebes kommen. Der Verlauf solcher atypischen Osteomyelitiden hängt weitgehend von der Art des Erregers ab.

Bei herabgesetzter Virulenz der Erreger beobachtet man die sog. *Osteomyelitis albuminosa*, die den üblichen dramatischen Ablauf des Krankheitsgeschehens vermissen läßt.

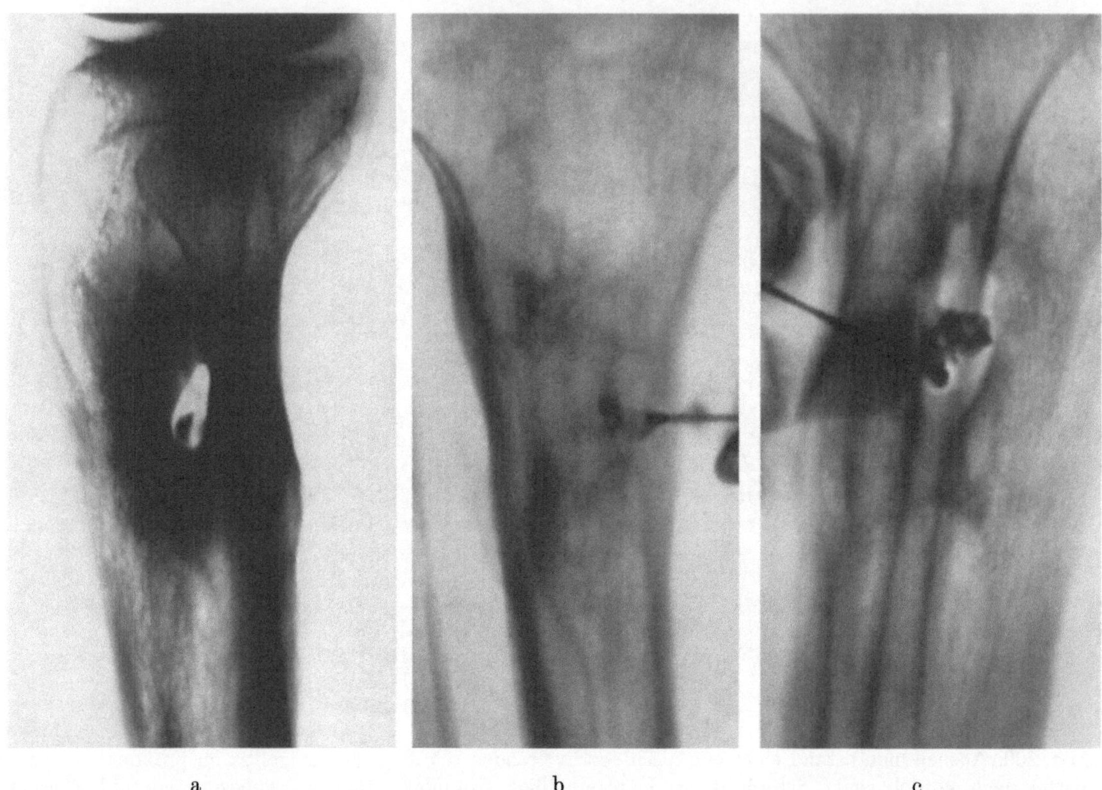

a   b   c

Abb. 210a—c. Chronische Form der Osteomyelitis mit Sklerose der benachbarten Knochenabschnitte insbesondere der Spongiosa der Metaphyse der Tibia und größerer zentraler Granulationshöhle, die einen Sequester enthält (a). Es handelt sich um den Folgezustand einer Osteomyelitis nach Fraktur, die mit einer Marknagelung versorgt wurde. Nach außen hatte sich eine Fistel entwickelt. Die Fistelfüllung deckte das in den Knochen hineinreichende Gangsystem und die Granulationshöhle auf. Endostale Sklerose in der Umgebung des ehemaligen Marknagellagers im Markraum (b und c)

Die reparativen, sklerosierenden Knochenprozesse überwiegen. Sequester fehlen im allgemeinen und histologisch ist eine plasmacelluläre Knochenmarksinfiltration zu finden. In diesen Formenkreis gehört auch die sklerosierende Osteomyelitis Garré, die nach einem akuten Beginn meist keinerlei Einschmelzung, Eiterung oder Fistelbildung erkennen läßt und mit einer Auftreibung des Knochens ausheilt. Die starke Sklerose bereitet differentialdiagnostische Schwierigkeiten gegenüber einer Periostitis syphilitica und dem ossifizierenden Sarkom. Eine operative Klärung und Entnahme einer Probeexcision ist daher meist unerläßlich. Diese Form der Osteomyelitis wurde hin und wieder nach einer Staphylokokkensepsis beobachtet.

Im Erwachsenenalter ist der Krankheitsverlauf der Osteomyelitis im Bereich der Extremitäten oft recht unterschiedlich. Bei einer Schenkelhalsosteomyelitis kann die

Reparation des erkrankten Knochens sehr lange dauern und es sind Spontanfrakturen bekannt geworden. Die nekrotischen Knochenbezirke und größere Substanzverluste werden nur langsam ersetzt. Die perifokale Sklerose und periostale Apposition fehlen.

Die seltene Form der *Friedländer-Osteomyelitis* im Bereich der langen Röhrenknochen beobachteten FINDLAY und SKAPINKER bei drei Bantunegern.

Eine weitere seltene Lokalisation ist die Osteomyelitis der Patella, die häufig mit einer Beteiligung des Kniegelenkes einhergeht.

Im Bereich der Finger- und Zehenknochen werden die unspezifischen eitrigen Entzündungen als Panaritium ossale, bei Durchblutungsstörungen mit sekundärer Infektion als feuchte Gangrän bezeichnet. Die ossalen Panaritien gehen bis auf wenige Ausnahmen aus einer subcutanen Eiterung hervor. Im Röntgenbild sind fleckige Aufhellungen und

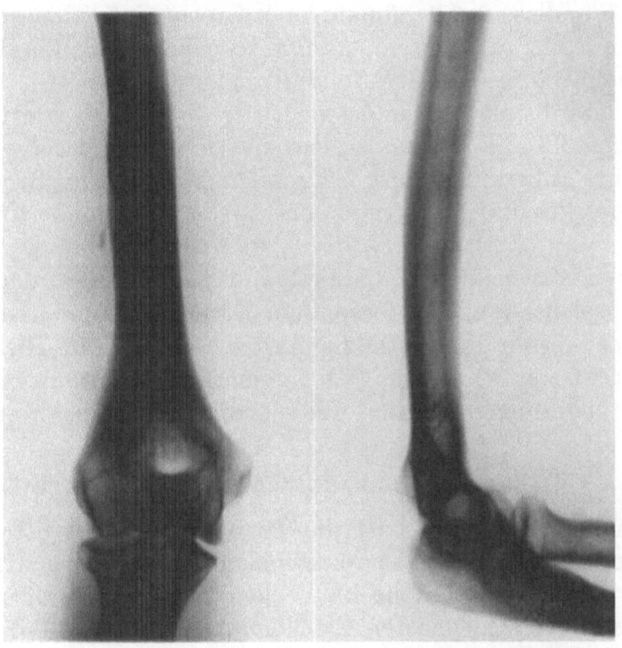

Abb. 211. Atypischer osteomyelitischer Herd in der Diaphysencompacta des rechten Humerus. Die Operation ergab eine Granulationshöhle, die Eiter und einen Knochensequester enthielt. Aus dem Eiter konnte Staphylococcus aureus haemolyticus gezüchtet werden. Röntgenologisch wurde differentialdiagnostisch auch an einen Tumor gedacht. Der Palpationsbefund ergab 3 Querfinger oberhalb des rechten Ellenbogengelenkes einen hühnereigroßen derben Tumor, der gegen den Knochen nicht verschieblich war. 23jährige Frau

im fortgeschrittenen Stadium Sequestrierungen auffällig. Demarkiert sich ein ganzes Endglied, so hat sich mit großer Wahrscheinlichkeit die Eiterung auf das benachbarte Endgelenk ausgedehnt.

Das Panaritium articulare der Mittel- und Grundgelenke der Plalangen wird meist nicht durch einen fortgeleiteten Prozeß, sondern durch eine direkte Verletzung verursacht. Im Anfang der Entzündung sind röntgenologisch keine Veränderungen erkennbar, später fallen Zerstörungen des Knorpels und eine Verschmälerung des sog. Gelenkspaltes auf.

Eine besondere Art der Osteomyelitis der Metacarpalknochen kommt bei Muschelarbeitern, Kornarbeitern und Perlmutterarbeitern vor und wurde von KÖHLER als „*Spina ventosa*" beschrieben. Die Knochenveränderungen unterscheiden sich jedoch nicht von den üblichen, bei der Osteomyelitis bekannten Erscheinungen im Röntgenbild. Die Anamnese ist dann von Bedeutung.

In sehr seltenen Fällen tritt durch verstärkte periostale Reaktion ein *tumorähnliches Wachstum* in der Nachbarschaft osteomyelitischer Herde auf. So kann es bei einer Osteo-

myelitis im Schenkelhals- oder Tibiagebiet zu osteophytenähnlichen Knochenanbau-
prozessen kommen, die differentialdiagnostisch schwer von einem Sarkom abzutrennen
sind. In solchen Fällen ist immer eine histologische Klärung durch Probeexcision anzustreben.

In ähnlicher Weise kann die *fistelnde Osteomyelitis* zu heftigen, periostalen Reaktionen
führen und schwere Sklerosen hervorrufen (Abb. 210). In seltenen Fällen entwickelt sich
auf dem Boden einer chronisch-fistelnden Osteomyelitis ein Fistelcarcinom.

Weniger häufig ist der „*Brodie-Absceß*", ein osteomyelitischer Knochenherd, der nach
einer überstandenen und unvollständig ausgeheilten Osteomyelitis beobachtet wird. Der
Brodie-Absceß ist meist in den Metaphysen der langen Röhrenknochen, seltener in der
Diaphyse lokalisiert und dann subcortical entwickelt (Abb. 211). Ein Brodie-Absceß in der
Epiphyse kann auch einmal in das Gelenk durchbrechen und zu einer Infektion des
Gelenkes führen. Für diese meist hämatogene Knocheninfektion spielt der Gefäßverlauf
offenbar eine große Rolle. An den segmentalen Knochengefäßen und ihren Verzweigungen
entlang sind solche intraossalen Absceßbildungen zu erwarten. Die häufigste Lokalisation
ist das proximale und distale Tibiaende sowie der distale Abschnitt des Radius. Klinisch
ist die Diagnose eines Brodie-Abscesses meist nicht möglich, häufig wird an rheumatische
Veränderungen, eine Tuberkulose oder Neuralgien gedacht. Der Brodie-Absceß kann auch
nach einer Typhuserkrankung auftreten und stellt eine Sonderform der Osteomyelitis
typhosa dar.

Differentialdiagnostisch müssen diese Veränderungen gegen das Corticalisosteoid abgegrenzt werden, welches lange als besondere Form der Osteomyelitis angesehen wurde
(s. S. I,448). Ferner müssen differentialdiagnostisch die solitäre Riesenzellgeschwulst und
eine Knochencyste beachtet werden. Die demarkierten Brodie-Abscesse sollen in der
Regel chirurgisch angegangen werden, um septische Streuungen zu verhüten.

d) Besondere Lokalisationen der Osteomyelitis

Nach unserem heutigen Wissen ist die Topographie eines osteomyelitischen Herdes
für die Verlaufsform und damit das röntgenologische Bild des Krankheitsherdes nicht
unbedeutend. Im Wirbelkörper sowie im Beckenknochen, am Darm- und Sitzbein kann
eine Osteomyelitis die verschiedensten Erscheinungen hervorrufen. In den meisten Fällen
zeigen die osteomyelitischen Herde eine Sklerose in ihrer Umgebung. Diese Sklerosen
können so hochgradig sein, daß eine Eburnisation resultiert.

Die Osteomyelitis der Wirbelsäule (unspezifische Spondylitis)

Eine Osteomyelitis der Wirbelsäule kann in jedem Alter auftreten und ist selbst in
höheren Lebensaltern beschrieben worden. Es kommen akute, subakute und chronische
Verlaufsformen vor. Nach der Häufigkeit des erkrankten Wirbelsäulenabschnittes ist in
erster Linie die Lendenwirbelsäule und dann die Brustwirbelsäule zu nennen. Die Halswirbelsäule erkrankt relativ selten. Die Lokalisation der Herde ist meist in der Mitte der
Wirbelkörperspongiosa oder in Deckplattennähe zu finden, während die Wirbelbögen, die
Dornfortsätze und Querfortsätze seltener erkranken.

Die akute Form der Wirbelsäulenosteomyelitis (Spondylitis) ist außerordentlich schwer
zu diagnostizieren, da röntgenologisch nachweisbare Knochenzerstörungen im Beginn der
Erkrankung fehlen und uncharakteristische Krankheitssymptome vorherrschen können.
Häufig wird zunächst an eine Infektionskrankheit gedacht und oft werden Fehldiagnosen
wie Typhus abdominalis, Meningitis, Pleuritis u.a. gestellt. Besondere Schwierigkeiten
macht die Erkennung einer Spondylitis im Kindes- oder Säuglingsalter. Die bandscheiben-
nahen Herde einer Wirbelsäulenosteomyelitis werden oft übersehen.

Im späteren Verlauf der Erkrankung sind paravertebrale Absceßbildungen zu finden,
die jedoch keineswegs so ausgedehnt sind wie bei der Spondylitis tuberculosa (s. S. II,890).
Die Entkalkung des erkrankten Knochenabschnittes ist hingegen deutlicher als bei der

tuberkulösen Spondylitis. Nach etwa 4—6 Wochen ist eine Randsklerose und häufig eine periostale Reaktion des erkrankten Knochens festzustellen. Später können auch Synostosen von zwei benachbarten Wirbeln zustande kommen (Abb. 212). Der Krankheitsverlauf einer Wirbelosteomyelitis ist kürzer als der einer tuberkulösen Spondylitis.

Die typhöse Wirbelsäulenosteomyelitis befällt in der Regel nur *einen* Wirbel. Die Zwischenwirbelscheibe ist häufig beteiligt, da der Prozeß in Deckplattennähe lokalisiert ist. Eine Spondylitis typhosa wird meist spät, in seltenen Fällen 2—6 Jahre nach der Typhuserkrankung manifest und diagnostiziert (ADERHOLD). Als Komplikation der Wirbelsäulenosteomyelitis ist ein Übergreifen des entzündlichen Prozesses auf Nachbarorgane zu nennen, wodurch die Prognose wesentlich schlechter wird. Eine Ausdehnung auf den Wirbelkanal oder ein Durchbruch in den Liquorraum, die Pleura oder das Mediastinum stellen die ernstesten Komplikationen dar.

Häufig ist in der Umgebung osteomyelitischer Herde eine Sklerose vorhanden. Sie kann so hochgradig entwickelt sein, daß eine Art „Elfenbeinwirbel" resultiert. In manchen Fällen wird die Bandscheibe von dem Entzündungsprozeß mit zerstört. Allein nach dem röntgenologischen Befund und dem Verlauf der Erkrankung im Röntgenbild kann eine Aussage über die Art des spondylitischen Prozesses nicht gegeben werden. Die differentialdiagnostische Abgrenzung einer Staphylokokken-, Streptokokken- oder Typhusbacillen-Spondylitis gegen eine tuberkulöse Spondylitis ist recht schwierig.

Eine gewisse Sonderstellung nimmt die unspezifische Spondylitis als *Folge einer operativen Behandlung entzündlicher Erkrankungen des Urogenitaltraktes* ein (LAME). Im Frühstadium ist die Erkrankung schwer zu erkennen. Einige Wochen nach Krankheitsbeginn kann der pathologische Prozeß röntgenologisch nachgewiesen werden. Die Erreger dieser Spondylitiden sind seltener Streptokokken, in einigen Fällen Staphylococcus aureus und pyocyaneus, ferner kommen Proteus- und Friedländer-Spondylitiden vor. Das vierte Lebensjahrzehnt ist am häufigsten betroffen. Über die Hälfte der Erkrankungen sind im Bereich der Lendenwirbelsäule, etwa ein Viertel im Bereich der Brustwirbelsäule zu finden, während die Halswirbelsäule selten erkrankt. Zur Abgrenzung gegen spezifische, tuberkulöse Wirbelerkrankungen ist die Verlaufskontrolle von Nutzen. Die Heilung erfolgt durch eine sklerotische Abgrenzung des entzündlichen Herdes. Hin und wieder sind Brückenbildungen zwischen den Wirbeln beobachtet worden. Nach suprapubischer Prostatektomie kann eine unspezifische Spondylitis etwa 8—9 Wochen später auftreten.

Eine weitere seltene Form ist die *otogene Spondylitis*, die sich am häufigsten im Bereich der Brust- und Lendenwirbelsäule, nur selten an der Halswirbelsäule findet. LOEBELL und WUTTGE konnten die Spondylitis der Halswirbelsäule als Komplikation nach einer Otitis media und einem Gehörgangsfurunkel beobachten.

Auch nach einer Infektion des Knochens durch eine *Punktionsverletzung bei Grenzstrangblockade* kommen Wirbelsäulenosteomyelitiden vor (LAUR und KELLER). Diese Form der Spondylitis zeigt als Besonderheit eine Ausdehnung des Entzündungsprozesses über größere Wirbelsäulenabschnitte. Die Bandscheiben sind meist mit befallen. Die Entzündung schreitet unter dem vorderen Längsband caudalwärts fort und führt in der Regel nur zu geringem Substanzverlust der Spongiosa. Ausgedehnte paravertebrale Abszeßbildungen sind nicht bekannt geworden. Die Bandscheiben erfahren eine weitgehende Zerstörung, so daß nach fibröser Ausheilung des Prozesses häufig *brückenförmige spondylotische Spangenbildungen* oder Blockwirbelbildungen auftreten.

Die klinischen Symptome sind starke lokale Schmerzen einige Tage nach der Injektion und eine Bewegungseinschränkung des erkrankten Wirbelsäulenabschnittes.

Die Osteomyelitis der Schädel- und Kieferknochen

Die chronische Verlaufsform der Osteomyelitis kann im Bereich des Schädelknochens zu Hyperostosen führen, bei denen die differentialdiagnostische Abgrenzung gegen eine luische Erkrankung oder einen Paget schwierig ist (Abb. 213). Selten tritt bei der Osteomyelitis des Schädelknochens ein extraduraler Abszeß auf.

Die im Bereich der Unterkiefer lokalisierte Osteomyelitis zeigt verschiedene Verlaufsformen, die von der Virulenz der Erreger, der Struktur des erkrankten Knochens und der wechselnden Immunitätslage des Organismus bestimmt werden. Neben einer stürmisch, mit allen Zeichen der Entzündung verlaufenden akuten Form können wir chronische Formen der Osteomyelitis differenzieren: Eine abscedierende Form, die mit geringem Fieber und intermittierenden Weichteilschwellungen einhergeht, und eine sklerosierende

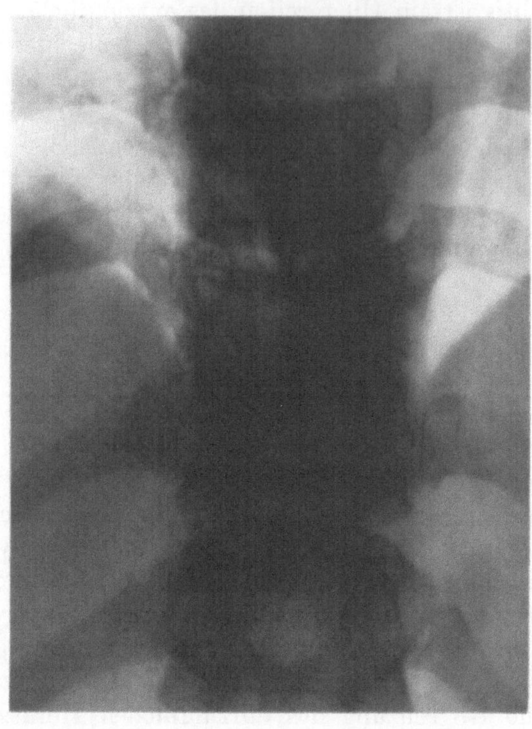

a

Abb. 212a u. b. Folgezustand einer typhösen Osteomyelitis mit vollständiger Zerstörung der Bandscheibe und Synostose zwischen dem 11. und 12. Brustwirbel. An der ventralen Kante dieses Blockwirbels ist eine ganz geringgradige periostale Reaktion und Auflagerung festzustellen. Die Seitenaufnahme zeigt die Umrisse der ehemaligen Herdregion und die Randsklerose. Spondylotische Randzackenbildungen an den Wirbelkörperkanten dieses „Blockwirbels" und Schaltknochen in Höhe der Bandscheibe zwischen dem 9. und 10. Brustwirbel. 51jährige Frau

Form, die lokalisierte oder diffus entwickelte Hyperostosen aufweist, so daß manchmal die differentialdiagnostische Abgrenzung gegenüber einem Tumor schwierig sein kann. Hinsichtlich der Entstehung der Kieferosteomyelitis können eine hämatogen-embolische Infektion und eine fortgeleitete Infektion unterschieden werden. Die intradentale, von einem infizierten Wurzelkanal ausgehende Infektion kann durch das Foramen apicale direkt den Knochen ergreifen und sich in diesem ausbreiten. Es kann aber auch eine ursprünglich intradentale Infektion auf dem Wege über eine eitrige Periostitis zur Beteiligung und Nekrose des Knochens führen. Die *extradental* hervorgerufene Osteomyelitis geht von der nächsten Umgebung eines Zahnes aus (Abb. 214). Sie wird am häufigsten beobachtet als Folgeerscheinung eines Decubitalgeschwürs beim durchbrechenden Weisheitszahn oder entsteht auf dem Umwege über eine eitrige Entzündung der umgebenden Weichteile und des Periostes des Kieferknochens. Ferner gehören hierher osteomyelitische Kiefererkrankungen im Anschluß an Zahnextraktionen. Eine auch in der Antibiotica-Ära gefürchtete Komplikation der Kieferosteomyelitis, besonders am Oberkiefer, ist die retro-

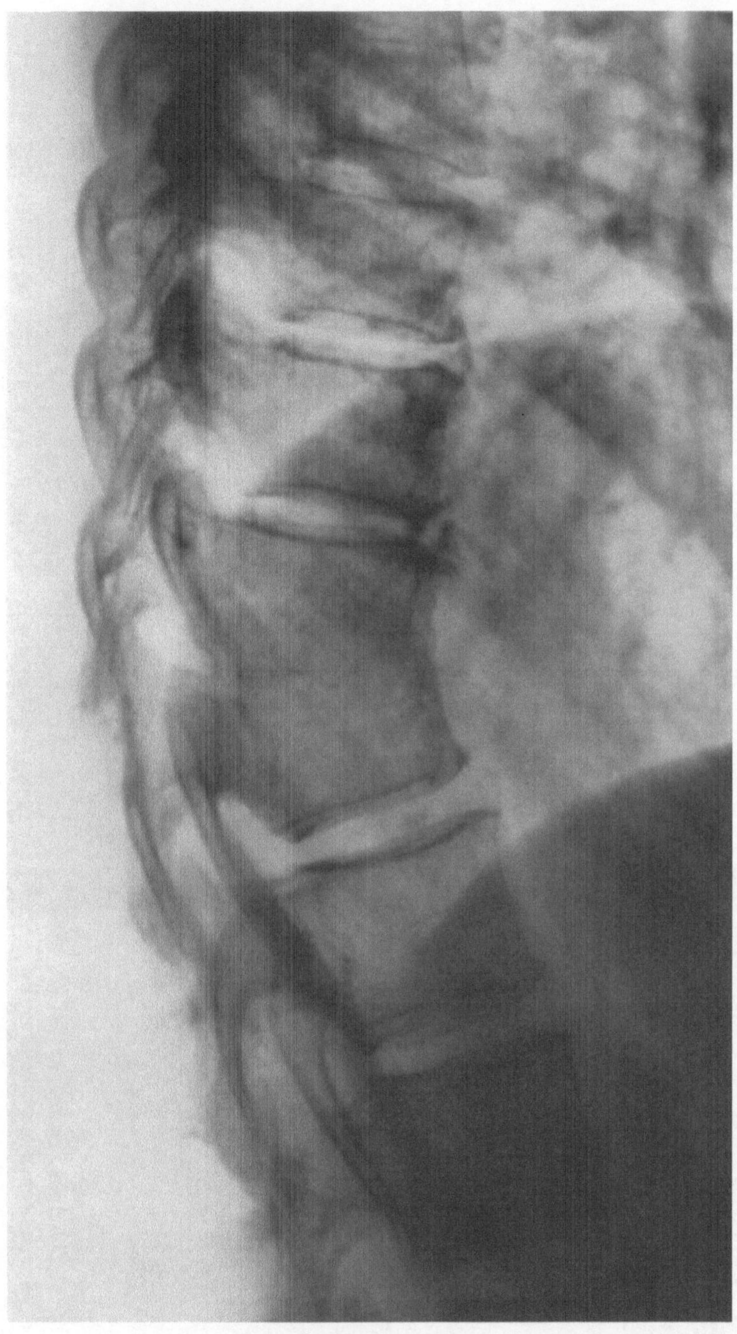

Abb. 212 b

maxilläre Phlegmone und die Orbita-Phlegmone, die zur Meningitis oder über eine Thrombophlebitis zur Allgemeininfektion und metastatischen Abscessen führen kann.

Die Osteomyelitis der platten Knochen und des Beckenskeletes (Ostitis pubis)

Die Osteomyelitis der platten Knochen kommt häufiger durch das *Übergreifen eines infektiösen Prozesses aus der Nachbarschaft* zustande. Im Vordergrund steht primär die entzündliche Strukturauflockerung, der im weiteren Verlauf eine Osteosklerose folgt (Abb. 215). Eine Periostreaktion kann fehlen.

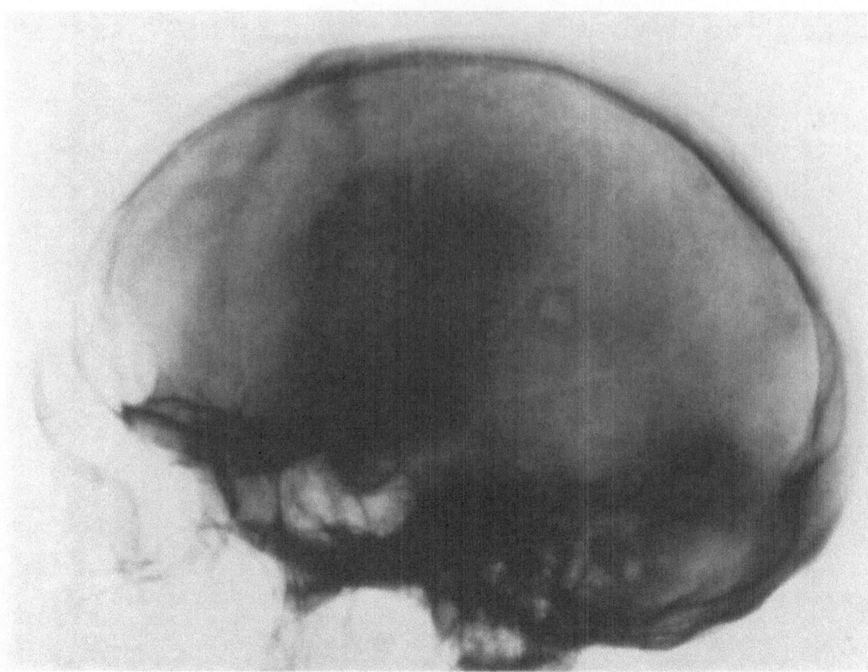

Abb. 213. Umschriebene osteomyelitische Herde mit perifokaler Sklerose in der Diploespongiosa des Scheitelbeines nach ausgedehntem Erysipel der Kopfhaut. 65jährige Frau

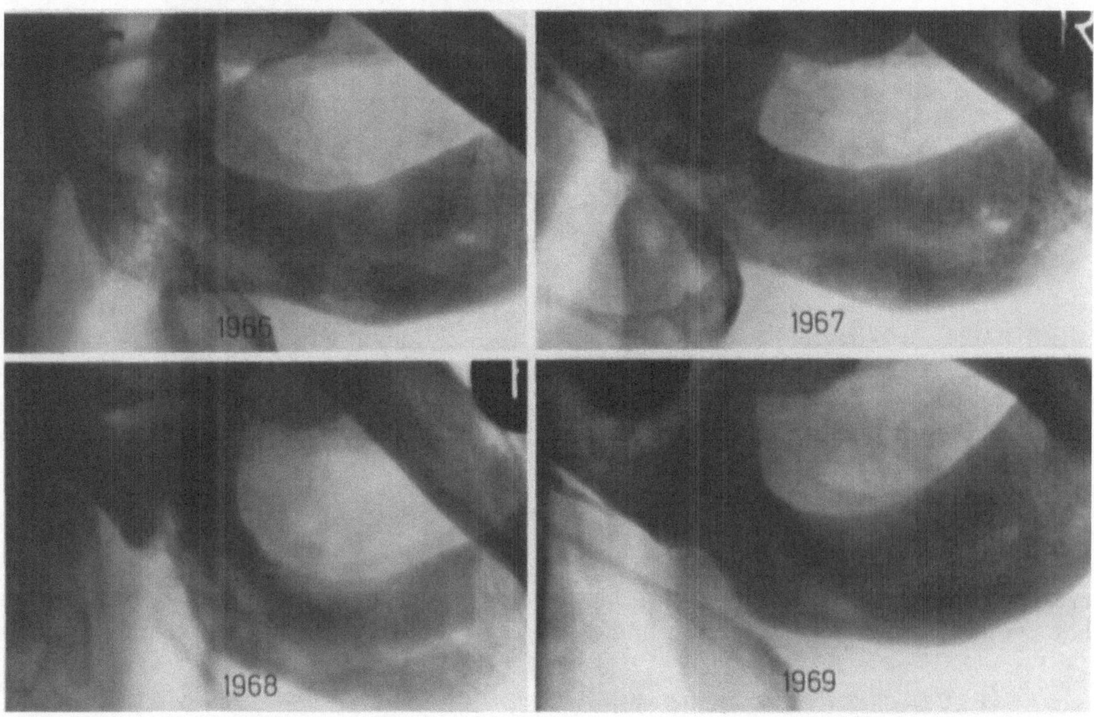

Abb. 214. Verlaufsbeobachtung einer extradentalen Kieferosteomyelitis im Unterkieferwinkel, die sich auf
den horizontalen Kieferanteil ausgedehnt hat. Ausheilung mit Spongiosklerose und flachem Defekt.
42jährige Frau

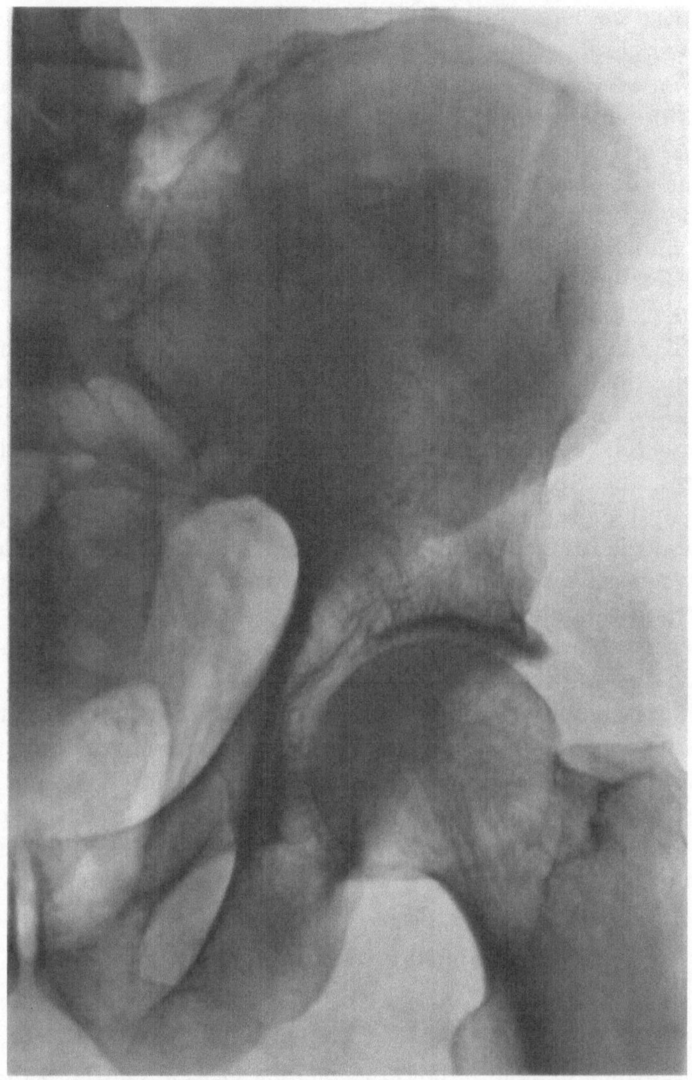

Abb. 215. Osteomyelitis des linken Os ilium mit ausgeprägter Spongiosklerose. Unregelmäßige Begrenzung und Mitbeteiligung des Ileosacralgelenkes links. 41jähriger Mann

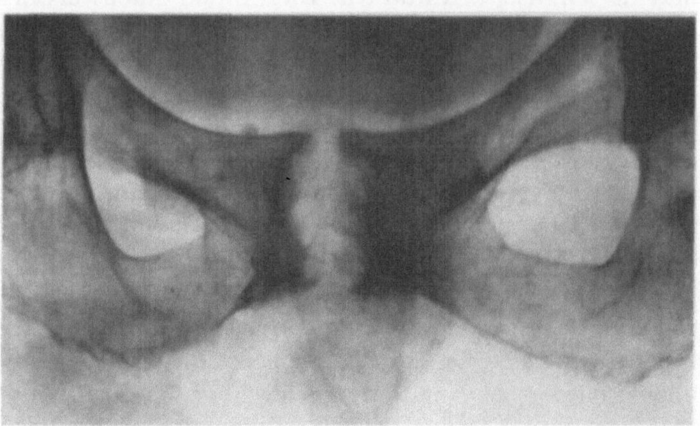

Abb. 216. Schwere Ostitis pubis mit Strukturauflockerung und Osteolyse sowie reaktiver Sklerose im Bereich der Schambeine bei 68jährigem Mann

Eine Sonderform der Osteomyelitis ist die „Ostitis pubis" (Periostitis oder Osteochondritis pubis). Sie ist bereits als wohlumschriebenes Syndrom, das gelegentlich nach Operationen oder Verletzungen in der Symphysengegend auftritt, in der Literatur bekannt. Nach mehrwöchigem beschwerdefreiem Intervall stellen sich Schmerzen und eine Rötung ein. In der Mehrzahl der Fälle tritt die Ostitis pubis als Folge urologischer Eingriffe auf. Das Röntgenbild zeigt eine fleckige Atrophie, zuerst im Bereich der symphysennahen Abschnitte der Schambeinäste (Abb. 216). Die Strukturauflockerung kann sich auf die Sitzbeine ausdehnen. Hin und wieder erinnert das Röntgenbild an die Entstehung von Sequestern, doch sind echte Nekrosen des Knochens nicht bekannt geworden. Lediglich die Eiterung und Fistelung nach einer Infektion, also schwere entzündliche Vorgänge, haben eine Knochenzerstörung zur Folge. In der Regel kommt es zu einer Restitutio ad integrum mit Rückbildung der Strukturauflockerung, doch kann eine grobmaschige Spongiosatransformation zurückbleiben (Bild der „hypertrophischen Atrophie").

Die *klinische Diagnose* stützt sich auf Schmerzsensationen nach einem operativen Eingriff im Blasenbereich. Die Schmerzperioden sind regellos. Auch jede passive Bewegung löst Schmerzen aus. An der Innenseite der Oberschenkel besteht eine Hyperästhesie. Die regionären Lymphknoten sind nicht verändert. Temperaturerhöhungen liegen in der Regel nicht vor, und die Blutsenkungsgeschwindigkeit ist deutlich beschleunigt. Die alkalische Serumphosphatase ist immer erhöht. Differentialdiagnostisch wäre an maligne Metastasen im Scham-Sitzbeingebiet zu denken.

Eine schwer erkennbare Sonderform der Osteomyelitis ist die *Osteomyelitis ischiopubica*, da sie sich im Anfangsstadium von der Osteochondritis ischiopubica oder der Osteochondropathia ischiopubica nicht abgrenzen läßt (SCHILLERT). Im weiteren Verlauf werden Destruktionen im Bereich der Wachstumszonen von Scham- und Sitzbein (an der Scham-Sitzbeinepiphyse) die Diagnose einer Osteomyelitis zu stellen erlauben. Klinisch finden sich unklare Gehstörungen mit Schmerzen in der Beckengegend, eine erhöhte Senkung und eine Vermehrung der Leukocyten im Blutbild. Differentialdiagnostisch muß die tuberkulöse Erkrankung dieser Region abgegrenzt werden (HEUCK und OTTENJANN).

2. Die Bang-Osteomyelitis
(Brucellose, Malta-Fieber, Mittelmeer-Fieber)

Diese besondere Knocheninfektion unterscheidet sich pathologisch-anatomisch und klinisch nicht wesentlich von anderen Formen der Osteomyelitis. Eine klare Diagnose der Bang-Osteomyelitis ist nur mit Hilfe bakteriologischer, serologischer oder histologischer Untersuchungen möglich.

Die Erkrankung wurde zuerst bei den englischen Soldaten der Garnison Malta beobachtet und 1887 hat der englische Militärarzt BRUCE den Nachweis des Bacterium melitense geführt. Die Erkrankung wird durch den Genuß roher Milch von Schafen und Ziegen, in der dieser Erreger nachgewiesen werden kann, übertragen. Die Erkrankung geht meist mit einem undulierenden Fieber einher. Neben einer erhöhten Blutsenkung zeigt das Blutbild eine Leukopenie mit relativer Lymphocytose. Gliederschmerzen sind regelmäßig vorhanden, und es kann ein Milztumor auftreten. Als unangenehme Komplikation sind Hoden- und Nebenhodenentzündungen gefürchtet. Eine Erkrankung der weiblichen Geschlechtsorgane ist selten, doch ist auch beim Menschen eine Fehlgeburt nicht ausgeschlossen. Die Geschlechtsverteilung ist gleichmäßig, und es kann jedes Alter betroffen sein. Die Landbevölkerung, Tierärzte und Schlachter erkranken häufiger, da die Exposition größer ist.

Die pathologisch-anatomische Untersuchung bietet das Bild einer unspezifischen Gewebsreaktion, wobei proliferative Entzündungsvorgänge im Vordergrund stehen, die zu nekrotischem Gewebszerfall und käsiger Einschmelzung führen können. Die parenchymatösen Infiltrate ähneln histologisch Tuberkeln. Auf metastatischem Wege wird der Knochen befallen.

Die Knocheninfiltrate induzieren primär eine hochgradige Knochenatrophie und manchmal Periostreaktionen (MOSONYI und RENCZ, KOLIAKOVA). In Humerus und Femur lokalisierte Aufhellungen sind meist scharfrandig begrenzt. Differentialdiagnostisch ist eine deutliche Unterbrechung im Bereich der Corticalis von Bedeutung, was bei Cysten und Tumoren nicht der Fall ist. Die Knocheninfiltrate sind im Gegensatz zur Tuberkulose oft in den Diaphysen lokalisiert. Eine Gelenkbeteiligung mit Ergußbildung kommt vor. Bei Schleimbeutel- und Gelenkentzündungen findet sich eine wolkige, strohfarbene Trübung der Gelenkflüssigkeit. Manchmal ist eine Reiskörperbildung festzustellen. Im chronischen Stadium der Erkrankung kommen Verkalkungen und Verknöcherungen von Sehnen, Bändern und Schleimbeuteln vor. Im akuten Stadium der Erkrankung sind Weichteilveränderungen seltener zu finden. Bei 23 Kranken beobachteten LIPKO und SIMAVONYAN 16mal Herde auf beiden Seiten und 7mal nur einen einseitigen Herd.

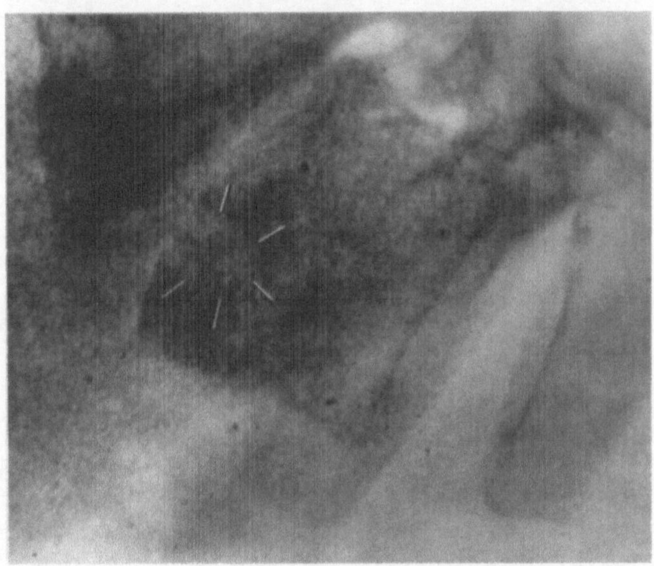

Abb. 217. Umschriebener Defekt am 5. Lendenwirbelkörper bei Morbus Bang, der die caudale Deckplatte mit einschließt. Die Bandscheibe ist teilweise zerstört und nach ventral prolabiert. Reaktive Randzacken an den Wirbelkörperkanten

Der Knochen der Wirbelsäule ist am häufigsten befallen, erst in zweiter Linie sind Veränderungen an den Ileosacralgelenken und den Extremitätengelenken vorhanden. Die Lokalisation der Krankheitsherde in der Wirbelsäule zeigt nach ZAMMIT eine Bevorzugung der Lendenwirbelsäule (Abb. 217), in zweiter Linie ist die Brustwirbelsäule und nur sehr selten die Halswirbelsäule erkrankt. In 4 Fällen konnte er eine Beteiligung der Brust- und Lendenwirbelsäule feststellen. Die Spondylitis tritt meist im Stadium der Rekonvaleszenz auf. Röntgenologisch finden sich die osteomyelitischen Herde in den Wirbelkörpern, bevorzugt in den Randbezirken nahe den Deckplatten, im Bereich der kleinen Wirbelgelenke, der Wirbelbögen und der Dornfortsätze. Es treten Rarefikationen mit Zerstörung der Spongiosa und in späteren Stadien Randsklerosen auf. Der Prozeß greift vom Wirbelkörper her auf die Bandscheibe über; es kann durch Einbruch von Bandscheibengewebe in den erkrankten Wirbelbezirk das Bild des „Schmorlschen Knötchens" auftreten. Aus der sekundär erkrankten Bandscheibe kann Gewebe austreten und zum Bandscheibenprolaps mit Lähmungserscheinungen führen. Als weitere Komplikationen sind die Meningomyelitis und die Wurzelneuritis beschrieben worden. Große Eiteransammlungen können zu monströsen Abszeßbildungen unmittelbar neben dem erkrankten Wirbel führen. Über eine größere Zahl von Kranken mit einer Spondylitis Bang hat DI RIENZO berichtet, bei denen die Lendenwirbelsäule befallen war.

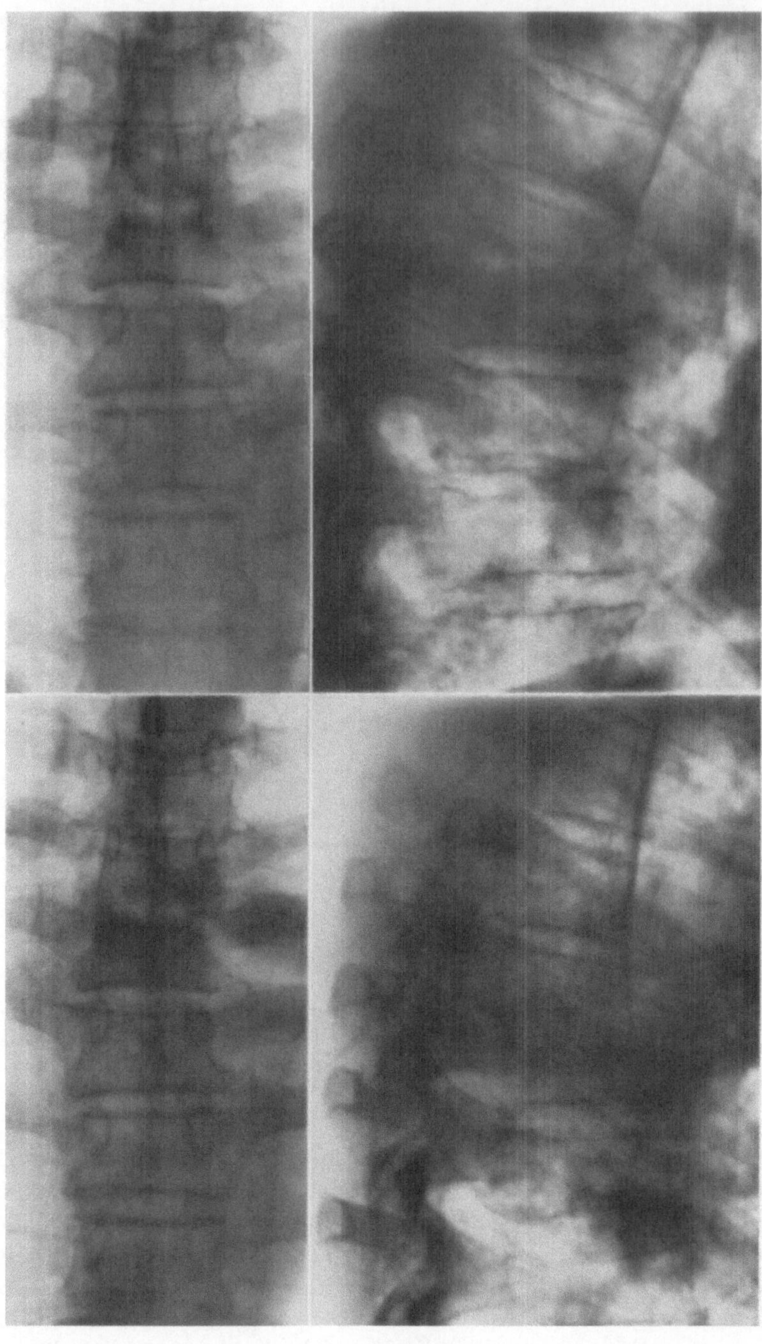

a

Abb. 218a u. b. Verlaufsbeobachtung einer Osteomyelitis des 5. und 6. Brustwirbels bei Tularämie (a). Im Tomogramm sind die Osteolyse sowie der begleitende Absceß neben der Wirbelsäule gut zur Darstellung gekommen (b). 41jähriger Fellhändler

Die Anfangsstadien der Erkrankung sind oft schwer nachzuweisen und haben große Ähnlichkeit mit Veränderungen, wie sie bei der Scheuermannschen Erkrankung oder den sog. Schmorlschen Knorpelknötchen auftreten. Das klinische Bild erinnert etwas an den Morbus Bechterew, da die kleinen Wirbelgelenke häufig mitbefallen sind. Im Stadium der Reparation können sich erhebliche Randwülste an den Wirbelkörperkanten

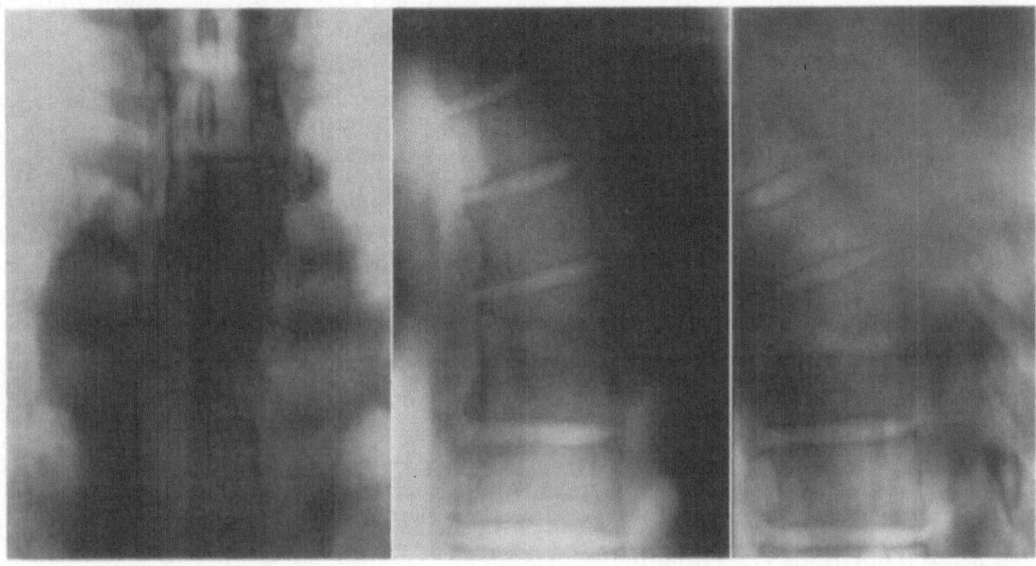

Abb. 218 b

entwickeln, so daß eine Spondylosis als primäre Ursache der klinischen Symptome die eigentliche Erkrankung maskieren kann. In Zweifelsfällen sollte daher immer mit Hilfe der Schichtuntersuchung eine nähere Analyse verdächtiger Wirbelbezirke angestrebt werden. Die einmal zerstörten Bandscheiben und Wirbelspongiosaabschnitte sind auch noch viele Jahre nach dem Krankheitsgeschehen röntgenologisch nachzuweisen. Eine weitgehende Zerstörung der Bandscheibe wird zur Verschmelzung der benachbarten Wirbelkörper im Sinne einer Blockwirbelbildung führen können.

Die Behandlung sollte bei der akuten Form in einer kombinierten antibiotischen Therapie (Aureomycin, Streptomycin u. a.) bestehen, während bei chronischen Fällen eine langdauernde Vaccine-Behandlung erforderlich ist. Die Ausheilung der Knochenherde vollzieht sich im Laufe von Monaten (MANTLE).

Auch in anderen Geweben sind Herdbildungen nachgewiesen worden. Die Entwicklung eines Rundinfiltrates in der Lunge, das histologisch gesichert werden konnte, beschreiben WEED, DAHLIN, PUGH und IVINS. Eine Polyserositis mit besonderer Beteiligung der Pleura fanden MOSONYI und RENCZ.

3. Die Osteomyelitis bei Tularämie

Im deutschen und europäischen Raum kommen Erkrankungen an Tularämie selten vor, doch wurden 1951 und 1959 einige Krankheitsfälle in Schleswig-Holstein beobachtet (LENZ, KNOTHE und ZIMMERMANN, SIECKE). Die Erkrankungen gehörten zur cutanolymphonodalen und oculo-lymphonodalen Form und nur in einem Fall trat die Komplikation einer Osteomyelitis auf. An weiteren Komplikationen sind Meningitis, Encephalitis, Perikarditis, Peritonitis und Darmblutungen beschrieben worden.

Bei dem von SIECKE mitgeteilten Fall handelt es sich um einen 43jährigen Fellhändler, der 1958 wegen starker Schmerzen zwischen den Schulterblättern in klinische Behandlung kam. Späterhin waren Temperaturerhöhung und ein pulmonaler Befund zu erheben. Es traten Auswurf und Nachtschweiß auf. Die BSG war mit 49/83 mm erhöht. Die Urinuntersuchung ergab keinen krankhaften Befund.

Im Bereich der Wirbelsäule fiel eine Gradhaltung und Bewegungseinschränkung, sowie eine Gibbusbildung in Höhe des 5. Brustwirbels mit Stauchungsschmerz auf. Die Sulkovitch-Probe war mehrmals positiv. Calcium im Serum mit 4,8 mval/Liter,

Phosphor mit 2,1 mval/Liter, alkalische Phosphatase 3,6 bzw. 4,8 KAE, saure Phosphatase 1,0 GE. Die Drüsenschwellungen bildeten sich zurück und waren nicht mehr deutlich.

Die Röntgenuntersuchung der Lunge ergab eine verstärkte Gefäßzeichnung in den Unterfeldern und narbige Verdichtungen im rechten Infraclaviculargebiet sowie in beiden Mittelfeldern. Bei dieser Untersuchung fiel links paravertebral-dorsal gelegen ein spindelförmiger, apfelgroßer Weichteilschatten in Höhe von Th 5 und Th 6 auf. Die Tomographie der Brustwirbelsäule in dieser Höhe ergab eine hochgradige Zerstörung der caudalen und ventralen Abschnitte des 5. Brustwirbelkörpers. Die Destruktionen dehnten sich auf den cranialen Teil des 6. Brustwirbelkörpers aus und die Bandscheibe zwischen diesen beiden Wirbeln war weitgehend zerstört. Die Wirbel zeigten eine angedeutete Keilform ohne reaktive Callusbildung (Abb. 218).

Die Agglutination auf Tularämie war mit 1:80 positiv. Hämagglutination auf Tularämie 1:2560 positiv. Bang-Agglutination 1:10 unspezifisch. Widal-Reaktion negativ. Agglutination auf Leptospiren negativ.

Die Kontrolluntersuchung des Wirbelprozesses nach etwa einem Jahr ergab eine beginnende Recalcifizierung des Destruktionsprozesses und beiderseits der Wirbelsäule einen noch etwa faustgroßen Weichteilschatten. Die pulmonalen und pleuralen Veränderungen zeigten ebenfalls eine Rückbildungstendenz.

Knochenveränderungen bei Tularämie sind selten. Während sich bei Nagetieren nach experimenteller Infektion durch Pasteurella tularensis verhältnismäßig leicht und häufig multiple Knochenmarksnekrosen induzieren lassen, ist beim Menschen eine *generalisierte Erkrankung* sehr selten. Lediglich von STARCK wurde nach einer cutano-glandulären Tularämie-Form bei einer 64jährigen Patientin eine massive lympho-hämatogene Streuung mit multiplen nekrotischen Herden im Knochenmark beobachtet.

4. Die Osteomyelitis variolosa

Eine Osteomyelitis ist auch nach einer Pocken- oder Windpockenerkrankung beobachtet worden. Die Entstehung der Osteomyelitis wird in der Phase der initialen Virämie vermutet. Die Osteomyelitis kann 1—6 Wochen nach Krankheitsbeginn auftreten. Es sind vorwiegend Kinder bis zum 5. Lebensjahr betroffen. Kleinere Kinder zeigen Knochenveränderungen zusammen mit einem arthritischen Gelenkprozeß. Am häufigsten ist das Ellenbogengelenk, seltener das Kniegelenk erkrankt.

Röntgenologisch fällt eine Osteolyse in der metaphysären Knochenregion auf, die hin und wieder symmetrisch entwickelt ist. Diese Beobachtung findet sich im Ellenbogengelenk in etwa 80% regelmäßig. Das Handgelenk ist mit 20%, das Fußgelenk mit 18% an der Erkrankung beteiligt. Schultergelenke sind selten erkrankt. Hin und wieder sind rundliche Aufhellungsherde auch im Bereich der Diaphysen der Röhrenknochen zu finden. Der weitere Verlauf der Erkrankung läßt eine starke Knochenregeneration, häufig mit sklerotischen Veränderungen erkennen.

Da es sich um eine Virusinfektion handelt, können Antibiotica das Auftreten der Osteomyelitis variolosa nicht verhindern. Die klinischen Begleitsymptome bestehen in einem meist sterilen Gelenkerguß und einer Gelenkschwellung. Leichte Rötung kann vorkommen. BERTCHER hat die Erkrankung in Korea häufiger beobachtet.

II. Die Tuberkulose des Knochens

1. Allgemeines

Die tuberkulöse Erkrankung des Knochens ist Folge hämatogener Besiedlung des Skeletsystems bei postprimärer Lungen- oder Lymphknotentuberkulose. Die Tuberkelembolien werden in den meisten Fällen nicht nur Knochen- und Gelenktuberkulosen induzieren, sondern auch die verschiedensten Organsysteme gleichzeitig mit befallen. Es sind daher häufig neben tuberkulösen Erkrankungen des Skeletes vor allem Nierentuberkulosen, miliare Lungentuberkulosen, eine tuberkulöse Meningitis und Genitaltuberkulosen zu finden.

Als Eintrittspforte des Tuberkelbacillus in den Körper bei der tuberkulösen Erstinfektion kommen in der Mehrzahl der Erkrankungen die Lunge, seltener die Rachenmandeln und der Darm in Betracht. Der primäre tuberkulöse Herd und die regionär betroffenen Lymphknoten, die meist verkäsen oder verkreiden, bilden zusammen den Primärkomplex. Klinisch ist es nicht möglich, zwischen den Infektionen durch den Typus humanus oder den Typus bovinus zu differenzieren. Durch die Bekämpfung der Rindertuberkulose ist die Eradikation des Typus bovinus in der Bundesrepublik und den meisten mittel- und nordeuropäischen Ländern nahezu völlig erreicht.

Eine Metastasierung der Tuberkulose ist von verschiedenen Faktoren, insbesondere der Virulenz der Tuberkelbacillen, der vorhandenen und erworbenen Resistenz sowie der Intensität der Bacillenausschüttung abhängig. Die hämatogene Streuung geht meist von den tuberkulösen Lymphknoten des Primärkomplexes aus. Nach Ansicht vieler Autoren (s. UEHLINGER, STEIGER u. a.) ist eine solche Generalisation wahrscheinlich ein einmaliges Ereignis. Bei kleinen Kindern und Greisen ist ein solitärer Befall von Organen häufiger als im Wachstumsalter oder im frühen Erwachsenenalter.

Die hämatogene Metastasierung der Tuberkulose geht dem klinischen Bild der Erkrankung von Organen, aber auch den Veränderungen im Skeletsystem vorauf. Nach dem Stadium der Bakteriämie kommt es schließlich zur Entwicklung kleiner initialer miliarer Herde. RANDERATH konnte feststellen, daß in der Streuphase der Tuberkulose fast immer auch Skeletherde entstehen, die nicht in jedem Falle zu größeren Bezirken auswachsen und klinisch manifest werden. Erst nach einem größeren Zeitraum können subjektive Symptome auf eine Ausbreitung der Tuberkulose in das Skelet hindeuten. Es ist zu diesem Zeitpunkt noch nicht möglich, eindeutige röntgenologische Zeichen eines tuberkulösen Knochen- oder Gelenkprozesses festzustellen. Die Zeit, die zwischen der Tuberkelbacillenembolie und den ersten klinischen Symptomen verstreicht, wird als Latenzzeit und der Zeitraum bis zur Erfassung und richtigen Diagnosestellung als „relatives Alter" der Knochentuberkulose bezeichnet. Für die einzelnen Skeletabschnitte sind unterschiedliche Latenzzeiten angegeben. Nach einer Zusammenstellung von LANG ergibt sich folgendes Bild:

Latenzzeit tuberkulöser Skeletherde
(Intervall zwischen Generalisationszeichen und klinischer Herdsymptomatik)

0—3 Monate:	Spina ventosa, Hydrops der großen Gelenke
0—6 Monate:	Halswirbel, Dornfortsätze
3—9 Monate:	Kniegelenk (synoviale Form), Rippen
3—12 Monate:	obere Brustwirbel, Sternum
6—18 Monate:	Ileosacralgelenke
6—24 Monate:	untere Brustwirbel, Kniegelenk, Schultergelenk
12—30 Monate:	Lendenwirbel, Hüftgelenke
13—96 Monate:	Nieren
6—10 Jahre:	Nebennieren

[Nach W. LANG: Die Bedeutung der Latenzzeit tuberkulöser Skeletherde für die Begutachtung. [Tuberkulosearzt **6** (1952).]

Die tatsächliche klinische Manifestation einer Tuberkulose kann viele Monate bis Jahre dauern. Die Bestimmung des *genauen Alters* einer tuberkulösen Knochenerkrankung kann nur mit Hilfe der Kenntnis des klinischen Verlaufes und in Verbindung mit einer Analyse der morphologischen Veränderungen im Röntgenbild erfolgen.

Die klinischen *Allgemeinsymptome* wie Fieber, Nachtschweiß, Appetitlosigkeit und Abmagerung sind bei der tuberkulösen Erkrankung sehr unterschiedlich. Die Blutsenkungsgeschwindigkeit ist meist nur wenig erhöht. Bei höheren Werten ist eine Mischinfektion wahrscheinlich, besonders wenn sie von einer deutlichen Leukocytose begleitet wird. Die Blutbefunde sind wenig spezifisch. Eine Vermehrung der stabkernigen Leukocyten und Lymphocyten ist nicht obligat; bei einem akuten Verlauf sind die Monocyten und die eosinophilen Zellen vermehrt. In der Elektrophorese spricht eine Vermehrung der γ-Globuline für eine erhöhte Aktivität des RES; in akuten Schüben können die α_2-Globuline vermehrt sein.

Unter den Laboratoriumsmethoden ist am wichtigsten der Tbc-Bacillennachweis im Absceßeiter oder im excidierten Herdmaterial mit Hilfe der Bakterioskopie, der Kultur und des Tierversuchs.

Durch die histologische Untersuchung excidierter Gewebsbezirke läßt sich eine Klärung erreichen. Der negative Ausfall der genannten Methoden ist jedoch kein Beweis gegen eine Tuberkulose. Die *Tuberkulinprobe* schließt bei negativem Ausfall mit großer Wahrscheinlichkeit eine Tuberkulose aus, jedoch vermag ein positives Ergebnis weder über die Aktivität noch über die Prognose des Leidens eine Information zu geben.

Zu den *klinischen Herdsymptomen* gehört vor allem die Schmerzhaftigkeit, die auch in Form von Bauchschmerzen, pleuritisähnlichen Schmerzen und Stauchungsschmerzen maskiert sein kann. Beim Husten, Niesen und der Defäkation auftretende Schmerzen sollten an eine Wirbelsäulentuberkulose denken lassen. Neben Schmerzsymptomen sind reflektorische Muskelspannungen und die Gradhaltung der Wirbelsäule zur Fixierung des erkrankten Bezirkes ein wichtiger Hinweis. Die Zwangshaltung der Wirbelsäule kann die physiologische Lendenlordose verschwinden lassen, doch muß in solchen Fällen auch an eine Scheuermannsche Erkrankung gedacht werden. Wichtig ist auch, daß bei einer extrapulmonalen Tuberkulose des Skelets oder anderer Organe selten eine schwere Lungentuberkulose im Sinne einer echten Lungenphthise vorliegt. Eine Ausnahme macht das Adoleszentenalter, in dem sowohl tuberkulöse Lungenveränderungen als auch Skelet- und Organtuberkulosen vorkommen können.

Die *Röntgenuntersuchung* kann keine Frühdiagnose im eigentlichen Sinne ermöglichen, da die Tuberkulose erst spät — nach 3—6 Monaten — zu röntgenologisch erkennbaren Zerstörungen und Deformierungen des Knochens führt. Der tuberkulöse Prozeß muß eine gewisse Größe erreicht haben oder besonders günstig lokalisiert sein, um im üblichen Summationsbild des Knochens erkannt werden zu können. Einen besseren Einblick in Einzelheiten der vorliegenden Strukturveränderungen gibt die Schichtuntersuchung des Knochens, die nach Möglichkeit in zwei Ebenen durchgeführt werden sollte. Alle Kontrolluntersuchungen nach einer Behandlung des tuberkulösen Herdes sollten ebenfalls mit dem Schichtverfahren durchgeführt werden. Der Abstand von Schicht zu Schicht sollte nicht größer als 5 mm sein, um auch geringfügige Destruktionen erfassen zu können. Die Schwierigkeiten der Darstellung tuberkulöser Knochenherde sind darin begründet, daß die Herde nicht auf dem Röntgenbild erkennbar werden, sondern erst ihre Folgezustände, während das Lungenröntgenbild eine beginnende Infiltration des Lungengewebes infolge Absorptionsdifferenzen zum gesunden Lungengewebe deutlich zeigt. Posttraumatisch kann ein Knochenherd mobilisiert werden (aktivierendes Trauma), und es kann in bestimmten Fällen zu einer frühen Erkennung der tuberkulösen Veränderung kommen.

Nicht selten findet man bei der Tuberkulose des Knochens eine Mitbeteiligung des *benachbarten Gelenkes* und umgekehrt greift eine Gelenktuberkulose in den meisten Fällen auf den Knochen über (s. S. II,967ff.). Die Synovia kann geschwulstähnlich verdickt sein, ungewöhnliche Zottenbildungen zeigen und den Knochen durchwuchern. Diese Gelenkprozesse können von einer starken Schwellung infolge eines Hydrops articularis begleitet sein. Einschmelzende Knochenherde können zu einem spezifischen Pyarthros führen. Dies ist vor allem dann der Fall, wenn es sich um eine exsudative oder käsige tuberkulöse Entzündung der gelenkbildenden Knochen handelt (s. auch S. II,962). Wenn die tuberkulösen Herde in der Nähe der Wachstumszone lokalisiert sind, kann es zu schweren Störungen des Wachstums kommen. Eine möglichst früh durchgeführte operative Herdausräumung (s. S. I,349) kann Wachstumsstörungen im Kindesalter verhüten (BERNDL und ERHART).

Als Hauptlokalisationen der Knochentuberkulose sind verschiedene Skeletabschnitte genannt worden. Nach einer Zusammenstellung von NATHANSON und COHEN soll die Knochentuberkulose sowohl im Kindesalter als auch im Erwachsenenalter am häufigsten in der Wirbelsäule vorkommen, wobei die untere Brustwirbelsäule stärker betroffen ist. An zweiter Stelle werden das Hüftgelenk, bei Erwachsenen das Kniegelenk und die Sacroiliacalgelenke genannt. Bei Kindern findet sich eine Häufung der tuberkulösen Skeleterkrankung in den Metacarpalknochen und den Metatarsalknochen, sowie in den Fingerknochen (Abb. 219). Eine ähnliche Verteilung der Häufigkeit der Knochentuberkulose wird auch von SEVASTIKOGLOU und WERNERHEIM an einem großen Krankengut von 1894 Patienten angegeben. Das Hüftgelenk soll in 15%, das Kniegelenk in 10%, das Fußgelenk in 6,9%, das Ellenbogengelenk in 2,2%, das Schulter- und Handgelenk jeweils in 2,9 % der Fälle erkranken. Weniger häufig sind die Rippenknochen, die Acromionregion der Scapula (CANEPA), die Wachstumszone zwischen Scham- und Sitzbein (OTTENJANN, JUNGE und HEUCK; SALOMONI), das Os naviculare des Fußes und der Schädelknochen befallen. Ein metastatischer tuberkulöser Herd kann in jedem Knochen entstehen. Das Vorkommen eines solchen Herdes in mehreren Skeletabschnitten ist ein seltenes Ereignis. Ein bilateral-symmetrisches Auftreten der Tuberkulose ist beschrieben worden. *Fistelbildungen* durch nach außen dringende tuberkulöse Abscesse sind nicht selten (Abb. I,227). Infolge Zerstörung des Knochens kommt es zu einer echten „Knochenkaverne", die in jeder Richtung die Grenze des Knochens überschreiten und nach außen durchbrechen

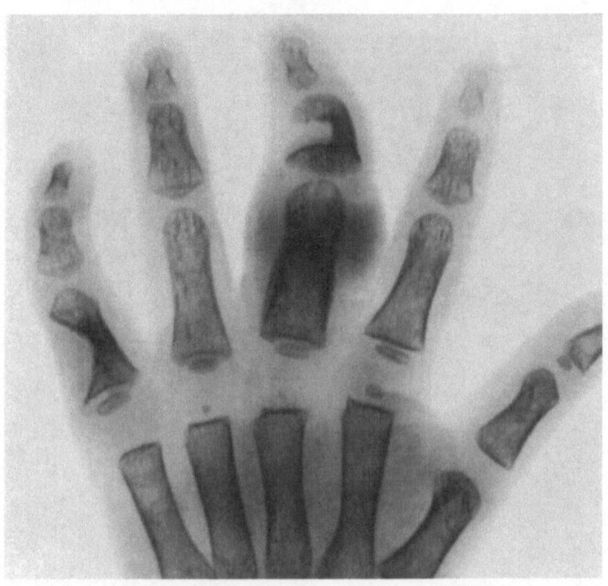

Abb. 219. Tuberkulöse Erkrankung der Fingerknochen der linken Hand bei 2jährigem Knaben. Deutliche Defektbildungen und Weichteilschwellungen am 3. und 5. Finger, Periostreaktion und Verdickung der Diaphyse des Grundgliedes vom Mittelfinger

kann (Abb. I,219). Es ist auch möglich, daß sich ein Knochenherd durch tuberkulöse Granulationen in die Umgebung weiter ausdehnt und erst spät einen *Absceß* (sog. kalter Absceß) entwickelt, der durch seine Schwerkraft caudalwärts wandern und irgendwo die Hautoberfläche erreichen kann. Diese Besonderheit des Krankheitsgeschehens ist im Gebiet des gesamten Skeletes zu finden, am häufigsten bei Erkrankungen der Wirbelsäule (s. S. II,890). Die Knochentuberkulose tritt meist im Alter zwischen dem 15. und dem 30. Lebensjahr auf, während sie im Lebensabschnitt zwischen dem 1. und 15. Jahre selten ist.

Im *Röntgenbild* geht der eigentlichen Herdbildung meist eine Osteoporose, also eine Strukturauflockerung des Knochens voraus. Vergleichsaufnahmen des erkrankten und des klinisch gesunden Skeletbezirkes (z.B. bei Verdacht auf eine Kniegelenks- oder Hüftgelenkstuberkulose) sind daher *unerläßlich*. Die *Spongiosaatrophie* kann das erste und einzige Symptom eines tuberkulösen Prozesses darstellen. Da die Corticalis auffallend spät miterkrankt, kommt es zu einer *relativen* Verdichtung, so daß sie wie mit dem „Bleistift nachgezogen" erscheint. Dieses Symptom ist zusammen mit der Verminderung des Kalkgehaltes und der Spongiosaatrophie von großer Bedeutung. Eine fleckige Knochenatrophie findet sich bei der Tuberkulose meist nicht. Im Spätstadium kann durch Spongiosatransformation eine Verdickung einzelner Bälkchen oder Lamellen im Sinne der „hypertrophischen Atrophie" auftreten. Der eigentlichen Herdbildung voraus geht die Zerstörung von Spongiosabälkchen, so daß die normale Architektur in diesem Bereich

22*

kleinste Defekte aufweist. In größeren spongiösen Knochen wie z. B. dem Wirbel wird die Erkennung von kleinen Herdbildungen nur durch Schichtaufnahmen möglich sein (s. S. I,345).

Der frische Knochenherd ist meist nicht scharf begrenzt, da in der Nachbarschaft schwer veränderter aber noch nicht abgebauter Knochen vorliegt (Abb. 220). Die älteren

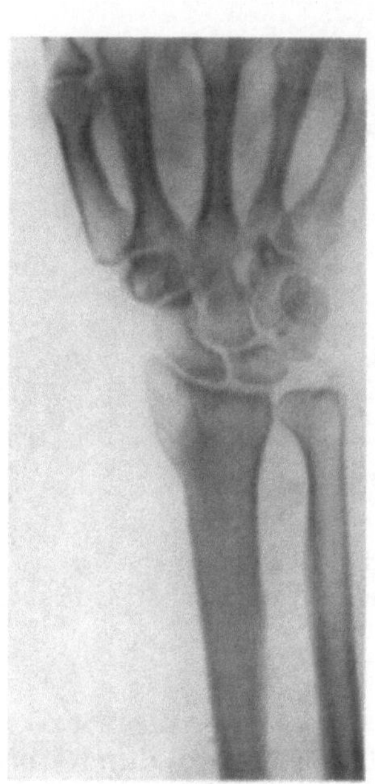

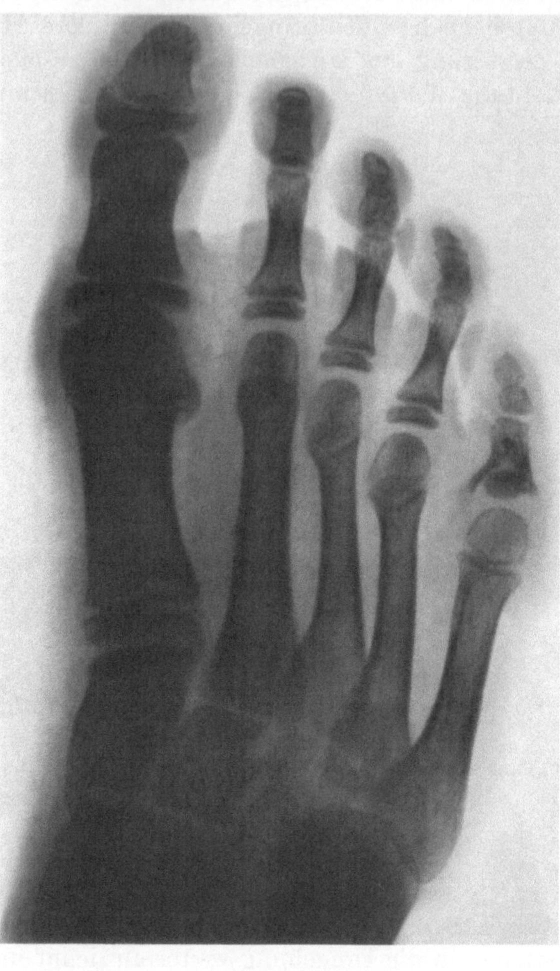

Abb. 220   Abb. 221

Abb. 220. Tuberkulöse Erkrankung des Radius im Bereich des Processus styloides radii und der angrenzenden Epiphysenabschnitte. Es ist eine Aufhellung erkennbar, die unscharf begrenzt ist. Nach ulnarwärts beginnende Spongiosklerose als Ausdruck einer perifokalen Reaktion des Knochens

Abb. 221. Tuberkulose des Grundgliedes der 5. Zehe rechts mit cystischer Aufhellung und zentraler Sequesterbildung bei 14jährigem Knaben. Die Atrophie der Knochen des 5. Strahles ist im Vergleich zu den benachbarten Knochen auffallend

Herde grenzen sich gut gegen die Umgebung ab. In unmittelbarer Nachbarschaft der Destruktion ist dann eine perifokale Sklerose erkannber. Diese Verdichtung der Knochenstruktur erleichtert die Erkennung von larvierten Herden. Der erkrankte Knochen kann sequestrieren. Ein solcher *Sequester* behält oft die alte Kalkdichte bei, da ein Austausch von Kalksalzen mit der Umgebung nicht möglich ist (Abb. 221). Innerhalb eines stärker veränderten älteren tuberkulösen Knochenbezirkes sind nach Einschmelzung der nekrotischen Gewebspartien hin und wieder Kalkeinlagerungen und Kalkniederschläge zu beobachten. Es können hierdurch eigentümliche Bilder von *Aufhellungen neben Sklerosen* des Knochens zustande kommen.

Im Bereich der Röhrenknochen, seltener in der Nachbarschaft spongiöser Knochenherde findet sich als Begleitsymptom eine Mitreaktion des Periostes *(Periostitis tuberculosa)*. Die *hämatogen* entstandene Periostitis tuberculosa ist selten. In manchen Fällen weist ein Senkungsabsceß auf die Caries des Knochens hin, ohne daß der Herd auf einem Übersichtsbild eindeutig erkennbar wäre. Die Diskrepanz des Röntgenbefundes zu den anatomischen Befunden ist oft verblüffend und bestätigt die Schwierigkeit einer Erkennung kleinerer Herde. Es sind daher die *indirekten Symptome* wie Senkungsabscesse, Deformierungen des Knochens, Gelenkschwellungen, Vorwölbungen des Kapselbandapparates von Gelenken und periostale Auflagerungen klinisch wie röntgenologisch zu beachten. Bei Jugendlichen kann es im Bereich tuberkulös erkrankter Gelenke auch zu einem *vermehrten Wachstum* kommen. Treten stärkere Deformierungen der gelenkbildenden Knochen und eine Zerstörung der gelenkbildenden Flächen auf, so wird im Ausheilungsstadium eine *Ankylose* mit Konsolidierung und Spongiosatransformation die Folge sein. Aufgabe einer Behandlung tuberkulöser Knochen- und Gelenkprozesse ist nicht nur die Beeinflussung des tuberkulösen Granulationsherdes, sondern auch die Korrektur der Stellung der gelenkbildenden Knochen, um nach Abheilung wieder ein funktionstüchtiges Glied zu garantieren. Wenn eine vollständige Verknöcherung der Gelenke und eine klinische Ausheilung tuberkulöser Herde erfolgt sein sollte, erlaubt das Röntgenbild keine Prognosen. *Selbst in sehr alten Restherden können noch virulente Keime nachgewiesen werden.*

Eine eindeutige Diagnose tuberkulöser Knochenveränderungen aus dem Röntgenbild ist nur unter Beachtung der oben geschilderten verschiedenen Einzelsymptome möglich. Wenn auch das eine oder andere Symptom fehlen kann, wird doch eine Gruppe der genannten Zeichen an eine tuberkulöse Erkrankung denken lassen.

Die *Differentialdiagnose* der Knochentuberkulose muß vor allem osteomyelitische Veränderungen des Knochens und die Knochenlues berücksichtigen. Bei einer starken Periostreaktion kann die Abgrenzung gegen einen Tumor schwierig werden. In den Anfangsstadien der Tuberkulose muß ein gonorrhoischer oder rheumatischer Gelenkprozeß differentialdiagnostisch beachtet werden. Die Spondylitis tuberculosa ist gegen unspezifische Spondylitiden, im Spät- oder Ausheilungsstadium auch gegen Fehlbildungen der Wirbelsäule abzugrenzen (s. S. II,825—827).

Vor der tuberkulostatischen Ära bestand die *Behandlung* der Tuberkulose der Gelenke meist in einer Gelenkresektion und Versteifung. Es kam z.B. bei der Kniegelenkstuberkulose zu einer Verkürzung des Beines um 3—4 cm. Die aktive operative Behandlung der Knochentuberkulose wurde von KASTERT empfohlen. Die Ausräumung und die Tamponierung des Herdes mit tuberkulostatischen Substanzen verfolgt das Ziel, das Medikament unmittelbar in Kontakt mit den Erregern zu bringen. Es ist möglich, mit diesem Verfahren auch akute Tuberkuloseformen operativ zu behandeln und hierdurch die Heilung wesentlich zu beschleunigen. Das Verfahren ist besonders bei Herden in der Nähe der Wachstumsfugen der Extremitäten von großer Bedeutung, da deformierende und verstümmelnde Erkrankungen verhütet werden können.

In den nachfolgenden Kapiteln sollen besondere Formen der tuberkulösen Knochenerkrankung und die Besonderheiten des spezifischen entzündlichen Geschehens in verschiedenen Skeletabschnitten ausführlich besprochen werden.

2. Spezielle Formen

a) Die Spina ventosa

Das typische Bild der „Spina ventosa" kommt durch die an die Knochenoberfläche durchbrechende Tuberkulose mit Beteiligung des Periostes und der Weichteile zustande (Abb. 222). Es folgen eine spindelige Verdickung und eine starke Periostreaktion im Sinne einer echten periostalen Auflagerung (Schalenbildung). Bei der käsigen Form kann es zur Sequesterbildung im Zentrum des Prozesses kommen (Abb. 221). Differentialdiagnostisch ist es schwierig, das Panaritium ossale sowie die Boecksche Erkrankung, Knochencysten und Enchondrome abzugrenzen. Diese Sonderform der Tuberkulose ist an den Hand- und Fußknochen, besonders am Metatarsale und Metacarpale, zu beobachten.

b) Die Tuberkulose der Diaphysen

Die primäre tuberkulöse Erkrankung der Diaphysen der langen Röhrenknochen der Extremitäten ist relativ selten und kommt nur im Erwachsenenalter vor. Nach einer hämatogenen Aussaat siedeln sich die Tuberkelbacillen vorwiegend in der gut vascularisierten Spongiosa an, weniger in der Compacta der Diaphysen. HEIDENBLUT hat eine Zusammenstellung der bisher bekannten einschlägigen Fälle von Diaphysentuberkulose veröffentlicht. Der tuberkulöse Herd entsteht im allgemeinen im postprimären Stadium der Tuberkulose, in den meisten Fällen unmittelbar im Anschluß an die Primärinfektion durch eine hämatogene Ablagerung von bacillentragenden Emboli (Käsebröckeln im Gefäßnetz der Diaphyse).

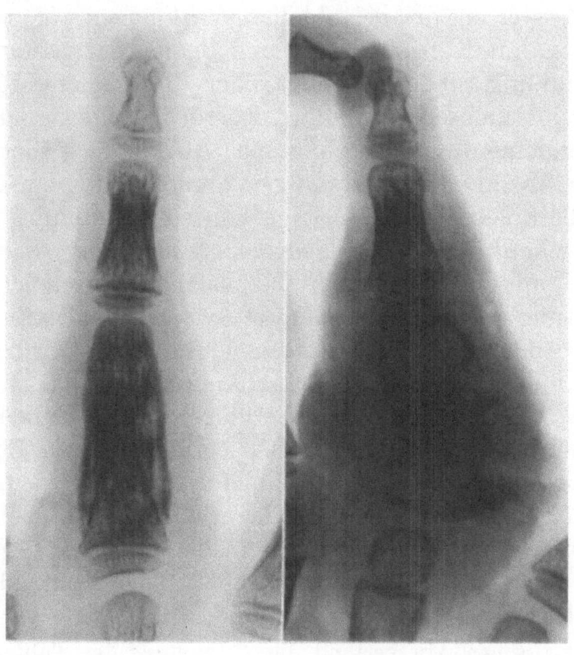

Abb. 222. Ausgeprägte Tuberkulose des Grundgliedes des 3. Fingers rechts mit Auftreibung des Knochens und starker Periostreaktion. Im Verlauf der Erkrankung kam es zu erheblichen Zerstörungen des Knochens, Sequesterbildung und cystenähnlichen Aufhellungen sowie Weichteilschwellungen. Typisches Bild der „Spina ventosa" bei 8jährigem Knaben

Die Diaphysentuberkulose kann einmal zentrale Höhlenbildungen mit einer Auftreibung des Knochens (nach Art der Spina ventosa) induzieren, zum anderen sind auch progressiv-destruierende Formen mit einer Zerstörung der Compacta und geringfügiger periostaler Apposition sowie endostaler Sklerose beschrieben worden. Die osteosklerotische Form der Diaphysentuberkulose geht mit einer Spongiosklerose einher, so daß eine Abgrenzung zwischen Compacta und Spongiosa nicht mehr möglich ist. Am häufigsten kommt die Diaphysentuberkulose in der Tibia, in der Ulna und im Femur vor, doch ist sie auch im Radius, Humerus und der Fibula beobachtet worden. Pathologischanatomisch können eine primär-produktive oder granulierende Form und eine primärverkäsende Form unterschieden werden. Letztere erfaßt sehr rasch größere Abschnitte des Markraumes. Die primär-verkäsende Diaphysentuberkulose kann zum Auftreten großer, zentral gelegener Sequester, seltener zu einer Totalsequestrierung führen. Die Röntgenbilder sind dann denen der eitrigen Osteomyelitis sehr ähnlich.

Das Ausheilungsstadium der Diaphysentuberkulose zeigt eine Auffüllung des Defektes mit fibrösem Gewebe, das schließlich verkalkt, verknöchert und sich nach Transformation der Architektur des übrigen Knochens anpaßt. Das *Röntgenbild* (Abb. 223) zeigt die stark

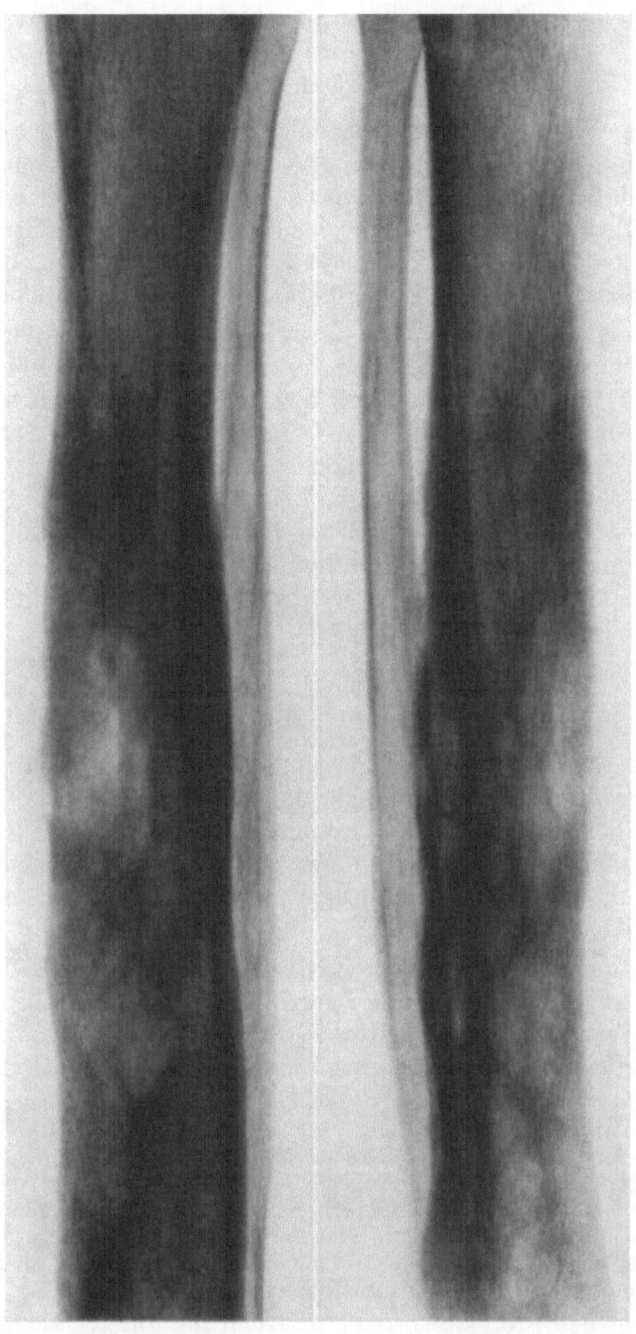

Abb. 223. Ausgedehnte Diaphysentuberkulose mit schweren Veränderungen der Compacta, die z.T. spongiosiert ist. Aufhellungsbezirke und reaktive Sklerosen finden sich nebeneinander (Beobachtung eines 20jährigen Mannes von HEIDENBLUT)

ossifizierende Periostitis und Spongiosklerose des Markraumes mit zahlreichen kleinen und größeren Aufhellungen, die sich bis in den Metaphysenbereich erstrecken („mottenfraßähnliches" Bild).

Differentialdiagnostisch müssen verschiedenste Erkrankungen, insbesondere die Ostitis fibrosa generalisata, die fibröse Dysplasie, parasitäre Knochenerkrankungen und ein „Brodie-Absceß", abgegrenzt werden. Die manchmal stark ausgeprägte Periostreaktion erschwert die Abgrenzung gegen die Osteomyelitis und die Lues. Bei einer weiteren Differenzierung müssen die bakteriologische und die histologische Untersuchung weiterhelfen.

c) Die Tuberkulose der Schädelknochen

Die tuberkulöse Erkrankung der Schädelknochen ist sehr selten. Zuerst wird die Tabula externa befallen, dann die Diploe und erst später die Tabula interna (TIRONA). Es kann eine exsudative, eine proliferative oder granuläre und eine käsige Form unterschieden werden. Destruktionen des Knochens und sklerotische Randbezirke in Form eines Ringes sind nicht selten, doch für die tuberkulöse Erkrankung des Schädelknochens keineswegs charakteristisch. Sehr ähnliche Veränderungen kommen auch bei der Lues vor.

Im Anschluß an eine tuberkulöse Meningitis kann der Schädelknochen Veränderungen zeigen, die vorwiegend durch den erhöhten intrakraniellen Druck bedingt sind (s. S. II,742). Im Wachstumsalter treten verstärkt die Impressiones digitatae auf. Im Kindesalter ist infolge des erhöhten intrakraniellen Druckes eine Erweiterung der Schädelnähte und eine Verzögerung des Fontanellenschlusses beobachtet worden (ACHESON). Die Sella kann eine leichte Erweiterung zeigen, obgleich die Zeichen eines erhöhten Schädelinnendruckes nicht immer vorliegen müssen. Nach Behandlung der Meningitis konnte eine Rückbildung der Erweiterung der Schädelnähte nicht beobachtet werden. Es kommt zur Verknöcherung der bindegewebigen Membran, so daß der Schädel insgesamt größer wird.

d) Die Tuberkulose der Wirbelsäule

(Spondylitis tuberculosa, Pott's disease)

Die tuberkulöse Erkrankung der Wirbelsäule weist unter den Knochen- und Gelenktuberkulosen die größte Zahl an Komplikationen und die höchste Mortalität auf. Die erste Beschreibung des Krankheitsbildes erfolgte durch POTT im Jahre 1779, doch konnte die tuberkulöse Ursache der Erkrankung erst später erkannt werden. Das Leiden wurde daher in vielen Ländern zu Ehren des Entdeckers als „Malum Pott" oder „Pott's disease" bezeichnet.

Die Erkennung der tuberkulösen Spondylitis stellt in vielen Fällen auch heute noch ein Problem dar; es ist im Zeitalter der Antibiotica von größtem Interesse, die *Früherkennung* anzustreben. Im fortgeschrittenen Stadium des Leidens sind schwere Deformierungen der Wirbelsäule mit Rückenmarkskompressionen und Paralysen zu erwarten.

Die Entstehung der tuberkulösen Spondylitis erfolgt durch eine hämatogene Streuung der primär im Lungengewebe entwickelten Erkrankung. Nach Untersuchungen von RANDERATH sind tuberkulöse Knochenherde erstaunlich häufig. Bei einer Miliartuberkulose konnte in fast 100 % der Fälle der Nachweis von Knochenherden geführt werden. Eine der Ursachen soll in der ausgesprochenen Giftempfindlichkeit des myeloischen Systems der Knochen liegen. Besonders günstige Bedingungen für die Entstehung der Knochentuberkulose sind im wachsenden Knochen gegeben und die stärker durchbluteten Epiphysenregionen werden bevorzugt. Im Wirbel ist die tuberkulöse Erkrankung in den ventralen Wirbelkörperanteilen und in Wirbelkörpermitte lokalisiert.

Die Ausbreitung des Prozesses erfolgt in Richtung zur Zwischenwirbelscheibe. Erst nach Zerstörung des Knochens und Durchbruch des tuberkulösen Prozesses nach cranial oder caudal kommt es auch zu einer Zerstörung der Zwischenwirbelscheiben und zu dem oft beschriebenen „röntgenologischen Frühzeichen", nämlich der Bandscheibenerniedrigung (Abb. 224). Nur in wenigen Fällen nimmt der tuberkulöse Prozeß der Wirbelsäule vom Bandapparat seinen Ausgang.

Nach der Topographie des Herdes unterscheidet man einen zentralen und einen marginalen Typ der Spondylitis tuberculosa, wobei der zentrale Typ häufiger im Kindesalter vorkommt. Wahrscheinlich ist hierfür die besondere Blutversorgung des Knochens im Wachstum verantwortlich. Weiterhin sind eine paradiscale Form, eine cavitäre granulöse Form, eine osteolytische Form und eine abscedierende Form unterschieden worden. Nach KASTERT soll der Frühherd in über 60 % der Fälle im Bereich der deckplattennahen Spongiosa zu finden sein. Die Tuberkulose der Wirbelbögen, der Gelenkfortsätze und der Dornfortsätze ist sehr selten.

Der *Verlauf* der Tuberkulose im Wirbelkörper erlaubt die Unterscheidung destruktiver und reparativer Vorgänge. Bei der primär exsudativ verkäsenden Knochentuberkulose sind zuerst fibrinöse Exsudationen mit Zellelementen vorhanden. Allmählich beginnt die *Nekrose des Gewebes* und zunächst bleiben die Konturen des Knochens erhalten. Erst spät kommt es zu einer Entkalkung und zu Einschmelzungen.

Die Art der *Zerstörung des Knochengewebes* durch die tuberkulöse Infiltration und Einschmelzung wird die im *Röntgenbild* nachweisbaren Veränderungen bestimmen. So kann z.B. bei einer im Zentrum des Wirbelkörpers erfolgten Zerstörung durch Kompression und nachfolgende Entwicklung einer Kyphose oder eines Gibbus spongiöses, tuberkulöses Wirbelkörpergewebe nach ventral, lateral oder dorsal vorgedrängt und dis-

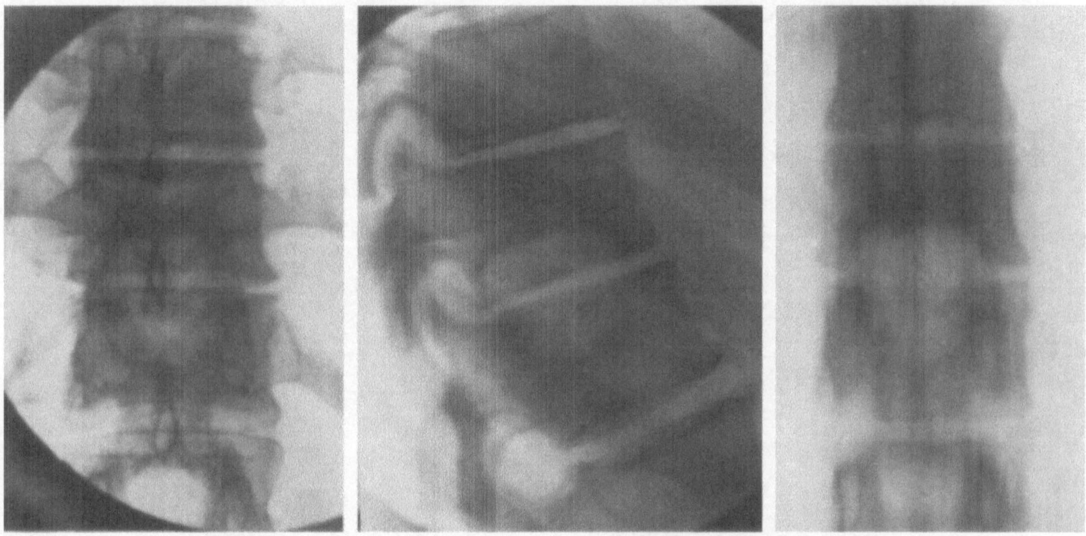

Abb. 224. Tuberkulöse Spondylitis der deckplattennahen Spongiosaabschnitte zweier benachbarter Wirbelkörper im mittleren Abschnitt der Brustwirbelsäule. Das Tomogramm zeigt die ganze Ausdehnung der Zerstörung. Die Bandscheibe ist dorsal stärker verschmälert. 31jähriger Mann. (Später operative Ausräumung des tuberkulösen Herdes)

loziert werden. Da nicht selten multiple Herde vorhanden sind, ist es erforderlich, die gesamte Wirbelsäule darzustellen. Die besondere Beachtung der Zwischenwirbelräume sei empfohlen. Neben der Bandscheibenverschmälerung sind häufig Deckplattendestruktionen erkennbar. In den ersten Monaten der Entwicklung eines entzündlichen Herdes ist die Grenze der Destruktion unscharf und erst langsam erfolgt eine Abgrenzung durch reaktive Vorgänge in der Randzone (Abb. 225). Die Spondylitiden anderer Genese, wie z.B. eines „Morbus Bang" oder einer Osteomyelitis, zeigen viel früher eine Demarkation und Verdichtung der dem Herd benachbarten Spongiosa.

Häufig tritt als Begleitsymptom ein *paravertebraler Senkungsabsceß* auf, der sich doppelseitig, aber auch einseitig entwickeln kann. Im Bereich der Brustwirbelsäule ist er durch eine massive Verschattung beiderseits der Wirbelsäule nachzuweisen. In diesem Abschnitt liegt er meist in Höhe der erkrankten Wirbelregion, doch kann es auch zu einem Absacken der Eitermassen um mehrere Wirbelkörperhöhen kommen. Im weiteren Krankheitsverlauf sind alte Senkungsabscesse durch Verkalkungen der Absceßmembran noch deutlicher darzustellen (Abb. 226). Im *Lendenbereich* kann eine Verbreiterung des Psoasschattens oberhalb des Beckens einen Senkungsabsceß anzeigen. Er breitet sich weiter caudalwärts aus und kann in der Leistenbeuge an die Oberfläche drängen. In

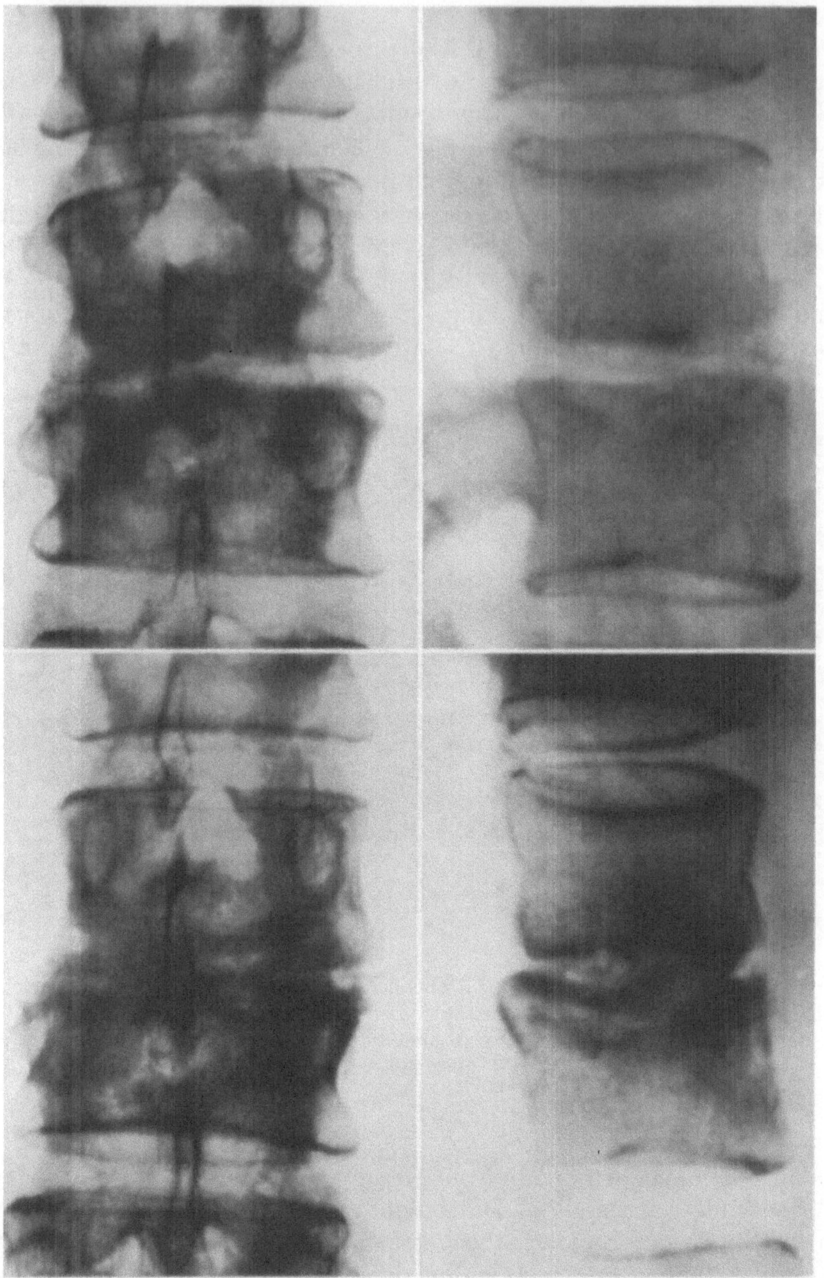

Abb. 225. Beginnende reparative Vorgänge in der Umgebung eines tuberkulösen spondylitischen Herdes zwischen 2. und 3. Lendenwirbel mehr rechts gelegen. Die Kontrollaufnahme nach 5 Monaten (unten) zeigt die zunehmende Sklerose und eine zentral und bandscheibennahe gelegene Sequesterbildung. 35jährige Frau

manchen Fällen sind *Beugekontrakturen* im Hüftgelenk als „Frühsymptom" aufgetreten. Durch Übergreifen der granulomatösen, tuberkulösen Prozesse von den Weichteilen auf die Knochen von Schambein und Sitzbein können Krankheitsherde induziert werden, die durch tangentiale Aufnahmen zu erfassen sind.

Die tuberkulösen Senkungsabscesse dringen an den verschiedensten Hautpartien an die Oberfläche vor. Es entstehen Fisteln, die ungewöhnliche Ausdehnungen zeigen können. Mit Hilfe der *Fistelfüllung* kann der eigentliche Herd, also der erkrankte Knochen mit

dem Senkungsabsceß zur Darstellung gebracht werden. Die Durchleuchtung und Zielaufnahmen in mehreren Ebenen erlauben eine exakte topographische Zuordnung der
Fistelgänge und erleichtern die Planung eines operativen Eingriffes zur Beseitigung der
Herde und Fisteln. Die tuberkulöse Spondylitis kann auch *Fisteln in die inneren Organe*
entwickeln, die mit einem fuchsbauartigen Gangsystem nach außen Verbindung haben
(HEUCK; BEHREND). Der Durchbruch von Senkungsabscessen in den Bronchialbaum,
in den Oesophagus, in Dünn- und Dickdarm sowie in die Harnblase ist beschrieben worden
(Abb. 227).

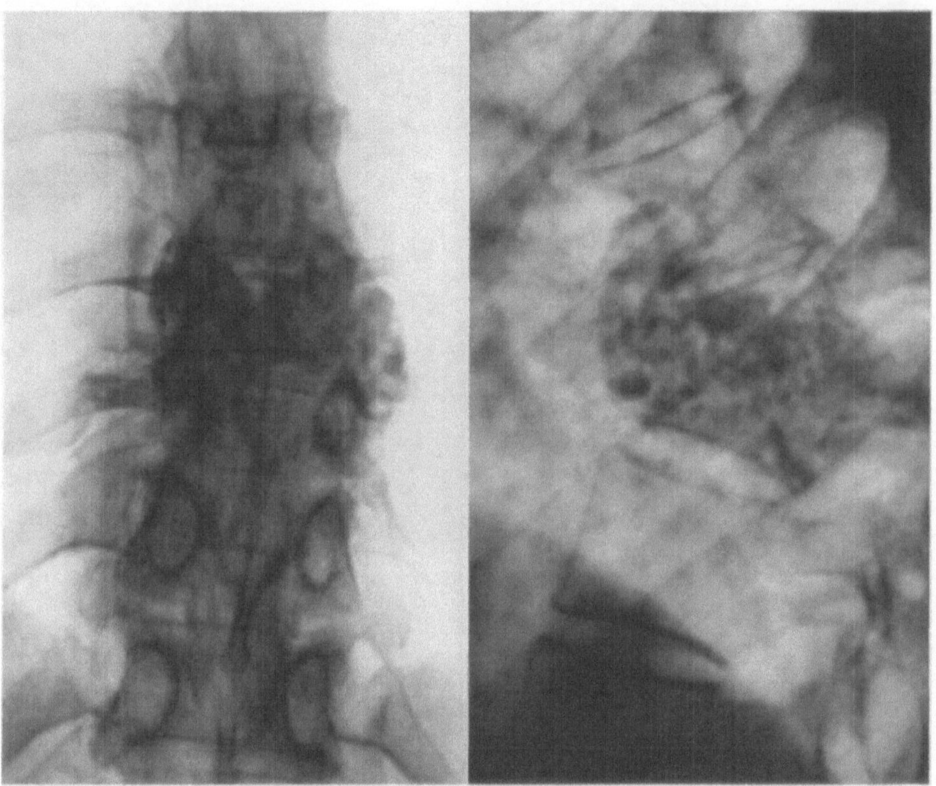

Abb. 226. Zustand nach abgelaufener Spondylitis tuberculosa mit Ausbildung eines verkalkten Senkungsabscesses im Bereich der unteren Brustwirbelsäule. Der 8. und 9. Brustwirbel sind in den deckplattennahen
Abschnitten weitgehend zerstört, und es ist zu einer Blockwirbelbildung gekommen. 49jährige Frau

Die Latenzzeiten für die Wirbelsäulentuberkulose werden mit 3—24 Monaten
angegeben, woraus die große Unsicherheit in der Früherkennung dieser Erkrankung
spricht. Nach Untersuchungen von CHASIN und JAEGER muß die Größe eines De-
struktionsherdes im Wirbelkörper 10—15 mm im Durchmesser betragen, ehe auf Über-
sichtsbildern ein Nachweis möglich ist. Die tomographische Darstellung gelingt dagegen
etwas früher. Die Schwierigkeiten der Früherkennung entzündlicher Knochendestruktionen im Röntgenbild machen bei entsprechendem klinischen Befund immer wiederholte
Kontrolluntersuchungen in mehr oder weniger langen Zeitabständen notwendig. Rand-
ständige Defekte des Wirbelkörpers mit Zerstörungen der Knochengrenzlamelle oder
der Deckplatte sind leichter zu erkennen als zentral lokalisierte Herde, die ausschließlich
zu einer Verminderung der Spongiosabälkchen oder einem „Auslöschphänomen" der
Spongiosastruktur führen.

Da der röntgenologische Nachweis erst spät gelingt, ist immer wieder versucht worden,
aus den *klinischen Symptomen* Rückschlüsse auf eine beginnende Wirbelsäulentuberkulose

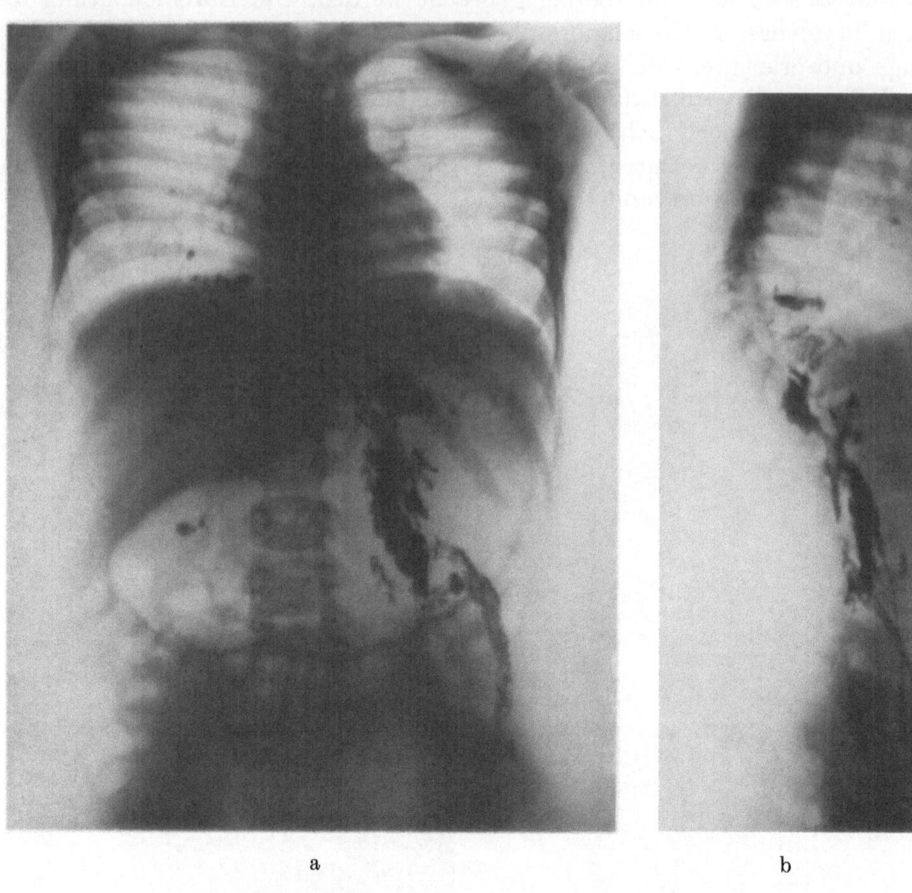

a

b

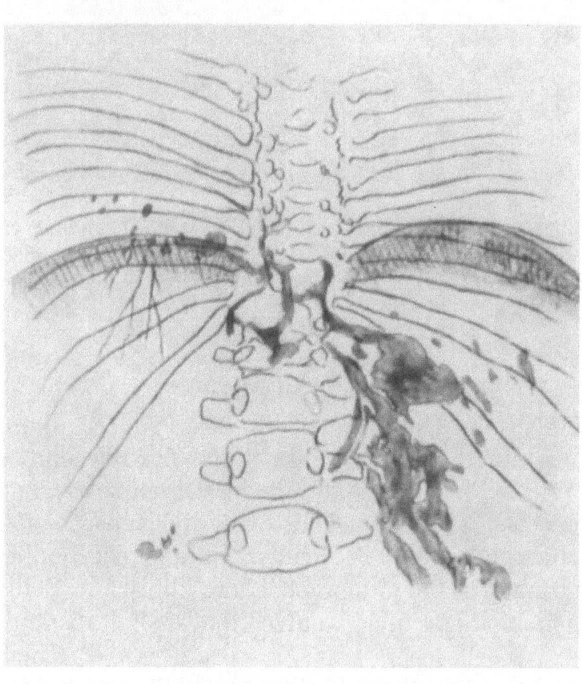

c

Abb. 227a—c. Ungewöhnliche Ausbreitung eines Senkungsabscesses bei Spondylitis tuberculosa (a und b). Ein Fistelgang reicht von der linken Leistenbeuge bis zur Höhe der Spondylitis im Bereich der 9. bis 12. Brustwirbel und führt von der Absceßhöhle in den rechten Unterlappenbronchus. Die Skizze (c) zeigt den Fistelverlauf. (Beobachtung HEUCK)

zu ziehen. Die ausstrahlenden Schmerzen im Bereich der Segmente und die durch viscero-cutane Reflexe hervorgerufene Symptome sind jedoch uncharakteristisch. Es sind Krankheitsfälle bekannt geworden, die ohne irgendein Lokal- oder Allgemeinsymptom verlaufen sind und bei denen schließlich eine Selbstheilung durch Verschmelzen der noch verbliebenen Wirbelkörpertrümmer zu einem Wirbelblock eintrat. In den jüngeren Lebensjahren ist die Schmerzhaftigkeit des Prozesses auffallend gering, so daß oft zuerst die Deformierung und ein Zusammensintern des Wirbels beobachtet werden. Nach Untersuchungen von THOM an 92 Fällen von tuberkulöser Spondylitis und 66 Fällen von Knochen- und Gelenktuberkulose ergab der Obduktionsbefund weiter ausgedehnte Krankheitsherde, als dies klinisch angenommen wurde. Manchmal waren neben dem als erkrankt erkannten Wirbel mindestens zwei weitere Wirbel befallen. In einigen Fällen wurde die Erkrankung der Wirbelsäule nicht erkannt. In 5 Fällen erwies sich pathologisch-anatomisch die Ausdehnung geringer als klinisch vermutet. Die Lokalisation stimmt mit den Ergebnissen bisheriger Untersuchungen überein, nach denen die untere Brustwirbelsäule am häufigsten erkrankt. So hängt die frühzeitige Erkennung einer Wirbelsäulentuberkulose besonders von der *Qualität der Röntgenuntersuchung* ab. Die Statistik von THOM weist auf zahlreiche diagnostische Probleme hin. In keinem der untersuchten Fälle sind Schichtaufnahmen angefertigt worden!

Die fortgeschrittenen Fälle einer *Spondylitis tuberculosa dorsalis* führen zu Paraplegien, die nach einer Extensionsbehandlung vorübergehend abklingen können, aber in der Regel rezidivieren. Für diese besonderen Fälle ist die operative Behandlung, wie sie KASTERT empfohlen hat, ein bedeutsamer therapeutischer Fortschritt. Ein zusätzliches Trauma kann eine tuberkulöse Spondylitis akut komplizieren und zu Lähmungen führen, die einen sofortigen operativen Eingriff erfordern. Das Auftreten *neurologischer Symptome* spielte in den ersten Jahren der Entdeckung dieser Erkrankung die hervorstechendste Rolle, so daß sie nach der Beschreibung von POTT (1779) als wichtigste Symptome angesehen wurden. Heute sind die spondylitischen Lähmungen relativ selten, doch sollte bei entsprechenden Beschwerden immer an eine Spondylitis tuberculosa gedacht werden. Die Häufigkeit und die Art der neurologischen Symptome sind vom Sitz des spondylitischen Geschehens abhängig. Wirbelsäulentuberkulosen im Bereich der Brustwirbelsäule führen häufiger zu Lähmungserscheinungen als solche im Bereich der Hals- und Lendenwirbelsäule. Dies liegt wohl daran, daß die Brustwirbelsäule kaum von Muskeln und Muskelscheiden umgeben wird, in die sich der Abszeß erstrecken kann. So steht ein Abszeß im Bereich der Brustwirbelsäule oft unter einem verhältnismäßig hohen Druck. Da meist mehrere Wirbelkörper von der tuberkulösen Erkrankung erfaßt sind, fällt die Höhe der Kompression nicht immer mit der stärksten Wirbelzerstörung zusammen. Die mehr *ventral* entwickelte Tuberkulose kann größere Granulationstumoren ausbilden, ohne daß gröbere klinische Symptome in Erscheinung treten müssen. Ein so lokalisierter Prozeß wird lange Zeit stumm verlaufen.

Eine starke Deformierung der Wirbelsäule im Sinne eines Gibbus erleichtert die Diagnose einer Tuberkulose (Abb. 228). Der Grad und die Ausdehnung der Gibbusbildung sind abhängig von der Zahl der primär erkrankten Wirbel sowie vom Sitz des Leidens und dem Alter des Patienten zum Zeitpunkt der Erkrankung. Bei Kleinkindern findet sich die stärkste Gibbusbildung in der Regel im Bereich der oberen Brustwirbelsäule. Durch eine spitzwinklige Gibbusbildung der Wirbelsäule sind *Verlagerungen der inneren Organe*, besonders der Thoraxorgane, zu erwarten (Abb. 228). Von einigen Autoren werden Knickungen der Aorta, meist durch Verkleben des Aortenrohres an der Abszeßwand, sowie Knickungen des Oesophagus und der Trachea beschrieben. Die Lungenlappen erfahren eine Verlagerung und umschriebene lokale Blähungen, während das Herz quergelagert und rotiert sein kann. Die Mehrzahl der Gibbusträger geht an einer *Rechtsherzinsuffizienz* zugrunde. Die Verbiegung der Wirbelsäule führt nicht nur zu einer kyphotischen Gibbusbildung, sondern manchmal auch zu seitlichen Abknickungen im Sinne einer skoliotischen Verbiegung. Die früher beobachteten weitgehenden Zerstörungen der

Wirbelkörper und eine Zusammensinterung der restlichen Knochenabschnitte sind heute selten, da die frühzeitige tuberkulostatische Behandlung derartig groteske Zerstörungen ausschließt (Abb. 229). Eine weitere Verbesserung der Behandlungsmethoden der Tuberkulose, insbesondere die operative Ausräumung der tuberkulösen Herde und die Tamponade mit Tuberkulostatica, hat die Mortalität wesentlich gesenkt und dazu geführt, daß ein hoher Prozentsatz der Erkrankten wieder voll arbeitsfähig wird. Während früher nur etwa 26—31 % der Kranken arbeitsfähig wurden, konnte der Prozentsatz mit Hilfe der tuberkulostatischen Behandlung auf 43 % und mit Hilfe der operativen Herdausräumung auf 85 % erhöht werden (KASTERT).

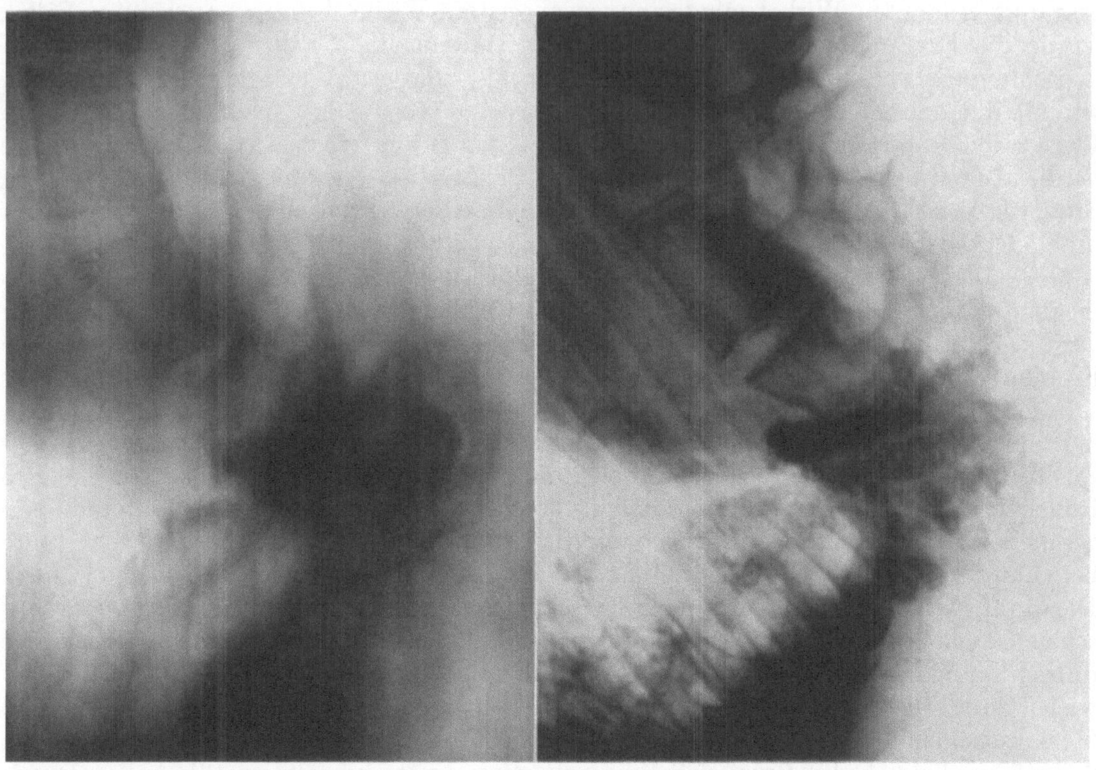

Abb. 228. Zustand nach ungewöhnlicher Ausdehnung einer Spondylitis tuberculosa mit verkalktem Senkungsabsceß. Es sind mehrere Wirbel in den Prozeß einbezogen. Das Schichtbild zeigt die schollig strukturierten Verkalkungen im ehemaligen Absceßgebiet. Spitzwinklige Abknickung der Wirbelsäule am Brust-Lendenübergang. Kompensatorisches Wachstum der Lendenwirbel als Ausdruck eines Reparationsversuches der im Kindesalter abgelaufenen Erkrankung. 43jährige Frau

Von einigen Autoren wird die Ausfüllung des operativ ausgeräumten Herdes mit Knochenspänen oder Knochenkeilen empfohlen. Es kann so zu einer weitgehenden Restitution kommen. Die röntgenologische *Darstellung der Ausdehnung der Absceßhöhle* mit wäßrigem Kontrastmittel kann für einen chirurgischen Eingriff von Bedeutung sein, um insbesondere vorher innere Fisteln zu erfassen.

Die *Ausheilungsvorgänge* laufen unterschiedlich ab. Wenn die Zwischenwirbelscheibe erhalten bleibt, so bilden sich meist breite spondylotische Spangen aus, während eine Bandscheibenzerstörung zur Blockwirbelbildung führt. Die Entstehung von Osteophyten ist ein wichtiges Symptom der Regeneration. Größere Defekte, die mit Granulationsgewebe ausgefüllt sind, heilen nicht spontan ab; zuvor muß eine Herdausräumung stattfinden. Die knöcherne Verschmelzung kann sich über mehrere benachbarte Wirbel ausdehnen, so daß ein massiver Block entsteht. Die Voraussetzung ist eine vollständige Zerstörung der Bandscheibe, da Reste von Bandscheibengewebe die Verschmelzung verhindern. Nach einer abgeheilten tuberkulösen Spondylitis können solche Bandscheibenreste in einem Blockwirbel differentialdiagnostische Schwierigkeiten gegenüber der angeborenen Blockwirbelbildung bereiten. Der Absceßschatten nach einer tuberkulösen Erkrankung ist noch Jahre und Jahrzehnte später röntgenologisch nachweisbar. Insbesondere sind die Verkalkungen und Verkreidungen gut darstellbar (Abb. 226 und 228). Nach Untersuchungen von WICHTL sind die Verbreiterung und Verdichtung sowie die unregelmäßige Begrenzung des Psoasschattens am häufigsten durch tuberkulöse Abscesse, also die Folge einer Spondylitis, bedingt. Bei unklaren abdominalen Beschwerden sollten

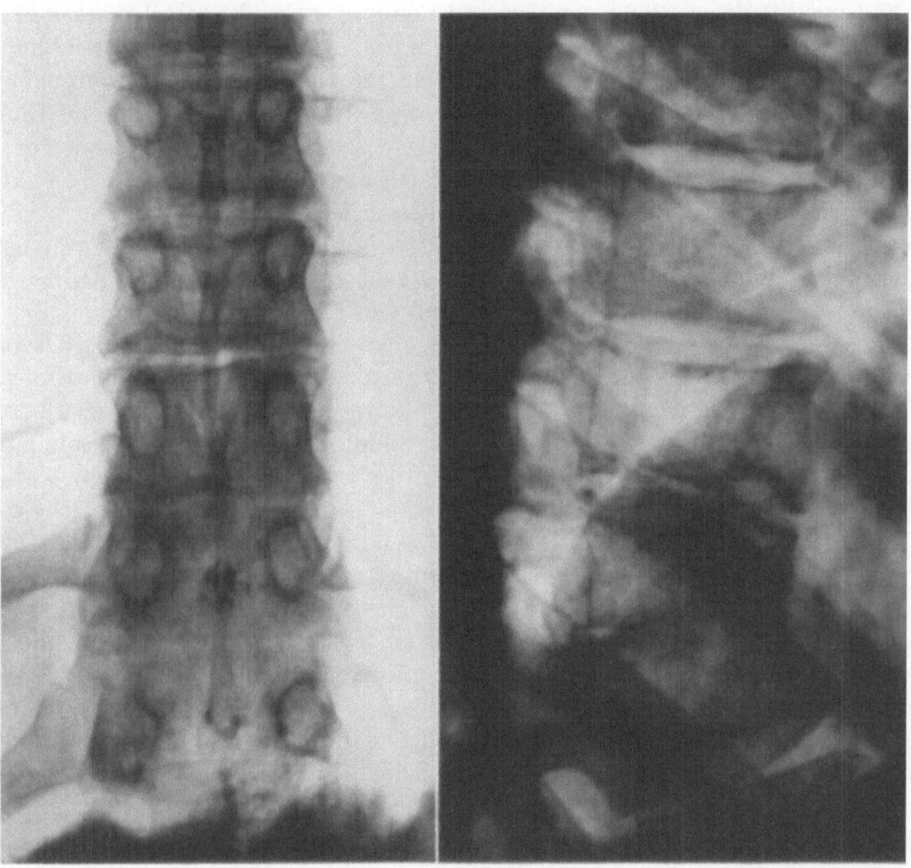

Abb. 229. Zustand nach frühzeitig behandelter, mit einer Blockwirbelbildung ausgeheilten Tuberkulose des 10. und 11. Brustwirbels. Stärkere Zerstörungen sind nicht aufgetreten, so daß sich nur eine leichte Kyphose entwickelte. Die Lokalisation des Herdes wird auch als Spondylitis anterior bezeichnet. 25jährige Frau

immer die Konturen des Psoasmuskels beachtet werden. Während sich die Abscesse im Bereich der Halswirbelsäule und der Lendenwirbelsäule häufig in die Umgebung ausdehnen und „absenken", weisen die Abscesse im Bereich der Brustwirbelsäule eine ortsständige, mehr spindelförmige Ausdehnung auf. Röntgenologische Kontrollen der Spondylitis im Wachstumsalter zeigen später ein *kompensatorisches Wachstum* der nicht betroffenen Wirbelkörper und eine kompensatorische Erhöhung der Bandscheiben (Abb. 228).

Differentialdiagnostisch sind die nicht tuberkulösen Spondylitiden abzugrenzen (s. S. II,888). Die Bang-Osteomyelitis führt rasch zu Veränderungen im Bereich der Bandscheiben mit einer Zerrüttung und Verschmelzung sowie einer reaktiven Sklerose in der Umgebung. Die Abscesse können eine große Ausdehnung annehmen. Die *Wirbelosteomyelitis* ist am leichtesten durch Verlaufsbeobachtungen von der Tuberkulose abzugrenzen. Oft läßt sich die Differentialdiagnose nur durch den Bakteriennachweis oder serologische Reaktionen erreichen. Die Abgrenzung gegenüber einem *Tumor* kann schwierig sein, doch sind die Zwischenwirbelräume meist nicht verändert, während sie bei der Spondylitis in den Krankheitsprozeß mit einbezogen werden. Ferner müssen pathologische Frakturen bei der Tabes und verschiedenen Osteopathien beachtet werden. Im Anfangsstadium der Spondylitis tuberculosa wäre auch an einen Bechterew zu denken. Die Differentialdiagnose zwischen einer frischen Fraktur und einer Spondylitis tuberculosa mit Zusammenbruch der Wirbelkörper kann problematisch sein. Hier hilft der Nachweis des Senkungsabscesses durch Schichtaufnahmen. Die *Scheuermannsche Erkrankung* bereitet oft diagnostische Schwierigkeiten. Manchmal folgt sekundär eine Tuberkulose mit Strukturauflockerungen und Senkungsabsceß nach. Im *Abheilungs-* oder *Endstadium* einer Spondylitis können Wirbeldeformierungen die Differentialdiagnose erschweren. Im Zeitalter der Antibiotica verlaufen die Infektionen mit weitgehenden Reparationen des Knochens, so daß der Endzustand schwer gegen angeborene Blockwirbel und Mißbildungen der Wirbelkörper abzugrenzen ist. Der Nachweis weiterer Fehlbildungen wie Halbwirbel, Fehlbildungen im Bereich der Wirbelbögen und Gelenkfortsätze kann in solchen Fällen die Beurteilung wesentlich erleichtern.

Besonderheiten der Lokalisation der *Spondylitis tuberculosa* führen zur Abgrenzung eigener Krankheitsbilder. So ist dem *Malum Potti suboccipitale* besondere Aufmerksamkeit geschenkt worden. Die Lokalisation der tuberkulösen Erkrankung im Bereich des 1. Halswirbels ist selten, kann schwerste Komplikationen durch Zerstörung des Os occipitale und der Kondylen hervorrufen. Die noch seltenere Tuberkulose des Epistropheus führt meist zur Zerstörung des Dens und zu einer Gefährdung der Stabilität der oberen Halswirbelsäule. Eine gleichzeitige Zerstörung des Bandapparates wird Verschiebungen der Wirbelkörper gegeneinander ermöglichen. Die Impression in die Schädelhöhle kann infolge plötzlicher Strangulation des verlängerten Markes akut zum Tode führen. Die *klinischen Zeichen* sind erhebliche Nackensteifigkeit und Schmerzen, so daß der Kopf bei Bewegungen mit den Händen abgestützt wird. Es kommt zu Schmerzen im Bereich des N. occipitalis, motorischen Paresen der Zunge (N. hypoglossus) und manchmal zu Tachykardien (Vagusausfall). Im weiteren Verlauf kann sich ein Retropharyngealabsceß mit Schluckbeschwerden ausbilden. Als häufigste Fehldiagnose ist der *Torticollis* zu nennen. Das Röntgenbild kann bei dieser Sonderform der tuberkulösen Spondylitis manchmal lediglich ein Höhertreten des Dens vom Epistropheus anzeigen, der selbst nicht erhöht sein muß. Ein solcher Hinweis sollte immer Anlaß zur Schichtuntersuchung sein! Bei der Tuberkulose des Atlas oder des Os occipitale muß eine Versteifung erreicht werden, wenn die tiefer liegenden Segmente der Halswirbelsäule beweglich geblieben sind.

Als besondere Form der tuberkulösen Spondylitis wäre die *Spondylitis anterior* (Abb. 229) zu nennen, bei der nur ein *oberflächlicher Substanzverlust der Wirbelkörper* durch tuberkulöse Granulationen bei Ansiedlung des Prozesses unter dem Ligamentum longitudinale anterior nachzuweisen ist. Es können Wirbelkörper verschont werden, wobei der Prozeß einzelne Wirbel überspringt und hier zu periostalen Osteophytenbildungen Anlaß gibt (WIESMAYR). Durch eine Kontaktinfektion von der kranken Pleura her können im Bereich der Brustwirbelsäule oberflächliche tuberkulöse Destruktionen induziert werden. Eine solche Tuberculosis superficialis vertebrae fand HOHMANN unter 1000 Kranken mit einer Spondylitis in 46 Fällen.

Als *Spondylitis posterior* werden isolierte Erkrankungen im Bereich der Wirbelbögen und der Dornfortsätze sowie der Gelenkfortsätze bezeichnet, die recht selten vorkommen. Die kleinen Herde lassen sich röntgenologisch schwer darstellen. Bei Verdacht auf eine solche Lokalisation sollte die Schichtuntersuchung nicht unterlassen werden! *Klinisch* führen der lokale Druckschmerz und umschriebene Muskelspannungen zur Erkennung dieser versteckt liegenden Krankheitsherde. Je nach Lokalisation des Primärherdes können Senkungsabscesse, die von solchen tuberkulösen Herden ausgehen, seltsame Wege in der dorsalen Rückenmuskulatur nehmen und in einer Fistel nach außen durchbrechen.

Die Tuberkulose der *Sacroiliacalgelenke* ist relativ selten, doch stellt sie die häufigste Form der tuberkulösen Erkrankung im Bereich des Beckenskeletes dar. Der Primärherd ist im Os sacrum oder im Os ilium lokalisiert. Die Gelenktuberkulose verläuft als Caries sicca oder in der Art eines Fungus. Die klinische Diagnose ist schwierig, so daß der Röntgendiagnostik mit Ziel- und Schichtaufnahmen entscheidende Bedeutung zukommt.

e) Die cystische Form der Tuberkulose

Die cystische Form der Tuberkulose ist bei Erwachsenen selten zu finden. Im Kindesalter kommen oft „pseudocystische Herde" vor, die von einer Ostitis cystoides multiplex (Jüngling) abgegrenzt werden müssen. Sie sind im Bereich der Knochen des Handskeletes, des Fußskeletes und der Extremitäten, weniger im Schädelknochen zu finden. Die Herde gehen vom Knochenmark aus und breiten sich gleichmäßig in die Umgebung aus. Die Rinden- und Epiphysenfugen-Cysten (KIENBÖCK) sollen durch schwach virulente Stämme der Tuberkelbacillen zustande kommen. Für das Kindesalter ist die pseudocystische Form der Tuberkulose typisch und besonders in den Mittelhandknochen (DE PAPE) lokalisiert. Die Herde können sich im Bereich der Wachstumszone weiter ausbreiten und die Epiphysenfuge überschreiten. Auch die Corticalis kann durchbrochen und aufgetrieben sein. Die periostalen Reaktionen gleichen denen bei der Lues, insbesondere wenn sklerotische Heilungsprozesse in Erscheinung treten. Eine Häufung wurde bei Negerkindern (KOMINS) gefunden. Die Ähnlichkeit der Erkrankung mit solchen Veränderungen, wie sie beim Morbus Besnier-Boeck-Schaumann beschrieben worden sind, lassen an die Verwandtschaft der beiden Krankheiten denken. Cystische tuberkulöse Herde sind auch in anderen Organen, so der Lunge, der Niere, der Milz, der Leber und dem Gehirn gefunden worden. Es liegt wahrscheinlich eine besondere Verlaufsform der tuberkulösen Erkrankung vor.

III. Die Knochenveränderungen bei Morbus Boeck

Das Krankheitsbild der *Sarkoidose* (Morbus Boeck-Besnier-Schaumann) kann anatomisch als eine epitheloidzellige Granulomatose mit Hauptlokalisation im reticulo-endothelialen System und in den Lungen angesehen werden. Die Ätiologie ist noch ungeklärt, die Annahme einer Sonderform der Tuberkulose umstritten. Der Knochen-Boeck ist Ausdruck einer extrathorakalen Metastasierung in das Knochenmark, besonders der kurzen Röhrenknochen (UEHLINGER). Die Häufigkeit der Knochenbeteiligung des Morbus Boeck wird in der Literatur zwischen 7—15—40 % der Krankheitsfälle angegeben. Die Knochenveränderungen sind durch Störungen des Calciumstoffwechsels bei wahrscheinlich endogener Vitamin D-Intoxikation mit gesteigerter Calciumresorption im Darm und Mobilisation aus dem Skelet zu verstehen (STEIN, STEIN und BELLER).

HARELL und FISHER haben bei systematischen Untersuchungen der chemischen Blutveränderungen eine Hypercalcämie gefunden (bis maximal 14,8 mg-% Calcium im Serum). Die Ursache ist unklar, möglicherweise handelt es sich um die Wirkung eines Stoffes, der dem Vitamin D ähnlich ist. Folge dieser Prozesse sind Kalkablagerungen in den Nieren, die meist als röntgenologisch nicht nachweisbare feinstverteilte Partikelchen im Sinne einer Nephrocalcinose auftreten.

Die *Knochenveränderungen* sind meist lokalisiert polyostisch auf die Hände und die Füße beschränkt zu finden. Sie können auch an anderen Skeletregionen vorkommen (HEKELE und SEYSS, STEIN, ISRAEL und SONES u.a.). Es handelt sich um zunächst kleinere, an Größe zunehmende, umschriebene Verluste der Knochensubstanz, insbesondere im spongiösen Abschnitt der Finger- und Zehenknochen, der Metacarpalia und Metatarsalia, der kleinen Hand- und Fußwurzelknochen, die als *Ostitis cystoides multiplex* (Jüngling) bekannt sind (Abb. 230). Neben scharf begrenzten umschriebenen cystischen Aufhellungen findet sich auch eine diffuse, kleincystische Veränderung des Knochens in einem Fingerglied. Der gesamte Knochen erscheint wabig strukturiert und die Dia-

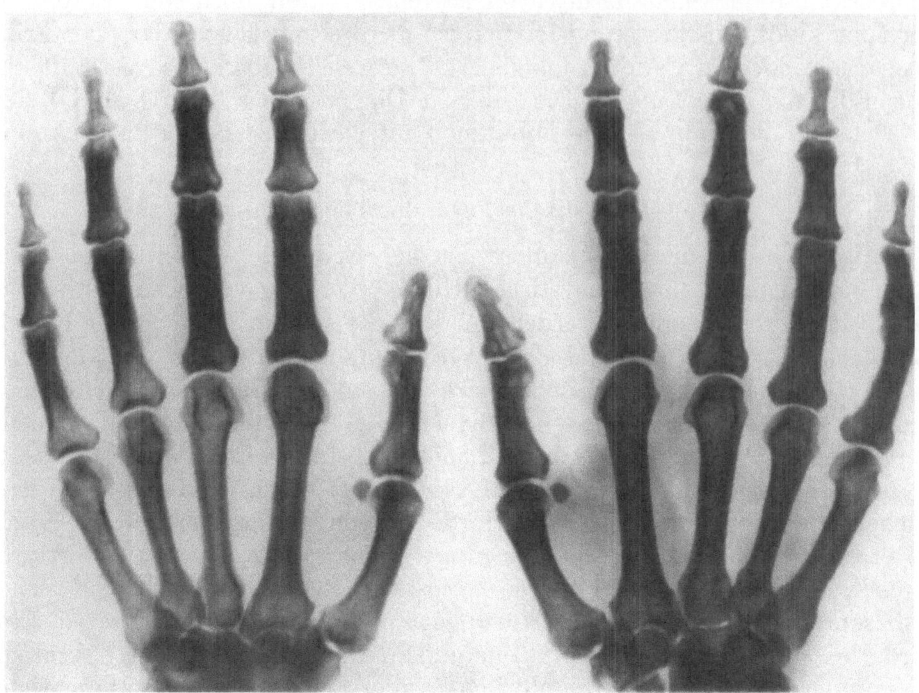

a

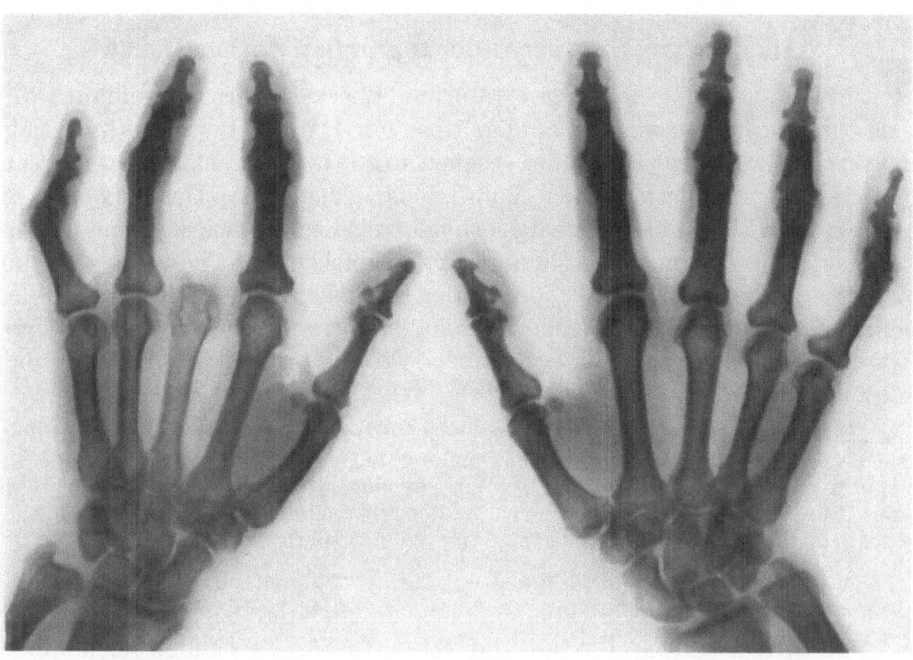

b

Abb. 230a—d. Knochenveränderungen bei Morbus Boeck. Entwicklung einer Ostitis cystoides multiplex (Jüngling) am Hand- und Fußskelet im Laufe eines Beobachtungszeitraumes von mehreren Jahren (a: Handskelet 1944, b: 1960). Am Fußskelet besonders typische cystische Aufhellungen in der Spongiosa der Zehenknochen (c). Das Thoraxröntgenbild der 58jährigen Frau zeigt neben den strängig-fibrösen Lungenveränderungen eine Erkrankung der Lymphknoten (d)

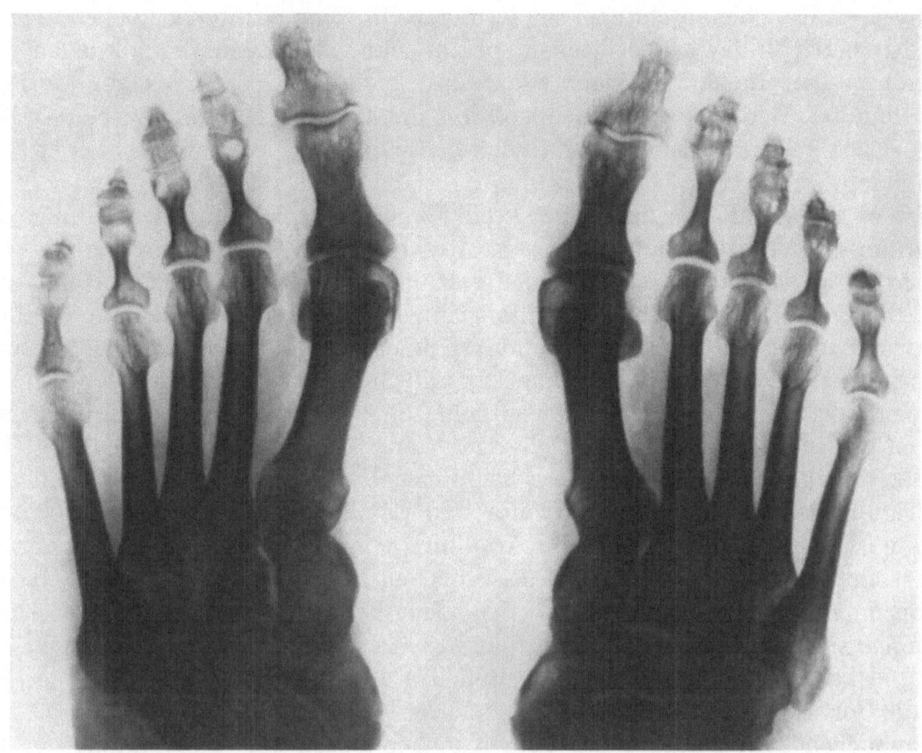

Abb. 230c

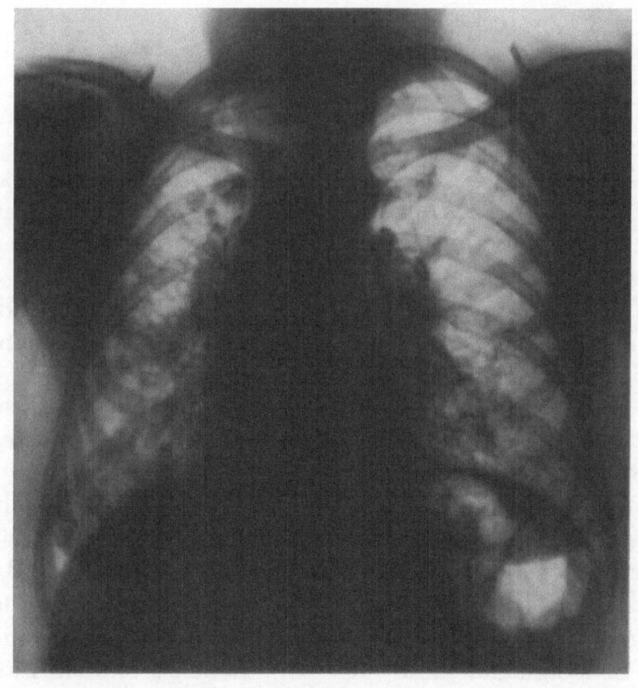

Abb. 230d

physe ist nicht mehr abzugrenzen. Diese Form beschränkt sich nicht auf die epi- und metaphysären Knochenabschnitte, sondern ergreift den gesamten Knochen.

In den periartikulären Weichteilen sind in manchen Fällen Verkalkungen zu finden, die FISCHER bei einem 27jährigen Mann mit histologisch gesichertem Morbus Boeck beschrieben hat. Wie die weitere Beobachtung des von FISCHER publizierten Falles ergab, können sich diese Kalkablagerungen in den periarticulären Weichteilen wieder vollständig zurückbilden.

Klinisch findet man an den erkrankten Fingern eine Weichteilschwellung, die durch die Veränderungen des Kapselbandapparates zustande kommt. Neben der typischen Lokalisation an den kleinen Knochen der Hände und Füße und den Hand- und Fuß- wurzelknochen sind auch Knochenveränderungen an der Ulna und dem Radius (STEIN u. Mitarb.), an der Tibia, Fibula, Femur, Humerus, dem Stirnbein und Sternum, dem Beckenskelet und der Wirbelsäule (HEKELE und SEYSS) bekannt geworden. Eine generali- sierte Veränderung des Knochenkalksalzgehaltes, also eine Osteopathie im eigentlichen Sinne ist bisher nicht beschrieben worden, wäre jedoch durchaus möglich. Messungen des Kalksalzgehaltes in der Spongiosa bei Morbus Boeck ergaben bisher keine eindeutige Erniedrigung des Apatitwertes in Femur und Calcaneus. Für die Art der Knochenver- änderung ist sicher das Stadium der Erkrankung von Bedeutung. Schon vor der röntgeno- logisch sichtbaren Manifestierung eines Knochen-Boeck sind histologisch nachweisbare Veränderungen im Knochenmark möglich. Erst bei länger bestehender Boeckscher Er- krankung finden sich die typischen Befunde. Der Knochenprozeß erstreckt sich über Jahre und kann sehr langsam fortschreiten. Im allgemeinen überschreiten die Knochen- herde die Corticalis jedoch nicht.

In manchen Fällen liegt neben dem Knochen-Boeck eine Erkrankung der Haut vor (Lupus pernio). Der Knochenprozeß kann vor Beginn sichtbarer Hautveränderungen ablaufen. Die Muskulatur kann ebenfalls beteiligt sein.

Gegen die Ostitis cystoides multiplex sind *differentialdiagnostisch* abzugrenzen: tuber- kulöse Veränderungen, multiple Chondrome, Knochenveränderungen bei der Lues, der Lepra, die Xanthomatose und Formen der polyostotischen Spina ventosa. Bei der letz- teren sind jedoch die Knochenauftreibungen ungewöhnlich stärker als beim Morbus Boeck. Auch bleibt beim Knochen-Boeck das Gelenk meist frei, eine Sequesterbildung ist nicht nachzuweisen.

IV. Die Lepra des Knochens

In den Endstadien dieser in Europa seltenen Erkrankung können Skeletveränderungen auftreten. Der Erreger der Lepra ist ein säurefestes Stäbchen, das 1873 von dem nor- wegischen Arzt ARMAUER-HANSEN entdeckt wurde und dem Tuberkelbacillus in manchen Präparaten sehr ähnlich ist, in einigen aber durch die eigenartige Lagerung der Stäbchen in „Globi", runden Bakterienmassen, auffällt. Der Erreger ist am häufigsten im Nasen- schleim von Leprakranken, in zerfallenden Geschwüren und in den Randpartien der Lepraflecke zu finden, wenn man aus ihnen Reizserum gewinnt. Bei der Sektion finden sich die Erreger in zahlreichen Organen, besonders im Nervensystem und in den Ganglien- zellen. Die Infektion erfolgt meist schon im kindlichen Alter, da der Mensch dann am empfänglichsten ist. Wahrscheinlich ist die Lepra eine Schmutzkrankheit. Sie ist in den meisten Zivilisationsländern selten geworden und wird heute systematisch bekämpft. Es sind Fälle von Spontanheilung der Lepra bekannt geworden.

Die Grundtendenz der Knochenveränderungen bei der Lepra liegt in einer Atrophie und in einer Osteolyse ohne reaktive osteoplastische Veränderungen. Die Erkrankung tritt fast immer bilateral, jedoch keineswegs symmetrisch auf (BARNETSON). Der Grad der Knochenzerstörung ist in gewisser Weise abhängig von der Dauer der Erkrankung, der Ausdehnung des nervalen Prozesses, von der Häufigkeit sekundärer, traumatischer und infektiöser Schädigungen und auch vom Lebensalter der Patienten. Es sind Fälle beschrieben worden, die schon nach einjähriger Krankheitsdauer eine Osteolyse zeigten.

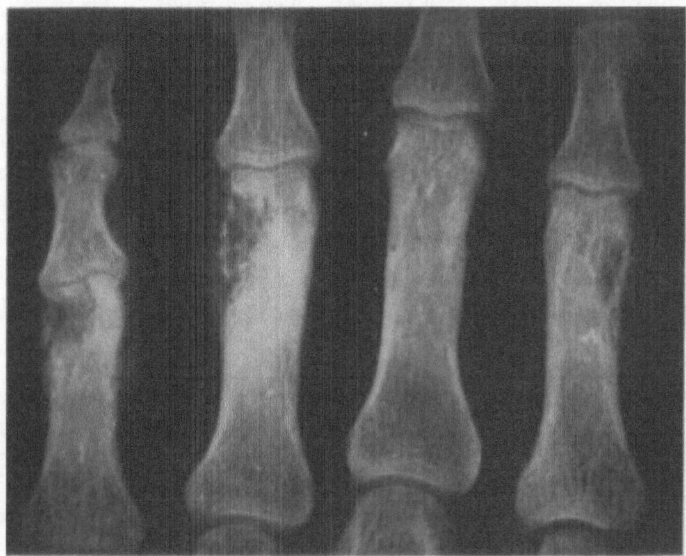

Abb. 231. Multizentrische Knochenzerstörung im Bereich der Fingergrundglieder durch multiple Lepragranu-
lome. Mit fortschreitender Osteolyse, die einen wabigen Charakter zeigen kann, kommt es zur Zerstörung
der Corticalis und zum Durchbruch des pathologischen Prozesses in die Gelenke. Reaktive Sklerose in der
Umgebung der Herde. (Beobachtung PATERSON und HALMAN)

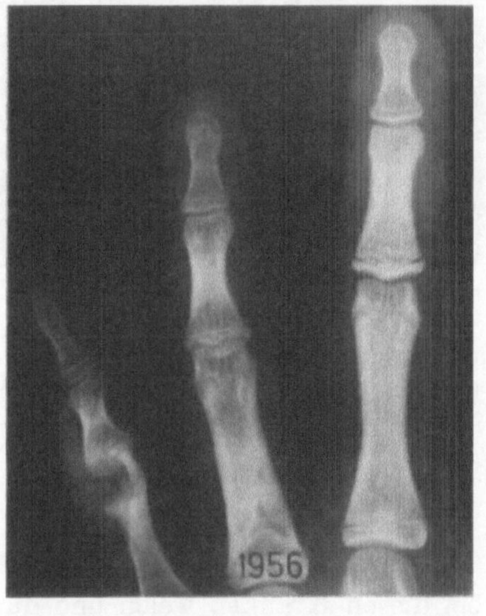

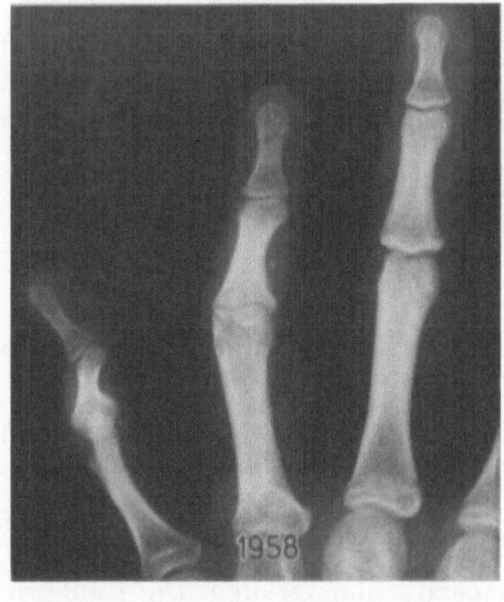

a   b

Abb. 232a u. b. Fortschreitende Osteolyse im Köpfchen des Grundgliedes des 5. Fingers links, osteoporotische
Strukturauflockerungen und diskrete umschriebene Defekte der Knochen des 4. Fingers sowie begleitende
Weichteilschwellung (a). Die Kontrolle nach Jahren und Behandlung zeigt eine Abgrenzung der Osteolyse
und eine Sklerose der ehemals osteoporotischen Knochenpartien (b). 17jähriger Knabe, seit 9 Jahren erkrankt.
(Beobachtung PATERSON und HALMAN)

Eine gute Zusammenstellung über die pathologischen Veränderungen des Skeletes und
der Gefäße bei der Lepra hat PATERSON vorgelegt. Zwei Typen der Knochenveränderungen bei Lepra lassen sich unterscheiden:

1. Die *Knochenzerstörung*, die durch bacillenreiche Knochenmarksleprome hervorgerufen wird und sich aus dem Markbereich entwickelt (Abb. 231). Die Knochenresorption kann auch von den oberflächlichen Bezirken der Corticalis oder Compacta ausgehen

und ständig fortschreiten, so daß der Knochen „wegschmilzt" (Abb. 232). Es ist vermutet
worden, daß die Knochenzerstörungen bei der Lepra vom reticulo-endothelialen System
gesteuert werden. Sie sind gewöhnlich stärker als z.B. bei der Sarkoidose (Morbus Boeck),
aber weniger stark ausgeprägt als bei der Tuberkulose. Manchmal erinnern die Knochenveränderungen an die rheumatische Arthritis oder an die Gicht, in seltenen Fällen an die
Retikulosen, wie z.B. die Xanthomatose oder das eosinophile Granulom. Eine graduelle
Abstufung der Osteolyse bei der Lepra in Abhängigkeit von der Infektion der Weichteile
ist anzunehmen.

2. Knochenveränderungen *in Form trophischer Störungen* bei der nervalen Form der
Lepra (Abb. 233). Infolge der Sensibilitätsstörung gehen Schmerzempfinden, Tastgefühl

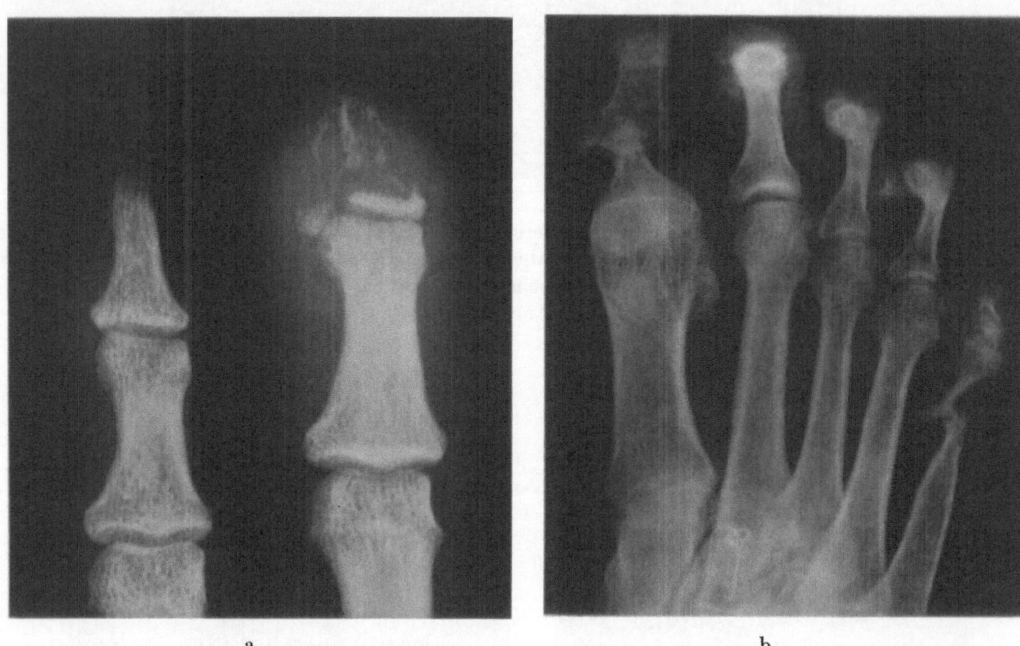

a   b

Abb. 233a u. b. Knochenveränderungen bei der nervalen Form der Lepra infolge trophischer Störungen.
Osteomyelitis eines Fingerendgliedes mit ausgedehnter Zerstörung des Knochens und erheblicher Weichteilschwellung (a). Unspezifische postinfektiöse konzentrische Osteolyse des Metatarsale V und der Basis des
Grundgliedes der 5. Zehe sowie des Köpfchens vom Grundglied der 1. Zehe links bei Lepra (b). Nach Behandlung reaktive Sklerose und Begrenzung der Osteolyse. (Beobachtung PATERSON)

und Temperatursinn verloren. Die Haut wird bei diesen Kranken weich und dünn und
verliert ihre Widerstandskraft gegen traumatische Läsionen sowie Infektionen. Treten
im Bereich der Füße Scheuerstellen auf, so entwickelt der benachbarte Knochen überschüssigen Callus. Wenn der Callus zerstört wird, bilden sich Kanäle, die der Infektion
den Weg in die tieferen Gewebspartien öffnen. Die röntgenologisch nachweisbaren Knochenveränderungen bei der nervalen Form der Lepra sind nicht artspezifisch, sondern
können auch bei der Sklerodermie, Tabes, familiären Acroosteolyse oder Syringomyelie
auftreten. Die fortschreitende Resorption des Knochens führt zum Schwund von Fingern,
Zehen, Mittelhand- und Mittelfußknochen. Die einzelnen Knochen der Hand und des
Fußes können isoliert befallen sein, so daß z.B. einige Phalangen stehen bleiben, und die
Metacarpalknochen einem Schwund unterliegen. Oft bleibt ein Rest der Basis einer
Phalanx lange erhalten, um sich später ganz abzustoßen.

Bei den Frühformen der leprösen Knochenveränderungen sind noch keine äußerlich
erkennbaren Deformierungen der erkrankten Extremitätenabschnitte vorhanden. Die

Spongiosaarchitektur kann primär eine gewisse Auflockerung zeigen. Die Gefäßkanäle der Diaphysen (Foramina nutricia) sind oft erweitert.

Die *tuberöse Form* der Lepra kann kleine Cystenbildungen und Nekrosen der Knochen, insbesondere an Händen und Füßen hervorrufen. In den meisten Fällen ist eine vollständige Anaesthesie vorhanden. Osteosklerosen und Sequesterbildungen kommen bei einer *sekundären Infektion* vor.

Bei der Lepra bemerken die Patienten, ähnlich wie bei der diabetischen Neuropathie, zuerst „schwarze Bezirke" an den Fingern. Die verschiedensten Ursachen wurden für diese kleinen capillären Hämorrhagien diskutiert, wie Ernährungsstörungen, Erhöhung des Serumglobulins oder lokale Faktoren (z.B. Verlust der Sensibilität und wiederholtes geringgradiges Trauma). Mit Hilfe der *Angiographie* konnte PATERSON zeigen, daß im Bereich der erkrankten Fingerweichteile und -knochen, die eine Absorption aufweisen, Defekte der Endarterien und der Gefäßschlingen vorliegen. So kann

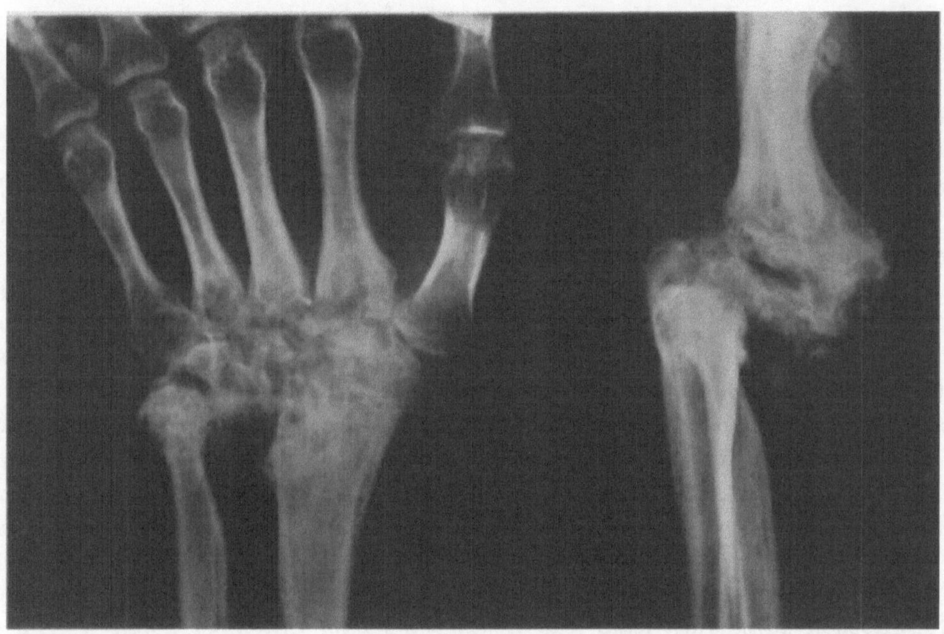

Abb. 234. Schwere deformierende Veränderungen der Handwurzelknochen, Unterarmknochen und Mittelhandknochen nach ausgedehnter Osteolyse bei neuropathischer Lepra. Luxationsstellung von Hand und Unterarm mit daraus resultierender Verformung der Extremität und weitgehender Funktionseinschränkung. (Beobachtung PATERSON)

der Mechanismus der konzentrischen und der diffusen Absorption von Knochen, der gewöhnlich als „Knochenatrophie" beschrieben wird, folgendermaßen verstanden werden:

1. Ein Hämatom, spezifisches Granulationsgewebe oder Eiter induzieren zuerst eine Dilatation, dann eine Obliteration der kleinen Endarterien im Bereich des Periostes. Hierdurch kommt es zu einer Störung der Blutversorgung in den peripheren Bezirken der Corticalis.

2. Diese Störungen der Blutversorgung erlauben zwar noch eine gewisse Tätigkeit der Osteoblasten, doch ist der normale Mechanismus der Knochenreparation durch die Osteoblasten gestört.

3. Innerhalb der Corticalis der Diaphysen sind die Gefäße der Medulla nicht stärker verändert. Die Blutversorgung ist nicht gestört, so daß innerhalb des Markraumes die Osteoblasten ihre normale Funktion ausüben können. Es entstehen neue Spongiosabälkchen und Lamellen neben der Diaphysencompacta, und es kommt zu einer Zunahme der Knochendichte, obgleich der Knochen einen Verlust an Substanz aufweist. Dies erklärt, weshalb der Knochen in manchen Fällen dichter und infolge einer periostalen Reaktion dicker wurde.

4. Der Mechanismus der kompensatorischen Knochenneubildung scheint durch lokale Nervenplexus gesteuert zu werden. Wenn dies der Fall ist, können die Knochen nur infolge einer Inaktivitätsatrophie eine Osteoporose entwickeln, nämlich dadurch, daß die Hände nicht entsprechend gebraucht werden.

Die Bezeichnung „atrophisch" oder „neurotrophisch" für die Veränderungen der Knochen bei der Lepra zu verwenden, erscheint ungeeignet. Es ist richtiger, von *Knochenabsorption* oder *Osteolyse* zu sprechen, da es sich in der Tat um den Endprozeß einer chronischen Infektion oder lokalen Granulomatose handelt. Der konzentrische Typ der Knochenabsorption, wie er nicht nur bei der Lepra, sondern bei den verschiedensten Erkrankungen wie diabetischer Neuropathie, Syringomyelie, Tabes, familiärer Osteolyse, Arthritis mutilans vorkommt, ist wahrscheinlich Folge einer lokalen unspezifischen Infektion oder periostalen Granulomatose. Neben der sekundären Infektion spielt wohl auch der Verschluß der kleinen Gefäße in den periostalen Bezirken des Knochens eine Rolle.

Die *spezifischen Knochenzerstörungen* bei der Lepra sind hauptsächlich in den Endphalangen der Finger und in den Metatarsalknochen lokalisiert. Honigwabenähnliche, pseudocystische Formationen können vorhanden sein. Im Bereich der anaesthetischen Extremitäten kann sich eine unspezifische Infektion unbeachtet ausbreiten und unterhalb des Periostes fortschreitend den Knochen zerstören. Die konzentrische Absorption des Schaftes und Zerstörungen der Gelenkflächen sind die Folge. Daneben werden neue Knochentrabekel im Bereich des Markraumes gebildet, so daß eine Zunahme der Dichte und eine Verschmälerung des Markraumes stattfindet. Auch in solchen Fällen, bei denen der Knochen schmal wie eine Nadel wurde, war die Dichte des Knochengewebes noch relativ groß. Die histologische Untersuchung der Knochenveränderungen bei Leprakranken ergab in den Defekten Bindegewebsbezirke, die sich vom Periost zum Markraum hin ausbreiteten. Gewöhnlich findet sich eine stärkere Osteoclastenaktivität (BARNETSON).

Neben Knochenzerstörungen sind *Gelenkveränderungen* für die Lepra typisch (Abb. 234). Die subartikuläre Knochenzerstörung mit Gelenkdeformierung folgt der akuten leprösen Entzündung. In Gelenknähe können sich Knochenstücke abtrennen und im Kapselbandapparat liegen bleiben. Infolge Schrumpfung der Weichteile und Luxationen sowie Subluxationen kommt es zu ungewöhnlichen Verformungen der Extremitäten. Die Entwicklung einer sog. Osteoporose ist relativ selten. Durch Nichtgebrauch der Extremitäten können auch sekundär solche Knochen eine Atrophie erfahren, die selbst primär nicht erkrankt sind. Pathologische Frakturen sind nur vereinzelt beschrieben worden.

Nach wiederholten Traumata der anaesthetischen Gelenke können sich Hämatome und sekundär eine Infektion entwickeln. Die unspezifische Periostitis, eine Osteitis oder eine Osteomyelitis können im Bereich der anaesthetischen Extremitäten abheilen, wenn gut drainiert und eine Behandlung mit Penicillin und Sulfathiazol durchgeführt wird. Die konzentrische, terminal fortschreitende Absorption der Finger-, Mittelhand- und Mittelfußknochen *kann auch ohne jede Behandlung zum Stillstand kommen*. Ein solcher Verlauf spricht dafür, daß eine sekundär entzündliche Veränderung der erkrankten Partien nicht vorliegt.

V. Die Knochensyphilis

Im Krankheitsverlauf der Syphilis können sich bei einer spezifischen Mitbeteiligung des Knochengewebes charakteristische Skeletveränderungen entwickeln. Die pathologisch-anatomischen und röntgenologischen Befunde der Knochensyphilis am *wachsenden* Skelet sind von den Veränderungen im *Erwachsenenalter* scharf zu trennen. Die *kongenitale* Syphilis zeigt nur selten destruierende Prozesse spezifischen Charakters, sondern vorwiegend quantitative und qualitative Wachstumsstörungen.

Bei *kongenitaler* Syphilis entstehen die Knochenveränderungen bereits in utero. Es handelt sich um Störungen des enchondralen Knochenwachstums, so daß von einer Osteochondritis luetica gesprochen werden kann. In den ersten Lebensmonaten zeigt das Röntgenbild eine *Verbreiterung der Verkalkungslinie* im Gebiet der Wachstumszonen der Epiphysen zur Metaphyse hin. In unmittelbarer Nachbarschaft dieser verdichteten Partie ist ein Aufhellungssaum erkennbar, der durch sehr dünne und spärlich entwickelte Bälkchen der Spongiosa bedingt ist. Dem Röntgenbefund liegt anatomisch eine Störung oder Hemmung der Ausbildung der *primären Spongiosa* zugrunde, während der Knorpel gegen die Toxine der Syphilis unempfindlich ist und weiter wächst. Die präparatorische Verkalkungszone wird daher immer breiter. Besonders deutlich sind die Veränderungen an den gelenkbildenden Knochen des Kniegelenkes darzustellen. Ähnliche Verdichtungen und Verbreiterungen der präparatorischen Verkalkungszone sind auch an den Kernen der Fußwurzelknochen zu finden. Die Wachstumshemmung wird meist vorübergehend von einer Wachstumsperiode abgelöst. So erfolgt ein schubweises Wachstum, und es entstehen Verkalkungsringe oder Verkalkungslinien. Die Bestimmung der Zonen der Wachstumsstörung erlauben eine ungefähre Schätzung des Anfangs der Störung, des Beginns der Behandlung und eventell auch der Art der Behandlung.

Den Einfluß einer kongenitalen Lues auf das *Wachstum der Epiphysen* untersuchten SEYSS und WIESNER bei 27 Kindern und fanden nur bei nicht ausreichend behandelten Patienten eine Verzögerung der Epiphysenkernentwicklung. Untersuchungen über den Zeitpunkt des Auftretens und über die Entwicklung der Knochenkerne der distalen Femur-

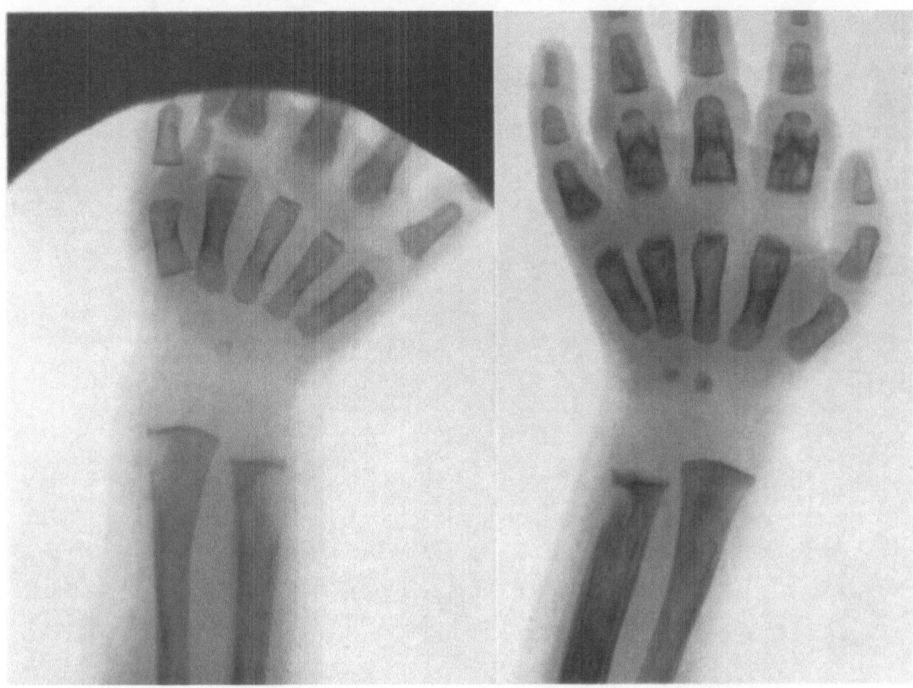

Abb. 235. Charakteristische Aufhellungsbezirke in unmittelbarer Nähe der Wachstumszonen in den Metaphysen von Radius und Ulna bei kongenitaler Syphilis. Die Fingerknochen, insbesondere die Grundglieder der Finger sind ebenfalls erkrankt. Die Kontrolluntersuchung nach Behandlung zeigt eine zunehmende Ossifikation der gummösen Destruktionsherde mit deutlicher Periostreaktion (luische Periostitis). Verlaufsbeobachtung bei einem Mädchen mit kongenitaler Lues im Alter von 2 Monaten (links) und 3 Monaten (rechts)

epiphyse und der proximalen Tibiaepiphyse an Feten und Neugeborenen mit einer kongenitalen Syphilis hat RUMPHORST durchgeführt und erhebliche Verzögerungen festgestellt. Bei normaler Ossifikation treten der distale Femur-Epiphysenkern mit dem VII. Monat der proximale Tibia-Epiphysenkern etwas später auf und beide sind in 80—95% aller Neugeborenen vorhanden. Vor dem IX. Monat war nur einmal in 10 Fällen einer Osteochondritis syphilitica ein Ossifikationszentrum in der distalen Femurepiphyse entwickelt, während die anderen Fälle nur Rudimente oder keine Kernentwicklung zeigten.

Die Atrophie der Spongiosa im Wachstumsbereich führt hin und wieder zu *Epiphysenlösungen*, die spontan ausheilen können. Treten *gummöse Destruktionsherde* auf, die vor allem in den *Metaphysen* lokalisiert sind, so heilt die Nekrose in vielen Fällen völlig ab, da der Knochen wieder eingebaut wird. Die Herde sind jedoch meist klein (Abb. 235).

An den Diaphysen der Röhrenknochen kann es zu einer *Periostitis* kommen, am häufigsten an Femur und Tibia (Abb. 236). Hierdurch resultiert oft ein geschichtetes Aussehen der Diaphysencompacta. Die Periostitis syphilitica kommt nie allein, sondern immer mit

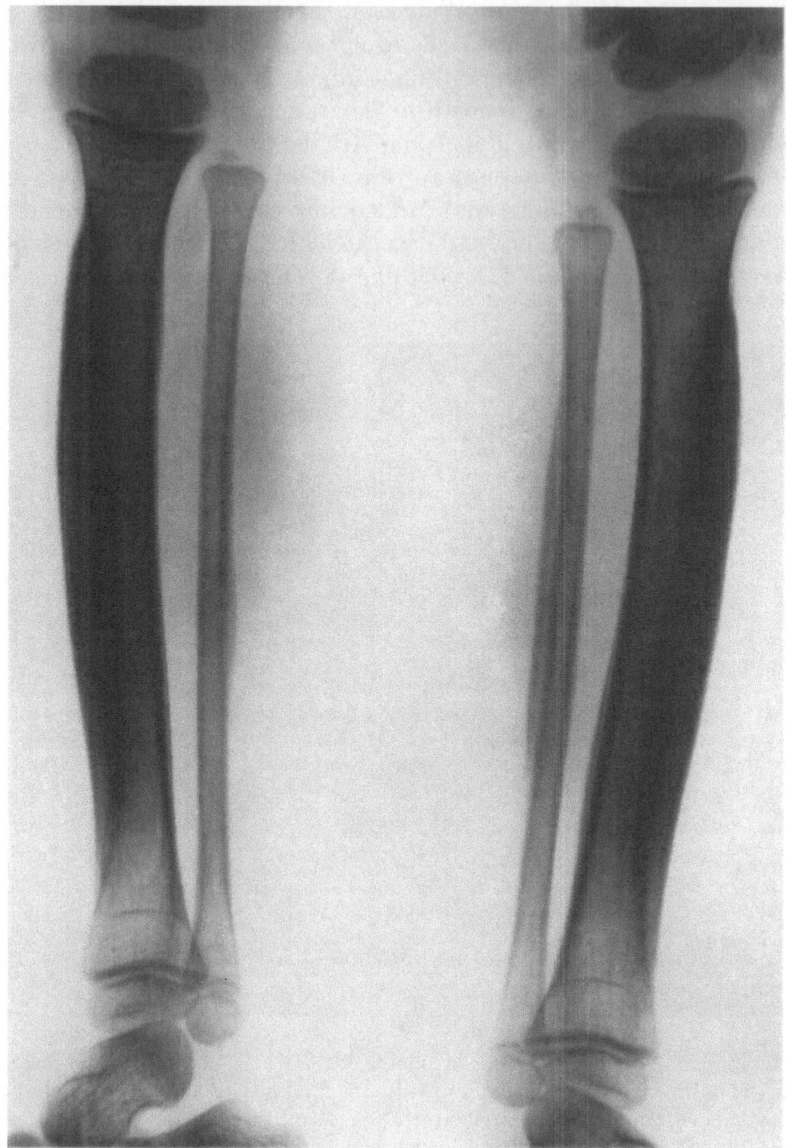

Abb. 236. „Periostitis" bei kongenitaler Lues mit charakteristischen geschichteten Knochenappositionen der Diaphysencompacta von Tibia und Fibula beiderseits. 3jähriges Mädchen

der Osteochondritis verbunden vor. Eine Periostitis mit reaktiver Knochenbildung am Unterkiefer eines 11jährigen Negermädchens beschrieben BELL und ARNIM. Nach spezifischer Therapie trat völlige Rückbildung ein.

Bei der Knochenlues des *Jugendlichen* handelt es sich meist um ein Frührezidiv, durch latente Spirochätenherde induziert. Es entwickeln sich eine *ossifizierende Periostitis* und häufig *destruierende Prozesse* durch Gummenbildungen (Abb. 235). Ein solches *Gumma* kann den Knochen weitgehend zerstören und an der unteren Extremität zu Frakturen führen. Wie Nachuntersuchungen von ENGESET, EEK und GILJE an 59 Kindern mit früher, kongenitaler Lues zeigten, heilt der Knochenprozeß nach Behandlung ohne jede Deformierung der Knochen vollständig aus.

Bei der *erworbenen Syphilis* des Erwachsenenalters sind röntgenologisch nachweisbare Knochenveränderungen meist erst im *tertiären Stadium* zu erwarten. Eine Erkrankung der Knochen und Gelenke tritt bei etwa 10 % aller Patienten im 5. und 6. Lebensjahrzehnt auf. Die Geschlechtsverteilung beträgt etwa 3:1 zugunsten des männlichen Geschlechtes (ANDERSCH). Nach dem pathologisch-anatomischen Verlauf kann eine atrophisch-osteolytische Form, die durch Resorption von Sequestern zu „Hampelmann-Gelenken" führt, von einer hypertrophischen oder einer hyperostotischen Form unterschieden werden, die zu Appositionen und Geröllcysten neigt. Die Bedeutung eines lokalen Traumas als auslösender Faktor für die Entwicklung einer Knochenlues vom Typ der Osteomyelitis ist diskutiert worden (HEBERER; BUSCH).

Im *Frühstadium* der Erkrankung treten oft heftige, nächtliche Schmerzen an den Extremitäten auf, ohne einen klinisch und anatomisch nachweisbaren Befund (GREIFELT

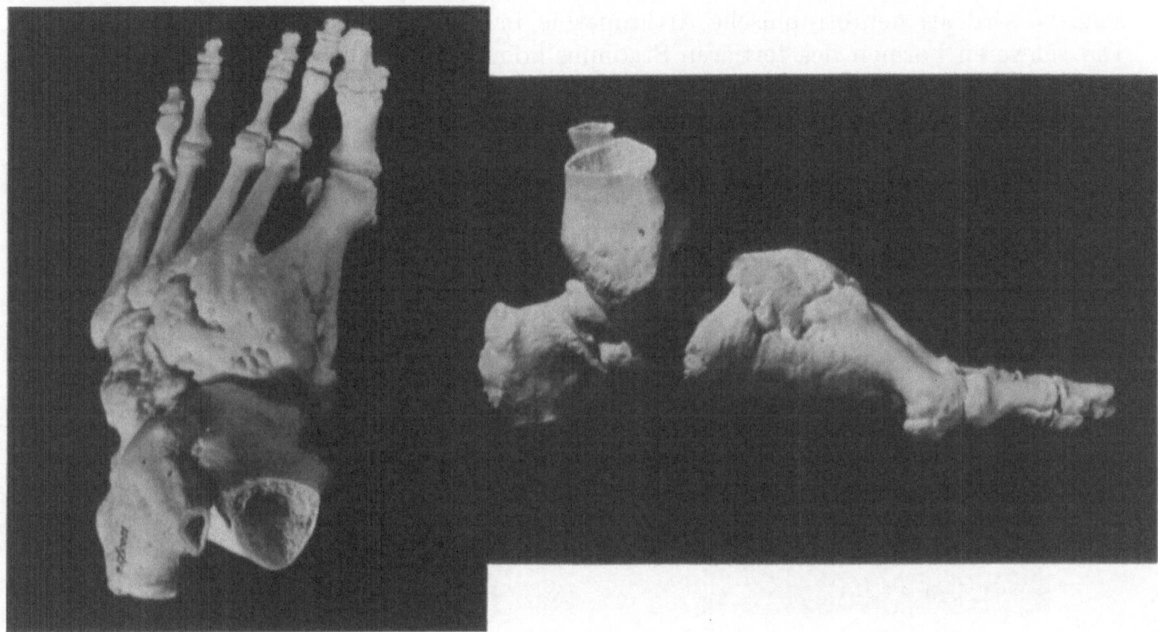

Abb. 237. Schwere Osteolyse und reaktive Knochenneubildung im Bereich der Fußwurzelknochen und des Fußgelenkes bei Tabes (sog. Charcotsches Gelenk). 64jähriger Mann. (Sammlung Pathol. Institut der Universität Zürich, Prof. Dr. E. UEHLINGER)

und BONSE). Einige Wochen später können ein Exanthem und die *Osteomyelitis* folgen. BEUTEL beobachtete das Auftreten einer Knochenusur am Stirnbein zeitlich *vor* dem Sekundärexanthem. Nach Therapie trat eine Restitutio ad integrum ein.

Das *Tertiärstadium* beginnt einige Jahre nach der Infektion und ist durch *Gummen charakterisiert*, die besonders häufig am Schädel, den langen Röhrenknochen, der Clavicula, dem Sternum, seltener an der Wirbelsäule, den Rippen und dem Beckenskelet vorkommen. *In der Regel liegt ein polyostotischer Befund* vor. Röntgenologisch ist das Nebeneinander von Periostitis, Osteolyse und Osteosklerose auch ohne jede Knochenatrophie der benachbarten Knochen für eine syphilitische Erkrankung des Skeletes typisch. Meist steht die Periostitis im Vordergrund. Sie führt zu einem mehrschichtigen Knochenanbau, so daß regelrechte *Osteophyten* entstehen können. Kommt es in einem solchen Bereich zur Ausbildung mehrerer Gummen, so entsteht ein inhomogenes, fleckiges Bild. Der Markraum bleibt meist frei. Die Diaphysencompacta kann durch den spezifischen Knochenprozeß eine Spongiosierung und Auflockerung erfahren. An der äußeren Kontur der Knochen sind *Spiculabildungen* als Ausdruck der Periostitis beobachtet worden, wie sie auch bei Sarkomen (osteoplastischen Sarkomen) vorkommen. *Sequesterbildungen* im Bereich der Röhrenknochen sind selten. Schwere Zerstörungen des Knochens durch Gummabildung wurden häufiger beobachtet. Dieser Prozeß tritt vor allem dann auf, wenn die reaktive Knochenneubildung gering ist. *Spontanfrakturen* sind die Folge einer schweren Osteolyse. Bemerkenswert ist die meist *überschüssige Callusbildung* im Bereich dieser Frakturen, die zu Deformierungen führt (BUGYI). Eine besonders schwere, osteolytische Form der Knochensyphilis mit Schwund ganzer Skeletpartien im Bereich der unteren Extremität durch fortschreitende gummöse Prozesse hat SCHALCH beschrieben. Die oft vorhandene schwere Osteoporose ist immer von einer starken periostalen Knochenneubildung begleitet.

Im Bereich der Gelenke sind Knorpelschwund und Osteolyse von einer Zusammensinterung gefolgt. Bei einem Übergreifen der Knochenerkrankung auf das Gelenk bleibt der Knorpel lange Zeit verschont. Hin und wieder sind Ergüsse zu beobachten. Die *Arthropathia tabica* (s. S. II,969 und 1016) ist nicht immer eigentliche Folge der Syphilis, sondern wird als neurotrophische Arthropathie im Gefolge einer Neuro-Lues aufgefaßt. Die schweren Formen des tertiären Stadiums kommen nur bei unbehandelten Kranken vor (Abb. 237). Fehldiagnosen sind möglich, da der WaR und LNR versagen können. In Zweifelsfällen sollte der Spirochäten-Immobilisationstest durchgeführt werden.

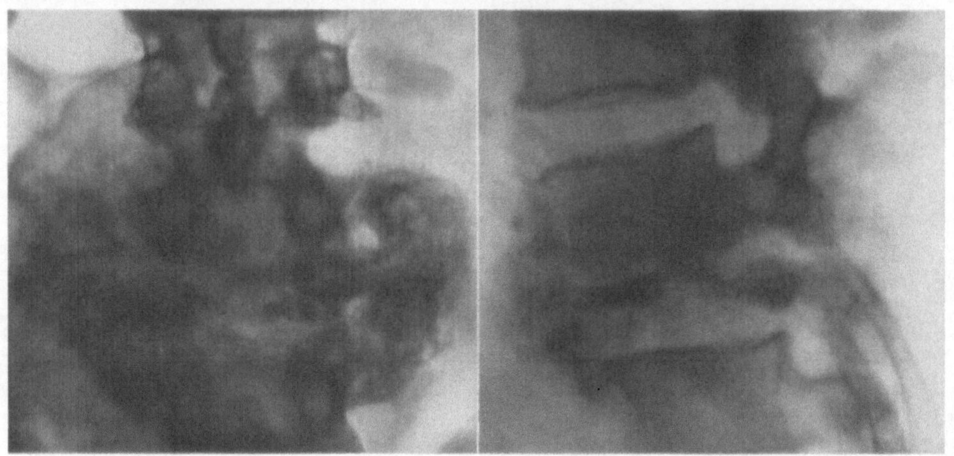

Abb. 238. Ausgeprägte Osteolyse und Destruktion eines Wirbelkörpers bei Knochenlues. Die benachbarten Bandscheiben sind in den krankhaften Prozeß einbezogen. Massive Knochenneubildung mit paravertebraler Osteophytenbildung als reaktive Veränderung. (Beobachtung BÜCKER)

An der *Wirbelsäule* manifestiert sich die Erkrankung gewöhnlich im Bereich der Lendenwirbelsäule, die abnorm beweglich ist und eine Kyphose oder Kyphoskoliose aufweist. Die Hauptmerkmale (Abb. 238) sind *grobe* Destruktionen, Osteophyten und paravertebrale, massive Knochenneubildungen, in die oft die Querfortsätze einbezogen sind, Bandscheibenveränderungen mit subchondralen Sklerosen und Ankylosen (BÜCKER). Verdickungen der Dornfortsätze und Wirbelfrakturen sind nicht selten. LOMBARDI und PASSERINI fanden unter 235 Tabikern 5 Erkrankungen der Wirbelsäule im unteren thorakalen und im lumbalen Bereich, jedoch meist nur auf zwei Wirbel beschränkt.

Die luischen Knochenveränderungen am *Schädelskelet* können in jedem Knochen des Hirn- und Gesichtsschädels lokalisiert sein. Neben *osteolytischen* Veränderungen und leichten Porosen kommen *reaktive Sklerosen* vor, so daß der Knochen insgesamt ein fleckiges, „zerfressenes" Aussehen zeigt (Abb. 239). In der Regel überwiegt die Osteolyse (Abb. 240). Bei ausgedehnten Prozessen bilden sich Sequester aus. Das Bild erinnert an die Osteomyelitis, so daß auch von einer *gummösen Osteomyelitis* gesprochen wird. Die Defekte im Schädelknochen sind vorwiegend im Bereich der *Tabula externa* lokalisiert und erreichen nur selten die Tabula interna. Die manchmal scharf begrenzten Osteolysen können ein *landkartenähnliches Bild* hervorrufen. Im Bereich der Schädelbasis sind das Keilbein und die Sella bevorzugt betroffen. Durch ein hier entwickeltes Gumma können Sehstörungen auftreten.

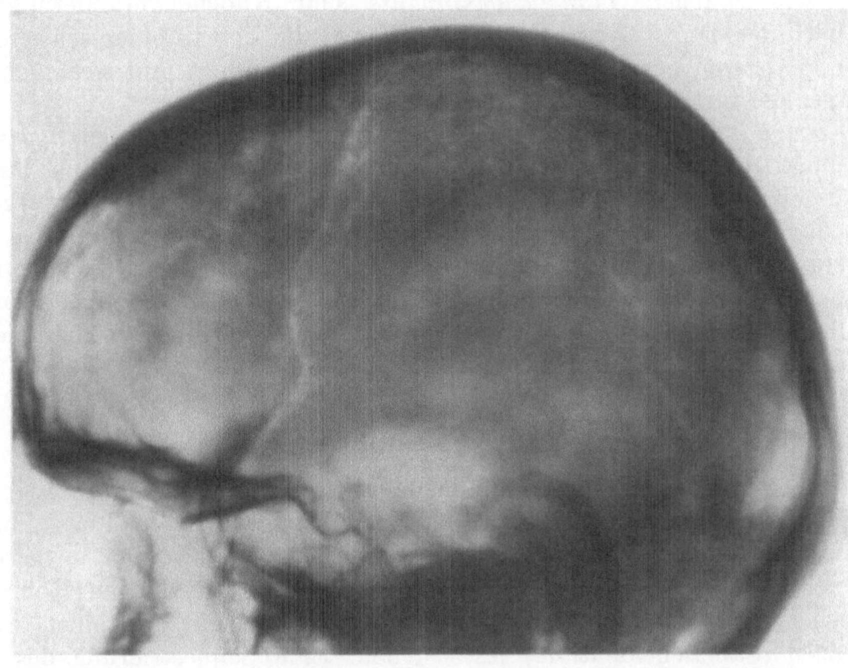

Abb. 239. Strukturauflockerung und reaktive Sklerose im Bereich von Stirn- und Scheitelbein bei luischer Erkrankung des Hirnschädels

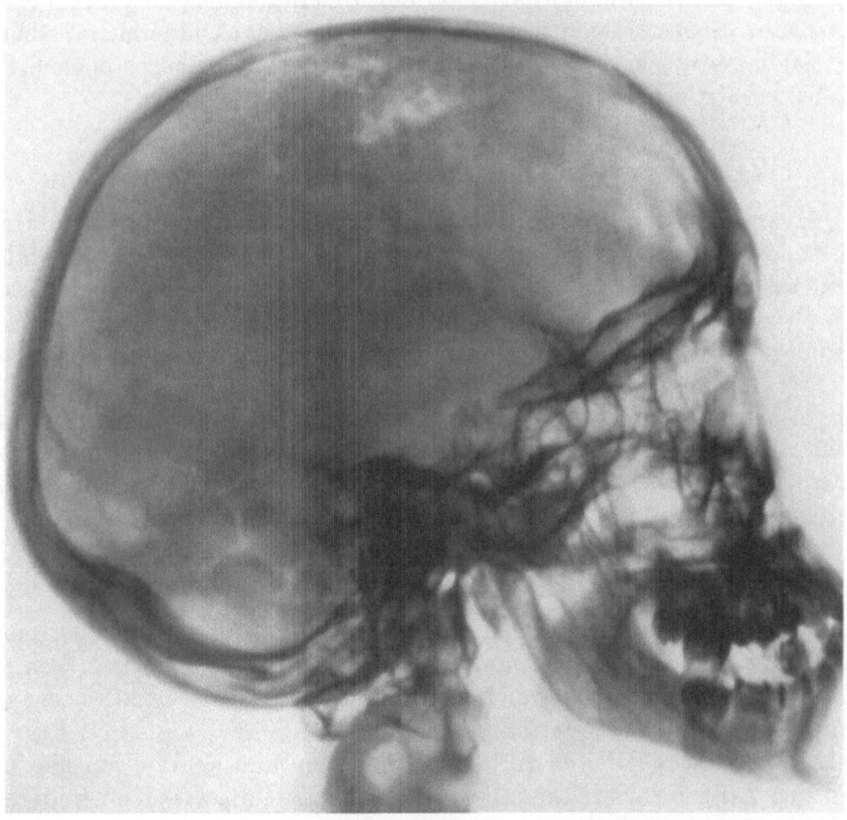

Abb. 240. Luische Veränderungen des Schädelskeletes (gummöse Osteomyelitis) mit landkartenähnlicher Zerstörung der Diploespongiosa des Scheitelbeines. 38jährige Frau

Bei der sehr seltenen *Transfusionssyphilis* sind Knochenveränderungen bereits 6 Wochen nach der Transfusion beobachtet worden, die sich in einer schweren, akuten Periostitis und Osteomyelitis mit gummösen Prozessen äußern und sich nicht von den Veränderungen der tertiären Syphilis unterscheiden.

Die *differentialdiagnostische Abgrenzung* der oft abwegigen Erscheinungsformen der Knochensyphilis ist schwierig. Die Fehldiagnosen chronische Osteomyelitis, Tuberkulose, Aktinomykose, Knochensarkom, Tumormetastasen und Ostitis fibrosa sind vorgekommen. Im Bereich der Wirbelsäule und an einzelnen Extremitätenknochen kann das Bild eines Paget vorgetäuscht werden. Auch traumatische Schäden und eine Osteochondritis dissecans sind angenommen worden. Selbst histologisch kann der Befund einer Probeexcision an eine Tuberkulose denken lassen. Eine probatorische antiluische Therapie kann in unklaren Fällen zur richtigen Diagnose führen.

VI. Die Frambösie

Diese seltene, in den Tropen vorkommende Erkrankung (z.B. in Haiti) wird von dem Treponema pertenue hervorgerufen. Der Krankheitsgang ist der Lues ähnlich. Nach dem Primäraffekt folgt meist ein papulöses Exanthem, und in den fortgeschrittenen Stadien der Erkrankung ist auch der Knochen befallen. Die langen Röhrenknochen können durch Periostreaktion und Knochenneubildung verdickt erscheinen. Später sind Deformierungen (Säbelscheidentibia) festzustellen. Eine Sequestrierung des Knochens durch Zerstörung im Bereich der Extremitäten, aber auch der Nase und des Gaumens sind einige Male beschrieben worden. Die Strukturveränderungen sind durch kleine, unregelmäßige Zonen verringerter Dichte, die mit sklerotischen Herden abwechseln, charakterisiert. In fortgeschrittenen Stadien sind manchmal die Gelenke befallen, und es kommt zu einer langsam fortschreitenden Arrosion der Gelenkfläche und einer Verschmälerung des Gelenkspaltes. Später folgen Deformierungen der gelenkbildenden Flächen.

Differentialdiagnostisch sind im Stadium der Periostitis das osteogene Sarkom und der Ewing-Tumor abzugrenzen.

VII. Die mykotischen Infektionen des Knochens

Zu den Mykosen gehören Erreger, die nicht nur eine oberflächliche Hautinfektion induzieren, sondern auch tiefer liegende Gewebsschichten oder Organe befallen können. Nachfolgend sollen nur die Mykosen erwähnt werden, welche zu einer Beteiligung des Skelets führen können. Das klinische Krankheitsbild und die röntgenologisch nachweisbaren Veränderungen am Knochen sind mehr oder weniger uncharakteristisch. Für die Diagnostik der mykotischen Infektionen sind der Hauttest und serologische Untersuchungen, insbesondere Komplementbindungsreaktionen von Bedeutung. Der sichere Nachweis einer Mykose gelingt mit Hilfe des mikroskopischen Erregernachweises im Ausstrich oder im histologischen Präparat mit speziellen Färbemethoden und durch Züchtung der Erreger in einer Kultur (RHANGOS und CHICK).

1. Die Aktinomykose des Knochens

Das Bild der Aktinomykose wird durch chronisch-granulomatöse, per continuitatem fortschreitende Veränderungen bestimmt, die nach einer Infektion mit dem Strahlenpilz (Streptothrix actinomyces) im Bereich des Kopfes und Halses, der Lungen, der Ileocöcalregion und der Haut auftreten.

Knochenveränderungen gehören zu den Seltenheiten und sind — am häufigsten durch einen infizierten Zahn fortschreitend — *vorwiegend am Unterkiefer* zu finden. Das Übergreifen einer cervico-facialen Weichteilaktinomykose auf den Knochen führt zur aktinomykotischen Periostreaktion mit zunächst nur oberflächlichen Destruktionen und einer fleckigen Entkalkung des Knochens. Die Zerstörungen können jedoch tiefer in das Knochengewebe vordringen. Man spricht dann von einer *Osteomyelitis actinomycotica*, und das Röntgenbild des Knochens weist einen ähnlichen Befund auf, wie bei der infektiösen Osteomyelitis (s. S. I,318ff.). Die Klärung der Pathogenese wird durch die Extraktion des als Eintrittspforte in Frage kommenden Zahnes und eine bakteriologische und histologische Untersuchung von Eiter und Gewebsmaterial möglich sein.

Ähnlich wie am Kieferknochen entwickelt sich die Aktinomykose in der Nachbarschaft anderer Erkrankungsherde, z.B. bei einer Lungenaktinomykose durch *Übergreifen auf die Rippen*. Ferner sind Erkrankungen des *Schädels*, der *Wirbelsäule* (BAYLIN und WEAR) und des *Beckens* beschrieben worden. Seltener sind die Extremitätenknochen befallen (BRÜCKNER). Die Verlaufsformen der Aktinomykose können verschiedenartige Veränderungen, besonders am spongiösen Knochen hervorrufen. Im Bereich der Wirbelsäule beobachtet man eine seifenblasenähnliche Umformung und Aufhellungen der Spongiosa, oder stärkere Sklerosen bis zu einer Eburnisierung des Knochens. Die einzelnen Wirbelkörper können durch stark ausgeprägte, brückenförmige Randwülste miteinander verbunden sein. In manchen Fällen tritt ein begleitender Weichteilschatten auf, der durch das Granulationsgewebe hervorgerufen wird. Es ist auch eine „*Tumorform*" der *Aktinomykose* beschrieben worden (HEIDSIEK).

Seltener ist die *hämatogene Entstehung* einer aktinomykotischen Osteomyelitis. Die hämatogene Ausbreitung ist bei einer Lungenaktinomykose häufiger zu finden als bei der primären Knochenaktinomykose. Die Zerstörung des Knochens führt zu dem Bild der Osteomyelitis, manchmal einer reaktiven Sklerose. Später können sich Sequester und eine typische Totenlade ausbilden.

Die wichtigsten *klinischen Symptome* sind lokale Schwellung und Schmerzen, manchmal Fieber und Gewichtsverlust. Im späteren Stadium der Erkrankung treten *Fistelbildungen* zur rot-livide verfärbten Haut auf, aus denen sich eitriges stinkendes Exsudat mit gelben Granula entleert. Die Aktinomykose des Knochens kann auch dann bestehen bleiben oder weiter fortschreiten, wenn die Erkrankung der benachbarten Weichteile klinisch bereits abgeheilt ist (KARGL).

Die Behandlung besteht in operativen, möglichst radikalen Maßnahmen, einer länger dauernden Behandlung mit Antibiotica und einer unterstützenden Röntgenstrahlentherapie.

2. Seltene Mykosen mit Knochenbeteiligung

Eine Anzahl seltener Knochenerkrankungen, die durch eine Pilzinfektion hervorgerufen werden, sind in Europa nur gelegentlich beobachtet worden. In Nordamerika und tropischen Regionen spielen sie eine größere Rolle. Die wichtigsten röntgenologisch nachweisbaren Veränderungen und die klinischen Befunde sollen kurz mitgeteilt werden, da häufiger Ausländer nach Europa kommen und hier ärztliche Behandlung suchen.

a) Die Blastomykose

(Chicago disease, nordamerikanische Blastomykose)

Die Erkrankung wird durch einen Hefepilz — Blastomyces dermatidis (Zymonema dermatidis) — hervorgerufen und beginnt entweder in den Gaumenmandeln oder als Lungeninfektion mit charakteristischen Symptomen wie Brustschmerzen, Husten, Heiserkeit und leichtem Fieber. Treten schwere Symptome wie blutiges Sputum, Temperaturerhöhung und Kopfschmerzen auf, so ist meist eine hämatogene Streuung erfolgt. Durch diese können neben dem Urogenital- und Nervensystem auch die Knochen sekundär erkranken. Meist werden die Knochen jedoch durch direkte Ausbreitung des Prozesses von den Weichteilen her befallen. Am häufigsten kommen die Veränderungen an den Händen und Fußgelenken vor. Wenn ein Granulom oder ein maligner Prozeß vermutet wird, sollte immer die osteomyelitische Blastomykose differentialdiagnostisch erwogen werden. Der Nachweis des Erregers ist beweisend.

Das Röntgenbild zeigt umschriebene, scharf begrenzte Destruktionen mit einer geringgradigen Strukturauflockerung im benachbarten Knochengewebe. Die Art der Veränderungen bei der Blastomykose erinnert etwas an die Tuberkulose. Hin und wieder ist eine Zerstörung der Corticalis mit einer geringfügigen Knochenneubildung festzustellen. Gelegentlich kann sich die Erkrankung zentralwärts in den Knochen oder auch in ein benachbartes Gelenk ausbreiten. Die Gelenkbeweglichkeit ist dann eingeschränkt, aber nicht stark schmerzhaft. Abszeßbildungen, Fisteln in den Weichteilen und zeitweise Verkalkungen kommen vor.

Bei einer generalisierten Ausbreitung der Blastomykose sind 60% der Knochen befallen (CARNESALE und STEGMAN). In einem nordamerikanischen Krankengut von 47 Patienten fanden REEVES und PEDERSEN in etwa der Hälfte der Fälle eine Knochenbeteiligung. Am häufigsten sind die Zerstörungen im Bereich der Wirbelsäule, des Schädels und der Rippen. In den langen Röhrenknochen kann die Erkrankung dem Bild eines Infarktes ähnlich sein. Die Knochenzerstörungen in den Epiphysen breiten sich zum Gelenk hin aus. Reaktive, proliferative Veränderungen in der Nachbarschaft des entzündlichen Herdes sind erst später festzustellen. Die Blastomykose-Infektion der Wirbelsäule zeigt auch Zerstörungen an den Zwischenwirbelscheiben. In fortgeschrittenen Stadien kommt es nach Zerstörung der Wirbelspongiosa zur pathologischen Fraktur. Ein begleitender Senkungsabsceß, wie er für die Tuberkulose typisch ist, fehlt im allgemeinen. Die Erkrankung kann sich entlang der Wirbelsäule ausbreiten und hin und wieder einen Wirbel überspringen. Neben echten Zerstörungen durch die Erkrankung sind auch Druckatrophien beobachtet worden.

Rippendestruktionen können durch Druck von außen im Sinne einer Atrophie oder durch Übergreifen des Prozesses auf den Knochen zustande kommen.

Breitet sich der Prozeß im Bereich der Lumbalregion weiter aus, so wählt er, wenn eine Einschmelzung von Knochengewebe erfolgte, häufig die Psoasscheide, um schließlich nach außen in der Leistenbeuge durchzubrechen.

Differentialdiagnostisch muß die Blastomykose gegen die Osteomyelitis und die Tuberkulose abgegrenzt werden. Da Temperatursteigerungen und eine Leukocytose meist nicht vorhanden sind, kann über diese klinischen Symptome eine Abgrenzung erreicht werden.

Die Behandlung der Erkrankung mit Amphotericin B und Seramycetin ist empfohlen worden. Auch die Strahlenbehandlung hat nicht zu befriedigenden Erfolgen geführt. Eine langdauernde Medikation mit Jodkali, kombiniert mit einer Röntgenstrahlenbehandlung, soll im Laufe von Jahren Remissionen erreichen und günstig wirken.

b) Die Maduramykose

(Madurafuß, Mycetoma, Granose)

Die Krankheit gehört zu den Mycetomen und wird durch Fadenpilze (Maduramykose) hervorgerufen. Die Mykose ruft eine schmerzlose, diffuse Infiltration der Weichteile mit Eiterbildung und Fistelgängen hervor. Im Eiter finden sich Drusen, die nach ihrer Farbe in gelbe, schwarze und rote Mycetoma pedis eingeteilt werden (ABBOTT). Während die gelbe und rote Form bereits zu Beginn der Erkrankung die tieferliegenden Muskeln und Knochen befallen, so daß auch röntgenologisch Veränderungen im zweiten Krankheitsjahr erwartet werden können, führt die schwarze Pilzform erst nach einigen Jahren zu Destruktionen von Muskeln und Knochen. Die Nerven und Sehnen werden nicht befallen, so daß neurologische und trophische Störungen fehlen.

Die Erkrankung befällt im allgemeinen die barfüßig gehende Landbevölkerung der Tropen und Subtropen, wobei die Kranken wahrscheinlich zuerst durch einen Stich oder eine Dornverletzung infiziert werden. Im Bereich der Verletzung tritt dann ein Knötchen oder eine Papel auf, die zur Erweichung neigt. Im weiteren Verlauf ist eine Fistel zu beobachten. Die Veränderungen nehmen nur sehr langsam zu. Meist sind die Füße, seltener die Hände oder die Beine befallen. An den Unterarmen, am Thorax sowie an der behaarten Kopfhaut wurden Mycetome beobachtet, doch rufen sie hier — der lokalen Situation entsprechend — andere Krankheitserscheinungen hervor. Am häufigsten kommt die Erkrankung in Indien, Afrika, Südamerika und in den Vereinigten Staaten vor. Das männliche Geschlecht wird bevorzugt befallen. Die Erkrankung kann in jedem Lebensalter auftreten.

Das Röntgenbild ist dem der Aktinomykose ähnlich. Die Knochen zeigen Entkalkungen und in späteren Stadien Destruktionen von Corticalis und Spongiosa. Periostale Knochenneubildung ist nur mäßig vorhanden oder fehlt ganz. In seltenen Fällen können Sklerosen neben osteomyelitischen Bezirken auftreten. Neben der Sklerose und der Atrophie des Knochens sind Deformierungen mit cystischen Destruktionen und infolge einer starken, kräftigen Periostreaktion auch Brückenbildungen zwischen Metatarsalknochen beobachtet worden. Die Unterschenkelknochen können spindelig aufgetrieben sein und cystische Zerstörungsareale aufweisen. Manchmal kommen supracorticale Spiculabildungen als Folge einer Periostabhebung vor. Der Zwiebelschalentyp der Periostreaktion mit mehr länglich angeordneten Auflagerungen ist selten. Im Bereich der erkrankten Spongiosa sind häufig Sklerosen festzustellen, doch konnten bisher keine eindeutigen Sequesterbildungen nachgewiesen werden. Die distal von den erkrankten Partien liegenden Knochenbezirke zeigen eine Osteoporose. Der Röntgenbefund kann ganz typisch sein und die Diagnose sichern helfen. DAVIES hat drei Stadien der Erkrankung differenziert:

1. Die Infektion mit Schwellung und Höhlenbildung in den Weichteilen.

2. Das Stadium der von außen ergriffenen Corticalis des Knochens.

3. Der Durchbruch des Prozesses in den Knochen mit einer rapiden Ausbreitung über den ganzen Knochen.

Als Abart werden lokalisierte Schwellungen des Periostes beschrieben, die an eine luische Periostitis denken lassen.

Differentialdiagnostisch sind die septische Osteomyelitis, die Knochentuberkulose, maligne Tumoren und die Coccidioidomykose abzugrenzen. Besonders charakteristisch und von differentialdiagnostischer Bedeutung sind die beim Madurafuß im Knochen erkennbaren kleinen Höhlen von etwa 2 mm Durchmesser. Der ganze Knochen kann von diesen kleinen Höhlenbildungen übersät sein. Die aus den Drusen angelegten Kulturen erlauben häufig nicht die Differenzierung in verschiedene Pilzarten. Der histologische Befund ist unabhängig von der Art der Infektion sehr ähnlich. Um die Pilzkolonien finden sich Haufen polynucleärer Leukocyten, die zuweilen in ein Fibrinnetz eingeschlossen sind. Es folgt ein von Leukocyten durchsetztes Granulationsgewebe aus histiocytären Elementen, teilweise in Form von Epitheloid- und vereinzelten Riesenzellen mit selten mehr als 2—3 Kernen. Noch weiter außen sind die Epitheloidzellen durch eisenpigmenttragende Histiocyten und lipophage Zellen ersetzt. Außerdem finden sich Plasmazellen. Das Granulationsgewebe wandelt sich zur Peripherie hin allmählich in Bindegewebe um. Wesentliche Unterschiede des histologischen Bildes der Knochen und Weichteile finden sich nicht.

Unter den klinischen Symptomen sind vor allem die derbe Weichteilschwellung der Extremitäten und oberflächliche Knötchen der Haut regelmäßig zu finden. Das Blutbild zeigt eine Eosinophilie bis zu 25 %. Beim klassischen Madurafuß ist die Fußsohle plantarwärts konvex, so daß die Zehen den Boden nicht berühren. Nur wenige Kranke klagen über Schmerzen.

Die Behandlung der Erkrankung ist schwierig. In manchen Fällen konnte durch Pentamidin und Amphotericin B eine Besserung erzielt werden. Die im Frühstadium vorgenommene chirurgische Entfernung der Herde kann ein Fortschreiten verhindern, so daß Röntgenreihenuntersuchungen zur Früherkennung der Erkrankung empfohlen worden sind. In fortgeschrittenem Stadium ist eine *Amputation* meist nicht zu vermeiden.

c) Die Sporotrichose

Die Sporotrichose ist eine sehr seltene Krankheit und wird durch das Sporotrichum schenckii verursacht. Die Knochenveränderungen kommen entweder durch direktes Über-

greifen des krankhaften Prozesses von der Haut und den Weichteilen, über die Lymphbahnen oder durch eine hämatogene Metastasierung zustande. Es treten kleine Erosionen
der Corticalis mit einer geringen periostalen Knochenneubildung auf. Die Infektion auf
dem Blutwege führt zur Entwicklung von Destruktionsherden vornehmlich in der Spongiosa des Knochens und zu schmerzhaften Gelenkentzündungen. Innerhalb der Knochen-
höhlen können Sequester auftreten. Die Umgebung zeigt manchmal eine deutliche Hyperostose und bei peripherem Sitz der Herde eine Periostreaktion der Nachbarschaft. Es
können alle Knochen erkranken, doch finden sich die Veränderungen im Bereich der
Tibia, der kleinen Hand- und Fußwurzelknochen am häufigsten.

Die klinischen Symptome bestehen in einer Schwellung und einer Schmerzhaftigkeit
der erkrankten Partien mit teigigen Ödemen. Die Klärung der Erkrankung und die Sicherung der Diagnose kann nur durch eine bakteriologische oder histologische Untersuchung
erreicht werden.

Differentialdiagnostisch sind vor allem die tuberkulöse Erkrankung des Knochens
und die Lues abzugrenzen.

Zur Behandlung wird Kaliumjodid per os und — wenn dies versagt — Amphotericin B
gegeben.

d) Die Histoplasmose

Die Erkrankung kommt in Amerika vor und wird durch Histoplasma capsulatum
hervorgerufen. Die Infektion erfolgt meist über die Atemwege und verläuft im allgemeinen
symptomlos oder gutartig. Tritt eine massive Infektion auf, so werden die Lungen, das
Lymphsystem, die Milz, die Leber, die Nieren, die Haut und das Zentralnervensystem
befallen und es kommt zum schweren Bild der generalisierten Mykose.

Die Knochen werden selten befallen. Röntgenologisch finden sich eine fleckige Atrophie
oder eine Osteolyse ohne stärkere reaktive Knochenapposition. Die Beteiligung der Gelenke äußert sich in einer Verdickung der Synovia mit Schwellung der Weichteile. Der
Gelenkspalt ist nicht verschmälert. Die osteoartikulären Veränderungen sind der Tuberkulose ähnlich. Bei der afrikanischen Form der Histoplasmose sind die Knochen häufiger
befallen.

Die Diagnose kann durch die Probeexcision gesichert werden. Es finden sich Riesen-
zellen mit eingeschlossenen Erregern. Im Eiter können die Erreger auch frei vorkommen.
Im Sternalpunktat sind die Pilze, die eine besondere Affinität zum reticulo-endothelialen
System aufweisen, festzustellen. Die Komplementbindungsreaktion mit Histoplasma-
Antigen und der Hauttest mit „Histoplasmin" sind nicht ganz spezifisch, und ihr positiver
Ausfall kann nur als Hinweis gewertet werden (KLEFSTAD).

Differentialdiagnostisch sind erhebliche Schwierigkeiten gegenüber der osteoartikulären Form der Tuberkulose und den bösartigen Geschwülsten zu erwarten. Ein Teil
der Erkrankungen an Histoplasmose ist mit Fisteleiterungen und kalten Abscessen kombiniert wie bei der Tuberkulose.

Die Prognose ist relativ günstig. Die Behandlung mit Antibiotica hat keine über-
zeugenden Besserungen gebracht.

e) Die Kryptococcose oder Torulose

(Europäische Blastomykose)

Diese seltene Erkrankung kommt durch den hefeartigen Kryptococcus neoformans
zustande und wird auch als europäische Blastomykose bezeichnet. In den letzten Jahren
wurde häufiger über Krankheitsfälle berichtet, die meist erst autoptisch diagnostiziert
wurden.

Der Erreger befällt primär die Lunge und bevorzugt sekundär die Hirnhäute und
das Gehirn, seltener die Nieren. Die Lungenveränderungen können einen Tumor vortäuschen und zur Operation Anlaß geben (DONNAN). Knochenmetastasen kommen ver-

einzelt vor und sind in etwa 10 % der Fälle beschrieben worden. Jeder Knochen kann befallen sein, doch werden Schädel und Wirbel bevorzugt. Die Erkrankung tritt am häufigsten zwischen dem 20. und 40. Lebensjahr auf.

Das Röntgenbild zeigt diskrete osteolytische Herde mit einer sklerotischen Randzone. Eine Gelenkbeteiligung kommt vor. Die Knochenherde sind der Osteomyelitis ähnlich. Manchmal wird das darüberliegende Weichteilgewebe zerstört, und es treten Fisteleiterungen auf, aus denen sich muköser Eiter entleert. Im Spätstadium werden gelegentlich die regionalen Lymphknoten befallen.

Eine günstige Beeinflussung der Erkrankung ist durch Antibiotica-Therapie (Amphotericin B) möglich.

f) Die Coccidioidomykose

(Wüstenrheumatismus)

Die Erkrankung kommt in Nordamerika am häufigsten in Kalifornien vor und wird durch den Coccidioides immitis hervorgerufen. Im europäischen Raum ist die Erkrankung außerordentlich selten. Etwa 75 % der Fälle verlaufen blande unter den Symptomen einer leichten Grippe und lassen Hinweise auf eine Beteiligung des Skelets vermissen. Da die Erkrankung nicht selten mit leichten Gelenkschmerzen einhergeht, wird sie auch als Wüstenrheumatismus bezeichnet. Krankheitsrezidive sind beschrieben worden. Schwere Erkrankungsformen entwickeln sich in etwa 5 % der Fälle durch hämatogene Streuung in andere Organe (Magenbefall selten) und in das Skelet. Eingangspforte des Erregers sind Lungen und Haut.

Die röntgenologisch nachweisbaren Knochenveränderungen kommen entweder durch ein direktes Übergreifen der Erkrankung von den Weichteilen oder durch eine hämatogene Aussaat und die Ausbildung von zentralen Destruktionsherden zustande. Am häufigsten werden die kurzen Knochen von Händen und Füßen befallen. In zweiter Linie tritt die Erkrankung im Bereich der Wirbelsäule und der Rippen auf. Die Scapula, die Clavicula und andere Knochen sind seltener erkrankt. Die Zerstörungen des Knochens sehen denen der Osteomyelitis und der Tuberkulose ähnlich. Die Form der Knochen bleibt gewöhnlich erhalten. Nur die Erkrankung der Wirbelsäule kann zu einer Zusammensinterung der ventralen Wirbelkörperabschnitte in Form eines Keilwirbels führen. Sequester entwickeln sich nur selten. Die zentrale Erkrankung der Spongiosa hat zuerst eine lokalisierte Entkalkung und später „wurmstichige" Veränderungen zur Folge, die schließlich zu einer Höhlenbildung überleiten. Der Defekt ist glatt begrenzt, cystenähnlich, wie ausgestanzt. Die peripher gelegenen Herde dehnen sich langsam fortschreitend gegen den Knochen aus und können die Corticalis durchbrechen, um in die Spongiosa vorzudringen. Der sehr seltene Befall des Schädelknochens zeigt eine Zerstörung sowohl der Tabula interna als auch der Tabula externa, wobei das Ausmaß der Veränderungen in der Tabula externa größer ist.

Dagegen weisen die Ansatzstellen von Sehnen und Bändern bevorzugt Herde auf (Tuberositas tibiae, Patella, Malleolen, Olecranon u.a.). Periostale Veränderungen und reaktive Knochenneubildungen sind ungewöhnlich und nur als Späterscheinungen beschrieben worden. Eine Skeletbeteiligung wurde in etwa 20 % der Erkrankungen gefunden.

Die Weichteile um den erkrankten Knochen sind meist angeschwollen und manchmal finden sich Abscesse. In den paravertebralen Absceßbildungen können Verkalkungen auftreten.

Differentialdiagnostisch sind Carcinommetastasen, die Osteomyelitis und die Tuberkulose abzugrenzen. Die letztere bevorzugt jedoch nicht sosehr den peripheren Knochen, sondern sitzt mehr zentral. Bei der Coccidioidomykose sind Hautveränderungen häufig vorhanden. Eine Sicherung der Diagnose kann nur durch den Hauttest, die Komplementbindungsreaktion, den mikroskopischen Nachweis der Erreger angestrebt werden.

Die leichten Formen heilen meist spontan aus. Als therapeutisch erfolgversprechendes Mittel ist das Amphotericin B bekannt geworden.

VIII. Die parasitären Knochenerkrankungen

1. Die Knochenechinococcose

Die Knochenechinococcose wird hervorgerufen durch die Finnen des Hunde-Bandwurmes, der sich während des Entwicklungscyclus den Menschen oder das Rind, das Schwein und das Schaf als Zwischenwirt wählt. Die Übertragung geschieht zumeist direkt von Tier zu Mensch. Die im Magen oder Duodenum des Zwischenwirtes aus ihrer Hülle freigewordenen Onkosphären durchdringen schon nach 3 Std die Mucosa, um in den Pfortaderkreislauf zu gelangen. Etwa 75 % der Onkosphären werden vom Capillarnetz der Leber zurückgehalten, können sich dort ansiedeln und, falls die wirteigenen Abwehrkräfte versagen, bis zur Finnenblase ausreifen. Die restlichen 25 % werden über den kleinen und großen Kreislauf verschleppt. Die Häufigkeit des Organbefalls der Echinokokkenkrankheit geht aus einer Übersicht von DÉVÉ hervor (Tabelle 5).

Tabelle 5. [Aus K. FELKL und G. BAERWOLFF: Chirurg 29, 207 (1958)]

	%
Leber	74,5
Lunge	10,1
Muskel, Haut	4,7
Milz	2,3
Niere	2,1
Gehirn	1,4
Mamma, Pankreas, Schilddrüse und andere Organe	4,0
Knochen	0,9

Tabelle 6. [Aus K. FELKL und G. BAERWOLFF: Chirurg 29, 207 (1958)]

	REICH (113 Fälle) %	BAUER (244 Fälle) (korrigiert) %	IVANISSEVICH (406 Fälle) %	KIENBÖCK (89 Fälle) %
Schädel	8,0	8,6	5,2	4,5
Schulterblatt	1,8	2,0	1,5	2,2
Brustbein	1,8	1,6	2,2	1,1
Rippen, Clavicula	1,8	2,4	—	—
Wirbel	23,0	17,0	41,6	18,0
Becken	26,5	29,9	22,4	45,0
Platte Knochen	62,9	61,5	72,9	70,8
Humerus	15,0	14,7	9,4	9,0
Tibia, Fibula	12,4	12,3	8,9	7,9
Femur	8,8	10,3	8,1	12,3
Phalangen	0,9	1,2	0,7	—
Röhrenknochen	37,1	38,5	27,1	29,2

Von 637 Erkrankungen mit einem Knochenbefall, die DÉVÉ aus der Literatur zusammengetragen hat, fanden sich 281 Fälle mit Lokalisation an der Wirbelsäule (44,2 %), 105 Fälle im Darmbein (16,4 %) und 98 Fälle im Oberschenkel (15,3 %). Die übrigen Knochen waren weniger stark befallen. Die Ansiedlung der Echinokokken innerhalb des Skelets erfolgt also nicht gleichmäßig (Tabelle 6). Die stärker durchbluteten spongiösen Epiphysen und Metaphysen erkranken bevorzugt.

Es können zwei Formen der Echinokokkenkrankheit unterschieden werden, der alveoläre und cystische Echinococcus. Der *alveoläre* Echinococcus findet sich in Süddeutschland, besonders in Württemberg-Baden, Oberbayern, Kärnten, Tirol, Steiermark und der Schweiz, ferner in einigen Gegenden Rußlands. Er ist bis auf wenige Ausnahmen nur in der Leber beobachtet worden. Hier löst er stets eine stärkere, derbe Bindegewebsreaktion aus, die nur eine kleincystische Entwicklung gestattet. Die Proliferation erfolgt durch exogene Sprossung, Ausstülpungen und Abschnürungen, die wie ein maligner Tumor die Bindegewebskapsel infiltrierend durchbrechen. Der so entstehende cystische Konglomerattumor weist eine starke Neigung zur Nekrosenbildung auf, ohne daß hierdurch ein Absterben der peripheren Cysten erfolgt. Durch Einwachsen in die Blutbahn und Metastasierung in andere Organe ist die besondere Bösartigkeit dieser Echinococcuskrankheit gekennzeichnet. Es sind nur wenige Fälle einer sicheren Skeletmanifestation bekannt geworden (BRENTANO und BENDA; ELENEWSKI). Die Strahlenbehandlung des Echinococcus alveolaris kann erfolgreich sein, doch muß eine hohe Dosis verabfolgt werden.

Der *cystische* Echinococcus wird besonders in Mecklenburg, Pommern und Friesland beobachtet, kommt aber auch in Island und anderen europäischen Ländern, in Südamerika und Australien vor. Die nur geringe bindegewebige Abschirmung der Cysten erlaubt eine erhebliche Größenzunahme des in der Regel unilokulären Echinococcus. Die Vermehrung erfolgt endogen, indem sich von der Parenchymschicht Brutkapseln mit

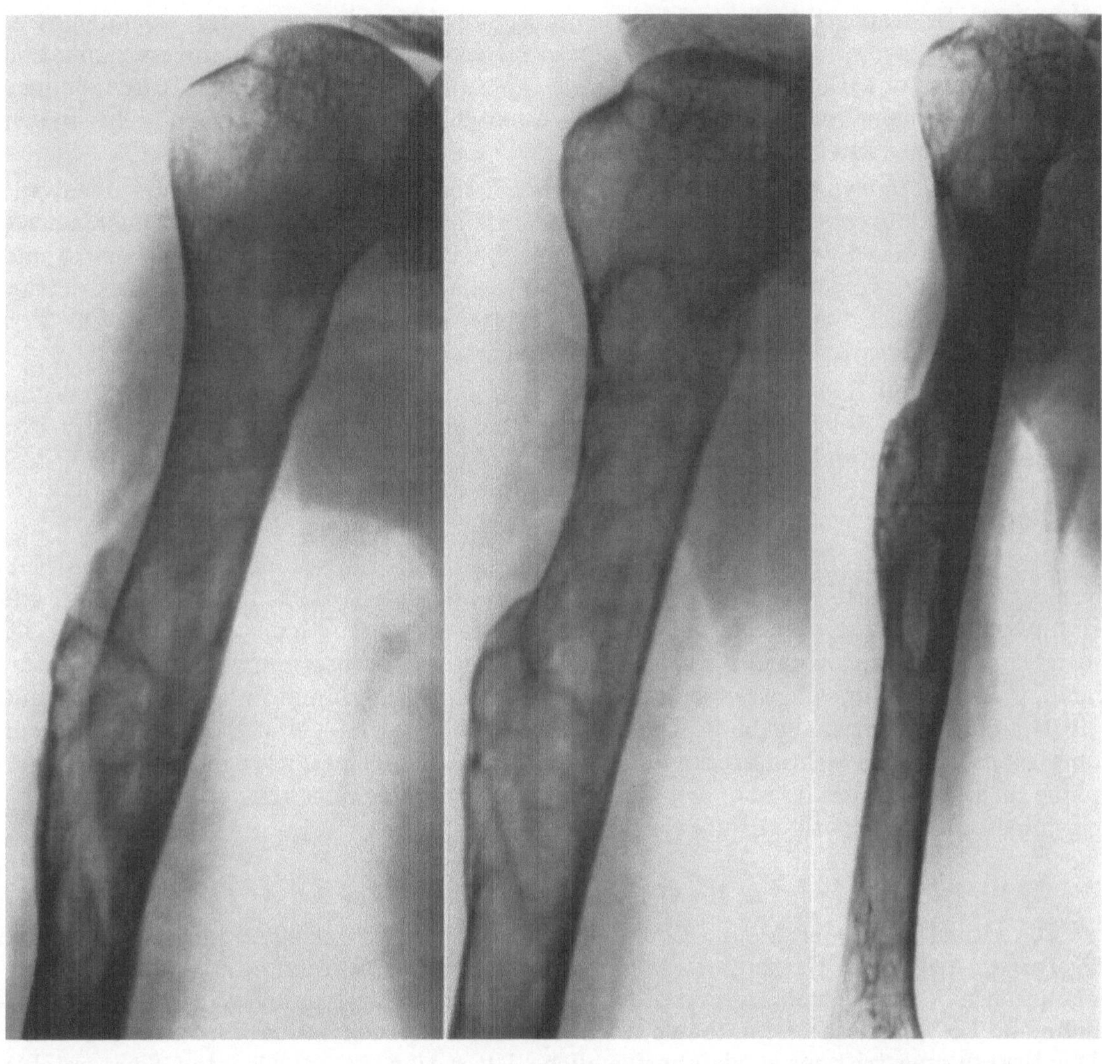

a   b

Abb. 241. a Knochenechinococcus der Humerusdiaphyse mit wabig-cystischer seifenblasenähnlicher Auftreibung in Schaftmitte, die eine Spontanfraktur zeigt. Die Compacta der Diaphyse ist stark verschmälert, eine Periostreaktion fehlt. b Nach Abheilung der Fraktur Umbau des Knochens und Zunahme der Compactadicke. Die Laboratoriumsbefunde (Calcium, Phosphor, Phosphatasen) waren normal. 58jährige Frau.
(Beobachtung von FELKL und BAERWOLFF)

20—30 und mehr Scolices (Tochter- und Enkelcysten) in die Muttercyste hinein entwickeln. Kommt es zu Ernährungsstörungen oder zur Infektion der Cyste, so stirbt diese gelegentlich unter Verkreidung oder Verkalkung ab oder abscediert. Die über den Lymphraum in den Organismus gelangende Hydatidenflüssigkeit führt zur Antigenbildung, wodurch die *Komplementbindungsreaktionen* möglich werden. Der sich im Knochen entwickelnde Echinococcus zeigt im Gegensatz zu anderen Organlokalisationen ein andersartiges Wachstum. Der Widerstand des Knochengewebes zwingt den Echinococcus unter Aufgabe der endogenen Proliferation zur exogenen Sprossung. Die zunächst schlauchartigen Aussprossungen schieben sich in die Spongiosa vor, umwachsen Spongiosabälkchen und führen zu einer Druckatrophie und später zur Resorption. In der Nachbarschaft der Compacta der Diaphysen oder der Corticalis spongiöser Knochenbezirke tritt ebenfalls eine Druckatrophie und Resorption des Knochens auf. Die geringe periostale Reaktion bei der Knochenechinococcose führt zu einer blasigen Auftreibung von innen her (Abb. 241). Es treten Spontanfrakturen, monströse Auftreibungen oder vacuolenartige cystische Bilder auf. Im Beckenskelet kann es zu Zerstörungen der Pfanne, zur Luxation des Hüftkopfes und Deformierungen kommen (MAKKAS). Bei monströsen Auftreibungen bleibt im allgemeinen eine dünne Corticalis erhalten. Eine Periostreaktion sollte immer an eine sekundäre Infektion denken lassen.

Je nach der *Lokalisation* des pathologischen Prozesses können Komplikationen, wie Lähmungen, Kompressionsmyelitis, Sekundär-Infektionen auftreten. Eine generalisierte Ausbreitung in das Skelet kann eintreten, wenn z. B. ein Leberechinococcus platzt und eine hämatogene Aussaat erfolgt. Der Knochen zeigt dann einen grobwabigen Strukturumbau, der typisch für das Echinococcusleiden ist. Hin und wieder kommt es zur *Verkalkung des Echinococcus*, die im Röntgenbild nachweisbar ist.

Die *Differentialdiagnose* erfordert eine Abgrenzung gegen Riesenzellgeschwülste, die Ostitis fibrosa, das Enchondrom, in seltenen Fällen gegen ein Plasmocytom, osteolytische osteogene Sarkome und osteoclastische Metastasen. Gegen eine Tuberkulose, eine Osteomyelitis oder eine Knochenlues läßt sich der Befund differentialdiagnostisch leicht abgrenzen.

Das einzig wirksame therapeutische Verfahren stellt die radikale chirurgische Entfernung der erkrankten Knochenregion, eventuell auch die Amputation dar (FELKL und BAERWOLFF). Wird die Knochenechinococcose erst nach einer Spontanfraktur entdeckt, so ist eine radikale, operative Entfernung der Cysten Voraussetzung für eine Frakturheilung. Die Frakturschmerzen sind wenig ausgeprägt, die Hämatombildung gering und die Heilungstendenz mangelhaft. Die Anamnese ist in der Regel stumm, selten werden über mehrere Jahre sich erstreckende, rheumatische Schmerzen angegeben. Die Eosinophilie im Blut fehlt häufig und auch die Komplementbindungsreaktionen sowie der Intracutantest können negativ ausfallen.

2. Die Orientbeule (Aleppo-Beule)

Die Orientbeule oder Aleppo-Beule gehört zu den Weichteilerkrankungen, die durch Protozoen-Arten der Gattung *Leishmania* hervorgerufen werden und als Haut-Leishmaniasen eine Sonderstellung gegenüber den visceralen Leishmaniasen (Kala-Azar) einnehmen. Die klassische Orientbeule wird durch die *Leishmania tropica* hervorgerufen. Die Erkrankung tritt meist als oberflächliche Ulceration an unbedeckten Körperstellen wie Gesicht, Hals und Armen in Erscheinung. Pathologisch-anatomisch handelt es sich um ein infektiöses Granulom. Ulcerierende Prozesse mit schweren nasopharyngealen Zerstörungen sind bei dieser Form selten; sie kommen jedoch bei der südamerikanischen Schleimhaut-Leishmaniase vor. Die Erkrankung heilt unter Bildung von Granulationen und strahlig eingezogenen Narben ab, was zu häßlichen Entstellungen des Gesichts führen kann.

Über seltene Knochenveränderungen bei der Orientbeule in Indien hat POLITZER berichtet. Es bilden sich flache, oberflächliche Dellen an der Corticalis in der Nachbarschaft der Aleppo-Beule aus. Innerhalb des erkrankten Knochenbezirkes kann ein Sequester entstehen. Die Veränderungen sind bevorzugt an der Tibiakante lokalisiert. In der Umgebung des Krankheitsherdes kommen Kalkeinlagerungen vor, und zwischen dem Periost und der eigentlichen Knochenmatrix ist eine Trennschicht vorhanden. Mit Abheilung der Orientbeule wird der Sequester ausgestoßen.

Die Leishmania brasiliensis (südamerikanische Haut- und Schleimhaut-Leishmaniase) ist morphologisch und kulturell von der Leishmania tropica nicht zu unterscheiden, läßt sich jedoch immunbiologisch von ihr abtrennen. Die Veränderungen der Haut und Schleimhäute sind ausgedehnter und schwerer, so daß tiefe Ulcerationen und Defekte auftreten. Eine Abheilung erfolgt spontan, meist erst nach Jahren unter Hinterlassung großer Gewebsdefekte mit Narben und verstümmelnden Knorpel- und Knochenzerstörungen.

E. Die Reticulo-Endotheliosen

Es handelt sich bei diesen Erkrankungen des reticulo-endothelialen Systems pathologisch-anatomisch um sehr ähnliche Veränderungen, die nicht allein den Knochen, sondern auch das retikuläre Gewebe anderer Organe betreffen. Bisher ist es unklar, inwieweit eine erbliche Komponente für das Zustandekommen der Erkrankung von Bedeutung ist. Von einigen Autoren ist ein hyperplastisch entzündlicher Prozeß (entzündliche Histiocytomatosen), möglicherweise durch ein Virus hervorgerufen, zur Diskussion gestellt worden. Es können vier verschiedene Entwicklungsphasen der Erkrankung unterschieden werden.

1. Die hyperplastisch-proliferative Phase des reticulo-endothelialen Systems.

2. Die Granulomphase mit Riesenzellen, Makrophagen und eosinophilen Leukocyten.

3. Die xanthomatöse Phase, die durch Anhäufung von Lipoiden in den Schaumzellen gekennzeichnet ist.

4. Die fibröse Phase, die ein Heilungsstadium darstellen kann.

Die bisher beschriebenen drei Krankheitsbilder der Reticulo-Endotheliosen, der Morbus Hand-Schüller-Christian, der Morbus Letterer-Siwe und das eosinophile Granulom wurden von GREEN und FARBER sowie THANNHAUSER als einheitliche Krankheitsgruppe der nicht-lipoiden Retikulosen, von WESTLING, SUNDBERG und SÖDERBERG in einer kritischen Zusammenstellung als verschiedene Erscheinungsformen der *gleichen Grundkrankheit* bezeichnet. Auch von REWALD wurde das Gemeinsame der Reticulo-Endotheliosen betont und versucht, die drei Krankheitsbilder zu der sog. „Letterer-Christianschen Erkrankung" zusammenzufassen. Von AVERY, MC AFEE und GUILD wurde der Morbus Hand-Schüller-Christian auf multiple Knochenläsionen mit allen oder einigen Erscheinungen der Christianschen Trias bezogen. Der Morbus Letterer-Siwe ist charakterisiert durch eine diffuse und rasch progrediente Erkrankung. Der Begriff des eosinophilen Granuloms wird auf die solitären Knochenveränderungen beschränkt. Von 40 Patienten der John Hopkins Universität mit einer Reticulo-Endotheliose gehörte die Mehrzahl zur Gruppe des Morbus Hand-Schüller-Christian. Neun Patienten im Alter von 3—61 Jahren hatten ein eosinophiles Granulom mit solitärer Knochenzerstörung meist am Schädel oder Becken, seltener im Bereich der Rippen, der Scapula und des Humerus. Zwei Kinder waren an dem Morbus Letterer-Siwe erkrankt und starben frühzeitig. Bei diesen Kindern ist die Hepatomegalie nicht selten und wird von OBERMAN als prognostisch ungünstiges Zeichen betrachtet.

Die Reticulo-Endotheliosen haben als gemeinsames pathologisch-anatomisches Merkmal die Proliferation der Histiocyten. Die cholesterinhaltigen Schaumzellen beim eosinophilen Granulom, der Hand-Schüller-Christianschen Erkrankung und der Letterer-Siweschen Erkrankung beruhen nicht auf einem gestörten Cholesterinstoffwechsel, sondern es dürfte sich eher um eine vermehrte Cholesterinsynthese oder um die Einwanderung von Cholesterin aus nekrotischen Bezirken der Nachbarschaft handeln. Die Frage, ob es sich bei diesen drei Krankheitsformen um verschiedene Erkrankungen oder um die verschiedenen Stadien derselben Krankheit handelt, ist bisher noch nicht entschieden. Unter Beachtung der gemeinsamen Symptome sollen diese Erkrankungen nachfolgend getrennt abgehandelt werden.

I. Der Morbus Hand-Schüller-Christian

Es ist eine Erkrankung des *jugendlichen Alters*, die meist nicht familiär vorkommt und bevorzugt das männliche Geschlecht befällt. Ausnahmen von familiären Häufungen sind bekannt geworden (FORSSMANN und RUDBERG). Eine Rassendisposition konnte bisher nicht nachgewiesen werden. Auf Grund des charakteristischen anatomisch-histo-

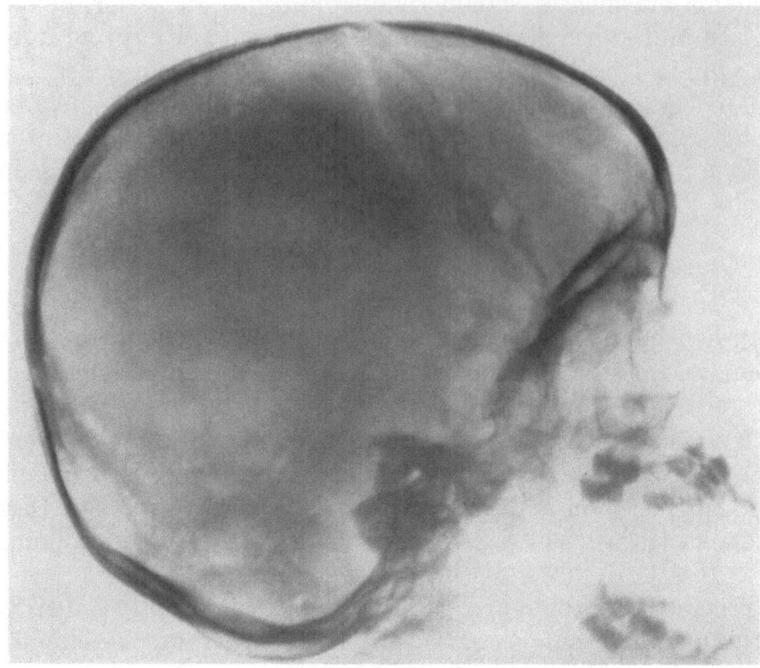

a

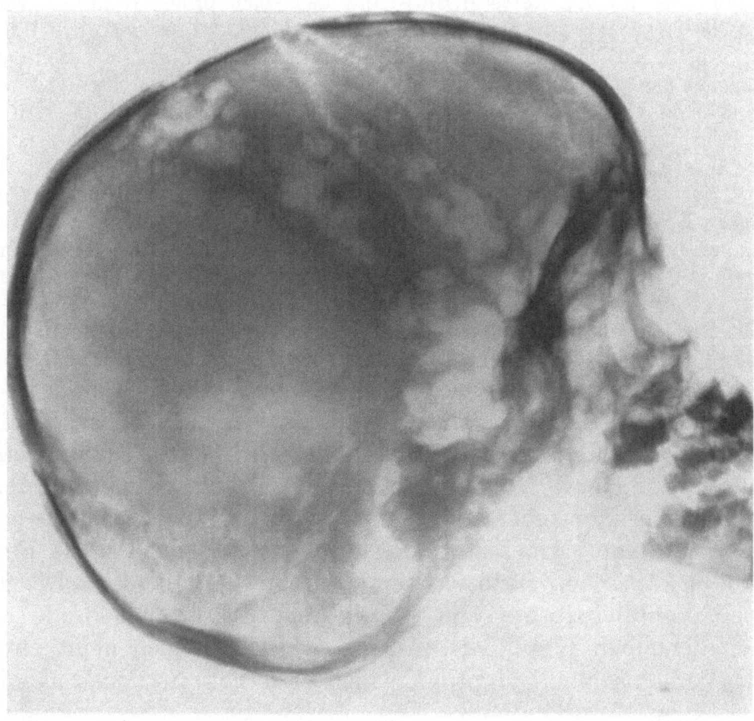

b

Abb. 242a—e. Hand-Schüller-Christiansche Erkrankung bei 3jährigem Mädchen. An Größe zunehmende „landkartenähnlich" ausgebreitete, scharf begrenzte Defekte in der Diploespongiosa des Schädelknochens (a und b), der Beckenknochen (c und d) und der Wirbelspongiosa (e). Neben diesen Lokalisationen fanden sich auch im Bereich der Femurdiaphysen ähnlich scharf begrenzte Knochenherde als Ausdruck osteolytischer Knochenherde. (Beobachtung der Universitätskinder-Klinik Kiel)

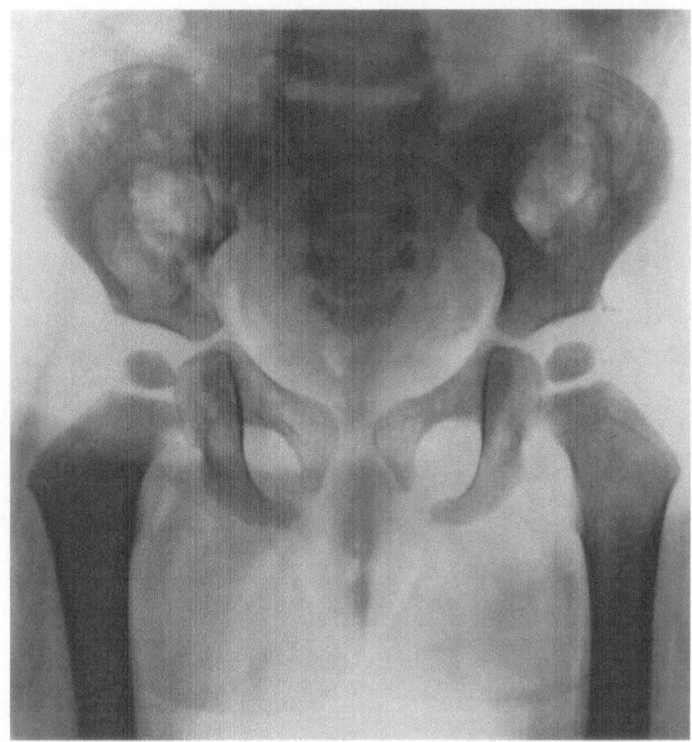

Abb. 242c

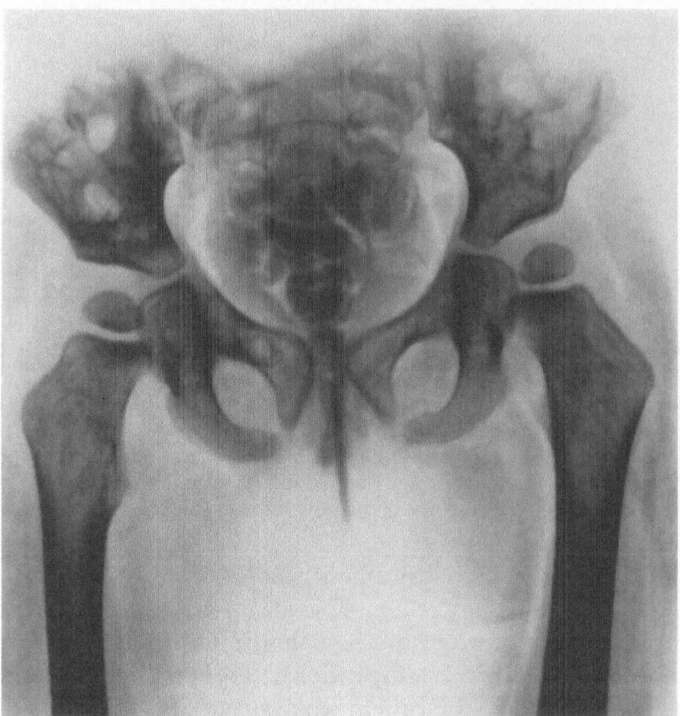

Abb. 242d

logischen Befundes wird die Erkrankung häufig auch treffend als „Lipoid-Granulomatose" bezeichnet. Die Beteiligung von Leber, Milz und Lymphknoten ist nur selten zu finden, da es sich um eine Erkrankung handelt, die vorwiegend den Knochen befällt.

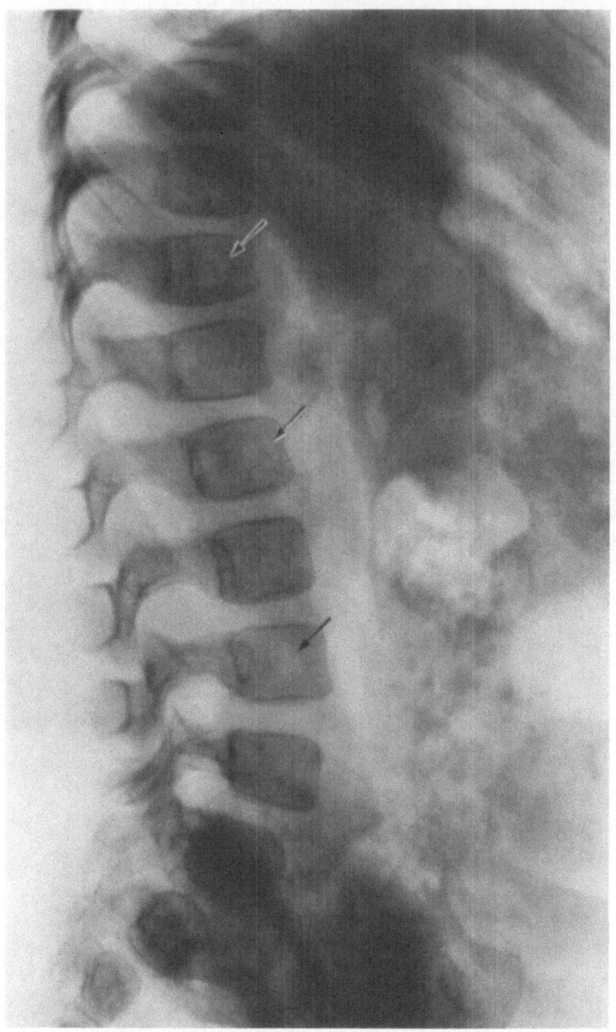

Abb. 242 e

Die Knochengewebsdefekte sind mit Granulationsgewebe ausgefüllt, in dem sich Inseln xanthoma-
töser Zellen (sog. Schaumzellen) finden. Die Granulome können sich auf die umgebenden Weichteile
ausdehnen. Nach dem *histologischen Befund* setzt sich das granulomatöse Gewebe aus Lipoidzellen,
Exsudatzellen und Bindegewebszellen zusammen. Es handelt sich um eine primäre Stoffwechselstörung und nicht um eine primäre Granulomatose mit nachträglicher, mehr oder weniger zufälliger
Lipoidspeicherung, was auch aus Störungen des Kohlenhydrathaushaltes ersichtlich wird. Die Erkrankung wird aber auch als endokrine Störung oder entzündliche Erkrankung mit atypischer Fett-
ablagerung aufgefaßt.

Die klassische Christiansche Symptomentrias: *Diabetes insipidus*, *Exophthalmus* und
„*Landkartenschädel*" wird nicht in jedem Erkrankungsfall gefunden. Der Exophthalmus
tritt nur dann in Erscheinung, wenn die Knochenzerstörungen die Orbita erreicht haben
und der Bulbus verdrängt wird. Ist dies nicht der Fall, so kommen Knochenveränderungen mit dem Diabetes insipidus allein vor (BÜRGER). Manchmal wird der Diabetes
insipidus vermißt. Die Diagnose ist dann nicht leicht zu stellen (WEISSMAN, REIF,
KAPLAN).

Das Röntgenbild zeigt vor allem im Bereich des Schädelknochens typische Zerstörungen
durch das Granulationsgewebe, so daß man von dem „Landkartenschädel" gesprochen hat.
Die Defekte im Knochen sind *scharf konturiert*, und es fehlt jede osteoplastische Reaktion

der Randbezirke. Zunächst zeigen die wahllos verstreuten Defekte eine ovale oder runde Kontur, die erst später durch Konfluieren der Plaques unregelmäßig wird (Abb. 242). Die Zerstörungen des Schädelskeletes können so hochgradig sein, daß es zur Einengung der Orbita kommt. Der *Exophthalmus* ist daher häufig nur einseitig. Das Fortschreiten des Prozesses auf die Schädelbasis führt zu Zerstörungen des Clivus mit Impressionen im Atlantooccipitalbereich. Die Ausbreitung auf die Felsenbeine kann *Taubheit* zur Folge haben. Neben dem Hirnschädel ist auch der Gesichtsschädel betroffen, insbesondere können Maxilla und Mandibula Zerstörungen aufweisen. Es kommt dann zum *Verlust der Zähne*, was im allgemeinen nicht schmerzhaft ist. Das Röntgenbild zeigt die Zähne in „cystischen Defekten". Die Zerstörung der Sella ist nur selten, so daß wahrscheinlich eine primäre Veränderung des Zwischenhirn-Hypophysengebietes für den Diabetes insipidus verantwortlich ist. Das übrige Skelet, insbesondere das Becken und die langen Röhrenknochen sind seltener erkrankt (Abb. 242c, d). Ferner sind Rippen und Wirbelkörper (Abb. 242e) sowie das Sternum hin und wieder befallen. Kommt es zu einer *spontanen Ausheilung* des Prozesses, so treten *narbig-sklerotische Bezirke* im Knochen auf.

Zu den *klinischen Frühsymptomen* gehören die Veränderungen im Bereich des Ohres, häufig eine Otitis oder Mastoiditis. Bei einem Befall der Kiefer kann ein Zahnverlust als erstes Symptom der Erkrankung auftreten. Die generalisierten Formen zeigen *Lipoidgranulomatosen in allen Organen*, vor allem in der Milz, der Leber und den Lymphknoten. In einigen Mitteilungen sind Lungenveränderungen erwähnt worden (BECKER). Es handelt sich um miliare Herde durch lipo-granulomatöse Knötchen und im späteren Ausheilungsstadium um fibrotische Stränge, die mehr narbig-indurativen Charakter zeigen. Die Differentialdiagnose gegenüber einer Lungentuberkulose kann schwierig sein. Als sekundäre Komplikation kann eine *Rechts*-Herzinsuffizienz auftreten. *In der Haut* sind scabiesähnliche ekzematöse oder papulo-krustöse, gelbliche Efflorescenzen (Hautxanthome) vorgekommen. Als Zeichen der endokrinen Störung steht der Diabetes insipidus im Vordergrund. Er tritt dann auf, wenn die Kapsel der Hypophyse, der Hypophysenstiel oder der Boden des dritten Ventrikels selbst infiltriert sind. Das unstillbare Durstgefühl, die Polyurie bei verminderter Urinkonzentration und andere *endokrine Störungen* (Dystrophia adiposo-genitalis) sind nicht selten. Als Folge der Gehirn- und Rückenmarksveränderungen können mannigfaltige Erscheinungen bis zu *Intelligenzdefekten* auftreten. Manchmal finden sich eine Muskelatrophie und fibrilläre Zuckungen, begleitet von einer allgemeinen Mattigkeit.

Von diagnostischer Bedeutung sind die *blutchemischen Veränderungen*, insbesondere eine Erhöhung des Gesamtcholesterins (über 200 mg-%), doch kann der Cholesterinspiegel stark schwanken. Die Diagnose darf nicht allein auf der Hypercholesterinämie aufgebaut werden, da diese nicht regelmäßig erkennbar ist und auch bei anderen Krankheiten beobachtet wird (besonders beim Diabetes mellitus und Erkrankungen von Leber und Milz). Neben der Bestimmung des Gesamtcholesterins ist auf das meist gestörte Verhältnis von freiem zu verestertem Cholesterin zu achten. Eine Vermehrung der Phosphatidfraktionen und Normalfette kommt vor.

Ein häufiges Begleitsymptom ist die *Anämie*, die dann, wenn die Knocheninfiltrate sehr ausgedehnt sind, zum Exitus führen kann. Gelegentlich ist eine Eosinophilie zu finden.

Bisher sind nur wenige Beobachtungen *bei älteren Menschen* mitgeteilt worden. Von BECKER wurde über einen 39jährigen Mann mit schleichendem Krankheitsverlauf berichtet, bei dem neben den typischen Veränderungen des Skeletes, einem Diabetes insipidus, geringem Exophthalmus und anderen Begleitsymptomen auch kleinfleckig-strängige Lungenveränderungen, Atemnot und Cyanose auftraten.

Die *Differentialdiagnose* ist meist nicht schwierig. Als Fehldiagnosen sind das Plasmocytom, Knochencysten, die Ostitis fibrosa generalisata und Sarkome angenommen worden. Im Frühstadium muß die chronische, purulente Otitis media differentialdiagnostisch abgegrenzt werden.

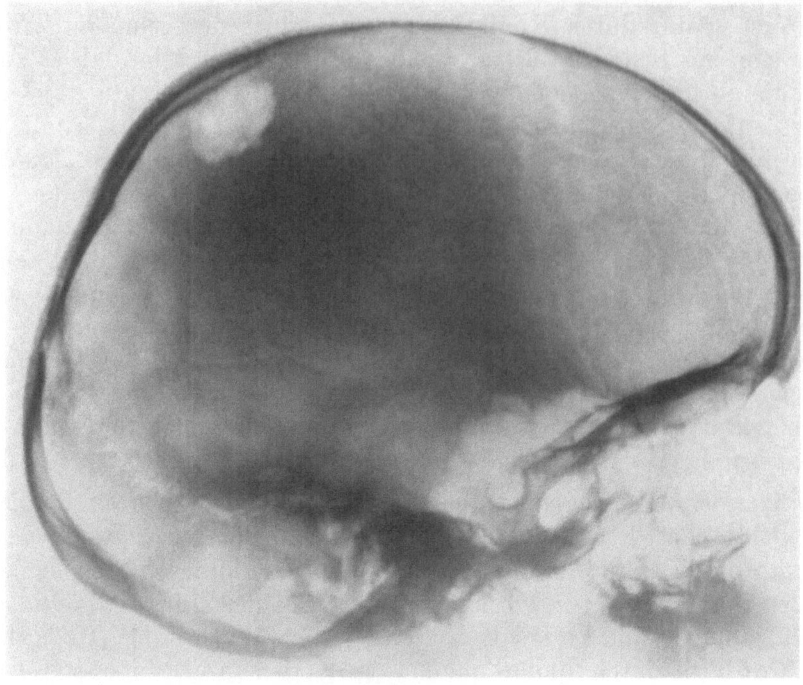

a

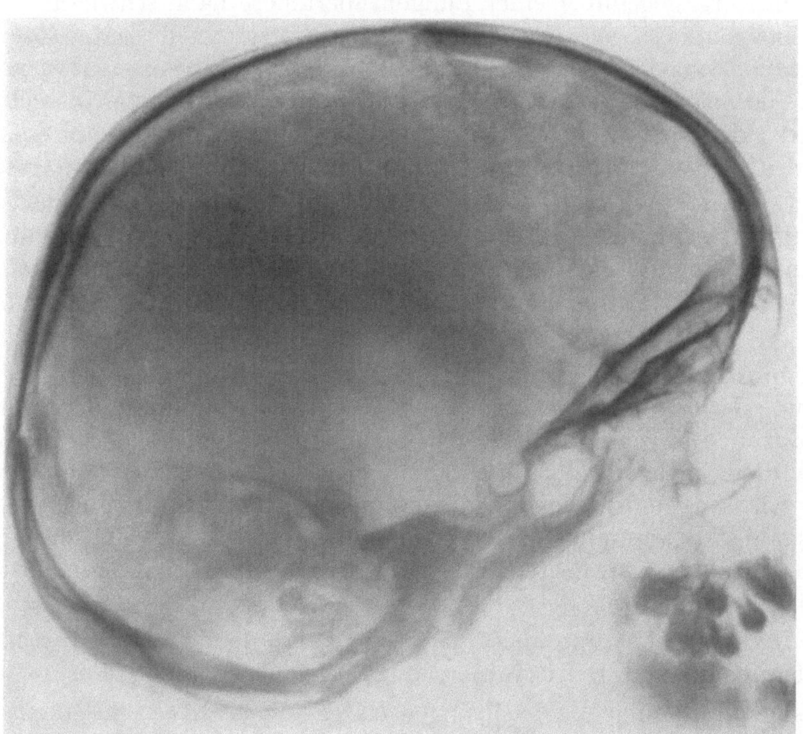

b

Abb. 243 a—d. Verlaufsbeobachtung der Hand-Schüller-Christianschen Erkrankung bei einem 8jährigen Mädchen. Nach intensiver Strahlenbehandlung der scharf konturierten osteolytischen Knochenherde (a) zeigt sich im Bereich des Schädels eine weitgehende Rückbildung (b). Als Restbefund ist lediglich eine erhöhte Strahlentransparenz infolge verminderten Kalkgehaltes der Knochen, insbesondere des Schläfenbeines erkennbar. Der Herd im linken Os ileum (c) zeigt nach Strahlenbehandlung ebenfalls eine deutliche Rückbildungstendenz (d) und eine Normalisierung der Spongiosa-Architektur. (Beobachtung Universitäts-Kinderklinik Kiel)

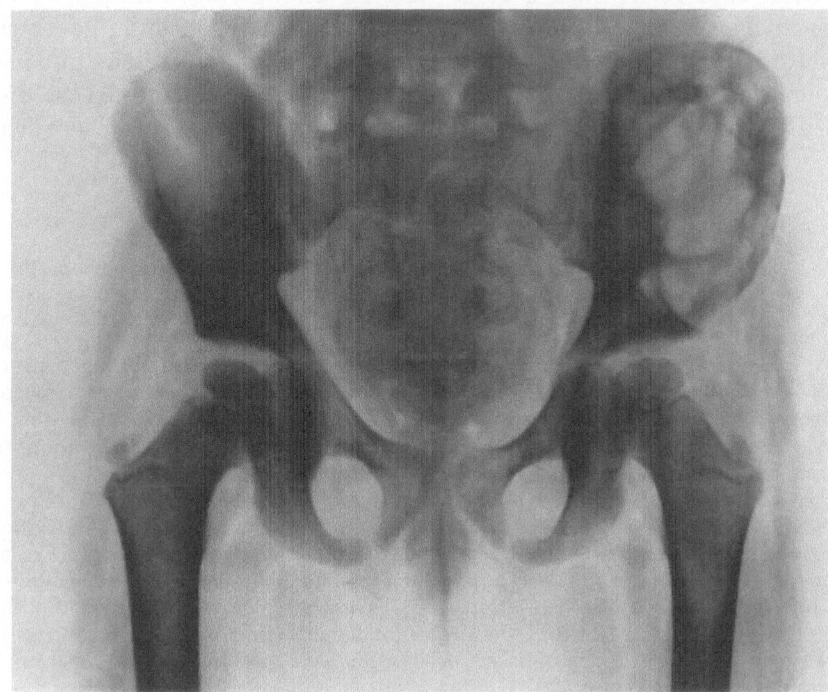

Abb. 243c

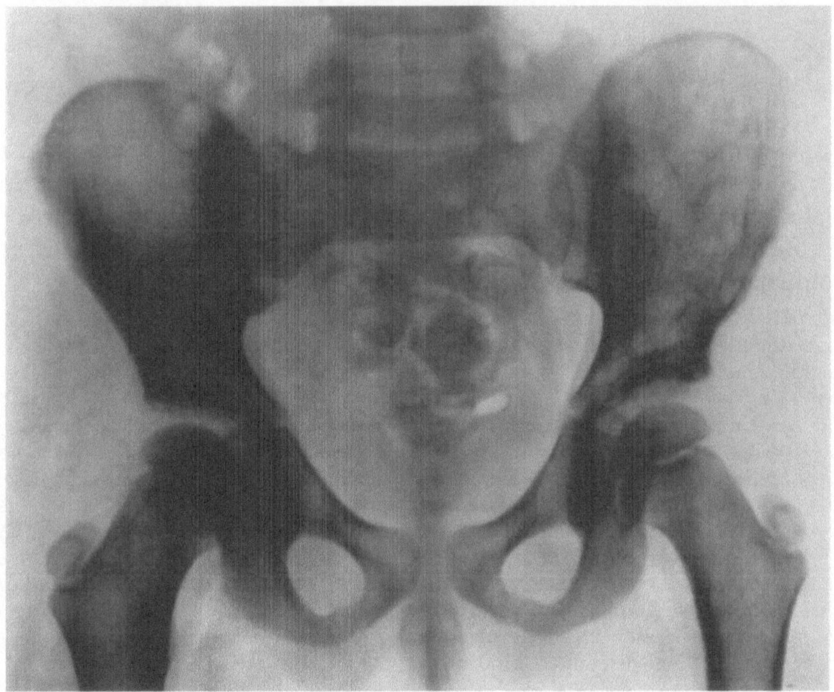

Abb. 243d

Die *Prognose* der Erkrankung ist nicht einheitlich. Am häufigsten ist ein über Jahre und Jahrzehnte sich hinziehender Krankheitsverlauf. Es sind auch spontane Ausheilungen und schnell zum Tode führende Erkrankungen beschrieben worden.

Therapeutisch sind recht gute Erfolge mit der Röntgenbestrahlung zu erzielen. Die Beschwerden können bereits 2—4 Wochen nach Strahlenbehandlung gebessert sein, und im Laufe von 6—12 Monaten sind kleinere Herde vollständig verschwunden (Abb. 243). Auch die operative Ausräumung der Herde hat Erfolg. Bei Rezidiven ist die Ansprechbarkeit auf Röntgenbestrahlung gering und dann die Prognose wesentlich schlechter (DE WITTE).

II. Der Morbus Abt-Letterer-Siwe
(Lipoidfreie Reticulo-Endotheliose)

Diese seltene Erkrankung tritt gewöhnlich bei Kleinkindern auf und ist durch folgende *klinische Symptome* charakterisiert: hämorrhagische, maculopapulöse Efflorescenzen, Hepatomegalie, Splenomegalie, Lymphadenopathie und fortschreitende Anämie. Intermittierendes Fieber kann die Erkrankung einleiten. Die Hautsymptome sind oft mit Petechien kompliziert. Knochenläsionen fehlen und Diabetes insipidus wurde von OBERMAN nur einmal festgestellt. Die Erkrankung soll in die Hand-Schüller-Christiansche Krankheit übergehen können. In erster Linie wird die idiopathische Natur des Leidens genannt, jedoch ist auch an eine Virusinfektion gedacht worden.

Röntgenologisch findet sich eine deutliche *Veränderung der Lungenzeichnung* in Form einer nodulären Fibrose mit Verdichtungen, die charakteristisch und für diese Form der Retikulose beweisend sein können. Das Skelet zeigt manchmal in späteren Stadien eine *diffuse Osteoporose* mit Erweiterung der Markräume und Verschmälerung der Diaphysencompacta. Seltener kommen größere osteolytische Bezirke wie bei der Hand-Schüller-Christianschen Erkrankung vor (SAENGER und JOHANSMANN). Nach REWALD beobachtet man in 40% der Fälle lokalisierte und disseminierte *osteolytische Herde*. Am häufigsten sind diese Herde im Bereich des Felsenbeines zu finden und fast immer mit einer Mittelohrentzündung vergesellschaftet.

Die Erkrankung verläuft letal, manchmal kann eine Röntgenbestrahlung oder eine Behandlung mit Antibiotica den Krankheitsverlauf beeinflussen. Eine Korrelation zwischen dem klinischen Befund, dem histologischen Befund und der Prognose der Krankheit konnte nicht gefunden werden.

III. Das eosinophile Granulom

Es handelt sich um eine ätiologisch noch ungeklärte, häufig solitäre Reticulumzellwucherung des Knochenmarkes, die mit einer *Osteolyse* einhergeht und meist keine oder nur unbedeutende klinische Erscheinungen hervorruft (SCHAIRER; LICHTENSTEIN und JAFFÉ; GREEN und FARBER; ACKERMANN; WALTHARD und ZUPPINGER u. a.). Bisher wurde an eine posttraumatische oder infektiöse Genese der Erkrankung gedacht, doch konnte der Beweis nicht erbracht werden. FEYRTER weist auf die Zeichen einer allgemeinen Komponente der Erkrankung hin.

Das *histologische Bild* ist recht bunt. Neben einer Ansammlung von eosinophilen Zellen finden sich Monocyten und Myelocyten, die die Reticulumzellwucherungen durchsetzen. Vereinzelt sind Riesenzellen mit einem großen ovalen, voluminösen, wenig gefärbten Kern zu finden. Große, blasse Zellen kommen in Inselform oder in Form eines syncytialen Reticulum, frei oder miteinander anastomosierend, vor. Manchmal zeigen sie Mitosen sowie ein schwammiges Aussehen des Protoplasmas, das hin und wieder Hämosideringranula oder doppelbrechende Fette enthält. Ferner sind multinucleäre Riesenzellen vom Typ der Osteoclasten, Fibroblasten und Plasmazellen nachweisbar. Die eosinophilen Zellen sind nur zeitweise vorhanden; besonders charakteristisch ist das Vorkommen von Histiocyten. Die xanthomatösen Zellen sind ein sekundärer Bestandteil der Granulome. Im weiteren Verlauf der Erkrankung zeigt das histologische Bild die Entwicklung eines gefäßreichen Granulationsgewebes mit Anreicherung von stab- und zweikernigen eosinophilen Leukoycten, Riesenzellen sowie lokale Nekrosen und Blutungen. Im späteren Stadium der Erkrankung sind Schaumzellen gefunden worden. In der Phase der Abheilung können im Narbengewebe mehrkernige Riesenzellen auftreten, und in der Ausheilung kommt es zu sekundärer Knochenbildung.

Das *Röntgenbild* der Erkrankung zeigt scharf begrenzte, meist solitäre, seltener multiple (4—30 Herde!) Osteolysen, die hin und wieder polycyclische Konturen und eine spindelige Auftreibung des Knochens erkennen lassen (Abb. 244). Eine Randsklerose kommt selten vor. Die Herde sind meist in den platten, spongiösen Knochen subcortical gelegen. Manchmal tritt eine perifokale Periostreaktion auf. Die Ausbreitung des pathologischen Prozesses ist unterschiedlich. Obgleich es sich meist um eine monostotische Erkrankung handelt, kann nach Abheilung eines Herdes an jedem anderen Skeletabschnitt ein neuer Herd auftreten, ohne daß der Krankheitsverlauf des neu erkrankten Knochenabschnittes beeinträchtigt wird. Die Erkrankung kann in jedem Lebensalter beobachtet werden, kommt jedoch am häufigsten bei Kindern und Jugendlichen vor. Im Kleinkindesalter treten vermehrt Periostreaktionen in der Umgebung der Herde auf.

Der Schädelknochen ist am häufigsten befallen, und hin und wieder erinnern landkartenähnliche Defekte an die Hand-Schüller-Christiansche Erkrankung. Ein rasches Wachstum und die vollständige Rückbildung nach Röntgenbestrahlung sind kennzeichnend. Klinisch findet sich im erkrankten Bereich des Schädels häufig eine Beule, die äußerlich tastbar und druckschmerzhaft ist. Meist sind sowohl die Tabula interna als auch die Tabula externa zerstört. Neben dem Os parietale und Os frontale ist auch der

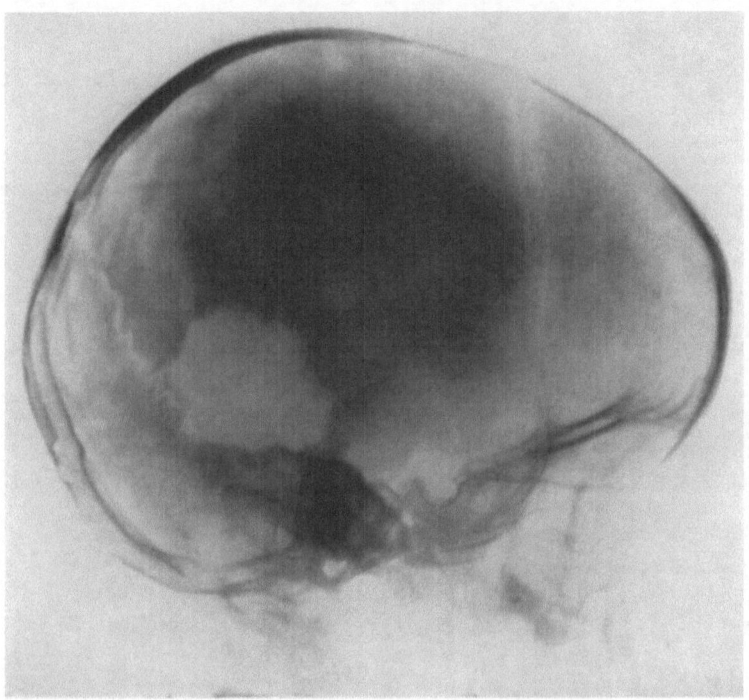

Abb. 244. Nicht ganz scharf begrenzter osteolytischer Knochenherd im Os parietale, der sich über die Lambdanaht hinaus auf das Os occipitale ausdehnt. Histologisch handelt es sich um ein eosinophiles Granulom des Knochens. 2jähriges Mädchen. (Beobachtung der Universitäts-Kinderklinik Kiel)

Kieferknochen befallen (HAUNFELDER; WUNDERER). Im Bereich des Hirn- und Gesichtsschädels sind *Komplikationen* durch das eosinophile Granulom möglich. So findet sich bei Zerstörungen des Os temporale und des Innenohres eine Otitis media mit erheblichen Ohrschmerzen. Die Lokalisation im Unterkiefer kann zum Zahnausfall führen.

Eosinophile Granulome sind ferner in Humerus, Tibia, Femur und im Beckenknochen (ALTHOFF; HELLNER) beschrieben worden. In den Rippen und der Clavicula kommen sie seltener vor. Ein eosinophiles Granulom im Bereich des Acromioclaviculargelenkes und der Clavicula haben TEPLICK und BRODER bei einer 62jährigen Frau beobachtet. Die Lokalisation im Bereich der Wirbelsäule wurde vereinzelt gesehen. Die Bandscheiben bleiben immer erhalten. Die Heilung eines histologisch gesicherten eosinophilen Granuloms im dritten Lendenwirbelkörper hat CIRLA mitgeteilt. Differentialdiagnostisch wurden zunächst eine Riesenzellgeschwulst und ein Hämangiom angenommen.

Die *klinischen Symptome* bestehen in einer schmerzhaften Weichteilschwellung und einer Hyperämie der erkrankten Region. Ein mäßiger Temperaturanstieg und Gewichtsverlust kommen vor. Bei Lokalisation des eosinophilen Granuloms im Bereich der Röhren-

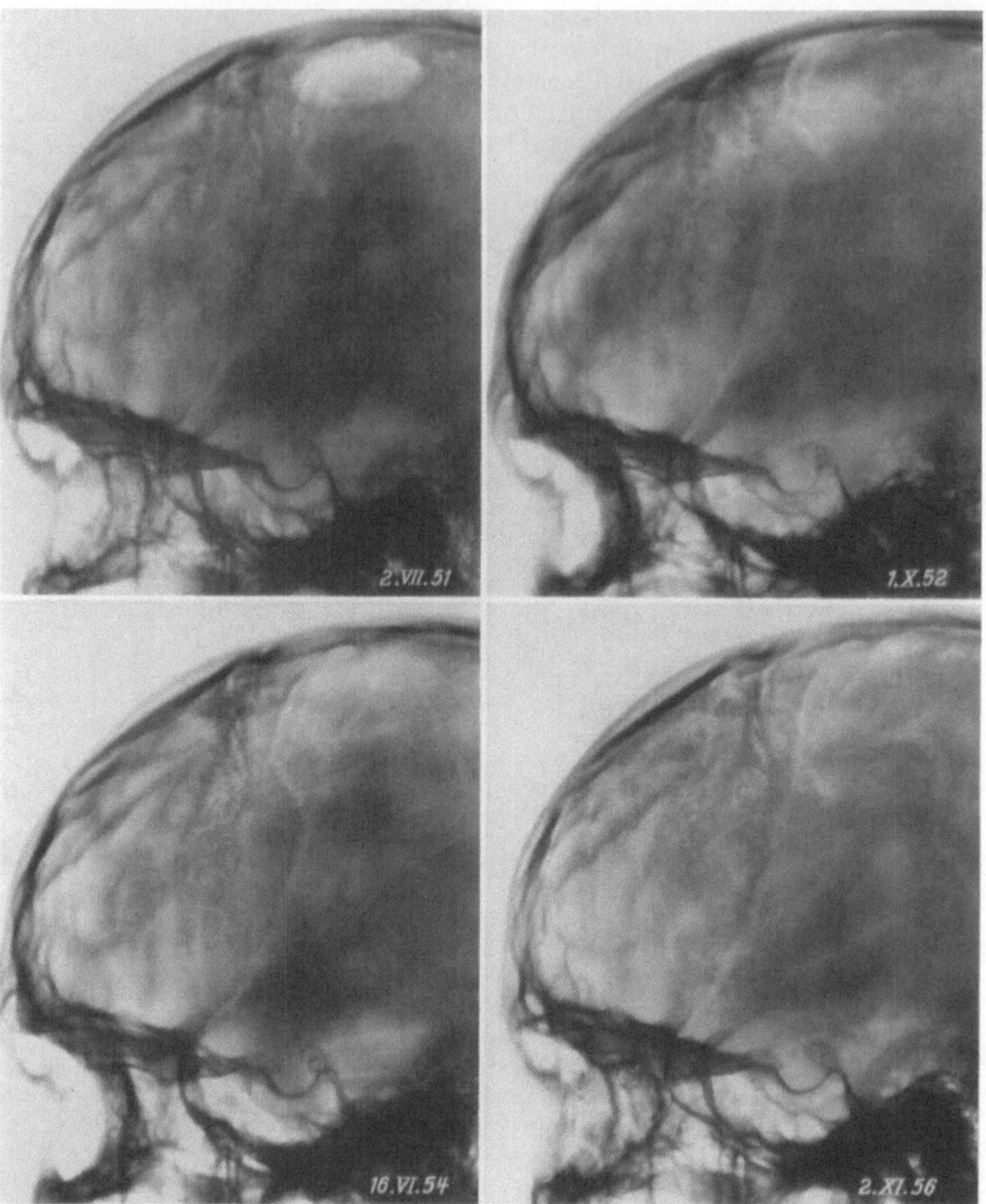

Abb. 245. Etwa markstückgroßer scharf begrenzter Defekt im Os parietale rechts paramedian bei 20jährigem Mann. Histologisch eosinophiles Granulom. Nach Strahlenbehandlung vollständige Rückbildung des Defektes. Die Schädelkalotte ist im ehemals erkrankten Bezirk lediglich etwas dünner, die Impressiones digitatae und die Diploevenenzeichnung sind betont

knochen kann durch ein geringfügiges Trauma eine *Fraktur* auftreten, die erst nach Abheilung der granulomatösen Geschwulst knöchern fest konsolidiert. Bisher ist eine Häufung der Erkrankung beim *männlichen Geschlecht* aufgefallen.

Neben eosinophilen Granulomen des Knochens sind ähnliche Veränderungen auch im Bereich des Magen-Darmkanals und der Haut beschrieben worden (FEYRTER). Seltener kommen Granulome im Lungengewebe (RUCKENSTEINER) und im Zwerchfell vor. Manchmal findet sich eine Vergrößerung der Milz, der Leber und der Lymphknoten. In wenigen Fällen konnte ein Diabetes insipidus nachgewiesen werden. Diese Beobachtungen weisen auf die engen Zusammenhänge zwischen den drei Formen der Reticulo-Endotheliosen hin. Es sind eosinophile Granulome in den Weichteilen beschrieben worden, die nichts mit den gleichzeitig vorhandenen Knochenprozessen zu tun hatten.

Eine *spontane Rückbildung* der Veränderungen in den Weichteilen, aber auch im Lungengewebe, konnte nachgewiesen werden. Die Blutuntersuchung ergibt oft eine *erhebliche Vermehrung der Eosinophilen* und in manchen Fällen eine Erhöhung des Cholesterinspiegels. Die eosinophilen Zellen sind peripher und im Sternalpunktat vermehrt. Die *Blutsenkungsgeschwindigkeit* ist gering erhöht. Die Werte von Calcium, Phosphor, Phosphorlipoiden und Neutralfetten bleiben normal. Immer dann, wenn eine Splenomegalie, eine Anämie oder eine Leukopenie auftreten, muß an den Übergang des eosinophilen Granuloms in die Hand-Schüller-Christiansche Erkrankung gedacht werden (DUMERMUTH). Bei Kleinkindern kann die Erkrankung in die Letterer-Siwesche Form übergehen. Die vermutlichen Beziehungen des eosinophilen Granuloms zur Letterer-Siweschen Krankheit und der Hand-Schüller-Christianschen Krankheit hat FEYRTER aufgezeigt und die Übergangsformen besonders herausgearbeitet.

Obgleich eine spontane Rückbildung der Granulome häufig beobachtet wurde (HELLNER), empfiehlt sich doch die Röntgenbestrahlung oder eine Cortison- und ACTH-Behandlung, da hierdurch gute therapeutische Erfolge erzielt werden konnten (Abb. 275). Einige Autoren empfehlen die operative Ausräumung. Selbst nach sorgfältiger Behandlung und Rückbildung eines Krankheitsherdes kann es zum Auftreten neuer Herde in anderen Skeletbezirken kommen. Die Prognose ist im allgemeinen gut.

Die *röntgenologische Differentialdiagnose* muß die Tuberkulose, die Osteomyelitis sowie den Brodie-Absceß ausschließen. Auch das osteolytische, osteogene Sarkom und das Spongiosaosteoid sowie das Ewing-Sarkom können ähnliche Bilder hervorrufen. Ferner sind Knochencysten, bösartige Geschwülste (McKENZIE und DAY), Fibrome, Hämangiome und Riesenzellgeschwülste abzugrenzen. Bei der selten vorkommenden Sequesterbildung in einem eosinophilen Granulom (WILSON, MINTEER und HAYES) läßt sich die differentialdiagnostische Abgrenzung gegenüber der Osteomyelitis oder der Tuberkulose nur durch die Verlaufsbeobachtung erreichen.

F. Die Osteodysplasien

Unter dem Begriff der Osteodysplasien sollen diejenigen Erkrankungen des Knochens zusammengefaßt werden, die lokalisiert, monostisch oder polyostisch auftreten und sich nach dem Stand unseres heutigen Wissens weder zwanglos in die große Gruppe der Systemerkrankungen des Skeletes — die Osteopathien —, noch in das Kapitel der gutartigen oder bösartigen Geschwülste des Knochens einordnen lassen. Wenn Beziehungen der einzelnen Krankheiten zu ähnlichen oder artverwandten Knochenveränderungen anzunehmen sind, soll auf die Zusammenhänge eingegangen werden, um Anregungen für neue und vielleicht klärende Gedankengänge zu geben. Ich bin mir bewußt, daß in meinem Bemühen nur ein Versuch gesehen werden kann, eine neue Ordnung zu finden. In der Knochenpathologie ist noch alles im Fluß, und so kann sich die Morphologie im Röntgenbild nur nach einer vorläufigen Ordnung ausrichten, die vielleicht morgen schon überholt sein wird. Mit meiner Vorstellung bin ich nicht allein, da auch im Schrifttum die Ansicht zu finden ist, daß die fibrösen Knochenerkrankungen, die Dysfibroplasien, die krankhaften Strukturumwandlungen (z.B. Urticaria pigmentosa) und die Appositionsvorgänge (z.B. die Osteoarthropathie hypertrophiante pneumonique) zunächst in einer losen Gruppe der Osteodysplasien zusammengefaßt werden sollten. Von einigen Autoren werden auch die cystische Form des Morbus Recklinghausen und die Neurofibromatose in diese Gruppe eingeordnet. Alle Störungen der Knochenbildung und der normalen Transformation sind in ihrer Pathogenese noch unbekannt und möglicherweise mit anderen Störungen mesenchymaler Gewebe verwandt. Es sind zahlreiche Komplikationen und ein ungewöhnlicher Symptomen- und Formenreichtum bekannt geworden. Sehr häufig deckt die Röntgenuntersuchung des Skeletes erst zufällig als Nebenbefund die klinisch symptomlos ablaufende Knochenerkrankung auf. Aus diesem Grunde ist es notwendig, die röntgenologisch nachweisbaren morphologischen Veränderungen der Knochen zu kennen.

Es ist sehr wichtig, diese Erkrankungen richtig zu werten, auch wenn die Ursache ihrer Entstehung noch nicht bekannt ist.

I. Die fibrösen Knochendysplasien

1. Die Osteodysplasia fibrosa

[Osteofibrosis deformans juvenilis (UEHLINGER), polyostotische fibröse Dysplasie Jaffé-Lichtenstein, Osteodystrophia fibrosa unilateralis, halbseitige Recklinghausensche Knochenerkrankung, Ostitis fibrosa cystica polyostotica, Cystofibromatose des Skeletes, Ostitis fibrosa mit Knorpelbildung, Ostitis fibrosa disseminata, Ostitis fibrosa mit multiplen Foci, juvenile Paget-Erkrankung u. a.]

Es handelt sich um eine *progrediente, langsam ablaufende Erkrankung des Skeletsystems*, die unter Bevorzugung bestimmter Knochenabschnitte an jedem Knochen auftreten und fortschreitend neue Knochenabschnitte und neue Skeletregionen befallen kann. Häufigster Sitz der Erkrankung sind die Metaphysen und die Diaphysen der langen Röhrenknochen. Es ist eine monostische und eine polyostische Form der fibrösen Knochendysplasie bekannt. Die polyostotische Form weist eine geschlossene Kette von Krankheitsherden auf und ist auf ein Glied oder eine Körperhälfte beschränkt (sog. Achsen- oder Strahlentyp).

Die fibröse Knochendysplasie ist *charakterisiert durch eine Transformation der erkrankten Knochen*, in denen unregelmäßig verteilte, multiple Zonen fibrösen, zellarmen, faserreichen Bindegewebes mit sklerotischen und cystischen Bezirken abwechseln. Im Wachstumsalter ersetzen diese Zonen das blutreiche, kindliche Knochenmark.

Die fibröse Knochendysplasie ist bei *verschiedenen Rassen*, nicht nur bei Weißen, sondern auch bei Negern beschrieben worden. Aus Asien sind Mitteilungen bisher nicht bekannt.

Die Krankheit beginnt in der Kindheit und entwickelt sich während des Adoleszentenalters, in seltenen Fällen auch im Erwachsenenalter ständig weiter. Ein Beginn der Erkrankung bereits in der embryonalen Phase der Entwicklung wurde nachgewiesen. Bisher ist es unklar geblieben, ob ein schubweises oder kontinuierliches Wachstum des Prozesses stattfindet. In den erkrankten Knochen schreiten die Veränderungen von proximal nach distal fort. Mit Abschluß des Wachstums soll ein Stillstand der Erkrankung eintreten. Da die fibröse Knochendysplasie ohne irgendeine klinische Symptomatik, also völlig stumm ablaufen kann, ist es verständlich, daß die Erkrankung auch erst bei alten Menschen zufällig entdeckt werden kann. So haben BOENHEIM und McGAVACK über eine fibröse Knochendysplasie im 42. Lebensjahr, UEHLINGER im 67. Lebensjahr berichtet. Die Deformität der erkrankten Knochen oder eine pathologische Fraktur führen zur Entdeckung der Krankheit.

Über die noch ungeklärte *Pathogenese der Skeletveränderungen* sind seit den ersten Berichten die verschiedensten Vorstellungen entwickelt worden. Eine verwirrende Vielzahl von Bezeichnungen dieser Krankheit in der Literatur spiegelt die vielschichtige, interessante Problematik der fibrösen Knochendysplasie wider.

Bereits vor mehr als 100 Jahren hat DUPUYTREN über cystische Knochenerkrankungen berichtet. RECKLINGHAUSEN hat 1891 die Bezeichnung „Osteitis fibrosa disseminata" für solche Fälle vorgeschlagen. Die Mitteilung über eine besondere Form von Skeletveränderungen bei einem 9jährigen Mädchen, die durch Deformierungen der erkrankten Knochen und das gleichzeitige Auftreten von Pubertas praecox und Pigmentanomalien nicht so recht in das Bild der Osteopsathyrose passen wollten, stammt von WEIL. Später haben KIENBÖCK und ELMSLIE über ähnliche Knochenveränderungen berichtet, die durch das Fehlen einer Hypercalcämie, von Cysten, Riesenzellgeschwülsten und Epithelkörperchentumoren doch sehr von einer Ostitis fibrosa generalisata cystica abweichen. Ein anderes, neues Krankheitsbild wurde vermutet. Die Natur der Erkrankung war ihnen jedoch nicht bekannt.

Die klassische Beschreibung des Krankheitsbildes stammt von ALBRIGHT und ist mit seinem Namen als „*Albright-Syndrom*" benannt worden. Später hat sich ALBRIGHT jedoch von dieser Bezeichnung distanziert und die von LICHTENSTEIN vorgeschlagene Benennung „*polyostotische fibröse Dysplasie*" empfohlen, da nicht immer alle Symptome der Erkrankung gemeinsam vorkommen. Das *Albright-Syndrom* (s. S. I,398) kann als Sonderform der fibrösen Knochendysplasie angesehen werden. Unter Beachtung der Tatsache, daß die Erkrankung oft monostisch vorkommt, haben LICHTENSTEIN und JAFFÉ die Bezeichnung *fibröse Knochendysplasie* für treffender erachtet. Dieser Name konnte sich durchsetzen, doch trägt er den auch außerhalb des Skeletes vorkommenden Veränderungen nicht Rechnung. Es soll daher im folgenden versucht werden, die bisher bekannten, sich bereits klar abzeichnenden Sonderformen der fibrösen Knochendysplasie entsprechend zu berücksichtigen.

Bisher herrschen über die *Ätiologie und Pathogenese* der Erkrankung keine klaren Vorstellungen. Die Zeichen einer Entzündung fehlen. Eine Heredität ist noch nicht bewiesen worden.

BOENHEIM und MCGAVACK sowie VINES haben einige Gesichtspunkte herausgearbeitet, die daran denken lassen, daß auch diese Krankheit, die sich an verschiedenen mesenchymalen Geweben manifestieren kann, genetisch präformiert sei. LICHTENSTEIN faßt die fibröse Dysplasie als eine kongenitale Anomalie der Skeletentwicklung im Sinne einer gestörten Aktivität des spezifischen knochenbildenden Mesenchyms auf. Die Störung dieser spezifischen Gewebsbildung ist jedoch unbekannt. Von JAFFÉ und LICHTENSTEIN wird eine tumorähnliche Bildung, die aus einer Dysplasie resultiert, angenommen. Ein Hamartom sei möglich. UEHLINGER meint, daß eine anlagebedingte Entwicklungsstörung im Sinne einer Fehldifferenzierung des Knochenmarkes vorliegt, wobei möglicherweise bereits intrauterin wirkende Faktoren die Krankheit auslösen (weibliche Sexualhormone?). Es sind ferner eine zentrale Störung im Hypothalamus (ALBRIGHT), eine Fehlsteuerung im Hypophysen-Zwischenhirnsystem (HOFF) und der Einfluß neurohormonaler Zellen (HILLENBRAND) auf die Differenzierung des Bindegewebes diskutiert worden. In dem Fall von STERNBERG und JOSEPH fand sich eine Hyperplasie der basophilen Zellen der Hypophyse. THANNHAUSER und FERRERO vermuten Beziehungen zur Neurofibromatose. Es werden auch nervale Einflüsse vom Sympathicus für bedeutsam gehalten. Nebenschilddrüsenadenome sind bei dieser Erkrankung bisher nicht gefunden worden. Andere Autoren messen einem Trauma Bedeutung zu, da es häufiger nachzuweisen ist als allgemein bekannt. Es ist möglich, daß eine Verletzung des Knochens mit darauffolgender Blutung im Bereich des erkrankten Skeletabschnittes eine Rolle spielt, doch meinen PSENNER und HECKERMANN, daß es sich hierbei nur um eine verschlimmernde Ursache, nicht um eine auslösende handeln kann. Von POMMER wird angenommen, daß intraossäre Hämorrhagien solche fibrösen Knochenveränderungen und auch Cystenbildungen induzieren können. Nach den Beobachtungen von WICHTL kann beim männlichen Geschlecht eine erhöhte Blutungsneigung bestehen. Manche Autoren denken an eine Verwandtschaft mit der Ollierschen Erkrankung (PUGH), da sich hin und wieder Knorpelinseln finden und eine Körperseite bevorzugt betroffen sein kann.

Am überzeugendsten ist die Annahme einer Störung des knochenbildenden Mesenchyms, wobei die innersekretorische Beeinflussung der Vorgänge noch unbekannt ist.

Das *pathologisch-anatomische Bild* des makroskopischen Knochenpräparates der fibrösen Knochendysplasie zeigt die charakteristischen Erscheinungen in Form von porzellanweißem, derb elastischem Bindegewebe in den ausgeweiteten Markräumen. Dieses Gewebe ist außerordentlich straff-faserig und ungewöhnlich hart. Die cystischen Räume sind nicht nur mit Bindegewebe, sondern auch mit einer gelblichen, manchmal hämorrhagischen Flüssigkeit ausgefüllt. Die fibrösen Veränderungen des Knochens haben gewisse Ähnlichkeit mit der Neurofibromatose, weshalb THANNHAUSER vermutet, daß es sich „bei beiden Erkrankungen um ein und dieselbe Form der Entgleisung handelt". Von JAFFÉ und LICHTENSTEIN wurden die Knochenveränderungen als sehr charakteristisch bezeichnet und die Diagnose allein aus der Histologie des Knochens für möglich gehalten. Andere Autoren sind vorsichtiger, und auch ALBRIGHT hat das histologische Bild bei kritischer Betrachtung als verwirrend bezeichnet. So sind Fehldiagnosen in Richtung einer Osteosklerose, einer Pagetschen Erkrankung und einer Ostitis fibrosa cystica sowie einer Lues gestellt worden. Die Zahl der Osteoclasten soll in den typischen Fällen nicht vermehrt sein, doch sind eigenartige Bilder mit einer Verminderung der Osteoclasten und einer sehr geringen osteoclastischen Resorption beschrieben worden.

Grundlegende Untersuchungen zur *Anatomie und Histologie* der Erkrankung stammen von UEHLINGER. *Primär* findet sich eine zentrale Markfibrose der *diaphysären Abschnitte der langen Röhrenknochen* und der zentralen Markraumgebiete der *platten Knochen. Sekundär* wird die eigentliche Tela ossea mit einbezogen und zeigt eine *exzentrische Atrophie* besonders der Diaphysencompacta. Somit beginnt die Erkrankung mit einem Ersatz des Schaftmarkes durch fibröses Mark, das aus sehr hartem, elastischen Bindegewebe besteht und den erweiterten Markraum im Knochen ausfüllt. Das Bindegewebe enthält mitunter vereinzelt Riesenzellen, fettig-degenerierte Histiocyten und Pseudoxanthomzellen, sog. Schaumzellen (DENKO und PERRIN). Durch Vordringen des fibrösen Gewebes

in die Haversschen Kanäle der Diaphysencompacta kommt es zu einer Spongiosierung und Auflösung des Knochens bis an die Knochengrenzlamelle. Der Knochenabbau ist also eine sekundäre
Erscheinung. Das fibröse Mark ist in der Lage, sich bis in die Spongiosa auszudehnen. Es kann so eine
neue, pathologisch veränderte Spongiosastruktur entstehen, die im Gegensatz zur normalen Spongiosa
engmaschiger ist. Die *Transformation* der Spongiosa ist, unabhängig von der Art des Knochens, sehr
ähnlich und läßt die normale Anordnung der Knochenbälkchen in Richtung der Zug- und Drucklinien vermissen. An der Innenfläche der Compacta sind ringförmige oder spiralige Knochenleisten
aufgelagert, wodurch der Markraum eingeengt wird. An der Außenseite sind keine *periostalen Knochenneubildungen* zu erkennen.

Es ist bemerkenswert, daß im fibrösen Knochenmark hin und wieder hyaliner Knorpel vorkommt,
der Verkalkungen, seltener Verknöcherungen zeigt. Einige Autoren berichten, daß bei der fibrösen
Knochendysplasie schlecht differenzierter Knochen mit verkalktem und unverkalktem Osteoid vorkommt. Die Osteoblasten seien normal, die Osteoclasten nur selten nachzuweisen. CHANGUS hat
auf Grund histochemischer Untersuchungen der Osteoblasten, Osteoclasten und Osteocyten angenommen, daß diese Erkrankung eine primäre Osteoblastenhyperplasie darstelle, nicht aber eine
hamartomähnliche Fehldifferenzierung der Knochenanlage in Bindegewebe, Knorpel und Knochen.

Tabelle 7. *Seiten-Lokalisation der polyostotischen fibrösen Dysplasie*

	Lokalisation		
	beide Seiten	rechts	links
Vollständiges Bild (Knochen-Läsion, Pigmentation und vorzeitige Pubertät) .34	20	6	8
Knochen-Läsion und Pigmentation 32	15	6	11
nur Knochen-Läsion .24	9	5	10
Gesamtzahl der Fälle 90	49%	19%	32%

[Nach BOENHEIM und MCGAVACK, Ergebn. Inn. Med. N.F. 3 (1952)]

Die Ursache dieser *Osteoblastenhyperplasie* sei unbekannt. Zeichen einer Entzündung fehlen. In seltenen
Fällen kommt es zu einer Kolliquationsnekrose, zur Verflüssigung des Bindegewebes und zur Bildung
echter, cystischer Räume. Das Knochengewebe ist *in der Umgebung* der erkrankten Bezirke normal,
und im Gegensatz zur Ostitis fibrosa cystica generalisata nicht im Sinne einer allgemeinen Osteoporose (besser noch Entkalkung) verändert. Der pathologische Prozeß beginnt im Inneren des Knochens.
Die Knochenrinde oder auch die Diaphysencompacta sind dünn, sonst jedoch intakt.

Hin und wieder ist eine Schaftausweitung und eine Verlängerung des Knochens beobachtet worden,
doch niemals eine Verkürzung (UEHLINGER), es sei denn, daß der minderwertige, neugebildete Knochen
der Belastung nicht mehr gewachsen ist und frakturiert. Als Folge solcher Veränderungen sind Auftreibungen, Verdickungen und Verbiegungen (hirtenstabartige Verkrümmung des Femur) festzustellen. Auch Deformierungen des Beckens (Kartenherzform) und Spontanfrakturen der Röhrenknochen sind nicht selten.

*Die fibröse Knochendysplasie ist eine monostische, oligostische oder polyostische, niemals
eine generalisierte Skeleterkrankung.* Von UEHLINGER werden vier Lokalisationstypen angegeben:

1. Der monostische oder diostische Typ,

2. der monomele Typ (Achsentyp),

3. der unilaterale (bimele) Typ, Halbseitentyp,

4. der bilaterale, polyostische Typ.

In der Regel soll der Halbseitentyp überwiegen. Bei dem monostischen Typ ist eine
unilokuläre Ausbreitung in dem erkrankten Knochen festzustellen, während bei den polyostischen Typen sowohl eine Vergrößerung der einzelnen Herde als auch das Auftreten
neuer Herde vorkommt. Nach einer Zusammenstellung von BOENHEIM und MCGAVACK
(Tabelle 7) kommt die Erkrankung zwar häufig einseitig vor, doch können beide Seiten

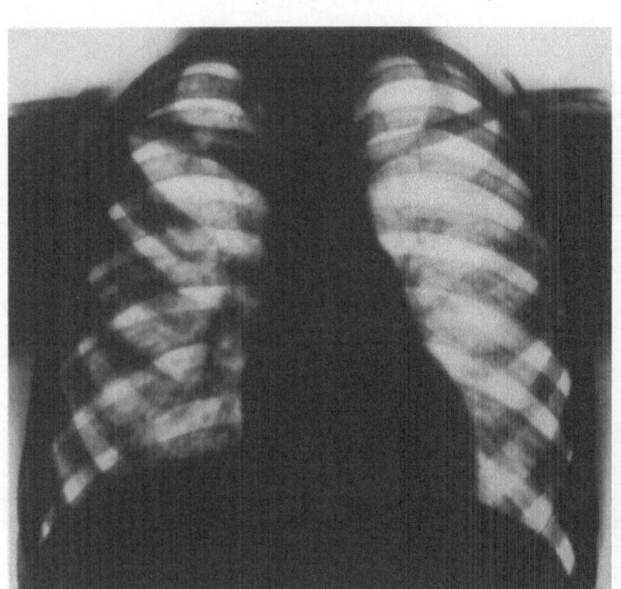 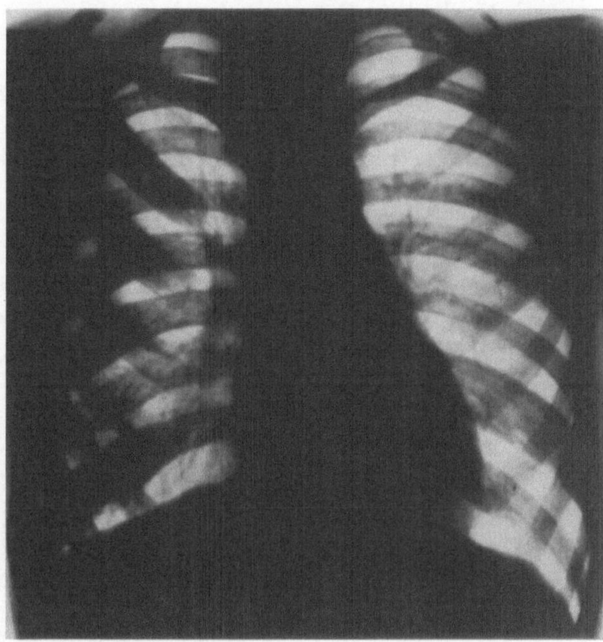

a   b

Abb. 246a u. b. Zunehmende Rippenveränderungen bei fibröser Knochendysplasie. Spongiosatransformation und Volumenzunahme der erkrankten Rippen, die hierdurch sklerotisch werden. Bemerkenswert ist das Nebeneinander von erkrankten und normalen Rippen. Bei dem 5jährigen Mädchen wurde die Erkrankung erstmalig entdeckt (a), die nach 2jähriger Beobachtungszeit eine deutliche Zunahme des Krankheitsprozesses erkennen läßt (b)

befallen werden. Selbst bei Neugeborenen konnte die Veränderung an verschiedensten Knochen des ganzen Skeletes gefunden werden.

Die Erkrankung ist am häufigsten im Bereich des Femur, der Tibia, des Humerus, des Schädeldaches und der Gesichtsknochen zu finden. Dann folgen Rippen, Beckenknochen und die kurzen Röhrenknochen der Hand und des Fußes. Der Prozeß beginnt in den Metaphysen der Röhrenknochen und breitet sich schaftwärts aus. Gegen die Epiphyse stellt der noch vorhandene Fugenknorpel eine vorläufige Grenze dar, die jedoch durchbrochen werden kann. Im jugendlichen Alter soll eine subperiostale Entwicklung der fibrösen Dysplasie möglich sein. Am Schädelknochen stellen die Nähte der Ausbreitung der Erkrankung ein Hindernis entgegen. Eine Abnahme des fibrösen Herdes von proximal nach distal, wie sie UEHLINGER annimmt, ist nicht in allen Fällen festzustellen.

Das *Röntgenbild* der fibrösen Knochendysplasie ist durch die Transformationsvorgänge der erkrankten Knochen charakterisiert, während in den nicht erkrankten Knochenpartien Struktur und Kontur normal sind (Abb. 246). Unregelmäßig geformte Bezirke unterschiedlicher Größe kommen häufig vor und lassen eine verminderte oder erhöhte Dichte des Knochens erkennen. Manchmal sind unregelmäßige Trabekelbildungen, im Spätstadium reaktive Veränderungen unter Verminderung der Trabekelzahl und Kondensation nachzuweisen. Der Schädel zeigt ein „watteartiges Aussehen" (Paget-ähnlicher Schädel). Am Rande einiger Herde kann sich eine dünne sklerotische Schicht entwickeln, die die Herde umgibt. In anderen Fällen wiederum sind die Herde unscharf begrenzt und gehen einfach in das gesunde Knochengewebe über.

Röntgenologisch kann *die Dynamik des Krankheitsgeschehens* verfolgt werden. Es sind Deformierungen, Auftreibungen, Verdickungen und Verlängerungen der Knochen festzustellen. Ferner sind eine Verschmälerung bis zur vollkommenen Unterbrechung der Corticalis oder der Diaphysencompacta sowie Strukturveränderungen zu erkennen.

Nach dem Röntgenbefund können *drei Erscheinungsformen* differenziert werden:

1. Die Skleroseform

Das fibröse Mark entwickelt eine Spongiosa, die sich von der normalen Spongiosastruktur dadurch unterscheidet, daß sie feinporiger und engmaschiger ist. Die Veränderungen erstrecken sich über den ganzen Knochenquerschnitt, der aufgetrieben und verplumpt ist (Abb. 247).

2. Die „Seifenblasenform"

Sie ist durch einen waben- und cystenartigen Aufbau charakterisiert, der nicht durch Septen, sondern durch leistenförmige Verdickungen im Bereich der Innenfläche der Corticalis vorgetäuscht wird. Eine echte Kammerung besteht nicht.

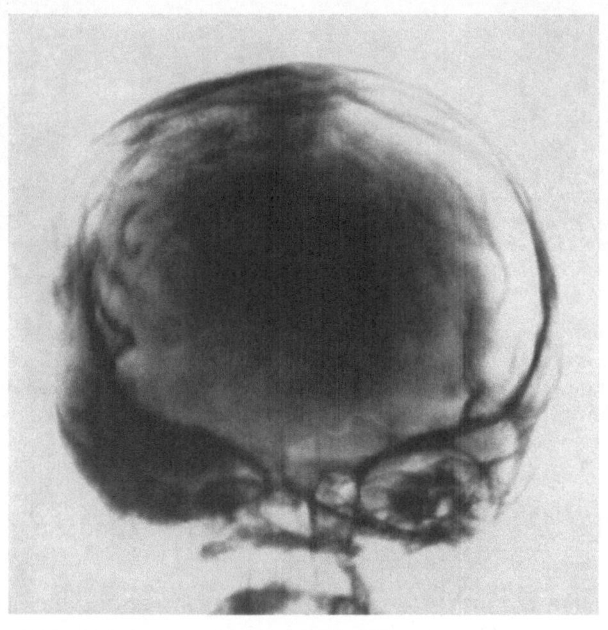

Abb. 247a

3. Die Misch- oder Übergangsform

Eine Kombination der beiden genannten Formen (Abb. 248).

Wahrscheinlich stellen die genannten Formen Übergänge der gleichen Veränderungen oder Stadien dieser Erkrankung dar. Die verschiedenen Strukturen sind abhängig von dem biologischen Verhalten des fibrösen Markgewebes. Wenn es befähigt ist, nach Abbau des normalen Knochens wieder neuen Knochen zu entwickeln, kommt es mehr zur sklerotischen Form, andernfalls zur Seifenblasenform.

Die *morphologischen Besonderheiten* der Erkrankung im Bereich *einzelner Knochen des Skeletes* verdienen Erwähnung. Der am häufigsten erkrankte *Femur* zeigt die typische „hirtenstabähnliche Verkrümmung" (Abb. 249). Diese Deformierung ist Folge der Belastung des pathologisch veränderten Knochens. Es kommen auch Spontanfrakturen vor. Gelegentlich kann der befallene Röhrenknochen eine Verlängerung erfahren, die im Wachstumsalter durch Reizung der Epiphysenfuge und des sekundären Ossifikationszentrums zustande kommt.

Im Bereich der anderen langen Röhrenknochen (Tibia, Humerus u.a.) sind mehr oder weniger stark ausgeprägte Auftreibungen und Verdickungen der erkrankten Abschnitte zu erkennen, und die Diaphysencompacta ist verschmälert. Eine *Periostreaktion* kommt nur nach *Frakturen und Frakturheilungen* vor. Die erkrankten Partien zeigen teils homogene, teils marmorierte Strukturen mit mehr oder weniger ausgeprägten sklero-

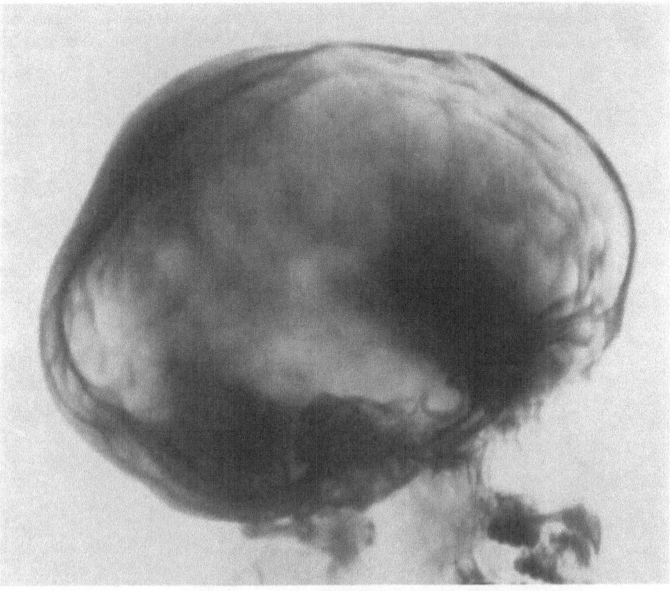

b

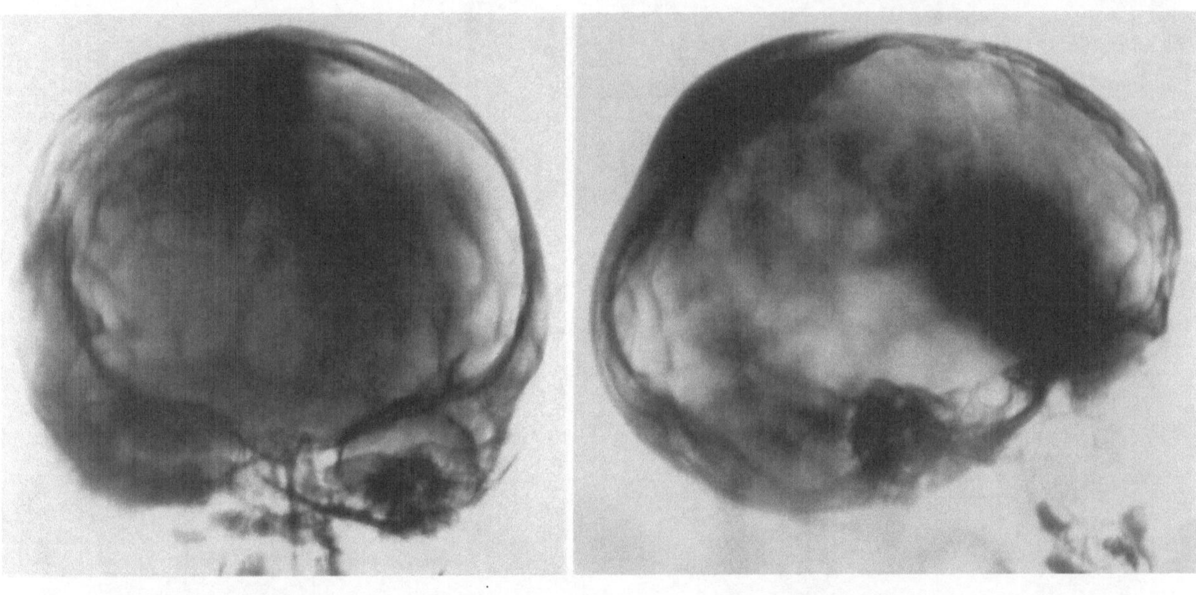

c   d

Abb. 247a—d. Feinmaschige Transformation der Diploespongiosa in den dorsalen Anteilen des Os parietale, die aufgetrieben und verdickt sind. Daneben ausgeprägte Paget-ähnliche Transformation und Verdickung mit erheblicher Sklerose des Keilbeines rechts. Die rechte Orbita ist in den Prozeß einbezogen. Auch das rechte Felsenbein und die angrenzenden Knochenpartien des Schläfenbeines sind erkrankt. Die Impressiones digitatae sind verstärkt und die Gefäßkanäle kommen deutlich zur Darstellung. Zunahme der Veränderungen im Laufe von 2 Jahren. Dieselbe Patientin wie Abb. 246 im Alter von 5 Jahren (a und b) und 7 Jahren (c und d)

tischen Bezirken und einer unregelmäßigen Anordnung der verdichteten Knochenstrukturen. In der Regel überwiegen die Aufhellungen des Knochens. Innerhalb dieser „Pseudocysten" entstandene Knochenleisten an der Corticalis täuschen das Bild einer „Kammerung" vor. Die Grenze gegen den gesunden Knochen ist immer scharf. Die metaphysäre

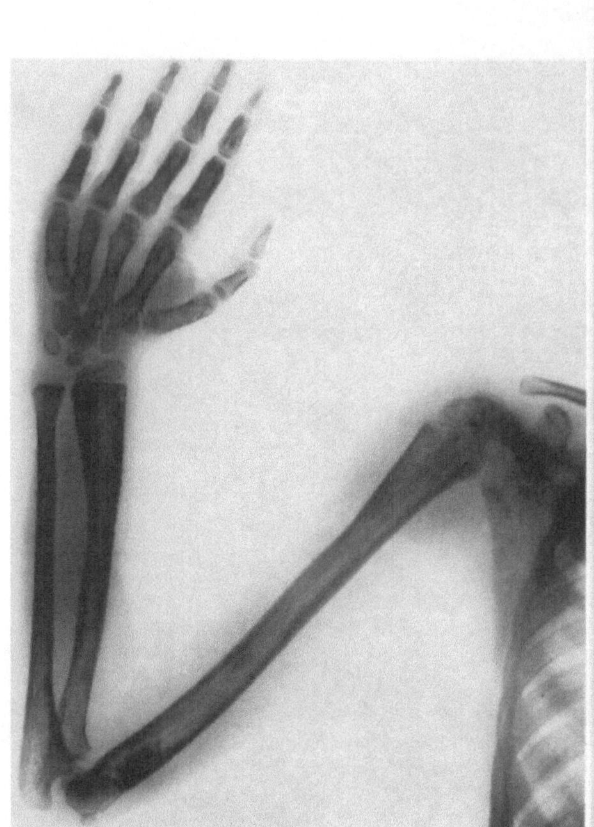

Abb. 248a

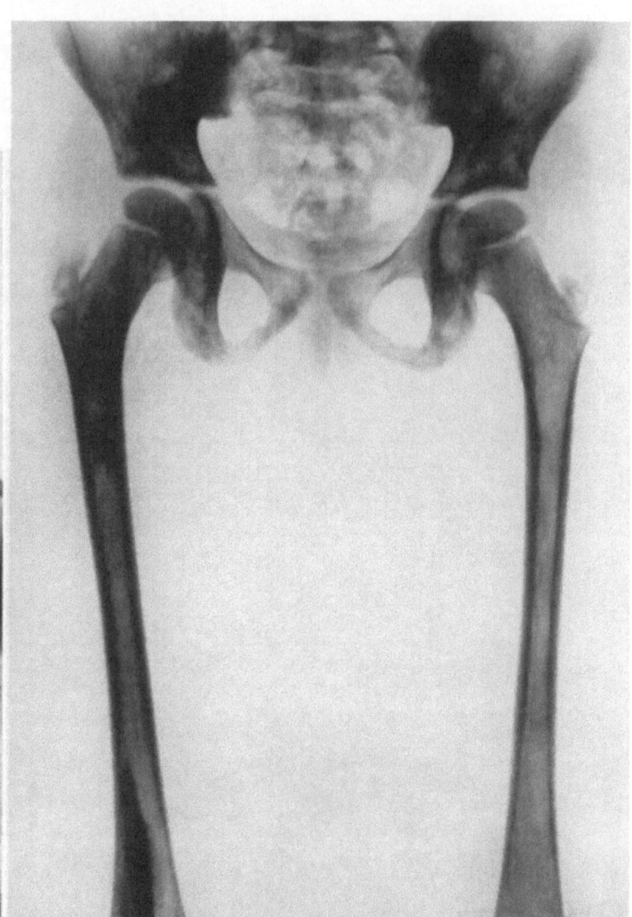

Abb. 248b

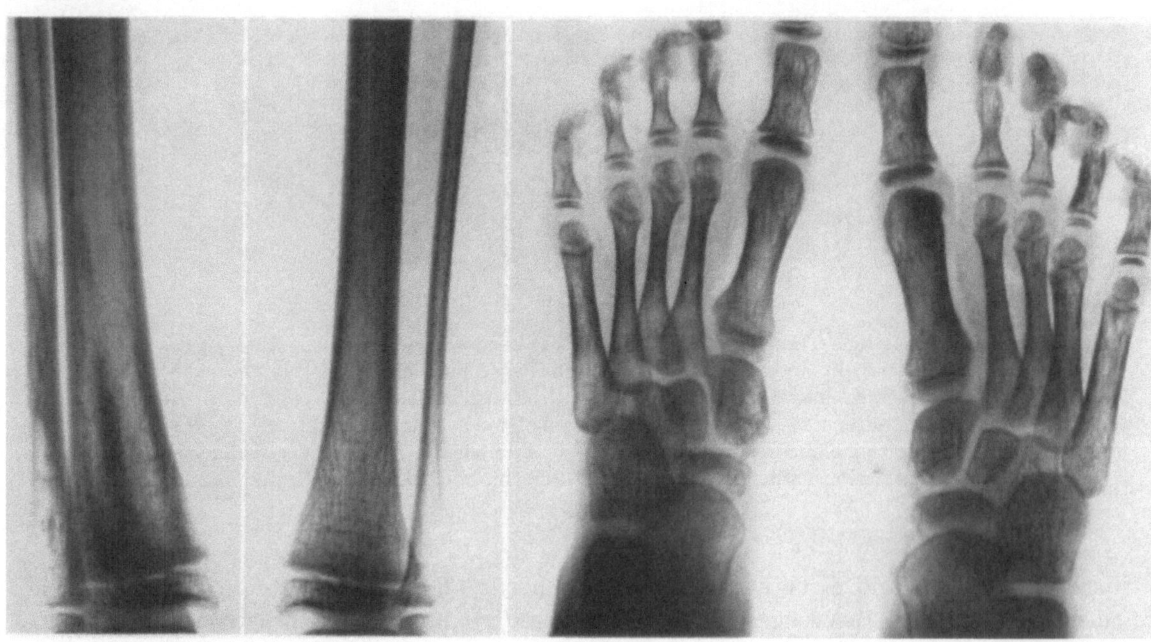

Abb. 248c

Abb. 248d

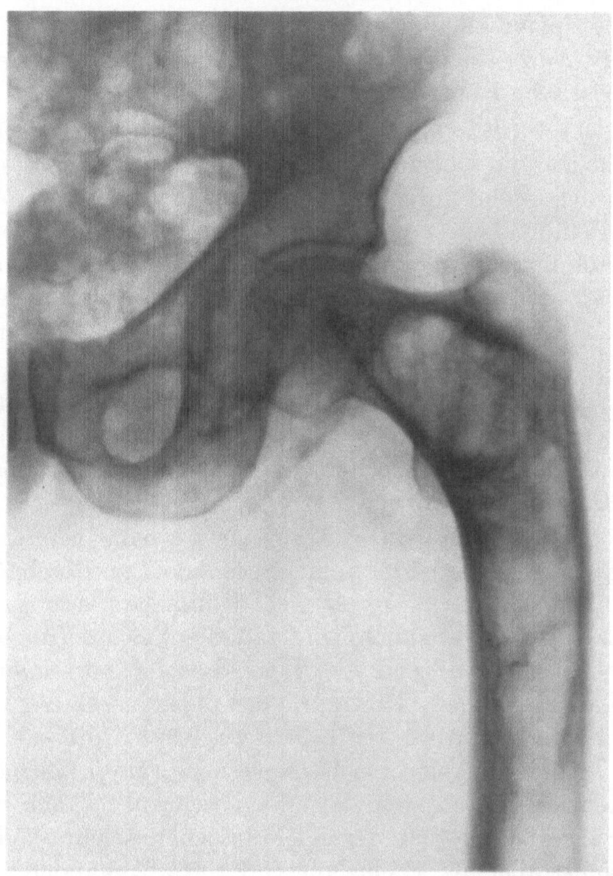

Abb. 249. Grobmaschige und pseudocystische Transformation des proximalen Femurabschnittes rechts sowie leichte Verbiegung der Femurdiaphyse. Seit der Jugend bestehende fibröse Dysplasie bei jetzt 68jährigem Mann

Lokalisation beeinträchtigt die Gelenke primär nicht, auch wenn der Prozeß einmal bis an die Gelenkfläche heranreichen kann. Hin und wieder entwickelt sich erst sekundär eine Arthrosis deformans.

Ähnliche Veränderungen sind in den *Knochen der Hände und Füße* zu finden, die durch eine gleichmäßige, oft den ganzen Schaft umfassende Verdickung und eine entweder homogene oder marmorierte Struktur charakterisiert sind. Die Aufhellungen sind häufig von einem verdichteten Saum umgeben.

Am *Beckenskelet* kommen einzelne oder mehrere Herde vor, die durch eine verdichtete Randzone abgegrenzt und eine ganze Beckenhälfte betreffen können. Es entsteht das eigenartige Bild einer strähnigen, teils fleckigen, ringförmigen Verdichtung, zwischen der mehr oder weniger aufgehellte Bezirke vorhanden sind.

Neben den *Verkrümmungen des Femur* sind *keulenartige Auftreibungen von Humerus und Tibia, schraubenförmige Torsionsverbiegungen* von Fibula und Ulna in ihren meta-

Abb. 248a—d. Im Bereich der Extremitäten und des Beckenskeletes zeigt die Beobachtung der fibrösen Knochendysplasie von Abb. 246 und 247 sowohl die „Skleroseform" als auch die „Seifenblasenform" und gehört damit zu den häufigeren Erkrankungen der Misch- und Übergangsform. Am Metacarpale V rechts wabig-cystische Veränderungen; an anderen Knochen der Hand sowie an Radius und Humerus überwiegen der Sklerose (a). Die Beckenschaufeln und der rechte Femur, diskret angedeutet auch der linke, zeigen sklerotische Veränderungen, während die Sitzbeine beiderseits wabig strukturiert sind (b). Am rechten Unterschenkel erkennt man im distalen Drittel wabige und sklerotische Strukturveränderungen nebeneinander (c). Auffallend deutliche „Wachstumslinien" in den Metaphysen. Am Fußskelet ist das Nebeneinander von Strukturauf-lockerung, Sklerose und Volumenzunahme besonders am 4. und 5. Strahl rechts deutlich (d)

und diaphysären Abschnitten sowie die „Kartenherzform" des Beckeneinganges charakteristisch. Selbst die später zufällig gefundenen Veränderungen am Skelet, die als *Ausheilungsstadium* oder „*Narben*" der fibrösen Knochendysplasie angesehen werden können, zeigen das charakteristische Röntgenbild.

Die Erkrankung der *Wirbelsäule* ist nicht selten und betrifft sowohl die Wirbelkörper als auch die Wirbelbögen, die Querfortsätze und Gelenkfortsätze. Es findet ein Knochenumbau in der Form cystischer Aufhellungen mit einer verdichteten Randzone statt. Die Deckplatten können einbrechen, wodurch die Wirbelkörper eine Deformierung erfahren, die wiederum Verkrümmungen in der Art von Kyphosen oder Kyphoskoliosen zur Folge hat. Bis etwa zum 23.—24. Lebensjahr können die Deformierungen zunehmen, bleiben dann jedoch stationär. Es ist auch eine Spondylolisthesis beschrieben worden (HOPF).

Die Veränderungen der *Rippen* sind durch eine beträchtliche Auftreibung und Verdickung sowie eine Transformation des Knochens gekennzeichnet (Abb. 246). Die Verplumpung der Rippen ist nach UEHLINGER durch das wuchernde fibröse Mark bedingt. Die Rippen-Corticalis kann über eine Strecke vollkommen ausgelöscht erscheinen oder bleibt nur als schmale Linie abgrenzbar.

Im Bereich des *Schädels* kann die Erkrankung an einzelnen Abschnitten auftreten, aber auch Gesichts- und Hirnschädel gemeinsam befallen. Nach den Untersuchungen von PSENNER und HECKERMANN ist der Schädelknochen häufig betroffen und kann *zuerst erkranken*. Es ist nicht anzunehmen, daß die Veränderungen des Schädels, der entwicklungsgeschichtlich vorwiegend aus Belegknochen hervorgeht, in jedem Krankheitsfall Sonderformen darstellen. Die alte Vermutung, daß die Occipitalschuppe des Schädels am häufigsten erkrankt sei, trifft nicht zu. Nach Untersuchungen von PSENNER und HECKERMANN ist das Stirnbein am häufigsten betroffen. In manchen Fällen bleibt die Erkrankung offensichtlich auf den Schädel beschränkt (auch die von TORNOW beschriebene tumorartige Hyperostose der Kieferknochen scheint keine Sonderform darzustellen, wird zunächst aber als solche auf S. I,405 abgehandelt!). In einem Teil der Erkrankungen jedoch finden sich neben mehr oder weniger ausgeprägten Schädelveränderungen nach genauer Durchuntersuchung des Skeletes auch Herde in anderen Knochen. Nach ihrer Größe und Struktur könnten sie wesentlich später entstanden sein. Die *Schädelkalotte* zeigt in den kranken Bezirken als hervorstechendstes Symptom die Verdickung des Knochens mit hochgradiger Strukturveränderung in Form von Aufhellungen und Verdichtungen, die unregelmäßig angeordnet sind (Abb. 247). Meist bleibt die Tabula interna intakt. Die Tabula externa ist verdünnt und nach außen gedrängt, im allgemeinen glatt konturiert und etwas wellig. Manchmal ist deutlich erkennbar, daß der Prozeß an den Schädelnähten zum Stillstand kommt. Im Bereich der *Schädelbasis* sind Verdickungen und Verdichtungen der vorderen Schädelgrube und des großen und kleinen Keilbeinflügels möglich. Hierdurch können die Orbita und die Foramina eingeengt werden. Oft sind die Pyramiden der Felsenbeine in den Prozeß mit einbezogen, ohne daß das Innenohr Schaden erleidet.

Eine eigenartige Lokalisation der fibrösen Dysplasie am Schädelknochen mit Auftreibung des Clivus haben DIECKMANN und TÄNZER beschrieben. Die Erkrankung wurde erst im höheren Lebensalter bei einer 62jährigen Patientin entdeckt. Früher traten niemals irgendwelche Beschwerden auf. Daneben bestand eine Pigmentierung der Haut im Sinne des Albright-Syndroms (s. S. I,398). Weitere Knochenveränderungen waren am 5.—7. und 10.—12. Brustwirbel sowie im Bereich der Rippen und des Kreuzbeines nachzuweisen.

Meist sind die pathologischen Veränderungen *halbseitig* ausgebildet. Eine asymmetrische Erkrankung des Gesichtsschädels und des Hirnschädels drückt sich in einer Asymmetrie der Weichteile des Kopfes aus.

Eine *halbseitig ausgeprägte Erkrankung* der rechten Schädelhälfte bei einer 27jährigen Frau hat SCHLORHAUFER mitgeteilt. Seit dem 15. Lebensjahr war eine Vergrößerung der rechten Gesichtshälfte aufgefallen. Die Knochenprozesse fanden sich im Bereich des rechten Unterkiefers, des Jochbeinbogens, der Kieferhöhle, des Stirnbeines, weniger deutlich auch des Schläfenbeines. Ferner waren das Siebbein und das Keilbein betroffen.

Im Bereich des *Gesichtsschädels* sind Ober- und Unterkiefer am häufigsten befallen, Zahnretentionen sind bekannt. Die Nasennebenhöhlen sind meist hochgradig oder vollständig obliteriert. Das Nasenbein kann verbogen sein.

Die Vielfalt der Erscheinungsformen einer fibrösen Knochendysplasie bei Erkrankung des Gesichtsschädels hat FRIES beschrieben. Es lassen sich drei verschiedene Typen unterscheiden:

Der Paget-ähnliche Typ,

der sklerotische Typ,

der cystische Typ.

Der Paget-ähnliche Typ kommt am häufigsten vor und ist am ausgedehntesten. Wenn die Gesichtsknochen schwer verändert sind, so tritt das Bild der „Leontiasis ossea" auf. Es ist lediglich ein Symptomenbild, das auch andere Krankheiten hervorrufen können, also nicht spezifisch ist für die fibröse Knochendysplasie.

Die *seltener erkrankten Knochen* sind die Metacarpalia, Metatarsalia, Finger- und Zehenknochen, Scapula, Clavicula, Sternum und Calcaneus (Abb. 248).

Gegenüber der polyostischen Form der fibrösen Knochendysplasie kommt der *monostischen Form* vielleicht eine Sonderstellung zu, wenn es sich nicht nur um eine Phase in der Entwicklung der Erkrankung handelt. Die monostische Form findet sich vor allem in den Rippen, der proximalen Metaphyse des Femur, der Tibiadiaphyse und im Bereich der Kiefer (SCHLUMBERGER). Über die monostische Form der fibrösen Knochendysplasie in verschiedenen Abschnitten des Skeletes konnten WYATT und RANDALL berichten. Besonders hervorstechend ist neben eigenartigen, mehr cystischen Aufhellungsbezirken im Knochen die immer wieder erkennbare Sklerose. Die monostische Form tritt häufiger beim weiblichen Geschlecht auf. Von SMITH und ZAVALETA sind 20 ossifizierende Fibrome beschrieben worden, die zu der monostischen fibrösen Dysplasie gerechnet werden, sowie 20 Osteome im Bereich des Schädel- und Gesichtsknochens. Die Mehrzahl dieser Bildungen sei auf eine fibröse Knochendysplasie zurückzuführen. Von PSENNER und HECKERMANN wird darauf hingewiesen, daß auch die tumorartige Hyperostose und die von SCHÜLLER als Cephalhaematoma deformans bezeichnete Affektion des Schädels ebenfalls eine fibröse Dysplasie seien.

Die *klinischen Symptome* der fibrösen Knochendysplasie sind Schwellungen und Deformierungen der erkrankten Körperabschnitte, insbesondere der Extremitäten. In den Frühjahrsmonaten klagen die Patienten über *rheumatoide Gliederschmerzen*, die auch Schlafstörungen zur Folge haben können. Spontanfrakturen verheilen komplikationslos. Das Ausmaß der subjektiven Beschwerden ist vom Grad der Deformierung abhängig. *Primäre Störungen der Gelenkfunktion* sind nicht bekannt geworden.

Bei einer Beteiligung des Schädels sind die subjektiven Symptome häufig trotz ausgedehnter Knochenveränderungen geringfügig. Eine Lokalisation der Herde im Gesichtsschädel und in der Schädelbasis kann zur Behinderung der Nasenatmung, zu Stauungen, Entzündungen, zu Taubheit und Protrusio bulbi führen. Es sind neurologische Störungen beschrieben worden, die durch eine Einengung der Nervenaustrittsstellen an der Schädelbasis zu verstehen sind (Facialislähmungen, halbseitige Sympathicuslähmungen, Störungen der Reflexsensibilität u.a.). Ferner sind Kopfschmerzen, vestibuläre Schwindelerscheinungen und Krampfanfälle vorgekommen. Bei sehr ausgedehnten Schädelveränderungen (Mikrocephalus) kann die geistige Entwicklung gestört sein, doch sind solche Beobachtungen selten.

Von JIROUT und LEWIT sind zwei Beobachtungen einer fibrösen Knochendysplasie mit *nervalen Störungen* und einer *Opticusschädigung* beschrieben worden. Über eine fibröse Knochendysplasie bei einer 36jährigen Frau, die ungewöhnlich groß war (181 cm) und Zeichen einer Akromegalie aufwies, berichtete MOGENSEN. Es waren zahlreiche Skeletveränderungen festzustellen, u. a. am Os frontale und im Bereich der Schädelbasis. Hierdurch trat eine *Trigeminusneuralgie* und ein *Exophthalmus mit Sehstörungen* bis zur *doppelseitigen* Blindheit auf.

Die *Laboratoriumsbefunde* können wechseln. Im Blutserum sind Calcium und anorganische Phosphorwerte normal, die Phosphatase ist mäßig oder stark erhöht.

Die Phosphataseaktivität im Serum hängt offenbar vom Stadium der Knochenläsion ab. Eine Erhöhung der Serumphosphatase kommt im floriden Stadium regelmäßig vor. Nach einer Zusammenstellung von BOENHEIM und McGAVACK haben nur etwa die Hälfte der Patienten einen normalen Calciumspiegel, während er manchmal, wenigstens temporär, etwas über der Norm liegt. Der Phosphorspiegel kann auch hin und wieder besonders im Kindesalter erniedrigt sein.

Die Blutsenkungsgeschwindigkeit ist nur selten erhöht (HOPF), eine erhöhte Blutungsneigung kommt in den ersten Lebensjahren vor (WICHTL). Eine Hyperaminoacidurie bei einem 13jährigen Knaben fanden KREBS und CHLOND. Von SUMMERFELDT und BROWN sind Beziehungen zum Lipoidstoffwechsel festgestellt worden, die sich in einer Cholesterin- und Fettvermehrung im Blut äußerten.

In einigen Fällen sind gleichzeitig ein Hyperparathyreoidismus und eine gewisse Vergrößerung der Schilddrüse beobachtet worden. Ein erhöhter Blutzucker und eine vermehrte Zuckerausscheidung mit dem Harn sollen vorkommen.

Tabelle 8. *Beginn der Knochenerkrankung*

	Alter in Jahren					
	0—10	11	12	15—19	20—29	über 30
Weibliche Patienten						
Komplettes Krankheitsbild 33	31	1				1
vorzeitige Pubertät und						
Knochenerkrankung . . . 2	2					
Pigmentation und Knochen-						
erkrankung 8	5			2		1
nur Knochenerkrankung . 19	12	2		1	2	2
Männliche Patienten						
Pigmentation und Knochen-						
erkrankung 26	22			1	1	2
nur Knochenerkrankung . 18	10	2	1	1	1	3
Gesamtzahl der Fälle: . .106	77,4 %	4,7 %	0,9 %	4,7 %	3,8 %	8,5 %

[Nach BOENHEIM und McGAVACK, Ergebn. Inn. Med. N.F. 3 (1952)]

Beim *weiblichen Geschlecht*, das nach UEHLINGER im Verhältnis 20:9 bevorzugt befallen sein soll, kann die Erkrankung mit einer *Pubertas praecox* oder abnormen *Pigmentierungen* durch vermehrte Ablagerung von Melanin in den Basalschichten der Haut, vor allem in der Lendengegend vergesellschaftet sein. Die fleckigen, im allgemeinen nicht erhabenen Pigmentationen der Haut treten meist halbseitig im Bereich der erkrankten Knochen, seltener in entfernteren Regionen auf. Die Pigmentanomalien sind unregelmäßig flächenhaft und manchmal kommen auch *Naevi pigmentosi* vor. In einigen Beobachtungen folgte die Pigmentation den Nervensträngen. Die Pigmentierungen können so schwach ausgebildet sein, daß sie übersehen werden. Hin und wieder sollen sie bereits zum Zeitpunkt der Geburt vorhanden sein (nach BOENHEIM und McGAVACK in 10 % der Beobachtungen Tabelle 8). Beim *männlichen Geschlecht* sind Pigmentflecke nur selten ausgebildet (KREBS und CHLOND), und eine Pubertas praecox wurde nicht beobachtet. Das gemeinsame Vorkommen *aller drei Symptome* ist als Albright-Syndrom (s. S. I,398) bekannt und stellt eine Sonderform der fibrösen Knochendysplasie dar, die bevorzugt beim weiblichen Geschlecht in etwa 3 % der Fälle vorkommt.

Die *Diagnose* einer fibrösen Knochendysplasie stützt sich auf folgende Kriterien:

1. Beginn der Erkrankung während der Kindheit. Hin und wieder Schmerzen. Deformierung der erkrankten Knochen und langsamer, protrahierter Verlauf der Erkrankung.

2. Röntgenologisch erkennbare multiple Knochenveränderungen mit Bevorzugung von Femur und Tibia und mit gewisser Tendenz, nur unilateral entwickelt zu sein. Der nicht betroffene Knochen weist keine Entkalkung auf.

3. Die blutchemischen Untersuchungen sind in der Regel normal, manchmal ist der Serum-Calcium-Spiegel leicht erhöht. Die Calciumbilanzuntersuchungen sind normal. Serumphosphorwerte sind nicht verändert. Die Phosphatase-Aktivität ist manchmal erhöht.

4. Die Knochenbiopsie zeigt eine Verschmälerung der Rinde des Knochens, ein Zurückweichen des Markes und des spongiösen Knochens, der ersetzt wird durch ein dichtes, graues, fibröses Gewebe. Cystische Formationen bilden sich nur selten aus.

Die *röntgenologische Differentialdiagnose* muß in erster Linie die *Ostitis fibrosa generalisata Recklinghausen* abgrenzen. Eine sorgfältige blutchemische Untersuchung wird diese Störung des Mineralstoffwechsels aufdecken und die richtige Einordnung der Erkrankung erlauben. Es ist auch die Frage diskutiert worden, ob Zusammenhänge zwischen beiden Krankheiten bestehen. Insbesondere UEHLINGER hat erwähnt, daß die These, eine polyostotische fibröse Knochendysplasie sei die Forme fruste der Ostitis fibrosa generalisata cystica, nicht ohne weiteres widerlegt werden könne. Die *allgemeine Osteoporose* bei der Recklinghausenschen Erkrankung ist jedoch so charakteristisch, daß sie als weitere Differenzierungsmöglichkeit angesehen werden kann. Nicht nur röntgenologisch, sondern auch pathologisch-anatomisch sind Verwechslungen vorgekommen, und auf Grund der verhängnisvollen Fehldiagnose wurde die operative Entfernung der Nebenschilddrüsen durchgeführt.

Der *Morbus Paget* tritt frühestens nach dem 30. Lebensjahr auf, während die fibröse Knochendysplasie eine Erkrankung des jugendlichen Alters ist. Beim Paget steht der schleichende Umbau mit den Mosaikstrukturen im Vordergrund. Die fibröse Knochendysplasie dringt von innen her in die Haversschen Kanäle der Compacta vor und führt zu einer myelogenen, exzentrischen Spongiosierung. Besonders schwierig ist die differentialdiagnostische Abgrenzung gegen den Morbus Paget bei einer Erkrankung des Schädelknochens (PSENNER und HECKERMANN). Der Paget überschreitet gewöhnlich die Schädelnähte und zwar auch in seiner Frühform der Osteoporosis circumscripta cranii (SCHÜLLER), während die fibröse Knochendysplasie die Schädelnähte respektiert. Die Sklerose des Morbus Paget ist in den Spätstadien stärker ausgeprägt. Ein wichtiges Unterscheidungsmerkmal stellen ferner die Periostreaktionen und die Knochenappositionen beim Paget dar, die bei der fibrösen Knochendysplasie immer fehlen. Auch die Aufblätterung der Corticalis ist nur beim Paget zu finden, während die strukturellen Veränderungen bei der fibrösen Knochendysplasie weniger ausgeprägt sind und gleichmäßigen Charakter zeigen. Eine umschriebene Auftreibung der Diaphysen kommt beim Paget nicht vor.

Im Bereich der langen Röhrenknochen ist die Differentialdiagnose gegen *solitäre Knochencysten* und gegen die gutartigen, solitären Riesenzelltumoren *(braunen Tumoren)* sehr schwierig und manchmal unmöglich. Bei solitären Knochencysten ist meist eine stärkere Aufhellung der erkrankten Knochenpartie (Metaphyse von Humerus, Femur und Tibia) zu finden. Es ist zweckmäßig, in solchen schwierigen Fällen das gesamte Skelet zu untersuchen und die Topographie sowie die strukturellen Veränderungen gegeneinander abzuwägen. Die solitären Riesenzelltumoren bevorzugen im Gegensatz zu den Knochencysten, die in den Metaphysen sitzen, die Epiphysen der langen Röhrenknochen und können auch spontan ausheilen. Manchmal wachsen sie zu größeren Tumoren aus, die den Knochen völlig zerstören, das Periost durchbrechen und in die Weichteile vorwuchern. Die Außenkonturen des Knochens sind bei der fibrösen Dysplasie dagegen stets glatt!

Sehr schwierig kann die Differentialdiagnose der polyostotischen fibrösen Knochendysplasie zur *Ollierschen Krankheit* sein, zumal die Röntgenaufnahmen häufig verwirrende Ähnlichkeit aufweisen.

Das solitäre Vorkommen in der Rippe kann eine Abgrenzung gegen das *Chondrom* erschweren, doch zeigt das Chondrom mehr oder weniger charakteristische Verkalkungen. Die fibröse Knochendysplasie befällt in der Regel größere Abschnitte der Rippe und mehrere Rippen gleichzeitig.

Die Abgrenzung gegen das *Plasmocytom* ist meist nicht schwierig, da die zahlreichen scharf begrenzten Herde keinerlei Randreaktionen erkennen lassen.

Auf Grund der Verbiegungen der Röhrenknochen sind differentialdiagnostische Schwierigkeiten gegenüber der *Osteopsathyrose* (Osteogenesis imperfecta) möglich, doch ist diese durch eine erhebliche Verschmälerung des Knochens und eine sehr grazile Form der Diaphysen gekennzeichnet.

Die *gutartigen Hämangiome* lassen sich ohne Mühe abgrenzen.

Solitäre Herde in der Wirbelsäule können differentialdiagnostisch nur schwer gegen *entzündliche Erkrankungen*, vor allem die Tuberkulose abgegrenzt werden.

Vereinzelt werden differentialdiagnostische Probleme das Osteom, das Adamantinom, das Osteoidosteom, der Brodie-Absceß, die Osteomyelitis, die Hand-Schüller-Christiansche Krankheit, das eosinophile Granulom, die verschiedenen Formen der Knochenmetastasen und das osteogene Sarkom aufwerfen.

Der *klinische Verlauf* der Erkrankung ist im allgemeinen gutartig. Nach Abschluß des Knochenwachstums bleibt die fibröse Knochendysplasie stationär. Im floriden Stadium der Erkrankung sind ein ungestörtes Wachstum der Knochen, manchmal eine Verlängerung einzelner Skeletabschnitte beobachtet worden (BAUSS). Es ist bekannt, daß der Prozeß im Erwachsenenalter weniger aktiv ist und schließlich zum Stillstand kommt, ohne daß die Strukturveränderungen und cystenähnlichen Aufhellungen verschwinden. Es sind Kontrollen von 11—47 Jahren Dauer bekannt, in denen die Knochenläsion keinerlei Veränderungen mehr zeigte (BOENHEIM und McGAVACK, OEHLECKER u. a.). So sind die Knochenveränderungen selbstverständlich auch im Erwachsenenalter noch festzustellen. HOPF hat die Erkrankung bei einem Patienten 30 Jahre verfolgt und 79 Herde in 75 Knochen festgestellt. Durch eine ungünstige Belastung kann bei einer fibrösen Knochendysplasie, die bisher unbekannt war, auch im fortgeschrittenen Lebensalter eine Fraktur auftreten. Derartige Spontanfrakturen führen dann oft zu Fehldiagnosen. Die Knochenerkrankung wird oft erst auf dem Sektionstisch gefunden!

Als *Behandlungsverfahren* kommen nur die symptomatische Therapie und eine Vermeidung von Belastungsdeformitäten in Frage. Bei stärkeren Verbiegungen werden Entlastungsoperationen, insbesondere Osteotomien, nicht zu umgehen sein. Nach Spontanfrakturen der erkrankten Knochen ist oft eine rasche, komplikationslose Heilung eingetreten. Die Callusbildung ist meist nicht gestört. Durch die Strahlenbehandlung soll eine gewisse Besserung zu erzielen sein, doch wird auch vor der Strahlenwirkung gewarnt.

Im allgemeinen ist die Erkrankung *gutartig*, doch kommt eine *sarkomatöse Entartung* vor (WELLS).

Die seltene Beobachtung der Entstehung eines osteogenen Sarkoms auf dem Boden einer fibrösen Knochendysplasie bei einem 20jährigen Mann wurde von PERKINSON und HIGINBOTHAM mitgeteilt. Es waren der Schädel, die 12. Rippe rechts, die rechte Scapula, das rechte Bein (Femur, Fibula und Tibia) und das Kreuzbein erkrankt. Nach Röntgenbestrahlung des rechten Hüftgelenkes und Auskratzung des Herdes im rechten Femur entwickelte sich 5—7 Jahre später ein osteogenes Sarkom. Der Befund wurde nach Exartikulation durch eingehende histologische Untersuchung bestätigt.

2. Das Albright-Syndrom
(Albright's Disease)

Eine Sonderstellung nimmt die *Kombination von polyostotischer fibröser Knochendysplasie mit Pigmentflecken der Haut und Pubertas praexoc ein.*

Die erste Mitteilung über ein 9jähriges Mädchen mit Pubertas praecox, Pigmentanomalien und Skeletdeformitäten stammt anscheinend von WEIL, der diese Krankheit als ungewöhnliche Form der Osteopsathyrose auffaßte (JACOBSEN und VRAA-JENSEN). In mehreren Veröffentlichungen

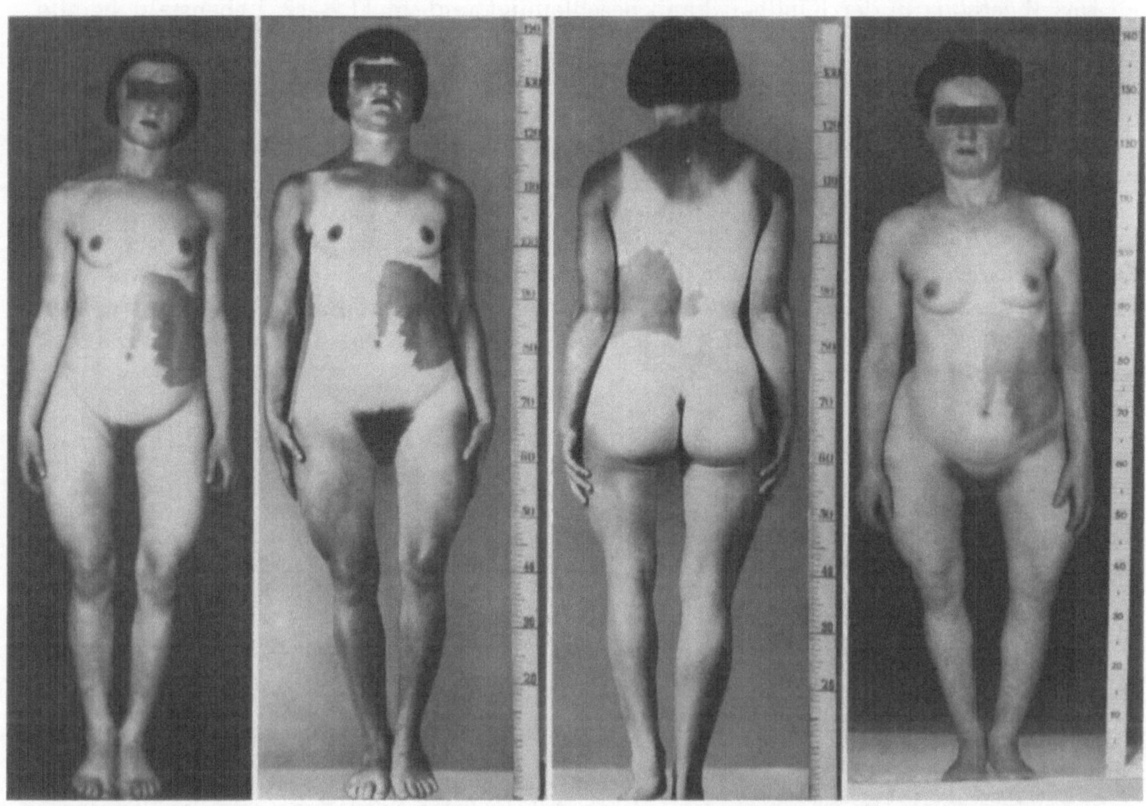

<table>
<tr><td>14 Jahre</td><td>16 Jahre</td><td>39 Jahre</td></tr>
</table>

Abb. 250. Verlaufsbeobachtung eines Albright-Syndroms bei einer Patientin, die eine genito-somatische Frühreife mit frühzeitigem Wachstumsstillstand erkennen ließ (Beobachtung von DAHLMANN). Der linksseitige
zusammenhängende, braune Pigmentfleck in der Lendenregion blieb unverändert. Die Verbiegung der Oberschenkel und eine leichte Verkürzung des linken Beines sind sichtbar. Ptosis des linken Auges

haben ALBRIGHT u. Mitarb. auf den einheitlichen Symptomenkomplex aufmerksam gemacht, der
als Albrights Disease bekannt wurde. In der vollen Ausprägung des Syndroms bereitet die Erkennung dieser Sonderform der fibrösen Knochendysplasie keine Schwierigkeiten, doch kann das eine
oder andere Symptom fehlen. Bereits von ALBRIGHT wird die Möglichkeit des Vorkommens einer
solchen Erkrankung *ohne Beteiligung des Skeletes* diskutiert (s. auch BOENHEIM und McGAVACK).
Von ALBRIGHT wird angenommen, daß die primäre Störung, die den Knochenveränderungen und der
Pigmentierung der Haut sowie der Pubertas praecox zugrunde liege, im Zentralnervensystem oder
im Hypothalamus zu suchen sei.

Die Erkrankung ist durch die *Symptomentrias* ,,fibröse Knochendysplasie, Pubertas
praecox und Pigmentanomalien" charakterisiert. Bisher konnte ein familiäres Auftreten
nicht eindeutig nachgewiesen werden. Lediglich VINES hat über ein Albright-Syndrom
bei einem 6jährigen Jungen berichtet, dessen Familienangehörige ,,eigenartige Haut-
flecken" aufwiesen. Die Ossifikation und die Sexualentwicklung waren normal. Im Bereich der Röhrenknochen fanden sich Aufhellungsbezirke neben Sklerosen. Die Pubertas
praecox soll nur bei Mädchen vorkommen. Es sind Erkrankungen beschrieben worden,
bei denen die Menstruation bereits im 1. Lebensjahr einsetzte und ohne auffällige Störungen bis zum 54. Lebensjahr regelrecht auftrat. Die sekundären Geschlechtsmerkmale
(Achsel- und Schambehaarung) entwickeln sich ebenfalls frühzeitig und sind von einer
vermehrten Ausscheidung von Gonadotropin begleitet. Der Eintritt einer Schwangerschaft
führt nicht zu einer Verschlechterung der Erkrankung.

BOENHEIM und McGAVACK haben 39 Krankheitsfälle ausgewertet und den Beginn der Menstruation in 4 Fällen im 1. Lebensjahr, in 18 Fällen bis zum 5. Lebensjahr, in 13 Fällen bis zum
10. Lebensjahr und in 4 Fällen bis zum 14. Lebensjahr festgestellt.

Das *Wachstum* in der Kindheit kann beschleunigt und im 11.—12. Lebensjahr bereits beendet sein. Manchmal führt die Wachstumsbeschleunigung zum Riesenwuchs. Nach Abschluß von Wachstum und Reifung sind keinerlei endokrine Störungen mehr festzustellen (HILLENBRANDT).

Über die Beobachtung eines Albright-Syndroms mit Pigmentierung der Haut bei einem 9jährigen *Knaben* haben SCHENDSTOK und DEVELING berichtet. Die *Pigmentierung* befand sich oberhalb und lateral des rechten Auges. Röntgenologisch waren Knochenveränderungen im Bereich der Schädelbasis rechts, des rechten Darmbeines und Schambeines sowie in Tibia, Femur und Talus festzustellen. Die alkalische Phosphatase war mit 24—26 KAE deutlich erhöht. Eine Pubertas praecox fand sich nicht, dagegen waren Hinweise auf eine *Dystrophia adiposo-genitalis* vorhanden. Auch eine *Gynäkomastie* wurde beobachtet.

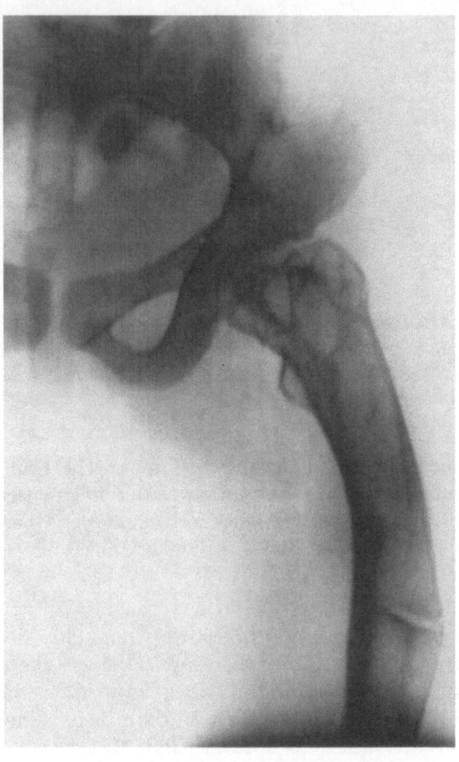

Abb. 251a. 14 Jahre

Abb. 251a—c. Die Knochenveränderungen im Bereich beider Femora entsprechen der Skleroseform des Albright-Syndroms. Auf der linken Seite erkennt man den Übergang in die Mischform. Neben der Auftreibung des Schaftes hirtenstabartige Verkrümmung und Coxa vara-Bildung. Auf der linken Seite stützt sich der Trochanter major gegen die Beckenschaufel ab. Die Compacta ist verschmälert. In der Mitte der linken Femurdiaphyse schmale Aufhellungszone, die einer Umbauzone entspricht (a und b). Das Beckenskelet zeigt eine Deformierung der linken Seite mit unregelmäßigem Nebeneinander fleckiger Sklerosen und unscharf begrenzter Aufhellungen. Auch im Scham- und Sitzbein rechts finden sich Herde. Der Femurkopf links zeigt eine starke Transformation der Spongiosa und ebenso wie die linke Hüftpfanne eine schwere Deformierung mit arthrotischen Veränderungen (c). (Beobachtung von DAHLMANN)

Die *Pigmentierung* besteht aus großen, landkartenartigen, meist nicht erhabenen, manchmal kaffeebraunen Flecken, die oft halbseitig im Bereich des Rückens, der Lendengegend und unteren Gliedmaßen, des Halses und Kopfes lokalisiert sind (ALBRIGHT u. Mitarb., BOENHEIM und McGAVACK, TELLER und SCHELLONG). Melanotische Pigmentbildungen der Schleimhaut des Mundes und Rachens fanden GORLIN und CHAUDHRY bei einer 31jährigen Frau. Auch auf der äußeren Haut waren beiderseits ausgedehnte melanotische Partien festzustellen, die teilweise seit der Geburt bestanden. Die Durchuntersuchung des Skeletes ergab in allen Knochen mit Ausnahme des Humerus „Pseudocystenbildungen".

Eine besonders eindrucksvolle Beobachtung über einen Zeitraum von 25 Jahren verdanken wir DAHLMANN.

Der Beginn der Erkrankung lag vor dem 5. Lebensjahr. Es trat ein vorzeitiger Epiphysenfugenschluß mit Wachstumsstillstand auf, so daß die Patientin relativ klein blieb (Abb. 250). Die frühzeitige Beteiligung der Epiphysen fiel auf. Die Erkrankung zeigte selbst im Nachpubertätsalter noch ein

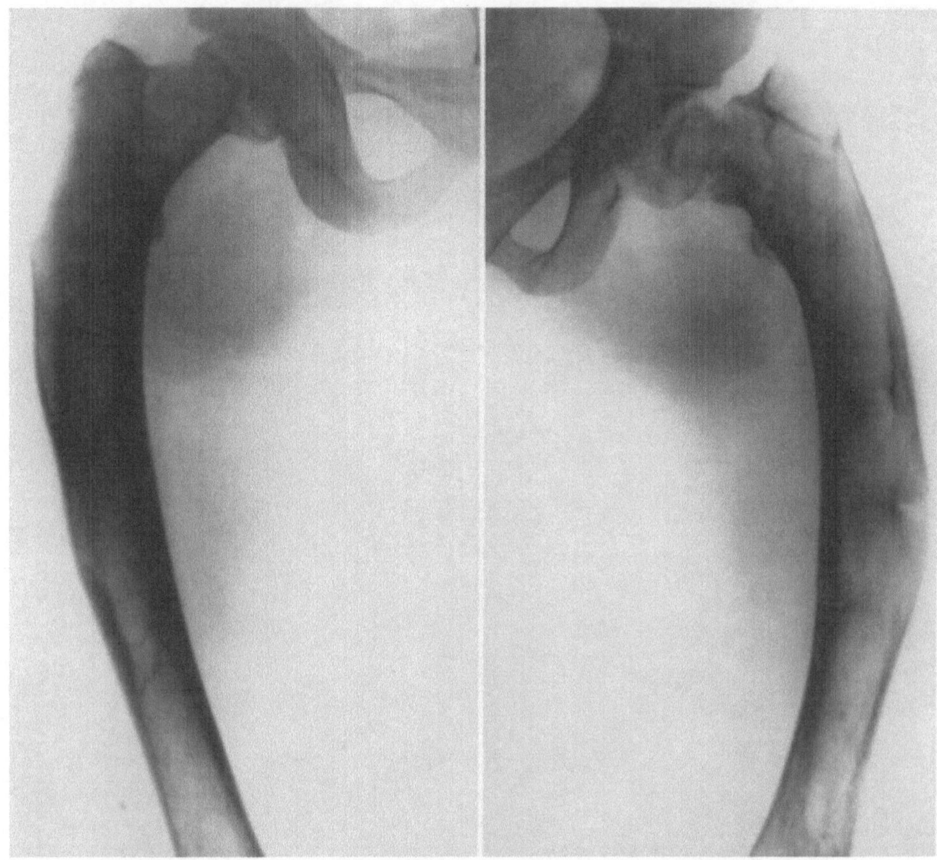

Abb. 251 b. 16 Jahre

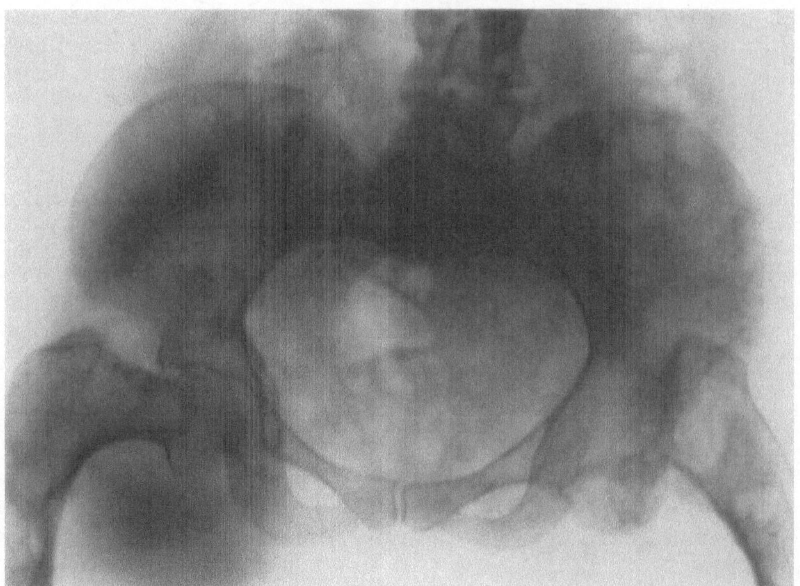

Abb. 251 c

deutliches Fortschreiten. Der pigmentierte Hautbezirk ließ vom 18. Lebensjahr an einen *Pigment-schwund* erkennen. Es entwickelte sich schließlich eine der pseudocystischen Mischformen aus der Skleroseform. Nach der Albrightschen Theorie handelt es sich um eine frühembryonale Entwicklungs-

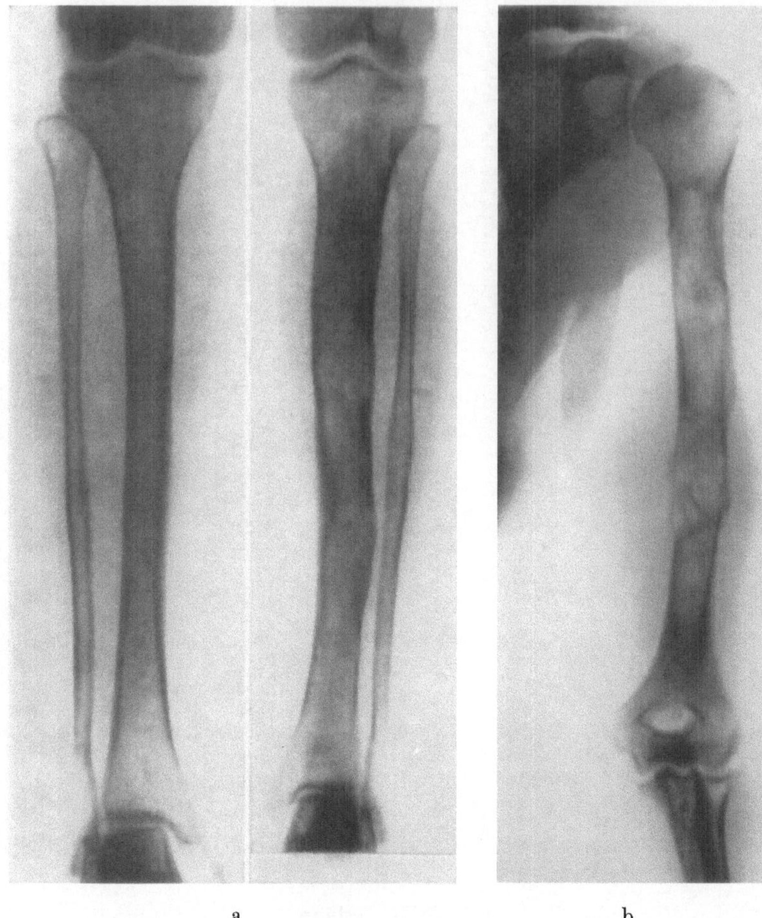

a　　　　　　　　　　　　　　　　　b

Abb. 252a u. b. Die Unterschenkelknochen zeigen links eine Verdickung und Deformierung der Diaphysen sowie eine Beteiligung der Tibia-Epiphyse mit grobmaschiger Spongiosatransformation, auf der rechten Seite nur eine kleine Sklerosezone in der Fibula (a). Der linke Oberarm zeigt den Zustand nach Konsolidierung einer pathologischen Fraktur mit Spongiosatransformation des Humeruskopfes (b). Bemerkenswert ist die Betonung der linken Körperhälfte. (Beobachtung von DAHLMANN)

störung, die sowohl das Skeletsystem als auch das Zentralnervensystem betrifft. Die *Röntgenuntersuchung* des Skeletes ergab eine ausgedehnte Erkrankung von insgesamt 60 Knochen. Zunächst waren die Oberschenkel erkrankt, was zu einer O-Bein-Stellung beider Beine führte (Abb. 251). Daneben waren beiderseits Knochenveränderungen an Tibia und Fibula, am linken Humerus und an den Finger- und Zehenknochen festzustellen (Abb. 252). Auch die linke Schädelhälfte war betroffen, so daß eine Asymmetrie des Schädels resultierte (Abb. 253). Die Hautpigmentationen waren über der linken Bauchhälfte schon im Alter von 14—16 Jahren gut ausgeprägt. Es handelte sich um einen bilateralen polyostischen Typ mit Bevorzugung der linken Körperhälfte. Daneben fand sich eine genito-somatische Frühreife mit Wachstumsstillstand im 14. Lebensjahr.

Bei einer von HERNBERG und EDGREN beschriebenen Erkrankung traten mit 7 und 11 Jahren Spontanfrakturen der Tibia auf.

Die Sonderform des Albright-Syndroms zeigt *histologisch* oft neben dem fibrösen Markgewebe reichlich hyalinen Knorpel, so daß die Fehldiagnose eines Enchondroms gestellt werden kann.

Unter den *klinischen Symptomen* sind Schmerzen im Bereich der Extremitäten, Gehstörungen und statische Veränderungen infolge der Deformierungen des Skeletes oder infolge von Spontanfrakturen zu nennen. Die Pigmentierungen sind kongenital bei Knaben wesentlich seltener als bei Mädchen zu finden. Die Grenze der Pigmentierungen ist unregelmäßig.

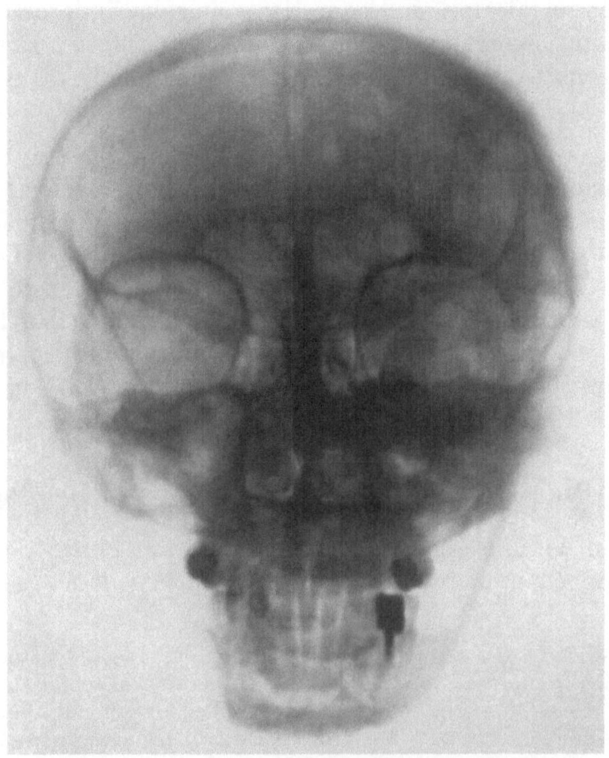

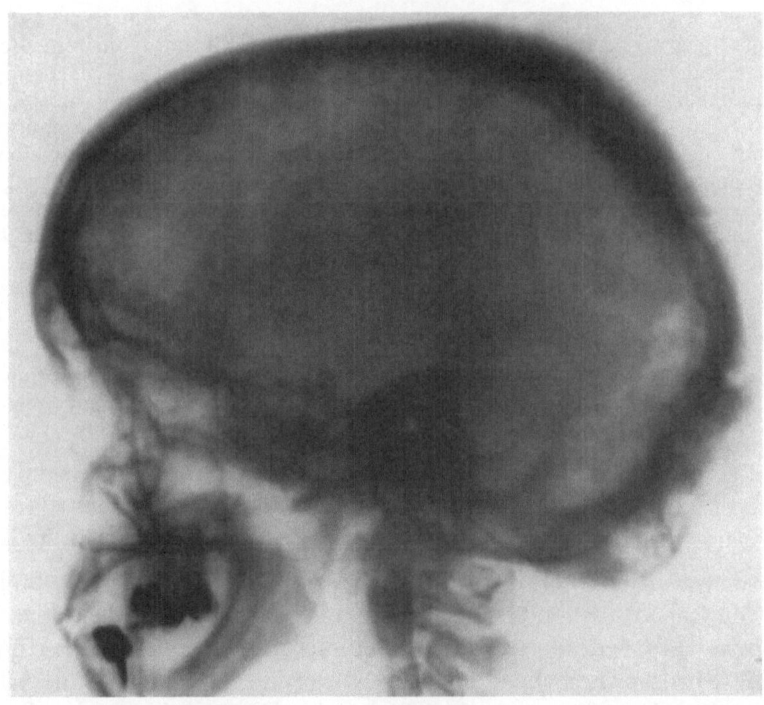

Abb. 253. Das Schädelskelet zeigt eine starke Verdickung in der Parietal- und Occipitalregion sowie pseudocystische Veränderungen des Os occipitale. Daneben unregelmäßig konturierte osteolytische Herde, die teilweise konfluieren. Die Knochen der Schädelbasis sind erheblich verdickt und sklerosiert. Abflachung der Sella und Einengung der Keilbeinhöhle. Hyperostose des linken Schläfenbeines, insbesondere des Warzenfortsatzes und des Felsenbeines. Das linke Jochbein und der linke Oberkieferknochen einschließlich der Kieferhöhle sind beteiligt. (Beobachtung von DAHLMANN)

Die *blutchemischen Untersuchungen* ergeben meist normale Werte, doch sind auch Fälle mit leichter Hypercalcämie und/oder Hypophosphatämie beschrieben worden. Die Phosphatasewerte sind manchmal erhöht. Eine Hyperplasie oder Tumorbildung der Epithelkörperchen konnte bisher nicht gefunden werden. Die Erkrankung kann in Schüben verlaufen (BAUS).

Interessant sind gewisse Parallelen des Albright-Syndroms zu der *Neurofibromatose,* bei der Knochenläsionen mit Osteoporose und hin und wieder auch cystenähnliche Bildungen vorkommen. Die Prädilektionsstellen der Neurofibromatose im Bereich des distalen Femur- und distalen Tibiaabschnittes stimmen mit der Lokalisation der polyostotischen fibrösen Knochendysplasie überein. Der bedeutsamste Unterschied besteht darin, daß die polyostotische fibröse Dysplasie im Knochen selbst beginnt, während die Neurofibromatose vom Periost oder der Nachbarschaft des Periostes ausgeht. Auch die Art der Pigmentation ist bei der Neurofibromatose anders.

3. Die fibröse Knochendysplasie — Typ Uehlinger

Die Kombination der fibrösen Knochendysplasie mit einem *parossalen Fibromyxom* ist hinsichtlich der noch unklaren Ätiologie und Pathogenese der Osteodysplasien von Bedeutung.

Von UEHLINGER wurde 1940 ein Sektionsprotokoll über eine polyostotische fibröse Knochendysplasie publiziért, das insofern aus dem Rahmen fiel, als neben dem Befall aller Knochen (außer der Wirbelsäule, den Hand- und Fußknochen) in den Weichteilen der Wadenmuskulatur und des rechten Oberschenkels jeweils eine gut faustgroße Geschwulst nachweisbar war, die histologisch ein aus mehreren Lappen zusammengesetztes, zentral cystisch erweichtes, zellarmes, ausgesprochen *gutartiges Fibromyxom* darstellte. Der 67jährige Mann war an einer Bauchfelltuberkulose verstorben.

Später hat BRAUNWARTH über das Vorkommen eines Fibromyxoms im Bereich der quergestreiften Muskulatur bei einer 56jährigen Patientin mit einer fibrösen Knochendysplasie berichtet. Aus dem linken Oberschenkel wurde operativ eine glasig durchscheinende, glatte, gekapselte, flache, knollige Geschwulst entfernt, die histologisch aus kernarmem, faserbildendem, myxomatösem Bindegewebe bestand. Die zum Teil sternförmigen Bindegewebszellen enthielten sehr kleine und chromatindichte Kerne ohne Atypien und Mitosen. Das dem Femur entnommene Knochengewebe enthielt bis bohnengroße Bezirke eines dichten, feinwabig gebauten Knochens, der histologisch aus einem gleichmäßig feinen und schmalen Bälkchenwerk mit *osteoiden Säumen* bestand. Mehrfach fand sich eine ausgesprochen lacunäre Resorption durch Osteoklasten. Die weiten Markräume waren von einem wechselnd zellreichen, stellenweise leicht myxomatösen Fasermark ausgefüllt. Dieses war konzentrisch zum zentral gelegenen Blutgefäß angeordnet und enthielt an zahlreichen Stellen, besonders in Nähe der Gefäße, kleinere und größere Nester von Xanthomzellen.

BRAUNWARTH hat auf zwei weitere Beobachtungen der Kombination einer fibrösen Dysplasie mit Fibromyxomen in den benachbarten Weichteilen hingewiesen, die 1926 und 1928 mitgeteilt worden sind.

Allen Fällen gemeinsam ist das relativ rasche Wachstum der Fibromyxome, die histologisch gutartig sind, ihre Entwicklung jenseits des Wachstumsalters sowie ihr Sitz in der Nachbarschaft der erkrankten bzw. am schwersten erkrankten Knochen.

Myxofibrome werden auch bei anderen Krankheiten beobachtet, die gewisse Ähnlichkeiten zur fibrösen Knochendysplasie erkennen lassen, z.B. bei der *Neurofibromatose Recklinghausen.* Hautveränderungen, wie milchkaffeefarbene Pigmentnaevi, können sowohl bei der fibrösen Knochendysplasie, ausgeprägter noch beim Albright-Syndrom, aber auch bei der Neurofibromatose vorkommen. Ebenso sind endokrine Störungen verschiedener Art beiden Erkrankungen gemeinsam. Die Vermutung, daß es sich bei der Neurofibromatose um eine neuroektodermale Dystrophie handelt, die mit einer zusätzlichen, eventuell sekundären Beteiligung mesodermaler Elemente einhergeht, wäre zu prüfen. Bei der fibrösen Knochendysplasie sind die Veränderungen auf das Mesoderm beschränkt. Ein Bindeglied zwischen diesen beiden Erkrankungen stellt das Albright-

Syndrom dar. Das Vorkommen von Myxofibromen sowohl bei der fibrösen Knochendysplasie als auch bei der Neurofibromatose könnte als weiterer Hinweis auf die Verwandtschaft dieser Krankheiten betrachtet werden.

4. Seltene familiäre fibröse Dysplasien

Eine eigenartige Sonderform der fibrösen Knochendysplasie, die auf den Unterkiefer beschränkt bleibt und familiär gehäuft vorkommt, ist von JONES als *Cherubismus* beschrieben worden. Der Autor fand unter 5 Kindern einer aus Rußland nach Amerika eingewanderten jüdischen Familie bei 3 Kindern eine typische Deformität der Kiefer. Die seifenblasenähnliche Transformation des Unterkiefers hatte eine deutliche *Verplumpung des Gesichtes* zur Folge, die an den charakteristischen Gesichtsausdruck der pausbäckigen, zum Himmel aufblickenden Cherubine erinnerte. Bei fortschreitender Entwicklung wurde das Gesicht schließlich grotesk umgestaltet.

Von CAFFEY und WILLIAMS sind zwei Familien beschrieben worden, in denen jeweils ein Knabe ausgeprägte Kieferveränderungen zeigte. FRIGYESI hat bei einem 18jährigen Mädchen, das keine Geschwister besaß, die Entwicklung einer fibrösen Knochendysplasie des Unterkiefers beobachtet. Später war auch der Oberkiefer mit betroffen.

Das *histologische Bild* einer Probeexcision zeigt in einem zellreichen Fasergewebe gleichmäßig dicht liegende Riesenzellen vom Osteoklastentypus mit frischen Blutungen und in anderen Bereichen ein zellarmes, faseriges Bindegewebe ohne Riesenzellen. Die Knochenbälkchen der Umgebung sind teilweise konzentrisch angeordnet, zeigen an manchen Stellen Zeichen einer Resorption, während auch neugebildeter Knochen nachzuweisen ist. Derartige Strukturveränderungen des Knochens sind schon im Alter von 2—3 Jahren nachzuweisen und nehmen im Laufe des Wachstums an Ausdehnung zu. So kann der Gesichtsausdruck bereits grotesk wirken, noch ehe die Knochenentwicklung abgeschlossen ist.

Die *blutchemischen Untersuchungen* ergaben in den bisher beschriebenen Fällen normale Calcium-, Phosphor- und Phosphatasewerte.

Hin und wieder war eine schmerzhafte Anschwellung der submandibulären Lymphknoten bei erkrankten Kindern aufgefallen. Wahrscheinlich handelte es sich nur um eine sekundäre Entzündung der durch das expansive Wachstum der Cysten beeinträchtigten Lymphknoten. Eine Abweichung der Zahnkeime war selbst bei schwerer Deformierung der Kiefer nicht festzustellen.

Die *röntgenologische Differentialdiagnose* muß diese Sonderform der fibrösen Knochendysplasie in erster Linie von den Cysten und den Tumoren der Kiefer abzugrenzen versuchen. Die diffusen Strukturveränderungen der Kieferknochen erinnern sowohl röntgenologisch als auch histologisch oft an die Ostitis fibrosa generalisata Recklinghausen oder an eine Riesenzellgeschwulst. Bis zu einer Abklärung der pathogenetischen Zusammenhänge sollte die fibröse Knochendysplasie der Kiefer (sog. Cherubismus) als eine durch unbekannte Ursache ausgelöste Sonderform der fibrösen Knochendysplasie angesehen werden.

Eine ähnliche Beobachtung hat TORNOW mitgeteilt. Neben Veränderungen des Schädelskelets, besonders am Unterkiefer, fanden sich Krankheitsherde im Bereich des Beckenskelets links und vereinzelt in den Rippen der linken Thoraxhälfte. Die histologische Untersuchung einer Knochenprobe aus dem Unterkiefer bestätigte den klinischen Verdacht einer fibrösen Knochendysplasie bei dem 39jährigen Mann, der den Beginn der Erkrankung mit dem 12. Lebensjahr angibt. Die Laborbefunde waren bis auf eine erhöhte alkalische Phosphatase unauffällig.

Eine eigenartige Veränderung der *langen Röhrenknochen* mit geschlechtsgebundenem, dominantem Erbgang, bei dem nur das männliche Geschlecht befallen wird, haben HENRY, AUCKLAND, MCINTOSH und STARR beschrieben. Neben einer sich spät entwickelnden progressiven Muskeldystrophie waren röntgenologisch eine Atrophie und Corticalisverdünnung der Röhrenknochen festzustellen. Häufig fand sich ein Paget-ähnlicher Strukturumbau der Knochen. Meist wurde die Veränderung erst nach schlecht heilenden Frakturen erkannt.

Es handelt sich möglichweise um ein generalisiertes Erbleiden, das zu den Mesenchymstörungen gehört. Nach der Schilderung wäre zu vermuten, daß die Erkrankung in die Gruppe der *erblichen, fibrösen Dysplasien* einzuordnen ist, zumal bei der Mehrzahl der Fälle eine Veränderung der Osteoblastenaktivität nicht nachgewiesen werden konnte.

II. Die Osteodystrophia deformans — Morbus Paget

(Ostitis deformans Paget)

Die Osteodystrophia deformans Paget ist eine chronische, über Jahre und Jahrzehnte verlaufende *Dysosteoplasie* eines oder mehrerer Knochen des Skeletes, die zu einer eigentümlichen Umformung der Makrostruktur und Form des Knochens führt. Sie zeichnet sich dadurch aus, daß eine Knochenresorption von einem Ersatz des Knochens durch fibröses Gewebe begleitet wird. Der Knochen wird im Laufe der Transformationsvorgänge zunächst weich, und es kommt zu Deformierungen. Die neu gebildeten Knochenpartien können wiederum verkalken. So entsteht durch den Strukturumbau ein sonderbar vielgestaltiges mosaikähnliches Muster, und die eigentliche Knochenform und Architektur gehen bei diesem Umbau vollständig verloren (Abb. 254). Die *Diaphysen* werden plump und dick, die *Metaphysen* gehen ohne größere Konturunterschiede in die Diaphysen über. Die Kongruenz der Gelenkflächen bleibt erstaunlicherweise meist lange erhalten, da die subchondral gelegenen epiphysären Knochenanteile relativ spät beteiligt werden. Im Laufe der Erkrankung können Spontanfrakturen auftreten.

Über die *Ätiologie und Pathogenese* der Krankheit ist noch wenig bekannt. Es wurde lange Zeit angenommen, daß eine entzündliche Komponente die entscheidende pathogenetische Rolle spiele und die Erkrankung daher als *Ostitis deformans* bezeichnet. Der heute gültige klinische Begriff der Ostitis deformans geht auf den Bericht über die erste klassische Beobachtung von J. Paget im Jahre 1876 vor der Londoner Medizinisch-Chirurgischen Gesellschaft zurück. Die Erkrankung kommt in England relativ häufig vor (Kallberg), ist aber auch in Österreich, der Schweiz und in Oberitalien nicht selten.

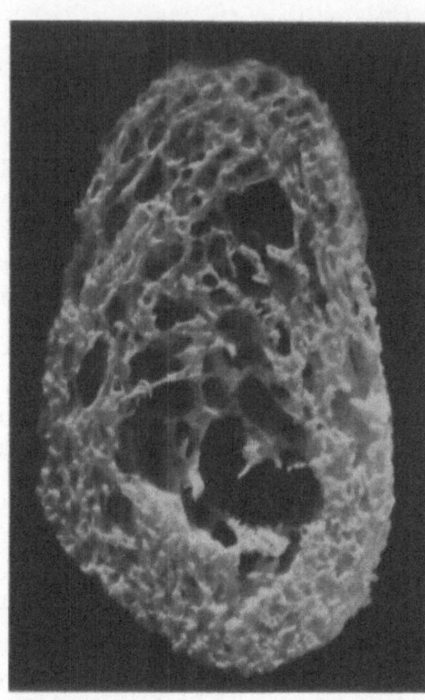

Abb. 254. Ungewöhnlicher Strukturumbau eines Röhrenknochens bei Morbus Paget (Macerationspräparat Sammlung Pathol. Inst. Universität Zürich, Prof. Dr. E. Uehlinger)

In Deutschland sollen vor allem die monostischen Formen häufiger beobachtet werden (Frangenheim).

Von Herzog wird der Morbus Paget den geschwulstähnlichen Prozessen zugeordnet. Schneider und Widmann haben die Hypothese aufgestellt, es handele sich bei der Ostitis deformans Paget um eine Störung des Vitamin A-Stoffwechsels, da sie bei allen Patienten einen mehr oder weniger erniedrigten Vitamin A-Spiegel im Serum fanden und bei einzelnen sogar ein völliges Fehlen dieses Vitamins feststellten. Untersuchungen des Vitamin C-Stoffwechsels konnten keine Abweichungen von der Norm aufdecken. Ein erniedrigter Vitamin A-Spiegel ist jedoch dann von geringem Wert, wenn gleichzeitig eine Hyperthyreose besteht, da das Thyroxin ein indirekter Antagonist des Vitamins A ist. Es ist ferner möglich, daß die Erniedrigung des Vitamin A-Spiegels durch eine Störung der Leberfunktion (Umwandlung des Carotin in das Vitamin A) zustande kommt.

In der Diskussion über die Entstehung des Morbus Paget durch innersekretorische Störungen hat vor allem die Schilddrüse Beachtung gefunden (Askanazy, v. Kutscha, Meyer-Borstel u. a.). Störungen der Schilddrüsenfunktion, die mit einer Grundumsatzsteigerung einhergehen, sollen für die Entstehung des Morbus Paget von Bedeutung sein. In letzter Zeit ist der Gedanke eines Zusammenhanges zwischen der Struma lymphomatosa (Hashimoto-Struma) und dem Morbus Paget diskutiert worden. Luxton fand unter 35 Patienten mit einer solchen Struma, die über 40 Jahre alt waren, siebenmal einen Morbus Paget.

Eine Vergrößerung der Nebenschilddrüse konnte bisher nicht gefunden werden (Hirsch).

Als Ursache des Morbus Paget wurde auch eine Störung des Steroidstoffwechsels angenommen. Allerdings konnte bisher ein reproduzierbarer, therapeutischer Erfolg durch Steroidhormone nicht erzielt werden.

Auf die Bedeutung einer *familiären Belastung*, also *genetischer Faktoren* für den Morbus Paget ist verschiedentlich hingewiesen worden. Bereits in den ersten Mitteilungen wird festgestellt, daß diese Erkrankung bei Mitgliedern einer Sippe häufiger auftritt. Die Paget-Familien sind im allgemeinen sehr langlebig und erfreuen sich eines guten Gesundheistzustandes (KIENBÖCK). Die *Erbsituation* beim Morbus Paget wurde von STEMMER-MANN eingehend studiert. In drei Familien konnte er ein gehäuftes Auftreten des Paget kombiniert mit psychischen Störungen und Stoffwechselanomalien sowie einem Status dysrhaphicus finden. Ferner sind Hautveränderungen, eine Neurofibromatosis Recklinghausen, ein Diabetes und Strumen in diesen Familien gehäuft vorgekommen. WELLENS berichtet über einen 43jährigen Mann mit einer histologisch gesicherten Früh-form des Paget an der Vorderkante der Tibia, in dessen Familie sowohl die Mutter als auch ein älterer Bruder erkrankt waren. Das Vorkommen des Morbus Paget bei *eineiigen Zwillingsbrüdern* haben ASCHNER, HURST und ROIZIN mitgeteilt. Einer der Zwillinge war schwerhörig und zeigte gleichzeitig eine Zunahme des Kopfumfanges, Erregungs-zustände und Halluzinationen. Eine ungleichmäßige Ausprägung der Pagetschen Struktur-veränderungen im Skelet ist bei Zwillingsbeobachtungen nachgewiesen worden. Diese lokalen Unterschiede des Krankheitsbildes sind von Interesse. Von JOHN und STRASSER wird angenommen, daß eine auf konstitutioneller Basis beruhende Minderwertigkeit, die durch degenerative Gefäßveränderungen ausgelöst sein soll, eine Rolle spiele.

Die Ansicht, daß der Morbus Paget pathogenetisch als eine *primäre Gefäßanomalie* anzusehen ist, hat bereits ALBRIGHT vorgebracht und sich auf histologische Befunde des Markraumes gestützt, die ein besonders gefäßreiches Ersatzgewebe zeigten. Im histo-logischen Bild des Knochens ist auch eine vermehrte Blutanschoppung innerhalb der er-krankten Bezirke auffallend. Es sind Zusammenhänge zwischen der Entstehung des Morbus Paget und dem Auftreten von Gefäßveränderungen, insbesondere einer Arterio-sklerose oder Arteriolosklerose angenommen worden, da sich bei Paget-Kranken neben einer generalisierten Arteriosklerose auch eine Sklerose der Knochenarterien nachweisen ließ. Durch angiographische Untersuchungen an Paget-Kranken konnte SÜSSE Durch-blutungsstörungen und eine periostale Mehrdurchblutung feststellen. Untersuchungen mit Isotopen konnten die Annahme einer Mehrdurchblutung stützen (Abb. 255). Die Haut-temperatur der erkrankten Glieder ist erhöht.

Auf sehr interessante und bisher kaum genügend beachtete Veränderungen der Dynamik des arteriellen Systems haben EDHOLM, HOWARTH und McMICHAEL hingewiesen, die mit Hilfe der Herz-katheterisierung eine konstante Vergrößerung des Minutenvolumens bei der Ostitis deformans Paget feststellen konnten. Diese Autoren vertreten die Ansicht, daß ausgedehnte arteriovenöse Anastomosen innerhalb des umgebauten Knochens und die daraus resultierende Steigerung des Minutenvolumens wahrscheinlich ursächlich für die mit Ödemen, Herzvergrößerung und erhöhtem Venendruck einher-gehende Herzinsuffizienz verantwortlich seien. Diese Beobachtungen sind von SCHWIK und LANG bestätigt worden. Die gewonnenen Ergebnisse berechtigen zu der Annahme von arteriovenösen Fisteln. Messungen der *Sauerstoffsättigung im venösen Blut* haben ergeben, daß bei den an Morbus Paget erkrankten Extremitäten eine höhere Sauerstoffsättigung vorliegt. Auch dieser Befund läßt an eine arteriovenöse Fistelbildung oder arteriovenöse Kommunikationen im Knochen denken (LE-QUINE, DENOLIN und VERNIORY).

Die *Häufigkeit des Vorkommens* eines Morbus Paget läßt sich nur auf Grund großer Statistiken pathologisch-anatomischer Untersuchungen abschätzen. SCHMORL und HAL-LERMANN konnten aus der Statistik des Dresdener Pathologischen Institutes 3% Paget-Fälle nachweisen. Die Untersuchungen von KIENBÖCK und seiner Schule ergaben eine Häufigkeit von 2% beim Menschen.

Das *pathologisch-anatomische Bild* des Morbus Paget ist durch ein Nebeneinander von Resorptions- und Neubildungsprozessen charakterisiert und drückt sich histologisch in der „Mosaikstruktur des Knochens" aus (SCHMORL, FREUND, ERDHEIM u.a.). Schon früher wurden Mosaikstrukturen beobachtet, ohne daß diese Knochenveränderungen eine

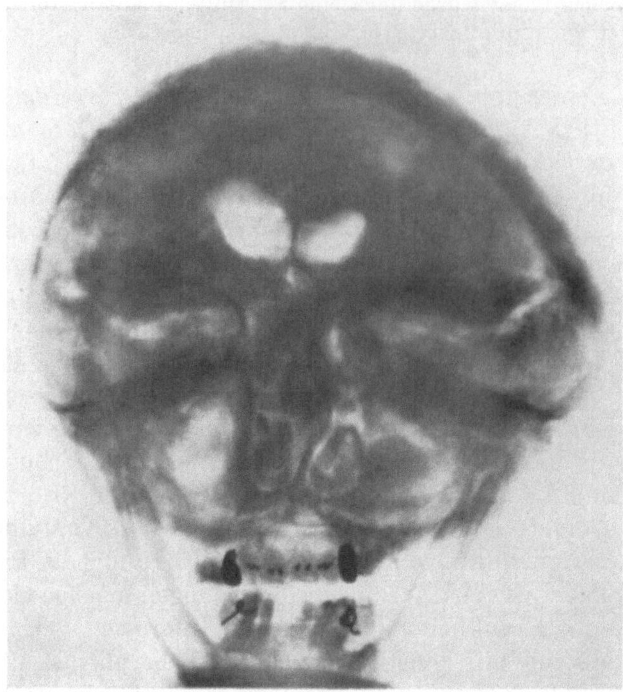

a

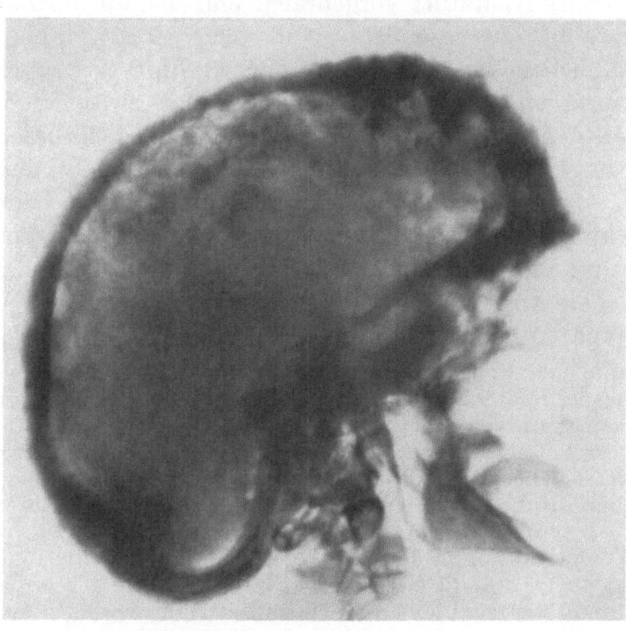

b

Abb. 255a—d. Spätstadium des Morbus Paget am Schädelskelet mit schwerer Transformation und mosaik-
ähnlicher Sklerose der Diploespongiosa bei enormer Verdickung des Schädelknochens. Ausgeprägte basale
Impression und Verformung der Schädelbasis bei 66jähriger Frau (a und b). Die Szintigraphie mit 99 mTc
und 85 Sr weist eine erhebliche Aktivitätsanreicherung in der stark verbreiterten Zone des Schädelknochens
auf (c und d)

besondere Aufmerksamkeit erweckten. Man hat ihnen lediglich differentialdiagnostische
Bedeutung zuerkannt (z.B. v. RECKLINGHAUSEN u.a.). Der *Umbau* des gesunden Knochens
beginnt an der Oberfläche der Knochenbälkchen oder im Bereich der Haversschen Systeme

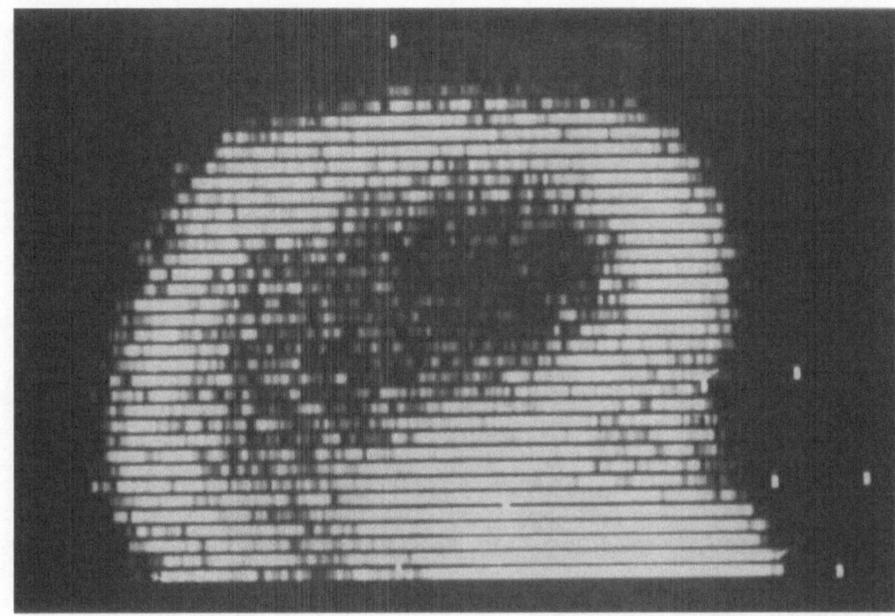

Abb. 255 c

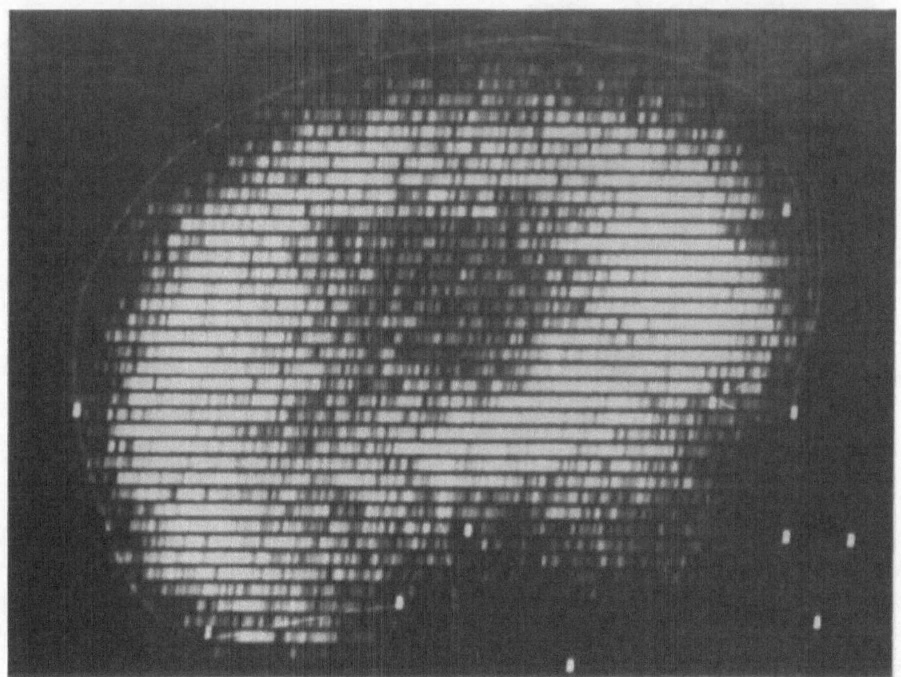

Abb. 255 d

mit einer osteoklastischen Reaktion. Über kurze oder längere Strecken ist der Knochen regellos verschmälert oder eingeengt und weist Markraumbuchten auf. Es ist bemerkenswert, daß — trotz des starken Knochenabbaues — Osteoklasten nur selten zu finden sind. Der initiale Abbau wird schließlich durch das Auftreten von Osteoblasten zu Bezirken kalkloser Anlagerungen umgewandelt, aus denen später die sekundäre Knochenverdichtung resultiert. Infolge des Kalksalzverlustes in der Umbauphase werden die

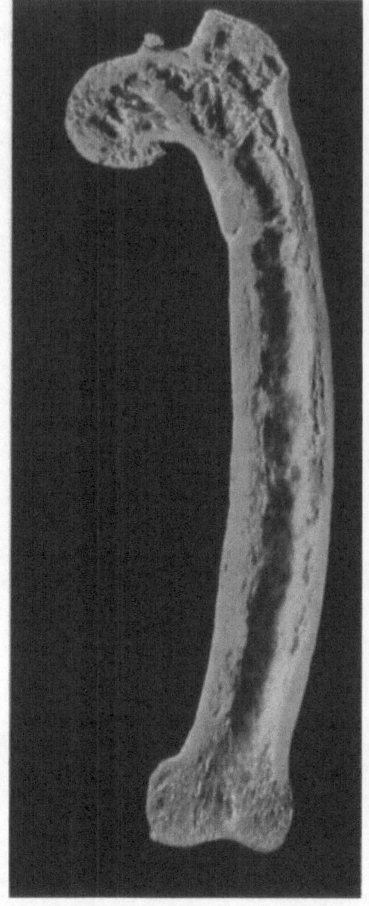
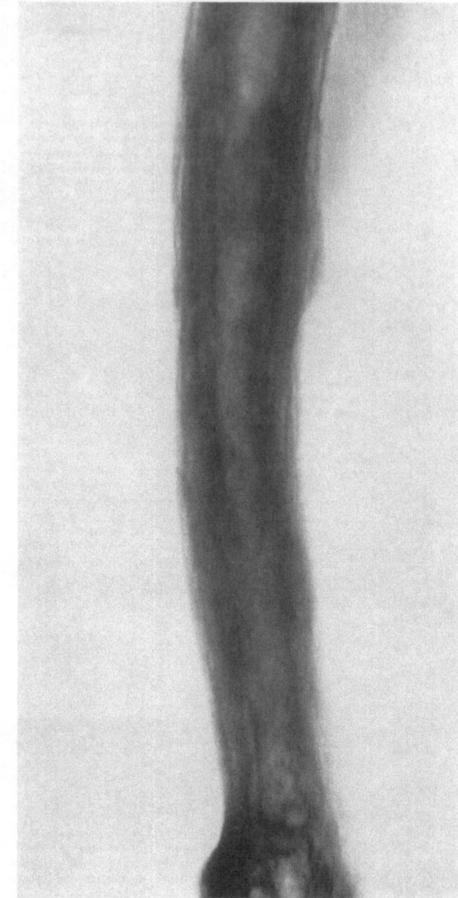

Abb. 256   Abb. 257

Abb. 256. Das Spätstadium des Morbus Paget am Femurknochen zeigt neben Umbau und Verdickung der Diaphysen eine deutliche Verbiegung

Abb. 257. Periostale Knochenneubildung und Transformation der Diaphysencompacta des rechten Humerus bei Morbus Paget. Leichte Achsenverbiegung des Knochens bei 61jährigem Mann

Knochen vorübergehend weich, so daß Deformierungen entstehen können (Abb. 256). Nach Ablagerung von Kalksalzen im neuen Knochengewebe kommt es zur Verhärtung und Eburnisation. Das Nebeneinander von Ab- und Anbauvorgängen wird als Ursache für das „mosaikartige" Bild des Paget-Knochens angesehen. Obgleich auch andere Knochenveränderungen hin und wieder einen Umbau in Form von Mosaikstrukturen zeigen, so ist dieser Umbau im Gegensatz zum Paget-Knochen *ungeordnet* und nicht den funktionellen Aufgaben des einzelnen Knochens angepaßt.

Die transformierte Diaphysencompacta läßt zunächst noch die äußere Generallamelle und die innere Compactalamelle zwischen Spongiosa und umgebautem Knochen gut erkennen. Dieser Befund weist darauf hin, daß der Umbau der Diaphysencompacta in der Mitte des Knochens beginnt und von dort in Richtung auf Spongiosa oder Markraum hin fortschreitet (SCHMORL). Im Gegensatz zu dieser Vorstellung wird der Beginn der Knochenveränderungen auch in den Markanteil des Knochens verlegt (HASLHOFER). Sind größere Resorptionsbezirke vorhanden, bildet sich das feinfaserige Mark in grobfaseriges um und zeigt *strotzend gefüllte Gefäße*. Innerhalb der Corticalis — im Fasermark der langen Resorptionshöhlen — entsteht Bindegewebsknochen, der Verbindung zu dem noch nicht resorbierten Knochen, der die Wand der Hohlräume bildet, aufnimmt. Durch die osteoblastischen

Vorgänge im Bindegewebsknochen entsteht lamellärer Knochen, der das typische, ungeordnete Bild des Paget-Knochens ausmacht. Die ursprüngliche Diaphysencompacta ist durch dichte, grobfaserige Stränge einzelner Knochenbälkchen mit Mosaikstrukturen ersetzt. Anhaltend ablaufende, sich wiederholende Umbauvorgänge in der Tela ossea sind verantwortlich für das Bild des Paget-Knochens, der im wahren Sinne das Wort „deformans" verdient.

In den *Frühstadien* des Morbus Paget tritt eine „Osteoporosis circumscripta" auf (WEISS). Sie soll am häufigsten im Scheitelbein, der Occipitalschuppe, seltener im Stirnbein des Schädels vorkommen (Abb. 259). Man versteht darunter eine Rarefikation innerhalb eines Knochenabschnittes oder eines ganzen Knochens. Die Spongiosabälkchen sind dünn und verschwinden mitunter vollständig. Der lamelläre Knochen soll durch kalkarmen, unterschiedlich gebauten Knochen ersetzt werden. Es handelt sich nicht um ein eigenes Krankheitsbild, sondern um eine besondere Erscheinungsform des Paget am Schädelknochen, da dieser mechanisch wenig beansprucht wird. Auffallend ist ein mit weiterem Fortschreiten des bindegewebigen Umbaues erkennbares *Randödem*, eine Auflockerung und Verdickung des Endostes und eine starke Gefäßfüllung. Die Frage, ob eine „Osteoporosis circumscripta" die obligate initiale Entwicklungsphase des Morbus Paget sei (WEISS), oder ob es auch Formen des Paget gibt, bei denen diese Art der Strukturveränderung des Knochens fehlen kann, ist offen (ERDHEIM, GIESEKING, HIRSCH, WEISS u. a.). ERDHEIM hat festgestellt, daß sich mit steigendem Blutgehalt eine Vermehrung des zelligen Markes findet. Da dieser Vorgang einer Faservermehrung von einem Ödem eingeleitet wird und schließlich zu Verdickungen und Verplumpungen der Knochenbälkchen führt, ist die Frage diskutiert worden, ob dem Morbus Paget nicht eine primäre Gefäßveränderung des Knochens zugrunde liege. Nach RUTISHAUSER und VEYRAT ist der Blutreichtum des Paget-Markes ein Hinweis auf die Intensität der Knochenumbauvorgänge. Die Mosaikstrukturen entsprechen lediglich bereits abgelaufenen ossalen Umbauvorgängen. Die unförmige Verdickung der Diaphysencompacta des Paget-Knochens und die Transformation der spongiösen Bezirke sind charakteristisch.

Die pathogenetische Bedeutung der *periostalen Knochenneubildung* war lange umstritten (v. RECKLINGHAUSEN, SALINGER, LOTSCH, WREDE, VOLKMANN u. a.). SCHMORL fand beim Morbus Paget periostale Auflagerungen und Neubildungen an der Diaphyse von Röhrenknochen. Er konnte der Ansicht von SALINGER widersprechen und meint, daß die Erkrankung nicht auf den Knochen allein beschränkt ist, sondern auch das dazugehörige Periost betrifft. Röntgenologisch können derartige Veränderungen nicht sicher festgestellt werden, da die Aufblätterung der Diaphysencompacta nicht von der Periostneubildung zu differenzieren ist. Es wird heute vermutet, daß das Dickenwachstum des Paget-Knochens durch periostale Knochenneubildung erfolgt. In den eigenartigen Umbauvorgängen des gesamten Knochens spielen offenbar sowohl die periostalen als auch die endostalen Reaktionen eine Rolle (Abb. 257).

Die Erkrankung betrifft das höhere Alter vom 6. Lebensjahrzehnt an, kann jedoch bei einer familiären Häufung auch schon in jüngeren Jahren beobachtet werden. Alle Altersangaben sind nur auf den *Zeitpunkt der Erkennung* des Morbus Paget zu beziehen, nicht aber auf den Beginn des Leidens, der sehr viel früher anzusetzen wäre. Da Einzelfälle bereits im jugendlichen Alter von etwa 30 Jahren oder schon im Pubertätsalter beschrieben worden sind, wurde vermutet, daß der eigentliche Beginn dieser pathogenetisch noch unklaren Krankheit vielleicht schon in die Entwicklungsjahre verlegt werden muß. Die „echten Frühfälle" des Morbus Paget werden auch heute noch für ein sehr seltenes Ereignis gehalten (HASLHOFER).

Die Osteodystrophia deformans Paget kommt bei *beiden Geschlechtern* vor, doch wird das männliche Geschlecht bevorzugt befallen.

Es ist sowohl eine *monostische* als auch eine *polyostische Form* des Morbus Paget beschrieben worden.

Die *Lokalisation* der seltenen *monostischen Form* des Morbus Paget wird in der Lendenwirbelsäule (1. Lendenwirbel), der Clavicula, den Metacarpalknochen (Abb. 258), dem Calcaneus und der Scapula angegeben. Auch der Unterkiefer (OLECH), die Patella (ARNOLD) und die Tibia sind Lieblingslokalisationen der monostischen Form. Möglicherweise entwickelt sich im Laufe einer längeren Beobachtungszeit aus der zunächst monostischen Form eine polyostische, da die Veränderungen erst dann im Röntgenbild deutlich zu erkennen sind, wenn entsprechende Umbauprozesse stattgefunden haben. Die Anfangsstadien der Pagetschen Erkrankung sollen nach Untersuchungen von WEISS lediglich eine Osteoporose aufweisen.

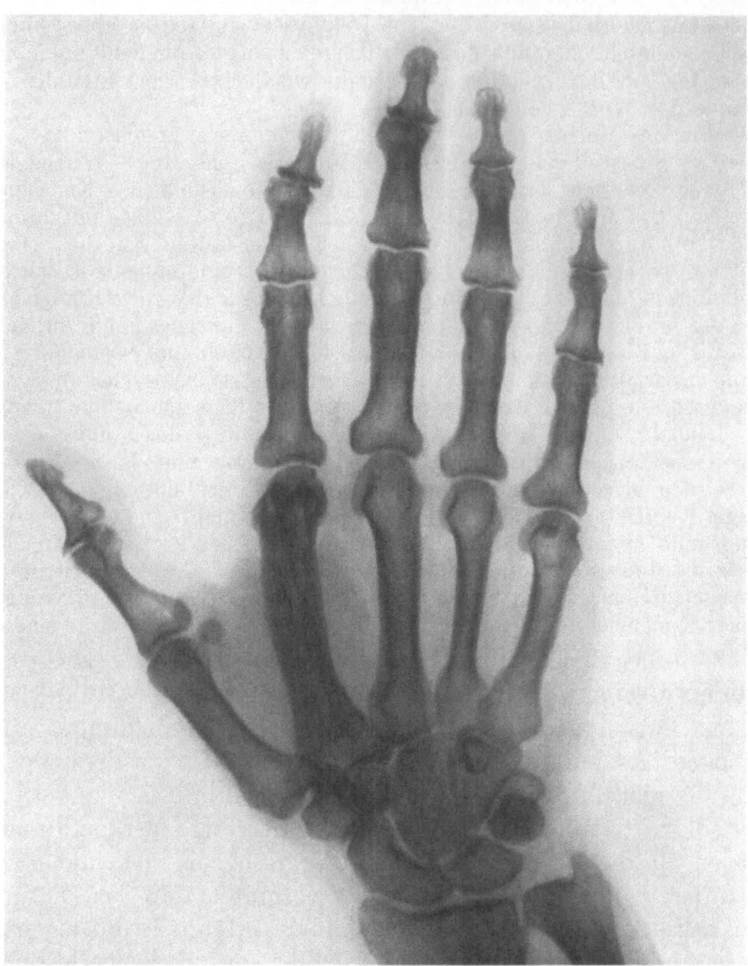

Abb. 258. Transformation, Volumenzunahme und Verbiegung des Metacarpale II rechts. Monostische Form
des Morbus Paget bei 64jähriger Frau

Als *häufigste Lokalisation* der *polyostischen Form* sind die Wirbelsäule, der Oberschenkel, der Schädel, die Beckenknochen, der Radius und die Unterschenkelknochen
genannt worden. Seltener sind die kurzen Knochen, insbesondere die Metacarpalia und
Metatarsalia erkrankt.

Aus der Sektionsstatistik von SCHMORL geht hervor, daß — nach der Häufigkeit geordnet —
zunächst Kreuzbein, Wirbelsäule und Oberschenkel befallen sind. Erst dann wären der Schädelknochen, das Brustbein, das Becken, das Schlüsselbein, der Unterschenkel und die Rippen zu nennen.
Der Oberarm war im Sektionsgut selten befallen. Nach röntgenologischen Statistiken wird der Schädel
an erster Stelle genannt. Sehr selten ist die Beteiligung der Patella (GORDON, VIEHWEGER).

Der einzelne Knochen ist meist in toto, also gleichmäßig umgebaut. Es ist nicht ungewöhnlich, daß die Erkrankung nur die Knochen einer Körperhälfte befällt. Neben *hochgradig veränderten Knochen* können auch gesunde Knochenbezirke vorkommen, so daß
der pathologische Prozeß „in den gesunden Knochen eingelagert erscheint". Meist sind
verschiedene Knochen oder „Skeletbausteine" in unterschiedlichen Stadien des Krankheitsgeschehens beteiligt.

Abb. 259a u. b. Anfangsstadium des Morbus Paget am Schädelknochen bei 81jährigem Mann. Die hochgradige, scharf begrenzte, landkartenartige Entkalkung des Schädelknochens ist als „Osteoporosis circumscripta cranii" (Schüller) bekannt

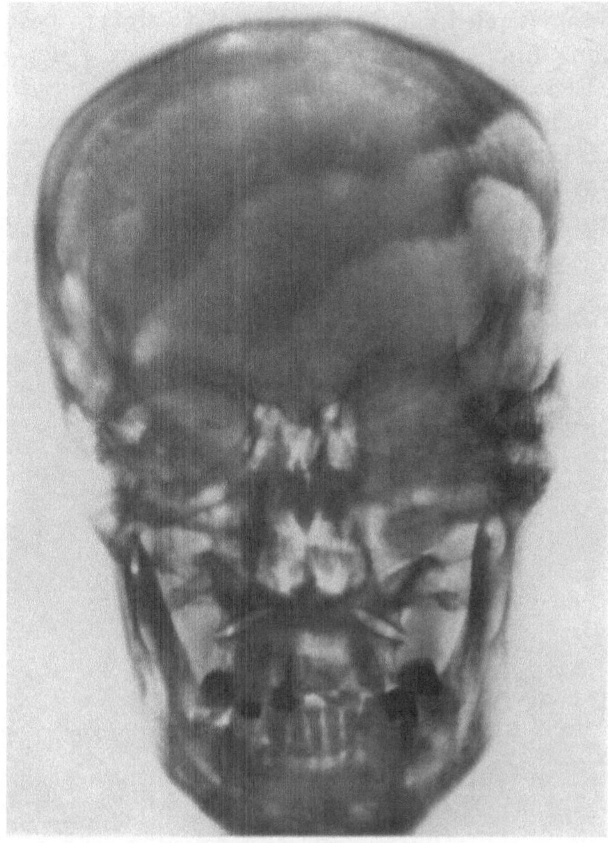

Abb. 259a

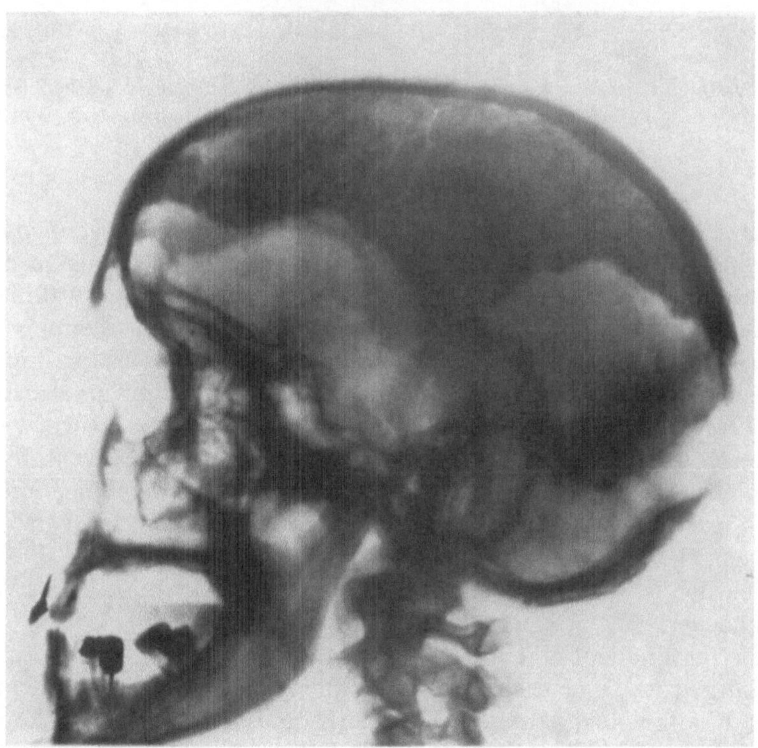

Abb. 259b

Die Vielgestaltigkeit des *Röntgenbildes* wird durch die Form und Strukturveränderungen der Tela ossea im Bereich der Spongiosa und Compacta bestimmt. In den Frühstadien der Erkrankung findet sich eine *schwere Entkalkung* der Knochenmatrix, die circumscript auftritt. Eigenartig ist die dennoch recht erhebliche Stabilität des Knochens, wie eine eigene Beobachtung der Erkrankung am Schädelknochen zeigte (Abb. 259) („Osteoporosis circumscripta cranii" von SCHÜLLER). Auf die Knochenerweichung folgt das Stadium der Sklerose und Dickenzunahme der Knochen durch starke Verkalkung und Apposition. In diesem Stadium nimmt vor allem der *Schädelknochen* ganz eigenartige, bizarre Formen an (Abb. 260). Die Compacta der *Röhrenknochen* kann monströs verdickt

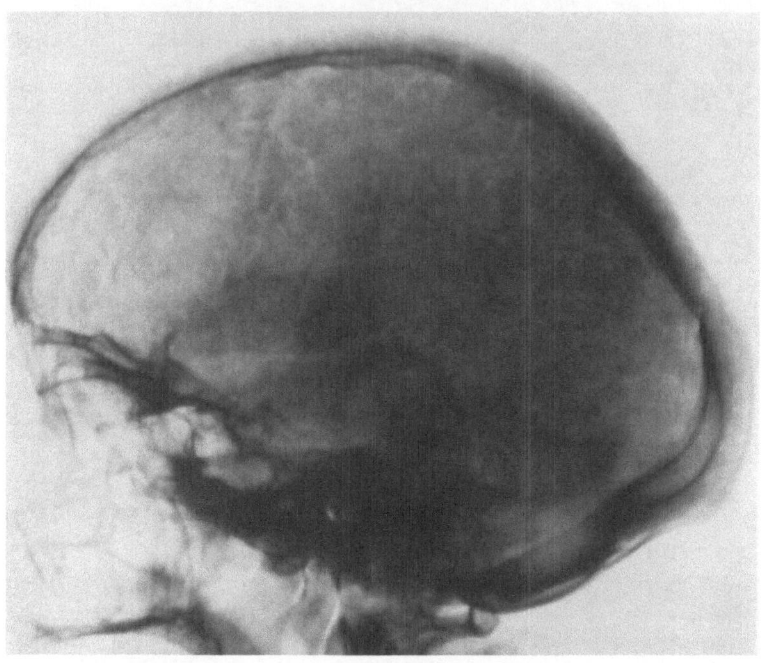

Abb. 260. Anfangsstadium der fleckig-wolkigen Sklerose und Dickenzunahme des Schädelknochens (vorwiegend Os parietale und Os occipitale) im weiteren Verlauf der Transformationsvorgänge des Morbus Paget bei 64jähriger Frau

sein und eine Aufblätterung in der Längsachse des Knochens zeigen, so daß hieraus eine spongiöse Transformation resultiert (Abb. 254). Die Markhöhle ist eingeengt, bleibt jedoch erhalten. Die beschriebenen „cystenartigen Gebilde" entsprechen wahrscheinlich solchen Knochenbezirken die wenig Kalk enthalten und deshalb als „Aufhellung" im Röntgenbild imponieren (Abb. 261). Die spongiösen Bezirke des Knochens erfahren ähnliche Veränderungen, indem neues, dystrophisches Knochengewebe die Hohlräume ausfüllt und zu einer *scheinbaren Verdichtung* des Knochens führt (Abb. 262). Es sind resorptive und produktive Formen unterschieden worden, doch handelt es sich wohl um *verschiedene Stadien* dieser Erkrankung. Die röntgenologisch vermutete Knochenerweichung und Rarefizierung könnte allein durch einen Kalksalzverlust der Knochenmatrix zu verstehen sein, da die kaum schattengebenden Knochenbezirke eine große mechanische Festigkeit besitzen. Besonders deutlich ist dieser Prozeß im Bereich der Schädelkalotte, der Wirbelkörper und der Beckenknochen.

Durch die progredienten Umbauvorgänge im Knochengewebe ist die Belastungsfähigkeit häufig trotz einer erheblichen Volumenzunahme des Gesamtknochens vermindert. Da der Krankheitsverlauf sehr langwierig und schleichend ist, können dann, wenn der Knochen Belastungen schließlich nicht mehr gewachsen ist, innerhalb der Krankheitsherde *Frakturen* auftreten, die wiederum von sklerotischen Bezirken abgelöst werden.

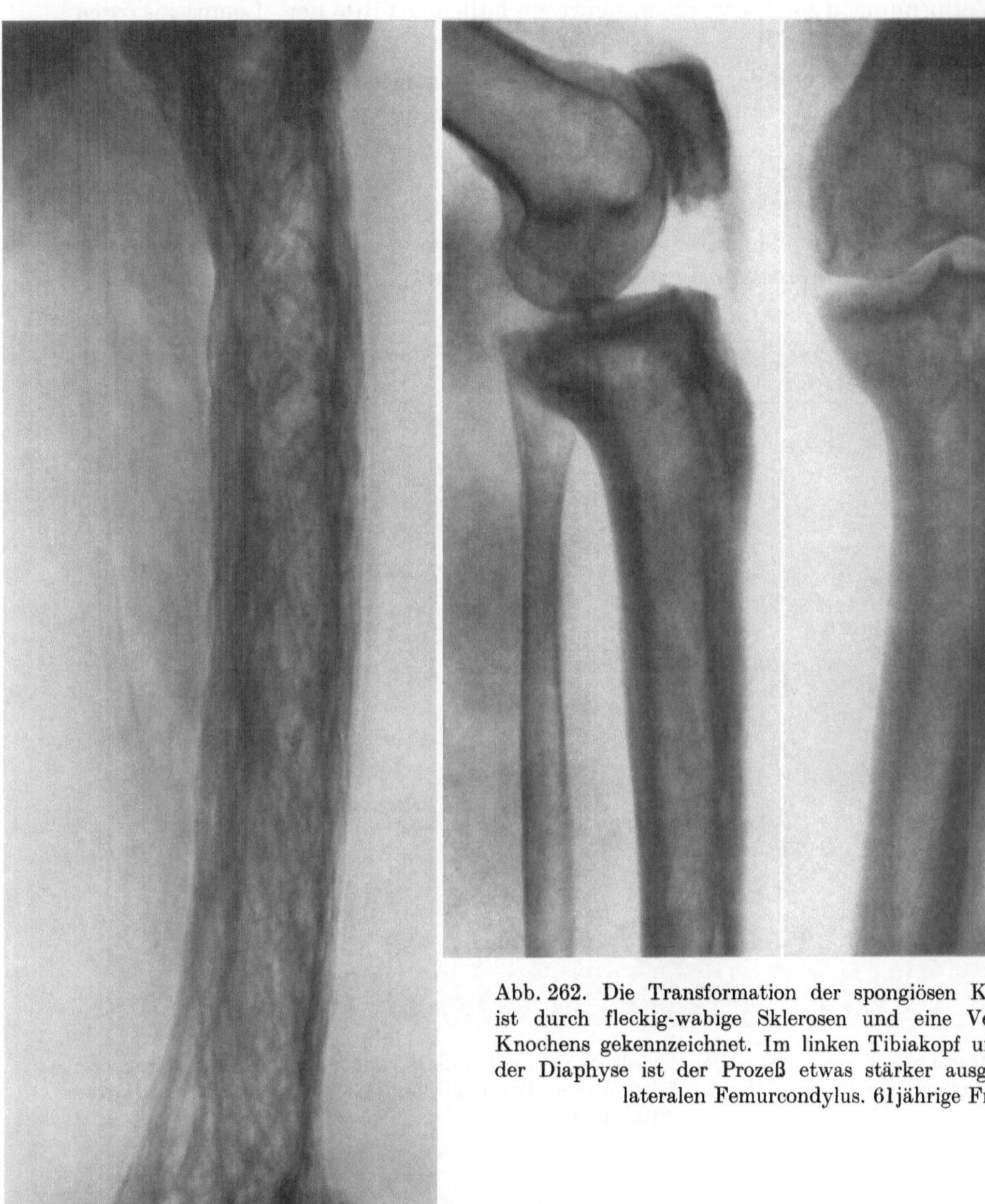

Abb. 262. Die Transformation der spongiösen Knochenpartien ist durch fleckig-wabige Sklerosen und eine Verformung des Knochens gekennzeichnet. Im linken Tibiakopf und im Bereich der Diaphyse ist der Prozeß etwas stärker ausgeprägt als im lateralen Femurcondylus. 61jährige Frau

Abb. 261. Erheblicher Umbau des linken Femur bei fortgeschrittenem Morbus Paget. Die Konturen der erheblich verdickten Diaphysencompacta des verbogenen Knochens sind nur noch angedeutet. Die Aufblätterung und Spongiosierung erfolgt besonders in Richtung der Längsachse und führt zu eigenartig cystischen Formationen. Femur einer 75jährigen Frau

Als Folge von Deformierungen des Skeletes können *eigentümliche Dysproportionen des Körpers* resultieren, der plump und unförmig erscheint. Wirbelfrakturen führen zu einer Größenverminderung, zu einer „Buckelbildung" und zu kyphoskoliotischen Verformungen der Wirbelsäule.

Erkrankungen des Schädels, insbesondere der Knochen des Gesichtsschädels, haben eigenartige Verformungen zur Folge, die in schweren Fällen das Bild der „Leontiasis ossea" oder des „Affenschädels" zeigen.

Obgleich die Knochenveränderungen im Bereich des gesamten Skeletes relativ uniform ablaufen, so sind doch *lokale Unterschiede* im Bereich einzelner Knochen bemerkenswert.

Der *Schädelknochen* zeigt fleckige, manchmal landkarten- oder mosaikartig angeordnete Verdichtungen neben unregelmäßig konturierten Aufhellungsbezirken. Die Gegend der Tabula interna ist meist *erheblich verdichtet*, während die Tabula externa stärker aufgelockert und verdickt ist. Eine Einengung des Schädelinnenraumes kommt selten vor (Abb. 255). Eine basale Impression führt zu neurologischen Symptomen (s. unten), und in

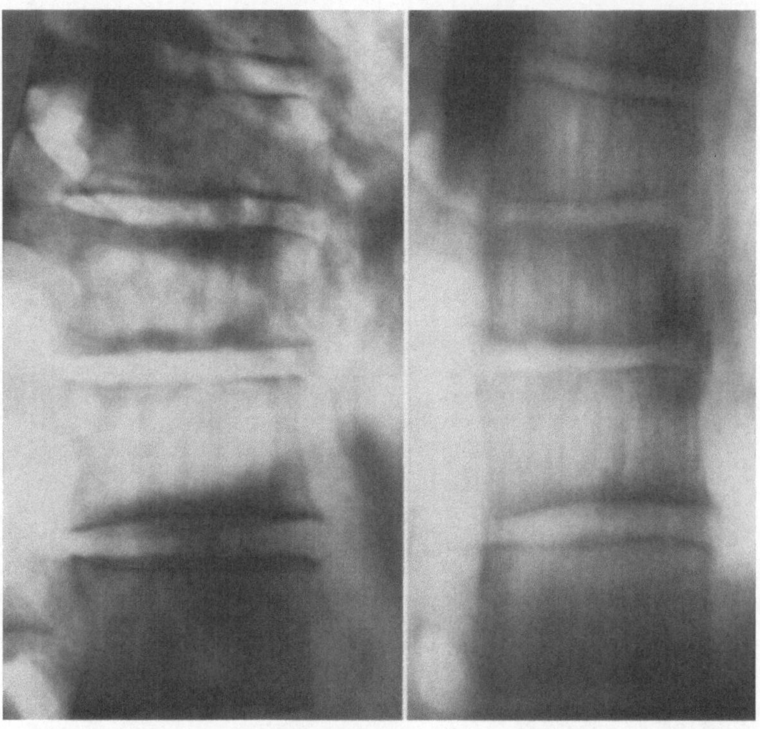

Abb. 263. Grobsträhnige Transformation der Wirbelspongiosa mit Abflachung oder keilförmiger Deformierung im mittleren Abschnitt der BWS bei Morbus Paget. Weitere Herde im Beckenskelet und im rechten Humerus. 61jähriger Mann

den späteren Stadien des Strukturumbaues sind Einengungen der Foramina im Bereich der Schädelbasis möglich.

Die *Wirbelsäule* ist häufiger betroffen und hierbei besonders die untere Lendenwirbelsäule und das Kreuzbein erkrankt. In der Phase des Strukturumbaues, und zwar im Stadium der Entkalkung kann der befallene Wirbelkörper gelegentlich flach oder bikonkav verformt werden (Abb. 263). Als Folge derartiger Wirbelsäulenveränderungen sind Bandscheibenverschmälerungen und nach Zerrüttung der Bandscheibe auch Nucleus pulposus-Hernien vorgekommen (Abb. 264). Ein seltenes Ereignis ist das Vordringen der Paget-Veränderungen in die Bandscheibe selbst, und zwar dann, wenn eine stärkere Vascularisation derselben vorliegt. Unter langsamer Aufhebung der physiologischen Krümmung der Wirbelsäule kann es zu einem Verschmelzen der Wirbelkörper durch partielle Verknöcherung der Bandscheiben kommen. Hierdurch entstehen manchmal dem Bechterew sehr ähnliche Bilder. Später zeigt der Wirbelkörper im Zentrum eine sehr grobmaschige Spongiosatransformation, in der nur einzelne, relativ plumpe Bälkchen stehen

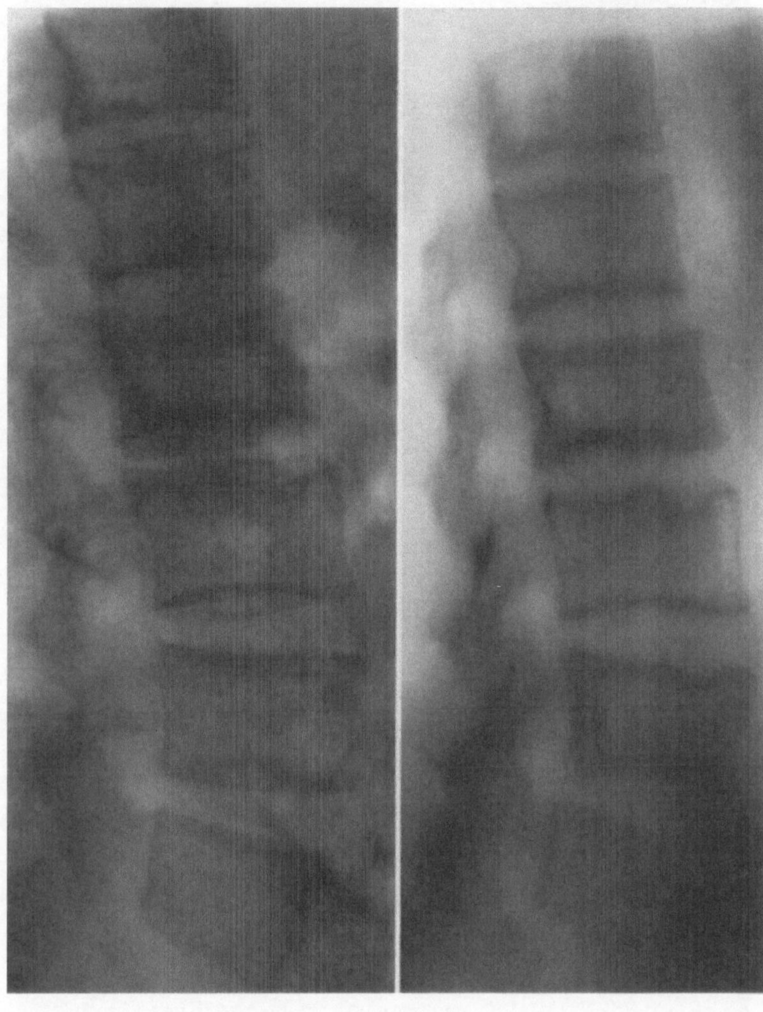

a

Abb. 264a u. b. Transformation der Spongiosa mit beginnender Sklerose im Bereich der Deckplatten, leichter Verformung des 1., 2. und 4. LWK sowie Knorpelknötchen am 3. und 4. LWK. Übersicht und Tomographie der LWS bei 61jährigem Mann (a). Das Überwiegen der sklerotischen Komponente führt zur Eburnisation oder „Elfenbeinwirbeln" bei 52jährigem Mann (b)

bleiben. Infolge der Periostose kommt es zu deutlicher Verdickung der spongiösen Knochen, die bei der *hypertrophischen Atrophie* jedoch nicht die erforderliche mechanische Stabilität garantieren. Knochenneubildungen sind vor allem unterhalb der Deckplatten festzustellen. Eine solche grobsträhnige und meist sklerotische Transformation der Wirbelspongiosa wird bei dem monostischen Befall eines Wirbels (meist im Bereich der Lendenwirbelsäule) die richtige Diagnose eines Morbus Paget erleichtern.

Die recht häufige Erkrankung der *Extremitätenknochen* beginnt in den metaphysären Knochenabschnitten und schreitet gegen den Schaft hin weiter fort. Erst sehr viel später kann auch die Epiphyse mit eingeschlossen werden. Die röntgenologischen Veränderungen sind im Frühstadium oft schwer erkennbar. Kleine, konstante Aufhellungszonen im Knochen, insbesondere in der Spongiosa können als erster Hinweis auf Umbauprozesse beim Morbus Paget gewertet werden. Die Spongiosabälkchen sind manchmal entsprechend der Belastung des Knochens strähnig und faserig transformiert. Die Zone der Corticalis und die Compacta der Diaphysen zeigen Aufblätterung und periostale Appositionen. Im Bereich des Femurhals- und Schaftgebietes sind hirtenstabartige Verbiegungen vor-

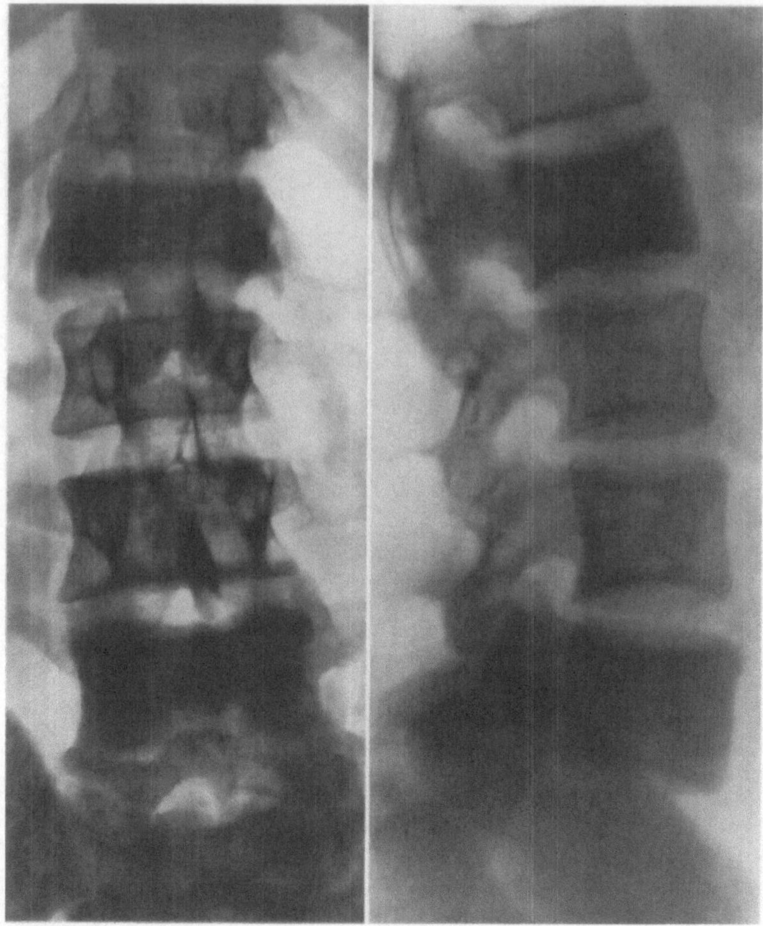

Abb. 264b

gekommen. Derartig starke Deformierungen des Knochens sprechen für die primäre Erweichung in den ersten Phasen der Erkrankung. Die *Art der Verbiegung* ist charakteristisch. So wird der Femurknochen nach lateral, die Tibia nach ventral (Abb. 265) und der Radius nach lateral verbogen. Auch der Humerus zeigt Verbiegungen, die nach lateral am deutlichsten auftreten. Stärkere Deformierungen des Knochens können zu Funktionsstörungen Anlaß geben. Die *Markhöhle der erkrankten Knochen* ist im Frühstadium (Resorptivstadium) als Folge der Hyperplasie des fibrösen Gewebes *scheinbar erweitert*. Im Spätstadium kommt es auf Grund unregelmäßiger Verkalkungen des fibrösen Gewebes zu einer Obliteration der Markhöhle.

Im Bereich des *Beckenskelets* sind neben charakteristischen Transformationen der Spongiosa (Abb. 266) Verformungen des Beckens im Sinne der Kartenherzform beschrieben worden. Die Erweichung des Beckenknochens (Abb. 267) führt zu doppelseitigen Hüftgelenkveränderungen durch eine Protrusio acetabuli, und es entsteht der Eindruck, als ob die Femurköpfe sich in das kleine Becken „vorstülpen" (Braun). Eine solche Situation kann schwere Funktionsstörungen der Gelenke zur Folge haben. Der Femurkopf kann vollkommen intakt sein. — Das Schambein erkrankt zuerst und bevorzugt.

Besonderer Erwähnung bedürfen die an den Röhrenknochen häufig auftretenden *Spontanfrakturen*. Die statisch-mechanische Minderwertigkeit des Paget-Knochens erklärt diese besondere Form der Zerrüttungsfrakturen oder „Umbauzonen". Der im Frakturbereich neu entstandene „Callusknochen" ist im Sinne des Morbus Paget umgebaut und

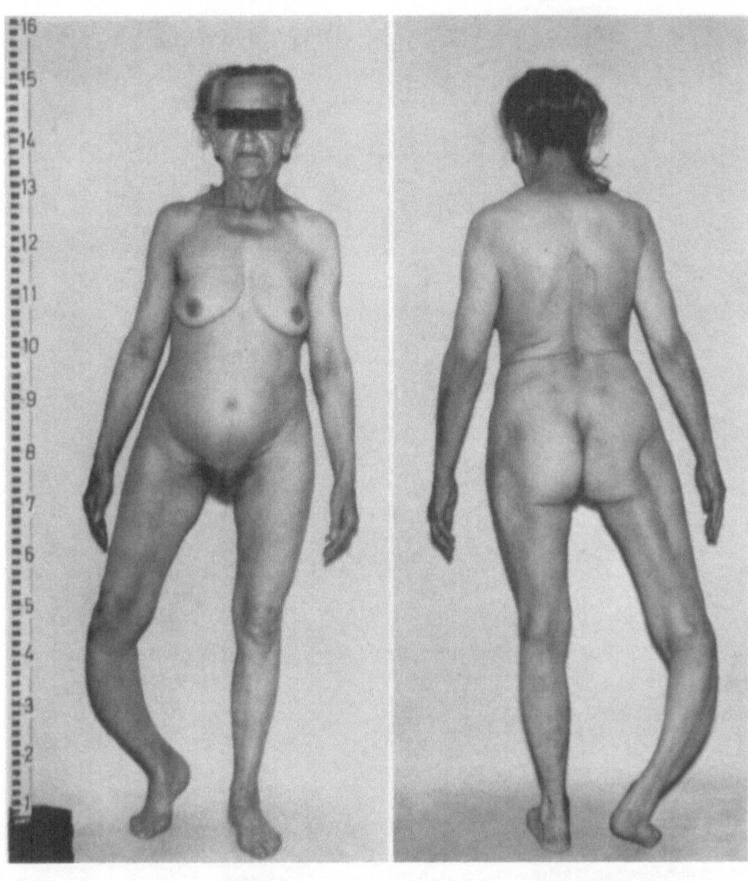

a

Abb. 265a—c. Fortgeschrittener Prozeß der Transformation mit pseudocystischen Aufhellungen und erheblicher Sklerose sowie Verdickung der Diaphysencompacta der rechten Tibia, die eine deutliche Verbiegung erkennen läßt (b). Auf der linken Seite weist die Tibia lediglich eine leichte Compactaverdickung in Schaftmitte auf (c). Die Deformierung des rechten Unterschenkels hat eine Einschränkung der Funktion der Extremität zur Folge (a). 68jährige Frau

verändert. Von LOOSER wird als besonderes Kennzeichen die Erweiterung der Haversschen Kanäle zu Spalten hervorgehoben, die mit fibrösem Mark angefüllt seien. Histologische Untersuchungen von SCHMORL ergaben im Bereich der röntgenologisch aufgehellten „Umbauzonen" einen Schwund des normal kalkhaltigen lamellös gebauten Knochengewebes und einen Ersatz durch wenig kalkhaltigen oder kalklosen Bindegewebsknochen. Im Frakturcallus finden sich größere Lacunen und Inseln osteoiden Gewebes sowie recht voluminöse Osteocyten. Diese „Pseudofrakturen" bleiben merkwürdigerweise längere Zeit bestehen, woraus auf eine Störung der Heilungsvorgänge geschlossen wurde. Gegen diese Vorstellung spricht die *gute Heilungstendenz von Spontanfrakturen* beim Morbus Paget. Die häufigste Lokalisation dieser Frakturen sind der Femur, die linke Tibia (die rechte sei nur gelegentlich befallen), das Beckenskelet und die Wirbelsäule.

Unter den *klinischen Symptomen* stehen als Frühbefund die *rheumatischen Beschwerden* im Vordergrund. Sie werden oft das erste Zeichen einer häufig bereits fortgeschrittenen Erkrankung des Knochens sein. Später kann durch Deformierungen des Skeletes eine Fülle von Beschwerden ausgelöst werden. Kopfschmerzen und die Beobachtung des „Zukleinwerden des Hutes", Rückenschmerzen und ischialgiforme Beschwerden kommen als Frühsymptome vor. Eine stärkere Vorwölbung der zusammengesinterten Wirbelkörper nach dorsal kann zu Lähmungen Anlaß geben. Sehr selten sind Rückenmark-

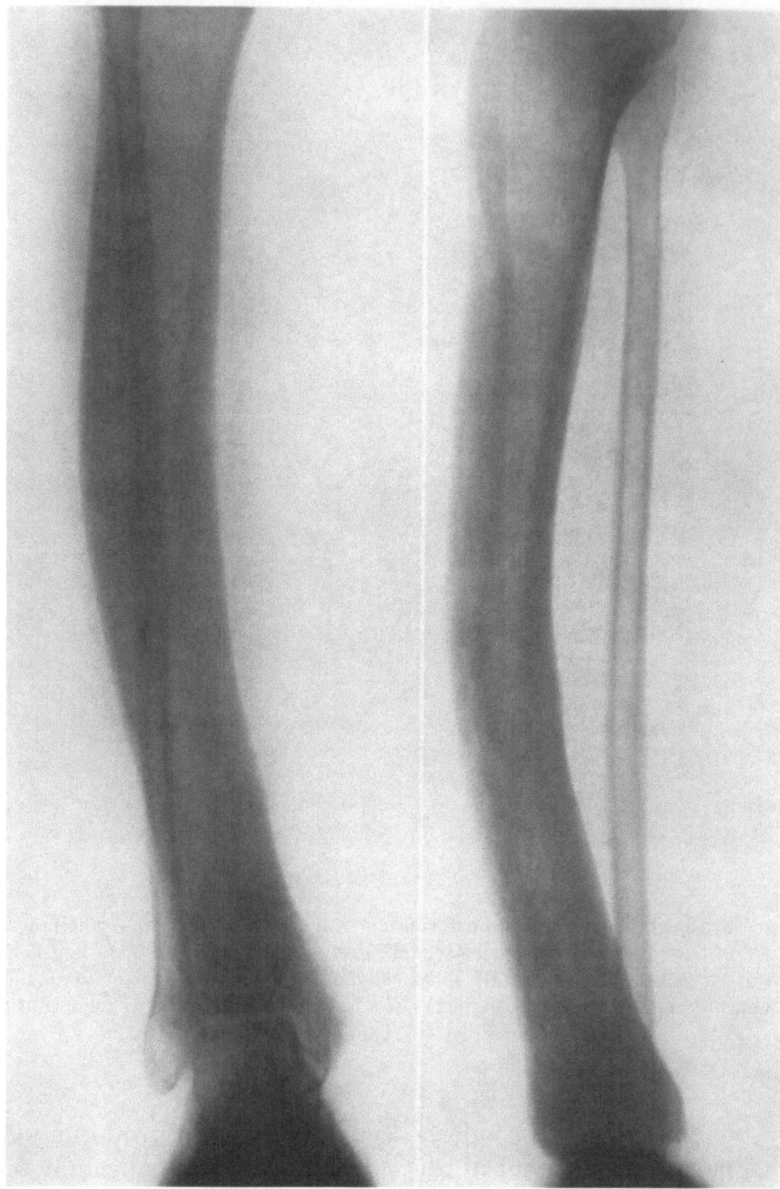

Abb. 265 b

kompressionen, die durch eine Laminektomie operativ behandelt werden sollten (LATIMER, WEBSTER und GURDJIAN). Die Erkrankung der Schädelbasis führt in schweren Fällen zur „basalen Impression" (s. hierzu S. II,651 und SCHMIDT und FISCHER). Das weibliche Geschlecht ist häufiger betroffen. Nicht immer sind neurologische Symptome bei einer „basalen Impression" festzustellen. Kopfschmerzen, Schwindelgefühl und Hirndruckerscheinungen bei einem Hydrocephalus internus sind nicht selten, während eine zunehmende Hörverschlechterung bis zur Taubheit, Sehstörungen, Augenmuskellähmungen und Exophthalmus nur bei hochgradigen Veränderungen auftreten. Es ist auch über eine völlige Erblindung berichtet worden. Ein Fortschreiten der basalen Impression ist nur selten beobachtet worden. Das Auftreten bedrohlicher klinischer Symptome macht die chirurgische Intervention notwendig, die eine Erweiterung des Foramen occipitale oder eine Entfernung des Atlasbogens anstreben muß (STEMMERMANN).

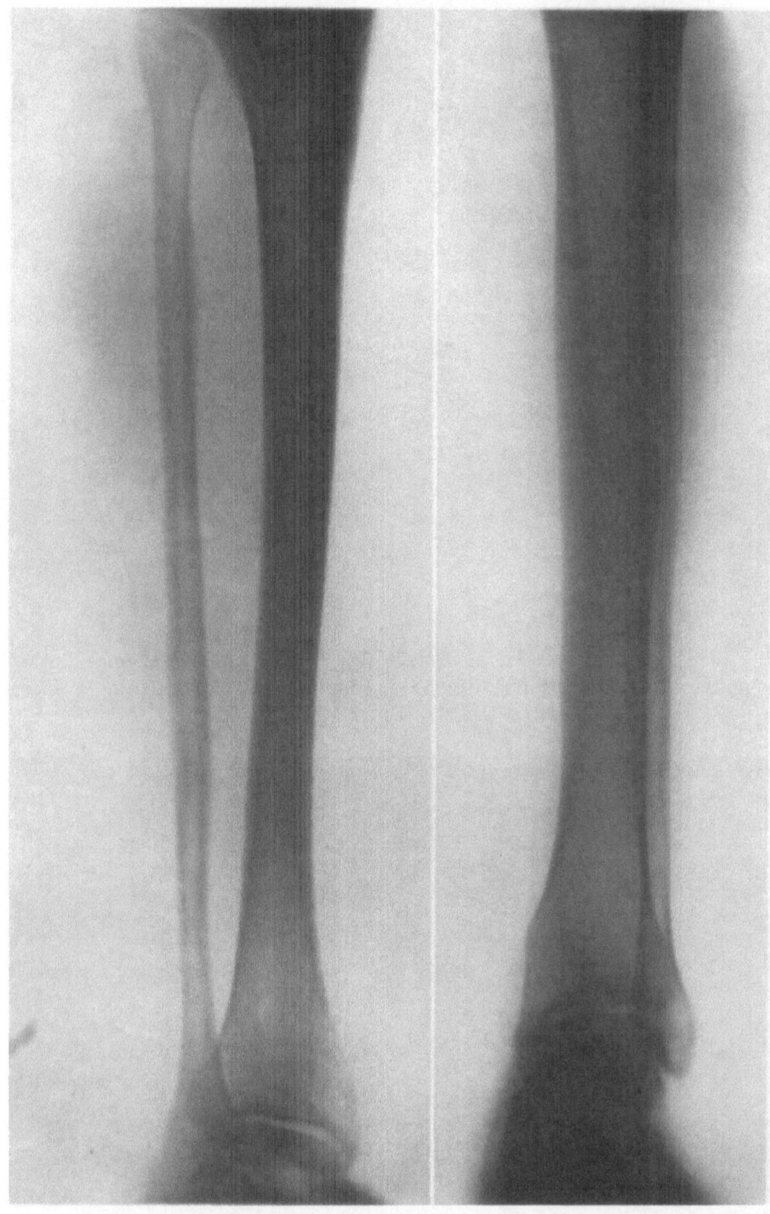

Abb. 265 c

Untersuchungen über die Häufigkeit der basalen Impression und der Platybasie beim Morbus Paget haben POPPEL, JACOBSON, DUFF und GOTTLIEB durchgeführt. Sie fanden in mehr als 30% der Erkrankungen des Schädelskeletes eine basale Impression. Auf der seitlichen Aufnahme des Schädels läßt sich dieser Befund dadurch verifizieren, daß die „Chamberlainsche Linie" (Verbindungslinie zwischen dem hinteren Ende des harten Gaumens und dem Rand des großen Hinterhauptsloches) zur Spitze des Dens epistrophei in Beziehung gesetzt wird. Der Dens überragt diese Linie bei einer basalen Impression deutlich. Zur besseren Durchführung der Messungen wird die Tomographie empfohlen.

Eine vorübergehende Besserung klinischer Symptome ist nach *Röntgenbestrahlungen* bekannt geworden.

Die *Laboratoriumsuntersuchungen* ergeben beim Morbus Paget meist keine groben krankhaften Befunde. Der Serumcalciumspiegel kann bei den polyostischen Formen erniedrigt sein. Das anorganische Phosphat ist annähernd normal. Die Serumphosphatase

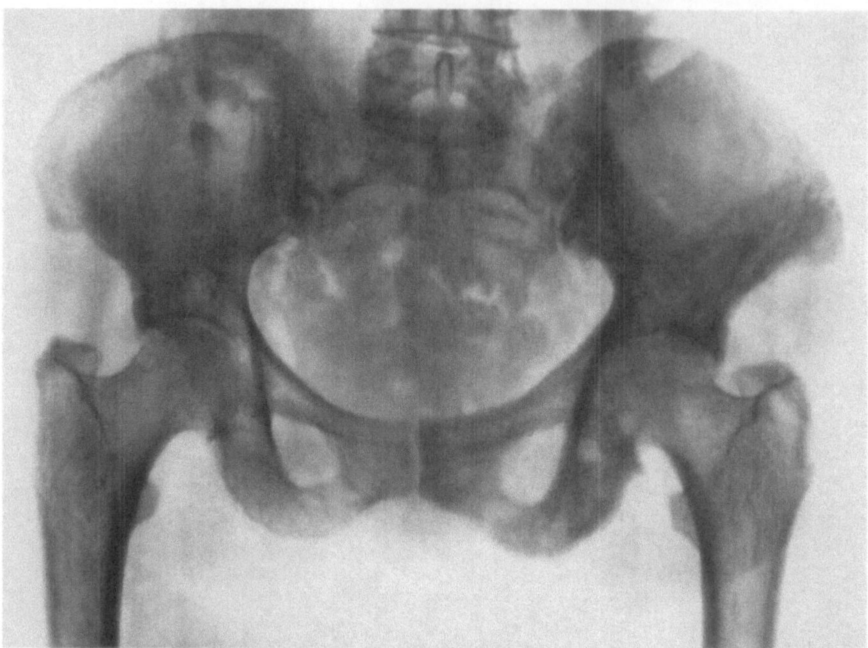

Abb. 266. Strukturumbau der linken Beckenschaufel sowie des Scham- und Sitzbeines links. Beginnende Transformation der Spongiosa des rechten Pfannendaches. An den übrigen Knochen sind gröbere, makroskopisch nachweisbare Herde nicht erkennbar. 56jährige Frau

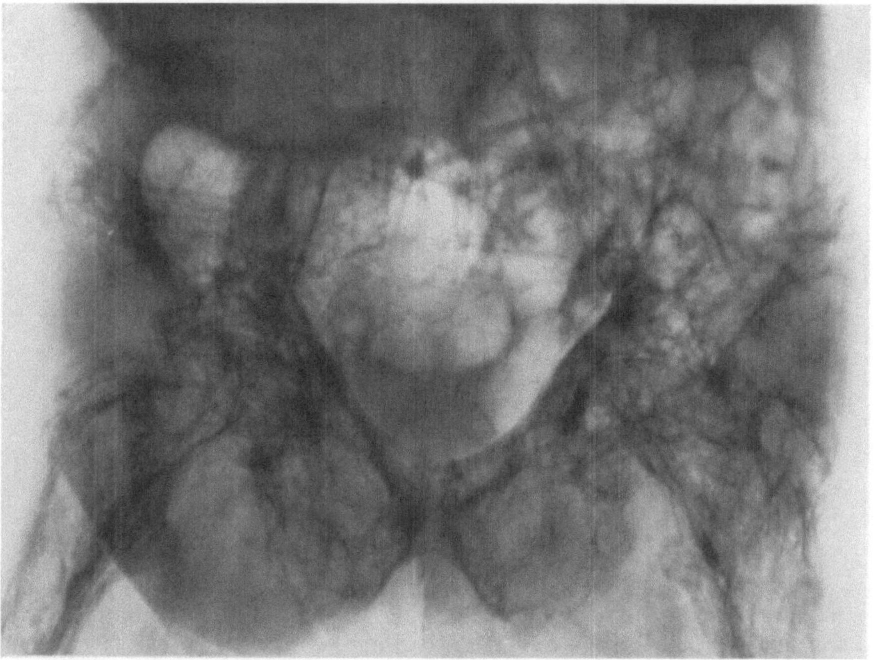

Abb. 267. Ungewöhnlich hochgradiger Umbau des Beckenskelets und beider Femurknochen bei Morbus Paget. Beginnende Protrusio acetabuli mit schweren arthrotischen Veränderungen der Hüftgelenke und weitgehender Funktionseinschränkung. 75jähriger Mann

kann über Jahre konstant stark erhöht sein. Bei manchen Kranken ist neben dem Anstieg der alkalischen Phosphatase ein Abfall der α-Globuline festzustellen.

Beim Morbus Paget wird hin und wieder ein Diabetes festgestellt. Das Vorkommen von Gallensteinen und Nierensteinen ist nicht selten (KIENBÖCK, GOLDSTEIN und ABESHOUSE u. a.).

Die *röntgenologische Differentialdiagnose* ist ebenso wie die klinische Differentialdiagnose nicht schwierig. In erster Linie sollte die Osteodystrophia fibrosa generalisata Recklinghausen beachtet werden. Der Blutchemismus ist von differentialdiagnostisch entscheidender Bedeutung. Ferner kommt die Skeletcarcinose, insbesondere beim Prostatacarcinom in Betracht. Das Prostatacarcinom verursacht, ebenso wie andere osteoplastische Carcinommetastasen, eine diffuse Strukturumwandlung des Knochens mit Betonung der Sklerose. Die Formveränderungen, wie sie beim Morbus Paget vorkommen, fehlen. Weiter muß die fibröse Knochendysplasie differentialdiagnostisch abgegrenzt werden, doch weist diese keinerlei periostale Knochenappositionen auf. Ferner sind differentialdiagnostisch abzugrenzen die chronische Form der Osteomyelitis (insbesondere die Osteomyelitis albuminosa), die Knochentuberkulose und die tertiäre Form der Lues. Sarkomatöse Erkrankungen des Knochens, die Marmorknochenkrankheit und die sklerotische Form des Knochenhämangioms dürften keine differentialdiagnostischen Schwierigkeiten bereiten. Nach Knochenbrüchen kann ein Paget-ähnlicher Knochenumbau im Frakturgebiet auftreten, doch dürfte der umschriebene Prozeß als Sonderform einer Frakturheilung differenziert werden können.

Die *Prognose* der Erkrankung ist im allgemeinen nicht ungünstig. Der Verlauf des Morbus Paget ist langsam. Das Auftreten von Riesenzelltumoren im Bereich eines an Paget erkrankten Knochenbezirkes ist möglich. Über das Auftreten eines Riesenzelltumors im Bereich der Maxilla haben SHKLAR und MEYER berichtet. Die Entstehung eines *osteogenen Sarkoms* auf dem Boden eines Morbus Paget ist nicht allzu selten.

Unter 689 Krankheitsfällen fand PYGOTT dreimal eine sarkomatöse Entartung. SHERMAN und SOONG konnten bisher über 100 Fälle eines osteogenen Sarkoms bei Morbus Paget zusammentragen und 21 eigene Beobachtungen hinzufügen. Das männliche Geschlecht ist häufiger betroffen. Die Ursache der Sarkomentstehung bleibt unbekannt. Durch Umwandlung des fibrösen Markes in ein zellreiches, spindelzelliges Gewebe soll eine Art präsarkomatöser Vorstufe entstehen (SPEISER und v. ALBERTINI). Eine *polyostische Sarkomentstehung* ist beschrieben worden. Das osteogene Sarkom ist beim Morbus Paget etwa 30mal häufiger anzutreffen als auf dem Boden des gesunden Knochengewebes. v. ALBERTINI spricht von einer Präsarkomatose, und RÖSSLE meint, daß die „chronische Entzündung" zu einer malignen Entartung des Knochengewebes prädisponiere.

Die *Paget-Sarkome* stellen keine einheitliche, in ihrem morphologischen Aufbau klar definierte Tumorart dar, sondern *weisen verschiedenartige Strukturen* auf. Es sind Osteosarkome, Fibrosarkome und Chondrosarkome beschrieben worden. Gröbere Defektbildungen im Paget-Knochen sowie Spontanfrakturen sind immer verdächtig auf eine Neubildung. Die *Metastasierung* der osteogenen Sarkome ist recht ausgedehnt und erfolgt nicht nur in das Skelet, sondern in die Lunge und später in andere Organe. Lediglich die radikale operative Entfernung des Tumors hat Erfolg und kann einen raschen letalen Verlauf beeinflussen. Die *Strahlenbehandlung* kann eine Metastasierung des osteogenen Sarkoms nicht verhindern (MAURER). Das „Paget-Sarkom" kommt im Bereich des gesamten Skeletes vor und verschont auch den Schädelknochen nicht.

III. Die Urticaria pigmentosa
(Mastocytose)

Die Urticaria pigmentosa — erstmalig 1869 von NETTLESHIP beschrieben — ist eine zwar nicht allzu häufige, den Dermatologen jedoch wohlbekannte *chronische Dermatose* mit schmutzig-gelblichbraunen, stecknadelkopf- bis fingernagelgroßen Flecken oder flachen Infiltraten. Sie finden sich in wechselnder Zahl am Stamm und an den Extremitäten, einzeln stehend, aber auch konfluierend. Die Erkrankung verdankt ihren Namen dem etwas eigenartigen Verhalten der Efflorescenzen, die auf mechanischen Reiz hin einen urticariellen Charakter annehmen können, stark jucken und infolge der Hyperämie einen satt braun-roten Farbton bekommen. Hin und wieder kommt es zu hämorrhagischen Erscheinungen mit purpuraähnlichem Bild und neben Quaddelbildungen zur Entwicklung von Blasen.

Histologisch finden sich dichte Mastzellen-Infiltrate in den oberen Coriumschichten und in der Subcutis. Die Hautsymptome werden durch charakteristische Eigenschaften der Mastzellen verständlich. Einmal gehören sie zu den histaminreichsten Zellen des Körpers, und bei der Hautreizung wird Histamin in Freiheit gesetzt, wodurch Quaddel- und Blasenbildungen verständlich werden. Zweitens sind die Mastzellen in der Lage, Heparin zu bilden und zu speichern, wodurch eine Hyperheparinämie auftritt, die auf die Blutgerinnung einen Einfluß hat und welche die hin und wieder auftretenden purpuraähnlichen Hauterscheinungen erklärt.

Über ein *familiäres* Vorkommen der Urticaria pigmentosa haben DIAMOND und GROSS berichtet.

Die Urticaria pigmentosa wurde bisher immer als eine Hauterkrankung angesehen, doch sprechen die Untersuchungsergebnisse der letzten Jahre dafür, daß eine *Allgemeinerkrankung* vorliegt. Im Bereich der verschiedensten inneren Organe, vor allem im Knochenmark sind Mastzellen gefunden worden und eine nähere Analyse der Veränderungen der Blutgerinnung ergab sehr komplexe, zum Teil noch nicht völlig geklärte Ursachen der Gerinnungsstörung. Bei einem Teil der Fälle fanden sich eine geringfügige Verlängerung der Gerinnungszeit, eine Verminderung des Prothrombin-Verbrauches, eine stärkere Herabsetzung der Heparintoleranz und eine Verschiebung der Heparin-Protamin-Titration (DEUTSCH, ELLEGAST und NOSKO). Die Kombination einer Urticaria pigmentosa mit einer Polycythaemia vera konnten DIAMOND und GROSS beobachten und meinen, daß die Mastzellenproliferation der Urticaria pigmentosa zu einer Stimulierung der multipotenten Stammzellen führt, die wiederum eine Proliferation des erythropoetischen Systems induziert. Das weiße Blutbild war bis auf eine Leukocytose mit einer Monocytose von 9—21% unauffällig. Bemerkenswert war eine Proteinurie.

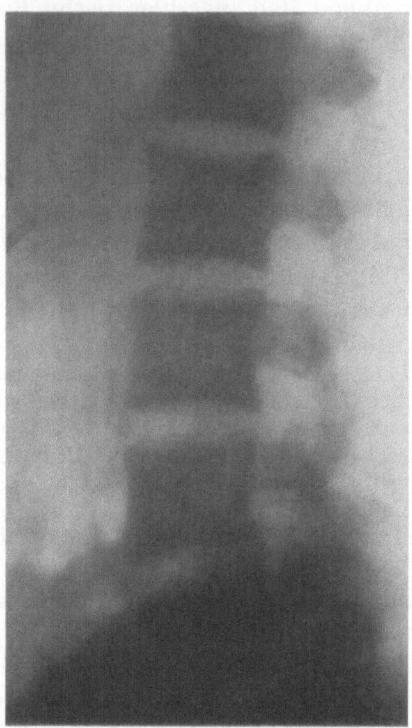

Abb. 268. Generalisierte Spongiosklerose bei Urticaria pigmentosa, die am deutlichsten im Bereich der Wirbelsäule erkennbar ist. Die Knochenbälkchen sind so stark verdickt, daß im Summationsbild die Strukturen nicht mehr erkennbar sind. 53jährige Frau. (Beobachtung von BÜRGEL und OLEK.) Die Erkrankung ist seit 20 Jahren bekannt. Rötlich-braune, fleckige z.T. konfluierende und erhabene Pigmentierung über den ganzen Körper. Histologisch (PE der Bauchhaut) Infiltrate aus Mastzellen entlang der Gefäße von Corium und Subcutis, sowie starke Pigmentierung der Basalzellen der Epidermis

Die Urticaria pigmentosa findet sich bei Kindern, doch wurde sie auch im Erwachsenenalter vermehrt beobachtet. Die Erkrankung kann bald nach der Geburt auftreten und um das 8.—10. Lebensjahr allmählich wieder verschwinden.

Neben den Krankheitserscheinungen der Haut sind auch Leber- und Milzvergrößerungen, Lymphknotenschwellungen und gastrointestinale Störungen beschrieben worden. Auf eine *Beteiligung des Skeletsystems* haben erstmalig SAGHER und SCHORR hingewiesen. Nicht in jedem Falle einer Urticaria pigmentosa können röntgenologisch Knochenveränderungen festgestellt werden. Unter 52 Kranken fanden SAGHER und SCHORR in 19 Fällen, DEUTSCH, ELLEGAST und NOSKO unter 8 Patienten nur einmal, und GRUPPER und SOBEL unter 9 Patienten nur dreimal eine Skeletbeteiligung. Eine zusammenfassende Übersicht der röntgenologisch erkennbaren Skeletveränderungen finden wir im deutschen Schrifttum bei BÜRGEL und OLECK.

Die *röntgenologisch erkennbaren Knochenveränderungen* lassen sich in zwei Gruppen zusammenfassen, die als Ausdruck verschiedener Stadien der in Schüben ablaufenden Erkrankung angesehen werden können:

1. Endostale, meist *multiple Verdichtungen* der spongiösen Knochenbezirke, die unterschiedlich konfiguriert und unregelmäßig angeordnet sind, und Verdickungen der Compacta der Röhrenknochen. Diese Befunde erinnern an Enostome, Compactainseln, Infarkte des Knochens und generalisierte Hyperostosen (Abb. 268).

2. *Strukturauflockerungen* im Sinne einer grobsträhnigen Porose bis zu multiplen osteolytischen Aufhellungen (CAPLAN), die durch endostalen Knochenabbau hervorgerufen werden sollen.

Es sind aber auch *Mischformen einer Osteosklerose und Osteolyse* beschrieben worden, die nebeneinander generalisiert und lokalisiert im Skelet vorkommen können. Im Wachstumsalter können bei der Urticaria pigmentosa im Bereich der Wachstumsfugen Frakturen mit Epiphysenlösung auftreten (ASBOE-HANSEN).

Die *Strukturverdichtungen* des Knochens sind *generalisiert* und meist symmetrisch angeordnet zu finden (BÜRGEL und OLECK), kommen aber auch *lokalisiert* vor (DEUTSCH, ELLEGAST und NOSKO) und erinnern manchmal an das Bild eines Knocheninfarktes (CLYMAN und REIN). Unregelmäßig verteilte, stippchenförmige Verdichtungsherde in der Schädelkalotte und im Schulterblatt, eine Verdickung des Schädeldaches, eine Sklerose der Lendenwirbelkörper und des Beckens sind in der ersten Mitteilung von SAGHER und SCHORR beschrieben worden. Verdickungen der Diaphysencompacta können zu Einengungen des Markraumes führen.

Neben Verdichtungen und Verdickungen des Knochens sind *disseminierte, kleine kalkarme Bezirke* gefunden worden, wie sie auch beim Myelom vorkommen. CALNAN beobachtete rundliche Defekte von maximal 1 cm Durchmesser auch im knöchernen Schädel. REILLY, SHINTANI und GOODMAN fanden eine Osteoporose mit Paget-artiger Verdickung der Trabekel an Schädel, Becken, Rippen und Armknochen.

Die wenigen bisher vorliegenden *Sektionsbefunde* ergaben eine *ausgedehnte Myelofibrose und Myelosklerose*. Histologisch wurden Granulombildungen bei deutlicher Vermehrung der Mastzellen nachgewiesen (STARK, VAN BUSKIRK und DALY). Besonders eindrucksvoll waren diese Bezirke in den Metaphysen der langen Röhrenknochen und in den Rippen. Es war eine Verminderung der Trabekelzahl, eine Vergrößerung der intratrabekulären Räume, daneben aber Strukturverdichtungen der einzelnen Trabekel und daraus resultierend ein netzartiges Bild zu beobachten. Die Strukturveränderungen zeigen deutlich eine Dynamik und können zunehmen. Terminal wurden auch Veränderungen im Sinne einer monocytären Leukämie gefunden (SCHORR, SAGHER und LIBAN). Nach unserem heutigen Wissen liegt eine Vermehrung der Mastzellen in *solchen* Geweben vor, in denen diese Zellen auch normalerweise vorkommen. Es liegt eine Hyperplasie, nicht eine Metaplasie vor. Bisher konnten auch nur Veränderungen der sessilen Gewebsmastzellen gefunden werden, während eine Blutbasophilie in der Regel nicht vorkommt. REMY weist mit Recht darauf hin, daß sich diese Erkrankung unter der Bezeichnung Urticaria pigmentosa nicht ausreichend einordnen läßt. Er sieht in ihr eine Systemerkrankung und schlägt in Übereinstimmung mit HISSARD die Bezeichnung *Mastocytose* vor.

Die Knochenveränderungen können mit *rheumatischen Schmerzen* wechselnder Stärke einhergehen. Diese *klinische Symptomatik* weist auf die Dynamik des Krankheitsprozesses hin. In dem besonders eindrucksvollen Fall von BÜRGEL und OLECK standen bei dem 53jährigen Patienten auch Symptome von seiten des Magen-Darm-Kanals (beschleunigte Dünndarmpassage, Durchfälle und Subacidität), der Leber und der Milz im Vordergrund. Lymphknotenschwellungen wurden nicht gefunden. Die Plasmaproteine waren unauffällig, das periphere Blutbild und Sternalmark waren normal. Im Verlaufe der Erkrankung war zeitweise eine beträchtliche Verzögerung der Blutgerinnung zu finden. Die Blutungszeit war nicht verlängert, es fanden sich normale Plättchenzahlen, normales Fibrinogen und eine regelrechte Prothrombinzeit. Die alkalische Serumphosphatase war gering erhöht.

Die Knochenveränderungen bei der Mastocystose sind infolge großer Variabilität des Krankheitsgeschehens *differentialdiagnostisch* gegen zahlreiche Erkrankungen abzugrenzen. Die lokalisierten Sklerosen müßten gegen die Osteopoikilie und eine Knochenmetastasierung abgegrenzt werden. Die generalisierten, ausgedehnten Sklerosen können mit einer Marmorknochenkrankheit sowie Osteosklerosen bei Blutkrankheiten, insbesondere der Osteomyelosklerose verwechselt werden. Ferner muß an chronische Intoxikationen durch Phosphor, Fluor und Strontium gedacht werden. Die Destruktionen sowie Transformation der Spongiosa sind gegen das Myelom und Metastasen osteolytischen Typs abzugrenzen. Von entscheidender Bedeutung ist daher die Kenntnis der Hauterkrankung.

IV. Periostale Dysplasien und Periostosen

Das Periost überzieht als „Knochenhaut" den spongiösen und kompakten Knochen mit Ausnahme solcher Zonen, die von Knorpel bedeckt sind, also die artikulierenden Flächen darstellen. Nach dem feingeweblichen Aufbau ist das Periost eine fibröse, sehr gefäßreiche, wenig dehnbare Bindegewebshülle, die als Grenzschicht zwischen dem Knochen und den umgebenden Weichteilen liegt. Eine große Zahl von Erkrankungen des Knochens unterschiedlicher Genese lassen eine *Mitreaktion des Periostes* erkennen. Diese kann im Stadium der Verkalkung oder Verknöcherung neugebildeten Knochens bei geeigneter Projektion auch im Röntgenbild dargestellt werden.

Das gesunde Periost induziert keinen Schatten im Röntgenlicht, und selbst ein frisches subperiostales Hämatom ist nicht nachweisbar. Meist liegt unter dem Periost die dünne, scharf begrenzte Corticalis oder die periphere Schicht der Diaphysencompacta. Im Bereich der spongiösen Knochen kann die Corticalis auch fehlen, so daß die Knochenbälkchen bis an das Periost heranreichen. Die Außenkontur eines solchen Knochens kann dann uneben erscheinen und den Verdacht auf ein krankhaftes Geschehen erwecken. Eine periostale Knochenneubildung als Folge einer Erkrankung ist anfangs locker, ohne eigentliche Knochenstruktur und stellt sich frühestens in der 3. Woche dar. Erst langsam bilden sich gerichtete Bälkchen (auch „Spiculae" genannt) oder zwiebelschalenartige Appositionen, die geschichtet vorkommen und zur Ausbildung von Osteophyten führen können. Häufig sind Periostappositionen und Osteophyten *vorübergehende reaktive Bildungen*, die keine Verdickung von Corticalis oder Compacta hinterlassen, sondern nach Abklingen der Reaktion wieder abgebaut werden und verschwinden können. In späterer Zeit sind daher nur bei wenigen Erkrankungen bleibende Verdickungen oder Deformitäten eines Knochens als Folgezustand nachweisbar.

Neben den bekannten Periost-Reaktionen bei entzündlichen Erkrankungen oder primären und sekundären Tumorleiden des Knochens sind eine Reihe *pathogenetisch noch völlig unklarer Veränderungen* bekanntgeworden, die in unser bisheriges Schema der Knochenerkrankungen schwer einzuordnen sind. Zunächst sollen diese als eine besondere Gruppe der Dysostosen angesehen werden und den heute nicht mehr unbekannten Periostosen oder Periostitiden an die Seite gestellt werden. Nicht immer sind die Erkrankungen des Periostes lediglich eine Lokalreaktion auf ein pathologisches Geschehen in der unmittelbaren Nachbarschaft, wie z.B. bei der Tuberkulose, der Lepra, der Aktinomykose, dem Ewing-Sarkom u.a. Es kommen auch polyostische oder generalisierte Periostosen vor. Eine polyostische Erkrankung oder Mitreaktion des Periostes ist bei Vitaminstoffwechselstörungen (Hyper- und Avitaminosen), Toxikosen, Blutkrankheiten, Thesaurismosen, der Lues und vielen anderen Erkrankungen bekannt geworden und in diesem Buch an entsprechender Stelle abgehandelt. Nachfolgend sollen daher nur solche Erkrankungen oder Mitreaktionen des Periostes bekannter und unbekannter Genese berücksichtigt werden, die als Periostose oder Periostitis nicht mehr unbekannt sind.

1. Ostéoarthropathie hypertrophiante pneumonique

(Osteopathia hypertrophicans toxica, Pierre-Mariesche oder Bambergersche Krankheit)

Durch die Arbeiten von P. MARIE (1890) und E. BAMBERGER (1891) wurde eine meist symmetrisch auftretende Knochenveränderung bekannt, die im Verlaufe der verschieden-

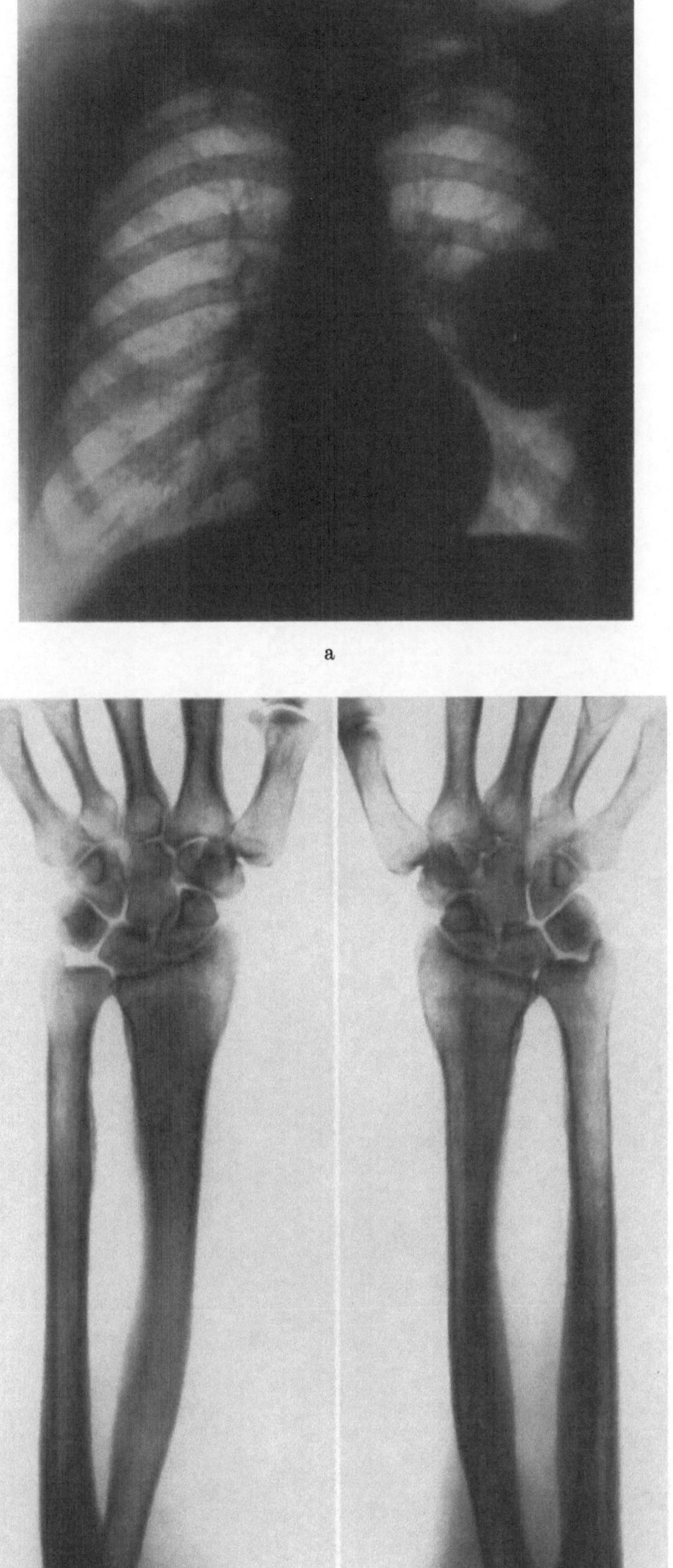

a

b

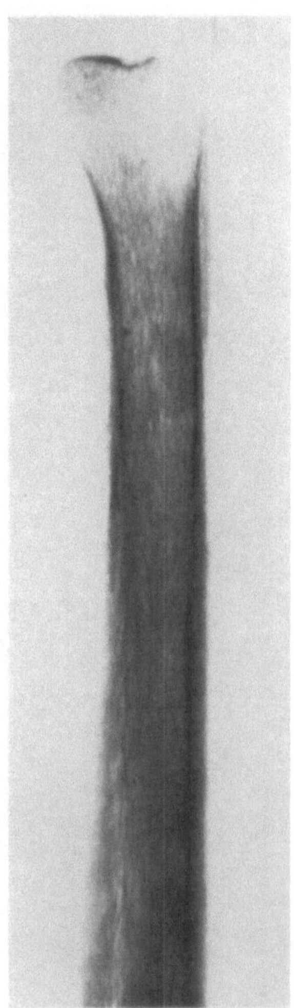

c

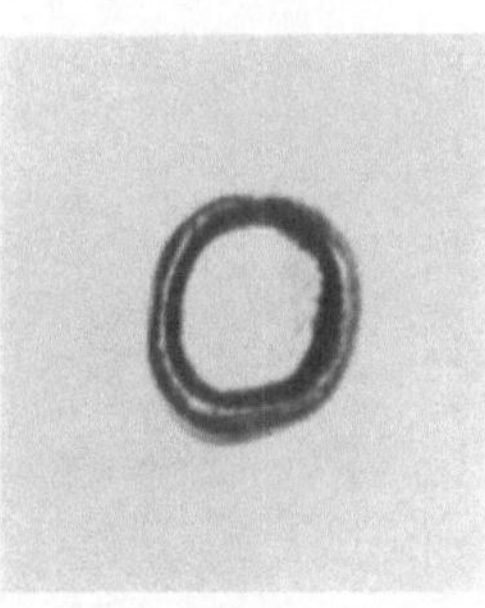

d

Abb. 269a—d. Osteopathia hypertrophicans toxica bei Plattenepithel-Ca der linken Lungenhälfte (a). 57jähriger Mann. Die periostalen Auflagerungen im Bereich der Unterarmknochen sind annähernd symmetrisch ausgebildet (b) und im Röntgenbild des Sektionspräparats besonders deutlich erkennbar (c). Die zwiebelschalenartige Schichtung der periostalen Knochenneubildung kommt auf dem Röntgenbild des Querschnitts sehr gut zur Darstellung (d)

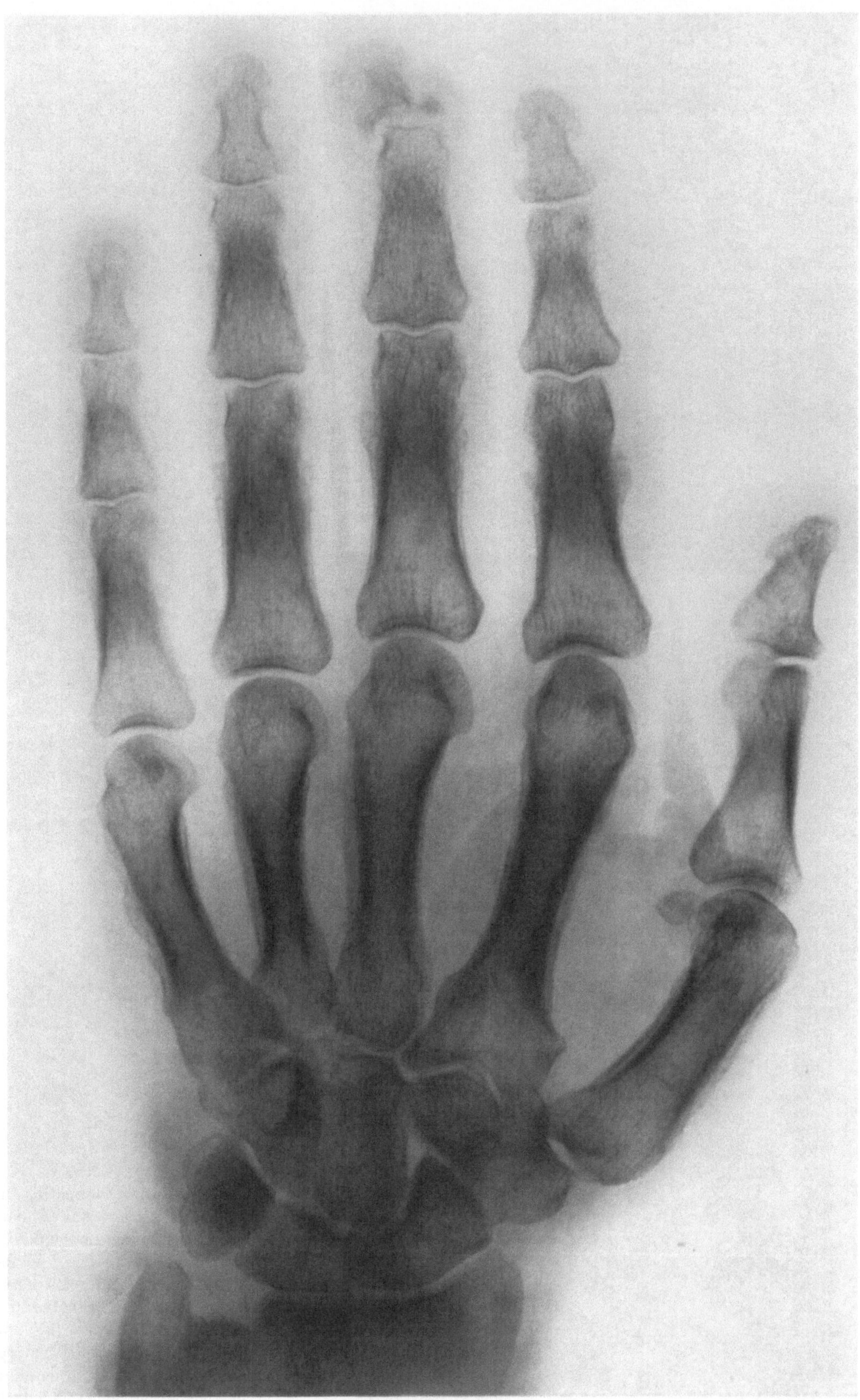

Abb. 270

sten Lungenleiden (Tuberkulose, Bronchiektasen, Empyem, Geschwulstbildungen u. a.) entstehen kann. Die lamellären, periostalen Knochenneubildungen wurden als Folge einer toxisch-hyperplastischen Periostitis aufgefaßt. Als Begleitsymptome sind Gelenkbeschwerden und Trommelschlegelfinger (Hippocratismus digitalis) beschrieben worden. *Die Pathogenese der Ostéoarthropathie hypertrophiante pneumonique ist noch unklar.* Als Grundleiden sind bisher chronisch-entzündliche Lungenveränderungen, primäre und sekundäre Lungen- und Pleurageschwülste sowie Mediastinalgeschwülste, ferner chronische oder angeborene Stauungszustände (Morbus coeruleus) der Lungen und der Leber genannt worden.

Das *Röntgenbild* zeigt *periostale Auflagerungen,* vorwiegend im Bereich der Diaphysen, aber auch der Metaphysen, bis zur Epiphyse reichend, die sich zu den Gelenkenden der Knochen hin verschmälern (Abb. 269). Die genaue Untersuchung der Struktur dieser periostalen Auflagerungen läßt häufig *Schichtungen,* seltener auch *Spicula-Bildungen* erkennen, die für ein *schubweises Fortschreiten* sprechen. In der Regel sind die periostalen Auflagerungen durch einen sehr schmalen Spalt vom eigentlichen Hauptknochen getrennt. Hin und wieder findet man im Bereich der Compacta der Röhrenknochen eine *leichte konzentrische Atrophie bis zur Osteoporose,* die insbesondere bei länger dauerndem Leiden festzustellen ist. Am häufigsten sind die Unterarme und die Unterschenkelknochen befallen, doch können *alle* langen Röhrenknochen solche Veränderungen aufweisen. Seltener sind diese exzentrischen, zirkulären periostalen Auflagerungen an den Diaphysen der Fingerknochen (Abb. 270), an den Schlüsselbeinen, den Rippen und den Wirbeln sowie dem Beckenkamm beobachtet worden. Bemerkenswert ist, daß der periostale Knochenanbau *ausgesprochen symmetrisch* erfolgt.

Histologisch lassen sich die periostalen Veränderungen früher erkennen als sie das Röntgenbild zeigt. Der im wesentlichen unveränderte Knochen wird von einer unregelmäßigen Schicht neugebildeten osteoiden Gewebes mantelförmig umgeben, die in wechselnder Stärke teils in direkter Verbindung zum Knochen steht, teils aber auch von ihm durch ein lockeres Bindegewebe, das Markcharakter annehmen kann, getrennt ist. Dieses osteoide Gewebe wird vom Periost begrenzt. Das Periost selbst besteht teils aus einem dichten, fibrösen Gewebe, das kontinuierlich in das osteoide Gewebe übergeht, teils aus lockerem, gefäßhaltigem Gewebe mit gelegentlicher geringer lymphocytärer Infiltration. Dann wieder erscheint das Periost sehr zellreich und enthält einzelne osteophytäre Elemente. Der Knorpel der Interphalangealgelenke zeigt Fibrillierung und unregelmäßige Verkalkungszonen mit Ansammlung von Chondroblasten in den tieferen Schichten. Die Synovia ist, abgesehen von geringer Lymphzelleninfiltration, unverändert. Die ossifizierende Periostitis wird oft von einer diffusen Osteoporose, besonders der distalen Knochenabschnitte begleitet.

Auch der *fibröse Anteil der Haut und des Unterhautbindegewebes* wird hypertrophisch und es sind erhebliche ödematöse Veränderungen, entzündliche lymphocytäre Infiltrationen, Gefäßveränderungen und eine ausgeprägte Hyperplasie der elastischen Elemente zu finden (Lamache, Bourel, Chevrel und Richier). Die elastischen Fasern sind voluminös verbreitert und vielfach gerissen.

Die *Anamnese* und das *klinische Bild* sind, insbesondere bei verhornendem Plattenepithelcarcinom als Grundkrankheit, durch häufig rezidivierende rheumatische Beschwerden gekennzeichnet, die vor der röntgenologisch erkennbaren Manifestation der periostalen Knochenapposition auftreten und als Ausdruck des primären Geschehens (möglicherweise entzündlicher Prozeß?) angesehen werden können. Es sind auch Gelenkschwellungen mit Bewegungseinschränkung der Gelenke beschrieben worden (van Heusden und Nauta). Neben der Anschwellung der Gliedmaßen ist häufig eine stark ausgeprägte Druckschmerzhaftigkeit von diagnostischem Interesse. Die Gelenkveränderungen und Verdickungen der Endglieder der Finger werden oft übersehen, obgleich sie sehr häufig vorhanden sein sollen. Beim Lungencarcinom könnte die *Beachtung dieser indirekten Symptome von Bedeutung sein,* da die Periostappositionen auch schon *vor* dem Lungenprozeß erkannt worden sind. Die Patienten werden oft lange Zeit als primär-chronische Poly-

Abb. 270. Sehr deutlich ausgeprägte periostale Knochenneubildung an allen Mittelhandknochen und an mehreren Fingerknochen der linken Hand. Die ehemalige Begrenzung der Diaphysencompacta ist noch erkennbar, obwohl schon eine Volumenzunahme der Knochen vorliegt. 57jähriger Mann

arthritis behandelt, bis schließlich Symptome von seiten der Lunge oder des Thorax zur richtigen Diagnose der Grundkrankheit führen! Es spielt ferner der Zeitfaktor bei der Entstehung einer Ostéoarthropathie hypertrophiante pneumonique eine Rolle, und nach Berechnungen sind im Durchschnitt 9—11 Monate bis zur richtigen Erkennung des Grundleidens vergangen. Die Schwellung der Fingergelenke wurde auch als „Gicht" fehlgedeutet. Das Röntgenbild zeigt nämlich in der Nähe der Gelenke gelegentlich umschriebene Entkalkungen des Knochens.

Nach operativer Entfernung eines Lungentumors oder Ausheilung des entzündlichen Prozesses sind eine *Rückbildung der Trommelschlegelfinger* und eine Zunahme des Kalkgehaltes der spongiösen Knochen bei sehr langsamem Abbau der Periostauflagerungen festgestellt worden (RICKLIN).

Neben der periostalen Knochenneubildung bei chronischen Lungenleiden wurde von VALENTI über *pneumopathische endostale Osteosklerosen* berichtet. Von fünf auffälligen Spongiosklerosen an den Rippen, der Wirbelsäule, den Schulterblättern, der Clavicula (meist als Nebenbefund bei Thoraxaufnahmen des Lungenleidens entdeckt) und dem Beckenskelet konnten zwei Fälle durch histologische Untersuchungen einer Knochenbiopsie bestätigt werden. In drei Fällen lag eine jahrelange Bleiexposition vor, so daß eine Bleiintoxikation und Ablagerung für die Sklerose anzuschuldigen wäre. Besonders betroffen waren die Knochen mit einer stärkeren Spongiosierung wie Wirbel, kurze und platte Knochen. Die *Blutwerte* für Calcium, Phosphor und Phosphatase waren *normal*.

In der *Diskussion um die Pathogenese* dieser interessanten Knochenveränderungen spielt die Einwirkung einer noch unbekannten toxischen Substanz auf den Knochen eine Rolle, die von dem erkrankten Gewebe produziert und in das Blut abgegeben werden soll. Es liegen also die Symptome einer Allgemeinerkrankung vor. Einleuchtender erscheint die Überlegung, daß ein anoxämischer Reiz in der Pathogenese eine Rolle spielen könne (BURKHARDT). Für diese Annahme könnte auch das Auftreten ähnlicher periostaler Reaktionen bei Stauungszuständen in der Peripherie der Extremitäten sprechen. So finden wir häufig bei Varicen an den Unterschenkeln als Folge einer Zirkulationsstörung schmale Periostreaktionen oder periostale Auflagerungen im Bereich der Diaphysen der Röhrenknochen. — Neben einem Sauerstoffmangel werden Störungen in der Zusammensetzung der Blut-Eiweiß-Körper diskutiert (ZAHNERT). Es ist in diesem Zusammenhang bemerkenswert, daß derartige Periostreaktionen auch bei *gutartigen* Lungentumoren (Leiomyom, Fibrom, Chondrom u. a.) vorkommen können. Bisher konnte noch keine befriedigende Erklärung für den Entstehungsmechanismus gefunden werden.

2. Seltene endogen-toxische Periostosen

Eine Reihe von Erkrankungen wie die Tuberkulose, die Gonorrhoe, Geschwülste und rheumatische Erkrankungen, Lebererkrankungen, insbesondere die biliäre Cirrhose, produzieren Substanzen, die eine Periostreaktion und oft erhebliche Auflagerungen und Verdickungen des Periostes hervorrufen können. Die chronische Vergiftung oder stärkere Inkorporation und damit Einwirkung von Fluor- und Strontiumverbindungen, von Arsen oder Phosphor können Periostosen auslösen.

Weniger bekannt ist die Periostose oder ossifizierende Periostitis der vorwiegend jugendlichen *Perlmutterarbeiter* im Mittelmeerraum (MASSERONI und SINIGAGLIA, RUNCO und BOSSI). Neben Hautveränderungen treten asthmatische Zustände und nicht selten Periostosen bei Perlmutterarbeitern auf. Wahrscheinlich ist die organische Komponente der verarbeiteten Muschelschalen entweder direkt (möglicherweise auf allergischem Wege) oder indirekt nach Art der Osteopathia hypertrophicans toxica infolge chronischer Entzündungen in der Lunge durch die Staubeinatmung die Ursache der Erkrankung. Es werden meist noch im Wachstumsalter befindliche Personen etwa 1—3 Jahre nach Arbeitsbeginn betroffen. Die Skeletveränderungen sind vor allem an den Röhrenknochen, weniger häufig an den platten Knochen lokalisiert. Zuerst treten feine Begleitschatten auf, die mit Fortschreiten des Leidens zu wolkigen scholligen oder zwiebelschalenartigen Gebilden heranwachsen. Längere Zeit bestehen bleibt meist eine Verdickung der Corticalis oder Compacta. Nicht selten werden Rezidive beobachtet. Die ursprüngliche Knochenkontur bleibt oft unversehrt. Die hervorstechendsten klinischen Symptome sind Schmerzen, Schwellung der erkrankten Glieder und leichtes Fieber. Durch Ruhigstellung im Gipsverband kann eine rasche Besserung der Beschwerden erreicht werden. Differentialdiagnostisch müssen in erster Linie Sarkome sowie unspezifische und spezifisch-entzündliche Erkrankungen ausgeschlossen werden.

Dieser eigenartigen Erkrankung des Periostes sehr ähnlich sind Formen „deformierender Periostitis", die mit entzündlichen Veränderungen, jedoch ohne jede Fieberreaktion verlaufen (SORIANO und

Manchón). Die Blutsenkung ist im allgemeinen beschleunigt, die alkalische Phosphatase im Serum erhöht. Meist treten derartige Periostosen *polyostisch* an den Extremitätenknochen auf. Die Hand- und Unterarmknochen werden bevorzugt befallen (Abb. 271).

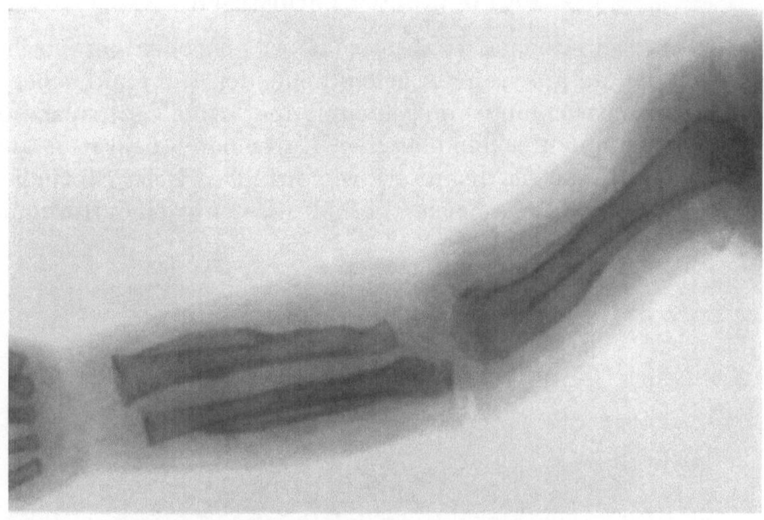

Abb. 271. Ausgeprägte unregelmäßige Periostreaktion, deren Ursache ungeklärt blieb. Sie ist möglicherweise nach einer subperiostalen Blutung mit Periostabhebung zustande gekommen. 2 Monate alter Knabe, bei dem klinisch kein Anhalt für einer Hyper- oder Hypo-Vitaminose, Lues oder entzündliche Knochenerkrankung bestand

3. Periostreaktionen bei chronischen parossalen Entzündungen

Die häufigste Form der begleitenden Periostitis oder Periostose kommt bei dem chronischen *Ulcus cruris* vor. Es wird vermutet, daß die lokale *Zirkulationsstörung* pathogenetisch bedeutsamer sei als die Einwirkung toxischer Noxen. So fanden De Castro, Castelfranchi und Barretti achtmal bei 9 Krankheitsfällen (7 weibliche und 2 männliche Patienten) eine hypertrophische Periostitis als Folgeerscheinung eines Ulcus cruris. In der Mehrzahl der Beobachtungen war die Fibula, nur in einem Fall die Tibia verändert. Neben der Periostitis war zweimal eine produktive Osteitis mit Verdickung des Knochens, zweimal daneben eine Osteoporose nachweisbar. Es konnte ein Zusammenhang zwischen der Dauer des Ulcusleidens und dem Grad der Mitreaktion des Knochens festgestellt werden. Erhebliche Sklerosierungen des Knochens als Folge chronischer periostaler Reaktionen fanden Gilje und Andresen in 54 % der Patienten und insgesamt 229 Krankheitsfällen. Die Randkonturen können wellig-unregelmäßig sein. Nur selten kommen Rarefizierungen vor. Über periostale Auflagerungen und osteoplastische Reaktionen, die nicht nur ulcusnahe, sondern auch ulcusfern an Knochen nachweisbar waren, berichtete Hobl, der 100 Patienten mit varikösen Ulcera nachuntersuchte. Er fand bei 20 Kranken ulcusnahe Veränderungen und bei 30 Kranken sowohl ulcusnahe als auch ulcusferne Befunde, während 8 Patienten lediglich zarte periostale Auflagerungen erkennen ließen.

Bei verschiedenen Formen des *Tropenulcus* fanden sich ebenfalls ausgedehnte zwiebelschalenartige Periostauflagerungen oder Spiculabildungen, gelegentlich sogar beträchtliche subperiostale Knochenneubildungen. In chronischen Fällen können sich monströse, einem Osteom ähnliche Gebilde entwickeln (Brown und Middlemiss). Die Osteomyelitis ist sehr selten. Das Ulcus kann maligne entarten. Durch den Narbenzug und Schrumpfungstendenzen sind Verbiegungen und atypische Knochenverschmälerungen möglich. Distal von den Ulcerationen kommt häufig eine Strukturauflockerung und Osteoporose vor.

In diesem Zusammenhang sei die *periostale Form* der „Ostitis pubis" erwähnt, die nach suprapubischer Prostatektomie vorkommt und durch schwach-virulente Keime hervorgerufen werden soll, wenn die körpereigenen Abwehrkräfte versagen. Diese Veränderungen gehören nicht in den Formenkreis der Sudeckschen Atrophie (s. auch S. I,297).

4. Periartikuläre Periostosen

Im Laufe einer fortschreitenden Arthrosis deformans oder chronischer Arthritiden kommt es im Bereich der Metaphysen der gelenkbildenden Röhrenknochen zu periostalen Appositionen und zur Entwicklung von Osteophyten (Abb. 272), insbesondere an den Ansatzstellen von Sehnen und Muskeln oder dem Kapselbandapparat (s. auch S. II,1004). Es werden verschiedene Ursachen diskutiert wie zirkulatorische Störungen und Mikrotraumen, ungünstige statisch-dynamische Verhältnisse und eine Hormonwirkung duch

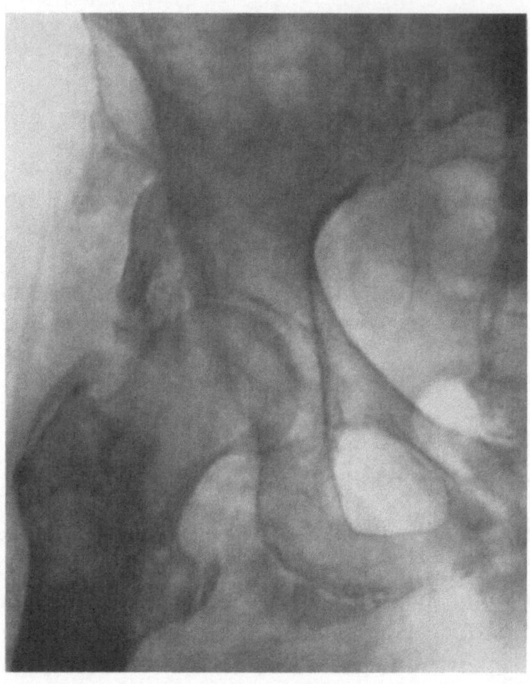

Abb. 272. Ausgedehnte Periostosen im Bereich des rechten Hüftgelenkes und des rechten Sitzbeines. Sie traten nach Cortison-Behandlung eines unklaren chronisch-entzündlichen Krankheitsbildes mit rheumatischer Symptomatik auf. 51jährige Frau

erhöhte Sekretion des somatotropen Hypophysenhormons auf die regenerationsfähigen Knochenbezirke.

In der Differentialdiagnose der Periost-Erkrankungen oder Periostosen können die Verteilung der Periostveränderungen über das Skelet, ihre Ausdehnung am einzelnen Knochen, das eventuell gleichzeitige Vorliegen elementarer Knochenprozesse und die Morphologie der Periostveränderungen wichtige Anhaltspunkte geben. Die verschiedensten Krankheitsprozesse können morphologisch ähnliche Veränderungen im Periost hervorrufen, da diese weniger von der Natur des einwirkenden Stimulans als wohl vielmehr von einem einheitlichen Mechanismus als Krankheitsprozeß abhängig sind.

Eine chronische mechanische Irritation der Knochenhaut kann zu umschriebenen, schmerzhaften Periostreaktionen sog. Periostosen führen. Bekannt ist der „Tennisellenbogen" als Periostose des Epicondylus humeri radialis, die sehr schmerzhaft und therapieresistent sein kann. Zu dieser Gruppe gehören ferner Periostosen im Bereich des Schultergelenkes, am Olecranon, am Calcaneus, im Bereich des Processus styloides radii und der Epicondylen des Femur. Das Röntgenbild zeigt meist keine groben periostalen Reaktionen oder Appositionen. Diese Zustandsbilder haben keine Beziehungen zum primär chronischen Gelenkrheumatismus, bei dem auch durch lymphocytäre Infiltrationen des Periostes zarte Appositionen auftreten können.

G. Die Knochennekrosen

Der Beginn des örtlichen Gewebstodes ist entweder in einer Durchblutungs- und damit Ernährungsstörung oder einer schweren, irreversiblen Zellschädigung zu suchen. Dabei können die pathogenetischen Faktoren sehr verschieden sein, z.B. ein umschriebener Gefäßverschluß, eine Erkrankung der Endstrombahn, Veränderungen der Blutzusammensetzung, lokal toxisch wirkende Noxen wie Kälte, Hitze oder ionisierende Strahlen. Die Ausdehnung der örtlichen Knochennekrose wird das morphologische Erscheinungsbild maßgeblich beeinflussen und die Regenerationsfähigkeit des an die Schädigung angrenzenden gesunden Knochengewebes bestimmen.

Da es sich bei allen angesprochenen Osteonekrosen um *aseptische Vorgänge* handelt, muß betont werden, daß die im Wachstumsalter vorkommenden juvenilen Osteochondropathien nach unserem heutigen Wissen im allgemeinen den *enchondralen Dysostosen* zugeordnet und nicht mehr als „aseptische Knochennekrosen" betrachtet werden (s. hierzu S. I,46). Die *posttraumatischen Osteonekrosen* nach einem heftigen Einzeltrauma und nach wiederholten kleineren Mikrotraumen oder Überlastungsschäden sind an anderer Stelle abgehandelt worden (s. S. I,42 und II,954). In diesem Zusammenhang sollen nur noch einige *seltene Knochennekrosen* beschrieben werden, die nach Zirkulationsstörungen und Gefäßerkrankungen, nach Verbrennungen und Erfrierungen sowie nach Strahleneinwirkungen auftreten können.

I. Aseptische Knochennekrosen bei Zirkulationsstörungen

Eine Störung der Blutzirkulation im Gewebe kann in einer Mehrdurchblutung oder in einer Minderdurchblutung ihren Ausdruck finden. Die beim „Sudeck-Syndrom" vorliegende Hyperämie einer ganzen Extremität hat eine herdförmige, fleckige, seltener diffuse Entkalkung und eine Transformation des Knochens zur Folge (s. S. I,297). Neben den Knochen sind die Weichteile und die Haut von dem Krankheitsgeschehen betroffen. Der akuten Phase mit den bekannten klinischen Symptomen folgt die Transformation mit lacunärer Resorption und Apposition, später die Heilung mit grobmaschigen, sklerotischen Strukturen als Ausdruck einer Knochennarbe (SIEBER). Eine Knochen-Nekrose tritt nicht auf.

Demgegenüber wird der Gefäßverschluß oder eine teilweise Unterbrechung der Blutzirkulation die mehr oder weniger ausgeprägte Minderdurchblutung oder den *Knocheninfarkt* zur Folge haben. Bei jedem Infarkt kommt es zur Gewebsnekrose, der im Knochengewebe erst nach Resorption der nekrotischen Partien eine stärkere Verkalkung oder Knochenneubildung folgt. Frische Knocheninfarkte können daher röntgenologisch nicht nachgewiesen werden. Der stattgehabte Knocheninfarkt tritt in verschiedener Form in Erscheinung. Es kommen streifige und strähnige, ringförmige und polycyclische Verdichtungen und fleckförmige Sklerosen vor (Abb. 273). Meist finden sie sich als Einzelherde bei einer stenosierenden Arteriosklerose, doch können sie auch multipel auftreten, wie es z.B. bei der Endangitis obliterans oder nach einer Caisson-Krankheit beschrieben wurde (s. S. II,959—961). Als Ursache kommen auch eine Thrombose oder eine Embolie (BUCKY) in Frage. Multiple Knocheninfarkte treten ferner bei Negern auf, die an einer Sichelzellanämie leiden (s. S. I,210). Nach Beobachtungen von LEGANT und BALLROP wurden bei 26 Patienten mit einer Sichelzellanämie in 7 Fällen fragliche Knocheninfarkte und in 4 Fällen sichere Knocheninfarkte festgestellt. Die Cortisonbehandlung führt nach entsprechend langer Dauer ebenfalls zu Infarkten im Knochengewebe, die jedoch relativ spät die typische Sklerose erkennen lassen (UEHLINGER, ELLEGAST). Hierüber wurde auf S. I,251 ausführlich berichtet. Die differentialdiagnostische Abgrenzung von Knocheninfarkten gegen *verkalkte Enchondrome* kann schwierig sein (s. S. I,466). Enchondrome entwickeln sich im allgemeinen in den gelenknahen Knochenbezirken, während sich Knocheninfarkte häufig bis in die Metaphysen der Röhrenknochen erstrecken. Nur selten dehnen sich die bereits in frühester Kindheit entstandenen Enchondrome auch in die Metaphyse und Diaphyse des Knochens aus (s. Abb. 296). Verkalkungen in der Spongiosa werden oft mit den Folgezuständen anderer chronischer Schädigungen (Osteomyelitis, Tuberkulose, Lues, verkalkte Parasiten u.a.) verwechselt.

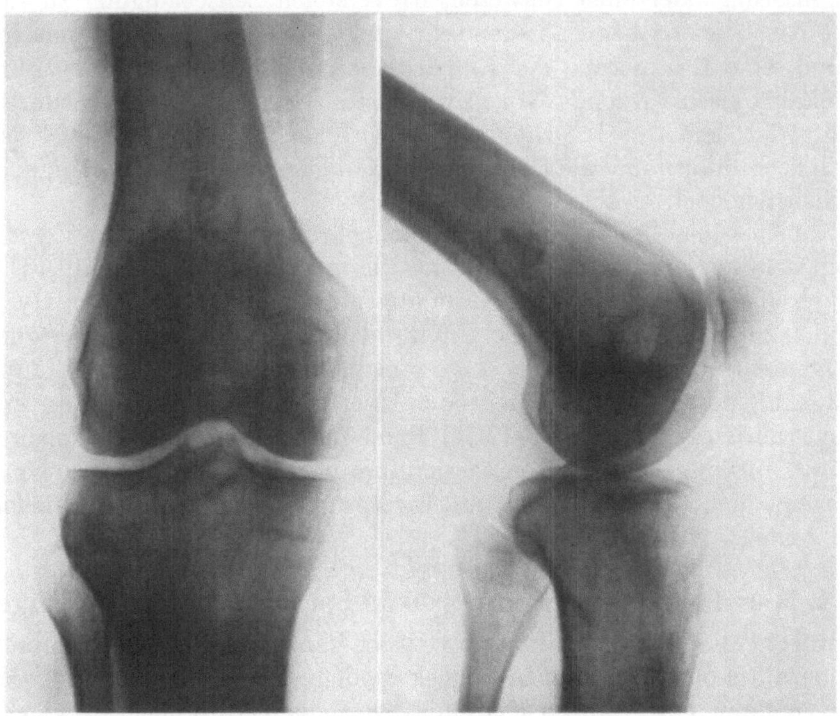

Abb. 273. Umschriebene, unregelmäßig fleckige, schollig strukturierte Verkalkung im distalen Femurabschnitt am Übergang der Diaphyse zur Metaphyse bei sonst unauffälligem Befund. Bei dem 70jährigen Mann mit Arteriosklerose handelt es sich um den Folgezustand eines Knocheninfarktes

Als Frühsymptom eines Knocheninfarktes werden Gelenkschmerzen angegeben, denen erst später der arthrotische deformierende Gelenkprozeß oder die Knochennekrose folgt (s. S. II,951 ff). Eine Studie über 190 eigene Beobachtungen verschiedenster Knocheninfarkte haben HOPPE und ROBINSON vorgelegt. Am häufigsten waren sie im Bereich der distalen Femurdiaphyse und der proximalen Tibia-Abschnitte, in der Spongiosa von Schenkelkopf und Schenkelhals sowie im Humeruskopf festzustellen (Abb. 274). In der Wirbelsäule, in den platten Knochen und in den kurzen Knochen fanden sich keine Knocheninfarkte. In manchen Fällen konnte gleichzeitig eine Arteriosklerose nachgewiesen werden. Der Zeitpunkt des Infarktes und der Entstehung der Knochennekrose ist schwer zu bestimmen. Es wird vermutet, daß die röntgenologisch erkennbare Sklerose erst nach einem Zeitraum von 3—4 Jahren auftritt. Ein Knocheninfarkt konnte auch nach Verschluß der A. femoralis infolge einer Endarteriitis obliterans beobachtet werden. Das Röntgenbild zeigte unregelmäßig geschlängelte, sehr dichte Bezirke im Bereich des Infarktes. Bioptisch fanden sich Verkalkungen in einer gefäßreichen Bindegewebszone um den Nekroseherd (CATALANO). Diese Beobachtung ist ungewöhnlich selten. Offenbar müssen noch besondere Bedingungen erfüllt sein, wenn eine Störung der Gliedmaßenzirkulation zum Knocheninfarkt und einer Nekrose führen soll.

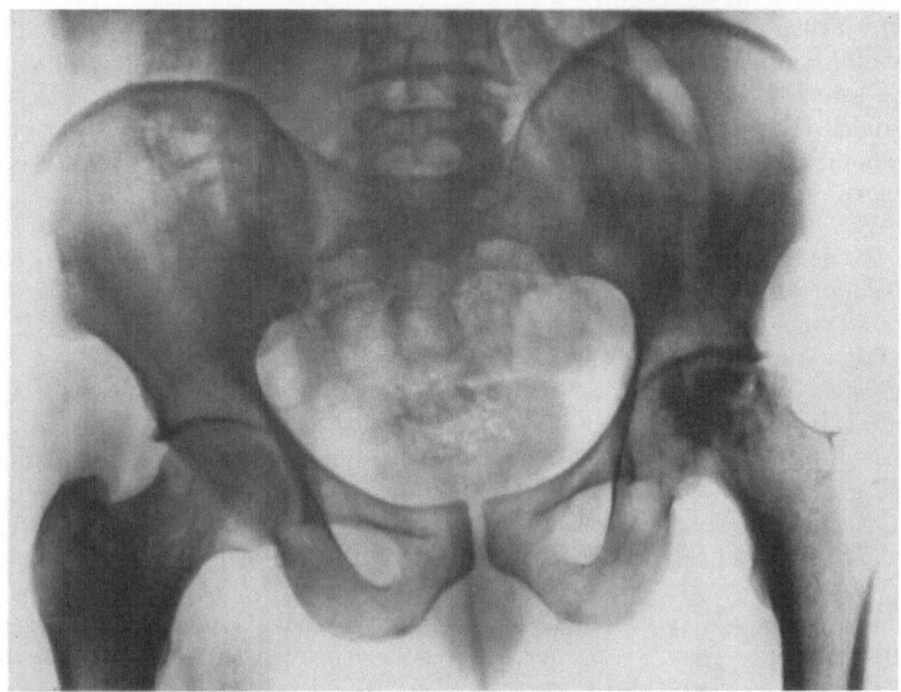

a

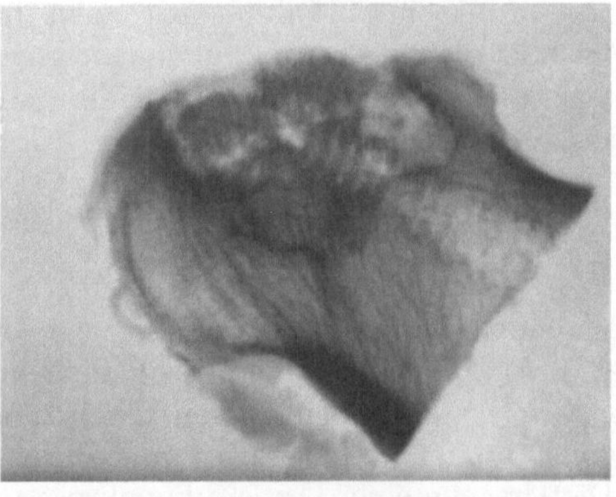

b

Abb. 274a u. b. Idiopathische Hüftkopfnekrose links mit Demarkation des oberen Kopfsegmentes und Randsklerose mit wabiger Transformation der benachbarten Spongiosa (a). Der Befund wurde operativ bestätigt; das Röntgenbild des Präparates zeigt die Strukturveränderungen der Spongiosa noch deutlicher (b). 44jähriger Mann

Die am Skelet nachweisbaren Veränderungen bei einer *Thrombangitis obliterans* können sehr unterschiedlich sein. Von HASNER und TOBIASSEN wurden als Folgen der Zirkulationsstörungen eine Demineralisation der Extremitätenknochen und gangränöse Veränderungen beschrieben. Dagegen berichtet ZIMMERMANN über eine symptomatische Osteomyelosklerose bei Thrombangitis obliterans. Die angiographisch nachgewiesenen Gefäßveränderungen konnten pathologisch-anatomisch im Amputationspräparat bestätigt und histologisch als Thrombangitis obliterans gesichert werden. In den Randbezirken der Nekrosen, die Fettgewebe enthielten, fanden sich Marksklerosen.

28*

II. Knochennekrosen nach Verbrennungen und Erfrierungen

Die Einwirkung großer Hitze oder Kälte wird neben einer Schädigung der Gefäße und der peripheren capillären Strombahn auch eine direkte Beeinflussung des Knochengewebes und seiner cellulären Elemente zur Folge haben. Hierbei werden Intensität und Wirkungsdauer der Hitze oder Kälte den Grad der Nekrose und damit das Resultat des histologischen Prozesses maßgeblich bestimmen (EVANS und SMITH). Über ausgeprägte Verkalkungen und Verknöcherungen in den Weichteilen der Gelenke nach *Verbrennungen* haben KOLAR und VRABEC an Hand eines Krankengutes von 750 Patienten berichtet. Zu derartigen Verkalkungen oder Verknöcherungen führten immer tiefe ausgedehnte Verbrennungen, die jedoch nie den Knochen oder die Gelenkkapsel erfaßten. Es können drei Typen unterschieden werden:

1. Wolkige, schollige und fleckige oder homogene Verkalkungen.

2. Periostale Verknöcherungen oder Verkalkungen als Ausdruck einer Reaktion des Knochens.

3. Ausgedehnte, in direkter Nachbarschaft der Gelenke auftretende Verkalkungen und Verknöcherungen mit starker Bewegungseinschränkung (sog. „Pseudoankylosen").

Eine differentialdiagnostische Abgrenzung der Folgezustände nach einer Verbrennung gegen die Myositis ossificans progressiva (s. S. I,140) ist nur mit Hilfe der histologischen Untersuchung möglich.

Nach *Erfrierungen* sind zwischen der 4. und 10. Woche Knochenveränderungen im Sinne einer Atrophie oder „Osteoporose" beschrieben worden (OEHLECKER, RUCKENSTEINER, W. LÖHR, VINSON und SCHATZKI). Sie bleiben meist nicht länger als 6 Monate bestehen. In einem geringen Prozentsatz kommt es zu Spätschäden in Form scharf begrenzter, ausgestanzter Knochendefekte besonders an den Gelenkrändern. Diese können später noch an Größe, jedoch nicht an Zahl zunehmen und zu Deformierungen der Gelenkflächen führen, die eine Bewegungseinschränkung zur Folge haben können. Es ist auch eine *konzentrische Atrophie* mit Weichteilverkalkungen beschrieben worden. Im Wachstumsalter kommt es zu einer Ossifikationsstörung oder Hemmung des diffusen Wachstums (STĚPÁNEK). Die Spongiosa erfährt eine Transformation. Eine gestörte Vascularisation wird als Ursache dieser Wachstumshemmung angeschuldigt (DREYFUSS und GLIMCHER).

III. Die Osteoradionekrose

Die Einwirkung ionisierender Strahlen auf den Knochen wird in Abhängigkeit von Intensität und Dauer der Bestrahlung, also der Dosis, eine mehr oder weniger schwere Schädigung des Knochengewebes zur Folge haben. Nach Applikation einer niedrigen Dosis kann es zu einer vollständigen Regeneration und damit zur latenten Schädigung des Knochens kommen. Die Ursache einer Osteoradionekrose wird in der Schädigung der cellulären Elemente des Knochengewebes und der Bindegewebszellen der den Knochen versorgenden Gefäße gesehen. Hierbei geht die Schädigung der Osteocyten allen übrigen Schäden des Knochens voraus (RÜBE, GOWGIEL). Der geschädigte, devitalisierte und oft auch minderdurchblutete Knochen wird sich zunächst jedoch nicht vom gesunden Knochen unterscheiden. Erst nach Monaten oder Jahren kann infolge einer *Demineralisation* und *Strukturauflockerung* im Röntgenbild die Knochennekrose erkannt werden. Der Ersatz des nekrotischen Knochenbezirkes durch Bindegewebe und von der Peripherie her einwachsenden neuen Knochens macht das Bild oft fleckig und inhomogen. Es sind auch *Osteosklerosen* als Folgeerscheinung einer Strahleneinwirkung beschrieben worden (HEUCK). Wahrscheinlich spielen hinsichtlich der Reaktionsfähigkeit des Knochengewebes neben individuellen, biologischen Faktoren die applizierte Dosis in der Zeiteinheit und der nach Abschluß der Strahlenbehandlung verflossene Zeitraum im Hinblick auf die morphologischen Veränderungen des Knochens eine Rolle. Daraus erklärt sich, daß ein Strahlenschaden nicht sofort oder unmittelbar nach Abschluß der Bestrahlung sichtbar wird, sondern die *Latenzzeiten Monate bis Jahre* betragen können. Neben einer Rarefizierung der spongiösen Partien des Knochens sind umschriebene Demineralisationsbezirke

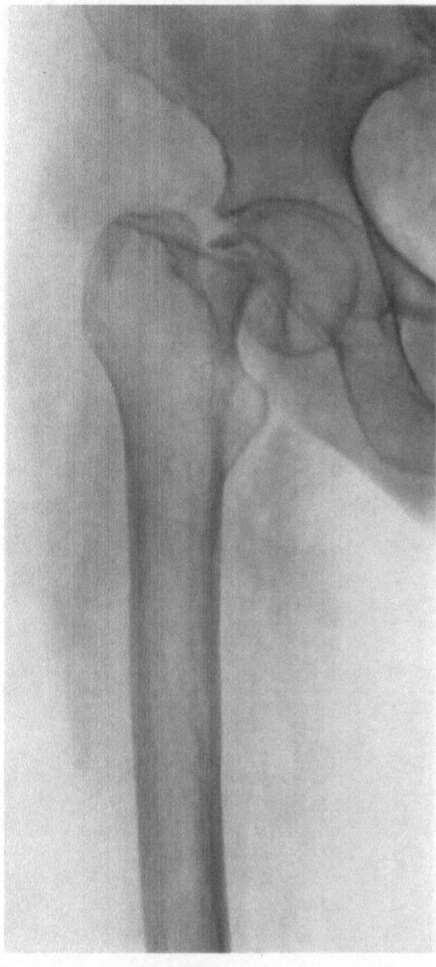

Abb. 275. Etwa 2 Jahre nach Strahlenbehandlung eines Collum-Ca aufgetretene Schenkelhalsfraktur rechts mit stärkerer Osteolyse und Nekrose der Schenkelhalsspongiosa. Aus dem Rest des Knochens und der Kopf-Kalotte hat sich eine Nearthrose entwickelt. Sehr feinmaschige aufgelockerte Spongiosastruktur, Atrophie und Spongiosierung der Diaphysen-Compacta. 57jährige Frau

beobachtet worden. Der veränderte Knochen ist funktionell minderwertig und stellt eine statisch weniger belastungsfähige Region dar. Häufig manifestiert sich daher die im allgemeinen klinisch stumm verlaufende Osteoradionekrose erst in Form einer *Spontanfraktur*.

Als Prädilektionszonen für die Osteoradionekrose werden die Kieferknochen, die Spongiosa des Schenkelhalses und die Rippen angegeben. Die erste Knochennekrose nach Strahleneinwirkung beobachtete REGAUD im Jahre 1922 im Bereich des Unterkiefers nach intensiver Radiumbestrahlung eines Mundhöhlen-Carcinoms. Die Osteoradionekrose des Schenkelhalses kommt nach gynäkologischer Strahlenbehandlung nicht selten vor und es sind etwa 400 derartiger Frakturen beschrieben worden (Abb. 275). Die Häufigkeit von Osteoradionekrosen im Bereich der Rippen hat WACHTLER mit 8—13% angegeben. Wesentlich seltener sind Osteoradionekrosen des Schädelknochens nach intensiver Strahlenbehandlung beobachtet worden (FRIEDMANN und DIEMEL). Im Frühstadium finden sich Strukturauflockerungen der Diploespongiosa, die zunehmen und später mit sklerotischen Zonen abwechseln. Dieses bunte, fleckige Bild entwickelte sich auch bei einer eigenen Beobachtung 5—6 Jahre nach Strahlenbehandlung der Hypophyse, ohne daß weitere Komplikationen bisher beobachtet werden konnten (Abb. 276). Offenbar ist die aseptische Knochennekrose von dem gesunden funktionsfähigen Knochengewebe her beherrscht

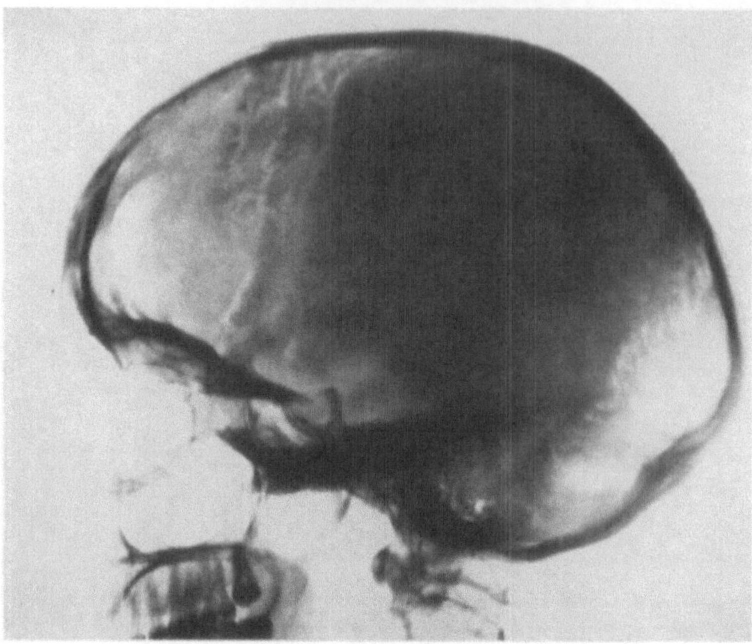

a

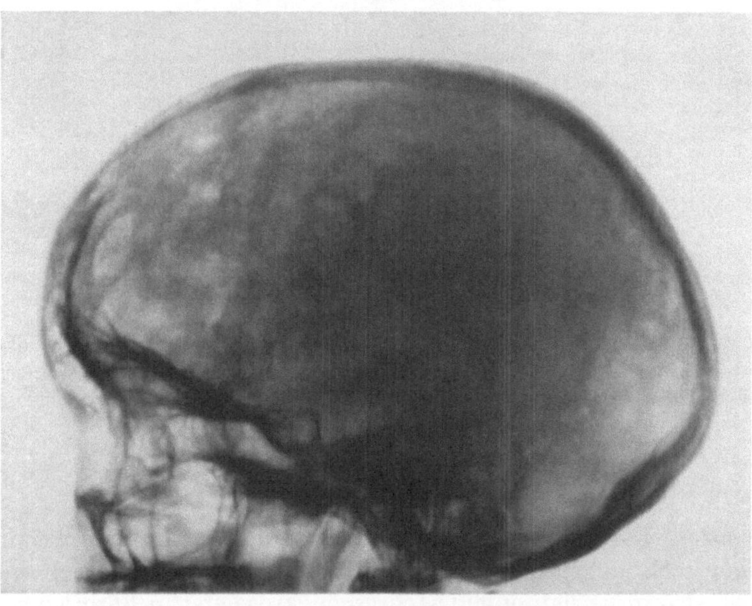

b

Abb. 276a u. b. Osteoradionekrose im Bereich des Schläfen- und Stirnbeines, weniger ausgeprägt auch des Hinterhauptsbeines, die langsam zunehmend nach 10 Jahren durch sehr ausgedehnte, fleckige Strukturveränderungen des Schädelknochens gekennzeichnet war. Über dem Schläfenbein wurden beiderseits fraktioniert 3000 r gegeben und 4 Jahre später nochmals die gleiche Dosis appliziert. Die Bestrahlung erfolgte bei der 25jährigen Frau zur Ausschaltung der Hypophyse und Beeinflussung des Zwischenhirngebietes bei Exophthalmus. Von einem Stirn- und einem Hinterhauptfeld wurden zwischenzeitlich fraktioniert 3000 r pro Feld verabreicht

worden. Die Patientin gab keinerlei subjektive Beschwerden an. Differentialdiagnostisch müssen die Metastasen eines Tumors oder eines Plasmocytoms ausgeschlossen werden.

Auf dem Boden einer Osteoradionekrose kann ein osteogenes Sarkom entstehen (WENDE, BERG, LANDBERG und LINDGREEN).

H. Die Geschwülste des Knochens

Das große Gebiet der Geschwülste des Skeletsystems wird meist nur in den chirurgischen und orthopädischen Lehrbüchern ausführlich bearbeitet, doch sollte auch jeder andere Facharzt, insbesondere der Internist, über die allgemeine klinische Symptomatik, sowie die Morphologie und Topographie der Knochengeschwülste im Röntgenbild informiert sein, da die Kranken häufig mit *uncharakteristischen Beschwerden* den Arzt aufsuchen.

In nicht wenigen Fällen werden allgemeine Abgeschlagenheit, rheumatische Schmerzen, hohes Fieber, eine Anämie, Schwellungszustände und Durchblutungsstörungen die Patienten zum Internisten führen. Jeder röntgenologisch tätige Arzt sollte sich darüber im klaren sein, daß ein Röntgenbefund, insbesondere im Frühstadium der Geschwulstkrankheit, oft vieldeutig und nicht immer pathognomonisch für eine Geschwulstart des Knochens sein kann. Andererseits kann das Röntgenbild bei reaktiven Verknöcherungen oder Verkalkungen des Geschwulstgewebes so charakteristische Strukturveränderungen aufzeigen, daß der morphologische Befund allein schon genaue Aussagen ermöglicht.

Der Aufbau des Knochens aus dem eigentlichen Knochengewebe und dem Periost, sowie Gefäßen, Nerven, blutbildendem Mark und fibrösem Markgewebe, den im Knochengewebe endenden, aus verschiedenen Bindegewebsbausteinen bestehenden Sehnen und Muskelansätzen macht verständlich, daß *die verschiedensten Muttergewebe Geschwülste entwickeln können.* Ein Teil der Geschwülste ruft nicht nur lokale Veränderungen im Knochen selbst hervor, sondern induziert auch Allgemeinsymptome des Organismus. Hierbei ist insbesondere an die Neubildungen des blutbildenden Systems gedacht, die im vorliegenden Buch unter den Systemerkrankungen des Knochens, den „Osteopathien", abgehandelt sind.

Die Einteilung der Geschwülste des Knochens wird in den verschiedenen Fachdisziplinen der Medizin unterschiedlich sein und kann nach histogenetischen, biologischen, formalgenetischen, topographischen oder klinischen Gesichtspunkten erfolgen.

Die Ordnung der Knochengeschwülste auf Grund histologischer Befunde geht auf VIRCHOW zurück. Eine Klassifikation ist heute wesentlich schwieriger, da neuere Erkenntnisse frühere Gruppeneinteilungen weiter zerfallen ließen. Neuere morphologische, biologische und klinisch-röntgenologische Befunde deckten Unterschiede auf, die zu Änderungen der Nomenklatur und Einteilung der Knochengeschwülste zwingen. Die Dinge sind noch im Fluß, und weitere Ergebnisse der Tumorforschung werden auch diese Ordnung wieder modifizieren. Ein wesentlicher Beitrag zum Verständnis der Biologie der Knochengeschwülste ist den Bemühungen des „American College of Surgeons" zu verdanken, daß in vorbildlicher Weise eine Sammlung sämtlicher Knochengeschwülste organisierte und in Form der *Registry of Bone-Tumors* zur Verfügung stellt. Grundlegende Ergebnisse der Geschwulstforschung sind durch die Arbeiten von JAFFÉ, LICHTENSTEIN und L.C. JOHNSON gewonnen worden. Auf Grund der sichtbaren und unsichtbaren chemischen Leistungen der skeletbildenden Zellen hat JOHNSON versucht, eine allgemeine Theorie der Entstehungs- und Gestaltungsbedingungen der Knochengeschwülste zu entwickeln. Grundlegende Arbeiten auf pathologisch-anatomischem Gebiet verdanken wir v. ALBERTINI, DAHLIN, HERZOG und UEHLINGER. Die Vorstellungen der amerikanischen Forscher und ihre Klassifikation der Knochengeschwülste haben vor allem HELLNER und POPPE in ihrer bekannten Monographie berücksichtigt.

Die auf entwicklungsgeschichtlichen und biochemischen Grundlagen aufgebaute Betrachtung von JOHNSON ermöglichte erstmals ein tieferes Verständnis für die Vielschichtigkeit des ossären Geschwulstproblems. Diese Ansichten hat UEHLINGER folgendermaßen modifiziert:

Dem differenzierten Stützgewebe geben die Zwischensubstanzen das entscheidende Gepräge. Sie sind der sichtbare Ausdruck der Stoffwechselleistung der skeletbildenden Zelle, des Osteoblasten. Die gleiche Zelle besitzt auch die Fähigkeit, als Osteoclast diese Zwischensubstanz wieder zu vernichten. Osteoblasten und Osteoclasten sind nicht *unterschiedliche Zellformen*, sondern nur *unterschiedliche Funktionszustände* ein und derselben Zelle, des Osteocyten. Die Zwischensubstanz besteht aus einer organischen Matrix (Osteoid), aus kollagenen Fibrillen und aus anorganischen Ca-Verbindungen. In die organische Grundmasse aus Mucopolysacchariden (Chondroitinschwefelsäure, Hyaluronsäure) sind die Reticulin- und Kollagenfibrillen eingemauert. Diese werden wahrscheinlich extracellulär aus der eiweißreichen Intercellularflüssigkeit, aus Polypeptiden und Aminosäuren unter der Einwirkung der Zellmembranen ausgeschieden. Die Mucopolysaccharide dagegen werden intracellulär aus cyclischen Hexoseverbindungen aufgebaut. Sie sind ein Maß der cytoplasmatischen Aktivität der Osteoblasten.

Die cellulären biochemischen Grundprozesse der Osteogenese und Osteolyse sind auch bestimmend für die *Biologie der Knochengeschwülste*. In Parallele zur biochemischen Aktivität der knochenbildenden Zellen lassen sich zwei Geschwulstreihen aufstellen:

Eine Reihe mit vorwiegend extracellulärer Kollagenbildung, umfassend Reticulosarkom, Fibrosarkom, osteogenes Sarkom, Osteoblastom.

Eine zweite Reihe mit vorwiegender Mucopolysaccharidbildung, umfassend Ewing-Sarkom, multiples Myelom, Chondrosarkom, Chondroblastom.

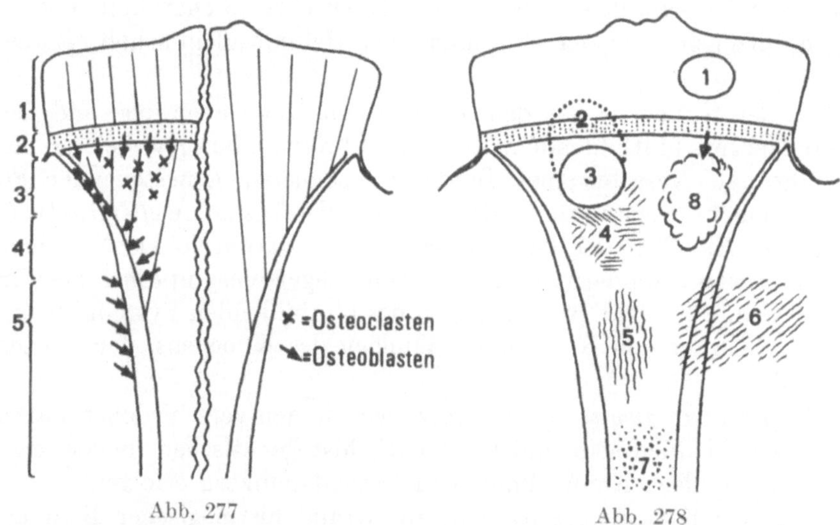

Abb. 277. Schematische Darstellung der topographisch-funktionellen Gewebsdifferenzierung im wachsenden Knochen (linke Hälfte) und im erwachsenen Knochen (rechte Hälfte). (Nach L. C. Johnson)

Abb. 278. Schematische Darstellung der topographischen Lokalisation der wesentlichsten Knochengeschwülste. *1* Chondroblastom; *2* Riesenzellgeschwulst; *3* gefäßreiches, osteolytisches Sarkom; *4* osteogenes Sarkom; *5* Fibrosarkom; *6* parossales Sarkom; *7* Ewing-Sarkom; *8* Chondrom

Die *biochemische Synthese* der intracellulären Substanz wird in den Geschwulstzellen oft fehlgesteuert. So dürften beim Ewing-Sarkom und Myelom atypische Polypeptide, Proteosen und Peptone aus der Zelle in die Zirkulation entweichen und als Antigene wirken. Die Antwort auf den Übertritt dieser Paraproteine in das Blut sind Fieber, Leukocytose und Beschleunigung der Blutsenkungsgeschwindigkeit. Ausdruck der fehlgeleiteten Eiweißsynthese ist die Bildung des Bence-Jonesschen Paraproteins und des Amyloids beim Plasmocytom. Den plastischen „zwischensubstanzbildenden Geschwulstformen" stehen die Geschwülste mit vorwiegend abbauender Zelltätigkeit gegenüber: das osteolytische Knochensarkom und die Riesenzellgeschwulst.

Trägt man die anabolischen und katabolischen Zellaktivitäten in das Entwicklungsschema eines *wachsenden* Röhrenknochens ein, so zeigt sich, daß die intensivsten Wachstumsvorgänge in der Epiphysenfuge und der angrenzenden metaphysären Spongiosa ablaufen, dagegen in der Epiphyse nur eine mäßige, in der Diaphyse nur eine geringe Zellaktivität besteht. Die cytochemisch ganz unterschiedlichen Wuchsvorgänge sind gleichzeitig etagenweise übereinander geschichtet. Diese funktionelle Aufgliederung des ganzen Wuchsgebietes ist in der schematischen Abb. 277 mit den Zahlen *1—5* bezeichnet: *1* Epiphyse, *2* Epiphysenfuge mit dem enchondralen Längenwachstum, *3* primäre enchondrale Ossifikation, *4* Reduktionszone der Corticalis auf die Schaftbreite, *5* periostales Dickenwachstum.

Vergleicht man in Abb. 278 die Prädilektionsstellen der verschiedenen Knochengeschwülste mit den verschiedenen Funktionszuständen der Osteocyten im weitesten Sinne, so zeigt sich, daß chondrocytäre Geschwülste (Chondrom, Chondroblastom, chondromyxoides Fibrom — chondromatöse Riesen-zellgeschwulst) örtlich an die knorpelige Epiphysenfuge und die besonders knorpelreiche Epiphyse gebunden sind, osteogene Sarkome dagegen an die metaphysäre Spongiosa, wo die Osteocyten in der primären Ossifikation und in der Transformation der primären in die sekundäre Spongiosa eine höchste Aktivität entfalten. Es zeigt sich, daß periostale Sarkome das Grenzgebiet der Meta- und Diaphyse um-fassen, wo das periostale Dickenwachstum stattfindet und daß riesenzellhaltige Geschwülste besonders die Zone der modellierenden Adaptation befallen, wo ein intensiver Reduktionsprozeß der Knochensub-stanz stattfindet. Aus der eiweißbildenden, cytoplasmatischen Funktion der Osteocyten ergibt sich die Möglichkeit, daß in gewissen Osteocytengeschwülsten die Tätigkeit der Tumorzellen sich auf die Syn-these intracellulärer Eiweißverbindungen beschränkt, es also zu keiner oder nur geringfügiger Bildung fibrillärer intercellulärer Substanz kommt. Von solchen Geschwulstzellen leiten sich offensichtlich das Ewing-Sarkom, das reticulocytäre Sarkom und das Plasmocytom ab.

Aus den Untersuchungen von L. C. JOHNSON lassen sich folgende allgemeine Leitsätze für die Ent-wicklung der Knochengeschwülste ableiten:

1. Die Manifestationsperiode entspricht der Periode der höchsten biologischen Aktivität der Aus-gangszelle.

2. Die Geschwulstform entspricht demjenigen örtlichen Vorgang, der sich in der normalen Osteo-genese an dieser Stelle abspielt.

Aus diesen beiden Leitsätzen ergeben sich die Ordnungsprinzipien für die histologische Klassifikation, Lokalisation und lebenszeitliche Manifestation der malignen Knochengeschwülste.

Die nachfolgende Einteilung der Knochengeschwülste strebt eine *Vereinfachung* an, die versucht, den wesentlichen morphogenetischen, klinischen und prognostisch dominan-ten Anteil der Geschwulst, also den wahren Primärtumor, zur Grundlage der Ordnung zu machen. Die rein deskriptive Tumordiagnose wird dem zugrunde liegenden pathologisch-anatomischen Geschehen meist nicht gerecht und hat zur Entstehung ungewöhnlichster Bezeichnungen und mancher Wortungeheuer geführt. Ein solches Vorgehen kann nur Verwirrung stiften. Die Einteilung sollte in erster Linie nach der Herkunft des geschwulst-bildenden Gewebsverbandes (Knochengewebe und Periost, Elemente des Markgewebes und Reticulum, Gefäße, Anhangs- und Nachbargewebe, verschlepptes Gewebe anderer Herkunft, nach Tochtergewebe oder Metastasen) erfolgen und biologisch-klinische sowie topographische Gesichtspunkte berücksichtigen. Einige besonders charakteristische Reak-tionsformen der einzelnen Geschwülste finden Beachtung, ohne daß eine Verkalkung, Verknöcherung, eine osteoplastische oder osteoklastische Form der Geschwulst größere Bedeutung erhält. Die vom Knochengewebe abstammenden Geschwülste werden in einer Gruppe zusammengefaßt und in dieser das Osteosarkom von dem Chondrosarkom oder Fibrosarkom unterschieden. Die seltener vorkommenden Knochentumoren bösartiger Natur, wie z.B. die Liposarkome, Angiosarkome oder Hämangioendotheliome, werden nur kurz abgehandelt.

Von einigen Autoren wird die Ansicht vertreten, daß z.B. die Osteosarkome eine Einheit darstellen, die unterteilt werden könne, aber pathogenetisch aus ein und derselben Ursprungszelle abstamme (JOHNSON). Es wird vermutet, daß es sich um Geschwülste handelt, die nicht — wie bisher angenom-men — auf *verschiedene Zellarten* zurückgehen, sondern auf *wechselnde Funktionszustände* der Knochen-bausteine und Knochenelemente in verschiedenen Abschnitten und in verschiedenen Alters- und Ent-wicklungsstufen des Knochens. Auch eine Differenzierung zwischen Geschwülsten des Stützgewebes und des Markgewebes wird nicht anerkannt. Möglicherweise sind diese Vorstellungen für spätere For-schungen von Bedeutung.

Klinisch weisen die Knochengeschwülste im Anfangsstadium der Erkrankung all-gemein ein uncharakteristisches Bild auf oder können völlig stumm verlaufen. Die ersten *subjektiven Krankheitserscheinungen* bestehen in leichten, ziehenden, rheumatischen Schmerzen, die keineswegs typisch sind. Erst intensivere Schmerzen werden beachtet, zeigen aber an, daß der Tumor bereits die Grenzen des Knochens zu überschreiten beginnt. In diesem Stadium können die Schmerzen unerträglich werden. Ein *Palpationsbefund* ist spät zu erheben. Eine Schwellung des erkrankten Gliedes oder Rumpfabschnittes wird erst bei entsprechender Größe der Geschwulst auftreten. *Spontanfrakturen* können ein erstes Zeichen sein, doch ist die Tumorkrankheit dann schon weit fortgeschritten. Das Allgemeinbefinden ist kaum gestört. Viele Knochengeschwülste werden rein zufällig entdeckt. Die Anamnese und der erste klinische Befund sind meist enttäuschend.

Eine besondere Bedeutung kommt dem *Alter der Kranken* zu, da einige Knochengeschwülste nur im Kindesalter, vorwiegend im jugendlichen Alter oder ausschließlich im Erwachsenenalter auftreten. Die *Wachstumstendenz der Knochengeschwülste* wird Aussagen über den Grad der Bösartigkeit der Neubildung erlauben. Für die differentialdiagnostische Abgrenzung der Knochengeschwülste gegeneinander sind die *Lokalisation* und die *Konsistenz der Geschwulst* von Bedeutung. Weiche Tumoren sind in der Regel bösartig, während harte, derbe Geschwülste gutartiger Natur sein können. *Die Verschieblichkeit* der Geschwulst gegen die Unterlage spricht gegen ein infiltrierendes Wachstum. Zu den typischen Lokalisationen gehört z. B. die bevorzugte Entwicklung der Riesenzelltumoren in den Epiphysen und das Auftreten der Ewing-Sarkome in den metaphysennahen Abschnitten der Diaphysen der Röhrenknochen. Etwa 80 % aller primären Knochengeschwülste sind in den langen Röhrenknochen lokalisiert.

Für den klinischen Befund sind weiter der *Temperaturanstieg* bei den Ewing-Sarkomen, die *Beschleunigung der Blutsenkungsgeschwindigkeit* und das *Differentialblutbild* von Bedeutung. Die *Laboratoriumsdiagnostik* der Knochengeschwülste sollte folgende Untersuchungen umfassen: 1. Calciumwert im Serum, 2. anorganischer Phosphor im Serum, 3. Bestimmung der sauren und alkalischen Phosphatase, 4. die Sulkovitsch-Probe, 5. die Elektrophorese zur Differenzierung der Serumzusammensetzung, 6. die Sternalpunktion zur Differenzierung des Knochenmarkes, 7. Harnuntersuchungen auf den Bence-Jonesschen Eiweißkörper (Paraproteine), Ca und P.

Hin und wieder wird ein Zusammenhang zwischen Trauma und Tumorbildung konstruiert, doch handelt es sich nur um ein scheinbares Zusammentreffen, da eine Vertiefung der Anamnese häufig länger dauernde Beschwerden vor dem Traumaereignis aufdeckt. Der Schmerz ist als allgemeines Leitsymptom der Knochentumoren anzusehen und sollte in Zweifelsfällen nicht als „Rheumaschmerz" oder bei Kindern als „Wachstumsschmerz" unbeachtet bleiben.

Zum Ausschluß von pulmonalen Metastasen bei Knochengeschwülsten sollte immer eine Röntgenuntersuchung der Lunge durchgeführt werden.

Die *röntgenologische Untersuchung* des Skeletes zur Darstellung morphologischer Knochenveränderungen sollte mindestens aus Aufnahmen *in zwei Ebenen des Raumes* bestehen. Reicht diese Untersuchung zur sorgfältigen Analyse des pathologischen Prozesses nicht aus, so sind *Vergrößerungsaufnahmen* oder *Schichtaufnahmen* erforderlich. In erster Linie muß die Wachstumstendenz der Geschwulst beobachtet werden, es kann ein *infiltrierend-zerstörendes* oder *expansiv-verdrängendes* Wachstum vorliegen. Neben *rein osteolytischen* Geschwülsten kommen solche vor, die eine *reaktive Sklerose* entwickeln und somit ein buntes, abwechslungsreiches Röntgenbild bieten können. Langsam wachsende Geschwülste sind durch das Auftreten einer *Randsklerose* oder einer *Periostreaktion* charakterisiert. Zur Darstellung dieser feinen, oft diskreten Veränderungen, sollte die Röntgenaufnahme mit möglichst weicher Strahlung hergestellt werden. Es können so Verdichtungen in den umgebenden Weichteilen, der Weichteiltumor selbst oder beginnende Spiculabildungen und feine Periostreaktionen besser erfaßt werden. Das Auftreten von Periostreaktionen in „zwiebelschalenartiger Anordnung" (beim Ewing-Sarkom) oder die Ausbildung *unterschiedlich strukturierter* Spicula erlauben wichtige Rückschlüsse auf die Art der Geschwulst. Es kommen auch Geschwülste vor, die *intramedullär* wachsen und sich dadurch sehr lange dem Nachweis entziehen können. Das sorgfältige Studium der endostalen Begrenzung des Knochens sollte nicht vergessen werden. Die Art der Zerstörung des Knochens kann wichtige Hinweise auf ein gutartiges oder bösartiges Verhalten geben, wobei die *bösartigen Geschwülste mehr ungeordnete, unregelmäßige Zerstörungen* induzieren, während die *gutartigen Geschwülste glatt begrenzte oder geschichtete, septierte Defekte* hervorrufen. Der röntgenologische Nachweis einer Knochengeschwulst sollte immer Anlaß sein, das ganze Skelet zu untersuchen, da einige Geschwulstarten ossär metastasieren oder multizentrisch wachsen. Zur Darstellung kleiner Spongiosaherde ist die *Tomographie* geeignet.

Eine weitere Möglichkeit zur näheren Differenzierung besonders der bösartigen Knochengeschwülste bietet die *Angiographie* (Dos Santos, Tiwisina, Vogler). Aus der Gefäßarchitektur können Rückschlüsse auf die Art der Geschwulst gezogen werden. Bei bösartigen Knochengeschwülsten sind die zuführenden Gefäße, dem stärkeren Blutbedarf entsprechend, weit, und die Geschwulst selbst zeigt eine reiche Gefäßneubildung, die in ein büschelförmiges, völlig ungeordnetes Gefäßnetz übergehen kann. Die angiographische Beurteilung von Knochengeschwülsten im makroskopischen und mikroskopischen Bereich haben Lagergren, Lindbom und Söderberg ausgearbeitet. Auch die angiographische Beurteilung der benachbarten Weichteile gibt wichtige Informationen über die Art des Tumors und erlaubt Aussagen über den Grad der Bösartigkeit. Innerhalb der Geschwülste kommen Bezirke vor, wo die Venen und Arterien nicht mehr voneinander getrennt werden können. Es entstehen dann innerhalb der Geschwulst Blutseen und arteriovenöse Verbindungen, in denen das Blut manchmal längere Zeit verweilt. Die zuführenden Arterien werden durch expansiv wachsende Geschwülste verdrängt und ausgespannt. Die Befunde von Vogler und Deu zeigen, daß auch bösartige Geschwülste gefäßarm oder gefäßlos sein können, so daß eine gutartige Geschwulst vorgetäuscht wird. Im allgemeinen jedoch zeigen bösartige Geschwülste einen erheblichen Reichtum an Capillaren und arteriovenösen Verbindungen. Margulis und Murphy vertreten die Ansicht, daß die arteriographische Untersuchung der Geschwülste eine zuverlässige Möglichkeit biete, bösartige von gutartigen Neubildungen zu differenzieren. Sie zeigen dagegen auch den Fall eines Fibrosarkoms, bei dem kaum Gefäßneubildungen nachweisbar waren. Dennoch verhielt sich der Tumor klinisch sehr aggressiv und setzte frühzeitig Metastasen. Strickland hat bei bösartigen Knochengeschwülsten häufig ein pathologisches Gefäßnetz gefunden. Die Chondrosarkome, die Fibrosarkome und die langsam wachsenden Reticulumzellsarkome können in den frühen Stadien ihrer Entwicklung das Gefäßnetz eines gutartigen Tumors zeigen. Von Schobinger, Lin und Moss wird die Aufmerksamkeit besonders auf die venöse Phase der Angiographie gelenkt. Bei einigen Geschwülsten, so beim Ewing-Sarkom und beim Reticulumzellsarkom, ist die *Retention der Kontrastsubstanz in der venösen Phase* besonders ausgeprägt. Einige Geschwülste zeigen ganz charakteristische makro- und mikroangiographische Strukturen, so daß *die Gefäßdarstellung Aussagen über die Art der Geschwulst ermöglicht.* Bei unklaren Knochenprozessen kann die periphere Angiographie Informationen darüber geben, ob eine Neubildung vorliegt und ob eventuell mehrere Geschwülste im Knochen vorhanden sind, so daß eine Metastasierung anzunehmen wäre.

Als weitere Untersuchungsmethode empfiehlt Ratti die *Osteomedullographie*, mit deren Hilfe es möglich sein soll, den Sinus medullaris darzustellen und hierdurch pathologische venöse Gefäßnetze aufzudecken.

Die *Radioisotopendiagnostik* hat im Hinblick auf die Früherkennung von Knochengeschwülsten Fortschritte gebracht. Durch Eingabe von Strontium 85 oder 87, das dem Stoffwechsel des Calciums folgt, kann eine Anreicherung dieser Isotope in Knochengeschwülsten oder in Randbezirken der Knochengeschwülste erreicht werden. Die Messung der Strontium-Aufnahme und das *Knochenszintigramm* können schon im Frühstadium der Geschwülste wichtige Informationen liefern (Rosenthall). Da eine Anzahl anderer Knochenerkrankungen mit einem hohen Calciumumsatz ebenfalls Strontium speichern, bleibt die Interpretation dieser Isotopenuntersuchungsmethode häufig problematisch und ist nur zusammen mit dem klinischen Befund sinnvoll.

Zu einer vollkommenen Röntgenuntersuchung gehört auch die kurzfristige *Verlaufskontrolle.* In Zweifelsfällen ist es von großer Bedeutung, ob die fragliche Geschwulst ein rasches Wachstum oder keinerlei Wachstumstendenz erkennen läßt.

Bleibt bei einer Kontrolle der Verdacht auf einen bösartigen Knochentumor bestehen, so sollte die *Biopsie* vorgenommen werden. In letzter Zeit ist empfohlen worden, die Angiographie der Extremität vor der Probeexcision vorzunehmen, um die Randbezirke der Geschwulst vollständig erfassen zu können. Es ist zweckmäßig, aus verschiedenen

Bezirken der Geschwulst Gewebsproben zu gewinnen und nach dem Eingriff eine Kontrollaufnahme anzufertigen. Auf die Schwierigkeiten in der histologischen Geschwulst-
analyse hat UEHLINGER hingewiesen. Die Differenzierungsvorgänge in Knochengeschwülsten können von Ort zu Ort wechseln. An manchen Stellen kommen sie zum Stillstand,
an anderen nicht zur Entwicklung. Besondere Schwierigkeiten ergeben sich aus Störungen
durch Sekundärvorgänge wie Frakturen, Blutungen und Bestrahlungsnekrosen. Callus-
bildungen zeigen gelegentlich einen so großen Zellreichtum und ungemein rasche, ungeordnete, metaplastische Knochenneubildung mit allen Zwischenstufen vom zellreichen
Mesenchym bis zum Faserknochen, daß das Schnittbild wesentlich „unruhiger" ist als
ein Ausschnitt aus einem osteogenen Sarkom.

*In manchen Fällen läßt sich eine klare differentialdiagnostische Abgrenzung der Ge-
schwulstformen in den verschiedenen Stadien ihres Wachstums weder röntgenologisch noch
histologisch erreichen.* So bedarf die Diagnostik der Knochengeschwülste des Einsatzes
aller Hilfsmittel. Das Gespräch zwischen dem Röntgenologen und dem Pathologen ist
von großer Bedeutung, zumal nach BRAILSFORD *das Röntgenbild der Biopsie häufig
überlegen ist*, da es die gesamte Ausdehnung und Struktur der Geschwulst zu erfassen
vermag. Die histologische Interpretation erlaubt keineswegs immer ein eindeutiges Urteil
(UEHLINGER). In Zweifelsfällen sollte wiederholt untersucht werden, da die Gefahr einer
Verschleppung von Tumorgewebe oft überschätzt wird. Die meisten bösartigen Geschwülste geben laufend Zellen in die Blutbahn ab, und zwar unabhängig davon, ob eine
Probeexcision vorgenommen wurde oder nicht. Die Fragen der Metastasierung sind noch
ungeklärt.

Von diagnostischer und differentialdiagnostischer Bedeutung können *die probatorische
Strahlenbehandlung* der erkrankten Knochenregion und weitere Verlaufskontrollen sein.
Bösartige Geschwülste lassen häufig schon nach geringfügiger Strahlendosis eine Rück-
bildungstendenz erkennen.

In unklaren, schwierigen Fällen sollte man nach UEHLINGER folgende Regel beachten:
„Wenn das Röntgenbild, das Lebensalter, die Lokalisation und der histologische Befund
mit den klassischen Erfahrungen übereinstimmen, dann ist die Diagnose korrekt. Findet
sich dagegen keine Übereinstimmung der Befunde mit den klassischen statistischen
Ergebnissen, so muß mit der Möglichkeit einer Fehlbeurteilung gerechnet werden. Es ist
zweckmäßig, das ganze Krankheitsbild dann nochmals *unvoreingenommen* zu überprüfen.
Je seltener die Lokalisation, um so größer ist die Täuschungsmöglichkeit. Ungewöhnliche
Lokalisationen verursachen auch atypische Röntgenbilder, atypische Symptome und
atypische histologische Befunde. Nur die kritische Gesamtschau der Erkrankung wird
verhängnisvolle Fehlbeurteilungen vermeiden können."

I. Die primären Geschwülste des Knochengewebes
1. Gutartige Geschwülste
a) Die Osteome

Die Osteome stehen unter den gutartigen Geschwülsten an erster Stelle. Es handelt
sich um sehr seltene Neubildungen des reifen Knochengewebes und des Knochenmarkes,
die meist als Zufallsbefund entdeckt werden. Pathologisch-anatomisch gibt es zwei Formen: das *kompakte* Osteom und das *spongiöse* Osteom. Das Osteom bildet einen Knochen-
auswuchs, der mit dem befallenen Knochen in Zusammenhang steht. Am häufigsten
ist es zwischen dem 10. und 25. Lebensjahr zu finden. Die Form des Knochens bleibt in
der Regel erhalten. Es entsteht nur eine lokale Deformierung des erkrankten Knochens
in der Art eines Auswuchses zusätzlicher Knochensubstanz.

Nach der Topographie der Tumoren können *Enostome* — zentral gelegen — und
Exostosen — peripher entwickelt — vorkommen. Die *Kontur* des Osteoms ist normal.
Die *Struktur* zeigt Trabekelbezeichnung und erstreckt sich kontinuierlich über die ganze
Neubildung.

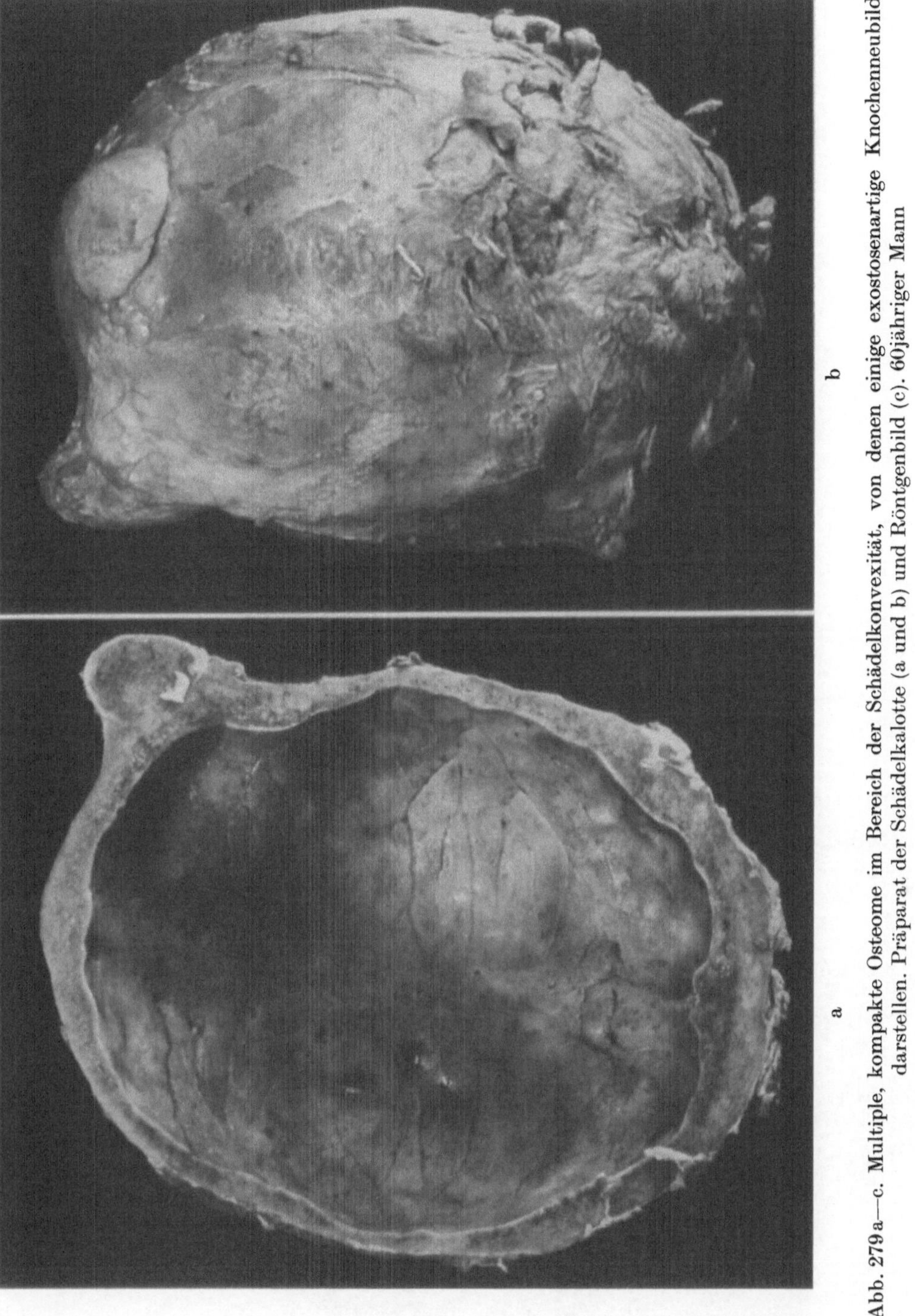

Abb. 279 a—c. Multiple, kompakte Osteome im Bereich der Schädelkonvexität, von denen einige exostosenartige Knochenneubildungen darstellen. Präparat der Schädelkalotte (a und b) und Röntgenbild (c). 60jähriger Mann

Das *Röntgenbild* kann zwischen einem Osteoma durum (Abb. 279) und einem Osteoma spongiosum (Abb. 282) unterscheiden. Es kommen ausgedehnte Exostosen vor, die die Nachbarknochen durch Druck arrodieren können. Die Markhöhle ist bei den exostosenartig wachsenden Osteomen in Ordnung, während die selteneren Enostome mit einer zentralen Lokalisation auch die Markhöhle einengen oder ausfüllen können. Die primären Osteome sind von vornherein knöchern angelegt, während sich bei den sekundären eine

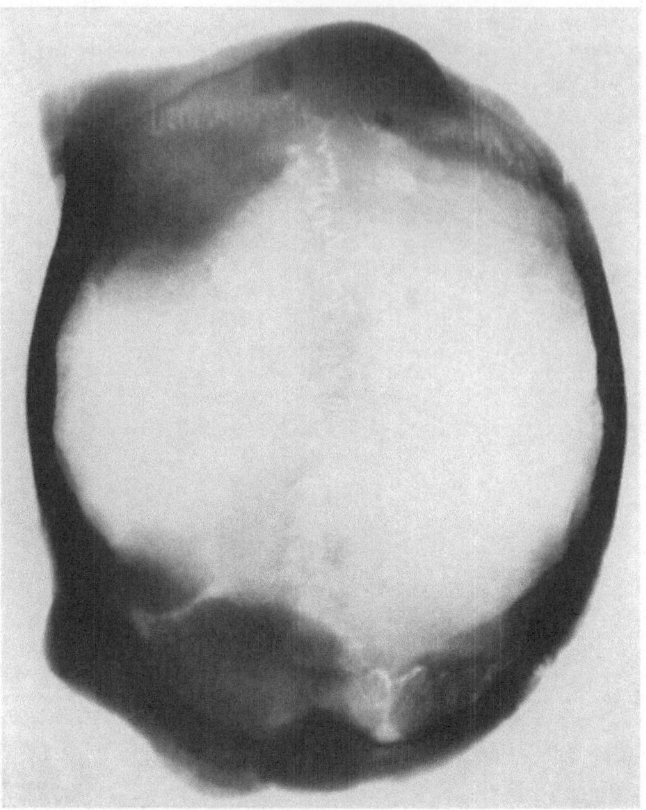

Abb. 279c

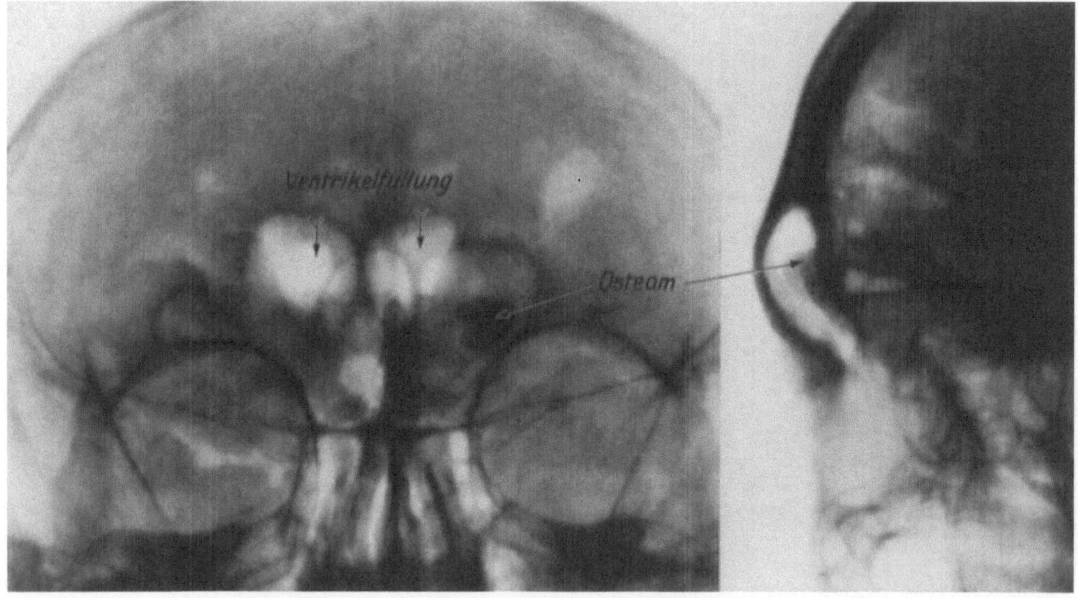

Abb. 280. Breitbasig dem Knochen aufsitzendes Osteoma durum in der Stirnhöhle. Luftfüllung der Ventrikel
nach Encephalographie als Nebenbefund. 55jähriger Mann

Ossifikation aus Knorpel oder Bindegewebe entwickelt. In diesen Fällen kann von einem
Osteochondrom oder einem ossifizierenden Fibrom bzw. Osteofibrom gesprochen werden
(s. S. I,472).

Die *Lokalisation* der Osteome ist unterschiedlich. Die *kompakten* Osteome finden sich häufig an den Schädel- und Gesichtsknochen und sind auch an deren innerer Oberfläche (Enostosen) lokalisiert (Abb. 279). Eine große Zahl der beschriebenen Schädelosteome dürfte reaktive Hyperostosen bei Meningeomen darstellen (HELLNER). Die Klärung kann erst durch die Operation erfolgen. Meningeom-Hyperostosen sind viel häufiger und zeigen im Röntgenbild meist eine unscharfe Begrenzung, manchmal auch „Spießbildungen" am Knochen (s. S. II,775). In den Nasennebenhöhlen und der Orbita sind sie recht oft entwickelt (Abb. 280). Das elfenbeinharte, kompakte Osteom des Schädels und der Nebenhöhlen zeigt meist einen homogenen Schatten (eburnisiert) und besitzt manchmal einen Stiel. Entwickelt sich das Osteom in den Schädelinnenraum hinein, so kann es einen lokalen Druck auf das Cerebrum ausüben und neurologische Symptome verursachen. Im allgemeinen jedoch haben diese Tumoren keine besondere klinische Bedeutung. Im Stirnbein-

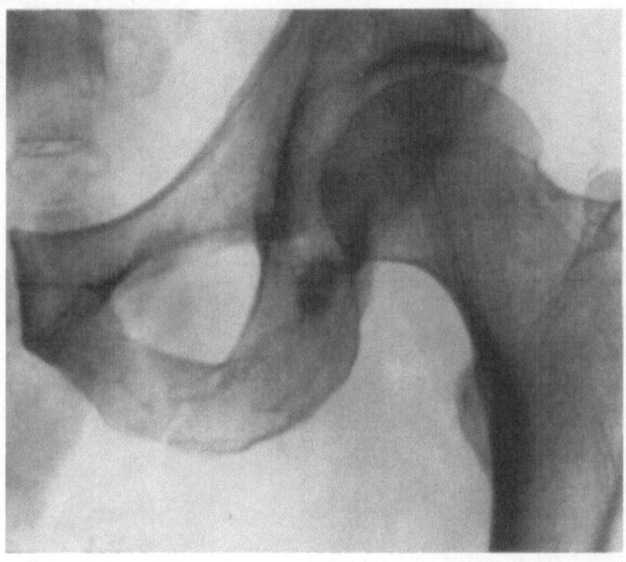

Abb. 281. Enostom im linken Sitzbeinast. 54jähriger Mann

bereich kann ein Osteom auch nach einem Trauma oder einer entzündlichen Affektion entstehen. Im Bereich der Kiefer kommen ferner ossifizierende Fibrome vor, die rund oder oval sind und sich so von den Fibromyxomen unterscheiden (s. auch S. I,461).

Im spongiösen Knochen kommen „harte" Osteome in Form von kugeligen, massiven Verdichtungen vor und werden als *Enostome* (Abb. 281) bezeichnet (z. B. in Wirbelkörpern, in Hand- und Fußwurzelknochen u.a.).

Das *spongiöse* Osteom besteht gewöhnlich aus einem knorpeligen Anteil der diaphyso-epiphysären Verbindung nahe dem Ende der Röhrenknochen (Abb. 282). Der Abstand zwischen Osteom und Knochenende vergrößert sich mit dem Längenwachstum. Das *sub-unguale Osteom* ist eine kleine Exostose, die von der dorsalen Oberfläche einer Endphalanx ausgeht und den Nagel anheben kann (Abb. 283). Das spongiöse Osteom kann konisch, rund, zylindrisch oder gestielt sein. Es kann eine beträchtliche Größe erreichen und zu einer blumenkohlähnlichen Masse heranwachsen, die nur durch einen dünnen Stiel mit dem Knochen in Verbindung steht.

Die *röntgenologische Differentialdiagnose* bereitet meist keine Schwierigkeiten. Es müssen die reaktiven Exostosen bei der Osteomyelitis, der Periostitis, und der fibrösen Dysplasie (Jaffé-Lichtenstein) gegen die echten Osteome abgegrenzt werden. Die weniger dichten, spongiösen Osteome lassen sich durch die Knochenstruktur von den Cysten unterscheiden.

Die Osteome haben im allgemeinen keine klinische Bedeutung. Das Wachstum dieser Geschwülste ist langsam und kontinuierlich. Eine Behandlung kommt nur dann in Frage, wenn zunehmende Drucksymptome, Bewegungseinschränkungen oder kosmetische Gründe dazu zwingen. Die chirurgische Entfernung führt meist zur Heilung. Rezidive oder eine maligne Entartung sind selten.

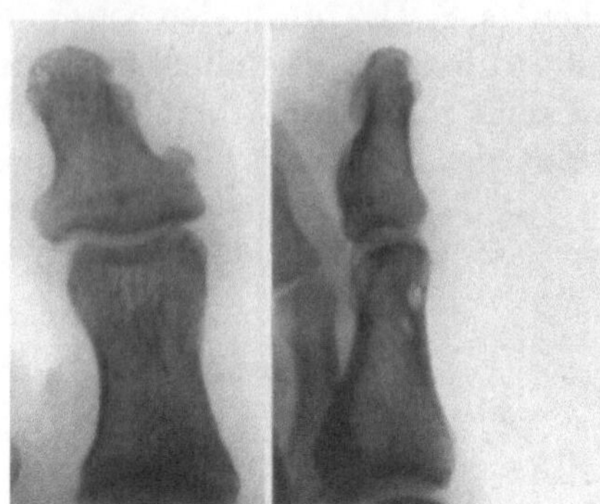

Abb. 283. Exostosenartige Osteome am Endglied der linken Großzehe, von denen das eine subungual entwickelt ist. 23jähriger Mann

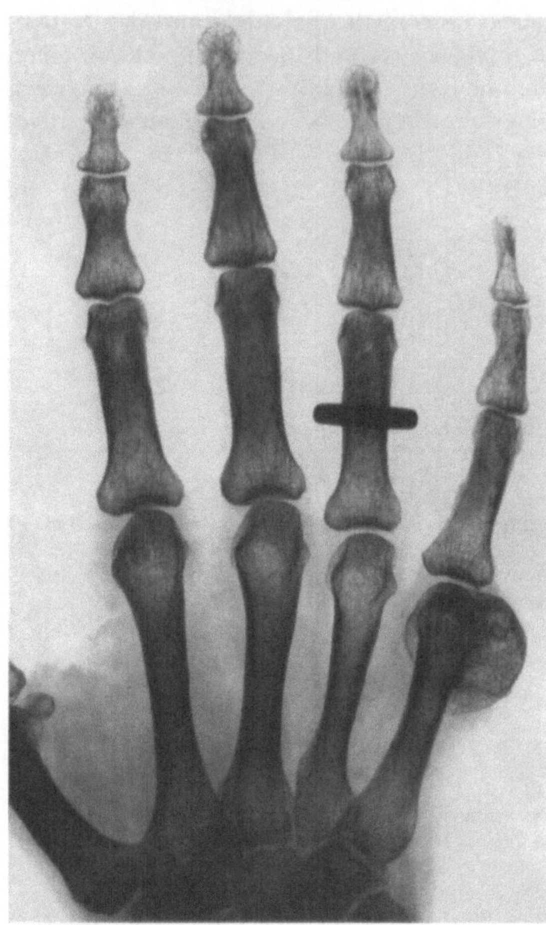

Abb. 282. Osteoma spongiosum am distalen Ende des Metacarpale V rechts. Zufallsbefund. Die 55jährige Patientin gab an, seit vielen Jahren eine harte Schwellung an der Außenkante der rechten Hand zu tasten, ohne daß Beschwerden bestanden

b) Das Osteoidosteom

(Corticalis-Osteoid-,,Bergstrand", Compacta-Osteoid oder Spongiosa-Osteoid-,,Jaffé-Lichtenstein", sklerosierende Osteitis, sklerosierende Osteomyelitis, solitärer, corticaler Knochenabsceß, Compactaosteofibrom u.a.)

Das Osteoidosteom, auch Corticalisosteoid genannt, stellt eine eigenartige monostotische, herdförmige Knochenerkrankung dar, die von einer starken reaktiven Sklerose begleitet wird und zuerst von BERGSTRAND beschrieben wurde. Die Diskussion um die Pathogenese dieser Knochenerkrankung ist noch nicht abgeschlossen. Es sind eine blande Entzündung durch Erreger mit gedrosselter Virulenz und die benigne Form eines osteoplastischen Tumors vermutet worden.

RAVELLI, GSCHNITZER und BERGER meinen, daß die besondere Form einer umschriebenen knochenbildenden Osteomyelitis oder Ostitis vorliegt, auch dann, wenn keine Erreger nachgewiesen werden können. Das histologische Bild wandelt sich mit dem Alter des Prozesses. Primär finden sich Leukocyten, später Lymphocyten, und dann verschwinden die Entzündungszeichen völlig. JAFFÉ hat die Knochenherde als gutartige Tumoren mit einer charakteristischen Neigung zur Osteoidbildung angesehen. Neuere Untersuchungen, insbesondere von ACKERMANN und SPJUT sowie GOIDANICH und ZANASI, bestätigten den Geschwulstcharakter des Osteoidosteom. Es wird vermutet, daß eine Entgleisung des Knochenstoffwechsels oder Anbaues vorliege.

Das Osteoidosteom kommt sowohl in der *Compacta der Diaphysen* und der *Corticalis* der Knochen als auch im *spongiösen Bereich* vor. Der pathologische Prozeß ist charakterisiert durch einen kleinen, oft schmerzhaften Herd von 0,5—1 cm Durchmesser, der von einer relativ breiten, entweder spindelförmig-ovalen oder runden Sklerosezone umgeben wird. Die Ausdehnung dieser Sklerose beträgt 5—15, maximal 20 mm. Das *histologische Bild* dieses auch als „Nidus" (Nest) bezeichneten Herdes zeigt ein engmaschiges, gestrüppartiges Geflecht aus Osteoid- und Faserknochen. Die Markräume des Osteoidgeflechtes enthalten ein zell- und capillarreiches Gewebe. Die Osteoidbälkchen sind streckenweise mit kubischen Osteoblasten belegt. An anderen Stellen wird der metaplastische Faserknochen durch mehrkernige Osteoclasten abgebaut und in den Randabschnitten durch osteoclastische Resorption des Altknochens der Raum für das Osteoidosteom erweitert. Der Zell- und Gefäßreichtum sind gelegentlich so ausgesprochen, daß das Schnittbild ein gefäßreiches Sarkom vortäuschen kann (UEHLINGER). Die Einordnung des Osteoidosteoms in die Knochengeschwülste sollte nur vorläufig sein (UEHLINGER).

Die Erkrankung kommt am häufigsten im *Adoleszentenalter* oder in den ersten Lebensjahrzehnten vor. Jenseits des 30. Lebensjahres werden die Beobachtungen seltener.

Die meist monostotisch auftretende Erkrankung bevorzugt die *Diaphysen der langen Röhrenknochen*, insbesondere der Tibia und des Femur. Weniger häufig werden die kurzen Knochen (Metacarpalia und Metatarsalia, Phalangen), die Fibula und der Humerus befallen. Das Schlüsselbein soll nicht erkranken. Unter den *platten Knochen* sind Osteoidosteome im Schädel, in der Orbita und in den Rippen beschrieben worden. Seltener finden sich Herde in den *Wirbelkörpern* und hier am häufigsten in der Spongiosa selbst, ferner im Wirbelbogen und im Querfortsatz der Wirbel. Die Lokalisation im Bereich der *Handwurzelknochen* betrifft vor allem das Os multangulum, das Os capitatum, das Os hamatum, und das Os naviculare. Die hier lokalisierten Herde zeigen eine etwas andere Struktur und Kontur als die in der Diaphysencompacta liegenden Osteoidosteome.

Der *röntgenologische Befund* ist durch die ungewöhnliche Sklerose der erkrankten Knochen charakterisiert, die in der Mitte als kleinen Aufhellungsbezirk den Nidus erkennen läßt. Zur Darstellung der anatomischen Situation ist daher häufig eine Hartstrahlaufnahme oder die *Tomographie* erforderlich (Abb. 284). Der erkrankte Bezirk kann eine runde oder einseitig langgezogene, spindelförmige Sklerose aufweisen. Die überschießende reaktive Knochenneubildung ist manchmal asymmetrisch. Die in der Spongiosa entwickelten Osteoidosteome zeigen zuweilen nur einen feinen Knochensaum als Ausdruck einer perifokalen Verdichtungszone. Die Tomographie deckt innerhalb des Nidus einen Verdichtungsbezirk auf, der an einen zentral gelegenen *Sequester erinnert* (s. Osteomyelitis, S. I, 318 ff.). Dieses eigenartige Röntgenbild ließ lange Zeit an lokale, sklerosierende, corticale, entzündliche Herde denken, zumal auch histologisch die Kriterien einer blanden Entzündung vorhanden waren (GOIDANICH und ZANASI). So ist verständlich, daß die bakterielle Genese diskutiert und eine umschreibende knochenbildende Osteomyelitis angenommen wurde. Durch LINDBOM, LINDVALL, SÖDERBERG und SPJUT wurde die Vascularisation des sog. Nidus demonstriert. Das *Angiogramm* zeigte eine starke Gefäßversorgung der zentralen Partien des Osteoidosteoms. Dieser angiographische Befund soll eine eindeutige Abgrenzung gegen die sequestrierende Osteomyelitis erlauben, selbst dann, wenn der umgebende Knochen zu einer starken Sklerose neigt.

Eine *periostale Reaktion* des benachbarten Knochens kommt vor, so daß eine leichte Auftreibung resultiert. Das Spongiosaosteoid zeigt ebenfalls Auftreibungen des Knochens. Auch periostale Cysten kommen vor. Die Sklerose der umgebenden Knochenpartien kann hin und wieder fehlen. Es sind *drei Stadien der Erkrankung* bekanntgeworden:

1. die lytische Phase,
2. das reife Cystenstadium,
3. das Endstadium der Verkalkung.

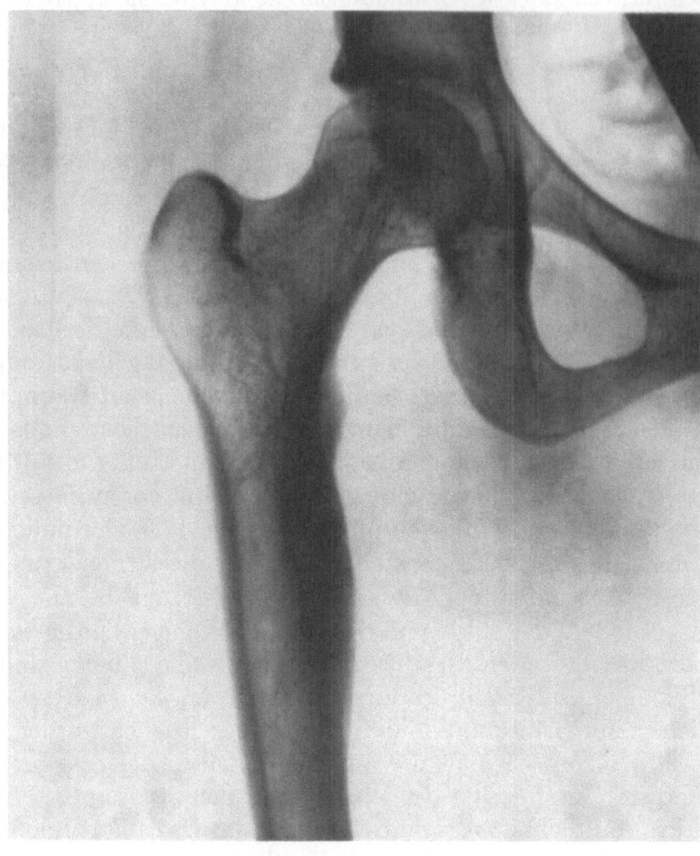

a

Abb. 284a—c. Charakteristischer Befund eines Osteoid-Osteom im proximalen Drittel des rechten Femur
bei einer 36jährigen Frau. Die spindelförmige Sklerose der medialen Diaphysencompacta kommt auf dem
Bild in a.p.-Projektion zur Darstellung (a), während der „Nidus" nur in Lauenstein-Projektion erkennbar
ist (b). Innerhalb des „Nidus" deckt die Tomographie den Sequester auf (c)

Der Verlauf weist also eine progressive Sklerose auf, die sich um den eigentlichen
Herd bildet.

Die wichtigsten *klinischen Symptome* sind Schmerzen im erkrankten Knochen, die
vor allem nachts auftreten. Der arteriographisch nachgewiesene hohe Vascularisations-
grad des sog. Nidus läßt diese „Nachtschmerzen" verständlich erscheinen, die wahrscheinlich durch den hohen Capillardruck zwischen den Trabekeln des Nidus oder des
Osteoidpfropfes als lokaler Dehnungsschmerz zustande kommen. Sehr heftige Schmerzen
können auch bei Belastung auftreten. Im weiteren Verlauf kann sich über dem erkrankten
Knochenbezirk eine druckschmerzhafte Weichteilschwellung bilden, die manchmal eine
leichte Erwärmung aufweist. *Die Blutsenkungsgeschwindigkeit ist normal.* Das Blutbild
zeigt keine Besonderheiten. Die Calcium- und Phosphorwerte im Serum sind nicht verändert.

Die *röntgenologische Differentialdiagnose* muß insbesondere den sog. Brodie-Absceß,
die sklerosierende Osteomyelitis (Garré-Osteomyelitis), die Osteomyelitis typhosa, die
Knochenlues, ein beginnendes osteogenes Sarkom und traumatische Periostreaktionen
abgrenzen. Das solitäre Knochenfibrom oder eine solitäre Riesenzellgeschwulst können
im Anfangsstadium ein ähnliches Röntgenbild hervorrufen. Ferner sind xanthomatöse
Tumoren und im Bereich der Spongiosa das eosinophile Granulom differentialdiagnostisch
auszuschließen. Die Lokalisation des Osteoidosteoms im Bereich der Hand- oder Fußknochen läßt differentialdiagnostisch auch Überlastungsschäden diskutieren (UEHLINGER,

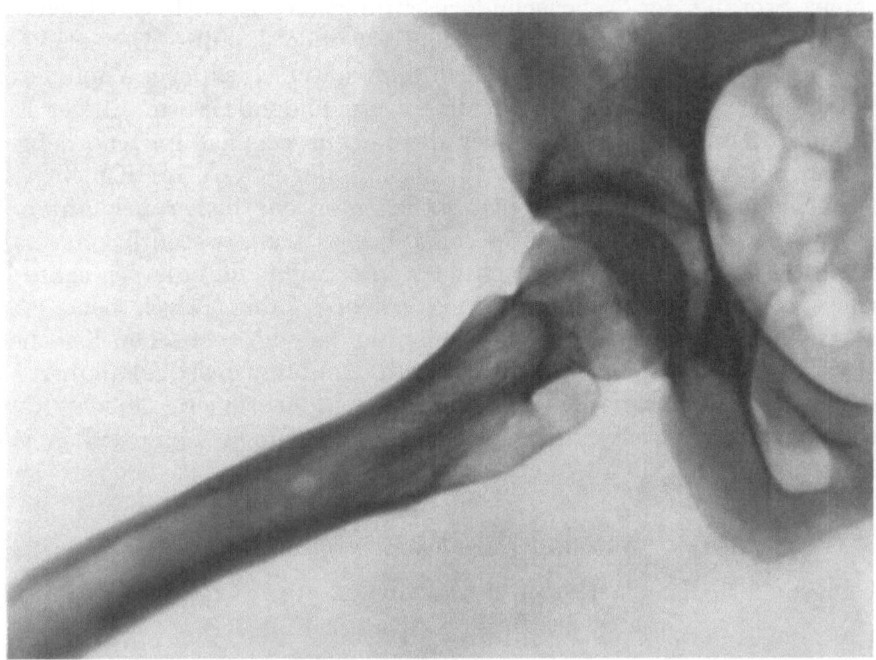

Abb. 284b

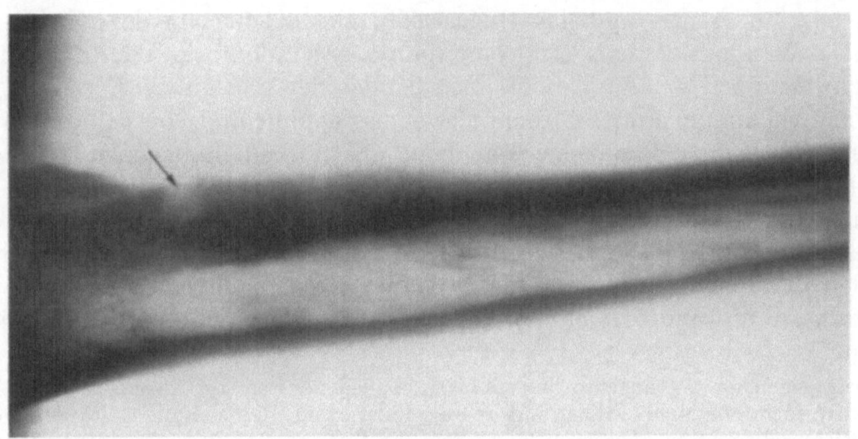

Abb. 284c

HELLNER). *In Zweifelsfällen* sollte eine *histologische Untersuchung* des excochleierten Herdes erfolgen (FLAHERTY, PUGH und DOCKERTY).

Der Prozeß kann *spontan ausheilen*, doch sollte nach Möglichkeit die operative Abmeißelung und *Entfernung des Nidus* erfolgen (WALLACE, UEHLINGER). Es ist auch eine symptomatische Therapie mit Aspirin und Irgapyrin versucht worden. Die Prognose ist, unabhängig von der Dauer der Erkrankung, relativ gut.

c) Die Knochencysten

Die echten Knochencysten stellen umschriebene, gutartige, tumorähnliche Erkrankungen dar, die nicht mit einer Kalkstoffwechselstörung einhergehen und spontan oder nach einem chirurgischen Eingriff abheilen können. Das Krankheitsbild der Ostitis fibrosa generalisata cystica „Recklinghausen" diente lange Zeit als Sammeltopf aller mit cystischen Veränderungen des Knochens einhergehenden Erkrankungen, bis der

Nachweis einer Störung der Nebenschilddrüsenfunktion als pathogenetisch wichtigstes Moment für diese Knochenerkrankung geführt werden konnte. Der primäre Hyperparathyreoidismus (s. S. I,231 ff.) kann jedoch sehr unterschiedliche Veränderungen des Knochengewebes hervorrufen, so daß für die „cystenbildende Form" dieser Erkrankung noch weitere, bisher unbekannte Störungen der Lebensvorgänge im Knochengewebe von Bedeutung sein müssen. Damit ist die Ausbildung einer Cyste im Knochen von endokrinen Störungen unabhängig. Über die Pathogenese der bisher bekannten Knochencysten wissen wir wenig. Es sollen in diesem Abschnitt alle wesentlichen anatomischen und klinischen Gesichtspunkte berücksichtigt werden, ohne daß die versuchte Einteilung den Anspruch auf eine endgültige Ordnung erheben kann. Durch neue Erkenntnisse ist eine Umgruppierung oder völlige Neuformierung der sog. cystischen Knochenveränderungen möglich. So lassen sich unter dem Begriff „solitäre, nicht gekammerte Knochencyste" verschiedene pathologische Veränderungen unterbringen, die erst durch histologische Untersuchungen weiter differenziert werden können, ohne daß in jedem Falle scharfe Grenzen zu finden sind.

α) Solitäre Knochencyste

(Gutartige jugendliche Knochencyste, Ostitis fibrosa cystica localisata, Osteodystrophia juvenilis cystica u.a.)

Die solitäre, primäre Knochencyste stellt eine glatt konturierte Kammer dar, die mit lockerem retikulärem und feinfibrillärem Bindegewebe ausgefüllt ist oder Flüssigkeit enthalten kann. Die Flüssigkeit kann klar, gelb oder auch blutig sein. Anatomisch sind die Cysten glatt begrenzt, und das Periost läßt sich leicht von der Knochenrinde abschieben. Die Wandauskleidung zeigt eine dünne, zähe Membran oder auch einen moosartigen, schwammigen Belag mit im Lumen pendelnden Ausläufern (VITTALI). Die Cyste ist manchmal vollkommen mit fibrösem Gewebe ausgefüllt und von papierdünnen Septen durchzogen. *Histologisch* kann eine Randzone aus derben, kollagenen Faserzügen, mit dickwandigen Gefäßen abgegrenzt werden. In dieser Zone findet ein lebhafter Knochenaufbau statt. In der mittleren, stark vascularisierten Schicht aus fibrösem Gewebe liegen Spindelzellhaufen und eine unterschiedliche Anzahl von Riesenzellen. Innerhalb dieser Riesenzellen ist manchmal phagocytiertes Hämosiderin nachzuweisen. Im Cystenlumen sind zellreiche, dünnwandige, weite, aufgelockerte Capillaren und ein Granulationsgewebe vorhanden.

Die Frage nach der Pathogense der solitären Knochencysten ist bis heute nicht befriedigend beantwortet worden. Die Mehrzahl der Autoren ist der Ansicht, daß sich die solitären Knochencysten gegen die Riesenzelltumoren abgrenzen lassen und die Entstehung einer jugendlichen Knochencyste von der Entwicklung eines Riesenzellgeschwulstgewebes unabhängig sei. Die Entstehung der Höhlenbildungen wird von HASLHOFER auf lokale Kreislaufstörungen im Knochen zurückgeführt. Die Untersuchungen von POMMER führten zu der Ansicht, es handele sich um Hämatomcysten, zumal in der Wand der Höhlen immer Blutpigment gefunden wurde und der Cysteninhalt hämorrhagisch war. In der Cystenwand finden sich fibröses, osteoides Knochengewebe und Riesenzellhaufen. Dieses fibröse Gewebe wird als ein junges, embryonalähnliches Spindelzellkeimgewebe mit knochenbildenden Fähigkeiten angesehen. In der Bildung minderwertiger Capillaren sieht HERZOG ein besonderes Kennzeichen des Geschwulstgewebes der Cysten. Er nimmt eine mesenchymale Geschwulst auf angeborener Grundlage, eine Hamartie, an. HELLNER schließt sich dieser Ansicht an und meint, daß der Cystenbildung zeitlich eine Riesenzellgewebsbildung vorangehe. Er sieht die Knochencysten und Riesenzellgeschwülste als eine Einheit an. Auf dem Boden von Kreislaufstörungen soll es in dem wahrscheinlich mit minderwertigen Capillaren versehenen syncytialen Fibrocyten- oder Fibrocytenriesenzellgewebe zu einer *Blutung* kommen. Die gewebliche Antwort darauf sei eine weitere Anreicherung von Riesenzellen, ein verstärkter Knochenabbau, eine Resorption des Blutes und eine Pseudocystenbildung. Die Ansicht von GESCHICKTER und COPELAND, daß über 70% der solitären Knochencysten auf primäre Riesenzelltumoren zurückzuführen seien, wird von BECKER bezweifelt. Die Riesenzelltumoren seien im Bereich der epiphysennahen Abschnitte der langen Röhrenknochen lokalisiert und haben eine wesentlich längere Anamnese. Die besondere Neigung der Knochencysten zur Größenzunahme ist an eine intakte Corticalis der Cyste gebunden. Die konstante Druckspannung soll zu einem Fortschreiten des faserigen Markumbaues führen. Nach Infraktionen oder Spontanfrakturen ist eine weitere Vergrößerung der Cyste nicht beobachtet worden. Hieraus ergibt sich die für die Behandlung wichtigste Konsequenz, die starre, knöcherne Corticalis der Cysten zu beseitigen.

Die Knochencysten treten schon im ersten Lebensjahrzehnt auf (daher die Bezeichnung „jugendliche Knochencyste"), doch können sie erst relativ spät, also in jedem Lebensalter, entdeckt werden. Am häufigsten sind solche Knochencysten im Bereich der Metaphysen von Humerus, Femur und Tibia lokalisiert. Der cystische Tumor greift nicht auf die Epiphyse über. An den platten und kurzen Knochen sind sie seltener zu finden. Durch das fortschreitende Knochenwachstum kommt es dazu, daß sich die „Cyste" immer weiter von der Wachstumsfuge entfernt und diaphysenwärts wandert. So kann aus der Topographie der Cyste etwa auf den Zeitpunkt der Entstehung und damit das Alter des Gebildes geschlossen werden. In der Wand älterer Cysten kommen Xanthomzellen vor.

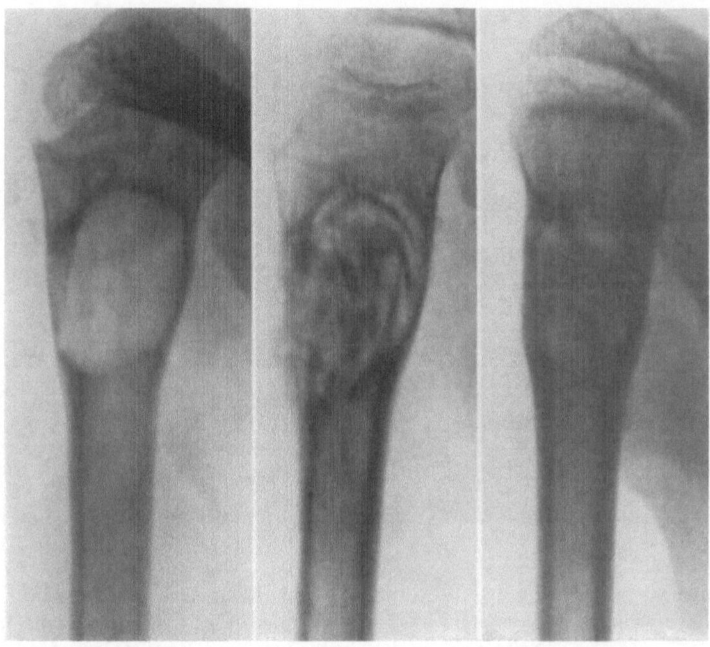

Abb. 285. Jugendliche Knochencyste im proximalen Drittel des rechten Humerus bei 9jährigem Knaben. Die scharf konturierte, längs-ovale Aufhellung des Knochens am Übergang der Metaphyse zur Diaphyse mit Auftreibung der erkrankten Knochenpartie und die dünne Corticalis sind charakteristisch. Nach operativer Ausräumung wurde die Höhle mit Knochenspänen ausgefüllt und es kam zur Ausheilung des Defektes. 9jähriger Knabe

Das *Röntgenbild* ist charakterisiert durch die scharf konturierten, längs-ovalen oder rundlichen, manchmal mehrkammerig erscheinenden Aufhellungen des Knochens, die von einer dünnen Corticalis wie von einer Eierschale umschlossen werden (Abb. 285). Der Eindruck einer mehrkammerigen Unterteilung der Cysten kommt durch Septenbildungen oder Wandleisten innerhalb der Cyste zustande (Abb. 286), die im Verlauf der Druck- und Zuglinien der Knochenarchitektur liegen. Der erkrankte Knochen kann im Bereich der Cyste aufgetrieben sein, selbst die Compacta der Diaphysen erfährt eine Verdickung oder wird durch die Cyste transformiert, unterbrochen und „aufgebläht". Die Corticalis über der Cyste ist oft sehr dünn, aber nicht *durchbrochen*. Eine periostale Reaktion findet sich nicht, auch eine *Randsklerose fehlt*. Nach einer Fraktur sind bandartige Verdichtungen im Bereich der Cyste zu erkennen, die Ausdruck des Beginnes einer Selbstheilung sein können, die sich über etwa 3—5 Jahre erstreckt.

Klinische Symptome treten kaum auf. Wenn die Knochencysten größer werden, finden sich umschriebene Deformitäten der Extremität. Bei starker Wandverdünnung kann schon durch ein leichtes Trauma ein Einbruch der Cyste oder eine Fraktur der betroffenen Knochen erfolgen. Mehr als 95 % der Knochencysten werden erst durch eine Spontanfraktur entdeckt. Die Schmerzhaftigkeit einer solchen Fraktur ist relativ gering. In etwa 20 % der Fälle muß man mit einer Refrakturierung rechnen. Die Fraktur selbst kann die Spontanheilung der Cyste einleiten. Die Knochencysten treten vorwiegend bei Kindern unter 16 Jahren in Erscheinung. Da sie klinisch stumm sein können, werden kleinere Cysten erst im Erwachsenenalter im 3. Lebensjahrzehnt oder später entdeckt. Die *Häufigkeit* der solitären Knochencysten wird von HELLNER in der Reihenfolge Oberschenkel — Oberarm — Schienbein — Wadenbein — Speiche — Elle und seltener die kleinen Röhrenknochen angegeben. Innerhalb dieser Knochen sind vorwiegend die proximalen metaphysären Abschnitte erkrankt, während die distalen nur sehr selten befallen sind. Die

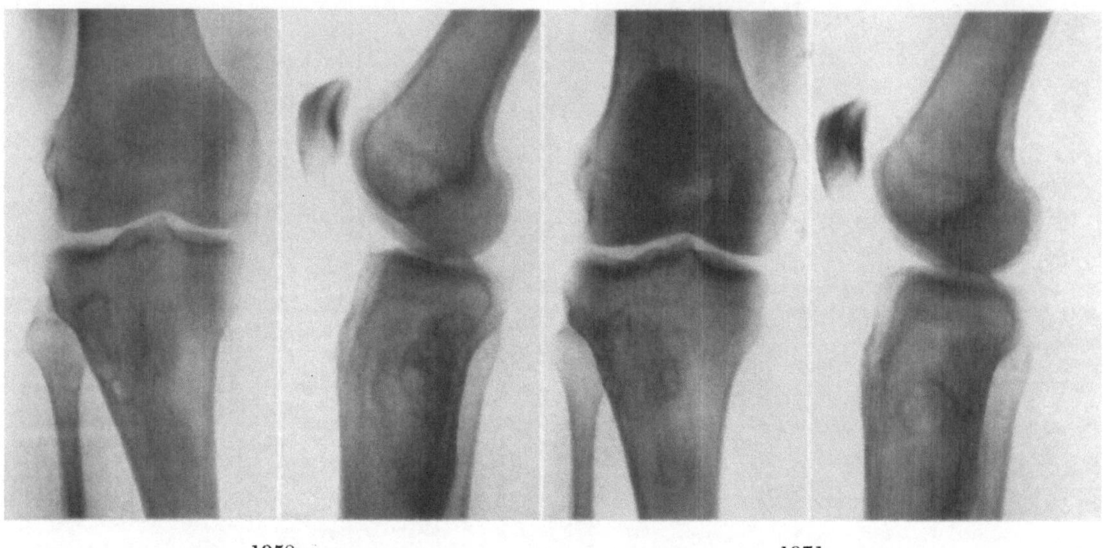

Abb. 286. Mehrkammerige, scharf konturierte Aufhellung und Strukturveränderung im lateral-dorsalen Anteil der rechten proximalen Tibiametaphyse. Im Verlauf von mehr als 12 Jahren Transformation und narbige Selbstheilung der Cyste. 35jährige Frau

Probeexcision ist bei eindeutigem röntgenologischem Befund nicht erforderlich, doch sollte in Zweifelsfällen, insbesondere zum Ausschluß eines bösartigen Knochentumors eine Gewebsentnahme vorgenommen werden (s. S. I,443).

Die *röntgenologische Differentialdiagnose* muß die mehr in der Peripherie des Knochens lokalisierte aneurysmatische Knochencyste (s. S. I,456), das gutartige Corticalisosteoid (s. S. I,448), einen Riesenzelltumor (s. S. I,462) und das gutartige Chondroblastom (s. S. I,470) gegen die solitäre Knochencyste abgrenzen. Ferner ist die fibröse Knochendysplasie (Jaffé-Lichtenstein) mit ausgedehnten und häufig multiplen Cystenbildungen in der Diaphyse der Röhrenknochen von differentialdiagnostischer Bedeutung. Das Enchondrom (s. S. I,466) oder ein Neurofibrom (s. S. I,154 u. 520) können cystenähnliche Aufhellungen im Knochen verursachen. Das Knochenfibrom kann nach VITTALI von der jugendlichen Knochencyste abgegrenzt werden, da es eine sehr kräftige Randsklerose von schalenförmigem, faserigem Charakter besitzt. Auf der Innenseite zeigt das Knochenfibrom zahlreiche Ausbuchtungen und die aus der Diaphyse einstrahlenden Knochenbälkchen charakterisieren das meist auch exzentrisch gelegene recht seltene cystenähnliche Gebilde. In den großen Röhrenknochen erreicht das Fibrom selten die zu einer Verwechslung erforderliche Größe. Differentialdiagnostisch müssen ferner die meist unregelmäßig begrenzten, aber scharf konturierten Herde des solitären, eosinophilen Granuloms (s. S. I,382), der Hand-Schüller-Christianschen Erkrankung (s. S. I,375) und der Letterer-Siweschen Erkrankung (s. S. I,382) beachtet werden. Das solitäre Plasmocytom und langsam wachsende, relativ scharf begrenzte, osteolytische Knochenmetastasen verursachen ein ähnliches Röntgenbild. Weiterhin können bei Knochenentzündungen und parasitären Erkrankungen (Echinococcus) cystische Hohlräume im Knochen vorkommen (s. S. I,372). Bei der Osteodystrophia fibrosa generalisata, bei schweren deformierenden Arthrosen (hin und wieder auch bei der Ostitis deformans Paget) treten cystische Knochentransformationen auf. Die differentialdiagnostische Abgrenzung der jugendlichen Knochencysten gegen die Ostitis fibrosa generalisata „Recklinghausen" ist relativ leicht möglich durch die Blutanalyse. Auch die Sulkovitch-Reaktion wird bei der Ostitis fibrosa generalisata immer positiv sein. Typisch für die *echte Knochencyste* ist das solitäre Vorkommen.

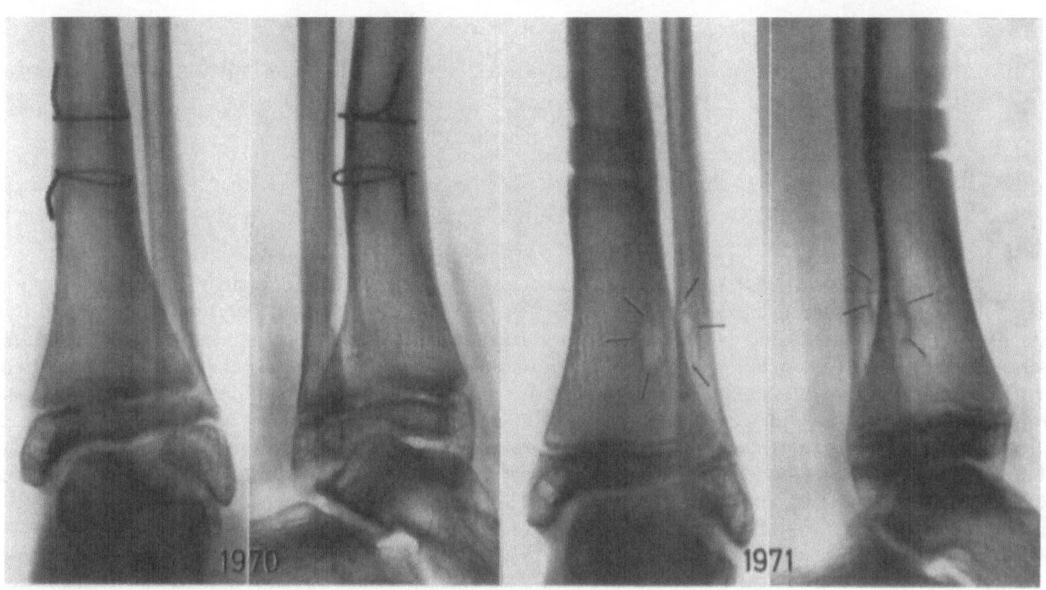

Abb. 287. Nach einem Frakturereignis entwickelte cystische Aufhellungen im Bereich des Überganges der Metaphyse zur Diaphyse im distalen Anteil von Tibia und Fibula links. 11jähriges Mädchen

Die *Behandlung* der solitären Knochencysten sollte bei drohendem Einbruch der Cystenwand in der chirurgischen Ausräumung und der Ausfüllung der Höhle mit Knochenchips sowie anschließender plastischer Deckung bestehen (Abb. 285). Die Ergebnisse sind im allgemeinen gut. HELLNER empfiehlt bei Spontanfrakturen die Ruhigstellung der Extremität in guter Stellung der Fragmente und eine konservative Behandlung. Häufig kommt es zu einer Spontanheilung. Die Nachuntersuchungen von VITTALI ergaben bei 27 Kranken mit einer jugendlichen frakturierten Knochencyste entweder eine unveränderte Form der Cyste mit vielleicht etwas gröberer Bälkchenzeichnung der Randleisten, oder eine Wandverdickung und Verbreiterung der Corticalis. Bei einer Defektheilung traten grobsträhnige, kalkdichte Knochenzüge oder ein regelrecht durchgebauter Knochen im Verlauf einer Beobachtungszeit von 5—15 Jahren in Erscheinung. Derartige Selbstheilungen von Knochencysten nach einer Fraktur sind jedoch relativ selten.

β) Traumatische Knochencyste

Die primär traumatischen Knochencysten sind wahrscheinlich durch eine intraossäre Hämorrhagie und fortschreitende Osteolyse entstanden. In diesem Zusammenhang sind die tierexperimentellen Untersuchungen von COTTIER besonders bedeutungsvoll. Nach

Injektionen von Eigenblut in spongiöse Knochenpartien konnte im Tierversuch eine Cyste induziert werden. Infolge zusätzlicher Exsudation in das Cystenlumen kann es zu einer Druckerhöhung und weiteren Ausdehnung der Cyste kommen. Die Außenkontur des Knochens ist anfangs normal. Später, nach weiterer Erhöhung des Druckes im Knochen, wird die Corticalis lokal dünner und wölbt sich vor. Die Cysten sind meist zentral im Knochen lokalisiert, sie liegen seltener subcortical. Die Form ist rund, manchmal ovalär. Da es sich um den Folgezustand eines Traumas handeln soll, ist das solitäre Vorkommen verständlich.

Das Röntgenbild dieser primär traumatischen Knochencysten zeigt einen homogenen Aufhellungsbezirk ohne Strukturen (Abb. 287). Die Begrenzung der Aufhellung ist scharf und besteht häufig in einer zarten Corticalis, welche die Cyste umschließt und gegen den benachbarten spongiösen Knochen abgrenzt.

γ) Aneurysmatische Knochencyste

(Hämangiomatöse Knochencyste, aneurysmatischer Riesenzelltumor, subperiostaler Riesenzelltumor, atypischer Riesenzelltumor, ossifizierendes, subperiostales Hämatom, ossifizierendes Hämangiom u.a.)

Als eine *Sonderform der Knochencysten* und Geschwulst besonderer Genese, die von den soliden Riesenzellgeschwülsten abgegrenzt werden muß, haben JAFFÉ und LICHTENSTEIN 1942 die aneurysmatische Knochencyste beschrieben.

Bereits 1891 hat VAN ARSDALE dieses Krankheitsbild erwähnt und später haben BLOODGOOD, EWING u.a. diese eigenartig in der Peripherie des Knochens lokalisierten, geschwulstähnlichen cystischen Gebilde als „ossifiziertes, subperiostales Hämatom" angesprochen. Unter den Riesenzellgeschwülsten haben die Pathologen die solide und die cystische Form unterschieden. Der corticalen Form ist schon von GESCHICKTER und COPELAND eine Sonderstellung als Spindelzellvariante zuerkannt worden. Die Pathogenese dieser eigenartigen cystischen, geschwulstähnlichen Gebilde ist noch unklar. Es kann bisher als gesichert gelten, daß die Geschwülste Beziehungen zu den Gefäßen des Knochens haben. Von LICHTENSTEIN wird eine örtliche Zirkulationsstörung mit Erhöhung des Veneninnendruckes oder eine Veränderung im Sinne einer Aneurysmabildung angeschuldigt. THOMPSON meint, daß die Annahme eines reparativen Prozesses als Reaktion auf eine noch ungeklärte Gefäßstörung im Bereich des Periostes berechtigt sei. Es sind auch gewisse Verbindungen zum vasculären Hamartom vermutet worden.

Anatomisch handelt es sich um große, vielbuchtige Hohlräume, die von einem flachen Endothel ausgekleidet und mit einer braunen Flüssigkeit angefüllt sind (UEHLINGER). Die Septen bestehen aus Spindelzellen und vereinzelten Riesenzellen. Gegen die Metaphyse schließen sich oft solide Geschwulstteile an, die histologisch nicht von einer soliden Riesenzellgeschwulst unterschieden werden können (UEHLINGER).

Die aneurysmatische Knochencyste ist eine Geschwulst des Kindes- und des frühen Erwachsenenalters. Es sind aber auch Beobachtungen im 4. und 5. Lebensjahrzehnt beschrieben worden. Das männliche Geschlecht ist häufiger betroffen als das weibliche. Die Hauptlokalisation der Geschwülste sind die langen Röhrenknochen (Femur und Humerus, seltener Ulna, Radius und Tibia) und die Wirbelsäule (nach UEHLINGER 75% aller Beobachtungen). Die Lokalisation in der Wirbelsäule findet sich am häufigsten im Bereich der unteren Halswirbelsäule und der unteren Brustwirbelsäule (11. und 12. Brustwirbel). Seltenere Lokalisationen sind das Darmbein, das Schambein, die Clavicula, das Sternum, die Rippen, der Unterkiefer oder das Os occipitale des Schädels (Abb. 288).

Das *Röntgenbild* der in der Peripherie des Knochens lokalisierten Auftreibung mit einer sehr dünnen, uhrglasähnlich vorgewölbten Corticalis und einem mehrkammerigen, seifenblasenähnlichen Strukturbild ist charakteristisch (Abb. 289). Der cystische, exzentrisch lokalisierte Tumor wird bis hühnereigroß und ist meist in den epiphysennahen Bezirken der Diaphysen der langen Röhrenknochen lokalisiert, so daß das Gelenk nicht behindert wird. Nach UEHLINGER ist das Röntgenbild pathognomonisch und läßt in $^4/_5$ der Fälle die Diagnose stellen. Die großblasige Auftreibung der langen Röhrenknochen kann auch

ein Mehrfaches der Schaftbreite erreichen.
Es besteht oft der Eindruck, als wäre die
Geschwulst aus dem eigentlichen Knochenbereich in den subperiostalen Raum hinaus-
getragen worden. Die Epiphysenfuge wird
nicht zerstört. An den glatten und kurzen
Knochen zeigen die aneurysmatischen Knochencysten seifenblasenähnliche Auftreibungen und im Wirbelbogen kann dieser Prozeß
zu schweren Kompressionssyndromen führen. Die Corticalis ist oft rarefiziert oder
kann fehlen.

Die erweiterten Gefäßräume sollen nicht stag-
nierendes Blut enthalten, wodurch die Veränderungen von dem ossifizierenden Hämatom abgegrenzt
werden können. JAFFÉ und LICHTENSTEIN meinen,
daß es sich um große Venenräume des Knochens
handelt, die mit dem Blutgefäßsystem ständig in
Verbindung stehen. Röntgenologisch ließen sich
jedoch mit der Gefäßdarstellung keine Höhlenbildungen erfassen. Es scheint primär eine Gefäß-
mißbildung oder Gefäßstörung vorzuliegen. In
diesem Zusammenhang ist eine Verlaufsbeobachtung
von THOMPSON interessant. Die Röntgenkontroll-
untersuchung nach einem Trauma zeigte einen

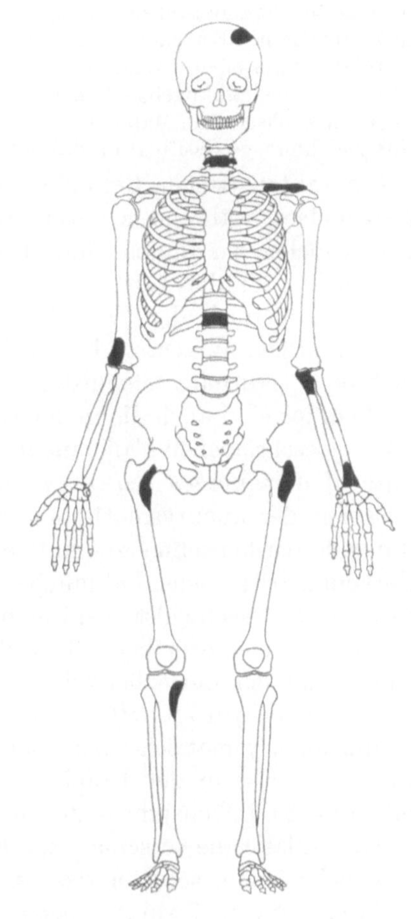

Abb. 288. Bevorzugte Lokalisationen der aneurysmatischen Knochencyste. (Nach H. POPPE: Die röntgenologische Symptomatik der gutartigen und semimalignen
Knochengeschwülste)

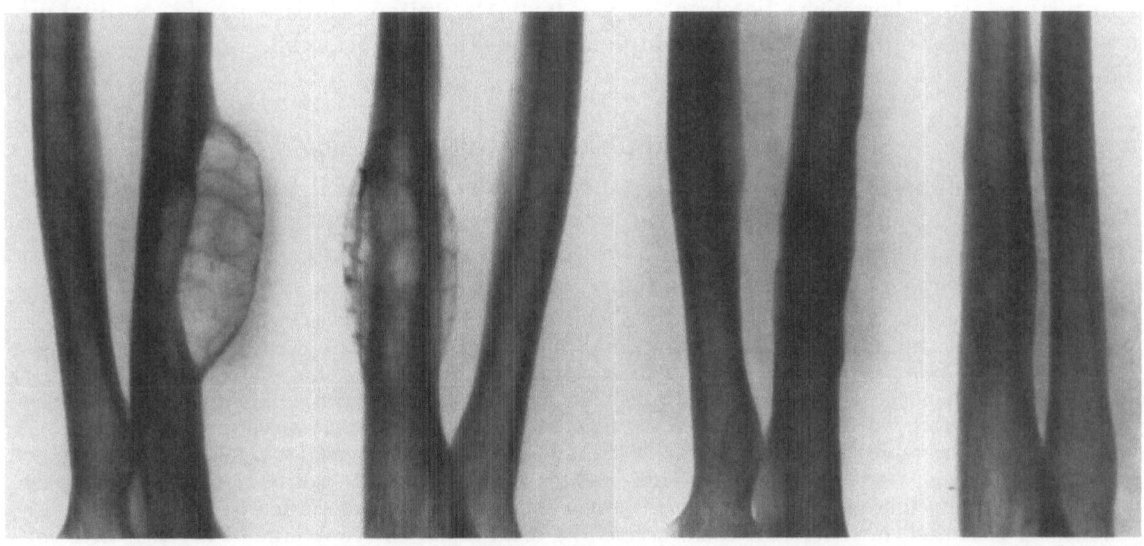

1960   1961

Abb. 289. Aneurysmatische Knochencyste der Ulna mit charakteristischer Auftreibung des Knochens, sehr
dünner stark vorgewölbter Corticalis und mehrkammerigen seifenblasenähnlichen Strukturen. Der Tumor
ist exzentrisch lokalisiert und aus dem eigentlichen Knochenbereich subperiostal hinausentwickelt. 18jähriger
Mann. (Beobachtung H. v. BABO)

Monat keinerlei Veränderungen, dagegen zwei Monate nach dem Ereignis die typische Schalenbildung der aneurysmatischen Knochencyste. Das Röntgenbild änderte sich mit dem Alter der Geschwulst. Zu Beginn zeigte es nur einen parostalen, weichteildichten Schatten, über dem sich dann im Verlauf von 4—5 Monaten eine halbkugelige, knochendichte Schale ausbildete. Die überwölbte Corticalis war glatt, meist aber in wechselndem Maße bis zur Eröffnung des Markraumes arrodiert. In der Spätphase fand sich eine gleichmäßige Ossifikation des Schaleninhaltes.

Die charakteristischen Befunde der aneurysmatischen Knochencyste zeigen die langen Röhrenknochen, während weniger charakteristische Bilder im Bereich der kurzen und platten Knochen zu finden sind. Bei einer Lokalisation im Bereich des Kreuzbeines, des Schädels oder der Wirbelsäule können eigenartige Gebilde entstehen. Eine große Zahl der im Bereich der Wirbelsäule beschriebenen Riesenzellgeschwülste stellt nach unserem heutigen Wissen wahrscheinlich aneurysmatische Knochencysten dar, die von den echten Riesenzellgeschwülsten (Osteoclastomen) scharf abgetrennt werden sollten. Wahrscheinlich sind auch die in der Literatur als Hämangiome des Wirbels mit malignem Charakter beschriebenen Fälle aneurysmatische Knochencysten.

Unter den *klinischen Befunden* ist eine leichte Schmerzhaftigkeit zu nennen. Bei der Lokalisation der aneurysmatischen Knochencyste im Bereich der Wirbelsäule können zunehmende Rückenschmerzen auftreten und infolge einer Kompression der Medulla oder der Nervenaustrittsstellen Lähmungserscheinungen. Pulsationen oder Strömungsgeräusche im Bereich der Geschwülste sind nicht festzustellen. Bei einer entsprechenden Größe der Geschwulst tritt eine örtliche Schwellung auf, bei naher Lokalisation zum Gelenk eine Einschränkung der Beweglichkeit.

Die *röntgenologische Differentialdiagnose* muß in erster Linie den Riesenzelltumor gegen die aneurysmatische Knochencyste abgrenzen. Die Lokalisation der Riesenzell-tumoren ist meist in der Epiphyse der langen Röhrenknochen und die Manifestation jenseits des 20. Lebensjahres zu finden. Weiterhin sind das Hämangiom, die fibröse Knochendysplasie, die verschiedenen Formen der Knochencysten, insbesondere die jugend-liche Knochencyste, seltener das osteogene Sarkom, Knochenmetastasen und das Kno-fibrom abzugrenzen (DAHLIN, BESSE, PUGH und GHORMLEY).

Die *Behandlung* der aneurysmatischen Knochencysten besteht in der Excochleation oder Blockresektion. Die entstehende Knochenhöhle wird mit Knochenspänen ausgefüllt. Es kommt selten zu Rezidiven, so daß die Prognose im allgemeinen gut ist. Eine maligne Entartung ist bisher nicht beschrieben worden. Als weitere therapeutische Maßnahme wird auch die Röntgenbestrahlung empfohlen, die zu einer Rückbildung der cystischen Formationen führen soll.

d) Das nicht-ossifizierende Knochenfibrom

Die von JAFFÉ und LICHTENSTEIN 1942 von den Riesenzellgeschwülsten als intra-corticale oder subcorticale Spindelzellvariante abgegrenzte eigenartige, geschwulstähnliche Bildung wird in der Literatur häufig auch als *metaphysärer fibröser Defekt* oder fibröser Corticalisdefekt, als Xanthom oder *xanthomatöse Riesenzellgeschwulst* bezeichnet.

Das nicht-ossifizierende Knochenfibrom zeichnet sich im *histologischen Schnittbild* durch Bündel von Spindelzellen mit fibrillärer Zwischensubstanz aus, die sich wirbelartig verflechten und in den aus-geweiteten Markräumen bis hart an das Periost vordringen. Vereinzelt sind vielkernige Riesenzellen zwischen den Spindelzellzügen eingestreut, doch ist die Zahl der Riesenzellen klein. Im Gegensatz zu den Riesenzellgeschwülsten sind die nicht-ossifizierenden Knochenfibrome ausgesprochen gefäß- und blutarm. Bei längerem Bestand wird ein Teil der Spindelzellen in Schaumzellen transformiert (UEHLIN-GER). Das anatomische Präparat zeigt eine buchtenreiche Höhle, die von einer dünnen Corticalis bedeckt ist und gelbliches bis gelb-braunes Gewebe enthält. In wenigen Fällen ist eine cystische Er-weichung festzustellen. Einige Knochenfibrome, die makroskopisch etwas bräunlich erscheinen, ent-halten Hämosiderin-Ablagerungen. In den mehr gelblich gefärbten Herden sind Schaumzellen vor-handen. Es ist bezeichnend, daß weder im Innern des Fibroms, noch an den Randbezirken irgendeine reaktive Knochenbildung zu finden ist. Die histologische Diagnose des nicht-ossifizierenden Knochen-fibroms ist im allgemeinen außerordentlich schwierig, und es sind häufig Fehldiagnosen gestellt worden. So wurden ein Fibrosarkom, vielkernige Riesenzelltumoren, eine unspezifische Osteomyelitis, eine Hand-Schüller-Christiansche Erkrankung u.a. diagnostiziert.

Die *Pathogenese der Knochenfibrome* ist unklar. Von COPELAND und GESCHICKTER wurde das nicht-ossifizierende Knochenfibrom als intracorticale oder fibröse Variante der Riesenzellgeschwulst bezeichnet. VITTALI vertritt die von CUNNINGHAM und ACKERMAN sowie HATCHER geäußerte Ansicht, nach der die Knochenfibrome das Ergebnis einer unbekannten temporären lokalisierten Störung des Knochenwachstums im Bereich der Epiphyse darstellen.

Das nicht-ossifizierende Knochenfibrom ist die häufigste Knochengeschwulst im *Kindesalter*. Die Knochenfibrome und die Knochencysten sind die meist gefundene Ursache von Spontanfrakturen. Die Hauptlokalisationen des Knochenfibroms sind die distale Femurmetaphyse, die proximale und distale Tibiametaphyse und die Knochen des Gesichtsschädels (Abb. 290). Seltener kommen die Knochenfibrome an den Finger-

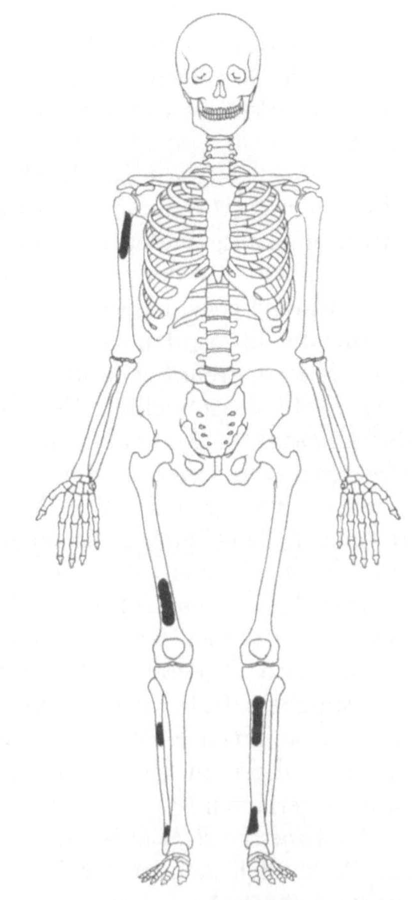

Abb. 290. Schema der Lokalisationen des nicht-ossifizierenden Knochenfibroms. (Nach H. POPPE: Die röntgenologische Symptomatik der gutartigen und semimalignen Knochengeschwülste)

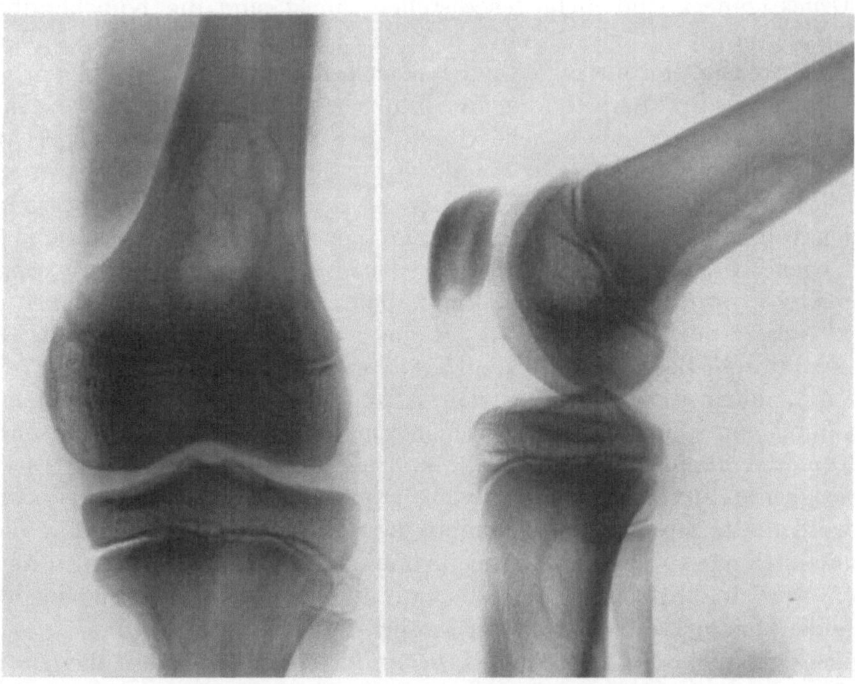

Abb. 291. Nicht ossifizierende Knochenfibrome der gelenkbildenden Knochen des linken Kniegelenkes bei 13jährigem Knaben. Der ovale, scharf konturierte Aufhellungsbezirk ist sowohl im Femur als auch in der Tibia peripher lokalisiert und weist Septenbildungen auf. Der Tumor ist gegen die Markhöhle abgegrenzt. Der erkrankte Knochen ist normal ausgebildet

knochen oder den Rippen vor. Hier können sie zu Fehldiagnosen und Verwechslungen mit Lungengeschwülsten oder Mediastinalgeschwülsten führen (GÜNTHER). Die Erkrankung befällt beide Geschlechter gleichmäßig und tritt etwa vom 5. bis zum 20. Lebensjahr in Erscheinung. *Persistierend können die Knochenfibrome auch im Erwachsenenalter entdeckt werden.*

Der *Röntgenbefund* ist durch scharf konturierte, meist rundliche oder ovale Aufhellungen mit *sklerotischem Rand* charakterisiert (Abb. 291). Der erkrankte Knochen ist meist normal ausgebildet. Die Konturen sind unauffällig. Die periphere Form des Knochenfibroms führt entweder zu einer lokalisierten Entkalkung durch Druckatrophie oder einer sehr starken Verschmälerung der Diaphysencompacta mit wabiger Transformation. Die Knochendefekte sind nebeneinander angeordnet, selten durch normale Knochenbezirke voneinander getrennt. Die über dem Tumor liegende Corticalis ist meist sehr dünn und selten leicht ausgebuchtet. Periostale Reaktionen des Knochens fehlen. Die rundlichen oder längsovalen Aufhellungen sind septiert oder gekerbt und können bis an die Epiphysenfuge heranreichen. Der größte Durchmesser liegt in der Achse des Schaftes. Nach VITTALI bevorzugen die Knochenfibrome im distalen Tibiabereich die laterale und im proximalen Tibiabereich die mediale Seite des Knochens. Im distalen Femurabschnitt sind sie medio- oder latero-posterior lokalisiert. Von der diaphysären Corticalis können strangähnliche Knochenleisten oder -bälkchen in den Herd einstrahlen, so daß das Bild eines aufgehängten Netzes mit Tennisbällen resultiert. Gegen die Markhöhle ist der Knochenherd abgegrenzt. Nur selten nehmen die Knochenfibrome einmal den ganzen Markraum ein (z.B. in der Fibula oder den dünnen Röhrenknochen). In den platten Knochen kommen auch Myxofibrome vor, die mehrkammerig auftreten (s. S. J,461). Sie neigen häufiger zu Rezidiven als die Fibrome der langen Röhrenknochen, die meist gutartig verlaufen.

Der *klinische Befund* ist unbedeutend. Hin und wieder treten geringfügige Schmerzen auf. Es handelt sich in der Mehrzahl der Fälle um einen reinen Nebenbefund, der bei entsprechender Ausdehnung zu einer Weichteilschwellung führen kann. Eine Rötung oder ein Druckschmerz sind nicht festzustellen. Meist sind die Knochenfibrome nicht so groß, daß sie die Statik beeinträchtigen oder zu Bewegungseinschränkungen, Wachstumsstörungen sowie Deformierungen der Knochen führen.

Die *röntgenologische Differentialdiagnose* muß vor allem die jugendliche Knochencyste (weniger scharf begrenzter sklerotischer Rand), die corticalen Riesenzellgeschwülste, das eosinophile Granulom und die Hand-Schüller-Christiansche Erkrankung berücksichtigen. Die Lokalisation der Knochenfibrome im Bereich der Metaphyse erleichtert die Abgrenzung. In den Anfangsstadien der Erkrankung können auch das Ewing-Sarkom (s. S. I,506) und die osteogenen Sarkome (s. S. I,476) differentialdiagnostische Schwierigkeiten bereiten. Der Brodie-Absceß ist meist durch eine breite, dichte Randzone ausgezeichnet, die wesentlich breiter ist als die der Knochenfibrome. Hämangiome und hämangiomatöse Geschwülste sind durch strukturelle Besonderheiten und Gewebsverkalkungen abzugrenzen (s. S. I,494 ff). Gegen die Adamantinome des Unterkiefers ist die Abgrenzung meist nicht möglich und kann nur durch eine histologische Untersuchung erreicht werden. Fibrosarkome und Riesenzelltumoren kommen in einem späteren Lebensalter vor. Diese Tatsache sollte bei Schwierigkeiten der Differentialdiagnose röntgenologischer und histologischer Art beachtet werden. In Zweifelsfragen kommt dem Röntgenbefund eine für die Therapie wegweisende Stellung zu. Ein Übergang in maligne Formen ist in der Literatur nicht beschrieben worden, obgleich häufig eine auffallende Mitoseaktivität im Bereich der fibrösen Felder histologisch nachgewiesen werden kann.

Das gutartige, nicht-ossifizierende Knochenfibrom bedarf meist keiner besonderen *Therapie*. Bei zunehmender Größe der Knochenfibrome oder bei Zweifeln an der Diagnose sind die operative Ausräumung, eine sorgfältige histologische Untersuchung und die plastische Versorgung der Knochenhöhle mit Knochenspänen anzuraten. Das Wachstum des Knochens bringt es mit sich, daß die Knochenfibrome immer weiter von der Epiphysenfuge abrücken und immer weniger gegen die Markhöhle vorspringen, so daß sie gewissermaßen „an den Rand gezwängt" werden. Nach unvollständiger Resektion können die Knochenfibrome *rezidivieren*, doch ist dieses Geschehen nicht besorgniserregend. LEONHARD, HART und ECKFELDT beobachteten noch Monate nach operativer Auslöffelung und Ausheilung mit einer Sklerose Rezidive des nicht-ossifizierenden Knochenfibroms. Meist kommt es jedoch zur *Spontanheilung* oder Transformation im Laufe des Wachstums.

e) Das reparative Riesenzellgranulom

(Epulis)

Als eine besondere Erkrankungsform konnte JAFFÉ das sog. reparative Riesenzellgranulom der Kiefer von den Riesenzellgeschwülsten abgrenzen. Es handelt sich nicht um eine Geschwulst, sondern um ein riesenzell- und spindelzellreiches osteolytisches Granulom (UEHLINGER). Die bevorzugte Lokalisation ist der Unterkiefer.

Im *Röntgenbild* findet sich über der Wurzelspitze eine oft unscharf begrenzte, mehr oder weniger umfangreiche Osteolyse (Abb. 292), die wahrscheinlich im Zusammenhang

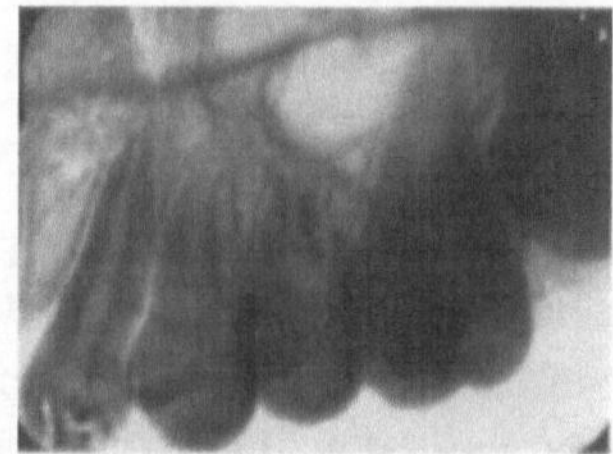

Abb. 292. Osteolyse über der Wurzelspitze von 5 oben links, die teilweise scharf begrenzt ist. Histologisch wurde ein riesenzellreiches Granulom nachgewiesen

mit einer Zahnerkrankung zur Entwicklung kommt. Nach UEHLINGER darf die Diagnose eines reparativen Riesenzellgranuloms erst dann röntgenologisch gestellt werden, wenn klinisch mit letzter Sicherheit ein primärer Hyperparathyreoidismus ausgeschlossen worden ist.

f) Die Myxome oder Myxofibrome

Diese *sehr seltenen Geschwülste* bestehen aus schleimbildendem, embryonalem Gallertgewebe und finden sich vorwiegend in den Weichteilen, dem Herzen und der Harnblase. Im Knochen kommen sie kaum vor und sind dann in den Kieferknochen (HELLNER), in den Nasennebenhöhlen und in den Phalangen lokalisiert. Die sternförmig verästelten Myxomzellen der Kiefermyxome werden histogenetisch als Papillengewebe angesehen (HELLNER). Über die seltene Lokalisation im Wirbelknochen hat DALICHO berichtet.

Röntgenologisch fand sich in diesem Fall eine Auftreibung des 4. Lendenwirbelkörpers mit weitgehender Zerstörung der Spongiosa, der Deckplatten, der benachbarten Bandscheiben und des linken Querfortsatzes. Der Dornfortsatz, der rechte Querfortsatz und der Wirbelbogen waren noch erhalten. Auf den 2 Jahre vor der klinischen Erkrankung angefertigten alten Röntgenaufnahmen war retrospektiv ein Befund zu erheben. Es fand sich eine kleincystisch-wabige, scharf begrenzte Aufhellung im Zentrum des Wirbelkörpers. — Da eine Operation von den Chirurgen zunächst abgelehnt wurde, ist eine Strahlenbehandlung (4000 r) durchgeführt worden, ohne daß ein Effekt oder eine Schmerzlinderung erzielt werden konnten. Es mußte schließlich doch operiert werden, und in zwei Sitzungen konnten die gallertigen, fischfleischartigen Tumormassen vollständig entfernt und die Wundhöhle mit Knochenspänen ausgefüllt werden. Der Patient ist seitdem beschwerdefrei und läuft unbehindert. — *Histologisch* fand sich ein Myxom, das aus verästelten Schleimzellen und schleimiger Grundsubstanz zusammengesetzt war und da und dort noch Knochenbälkchen enthielt. Die reinen Myxome sind mesenchymale Tumoren, die embryonales Gallertgewebe produzieren und ebenso wie dieses eine mucoide Grundsubstanz besitzen.

Der *klinische Verlauf* über mehrere Jahre weist auf das langsame, gutartige Wachstum dieser Geschwülste hin. Eine Senkungsbeschleunigung oder andere, für einen bösartigen Tumor charakteristische, klinische Befunde fanden sich nicht. Die Zerstörung der Bandscheibe wird als wichtiger

Hinweis auf ein Myxom angesehen. Lediglich das Chordom (s. S. I, 524) geht noch mit einer Bandscheiben-zerstörung einher. Osteogene Sarkome, das Ewing-Sarkom oder Metastasen können den Wirbel zer-stören, doch bleibt die Bandscheibe lange erhalten.

2. Bedingt gutartige Geschwülste

Die bisher besprochenen gutartigen Knochengeschwülste stellen lokale, meist mon-ostotische Erkrankungen eines Skeletabschnittes dar, die entweder spontan oder nach einem operativen Eingriff abheilen und keinerlei Tendenz eines malignen Wachstums erkennen lassen. Nur in sehr seltenen Fällen ist die Entstehung bösartiger Geschwülste auf dem Boden eines gutartigen Knochentumors beschrieben worden. Eine Metastasierung der gutartigen Knochengeschwülste in andere Organe ist nicht bekannt. Neben den ab-solut gutartigen Knochengeschwülsten kommen Neubildungen in Knochen vor, die auf Grund ihres biologischen und klinischen Verhaltens als bedingt gutartige Geschwülste angesehen werden können. Die anatomische, histologische und röntgenologisch-klinische Abgrenzung des gutartigen Bildes dieser Tumoren zu den bösartigen Formen ist außer-ordentlich schwierig und häufig unmöglich. Nur die ständige klinische Kontrolle wird frühzeitig Symptome der Malignität erfassen können, um rechtzeitig die richtige Behand-lung zu veranlassen.

a) Die Riesenzellgeschwulst

(Osteoclastom, braune Tumoren, Ostitis fibrosa localisata, „Riesenzellsarkom" u.a.)

Die Riesenzellgeschwülste werden häufig in gutartige und bösartige Riesenzellge-schwülste unterteilt (HELLNER). Da Riesenzellgeschwülste auch bei histologisch gut-artigem Bild nicht nur *häufig rezidivieren*, sondern auch *metastasieren* können, erweckt die Bezeichnung „gutartiger Riesenzelltumor" falsche Vorstellungen. Die Riesenzell-geschwulst wächst meist expansiv, doch kommt es vor, daß bei einem anhaltend starken Wachstum schließlich ein infiltrierend-destruierender Prozeß entsteht. Mehr als 10% der Riesenzellgeschwülste zeigen einen semimalignen Verlauf. Der besondere Charakter dieser Geschwülste schließt in jedem Falle eine maligne Entwicklung ein, so daß es nicht sinnvoll erscheint, die gutartige und die bösartige Verlaufsform getrennt zu betrachten.

Noch vor wenigen Jahrzehnten stellten die Riesenzellgeschwülste einen „Sammeltopf" dar, aus dem inzwischen verschiedene Formen gutartiger Knochentumoren abgegrenzt werden konnten. So wurde die jugendliche Knochencyste, die aneurysmatische Knochencyste, das ossifizierende Knochen-fibrom, die gutartigen Chondroblastome und das Osteoidosteom neben der Ostitis fibrosa generalisata cystica (Morbus Recklinghausen) den Riesenzellgeschwülsten zugeordnet.

Die *echten Riesenzellgeschwülste* sind stark bluthaltige, schwammähnliche, sehr zell-reiche Tumoren, deren Spindelzellen geflechtähnlich angeordnet sind und zahlreiche runde Riesenzellen einschließen. Die Kerne dieser Zellen können bis zu 100 Stück betragen. Durch die Anhäufung von Blut und Blutfarbstoff in dem Tumor wurden diese Geschwülste auch als „braune Tumoren" bezeichnet. Das *histologische* Bild zeigt zahlreiche, große Osteoclasten und daneben einkernige Stromazellen, die fast in jedem Falle in mito-tischer Aktivität aufzufinden sind. Zwischen den proliferierenden Zellen liegt die Grund-substanz. Die Beziehung der Riesenzellgeschwülste zur Resorption und zum Abbau des Knochens durch Osteoclasten wird deutlich.

Die Auffassungen über *den Charakter* der Riesenzellgeschwülste gingen weit auseinander. Früher wurden sie als „myelogene Sarkome" betrachtet und entsprechend radikal entfernt. Der benigne Charakter dieser Geschwülste wurde von KONJETZNY erkannt. *Die Pathogenese* der Geschwülste ist umstritten. Die Ansicht, es handle sich um eine echte, mesenchymale Geschwulst im Sinne einer Hamartie, wird heute am meisten vertreten (HERZOG, HELLNER u.a.). Demgegenüber steht die Mei-nung, die Riesenzellgeschwulst sei eine regenerative Fehl- und Überschußbildung bei einer Knochen-schädigung in Verbindung mit einer Blutung (POMMER, KONJETZNY, HASLHOFER, GESCHICKTER und COPELAND, BÜNGELER u.a.). Eine Zwischenstufe zwischen reaktiven und blastomatösen Neubildungen wird von MÖNCKEBERG angenommen.

Von diagnostischer Bedeutung für die Riesenzellgeschwülste ist auch der *cytochemische Befund*. Es fällt eine Vermehrung der Phosphatase in den Tumorzellen auf. Histologisch

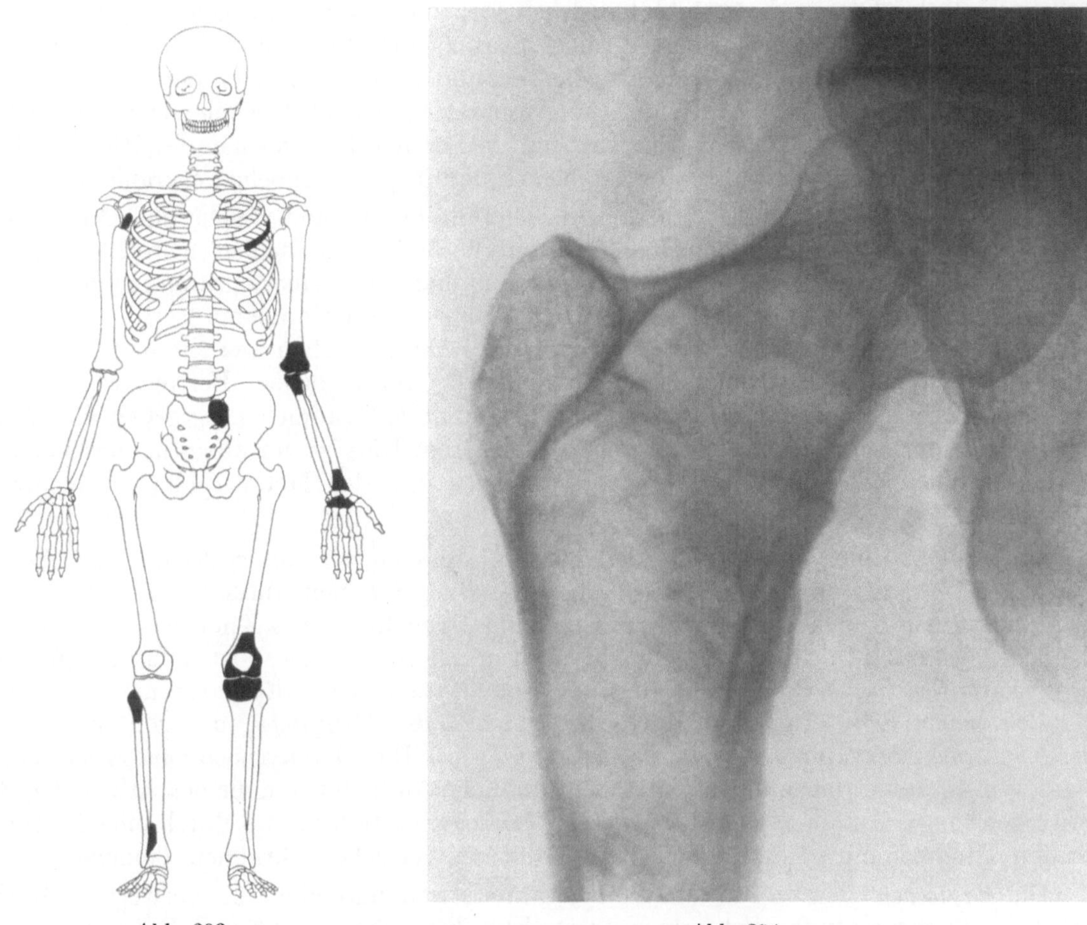

Abb. 293   Abb. 294

Abb. 293. Häufigste Lokalisation der Riesenzellgeschwülste. (Nach H. POPPE)

Abb. 294. Riesenzelltumor im proximalen Femurabschnitt. Scharf begrenzte Aufhellung mit angedeuteter Kammerung, leichter Auftreibung und deutlicher Verschmälerung der Compacta. 28jährige Frau

nachweisbare Zellatypien weisen auf eine beginnende Malignität hin, wie dies auch bei anderen Knochengeschwülsten (z. B. Enchondromen) der Fall ist. Nach dem *histologischen Befund* können drei Gruppen unterschieden werden:

1. die eindeutig gutartigen Riesenzellgeschwülste,
2. die etwas zweifelhaften Fälle,
3. eindeutig maligne Formen der Riesenzellgeschwülste.

Die Entwicklung einer destruktiven Form und die Autonomie des Wachstums der Riesenzellgeschwülste sprechen mehr für die Tumorgenese. Da die Beurteilung der Bösartigkeit des Tumors aus dem Röntgenbild außerordentlich schwierig ist, muß eine *histologische Untersuchung möglichst frühzeitig* und auf jeden Fall erfolgen, um die Wahl des therapeutischen Eingriffes zu erleichtern.

Das bevorzugte *Lebensalter*, in dem Riesenzellgeschwülste auftreten, liegt zwischen dem 20. und 30. Lebensjahr. Es sind jedoch Erkrankungsfälle auch im 2. Lebensjahrzehnt und früher sowie bis zum 60. Lebensjahr bekannt geworden. Das Haupterkrankungsalter kann von großer differentialdiagnostischer Bedeutung sein. Die Bevorzugung eines *Geschlechtes* war nicht sicher festzustellen. Die Lieblingslokalisationen sind die *Epiphysen der langen Röhrenknochen*, insbesondere der distalen Femur- und der proximalen Tibia-

und Fibulaepiphyse (Abb. 293). Weniger häufig ist die distale Epiphyse des Radius befallen. Weiterhin können die gelenkbildenden Knochen des Ellenbogengelenkes, der distale Abschnitt der Fibula, die platten Knochen (Scapula und Beckenknochen), die Rippen, seltener die Wirbelsäule und das Kreuzbein erkrankt sein. Im Bereich der Lendenwirbel treten sie häufiger auf als in den übrigen Abschnitten der Wirbelsäule. Der Oberkiefer und der Unterkiefer werden befallen, während im Bereich der Knochen des Hirnschädels nur selten Riesenzellgeschwülste vorkommen. Es kann jeder Knochen erkranken.

Das *Röntgenbild* ist durch die lokale Ausdehnung der Veränderungen charakterisiert. Die Konturen sind glatt und unauffällig, reaktive Veränderungen fehlen (Abb. 294). Im erkrankten Knochenbereich ist eine Auftreibung und manchmal eine Verdünnung der Corticalis oder bei entsprechender Ausdehnung auch der Diaphysencompacta festzustellen. *Die Osteolyse überwiegt.* Bei Lokalisation in kleinen Röhrenknochen werden diese spindelförmig aufgetrieben. Manchmal entsteht ein Defekt im Knochen. Bei der rein osteolytischen Form fehlt die Corticalis im Bereich des Tumors. Es können *ausgedehnte Knochenzerstörungen* mit schweren Deformierungen resultieren. Dies ist vor allem bei der Lokalisation in den platten Knochen, in den Phalangen und den Metacarpalia sowie Metatarsalia der Fall.

Es kann zu einer Kammerung des Tumors kommen, so daß *cystenähnliche Strukturen* mit groben, unregelmäßigen Trabekeln (Bild der Seifenblasen) auftreten. Die Anordnung der Knochenleisten in den Zug- und Drucklinien des Knochens, wie sie bei Knochencysten zu finden sind, fehlt. Die noch erhaltene Spongiosa ist nicht atrophisch. Das charakteristische Röntgenbild und die Lokalisation in der Epiphyse machen keine diagnostischen Schwierigkeiten, doch können *auch die Metaphyse* und von ihr weiter *fortschreitend Abschnitte der Diaphyse* erkrankt sein. Die Diaphysencompacta ist mehr oder weniger aufgetrieben und es entstehen rundliche Aufhellungen, die beachtliche Größe erreichen können. Es können *pathologische Frakturen* auftreten, und durch eine Blutung in den Tumor kommt es anatomisch zum Bild des typischen „braunen Tumors".

Die *klinischen Beschwerden* sind uncharakteristisch und nicht zu verwerten. Meist werden nur rheumatische Schmerzen angegeben. Eine Schwellung und Rötung des erkrankten Gelenkes sowie eine Einschränkung der Beweglichkeit sind ebenfalls uncharakteristisch. Im Frühstadium sind Frakturen selten. Die Infraktion oder Kompression ist häufiger, und es kommt anläßlich eines geringen Traumas zu plötzlichen Schmerzen. Diese Schmerzen stellen häufig das Initialsymptom dar. Im Spätstadium der Riesenzellgeschwülste ist in etwa einem Fünftel der Erkrankungen eine Fraktur festzustellen. Die Laboratoriumsuntersuchungen ergeben meist keinen krankhaften Befund.

Eine rechtzeitige *Erkennung der malignen Entartung* einer Riesenzellgeschwulst bereitet Schwierigkeiten. Ein rasches Wachstum der Geschwulst, ein Durchbruch in die Umgebung und das Auftreten einer etwas verwaschenen Zeichnung in der Art einer Schummerung müssen den Verdacht auf Malignität wecken. Nach einer operativen Behandlung mit Ausräumung der Geschwulst ist die Tendenz zum Wiederaufflackern des Prozesses und zu einer malignen Degeneration weiterhin vorhanden. Aus einer Zusammenstellung von POPPE geht hervor, daß unter 126 Riesenzellgeschwülsten aus dem Göttinger Knochengeschwulstregister 38 Patienten, die bestrahlt worden waren, und 25 Patienten, bei denen eine Curettage und Teilresektion vorgenommen wurde, eine zunehmende Verwilderung des Tumors im histologischen Bild erkennen ließen.

Die *primär maligne Form* der Riesenzellgeschwulst kann röntgenologisch das gleiche Bild bieten. Ein plötzlich auftretender neuer osteolytischer Schub mit Zerstörung der Corticalis wird die Diagnose einer Malignität erleichtern. Der weiteren Sicherung dient die Probeexcision, doch bietet auch die histologische Differenzierung große Probleme. Alle Riesenzellgeschwülste, die nicht den typischen Normen bezüglich Alter und Lokalisation entsprechen, sind meist bösartiger Natur. Relativ häufig sind die in den Metaphysenbereichen entwickelten Riesenzellgeschwülste bösartig.

Die *röntgenologische Differentialdiagnose* der Riesenzellgeschwülste muß vor allem die solitären Knochencysten (Entstehungsalter zwischen dem 5. und 10. Lebensjahr) gegen die sog. aneurysmatische Knochencyste, die fibröse Knochendysplasie, die gutartigen Chondroblastome und die Ostitis fibrosa generalisata cystica (Recklinghausen) beachten. Während sich die jugendlichen Knochencysten nach JAFFÉ und PORTIS, LICHTENSTEIN differentialdiagnostisch durch die Topographie der Veränderung (Metaphyse oder Epiphyse) und das Alter der erkrankten Personen leicht abgrenzen lassen, können Knochenfibrome größere differentialdiagnostische Schwierigkeiten bereiten. Der Knochenechinococcus (s. S. II,372), eine wabenförmige Knochenmetastase oder ein Enchondrom können ähnliche Röntgenbefunde hervorrufen. Von besonderer Bedeutung für die differentialdiagnostische Abgrenzung der Riesenzellgeschwülste ist *die Durchleuchtung des ganzen Skeletes*, um ein polytopes Knochenleiden auszuschließen.

Besteht der Verdacht auf einen malignen Prozeß, so ist die *kurzfristige Röntgenkontrolle* und eine Verlaufsbeobachtung notwendig, um rechtzeitig den Übergang in ein infiltrierendes Wachstum der Geschwulst zu erkennen.

Es wird empfohlen, die Riesenzellgeschwulst möglichst *radikal operativ zu entfernen*, da die Prognose trotz der meist gutartigen Form vorsichtig gestellt werden muß (HELLNER). Spontanheilungen sind sehr selten. Die Teilresektion der erkrankten Knochenpartie ist einer Auskratzung des Herdes vorzuziehen, da letztere Methode sehr häufig Rezidive förderte oder eine maligne Entwicklung der Riesenzellgeschwulst induzierte. Es sind auch Rezidive nach sehr radikalem Vorgehen beobachtet worden.

Die Diskussion, ob durch eine *Strahlentherapie* die Malignität der Riesenzellgeschwülste induziert werden könne, ist bis heute nicht abgeschlossen. ELLIS konnte keine signifikante Rate einer sarkomatösen Entartung bei bestrahlten Geschwülsten feststellen, während ACKERMAN und SPJUT das Auftreten eines Osteosarkoms nach Bestrahlung einer Riesenzellgeschwulst auf die Strahlentherapie beziehen. Es wird empfohlen, eine intensive Bestrahlung durchzuführen, da der operative Eingriff und eine nachfolgende *ungenügende* Strahlenbehandlung die maligne Entartung von Riesenzellgeschwülsten fördern soll. Die Strahlenbehandlung ist nicht ohne Risiko, da eine Osteodystrophie auftreten kann. Maligne Rezidive der Riesenzellgeschwulst nach einer Strahlenbehandlung treten meist später auf und zeichnen sich durch einen *höchst unreifen anaplastischen Typ* im histologischen Bild aus. Von JAFFÉ und HILLEMANNS sind maligne Entartungen von Riesenzellgeschwülsten zu einem osteogenen Sarkom nach einer Strahlenbehandlung beobachtet worden.

Die Prognose der Riesenzellgeschwülste wird durch die *Metastasierung*, welche meist in die Lungen erfolgt, verschlechtert. Es sind jedoch auch dann Überlebenszeiten bis zu 5 Jahren möglich. Gegenüber dem Ewing-Sarkom oder dem osteogenen Sarkom ist die Prognose wesentlich besser. Bei einer Solitärmetastase in der Lunge ist die Lungenresektion lohnend. (JAFFÉ berichtet über einen operativ geheilten Fall.)

b) Die Chondrome

Das Ausgangsgewebe dieser Geschwülste ist der Knorpel im Stadium der Transformation in Knochen. Manche Formen stammen von primitiven, versprengten Knorpelzellen ab. Als Abarten der Chondrome können das benigne Chondroblastom (UEHLINGER) und das Chondromyxoidfibrom abgegrenzt werden. In seltenen Fällen ist die Entwicklung eines *Gelenkchondroms* aus dem Gewebe der Sehnenscheide oder dem Gewebe der Schleimbeutel möglich (s. S.II,1030). Die Gelenkchondromatose stellt eine meist monarticuläre, selten polyarticuläre, chondrale Metaplasie in der Subserosa der großen Gelenke dar. Alle Formen der Chondromatose sprechen dafür, daß die Omnipotenz der Mesenchymzellen an jedem Ort des Bewegungsapparates verschieden differenzierte Geschwülste entwickeln kann.

Nach den *histologischen* Kriterien kann folgende Klassifikation der Chondrome vorgenommen werden:

1. Benignes Chondrom (die gutartigen Formen des Chondroms).
2. Proliferierendes Chondrom (semimaligne Formen).
3. Das Chondrosarkom (bösartige Tumorform, s. S. I,487).

Wenn auch die Mehrzahl der Chondrome einen gutartigen Charakter zeigt, so ist doch bei einer gewissen Größe dieser Geschwülste immer an Malignität zu denken. Häufig können operativ entfernte Chondrome noch nach Jahren rezidivieren und einen bösartigen Verlauf nehmen. Es sind Beobachtungen bekannt geworden, bei denen erst nach 11 oder 18 Jahren eine Malignität des Chondroms auftrat, und die Krankheit dann rasch zum Tode führte. Bestimmte Lokalisationen im Bereich des Skeletes, besonders die Erkrankung der Beckenknochen, sowie große Ausdehnungen des Chondroms sind immer verdächtig auf eine maligne Neubildung. Zur Frage der Beurteilung von Chondromen und Chondrosarkomen hat Bessler Stellung genommen. Auf Grund seiner Erfahrungen erscheint es ratsam, sich nicht auf *eine* Untersuchung allein zu stützen, da sowohl der röntgenologische als auch der bioptische Befund täuschen können. Die *klinische Verlaufskontrolle* ist hinsichtlich der Beurteilung der Art der Geschwulst von besonderem Wert.

Die *Erblichkeit* einiger Formen der Chondromatose ist wiederholt diskutiert und auch bewiesen worden (Rossberg, v. Verschuer). Es sollen an dieser Stelle hereditäre Chondrome (multiple cartilaginäre Exostosen, Enchondromatose, Halbseitentyp der Chondromatose „Olliersche Wachstumsstörung") nur im Gesamtzusammenhang erwähnt, jedoch nicht ausführlich besprochen werden (s. hierzu S. I,114ff.).

Die *eigentlichen Chondrome* können nach ihrer *Lage* zum Knochen eingeteilt werden in
1. Enchondrome (zentral gelegen)
   Solitäre Enchondrome
   Generalisierte Enchondromatose
2. Ekchondrome (peripher gelegen)
   Corticale Form
   Periostale Form
   Epiexostotische Form

Die Enchondrome führen zu blasigen Auftreibungen des Knochens mit Druckatrophie der Corticalis, die schließlich zu einer dünnen Schale wird. Der Tumor kann Knochenleisten oder Spongiosareste enthalten. Die peripheren Chondrome führen zu Usuren, flachen Defekten oder zu einer kettenartigen Destruktion. Die von Exostosen ausgehenden Chondrome sitzen dem Knochen breit auf und wachsen expansiv. Sie besitzen einen echten Stiel. Bestehen die Tumoren länger, so treten Verkalkungen auf, die eine eigenartig fleckig-marmorierte Struktur zeigen. Ein rasches Rezidiv nach Resektionen, eine Abnahme der Verkalkungen sowie eine fortschreitende Destruktion des Knochens sprechen mit Sicherheit für Malignität. Dieses Verhalten des Tumors erlaubt häufiger die Frühdiagnose auf Malignität als der histologische Befund!

α) Enchondrome

Die Enchondrome sind als echte Knorpelgeschwülste anzusehen, die meist solitär, manchmal auch multipel auftreten können. Es handelt sich um eine wahrscheinlich erbliche, also genbedingte, abwegige Differenzierung des Mesenchyms, die mit anderen Anomalien kombiniert vorkommen kann (s. S. I,114ff.). Die Mehrzahl der Enchondrome wird im Bereich der Phalangen gefunden. Sie sind daher von den Enchondromen anderer Skeletabschnitte hin und wieder gesondert betrachtet worden, da dieser bevorzugte Befall auffiel. Größere Enchondrome führen zu Wachstumsstörungen mit Verkürzungen und Verkrümmungen der erkrankten Knochen.

Bei der Knochenchondromatose können hinsichtlich der *Lokalisation* verschiedene Formen differenziert werden:

1. Die sog. Akroform (Kienböck), bei der Metacarpalia, Phalangen und Metatarsalia befallen sind. Sie ist die häufigste Form (Abb. 295).

2. Die Strahlenform (Kienböck), die nur den Radius und den Daumenstrahl oder die Ulna und die ulnaren Fingerbereiche befällt. Diese Form kommt seltener vor.

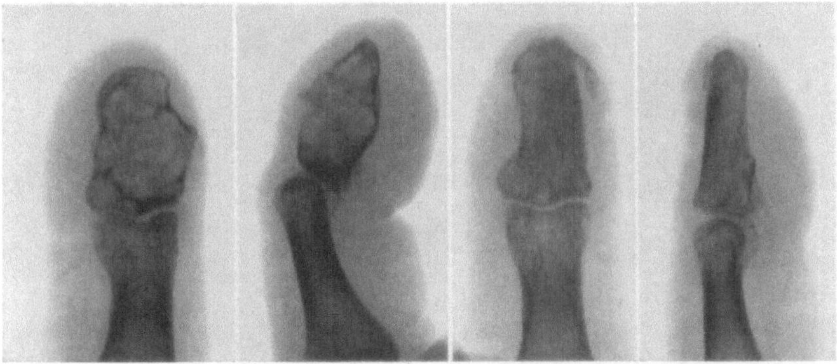

Abb. 295. Ausgedehntes Enchondrom des Endgliedes vom rechten Daumen mit charakteristischer, wabiger „Auftreibung" des Knochens und stärkerem Wachstum nach dorsal. 34jähriger Mann. Nach operativer Entfernung und Spongiosaplastik zeigt die Kontrollaufnahme ein gutes Ergebnis

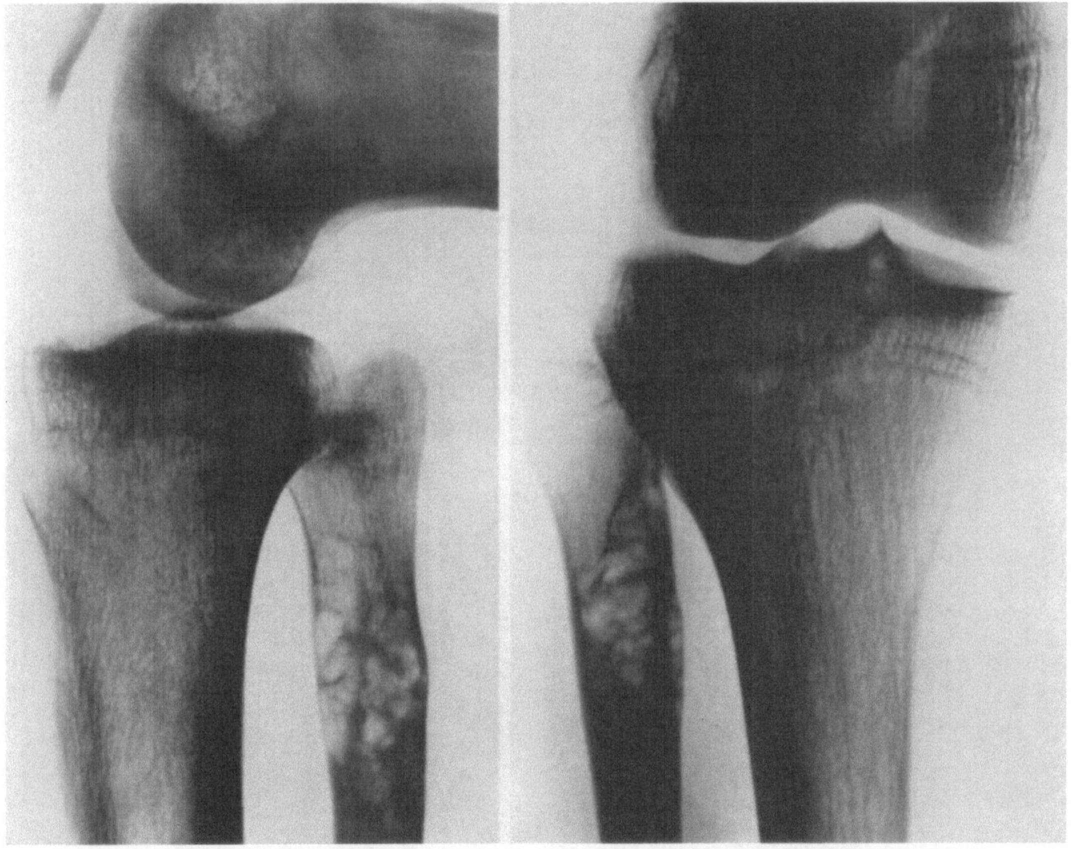

Abb. 296. Enchondrom im proximalen Anteil der rechten Fibula, das die blasig-vielkammerige Struktur und eine Auftreibung des Knochens erkennen läßt. 19jähriger Mann

3. Die sog. Halbseitenform oder „Olliersche Wachstumsstörung", bei der nur eine Körperhälfte befallen ist, während die andere weitgehend oder völlig frei ist.

4. Die oligotope Form, bei der im allgemeinen nur eine Region des Körpers erkrankt ist.

5. Die Vollform, bei der das Gesamtskelet von Chondromen übersät ist.

Grundsätzlich andere Erscheinungen sind jedoch nicht nachzuweisen.

Das *Röntgenbild* des Enchondroms der kleinen Röhrenknochen zeigt meist eine glatte Begrenzung. Die Randsklerose der Enchondrome und der gekammerte strukturelle Auf-

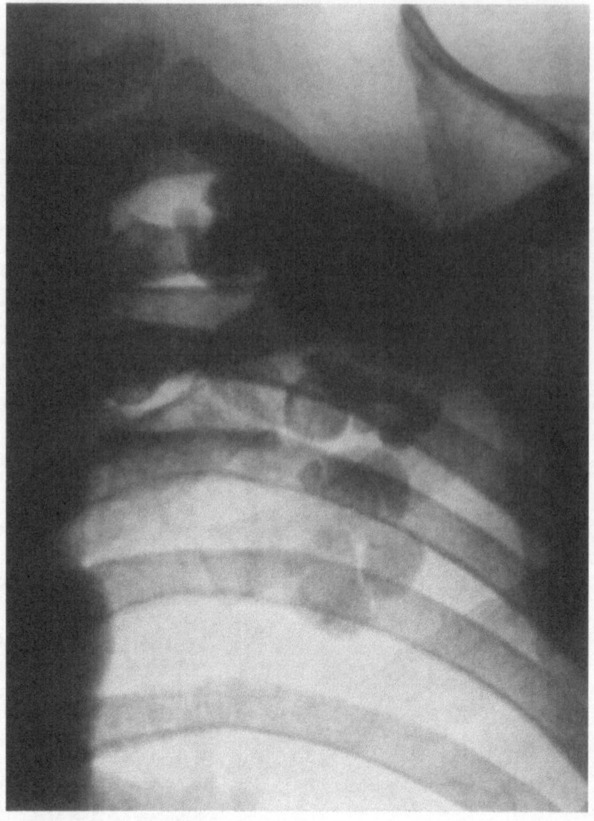

Abb. 297. Ungewöhnliche Form eines Chondroms im Bereich der Rippen, das schollige Strukturen unregelmäßig verkalkter Knorpelmassen erkennen läßt. Als Zufallsbefund entdeckt bei 52jährigem Mann

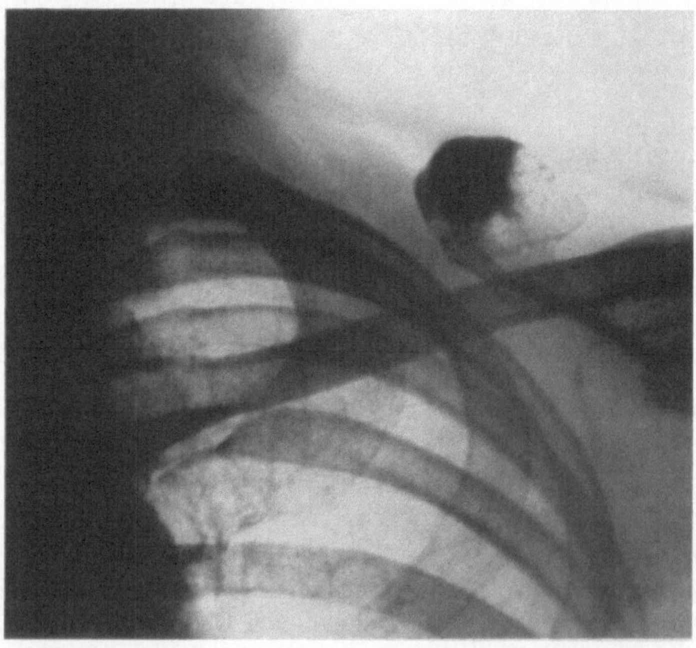

Abb. 298. Eigenartige Form eines Chondroms im Bereich der Scapula, das als Zufallsbefund entdeckt wurde.
66jährige Frau

bau sind typisch. Eine periostale Reaktion wird nicht beobachtet. Die Umgebung ist weitgehend unverändert. Eine Zerstörung der Epiphysenfuge wird bei der echten, solitären Form des Enchondroms nicht gefunden. Die Knochen bleiben in ihrer äußeren Form zunächst normal. Mit zunehmendem Wachstum kann es zu Auftreibungen kommen, die Folge des Druckes des wachsenden Tumors auf die Umgebung sind. In seltenen Fällen kann die Corticalis zerreißen. Es kommen sehr große Enchondrome vor, die den Knochen ganz zerstören und als homogene, strahlendurchlässige „Defekte" imponieren. Die Markhöhle bleibt in den meisten Fällen erhalten. Nur zentrale Chondrome führen zu einer Erweiterung der Markhöhle der Knochen. Im übrigen Bereich des Skeletes ist das Röntgenbild der Enchondrome oft vielgestaltig. Die Konturen sind scharf, doch finden sich häufig innerhalb des Aufhellungsbezirkes amorphe, strukturlose, unregelmäßige und fleckförmige Verkalkungen, die eine wolkige Dichte des erkrankten Bezirkes hervorrufen.

Bei großen Enchondromen kann eine radiär-strahlige innere Struktur auftreten und eine durchgehende Knochenbegrenzung fehlen, während im allgemeinen die Oberfläche der Geschwulst von einer schmalen Lamelle überzogen wird. Gegen die Spongiosa besteht ebenfalls oft eine schmale sklerotische Schicht.

Die zentral gelegenen Chondrome der langen Röhrenknochen sind in den Frühstadien schwer erkennbar, während im Spätstadium gewaltige Defekte auftreten können (Abb. 296). Die Enchondrome der langen Röhrenknochen nehmen insofern eine Sonderstellung ein, als sie histologisch zwischen die gutartigen und die semimalignen Knorpelgeschwülste einzuordnen sind. Im Wachstumsalter können die Chondrome rasch fortschreiten und den Knochen ausgedehnt zerstören, so daß der Eindruck einer Malignität entsteht.

Wenn die Enchondrome nach Abschluß des Wachstumsalters nicht zur Ruhe kommen, so sind sie immer verdächtig auf eine maligne Degeneration. Sehr ausgedehnte Knorpelgeschwülste mit nur geringen Verkalkungen und einer *fortschreitenden schubweisen Osteolyse* müssen an eine *bösartige Entwicklung* denken lassen. Histologisch kann die Malignität an dem Auftreten zahlreicher Zellen mit verklumpten Kernen, zweikernigen Knorpelzellen und Riesenknorpelzellen mit einem hyperchromatischen Riesenkern erkannt werden. Der starke Wechsel des histologischen Bildes erschwert oft die richtige Diagnose.

In diesem Zusammenhang sind die *weniger häufigen Lokalisationen* der Chondrome im Beckenskelet, im Sternum, den Rippen, im Schulterblatt und in der Wirbelsäule zu nennen (Abb. 297 und 298). Die im *Becken auftretenden Chondrome* sind meist von einem *hohen Malignitätsgrad* und besitzen eine starke Tendenz zum Rezidiv. Röntgenologisch lassen sich eine Früh-, eine Voll- und eine Spätform des Beckenchondroms unterscheiden. Die Spätformen sind im allgemeinen als Chondrosarkome anzusprechen. Unter den Tumoren des Beckenskeletes stehen die Chondrome oder Osteochondrome an erster Stelle (HELANDER und LINDBOM). Dann folgen die Riesenzelltumoren, die Ewing-Sarkome, die Fibrosarkome u.a. Die Beckenchondrome können auch zerfallen und zur Sekundärinfektion und damit zur irreparablen Funktionsbehinderung Anlaß geben.

Die *Wirbelchondrome* können durch Irritation der Medulla oder der Nervenaustrittsstellen zu Lähmungserscheinungen führen. Es sind seltene Lokalisationen an den Wirbelbögen beschrieben worden.

Die *Entstehung der Chondrome* wird als Störung der enchondralen Ossifikation angesehen. Beide Geschlechter können gleichmäßig erkranken. Die jüngeren Altersklassen bis zum 3. Lebensjahrzehnt werden bevorzugt, doch sind auch im 5. und 6. Jahrzehnt Wachstumsschübe beschrieben worden.

Klinische Symptome in Form von Schmerzen treten erst in späteren Stadien der Erkrankung auf, und häufig können Spontanfrakturen die ersten Symptome eines solchen Tumors sein. Bei stärkerer Größenzunahme schwellen die Extremitäten an und die Gelenke sind mit betroffen. Die Chondrome der Röhrenknochen und des Stammskeletes werden meist erst im Erwachsenenalter entdeckt.

Eine über Jahre laufende röntgenologische Kontrolle einer ungewöhnlich hochgradigen Knochenchondromatose hat OTT durchgeführt und dabei spontane Verkleinerung und Rückbildung mehrerer kleiner und mittelgroßer chondromatöser Herde während der Wachstumsperiode beobachtet. Die chondromatösen Veränderungen waren nicht nur an den meta- und diaphysären Knochenabschnitten lokalisiert, sondern auch im Bereich der Epiphysen der langen und kurzen Röhrenknochen nachzuweisen. Große cystische Chondrome wurden mit gutem Erfolg operativ entfernt. Rezidive traten nicht auf.

Die *röntgenologische und pathologisch-anatomische Differentialdiagnose* des Enchondroms sollte das benigne Chondroblastom (in der Epiphyse lokalisiert), das Chondromyxoidfibrom, das Chondrosarkom und den Riesenzelltumor berücksichtigen. Die Enchondrome lassen sich von den jugendlichen Knochencysten oft schwer abgrenzen. Selten werden entzündliche Veränderungen differentialdiagnostische Schwierigkeiten bereiten. Metastatische Carcinome, solitäre Myelome und ein solitäres eosinophiles Granulom können differentialdiagnostische Probleme aufwerfen.

Die *Behandlung* der Chondrome des Knochens besteht am zweckmäßigsten in einer Curettage oder einer operativen Ausschälung en bloc, da sich im Laufe der Erkrankung eine bösartige Form des Chondroms entwickeln kann. Hin und wieder findet man Schleimgewebe eingebettet (Chondromyxom). Die gutartigen Enchondrome können im jugendlichen Alter nach operativer Ausräumung des Herdes völlig abheilen. Eine Strahlenbehandlung ist kontraindiziert, da eine maligne Entartung nach Bestrahlung möglich ist.

Die *halbseitige Entwicklung der Chondromatose*, „Olliersche Wachstumsstörung" genannt, ist als Sonderform abgegrenzt worden. Es handelt sich um eine erbliche Störung, bei der somatische Mutationen zu kombinierten mesenchymalen Dysplasien führen können (s. auch S. I,118). Neben Wachstumsstörungen treten Hämangiome, Fibrome, Pigmentverschiebungen und eine Gesichtsasymmetrie auf. In den Jahren nach der Beschreibung dieses halbseitigen chondromatösen Geschehens durch OLLIER war die Frage, inwieweit eine eigenständige Krankheit vorliegt, häufig diskutiert worden. WITTEK hat eine größere Zusammenstellung veröffentlicht und der Erkrankung den Namen gegeben. Die Nomenklatur im Schrifttum ist recht verwirrend. Neben der Bezeichnung „Olliersche Wachstumsstörung" ist die Erkrankung als Dyschondroplasie oder auch Chondrodysplasie, halbseitige multiple Chondromatose, Halbseitentypus der Enchondromatose und anders bezeichnet worden. Das französisch-romanische Schrifttum hat den Namen „Dyschondroplasie" beibehalten, und auch im englischen Schrifttum ist eine ähnliche Einheitlichkeit zu finden. Von FRANGENHEIM und HACKENBROCH wird die Eigenständigkeit der Erkrankung abgelehnt. WEISS hat darauf hingewiesen, daß von pathologisch-anatomischer Seite (BORST, VON RECKLINGHAUSEN, M. B. SCHMIDT u.a.) insbesondere die frühembryonale Genese der Chondrome erwähnt wird. Er empfiehlt, vom *Ollierschen Typ des Chondroms* zu sprechen. Durch eigene Studien und die kritische Zusammenstellung verschiedener Fälle des Schrifttums kommt JUNGE zu dem Schluß, daß die sog. Olliersche Wachstumsstörung kein eigenes Krankheitsbild darstellt, da auch doppelseitige Formen dieser Knochenveränderung vorgekommen sind. Es wird die Bezeichnung „Dyschondroplasie" für zweckmäßig erachtet. Neben einer streng halbseitigen Form der Dyschondroplasie sind fließende Übergänge zur doppelseitigen Ausbildung zu finden. Bei manchen Kranken ist eine deutliche Bevorzugung einer Körperhälfte nicht festzustellen. Bei Verdacht auf diese Erkrankung ist die sorgfältige Röntgenuntersuchung des gesamten Skeletes erforderlich.

Das Chondroblastom

(Calcifizierender Riesenzelltumor, chrondomatöses Osteoklastom oder epiphysärer chondromatöser Riesenzelltumor u.a.)

Das benigne Chondroblastom ist ein relativ seltener Knochentumor, der erstmals 1931 von CODMAN als epiphysäre chondromatöse Riesenzellgeschwulst beschrieben wurde (sog. *Codman-Tumor*). Nachdem JAFFÉ und LICHTENSTEIN alle ihre Beobachtungen von Riesenzellgeschwülsten einer kritischen Prüfung unterzogen, erkannten sie die Sonderstellung des Chondroblastoms als einer Geschwulst, die sich vom knorpelbildenden Matrixgewebe ableitet und trotz ihres Zellreichtums und ihrer Vielgestaltigkeit gutartig ist (UEHLINGER). Die Geschwulst überschreitet nur ausnahmsweise eine Größe von 3 cm.

Histologisch ist die Ausdifferenzierung einer Vielzahl von Proliferationszentren kennzeichnend, die als Bausteine zu einem geschlossenen Block zusammengefügt werden. Dieser Strukturtypus ist allen chondrogenen Geschwülsten gemeinsam. Die Bauelemente bestehen im Inneren aus epithelial aufgeschlossenen, rundlichen und eckigen Zellen. Gegen den Läppchenrand lockert sich das Zellgefüge zu einem Geflecht unter gleichzeitiger Ausscheidung von schleimiger und hyaliner Zwischensubstanz. Dies bedingt eine gewisse strukturelle, nicht aber eine celluläre Polymorphie. In älteren Chondroblastomen kommt es zu fleckigen Verkalkungen und Abbau der hyalinen Grundsubstanz durch mehrkernige Chondroklasten (UEHLINGER). Diese Vielgestaltigkeit des morphologischen Bildes kann zu Fehldiagnosen führen und vor allem mit dem Chondrosarkom verwechselt werden (s. S. I,487).

Die Erkrankung tritt am häufigsten im zweiten Lebensjahrzehnt auf, also etwas früher als der Riesenzelltumor, seltener vor dem 10. Lebensjahr und im dritten Jahrzehnt. Als Lokalisation der Geschwülste sind die Epiphysen von Femur, Tibia und Humerus, und zwar vorwiegend die proximalen Epiphysenzonen genannt worden. Am Humerus erkrankt die Tuberositas der proximalen Metaphyse. Der Tumor wird auch in den Apophysen der genannten Knochen gefunden (Abb. 299).

Das *Röntgenbild* zeigt eine im Durchmesser 3 bis maximal 6 cm große Aufhellung mit stippchenförmiger, fleckig-wolkiger Zeichnung, die durch intratumorale Verkalkungen und reine Osteolysezonen zustande kommt (POPPE). Meist ist der Spongiosadefekt von einem polycyclischen Sklerosewall umgeben. Die Corticalis über dem Tumor ist manchmal aufgetrieben und ausgebuchtet, jedoch nur selten durchbrochen. Im Humerus liegen die Tumoren exzentrisch, während sie in Fibula und Tibia mehr zentral in den Epiphysen lokalisiert sind. Eine periostale Reaktion kann vorkommen. Der Prozeß schreitet manchmal bis an die Knochengrenzlamelle in Gelenknähe fort. Alle bisher in der Literatur beschriebenen Erkrankungen zeigten einen epiphysären Geschwulstzapfen auch dann, wenn die Hauptmasse der Geschwulst in der Metaphyse lokalisiert war. Die Epiphysenfuge kann überschritten werden.

Für die richtige Diagnose ist die Kenntnis des Röntgenbildes von entscheidender Bedeutung, da die pathologisch-histologische Untersuchung *allein* die Geschwulst nicht differenzieren kann.

Die *klinischen Symptome* bestehen dann, wenn der Prozeß die benachbarten Gelenke erreicht und den Gelenkknorpel arrodiert, in Gelenkschmerzen und Einschränkung der Beweglichkeit sowie Gelenkschwellungen (LICHTENSTEIN, DAHLIN).

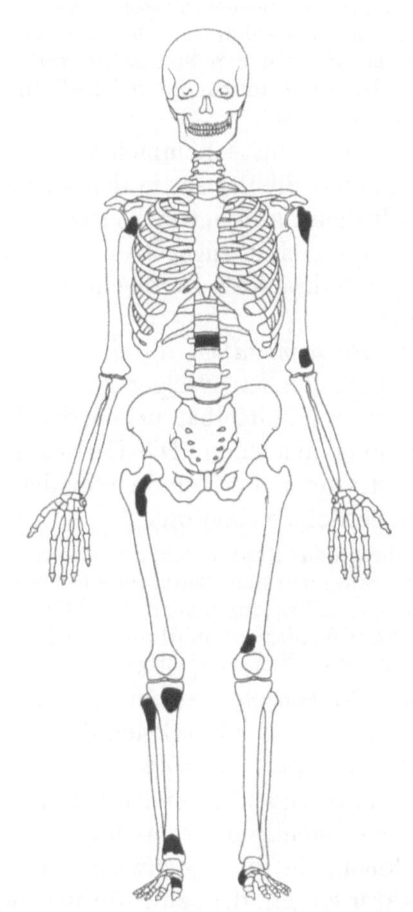

Abb. 299. Lokalisationsschema des gutartigen epiphysären Chondroblastoms oder Codman-Tumor. (Nach H. POPPE)

Die *röntgenologiche Differentialdiagnose* muß vor allem die echten Riesenzellgeschwülste (s. S. I,462) beachten.

Die *Behandlung* besteht in einer operativen Auskratzung und einer Auffüllung der Knochenhöhle mit Knochenspänen. Die Prognose des benignen Chondroblastoms der Epiphysen ist gut.

Das Chondromyxoidfibrom

Diese seltene, gutartige Geschwulstform wurde auf Grund klinischer Verlaufsbeobachtungen von der Gruppe der Chondrosarkome abgegrenzt. JAFFÉ und LICHTENSTEIN fanden bei der Durchmusterung ihres Krankengutes, insbesondere bei der Überprüfung der Chondrosarkome, drei Fälle, die nach dem Verlauf gegen die Diagnose eines malignen

Tumors sprachen. Später wurden fünf weitere Geschwülste gleicher Struktur festgestellt und die Sonderstellung des Chondromyxoidfibroms anatomisch und klinisch begründet.

Die strukturelle Vielgestaltigkeit und der histologisch erkennbare Zellreichtum der Geschwülste veranlaßt den Pathologen oft, die Diagnose eines Sarkoms zu stellen. Nach UEHLINGER wird das histologische Bild durch die Mischung unreifer, zelldichter Felder mit myxomatös und chondroid ausdifferenzierten Abschnitten bestimmt. Die Läppchenzentren zeigen ein weitmaschiges Netz von bipolaren Spindel- und multipolaren Sternzellen, die sich gegen den Läppchenrand zu einer Kapsel verdichten. Sie enthalten reichlich schleimige Zwischensubstanz ohne positive Schleimreaktion. Die Lücken zwischen den chondromyxomatösen Abschnitten werden durch undifferenziertes reticulo-cytäres Tumorgewebe geschlossen. Dieses enthält besonders in den chondromatösen Abschnitten bald wenige, bald ungewöhnlich viele runde und stechapfelförmige Riesenzellen, die durch zipflige Cyto-plasmaausläufer mit den Sternzellen verbunden sind. Im Gegensatz zur Vielgestaltigkeit der Zellen besitzen die Kerne annähernd gleiche Form, Größe und Gestalt. Mitosen sind ausgesprochen selten zu finden (UEHLINGER).

Die Geschwülste kommen in den *metaphysären Abschnitten* von Femur und Tibia, seltener auch Fibula, sowie den kurzen Röhrenknochen der Füße und Hände, im Talus und Calcaneus, seltener im Wirbel vor (Abb. 300). Als *Prädilektionsalter* wird das 2. und 3. Lebensjahrzehnt angegeben. Das klinische Verhalten der Geschwülste ist je nach dem Alter der Erkrankten unterschiedlich. Bei Kindern wachsen die Chondromyxoidfibrome sehr rasch.

Das *Röntgenbild* ist durch exzentrisch lokalisierte und unscharf begrenzte, cysten-artige Aufhellungen glasiger Natur charakterisiert, die in den metaphysären Spongiosa-abschnitten unmittelbar neben der Epiphysenfuge entwickelt sind und gegen die Dia-physe spitz auslaufen. Die Corticalis bleibt primär intakt und wird manchmal später arrodiert, wenn die Tumoren in die Markhöhle vorwachsen. Solche Herde zeigen eine leichte perifokale Sklerose.

Während das Röntgenbild die Kriterien einer gutartigen Geschwulst erkennen läßt, zeigt das histo-logische Bild mehr den Charakter einer bösartigen Neubildung. Die Schwierigkeiten der histologischen Beurteilung gehen aus einem Bericht von DAHLIN hervor. Auf Grund des histologischen Befundes wurde das Chondromyxoidfibrom von 35% der Untersucher als maligne angesehen und nur 38% der Untersucher stellten die richtige Diagnose.

Die *Behandlung* besteht in der operativen Entfernung und Auskratzung der Ge-schwulst oder einer Resektion des erkrankten Knochenbezirks.

Die *biologische Wertigkeit* dieser Geschwülste kann nach UEHLINGER oft erst durch den *Verlauf* eindeutig ermittelt werden. Grundsätzlich sollte man daher bei diesen Spiel-arten des Chondroblastoms und des chondromyxoiden Knochenfibroms kleine Eingriffe vornehmen, da die Geschwülste meist gutartig sind und nur selten den semimalignen Charakter zeigen, d.h. zum Rezidiv neigen, aber nicht metastasieren.

β) Ekchondrome

Die *corticale Form der Ekchondrome* der Röhrenknochen wird meist als *Osteochondrom* bezeichnet, d.h. es kommt durch enchondrale Ossifikation zur Knochenbildung. Im Tumor tritt zentral eine Spongiosierung auf, die jedoch viel dichter ist als die übliche Spongiosa. Sie kann unregelmäßig marmoriert aussehen und bis zur kompakten Schatten-dichte führen. Der Tumor kann weit über den Knochen cranial- und caudalwärts wachsen und die Nachbarorgane und Blutgefäße stark komprimieren. Das ist z.B. in der Blasen-gegend verhängnisvoll und führt zu Komplikationen.

Das Osteochondrom

Im Gegensatz zum Osteom enthält das benigne Osteochondrom Knochen- und Knor-pelbestandteile. Das Osteochondrom entspringt vom Epiphysenknorpel oder aus kleineren Knorpelinseln, die im Knochen versprengt erhalten geblieben sind. Wenn die Entstehung des Osteochondroms schon auf eine *frühe* Phase der Skeletentwicklung zurückgeht, so bleibt es in diesem Bereich und wächst dann immer weiter von der Epiphyse weg, ohne

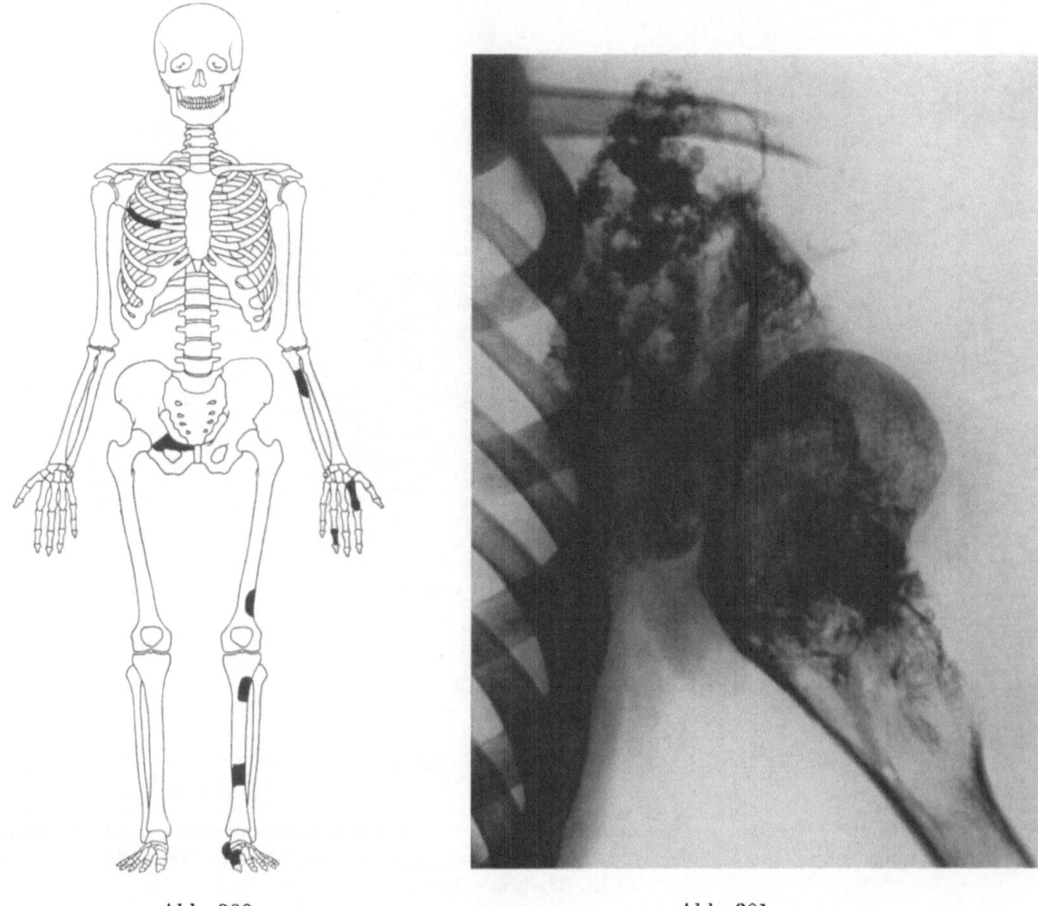

Abb. 300   Abb. 301

Abb. 300. Lokalisationsschema des Chondromyxoidfibroms. (Nach H. Poppe)

Abb. 301. Ausgedehnte Osteochondrome der gelenkbildenden Knochen des linken Schultergelenkes. Die Schultergelenkspfanne und das Schulterblatt sind hochgradig deformiert. Das Osteochondrom des Humerus hat zu einer bizarren Verformung des proximalen Knochenanteils geführt. Eine Gelenkfunktion der beiden Knochen ist nicht mehr vorhanden. Klinisch bestand eine hochgradige Bewegungseinschränkung und hierdurch bedingt eine weitgehende Atrophie des linken Armes. 15jähriger Knabe

selbst das Wachstum einzustellen (Abb. 301). Die Form der Osteochondrome kann konisch oder unregelmäßig sein, häufig gestielt oder pilzähnlich. Die Größe wechselt sehr. Die Osteochondrome gehen zu 95% von den langen Röhrenknochen aus.

Charakteristisch ist, daß diese Tumoren einen eigenen Epiphysenknorpel besitzen und somit in der Lage sind weiterzuwachsen, wodurch eine Art neuer Miniaturknochen entsteht, bis sich auch dessen Epiphysenfuge schließt. Die Osteochondrome entstehen meist im Kindesalter.

Das *Röntgenbild* zeigt neben normalen Knochenstrukturen häufig Defekte, die durch knorpelige Anteile zustande kommen. Verkalkungen der cartilaginösen Teile führen zu einem bunten und inhomogen dichten Bild. Es finden sich auch Auswüchse, die unregelmäßig begrenzt sind und den Nachbarknochen verdrängen und deformieren können. Bei peripherer Lokalisation wird die Markhöhle nicht mit ergriffen (Abb. 302). Die Röntgenuntersuchung ergibt nicht immer eindeutige Befunde. Makroskopisch sind die größeren Osteochondrome meist geteilt und weisen einen Knorpelüberzug sowie eine bindegewebige Kapsel auf.

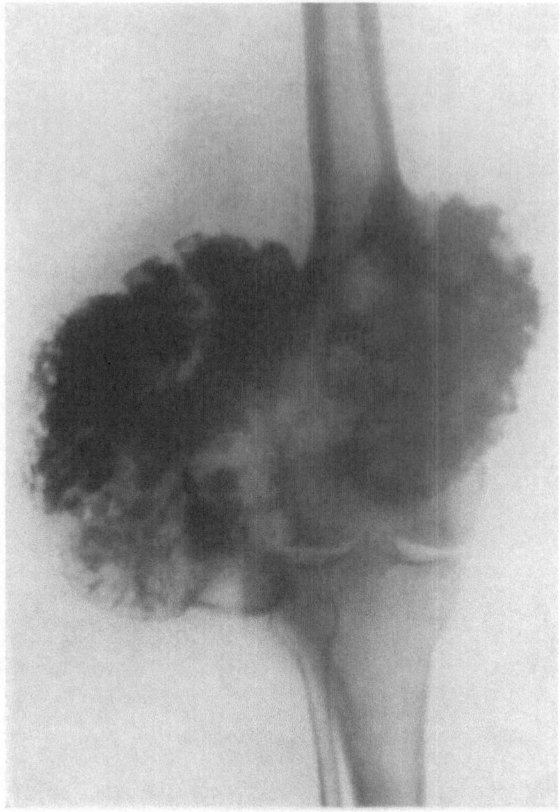

Abb. 302. Ungewöhnliche Größe eines Osteochondroms im Bereich des distalen Femurendes rechts mit unregelmäßigen Strukturen der verkalkten und verknöcherten Knorpelmassen. Zeichen der Malignität fanden sich nicht. 64jähriger Mann

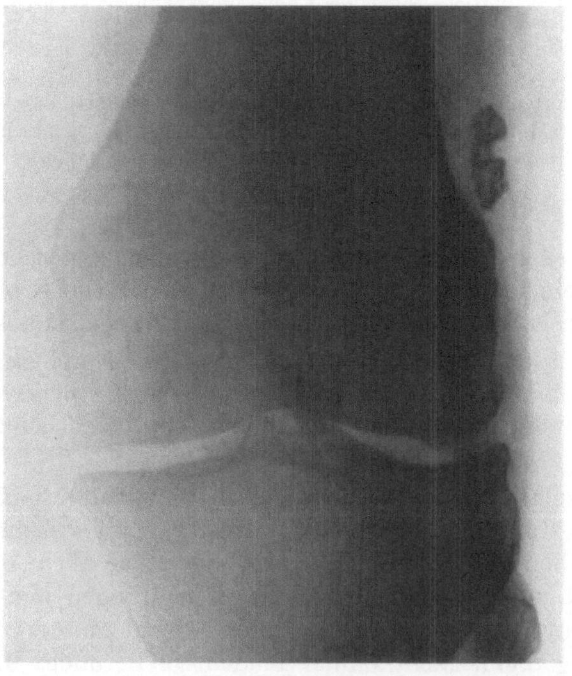

Abb. 303. Kleines periostales Chondrom neben dem lateralen Femurcondylus, das histologisch verifiziert werden konnte. Bei der 66jährigen Frau fand sich ferner ein Chondrom der linken Scapula (s. Abb. 298)

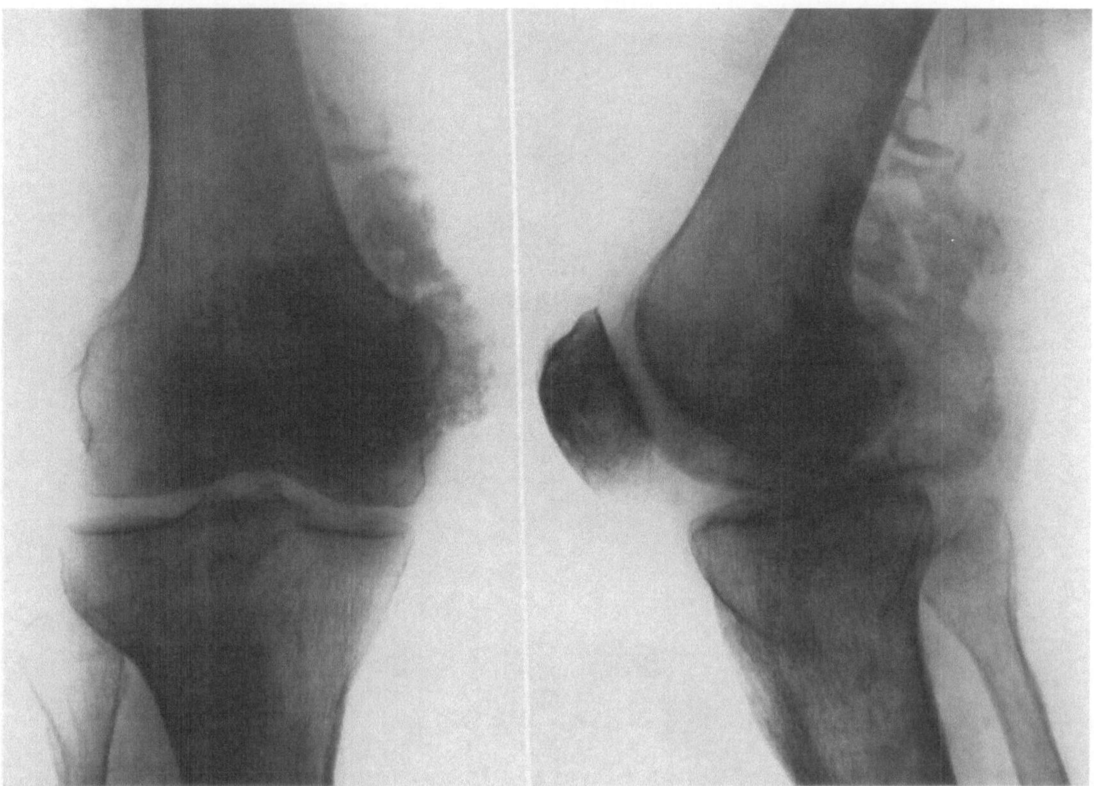

Abb. 304. Ausgeprägte periostale Form eines Osteochondroms im distalen Femur rechts, das sich in der dorsalen Region der Kniekehle stärker ausgebildet hat. Der Befund wurde durch Operation und histologische Untersuchung gesichert. 71jähriger Mann

Das erste *klinische Zeichen* der Osteochondrome ist die Entwicklung eines sonst symptomlosen Knochentumors, der häufig erst nach einer pathologischen Fraktur oder zufällig entdeckt wird. Im Spätstadium der Erkrankung kann es zur malignen Entartung kommen, die sich durch eine rasch fortschreitende Osteolyse im Bereich der Wurzel der Geschwulst anzeigt. Strukturauflockerungen und Veränderungen der Verkalkungen in den peripheren Schichten des Tumors sind sehr verdächtig auf Malignität, und es ist dann berechtigt, von einem Chondrosarkom zu sprechen.

Differentialdiagnostisch sind die Osteochondrome vor allem gegen das osteogene Sarkom abzugrenzen.

Die *Behandlung* der Osteochondrome besteht in einer weitgehenden Excision unter Mitnahme der gesunden benachbarten Knochenabschnitte.

Das periostale Chondrom

Die periostalen Chondrome können als Sonderform abgegrenzt werden und sind langsam wachsende, kleinere, unter dem Periost gelegene und gelappte Geschwülste aus hyalinem Knorpel (FEINBERG und WILBER). Nach dem histologischen Bild stellen sie keine eigentlichen Chondrome oder Osteochondrome dar. Die Kerne der plumpen Knorpelzellen zeigen Abweichungen.

Im *Röntgenbild* findet sich eine Excavation im Bereich der Corticalis mit einem feinen Sklerosasaum. Durch Einlagerung von Kalksalzen wird der cartilaginäre Ursprung sichtbar (Abb. 303 und 304).

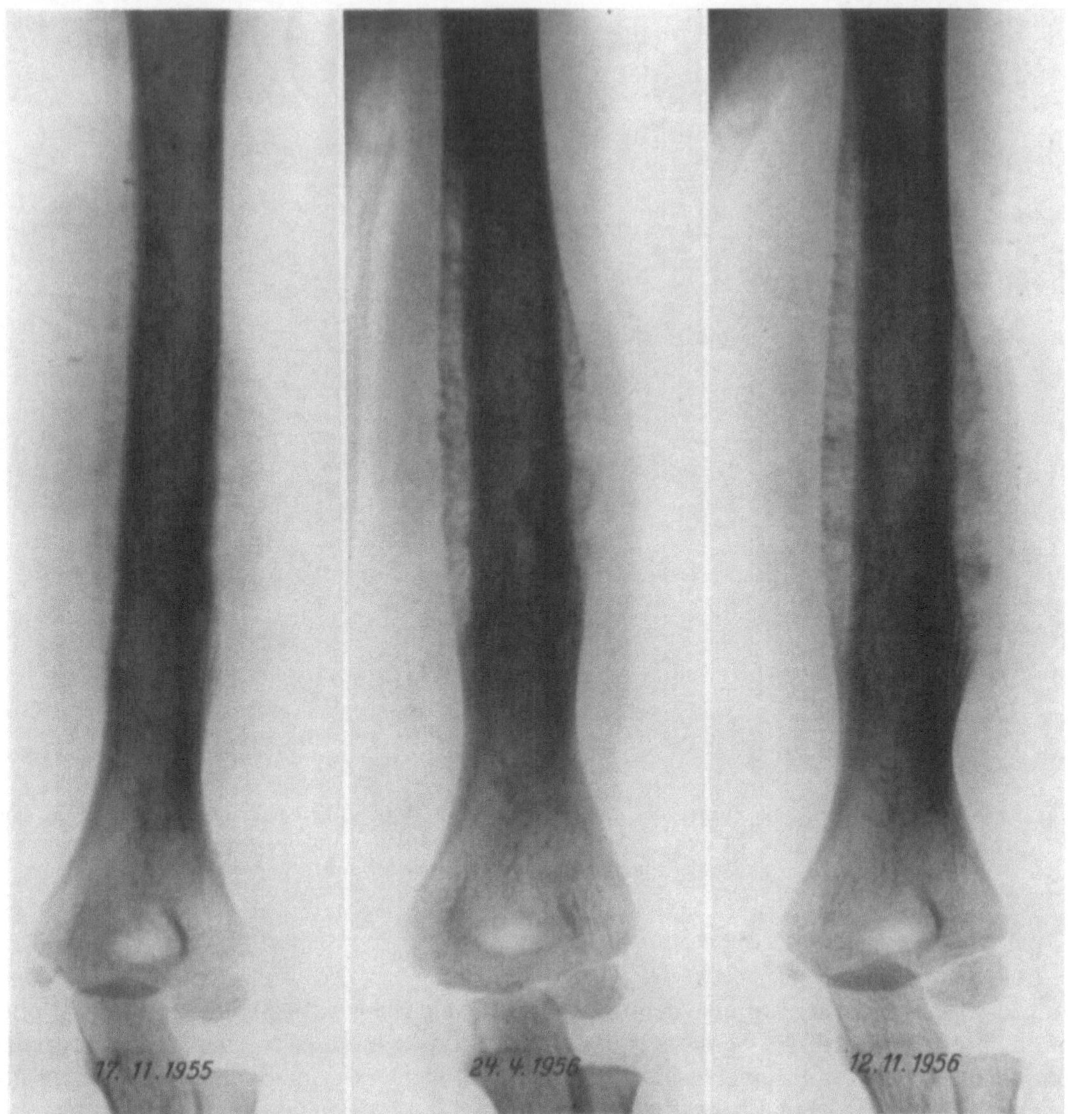

Abb. 305a u. b. Osteogenes Sarkom im distalen Anteil des linken Humerus. Es handelt sich um die ossifizierende Form des Sarkoms, die im Laufe der Beobachtung Spiculabildung und periostale Ossifikation erkennen läßt. Eine Osteolyse der Diaphysencompacta tritt nicht auf. Der Tumorschatten ist relativ dicht. 7jähriger Knabe

Klinisch findet sich eine langsam zunehmende Weichteilschwellung mit lokalisierten Schmerzen.

Die *Behandlung* der periostalen Chondrome sollte in einer operativen Entfernung bestehen.

Die multiplen, cartilaginären Exostosen

Die multiplen, cartilaginären Exostosen entsprechen in ihrer Pathogenese und im makroskopischen und mikroskopischen Bild den monostischen Chondromen und Osteochondromen. Die Knochenveränderungen treten in der postfetalen Entwicklung auf und haben geschwulstartigen Charakter. Es handelt sich um ein *vererbbares Leiden,* das auf S. I,121 abgehandelt ist. In etwa 5—12 % der Fälle soll eine maligne Entartung der Exostosen vorkommen.

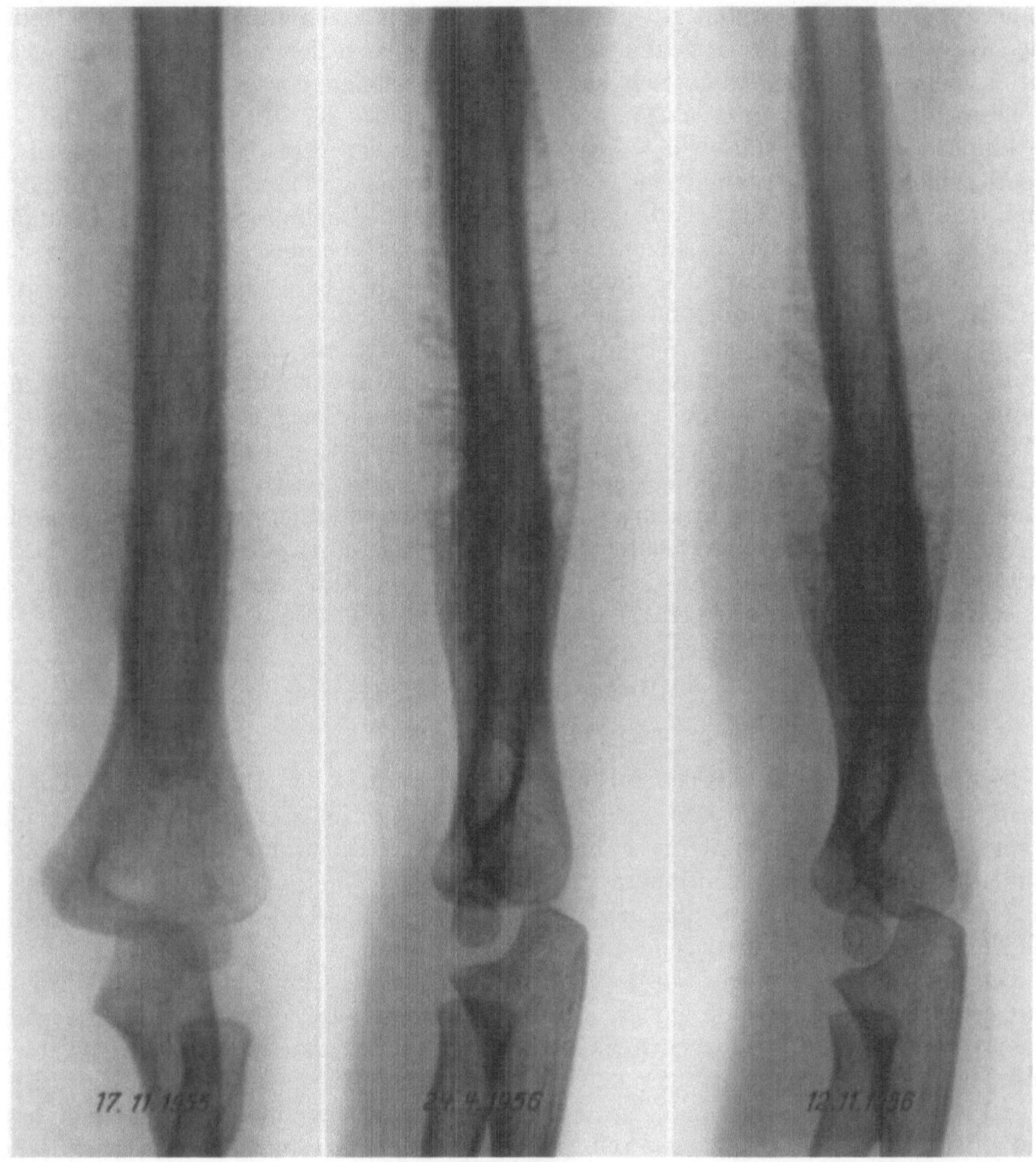

Abb. 305b

3. Bösartige Geschwülste

Die Klassifikation der bösartigen Knochengeschwülste ist auch heute noch nicht einheitlich. Unser bisheriges Wissen über die Entstehung und den Verlauf der Tumoren reicht nicht aus, um eine bindende, allgemein gültige Einteilung der verschiedenen Formen dieser Knochenerkrankungen zu finden. Es ist am zweckmäßigsten, nach dem Ausgangsgewebe der Knochengeschwülste — also nach histogenetischen oder histologischen Gesichtspunkten — sowie nach dem klinischen Verlauf und dem biologischen Verhalten der einzelnen Geschwulstformen eine Einteilung zu versuchen.

Die bösartigen Knochengeschwülste können in zwei große Gruppen zusammengefaßt werden:

1. Die echten, vom Knochen selbst abstammenden osteogenen Sarkome, die auch die Chondrosarkome und Fibrosarkome des Knochens einschließen.

2. Die vom Knochenmark und seinen Anhangsgeweben ausgehenden medullogenen Knochensarkome wie das Ewing-Sarkom, das Reticulosarkom und das Plasmocytom.

Die Sarkome des Knochens gehören zu den bösartigsten Geschwülsten; sie erfordern daher mit Recht die sorgfältigste Beachtung durch alle Fachdisziplinen der Medizin. Allen Knochengeschwülsten ist gemeinsam, daß sie neben der Knochenzerstörung auch eine Knochenneubildung aufweisen können. Sie entstehen vorwiegend im wachsenden Knochen, doch gibt es Formen, die auch das ausgereifte Knochengewebe befallen. Für die klinische Diagnose spielen das Alter der Kranken, die Lokalisation der Geschwulst und das biologische Verhalten eine Rolle. Der morphologische Befund im Röntgenbild kann eine Differenzierung erlauben und zur sicheren Diagnose führen. Bei unklaren Befunden sollten alle zur Verfügung stehenden Untersuchungsmethoden herangezogen werden, ehe die folgenschwere Diagnose eines Knochensarkoms als gesichert betrachtet wird. Neben dem Röntgenbefund müssen die Vorgeschichte, der lokale Untersuchungsbefund und der histologische Befund berücksichtigt werden. Die Gefahren der Biopsie werden heute geringer erachtet als die Gefahr einer falschen histologischen Diagnose. Voraussetzung für eine sorgfältige histologische Untersuchung ist die Entnahme eines größeren Gewebsstückes, das die Beurteilung von Periost, Knochen und umgebenden Weichteilen sowie des Markraumes erlaubt. Zur histologischen Untersuchung sollten verschiedenste Bezirke eines oder mehrerer Excisate studiert werden. In Zweifelsfällen sollten sowohl die röntgenologische Kontrolluntersuchung als auch die histologische Untersuchung wiederholt werden, ehe die radikale chirurgische Entfernung der Geschwulst oder des erkrankten Gliedes durchgeführt wird.

a) Die osteogenen Sarkome

α) Osteosarkome

Die Bezeichnung „osteogenes Sarkom" wurde erstmals von EWING für die Tumoren des Knochens benützt, die von wuchernden Mesenchymzellen, den Osteoblasten, ihren Ursprung nehmen und somit die Fähigkeit zur Knochenbildung besitzen. Histologisch handelt es sich um Spindelzelltumoren, die zwei verschiedene Potenzen zeigen und sowohl mit einer Knochenzerstörung als auch mit einer Knochenneubildung einhergehen können. Die Tumoren bestehen vorwiegend aus osteoidem Gewebe.

Die unreife, osteolytische Form des Sarkoms geht ohne knöcherne Neubildung oder nennenswerte Periostreaktion einher, während die ausgereifte, osteoblastische oder chondroblastische Form des osteogenen Sarkoms unverkalktes Osteoid, Knochengewebe und Knorpelgewebe in unregelmäßiger und unstrukturierter Form entwickelt. Meist ist ein *Nebeneinander* von Anbauvorgängen und Abbauprozessen zu finden, so daß ein buntes Bild entsteht und weder von einem rein osteolytischen, noch rein osteoblastischen Sarkom gesprochen werden kann. Meist ist das Überwiegen der einen oder anderen Verlaufsform des osteogenen Sarkoms festzustellen.

Durch eine *frühzeitige Metastasierung* verläuft die Krankheit rasch tödlich, meist innerhalb von zwei Jahren. Eine sorgfältige Lungenuntersuchung ist unerläßlich, und in vielen Fällen hat erst die weitere Suche nach einem Primärtumor bei Lungenmetastasen das osteogene Sarkom aufgedeckt. Die sehr schlechte Prognose der osteogenen Sarkome hat UEHLINGER u. Mitarb. veranlaßt, bei der geweblichen Vielgestaltigkeit der osteogenen Sarkome einige Sondertypen abzugrenzen, die eine bessere Prognose erkennen lassen, so daß radikale operative Eingriffe zu verantworten sind. Die Unterteilung der osteogenen Sarkome in ossäre, periostale und parostale Formen erscheint sinnvoll (LICHTENSTEIN; STEVENS, PUGH und DAHLIN; SAMMONS, SARKISIAN und KREPELA u.a.).

Am häufigsten sind die Tumoren im 2. Lebensjahrzehnt, also zur Zeit der Pubertät zu finden. Das osteogene Sarkom kommt jedoch auch bei älteren Menschen vor. Das männliche Geschlecht ist häufiger befallen als das weibliche.

Der Ursprung der osteogenen Sarkome ist niemals in der Epiphyse, meist in der Metaphyse nahe der Epiphyse oder Diaphyse zu finden. Die gelenkbildenden Knochen des Kniegelenkes sind am häufigsten befallen, in zweiter Linie die großen Röhrenknochen

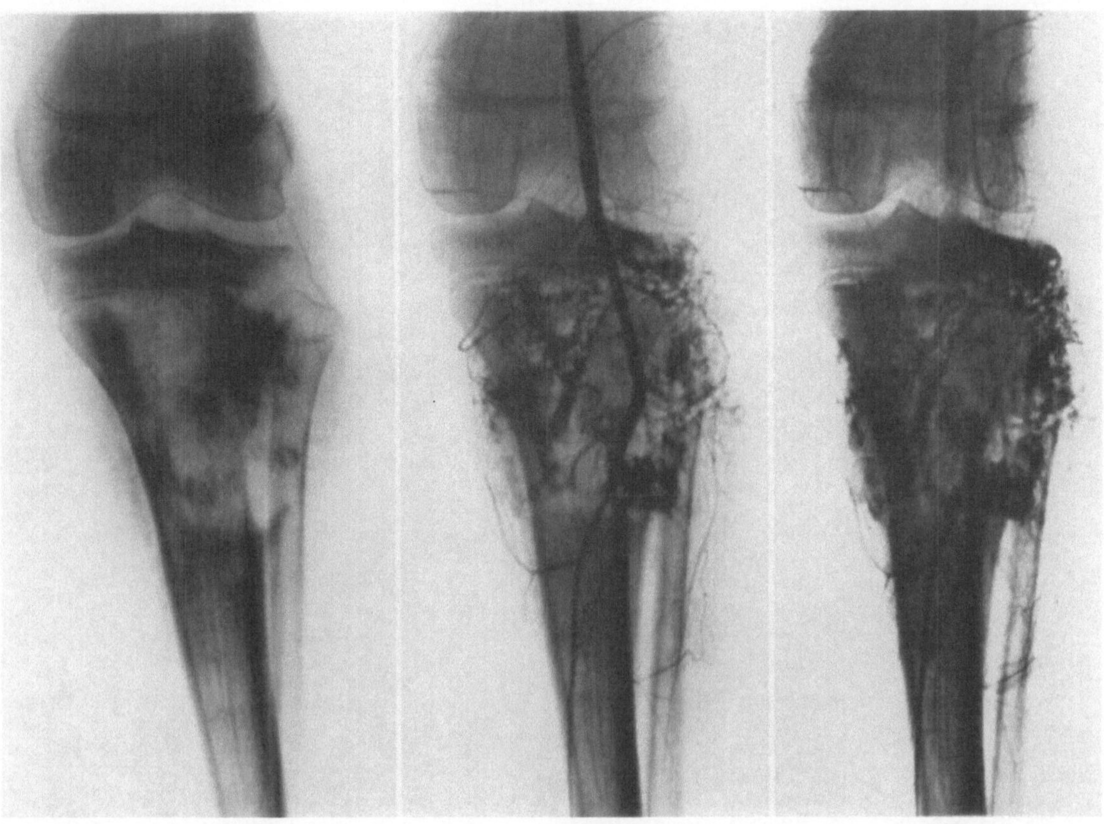

Abb. 306. Osteogenes Sarkom in der proximalen Metaphyse der linken Tibia mit leichter Sklerose und periostaler Reaktion des Knochens. Exzentrisches Wachstum der Geschwulst. Die Angiographie zeigt die Gesamtausdehnung des Tumors auch über den Knochen hinaus durch ausgeprägte Gefäßneubildungen und „Blutseen"
im Tumor, die charakteristisch sind für die rasch wachsende, bösartige Geschwulst. 15jähriger Knabe.
(Beobachtung von VOGLER, Graz)

(Abb. 305), während der Schädel, die Wirbelsäule und das Beckenskelet seltener erkranken.
Die nach dem 3. Lebensjahrzehnt vorkommenden osteogenen Sarkome stellen meist sekundäre Geschwülste, also eine sarkomatöse Entartung einer anderen primären Knochenerkrankung, z.B. des Morbus Paget oder der polyostotischen fibrösen Dysplasie, dar.

Die großen Tumoren bilden zwiebelschalenartige oder sonnenstrahlenähnliche Ossifikationen (Spiculabildung), so daß ein ausgedehnter Schatten von dreieckiger Gestalt
entsteht (CODMANs Triangel). Die Ausdehnung ist im Bereich des Ursprunges am größten.
Der Tumor dringt nach allen Richtungen rasch in den Markraum und in die umgebenden
Weichteile vor.

Das Röntgenbild wird — dem histologischen Bild entsprechend — durch verschiedenste
Formen bestimmt, die das Fortschreiten und die Art des Tumorwachstums widerspiegeln.
Es kann von einem Überwiegen der Osteolyse über die osteosklerotischen Prozesse
(Abb. 306) bis zu einer bizarren Neubildung des Knochens in der Nachbarschaft der
osteogenen Sarkome die ganze Breite des biologischen Verhaltens aufzeigen. Die Grenze
des eigentlichen Tumors stimmt mit den Grenzen der röntgenologisch nachweisbaren
Destruktion nicht überein. Spiculabildungen sind in etwa 25% der Fälle nachzuweisen.
Sie treten jedoch auch bei anderen Tumoren oder Metastasen im Knochen auf. Es handelt
sich um neugebildete Knochenbälkchen innerhalb der weniger stark verknöcherten Tumorbezirke.

Die vorwiegend *osteolytische Form des osteogenen Sarkoms* kommt relativ selten vor und
ist äußerst bösartig. Der Tumor entwickelt sich im Zentrum des erkrankten Knochens und

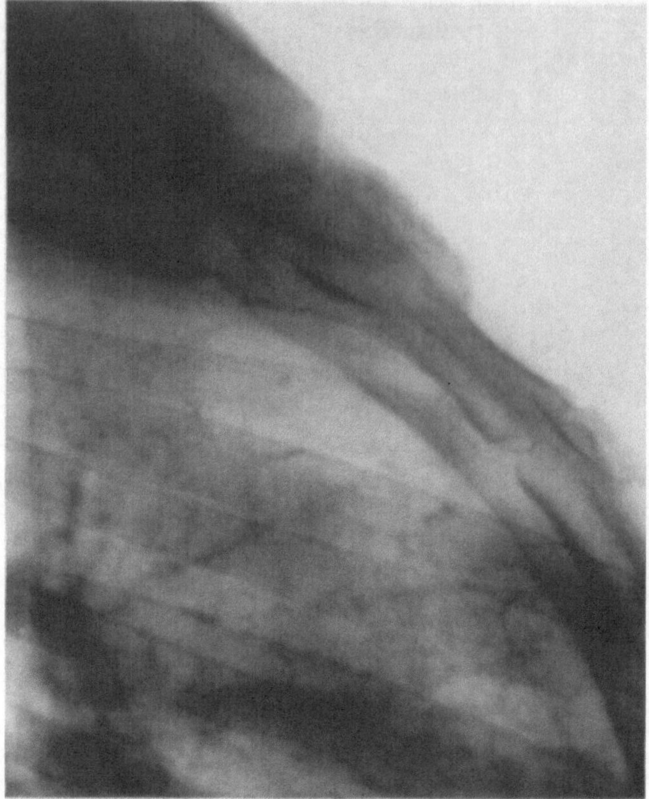

a

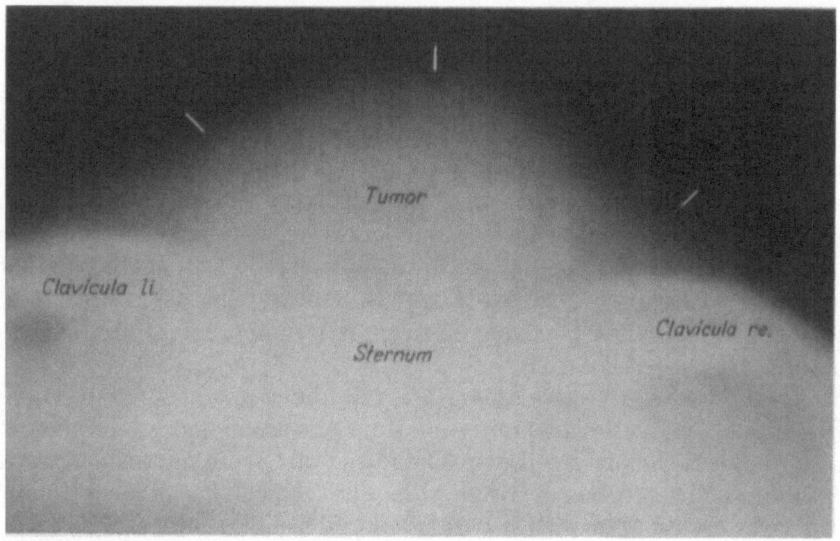

b

Abb. 307a—c. Ausgedehntes osteogenes Sarkom des Sternum, das nach rechts ventral vorgewachsen ist und das Manubrium sterni zerstört hat. 49jährige Frau. Die Tangentialaufnahme des Sternum zeigt die Auftreibung und Zerstörung des Knochens (a), und die Transversaltomographie der vorderen Thoraxwand den sehr ausgedehnten deutlich sichtbaren und tastbaren Tumor (b). Weiteres Beispiel eines osteogenen Sarkoms im Bereich des Sternum. Zielaufnahme des Manubrium sterni mit Knochendefekt und Weichteilschatten bei 52jährigem Mann (c)

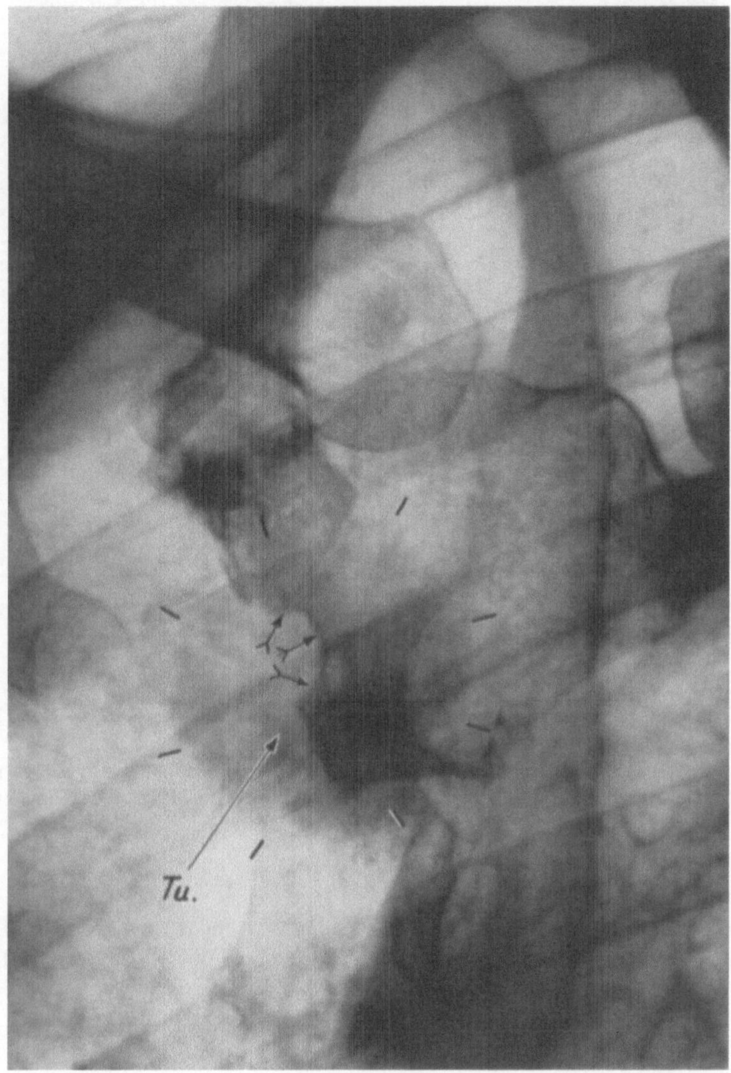

Abb. 307c

wächst rasch gegen die Peripherie vor (Abb. 307). Das Periost wird zerstört und kann keine nennenswerten Mengen an neuem Knochen bilden. Im Röntgenbild sind die Konturen des Knochens frühzeitig ausgelöscht. Die Epiphysenfuge bleibt relativ lange intakt. Die Grenze des Tumorgewebes zum gesunden Knochen ist unscharf, da der Prozeß fortschreitet und die Knochenneubildung sehr gering ist. Die Ausbreitung des Tumors erfolgt symmetrisch, seltener asymmetrisch. Ist die Epiphysenfuge bereits verknöchert, so dringt der Tumor nicht bis an den Gelenkknorpel vor. Die Osteolyse ist vorwiegend im metaphysären Bereich zu finden. Als *häufigste Lokalisation* dieser sehr bösartigen Form sind die kniegelenksnahen Metaphysen, die proximale Humerusmetaphyse und der proximale Abschnitt des Femur genannt worden (Abb. 308). Im Schambein und Sitzbein sind die osteolytischen osteogenen Sarkome selten lokalisiert.

Die *klinische Symptomatik* ist wenig charakteristisch. Bedeutsam kann der Zeitpunkt des Auftretens der Beschwerden sein, der selten länger als 4—5 Monate zurückreicht. Zu Beginn treten dumpfe, ziehende Schmerzen, vereint mit einer Bewegungseinschränkung auf. Ferner sind eine Schwellung und manchmal auch Rötung über dem Krankheitsherd zu finden. In diesem Stadium sind Belastungsschmerzen vorhanden, und es

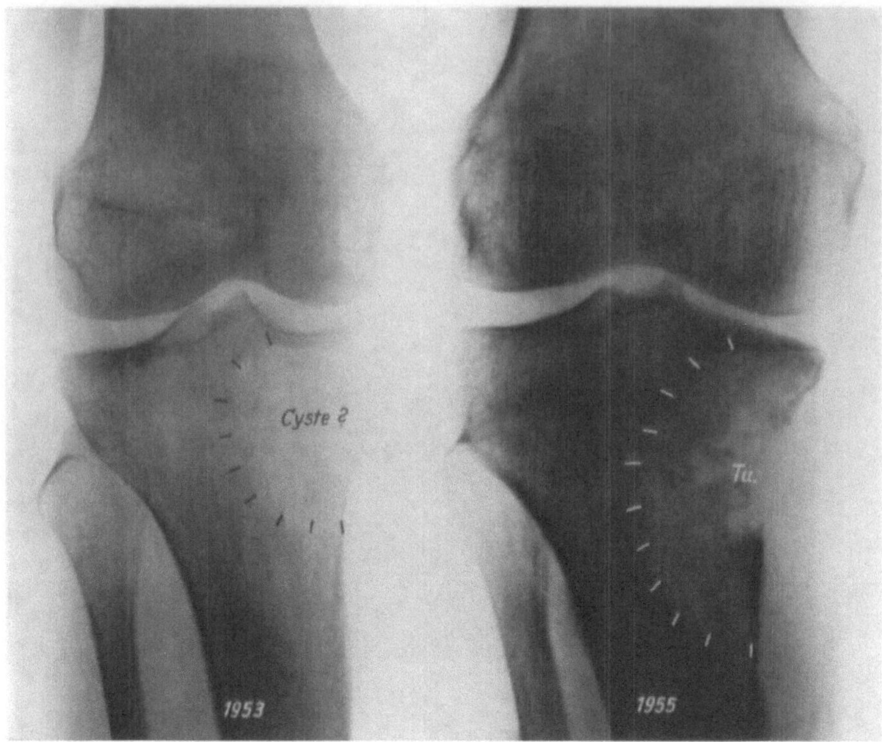

Abb. 308. Osteolytische Form des osteogenen Sarkoms in der proximalen Metaphyse der rechten Tibia, das auf dem Boden einer schweren Osteomalacie in einem cystenartigen Defekt des Knochens entstanden ist. 50jährige Frau

kommen häufig Spontanfrakturen vor, die die Kranken in die Klinik führen. Manchmal liegt eine Anämie vor. Die alkalische Phosphatase im Serum ist erhöht.

Differentialdiagnostisch sind bei der vorwiegend osteolytischen Form des osteogenen Sarkoms das Ewing-Sarkom (zeigt ebenfalls Spiculabildung!), das Reticulumzellsarkom und die Osteomyelitis abzugrenzen.

Die *osteoplastische oder ossifizierende Form* des osteogenen Sarkoms kommt am häufigsten vor und befällt alle Elemente des Knochens wie die Spongiosa, die Markhöhle, die Corticalis und das Periost. Durch fortschreitende Zerstörung und ausgedehnte Knochenneubildung entsteht ein charakteristisches Bild. Die Kontur des Knochens wird bei der ossifizierenden Form durch die Corticalis gebildet und ist bei kleineren Tumoren unauffällig. Nach Bildung der periostalen Spiculae gestalten diese dann die Knochenkontur. Das supracorticale neue Knochengewebe kann in größeren Mengen um den Schaft herum entstehen und die Corticalis überlagern (Abb. 309). Der Tumorschatten weist eine enorme Dichte auf und kann lamellenartig oder spiculaähnlich verkalkt sein. Der im Tumor gebildete Knochen ist meist Faserknochen, seltener lamellärer Knochen.

Die *sklerosierende Form* des osteogenen Sarkoms ist am häufigsten in den metaphysären Bezirken der Knochen der unteren Extremität zur Diaphyse hin lokalisiert. An den Unterarmknochen sowie den kleinen Hand- und Fußknochen sind osteoplastische Sarkome selten. Das Alter der erkrankten Patienten liegt zwischen 30 und 50 Jahren. Die Geschwülste kommen meist solitär vor.

Auf eine seltene multilokuläre, sklerosierende Form des osteogenen Sarkoms haben MOSELEY und BASS, PRICE und TRUSCOTT, UEHLINGER, SMOKVINA u. Mitarb. hingewiesen. Es handelt sich um osteogene Sarkome, die ungemein reichlich Geschwulstknochen bilden. Innerhalb der verkalkten Zwischensubstanz gehen die Tumorzellen meist zugrunde. Die Menge der Zwischensubstanz erlaubt jedoch keine

Aussagen über den Malignitätsgrad. Die Metastasenbildung in Lungen und Skelet erfolgt frühzeitig und multizentrisch. Die *gleichzeitige* Erkrankung mehrerer Skeletabschnitte kann eine multizentrische Entstehung vortäuschen. Die früh metastasierende, sklerotische Form des osteogenen Sarkoms wird besonders im ersten Lebensjahrzehnt beobachtet. Die ausgesprochen kugelförmigen, im Röntgenbild beerenartigen, kalkdichten Metastasen finden sich in den Wirbelkörpern, im Becken und in den Metaphysen und Epiphysen der kurzen und langen Röhrenknochen. Das histologische Bild zeigt alle Übergänge vom dichten reticulocytären Gewebe bis zur Ausbildung von Faserknochen, in denen die Geschwulstzellen kaum mehr zu erkennen sind (UEHLINGER).

Die *klinischen Symptome* zeichnen sich durch heftige Schmerzen der erkrankten Extremität, bei entsprechender Lokalisation durch neurologische Symptome und durch eine geringe Erhöhung der alkalischen Phosphatase aus.

Die *gemischte Form* des osteogenen Sarkoms weist darauf hin, daß eine klare Differenzierung nicht möglich ist. Obgleich sich im biologischen Wachstum der Tumoren einige Unterschiede herausarbeiten lassen, sind die Mischformen doch am häufigsten. Von besonderer Bedeutung erscheint die mäßige Sklerose des Knochens im Bereich der Destruktionen. In einigen Fällen haben die Tumoren monströse Formen angenommen und den ganzen Knochen zerstört oder ausgehöhlt. Die Grenzen des Tumors sind unscharf.

Die *röntgenologische Differentialdiagnose* muß vor allem das Ewing-Sarkom abgrenzen, da auch bei diesem Spiculabildungen vorkommen. Die Differenzierung gegenüber einem neurogenen Sarkom oder einem Fibrosarkom wird meist nur histologisch möglich sein.

Die *Prognose* der sklerotischen Form des osteogenen Sarkoms ist günstiger als die der osteolytischen Form. Die *Therapie* kann nur in einer Radikaloperation oder in einer intensiven Strahlenbehandlung bestehen. Die Osteosarkome sind meist jedoch wenig strahlenempfindlich, so daß in der Kombination beider Behandlungsmethoden der sicherste Weg liegen dürfte.

Bei älteren Patienten kann sich das osteogene Sarkom *auf dem Boden eines Morbus Paget* entwickeln (s. S. I,423). Die seltene Beobachtung eines osteogenen Sarkoms bei einer *polyostotischen fibrösen Dysplasie* verdanken wir PERKINSON und HIGINBOTHAM. Bei dem 20jährigen Mann waren die Knochenveränderungen am Schädel, an der 12. Rippe rechts, an der rechten Scapula und im Bereich des rechten Beines (Femur, Fibula und Tibia) sowie am Kreuzbein lokalisiert. Nach Röntgenbestrahlung des rechten Hüftgelenkes und Auskratzung des rechten Trochanter major entstand 5—7 Jahre später ein osteogenes Sarkom im proximalen Drittel des rechten Femur. Der Befund konnte durch die Exartikulation und eingehende histologische Untersuchung bestätigt werden.

Im Tierversuch konnten SCHÜRCH und UEHLINGER nachweisen, daß durch eine Mesothoriumimplantation ein Knochensarkom induziert werden kann (osteogenes Sarkom, Fibrosarkom), das wenig strahlensensibel ist. Bei Patienten, die mit radioaktiven Stoffen gearbeitet haben, muß an die Sarkomentstehung durch Speicherung dieser Substanzen im Knochen gedacht werden. Es ist dann die Frage einer Berufserkrankung zu erörtern.

β) Periostale oder juxtacorticale osteogene Sarkome

Die *periostalen oder juxtacorticalen osteogenen Sarkome* (auch unter der Bezeichnung periostales Sarkom oder nicht ossifizierendes Fibrosarkom beschrieben) nehmen vom Periost ihren Ausgang und wachsen in die Umgebung weiter, in dem sie den Knochen nur oberflächlich arrodieren (JAFFÉ, GESCHICKTER und COPELAND). Das *Röntgenbild* zeigt einen sonnenstrahlartigen Spiculakranz, der vom Periost in die angrenzenden Weichteile ausstrahlt. Die der Geschwulstbasis anliegende Schaftcompacta scheint unbeschädigt zu sein und den Markraum gegen eine Geschwulstinvasion abzuschirmen (Abb. 310). Das Periost wird durchbrochen jedoch nicht abgehoben, und ein Periostsporn fehlt. Durch die Periostbeteiligung treten frühzeitig Schmerzen auf, so daß die Diagnosestellung erleichtert wird. Es ist wahrscheinlich diesem Umstand zu verdanken, daß die Geschwülste eine wesentlich bessere Prognose gegenüber den mehr endostal entwickelten osteogenen Sarkomen besitzen. Diese besondere Form der osteogenen Sarkome ist im Bereich der distalen Femurmetaphyse und der Tibiadiaphyse lokalisiert, wobei die Geschwulst mehr in die Kniekehle vorwächst.

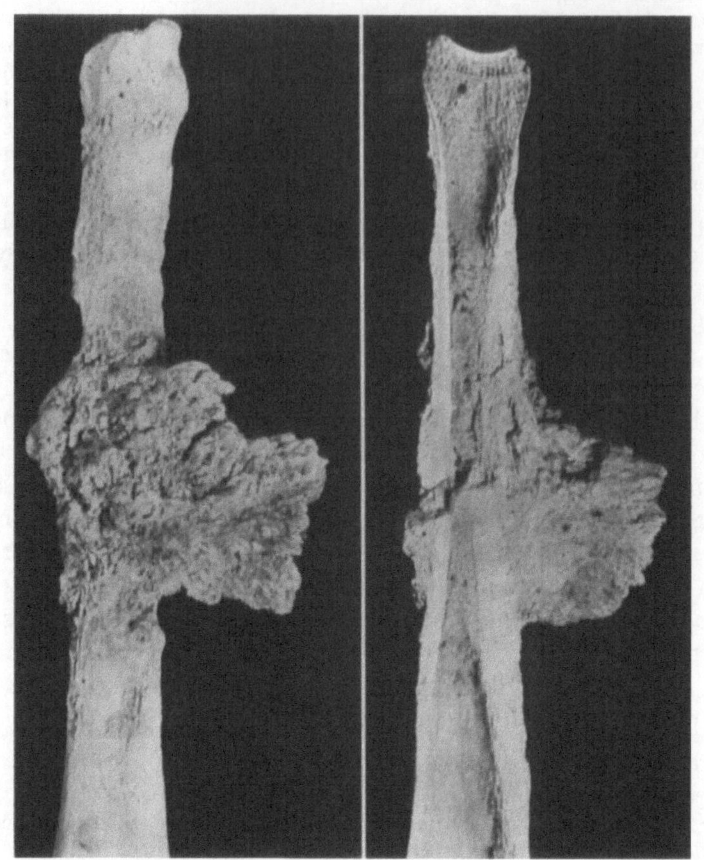

Abb. 309a

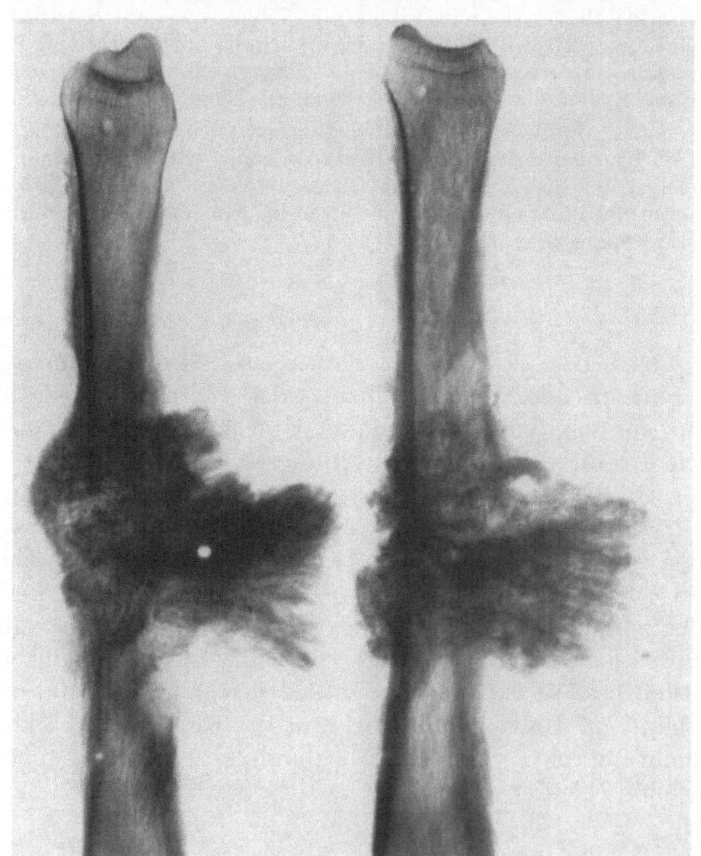

Abb. 309b

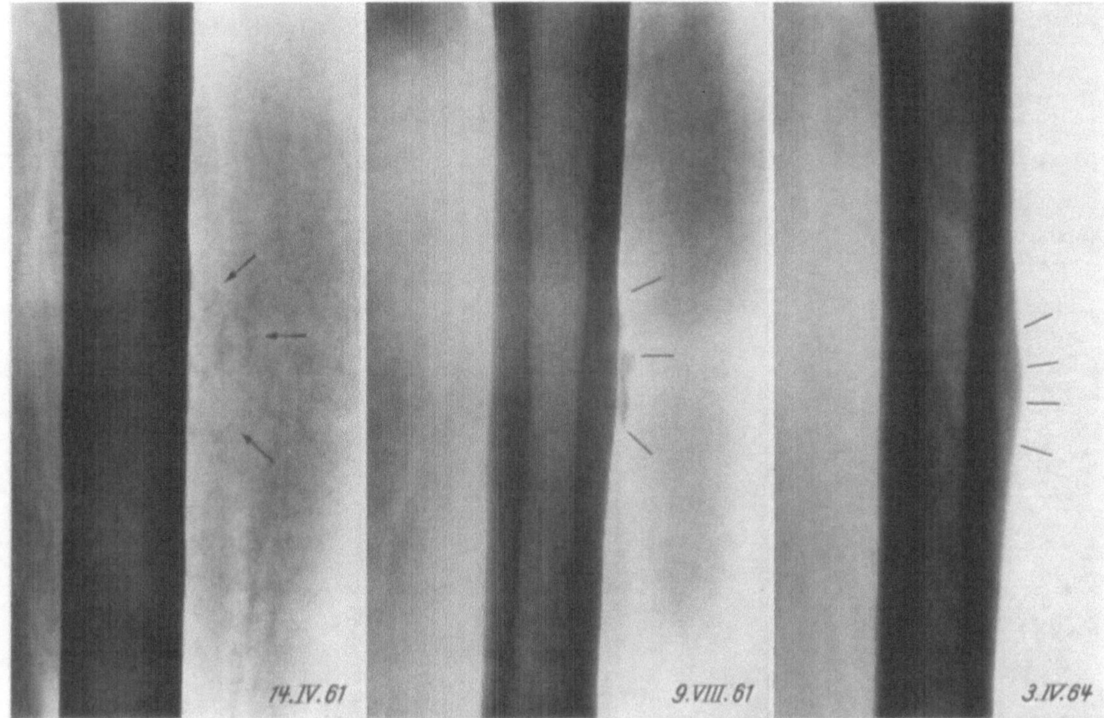

Abb. 310. Periostales Sarkom im Bereich des linken Femur bei einem 30jährigen Mann. Der Primärbefund läßt nur eine ganz leichte etwas bizarre, diskrete Knochenbildung ohne wesentliche Periostreaktion erkennen. Nach mehrfacher histologischer Untersuchung intensive Strahlenbehandlung (4000 r Röntgen-Tiefen-Therapie). Danach Ausheilung mit Periostverdickung und diskreter Knochennarbe. Nach 7 Jahren noch rezidivfrei

γ) Parostale osteogene Sarkome

Die *parostalen osteogenen Sarkome* sind ausschließlich in der Kniekehle lokalisiert. Sie gehen wahrscheinlich vom parostalen Mesenchym aus. Histologisch zeigt sich ein bunter Wechsel von reticulocytärem Gewebe, Schleim, Knorpel und metaplastischem Knochengewebe (UEHLINGER). Eine scharfe Begrenzung gegen die Umgebung fehlt meist, so daß sich der Eindruck der Malignität verstärkt. Die Gelenkbewegungen werden zunächst nur wenig eingeschränkt, doch kann die Geschwulstmasse die Kniekehle ausfüllen, so daß eine Gelenkbewegung behindert oder nicht mehr möglich ist. Als Erkrankungsalter wird das 3. Lebensjahrzehnt angegeben. Das *Röntgenbild* zeigt die unregelmäßig verkalkten Kernbezirke der Geschwulst, die von Femur und Tibia getrennt sind (Abb. 311). Die mangelnde Begrenzung des verkalkten Geschwulstkernes erweckt röntgenologisch häufig den Verdacht auf eine hohe Malignität. Diese Geschwülste haben jedoch eine gute Prognose. Die Radikaloperation ist erforderlich, es sind dann 90 % Fünfjahresheilungen beschrieben worden (SAMMONS, SARKISIAN und KREPELA). Fernmetastasen sind sehr selten. Beim osteogenen Sarkom werden dagegen nur 10 % Fünfjahresheilungen angegeben.

Die Beziehungen zwischen der Prognose und der Lokalisation der osteogenen Sarkome können nach UEHLINGER folgendermaßen charakterisiert werden: die Malignität eines osteogenen Sarkoms nimmt ungeachtet der cellulären Polymorphie ab, je knochenferner

Abb. 309a u. b. Ossifizierende Form des osteogenen Sarkoms im Bereich der Tibia. [Präparat (a) und Röntgenbild (b) des Präparates, Sammlung Pathol. Institut der Universität Zürich, Dir.: Prof. Dr. E. UEHLIGNER]

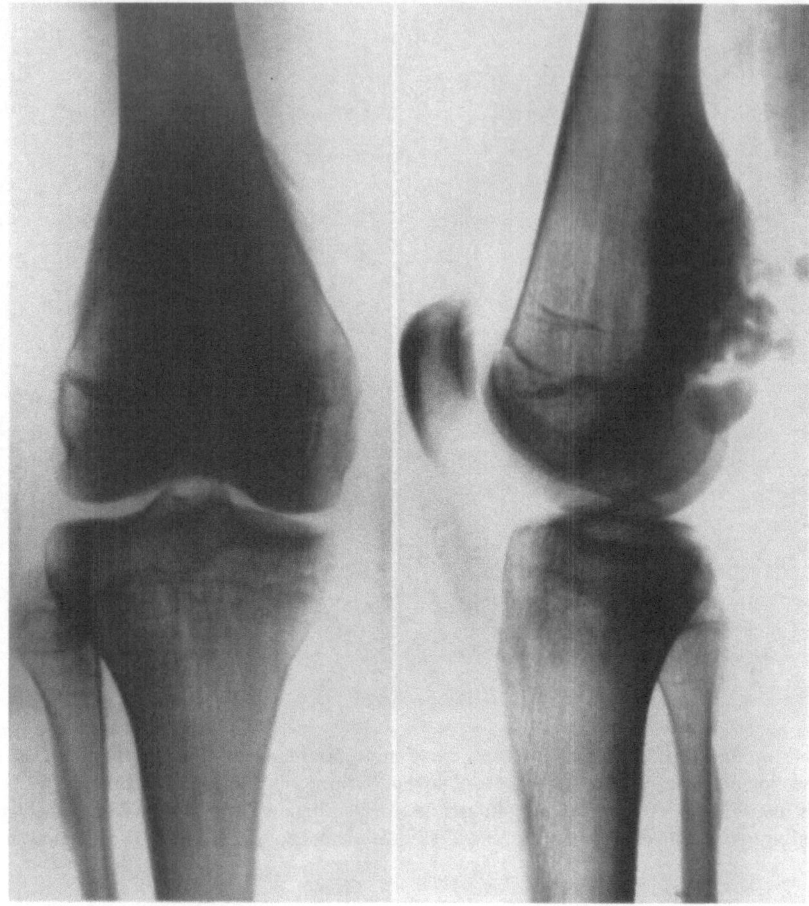

Abb. 311. Parossales, osteogenes Sarkom mit deutlicher reaktiver Verdickung der dorsalen Anteile der Meta-
physen- und Diaphysencompacta des distalen Femurabschnittes. Außerhalb der juxtacorticalen Region der
Geschwulst in der Kniekehle lokalisiert weitere sekundär verkalkte Tumoranteile. Die a.-p.-Aufnahme zeigt
eine „stärkere Auftreibung" des sehr dichten Knochens. Der Befund wurde operativ und histologisch gesichert

die Ausgangsstelle liegt. Die Angiographie der Geschwülste kann die Differentialdiagnose
zwischen einem Tumor und einer Entzündung erleichtern und den Grad der Malignität
abschätzen helfen. Da die Tumoren immer mit einer Neubildung der ernährenden Gefäße
einhergehen, kann die Gefäßarchitektur wichtige Informationen liefern (GOLLMANN,
VOGLER). Als wichtigstes Zeichen der Malignität werden ein vorzeitiger venöser Abfluß
des Kontrastblutes in der arteriellen Phase und eine Unordnung der Gefäße im angio-
graphischen Bild genannt.

Unter 2300 primären Knochentumoren der Mayo-Klinik fanden STEVENS, PUGH und DAHLIN
19 parostale osteogene Sarkome. Einige der Kranken konnten über 20 Jahre beobachtet werden.
Nach unvollständiger operativer Behandlung traten häufig Rezidive auf. Nur selten kamen Metastasen
in anderen Knochen und in der Lunge vor.

Differentialdiagnostisch sind die Myositis ossificans, das Osteochondrom, das parostale
Osteom, das sklerosierende osteogene Sarkom, das verknöchernde Hämatom und eine
überschüssige Callusbildung nach Frakturen zu nennen.

Die frühe Metastasierung der osteogenen Sarkome *in die Lunge* kennzeichnet ihre
hohe Malignität. Es sind daher radikale operative Eingriffe zur Entfernung der Primärgeschwulst notwendig. Ein solcher verstümmelnder Eingriff wurde bisher nur dann vor-

genommen, wenn röntgenologisch keine Lungenmetastasen nachweisbar waren. In letzter Zeit konnte jedoch durch die *zusätzliche operative Entfernung von einzelnen Lungenmetastasen* bei den meist nur solitär metastasierenden Geschwülsten eine mehrjährige Symptomfreiheit erreicht werden (GOLDENBERG, JAMES).

Eine hochdosierte Strahlenbehandlung mit Hilfe der Hochvolttherapie (Kobalt-Bestrahlung oder Betatron) kann nach den Erfahrungen der letzten Jahrzehnte zu einer Rückbildung der Knochensarkome und einer Reossifikation und Recalcifikation der erkrankten Partie führen. Nach Untersuchungen von WOODARD wird nur eine Dosis von 6000—9000r einen länger dauernden Erfolg sichern. In einem kritischen Übersichtsbericht hat CADE an einem größeren Untersuchungsgut von Knochensarkomen die Vorteile der Strahlenbehandlung dargelegt. Im eigenen Krankengut konnte ein histologisch gesichertes Knochensarkom durch intensive Strahlenbehandlung (4000 r von 2 Feldern aus) geheilt werden und ist bis heute rezidivfrei. Die bisher mitgeteilten chirurgischen Ergebnisse sind nicht ermutigend, so daß die intensive Hochvolttherapie einen Fortschritt aufzeigt. KUTTIG u. Mitarb. wiesen auf die Wichtigkeit der Histologie für die Wahl der Therapie hin. Sie empfahlen bei niedriger Mitoserate die Amputation und beim sog. nicht geordneten Typ des Osteosarkoms die radikale Strahlentherapie mit Herddosen von mindestens 8000 r und die nachfolgende Amputation. Der Zeitpunkt der Amputation oder radikalen Resektion eines Knochensarkoms erscheint weniger bedeutsam, da auch in Frühfällen Metastasen nicht verhindert werden konnten. Die Strahlentherapie schiebt eine Amputation hinaus und erlaubt während dieser Zeit Beobachtung der Lunge. Bei einem Auftreten von multiplen pulmonalen Metastasen verbietet sich der radikale Eingriff. Die guten Erfolge bei einer Anzahl von Kranken mit Knochensarkomen führten zu jahrelanger Symptomfreiheit mit Erhaltung der Gliedmaßen. Die im Bereich der Wirbelsäule, des Schädels und des Beckens lokalisierten Knochensarkome sollten der intensiven Strahlenbehandlung von vornherein zugeführt werden.

b) Die Chondrosarkome

Zu dieser Gruppe der Geschwülste gehören das relativ seltene *primäre Chondrosarkom* des Knochens, auch chondroblastisches Sarkom genannt, weiterhin das *sekundäre Chondrosarkom*, welches sich aus den Chondromen vor allem des Beckenskeletes und des Schultergürtels entwickelt (s. S. I,465ff.), und das als besondere Unterform betrachtete *primäre Chondromyxosarkom*.

Das primäre Chondrosarkom entsteht aus versprengten epiphysären Chondroblasten; die Geschwülste sind daher am häufigsten in den Epiphysen und der angrenzenden Metaphysenregion der langen und kurzen Röhrenknochen zu finden. Eine Schwellung der erkrankten Gelenke ist charakteristisch. Im Frühstadium des Chondrosarkoms zeigt die Knochenstruktur eine zentrale Aufhellung oder Rarefizierung. Der lochförmige Defekt ist zunächst etwas unregelmäßig begrenzt, später kommt es durch rasch fortschreitende Osteolyse der Epiphysenbezirke zu einer Auftreibung des Knochens und manchmal zu einer periostalen Verdickung und Apposition. Die Geschwülste können eine ungewöhnliche Größe annehmen und überschreiten schließlich die Knochengrenzen. Der Krankheitsverlauf hängt vom Grad der Differenzierung des Gewebes ab. Es kann auch zu Verkalkungen und Verknöcherungen, zu einem Knochenanbau, und zu Spiculabildungen in den Randbezirken des Chondrosarkoms kommen.

Das Chondrosarkom ist nach HELLNER das gutartigste Knochensarkom überhaupt. Die *histologische Beurteilung* der Chondrosarkome ist schwierig, und bei der meist sehr erheblichen Ausdehnung der Geschwulst sind territorial und zeitlich Unterschiede in der Differenzierung der excidierten Bezirke festzustellen. Diese Tatsache kann dazu verleiten, den malignen Charakter des Tumors zu unterschätzen. Eine sichere Beurteilung

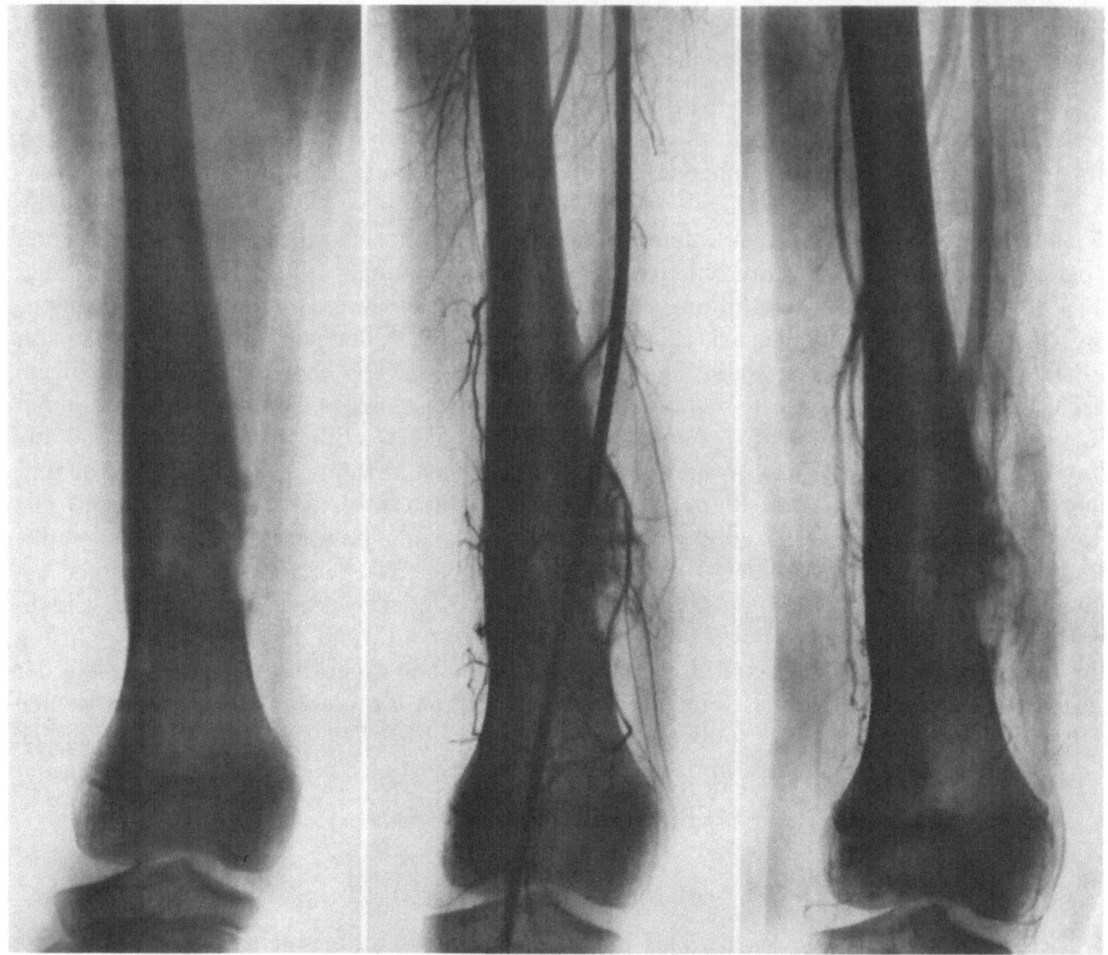

Abb. 312. Primäres Chondrofibrosarkom in der distalen Region des rechten Femur, das nur diskrete Veränderungen des Knochens erkennen läßt. Die Angiographie zeigt Gefäßneubildungen und eine frühzeitige Venenfüllung. 9jähriges Mädchen. (Beobachtung VOGLER, Graz)

ist histologisch daher nur möglich, wenn *mehrere Excisate aus den verschiedensten Abschnitten des Tumors* untersucht werden. Als Kennzeichen für eine stärkere örtliche Wachstumsbereitschaft des Tumors ist eine Knospenbildung im Bereich der Läppchen beschrieben worden. Der Grad der Malignität kann aus der Zahl der anomalen Zellen abgeleitet werden. Der ruhende Knorpel spricht für Gutartigkeit. Der wuchernde Knorpel mit Säulen- und Rundkapselbildung ist auf malignes Wachstum verdächtig. Die Variabilität von Kernen und Zellen in bezug auf Form und Größe sprechen für das Vorliegen eines Chondrosarkoms. Nach JAFFÉ und LICHTENSTEIN sind für *die Malignität beweisend:* 1. das Auftreten zahlreicher Zellen mit verklumpten Kernen; 2. die Anreicherung von zweikernigen Knorpelzellen; 3. das Auftreten von Riesenknorpelzellen mit einem einzigen hyperchromatischen Riesenkern oder mehreren chromatinreichen, verklumpten Kernen.

Die Grenze zwischen einem benignen oder malignen Chondrom oder Chondrosarkom wird bei 3% anomaler Zellen gesehen (O'NEAL und ACKERMAN). Da das Chondrosarkom im Laufe der Entwicklung im Sinne einer Zu- oder Abnahme der malignen Zeichen Wandlungen durchmachen kann, bleibt die einmalige histologische Untersuchung immer

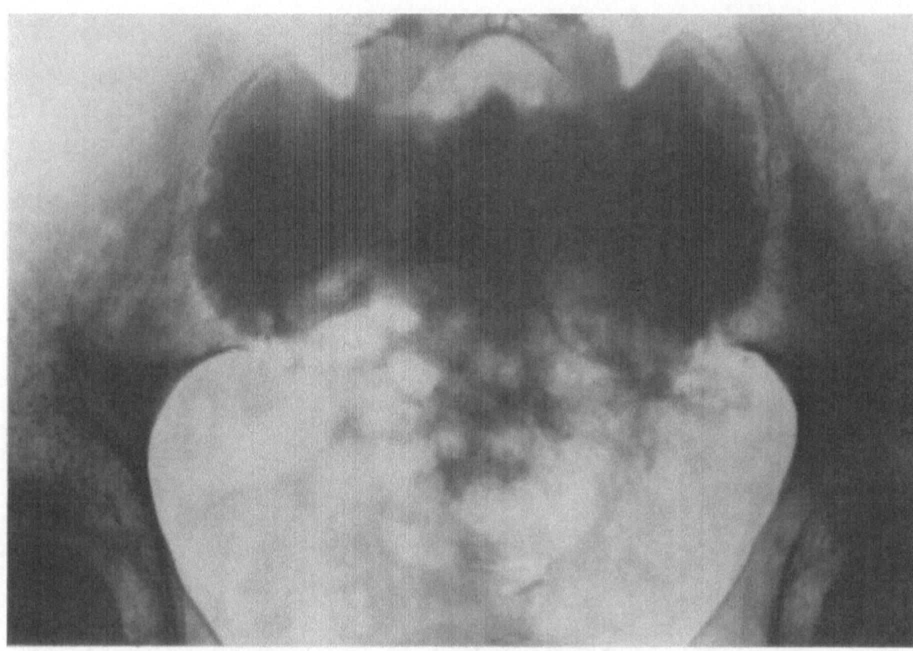

Abb. 313. Ausgedehnte fleckig-konfluierende Osteosklerose des Kreuzbeines bei Chondrosarkom. Die Einweisungsdiagnose lautete chronische Osteomyelitis, eine Fistelbildung lag jedoch nicht vor. Der Befund wurde erst durch die histologische Untersuchung geklärt. 16jähriges Mädchen

problematisch. Die oft zweifelhaften Ergebnisse einer histologischen Untersuchung nach Probeexcision und die Gefahr einer Zellverschleppung und Metastasierung der Geschwulst durch den Eingriff hat manche Kliniker veranlaßt, die Probeexcision zur Klärung der Diagnose abzulehnen.

Das primäre Chondrosarkom tritt *im 2. und 3. Lebensjahrzehnt* am häufigsten auf (O'NEAL und ACKERMAN), doch kann es in jedem Lebensalter beobachtet werden. Das *männliche Geschlecht* wird sowohl von den bösartigen als auch von den gutartigen Knorpelgeschwülsten bevorzugt befallen. Meist sind die Geschwülste solitär zu finden. Die Krankheit ist durch einen raschen Verlauf mit Zerstörung des Knochens charakterisiert. *Die Osteolyse* steht im Vordergrund.

Die Chondrosarkome des Rumpf- und Achsenskeletes neigen stärker zur Metastasierung, insbesondere in die Lunge, als die Geschwülste der Röhrenknochen. Das histologische Bild der Metastasen ist mit dem Bild des Primärtumors nicht immer identisch. Es kommen auch solitäre Metastasen vor, die operativ aus der Lunge entfernt werden können. Von 68 Patienten, die THOMSON und TURNER-WARWICK beobachteten, haben 50% die Fünfjahresgrenze überlebt, so daß diese Geschwulst als relativ gutartig gilt.

Das *Röntgenbild* ist im Anfangsstadium der Erkrankung recht uncharakteristisch. Die Kontur des erkrankten Knochens ist beim primären Chondrosarkom im Frühstadium unverändert. Durch Verkalkungen und Verknöcherungen in der Geschwulst kann der zunächst glatt begrenzte Aufhellungsbezirk einen mehr fleckförmigen, konfluierenden Charakter aufweisen (Abb. 312). Bei großen Geschwülsten sind plättchenförmige und strangförmige Strukturverdichtungen vorhanden, die eine schwammähnliche Verschattung zeigen (Abb. 313). Eine Auftreibung des erkrankten Knochens sowie eine Verdickung und eine Periostreaktion lassen auf ein langsames Wachstum schließen. Die bösartige Verlaufsform zerstört den Knochen sehr rasch und führt zu einem Schwund der Verkalkungen und Verknöcherungen im Tumor. Diese Form der Osteolyse ist röntgenologisch das wichtigste

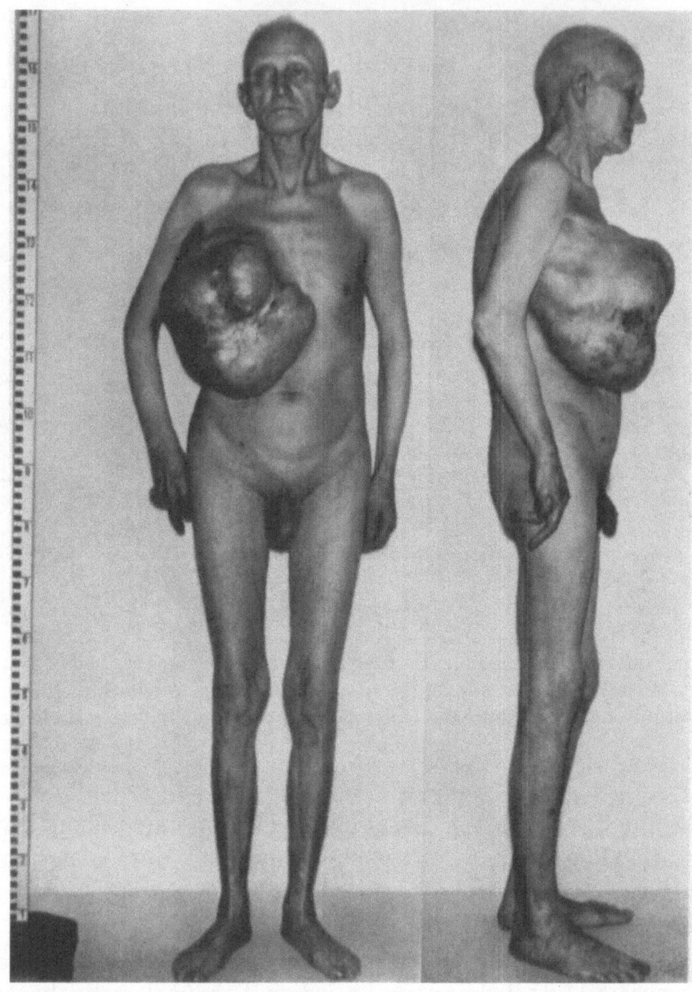

a

Abb. 314a—d. Monströse Form eines sekundären Chondrosarkoms, das von den Rippen des Thoraxskelets
ausgeht und einen polycyclisch begrenzten, großen Tumor entwickelt hat (a und b). Die Röntgenuntersuchung
deckt ein intrathorakales Wachstum der Geschwulst auf, durch das die rechte Lungenhälfte komprimiert
wird (c). Innerhalb des Geschwulstschattens sind schollig strukturierte Knorpelverkalkungen erkennbar (d).
68jähriger Mann

Zeichen der Malignität. Eine Läppchenbildung durch kalkdichte, kugelförmige Geschwulstknoten gilt als prognostisch günstig, während die homogene, strukturlose Defektbildung
im Knochen ein rasches Wachstum der Geschwulst anzeigt. Das Wachstum des Tumors in
die Markhöhle kann zu einer Druckatrophie und Erweiterung des Markraumes führen.

Die *zentrale Form* des Chondrosarkoms wird häufiger in den langen Röhrenknochen
(Femur, Tibia, Humerus), die *periphere Form* des Chondrosarkoms bevorzugt im Achsen-
und Stammskelet angetroffen. Die Entstehung eines primären Chondrosarkoms im Bereich des Schädelknochens ist selten.

Von KRANTZ und GAY wurde ein solcher Tumor im Bereich des Os occipitale beschrieben, der eine
sehr harte Vorwölbung am Hinterkopf induzierte und nach einem operativen Entfernungsversuch ein
Rezidiv entwickelte, das in die hintere Schädelgrube weiterwuchs. Die Tabula externa war auf-
gesplittert, usuriert und von der Diploe zogen zarte Bälkchen in die Geschwulst hinein. Die zentrale

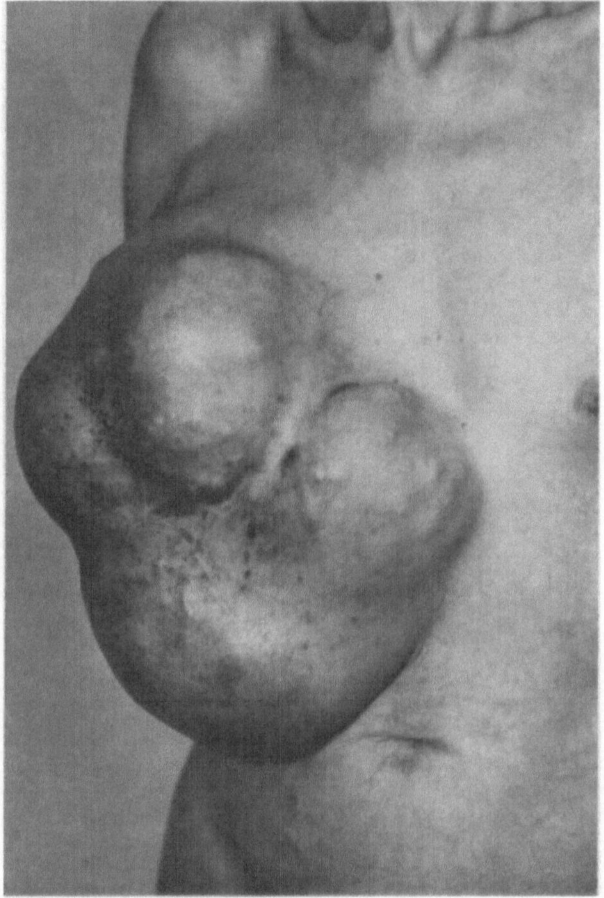

Abb. 314b

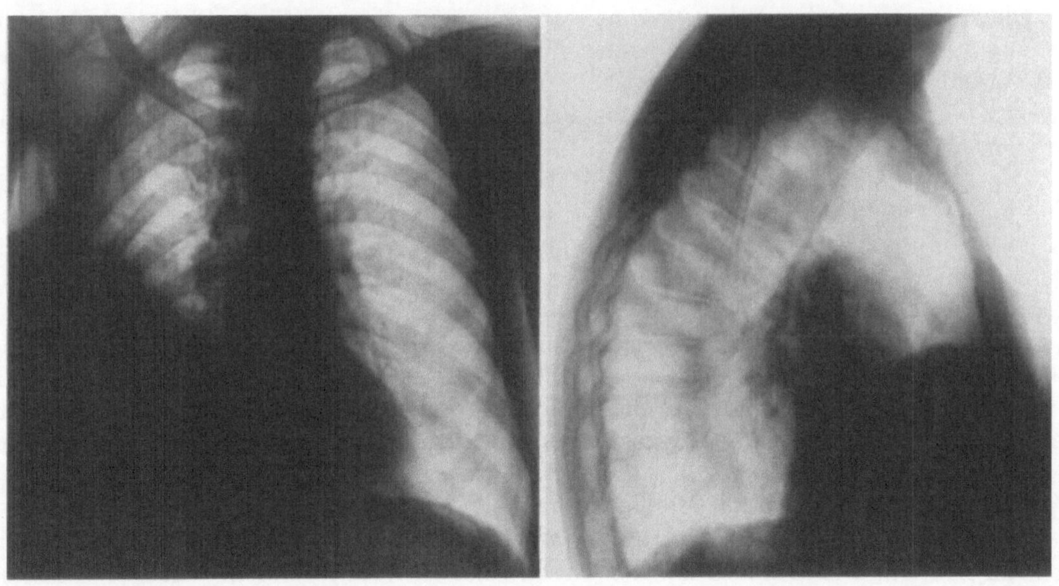

Abb. 314c

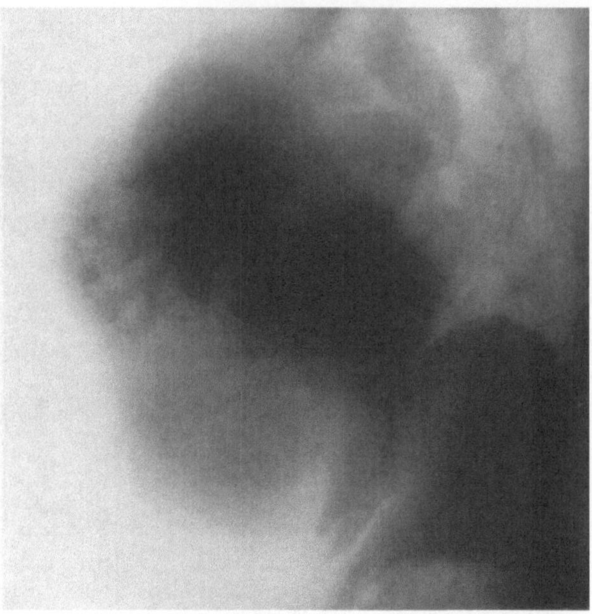

Abb. 314d

Tumorform zeigt röntgenologisch ähnliche Veränderungen wie ein Chordom (s. S. I,524), während die periphere Form von außen auch in den Knochen eindringen kann. Die Begrenzung der Chondrosarkome ist weniger scharf, verglichen mit den benignen Chondromen. Gelegentlich sind periostale Knochenneubildungen mit einer erhöhten Dichte der benachbarten Weichteile festzustellen.

Die *klinischen Symptome* bestehen in uncharakteristischen rheumatischen Schmerzen. Die über dem Tumor liegende Haut kann eine vergröberte Gefäßzeichnung aufweisen. Eine Schwellung der Weichteile und eine Rötung der Haut sind selten nachweisbar. Wenn der Tumor gelenknah lokalisiert ist, so kann er zu Bewegungseinschränkungen oder Muskelatrophien führen. Durch hochgradige Knochenzerstörungen kommen Spontanfrakturen vor.

Die *röntgenologische Differentialdiagnose* gegenüber den solitären Chondromen ist im Anfangsstadium der Erkrankung sehr schwierig (BEUTEL und TÄNZER). Ferner müssen differentialdiagnostisch die sklerotische Form des osteogenen Sarkoms und das Fibrosarkom (s. S. I,476 u. 493) sowie Metastasen verschiedener Organtumoren berücksichtigt werden.

Die *Behandlung* der Chondrosarkome besteht in einer vollständigen Entfernung des Tumors (WEIL). Die Prognose ist ernst, und es kommt zu Rezidiven und Metastasen in andere Organe. *Die Strahlenbehandlung hat keine guten Ergebnisse gebracht*, da der Tumor wenig strahlenempfindlich ist. Der klinische Verlauf der Erkrankung ist jedoch relativ gutartig und zieht sich über 3—5 Jahre hin.

Die *sekundären Chondrosarkome* entstehen aus Enchondromen oder Ekchondromen und sind am häufigsten im Becken- und Stammskelet lokalisiert (Abb. 314). Nach einer Zusammenstellung von JAFFÉ sollen Enchondrome in 50% der Fälle ein Chondrosarkom entwickeln. Aus einer Exostose kann ebenfalls ein Chondrosarkom entstehen (epiexostotische Form). Die sekundären Chondrosarkome können einen sehr bösartigen Verlauf zeigen und neigen zur Metastasierung.

Das *primäre Chondromyxosarkom* wird im jugendlichen Alter zwischen 10 und 20 Jahren angetroffen. Die Lokalisation der Geschwulst ist vorwiegend in den subperiostalen Bezirken der Metaphysen, insbesondere der das Kniegelenk bildenden Knochen, angegeben worden. Die Geschwülste können sich unter dem Periost ausbreiten, wodurch es zu einer frühzeitigen Periostreaktion und Entwicklung eines Weichteiltumors kommt.

Das Röntgenbild ist bei Beginn der Erkrankung wenig charakteristisch. Die Geschwulst führt zu klinischen Symptomen durch Schwellung und Schmerzhaftigkeit. Die Prognose ist ungünstig.

c) Das primäre Fibrosarkom

Das primäre Fibrosarkom ist gegen die osteolytische Form des osteogenen Sarkoms schwer abzugrenzen. Einige Autoren (HELLNER u.a.) erkennen es nicht als eigenes Krankheitsbild an. Die seltene zentrale Form nimmt unter den osteogenen Geschwülsten eine Sonderstellung ein, da sie infolge des sehr langsamen Wachstums und einer geringen Neigung zur Metastasierung prognostisch die günstigste Sarkomform darstellt. Das Fibrosarkom kommt auch in den peripheren Abschnitten des Knochens und cortical lokalisiert vor.

Im *histologischen Bild* überwiegen die Spindelzellen (daher auch Spindelzellsarkom), während osteoides Gewebe, im Gegensatz zu den osteogenen Sarkomen mit fibroblastischem Anteil, nicht nachgewiesen werden kann. Die Zellen sind wenig differenziert. Dennoch ist die Prognose gut, so daß viele Kranke die Fünfjahresgrenze überleben.

Die Entstehung eines Fibrosarkoms auf dem Boden einer gutartigen fibrösen Dysplasie ist selten (HALL, BERSACK und VITOLO). Die Geschwulst besteht aus festem, fibrösem Gewebe; und manchmal sind Blutungen, Nekrosen und Erweichungen zu finden. Nach der Zusammenstellung von MCLEOD, DAHLIN und IVINS ist der Tumor in 90% der Fälle zentral im Knochenmark lokalisiert und kann die Rinde durchbrechen.

Als *bevorzugte Lokalisation* werden die metaphysären Abschnitte der langen Röhrenknochen, insbesondere des distalen Femur- und proximalen Tibiaabschnittes, genannt. Einige Autoren geben die Diaphyse als Lokalisation an. Im gelenknahen Anteil können die Geschwülste in das Gelenk eindringen und zu pathologischen Spontanfrakturen führen. Die Bevorzugung eines Geschlechtes war nicht festzustellen. Es erkranken vorwiegend Erwachsene im 3. und 4. Lebensjahrzehnt, doch sind die Geschwülste auch bei älteren Menschen gefunden worden. Das Fibrosarkom kann als Folgekrankheit eines operativ oder strahlentherapeutisch behandelten andersartigen Knochentumors (z.B. einer gutartigen Riesenzellgeschwulst) entstehen. Die Latenzzeit wird mit 5—15 Jahren angegeben.

Das *Röntgenbild* des Fibrosarkoms ist durch den osteolytischen Prozeß gekennzeichnet. Im Verlauf des Tumorwachstums kommt es zu einem Verlust der trabeculären Strukturen des Knochens. Oft ist, besonders bei langsamem Wachstum, eine periostale Reaktion festzustellen. Eine perifokale Sklerose kann sich ausbilden, so daß die Knochengrenzen aufgetrieben erscheinen. Der Defekt ist in manchen Fällen unregelmäßig ausgefranst, und die Corticalis kann durchbrochen sein. In seltenen Fällen eines langsamen Wachstums kommen reaktive Knochenneubildungen vor, die zu fleckigen Geschwulstverkalkungen führen. Bei Lokalisation in den spongiösen Knochen des Sitzbeines, der Rippen und des Beckens ist diese Verlaufsform möglich. Der Röntgenbefund ist nicht charakteristisch, sondern in ähnlicher Weise beim osteolytischen osteogenen Sarkom, beim Chondrosarkom, beim Ewing-Tumor und beim Retothelsarkom zu finden. Die Diagnose kann sich nicht allein auf das Röntgenbild stützen, so daß eine histologische Untersuchung angestrebt werden muß. Sie deckt neben der Osteolyse eine unterschiedliche Differenzierung der fibroplastischen Bestandteile, zahlreiche Mitosen und eine Hyperchromasie der Kernstrukturen auf.

Die *klinischen Symptome* bestehen in einem Periostdehnungsschmerz und einer lokalen Schwellung. Der tastbare Tumor ist druckempfindlich. Eine lokale Erhöhung der Hauttemperatur kommt vor. Gelenknahe Geschwülste führen zu einer Bewegungseinschränkung der Gliedmaßen.

Die *röntgenologische Differentialdiagnose* des primären Fibrosarkoms muß vor allem das osteogene Sarkom, das gutartige Fibrom (Lokalisation, Alter der Patienten und

Topographie im Schaft der Röhrenknochen), ferner die fibröse Dysplasie und die rezidivierende Form der Riesenzellgeschwülste beachten.

Als *Behandlungsmethode* der Wahl wird die Amputation angesehen. Die präoperative Bestrahlung ergab keine besseren Resultate.

II. Die primären Geschwülste der nicht-ossifizierenden Gewebselemente des Knochens

1. Die Angiome des Knochens

Bisher sind neben den häufigen Hämangiomen des Knochens die sehr seltenen Lymphangiome bekannt geworden. Die Knochenhämangiome konnten an den verschiedensten Skeletabschnitten nachgewiesen werden. Sie sind den gutartigen Geschwülsten zuzurechnen. Nach dem klinischen Verlauf und dem biologischen Verhalten besonderer Hämangiomformen läßt sich eine maligne Spielart dieser Geschwülste abgrenzen.

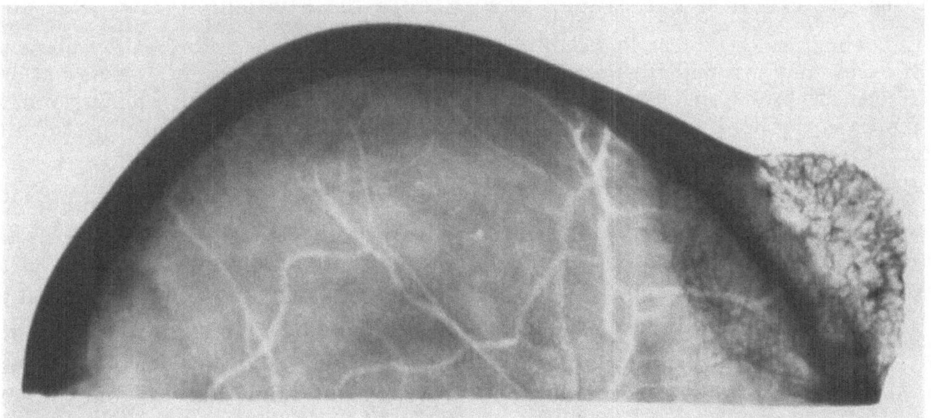

Abb. 315. Die charakteristischen Strukturveränderungen des Knochens in Form „seifenblasenähnlicher, cystischer Auftreibungen" und die Ausbildung des Tumors in beiden Richtungen ist auf dem Röntgenbild eines Präparates der Schädelkalotte deutlich sichtbar. (Pathol. Institut der Universität Zürich, Dir.: Prof. Dr. E. UEHLINGER)

Die röntgenologisch nachweisbaren Form- und Strukturveränderungen des Knochens werden von der Art des Wachstums und dem Feinbau der Hämangiome bestimmt. Durch den ständigen Druck der pulsierenden, mehr oder weniger großen gefäßreichen Neubildungen kommt es zu einer Druckatrophie der benachbarten Knochengewebsbezirke. Bei einer größeren Ausdehnung und infolge raschen Wachstums der Hämangiome kann der Knochen völlig zerstört werden und ganz verschwinden. Die *kavernösen* Hämangiome der Spongiosa des Knochens führen zur Transformation der Bälkchen, so daß neben einer Osteolyse infolge der Druckatrophie einige sehr grobe Spongiosabälkchen erhalten bleiben und dem Knochen eine „strähnige" oder „radiäre" Struktur verleihen. Bei den *capillären* Hämangiomen können die Spongiosabälkchen strahlenförmig angeordnete Strukturen aufweisen. Das Hämangiom kann bis an die Corticalis des Knochens heranreichen und diese überschreiten. Es entstehen dann Bilder, die an cystische Auftreibungen oder „seifenblasenähnliche" Strukturveränderungen erinnern und auch größere Defekte im Knochen hinterlassen (Abb. 315).

Es kommen ausgedehnte, kavernöse Hämangiome vor, die aus den benachbarten Weichteilen heraus den Knochen sekundär beeinflussen und zu Wachstumsstörungen führen können (parossale Hämangiome). Die Grenze der Hämangiomatose zu den komplexen Fehlbildungen und Störungen im Bereich einer Körperhälfte, wie z. B. dem Klippel-

Trenaunay-Weber-Syndrom u.a. (s. S. I,498 u. II,1130), ist oft schwer zu ziehen, insbesondere wenn wenig ausgeprägte Veränderungen vorliegen.

In letzter Zeit sind Hämangiomformen beschrieben worden, die durch die Art ihres Wachstums, durch die Wachstumsgeschwindigkeit und Besonderheiten der strukturellen Veränderung des Knochens *malignen Charakter* gewinnen und größere Knochenabschnitte, in seltenen Fällen ganze Skeletabschnitte zerstören können.

a) Gutartige Knochenhämangiome

Unter den gutartigen Gefäßgeschwülsten des Knochens können zwei Arten unterschieden werden: die capillären und die kavernösen Hämangiome. Da es sich bei den Angiomen um Weichteiltumoren handelt, treten sie im Knochen in Form von Rarefizierungen in Erscheinung. Die *kavernösen Hämangiome* kommen hauptsächlich im Wirbel-

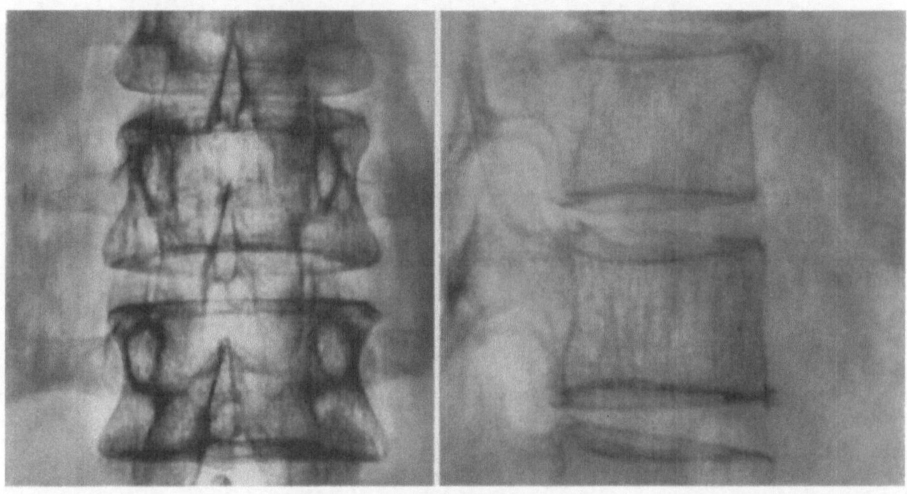

Abb. 316. Grobmaschig-wabige Spongiosatransformation des 2. LWK bei Hämangiom. Zufallsbefund, 51jährige Frau

knochen sowie im Schädelknochen vor. Die *capillären Hämangiome* finden sich häufiger in den platten Knochen und in den Metaphysen der Röhrenknochen. Einige Autoren betrachten die Angiome eher als eine Anomalie der Blutgefäße, weniger als Geschwülste.

In den meisten Fällen werden die Hämangiome als röntgenologischer Nebenbefund zufällig entdeckt. Ausgedehnte Zerstörungen des Knochens infolge der Druckatrophie können zu pathologischen Frakturen führen. Erstaunlicherweise hält jedoch z.B. ein Wirbelkörper sehr lange auch stärkerer Belastung stand, da wohl infolge der Spongiosatransformation die mechanische Festigkeit erhalten bleibt. Nicht nur durch eine pathologische Fraktur, sondern auch durch das Übergreifen des Hämangioms auf die Nachbarschaft können klinische Symptome, im Bereich der Wirbelsäule auch schwere neurologische Störungen und Paresen hervorgerufen werden.

In der *Brustwirbelsäule* kommen Hämangiome häufiger vor als in der *Lendenwirbelsäule* (Abb. 316). Tritt infolge statischer Insuffizienz eine Fraktur des Wirbels mit periostalen Blutungen auf, so ist neben der Gibbusbildung manchmal das Bild eines „Senkungsabscesses" infolge eines ausgedehnten Hämatoms zu erkennen. Hier sind Verwechslungen gegenüber entzündlichen Wirbelerkrankungen möglich. Die benachbarte Bandscheibe ist jedoch *nicht* an der Erkrankung beteiligt. Die recht charakteristische Spongiosatransformation mit einer strähnigen Sklerose läßt sich tomographisch gut nachweisen und erleichtert die diagnostische Klärung. Das Wirbelhämangiom kann auch auf

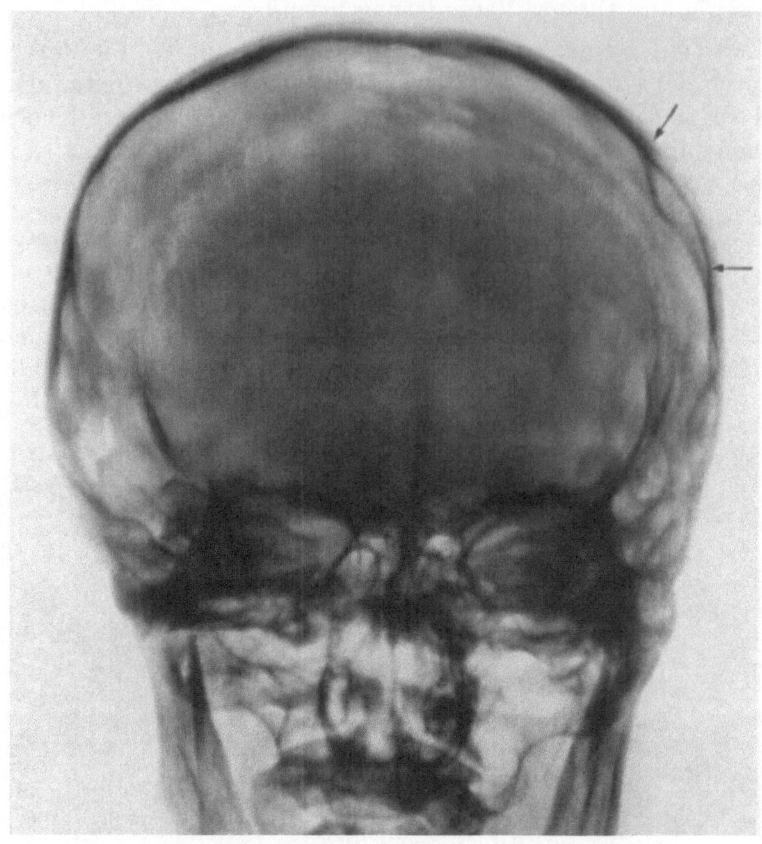

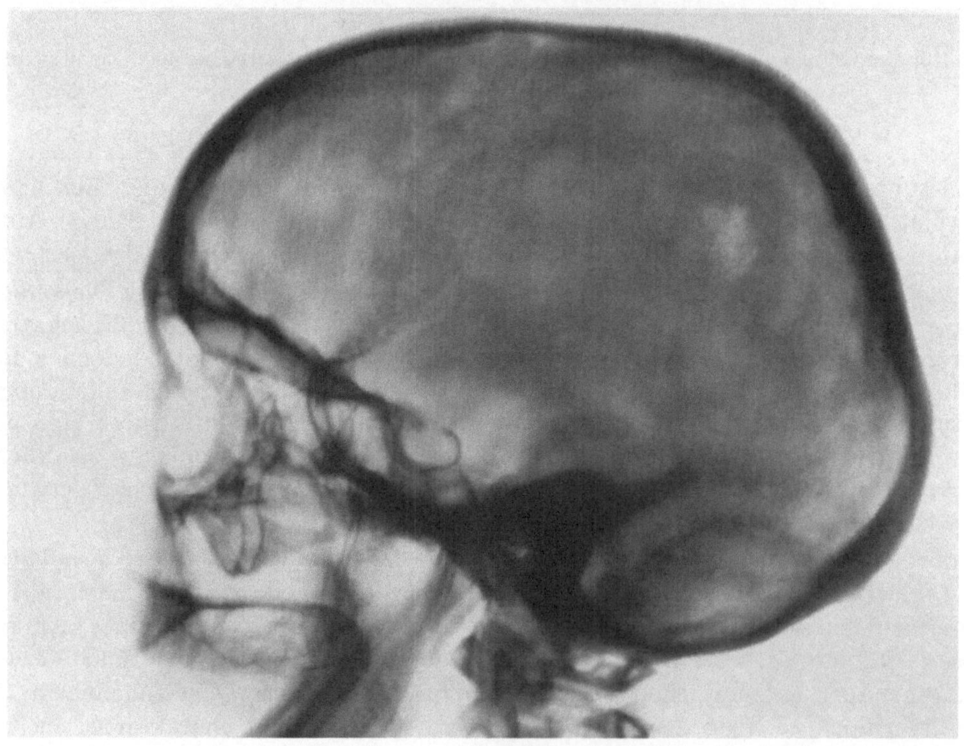

Abb. 317

die Wirbelbögen und die Querfortsätze übergreifen. Im Bereich der *Halswirbelsäule* sind Hämangiome außerordentlich selten (ROBBINS und FONTAIN haben 10 Fälle aus der Weltliteratur zusammengestellt, bei denen eine Halsmarkkompression beobachtet wurde). Die Hämangiome sind mehr im unteren Abschnitt der Halswirbelsäule lokalisiert und können durch Überwachsen auf den Wirbelkanal zu Drucksymptomen und neurologischen Störungen führen.

Isolierte *Dornfortsatzhämangiome* sind sehr selten und induzieren eine Spongiosatransformation, die eher an eine Tumorbildung erinnert (GÜNTERT). Der Knochen kann unregelmäßige Sklerosen neben Aufhellungsbezirken erkennen lassen.

Die im *Schädelknochen* — vorwiegend im Stirn- und Scheitelbein — lokalisierten Hämangiome zeigen oft charakteristische, scharf konturierte, etwas wellig begrenzte, runde Defekte mit einer grobmaschigen oder radiären Spongiosatransformation. Die Tabula interna oder externa des Schädelknochens kann atrophisch aufgetrieben und vorgewölbt sein. Bei den capillären Hämangiomen sind die typischen Veränderungen der Diploestruktur und die Auftreibung des Schädelknochens regelmäßig zu finden (Abb. 317). Die Art des Hämangiomwachstums bestimmt auch am Schädelknochen die röntgenologisch erkennbaren Strukturveränderungen. So sind blasige Auftreibungen mit Sklerosen innerhalb des Hämangiomdefektes möglich. Sekundäre Osteophytenbildungen im Bereich des Hämangioms und seinen Randbezirken kommen selten vor. KLEINSASSER und ALBRECHT fanden in kavernösen Knochenhämangiomen ein zellreiches Grundgewebe und zahlreiche Osteoblasten. Der histologische Aufbau der Hämangiome ist für das Verständnis der Art der röntgenologisch nachweisbaren Strukturveränderungen des Knochens von Bedeutung, da in manchen Fällen vorwiegend Abbauvorgänge, in anderen dagegen auch reparative Prozesse neben diesen erkennbar sind. Im Schädelknochen kommen kavernöse neben capillären Hämangiomen vor, und das Zusammenfließen führt zur Entstehung größerer Lacunen. Im allgemeinen wird sich der Knochen der Geschwulst gegenüber passiv verhalten.

Die seltene Lokalisation eines ausgedehnten Hämangioms im Os sphenoidale bei einem 30jährigen Mann hat PANDOLFO beschrieben. Über 10 Jahre lang bestanden Schmerzen, und schließlich kam der Patient mit Erblindung eines Auges zur Untersuchung. Röntgenologisch fand sich eine Auftreibung des linken Keilbeinflügels und eine grobcystische Struktur des Knochens. Die Diagnose konnte durch Probeexcision gesichert werden. Die Geschwulst war strahlenempfindlich und bildete sich nach der Behandlung teilweise zurück.

Hämangiome der *Rippen* sind selten und können differentialdiagnostische Fragen aufwerfen (SEIBERT-DAIKER). Bei ausschließlich intraossärem Wachstum kommt es zur Auftreibung der Rippen mit kleinwabiger, zum Teil strähniger oder strahlig-netzförmiger Spongiosatransformation und einer verminderten Schattendichte durch diese Strukturauflockerung. Manchmal ist das Periost mitbeteiligt. Es kommen dann cystenähnliche Gebilde vor. Überschreitet das Knochenhämangiom die Knochengrenze, so sind neben der Rippe Weichteilschatten nachweisbar, die glattwandig begrenzt sind (GAUWERKY und HARTJEN, HELLNER und POPPE).

Die Hämangiome der *Röhrenknochen* können durch Resorption der Diaphysencompacta zu einer blasigen Auftreibung des Knochens führen und infolge zunehmenden Größenwachstums das Periost zur Entwicklung einer Corticalis anregen. So ist bei sehr monströsen Hämangiomen meist eine dünne Knochenlamelle über der Gefäßgeschwulst vorhanden, die niemals überschritten wird. (Von Bedeutung zur Abgrenzung gegen die aneurysmatische Knochencyste, s. S. I,456.) Derartige Geschwülste sind oft kugelförmig, polycyclisch begrenzt und lassen meist die strahlenförmig angeordnete typische Knochenbälkchenstruktur erkennen. Innerhalb der Waben des Hämangioms ist das Spongiosa-

Abb. 317. Umschriebene Transformation der Diaphysenspongiosa im linken Scheitelbein bei Knochenhämangiom. Zufallsbefund, 53jährige Frau

gerüst noch erhalten. In den Röhrenknochen findet sich neben der corticalen auch eine zentrale Lokalisation des Hämangioms.

In *anderen Skeletregionen*, wie in der Scapula oder der Clavicula (HELLNER und POPPE, ZSEBÖK), sind Hämangiome beschrieben worden. *Multiple*, über das ganze Skelet verteilte Hämangiome sind selten. In der Regel handelt es sich um eine monostotische Erkrankung. Ein Fall mit polytopen Knochenhämangiomen an Rippe, Clavicula und Schädelknochen wurde von HELLNER und POPPE mitgeteilt. In wenigen Fällen konnte die Kombination von Knochenhämangiomen mit Knochenmarklipomen, Enchondromen und Kavernomen auch in anderen Organen beobachtet werden.

Die *klinische Symptomatik* wird durch die Ausdehnung des Hämangioms und die Lokalisation bestimmt. Neben einem leichten Druckschmerz, der hin und wieder angegeben wird, geben lediglich Schwellungen Anlaß zu einer Röntgenuntersuchung. Die Mehrzahl der Hämangiome ist symptomlos und wird zufällig anläßlich einer Röntgenuntersuchung aus anderer Ursache entdeckt. Eine Ausnahme stellen die Knochenhämangiome im Bereich der Wirbelsäule dar. Sie können die Knochengrenzen überschreiten und zu schweren neurologischen Symptomen und Lähmungserscheinungen führen (COCCHI) Im Bereich der Halswirbelsäule sind Kompressionssymptome besonders alarmierend (NITTNER und TÖNNIS, ROBBINS und FOUNTAIN). Ein rasches operatives Handeln (Laminektomie) kann notwendig werden. Die *Strahlenbehandlung* führt zu guten Erfolgen (COCCHI). Es sind vollständige Rückbildungen von Knochenhämangiomen nach intensiver Röntgenbestrahlung beschrieben worden. Manche Autoren raten daher zu einer prophylaktischen Strahlenbehandlung, vor allem der Wirbelhämangiome. Es ist auch über eine *spontane Rückbildung* von Knochenhämangiomen berichtet worden. Die capillären Hämangiome neigen zu Tumorbildungen außerhalb des Knochens, die deutlich zu tasten sind. Die Prognose des Leidens ist gut.

Die *röntgenologische Differentialdiagnose* kann schwierig sein. Die kavernösen Hämangiome sind gegenüber solitären osteolytischen Prozessen (z.B. Metastasen) oft schwer abzugrenzen, während die capillären Hämangiome mit der charakteristischen Spongiosatransformation keine Differenzierungsprobleme aufwerfen. Die Knochencysten, Riesenzellgeschwülste, Enchondrome und Plasmocytome müssen differentialdiagnostisch berücksichtigt werden. Der Knochenbefall bei der Echinokokkenkrankheit kann ein Hämangiom vortäuschen (s. S. I,372). Die sklerosierenden Hämangiome mit Osteophytenbildungen können zu Verwechslungen gegenüber Osteomen und Osteochondromen führen. Die Ostitis deformans Paget wird nur selten differentialdiagnostische Schwierigkeiten bereiten. Röntgenologische Kontrolluntersuchungen werden den gutartigen Charakter der Hämangiome, insbesondere das sehr langsame Wachstum dieser Gefäßgeschwülste erkennen lassen und in zweifelhaften Fällen die Abgrenzung gegenüber ähnlichen Knochenveränderungen erleichtern.

b) Parossale Hämangiome

Die vorwiegend in den Weichteilen entwickelten Hämangiome können zu sekundären Knochenveränderungen infolge einer Druckatrophie oder durch Übergreifen des Hämangioms auf den Knochen führen. Es kommt dann zu ausgedehnten Strukturauflockerungen des Knochens und in vielen Fällen auch zu Wachstumsstörungen. In den erkrankten Bezirken läßt sich der Markraum des Knochens häufig nicht abgrenzen. Ein ausgedehntes kavernöses Hämangiom, das zu Knochenwachstumsstörungen und einer sehr grazilen Entwicklung der oberen rechten Extremität führte, hat SCHAAFF beschrieben.

Bei dem 11jährigen Mädchen war schon nach der Geburt ein Hämangiom am 5. Finger und am Ballen der rechten Hand festgestellt worden. Der rechte Arm war zunächst etwas umfangreicher als der linke, sonst jedoch unauffällig. Mit zunehmendem Körperwachstum trat auch eine stärkere Ausbreitung des Hämangioms auf, die zu einer Röntgen- und Radiumbestrahlung im Alter von 5—6 Jahren führte. Im 11. Lebensjahr suchte die Mutter mit dem Mädchen erneut den Arzt auf, da der Arm eine Wachstumshemmung und Verunstaltung durch das Hämangiom zeigte. Eine ähnliche

Beobachtung mit Wachstumsstörungen im Bereich der Diaphysen von Radius und Ulna hat SIEDER mitgeteilt.

Als Ursache derartiger Störungen können sowohl mechanische Wirkungen (Druck des Hämangiom) als auch die infolge der Schonhaltung des erkrankten Gliedes bedingte Inaktivitätsatrophie diskutiert werden. Inwieweit eine Störung der Gefäßversorgung des Knochens selbst an der Wachstumsstörung ursächlich beteiligt ist, muß offen bleiben. Solche ausgedehnten Hämangiome sind meist halbseitig zu finden und stellen Übergänge zu den angeborenen Mißbildungen im Sinne des Klippel-Trenaunay-Weber-Syndroms dar.

BECKMANN und KOCH haben über zwei Kinder mit einer erblichen, dystrophen Angiektasie, dem sog. Klippel-Trenaunay-Weber-Syndrom berichtet, die neben großen, flächenhaften Naevi vasculosi Veränderungen des Skeletes und eine Weichteilhyperplasie zeigten. In einem Fall war bereits bei der Mutter und der Großmutter ein großes, flächenhaftes Hämangiom am Körper aufgefallen. Bei dem von SCHAAFF mitgeteilten Fall zeigte das Röntgenbild des rechten Armes innerhalb der hämangiomatösen Wucherungen, Verkalkungen, die einen schaligen zum Teil mehrschichtigen Strukturaufbau erkennen ließen.

c) Progressive osteolytische Hämangiomatose

(Massive Osteolyse, spontane Knochenresorption, Phantomknochen, „Disappearing Bone Disease", „Gorham's Disease")

Zwischen dem Krankheitsbild der massiven Osteolyse und den echten Hämangiomen bestehen wahrscheinlich enge Beziehungen. In der Literatur entdeckt man vereinzelte Beobachtungen solcher Osteolysen (JACKSON; DUPAS BADELON, und DAYDÉ beobachteten eine Osteolyse an der linken Hand, SAUVÉ am linken Fuß, RADULESKO an der unteren Radius diaphyse, RICHARD am linken Oberschenkel, JACKMAN am Becken).

Die Ätiologie der Erkrankung ist noch unbekannt. Von GORHAM u. Mitarb. sind umfangreiche klinische und histologische Untersuchungen über die massive Osteolyse mitgeteilt worden. Pathologisch-anatomisch konnten alle Kriterien des Knochenhämangioms festgestellt werden, so daß die Zusammenhänge mit der Angiomatose gesichert erschienen. Später wurde die Herkunft der Angiome vom Lymphgefäßsystem diskutiert. PHEMISTER teilte die Beobachtung eines Lympho-Hämangioms mit. Durch histologische Untersuchung allein ist es sehr schwierig und oft unmöglich festzustellen, ob das kavernöse Angiom den Ausgang vom Capillargefäßsystem oder dem Lymphgefäßsystem genommen hat. Wahrscheinlich sind häufig Mischformen vorhanden.

Im Vordergrund der röntgenologischen Symptomatik steht die zunächst lokalisierte Osteolyse eines Knochens, die schließlich weiter fortschreitet und nicht nur den primär erkrankten Knochen, sondern darüber hinaus auch benachbarte Gelenke und Knochen ergreifen kann. Dieser Verlauf endet trotz histologisch gutartiger Gewebsformationen ohne irgendein Zeichen maligner Entartung im biologischen und klinischen Sinne wie eine „maligne Erkrankung '. Es kann jeder Knochen des Skeletes betroffen sein (Abb. 318). Das Alter der Patienten liegt zwischen 1 Jahr und 50 Jahren. Die meisten Patienten jedoch sind unter 30 Jahre alt. Eine Geschlechtsdisposition oder eine erbliche Komponente konnten bisher nicht festgestellt werden. Dennoch meinen einige Autoren, daß das Krankheitsbild ätiologisch und pathogenetisch in die Gruppe der Fehlbildungen einzureihen sei. Die *Laboratoriumsuntersuchungen* ergeben keine pathologischen Befunde. In solchen Krankheitsfällen, die mit pathologischen Frakturen einhergehen, kann die alkalische Phosphatase erhöht sein.

Eine Mitbeteiligung der benachbarten Weichteilgewebe des Knochens ist bei einigen Fällen von massiver Osteolyse beschrieben worden. Ein solcher Verlauf der Krankheit kann die schwierige Frage aufwerfen, ob der Primärprozeß vom Knochen oder von den Weichteilen seinen Ausgang genommen hat. In einigen Beobachtungen wurden daneben auch ausgedehnte Hauthämangiome festgestellt. Obgleich sich dieser pathologische Prozeß nicht an die Gewebsgrenzen hält, können im histologischen Bild keine Zeichen einer Malignität festgestellt werden. Die bösartigen Gefäßtumoren des Knochens können leicht

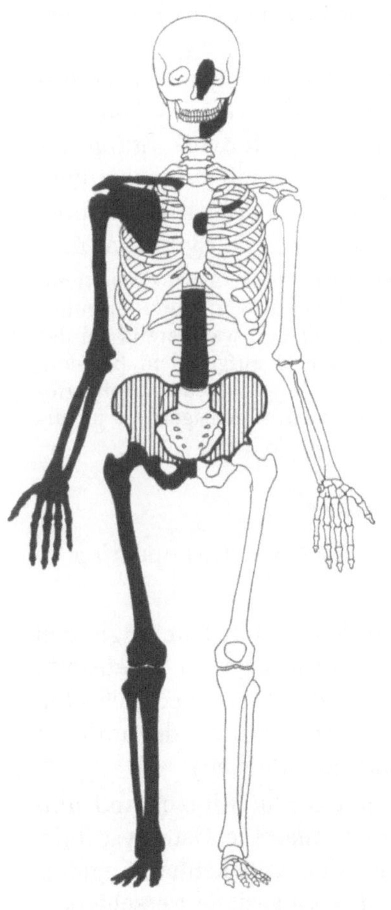

Abb. 318

Abb. 318. Häufigste Lokalisation der massiven progressiven osteolytischen Hämangiomatose (GORHAM-STOUT) nach einem Schema von
POPPE

Abb. 319a u. b. Ausgedehnte Osteolyse des linken Femur bei kavernös-
capillärer, progressiver Hämangiomatose, die auch auf die benachbarten Weichteile übergegriffen hatte. a Pathologische Fraktur des
Femur zu Beginn der Erkrankung bei dem 18 Monate alten Knaben. Es wurde wiederholt versucht, durch Transplantation eine
Wiederherstellung zu erreichen, doch blieb der Erfolg aus. Die fortschreitende Osteolyse ist auf der Kontrollaufnahme $5^1/_2$ Jahre später
erkennbar (b). Bemerkenswert ist die eigenartige Verformung der
Epi- und Metaphysenregion des Femur, sowie die Dysplasie der proximalen Tibiaepiphyse. [Beobachtung III von HALLIDAY, DAHLIN,
PUGH und YOUNG

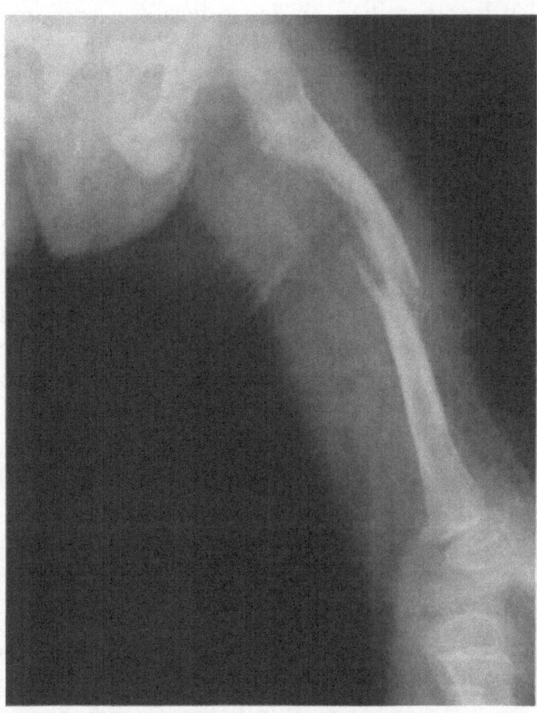

a

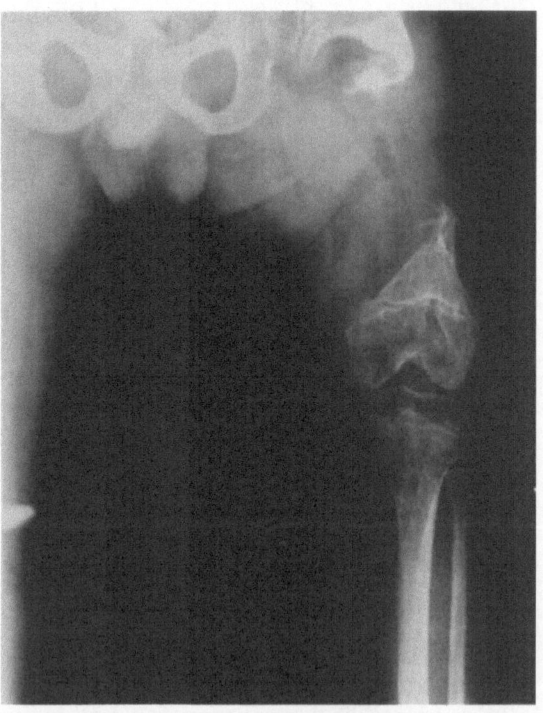

b

Abb. 319a u. b

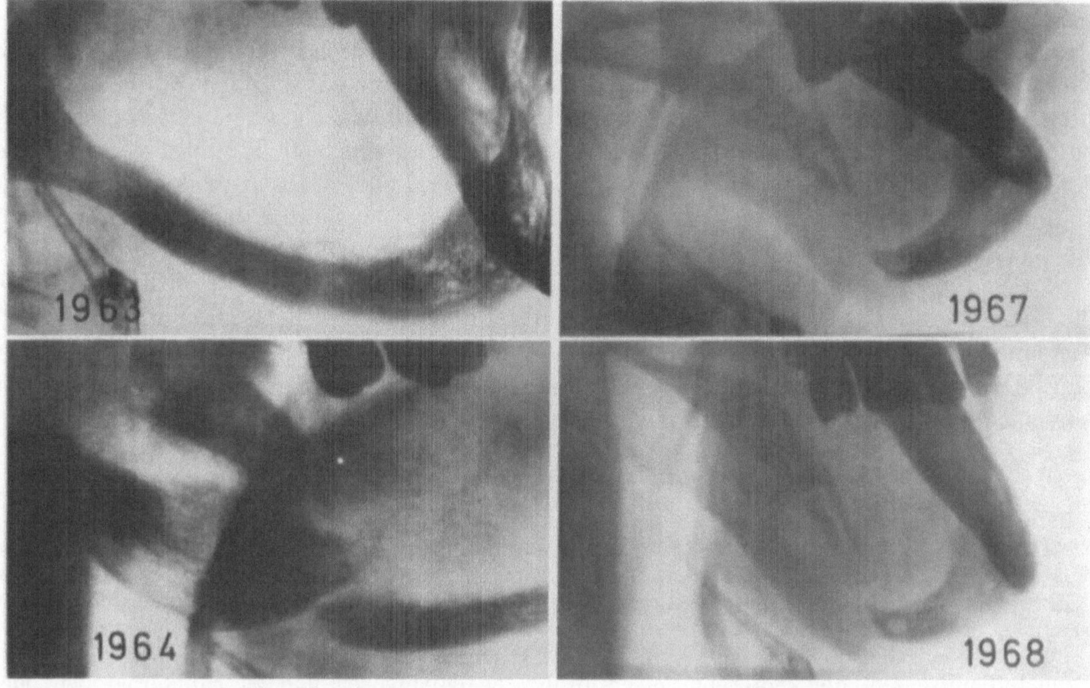

Abb. 320. Fortschreitende Osteolyse des linken Unterkieferquerastes bei Hämangiomatose. Nach Strukturauflockerung progressiver Knochenschwund, pathologische Fraktur mit Dislokation der Fragmente. Durch Strahlenbehandlung kam der Prozeß zum Stillstand und es trat eine Abgrenzung des Defektes ein, so daß die prothetische Versorgung des Unterkiefers möglich wurde. Seitdem rezidivfrei. 27jähriger Mann

gegen die Gewebsveränderungen bei der massiven, progressiven osteolytischen Hämangiomatose abgegrenzt werden (S. I,503).

Ein typisches Krankheitsbild wurde von HAMBACH, PUJMAN und MALÝ beschrieben. Der 16jährige Landwirt klagte zunächst über heftige Schmerzen im rechten Schultergelenk mit Bewegungseinschränkung. Das Röntgenbild zeigte eine fortschreitende Osteolyse der gelenkbildenden Knochen des rechten Schultergelenkes, und zwar anfangs des Schulterblattes, später auch der Gelenkpfanne. Im weiteren Verlauf der Erkrankung war ein Übergreifen der Osteolyse auf die Clavicula, den Humerus und die Halswirbelsäule festzustellen. Nach 14monatiger Krankheitsdauer trat der Exitus durch Verblutung in die Brusthöhle ein.

Weitere eindrucksvolle Beobachtungen haben RITCHIE und ZEIER, JOHNSON MC CLURE, KNOCH, HALLIDAY, DAHLIN, PUGH und YOUNG mitgeteilt (Abb. 319). POPPE hat über eine Erkrankung bei einem 24jähr. Patienten berichtet, die auch histologisch gesichert werden konnte. Die engen Beziehungen der massiven Osteolyse zur Hämangiomatose waren deutlich. Aus dem eigenen Krankengut ist eine progressive, osteolytische Hämangiomatose des Unterkiefers bemerkenswert (Abb. 320). Nach einer intensiven Röntgentiefenbestrahlung ist der Prozeß zum Stillstand gekommen. Die *Strahlenbehandlung* wird auch von HALLIDAY u. Mitarb. als wirksamste Therapie bezeichnet. Es sind Erkrankungsfälle beschrieben worden, die einen *spontanen Stillstand* des pathologischen Prozesses aufzeigten. In seltenen Fällen führte die chirurgische Behandlung und totale Ausräumung der kranken Gewebsbezirke zur Heilung. Durch eine frühzeitige Erkennung der Art des pathologischen Prozesses läßt sich im Einzelfall die richtige Behandlungsmethode wählen.

d) Lymphangiome

Die primären, gutartigen Lymphangiome des Knochens sind außerordentlich selten. Röntgenologisch finden sich Defekte des Knochens, die von denen bei einer Hämangiomatose nicht unterschieden werden können. Die Schwierigkeiten der histologischen Differenzierung von Hämangiomen und Lymphangiomen wurden bereits (Kapitel Progressive osteolytische Hämangiomatose, S. I,499) erörtert. Durch Probeexcision gewonnene Gewebsbezirke können auch im Falle eines Lymphangioms Blut oder Blutcoagula im Lumen der Gefäßneubildungen zeigen. Dieses Blut kann durch die mechanische Manipulation hineingelangt sein, und so ist es möglich, daß ein Teil der publizierten Fälle von Hämangiomen oder progressiv-osteolytischen Hämangiomatosen in der Tat Lymphangiome darstellen. Der Ausgang der Lymphangiome ist häufig das Periost, in welchem reichlich Lymphcapillaren vorkommen. Die Lymphangiome oder Lymphangiosarkome können durch ausgedehnte Osteolysen größere Skeletbezirke destruieren. Da die morphologischen Veränderungen im Röntgenbild denen der Hämangiomatose ähnlich sind, kann auf eine weitere ausführliche Darlegung verzichtet werden. Die Diagnose eines Lymphangioms kann nur durch histologische Untersuchung von Gewebsteilen aus verschiedenen Bezirken des Tumors gesichert werden.

e) Sarcoma idiopathicum multiplex haemorrhagicum — „Morbus Kaposi"

Die erste Beobachtung wurde 1868 von KAPOSI unter der Bezeichnung „Elephantiasis" beschrieben. Später ist die Bezeichnung „Sarcoma idiopathicum multiplex pigmentosum" gewählt worden. KAPOSI hat 1894 auf dem Dermatologenkongreß in Rom die Bezeichnung pigmentosum durch haemorrhagicum ersetzt (nach SERG).

Die Ätiologie der Erkrankung ist unbekannt. Es finden sich cutan oder subcutan lokalisierte Primäreffloreszenzen, die knötchenförmigen Infiltraten entsprechen und zu hanfkorngroßen oder größeren Cysten auswachsen können. Der pathologische Prozeß zeichnet sich durch Spindelzellen, reichlich erweiterte Capillaren sowie gelbes und braunes Pigment aus. Das *histologische Bild* der Hautveränderungen kann unterschiedlich sein, wobei sich einmal mehr Gefäßveränderungen, Gefäßneubildungen mit Endothelwucherungen, in anderen Fällen mehr Veränderungen des Bindegewebes feststellen lassen. Oft ist das *typische Bild eines Hämangioms* mit großen, dünnwandigen Bluträumen nachweisbar. Daneben sind Bindegewebszellen und Hämosiderinablagerungen, vereinzelt auch entzündliche Zellinfiltrate vorhanden. Manchmal findet sich das Bild eines Chondroms mit Hyalinknorpel in verschiedenen Reifegraden und Zellatypien. Einige Autoren sind der Ansicht, daß die begleitenden infiltrativen Veränderungen Hinweise auf entzündlich granulomatöse und neoplastische Prozesse geben, so daß eine verschiedene Ätiologie diskutiert wird.

Bevorzugt erkranken die Streckseiten der Hände, der Ellenbogen, der Kniegelenks- und Knöchelgegend und der Füße. Das Skeletsystem gehört zu den seltenen Lokalisationen des Morbus Kaposi. Fuß- und Handknochen werden bevorzugt befallen. Neben den Extremitäten können auch die inneren Organe, die Mundschleimhaut, der Kehlkopf und die Trachea betroffen sein. In seltenen Fällen ist das Nervensystem mit erkrankt.

Eine rassische Disposition ist möglich. So findet sich die Krankheit bei Italienern, Russen und Polen, ferner bei Bantunegern relativ häufig, während sie im nördlichen Bereich Europas nur selten angetroffen wird (BONSE und KARG, SERG).

Die *Röntgenuntersuchung* des Skeletes zeigt meist eine allgemeine, seltener eine umschriebene Atrophie der Knochen. Manchmal finden sich cystische Aufhellungen in den Diaphysen oder oberflächliche Arrosionen der Corticalis des Knochens. Von einigen Autoren wird über „Mißbildungen der Extremitäten", von anderen über „Wachstumsstörungen" berichtet. Ein vermehrtes Längenwachstum des erkrankten Unterschenkels eines 27 Jahre alten Mannes konnte SERG feststellen. Die Struktur des Knochens war jedoch nicht verändert. Die in der Haut erkennbaren Knötchen können von kleinen Flecken bis zu Walnußgröße heranwachsen und zeigen dann alle Farbtöne einer Gewebsblutung (Hämatome) und ihrer Abbaustufen. Die Konsistenz der Infiltrate ist unterschiedlich, sie sind hin und wieder hart, aber auch weich-elastisch fluktuierend. Das Auftreten von Ulcerationen ist nicht selten. Der Verlauf ist allgemein langsam und erstreckt sich über Jahrzehnte. Die Erkrankung beginnt meist erst im mittleren oder höheren Lebensalter, das männliche Geschlecht soll bevorzugt befallen sein.

Es sind spontane Rückbildungen und Besserungen der Erkrankung beschrieben worden. Als erfolgreichste Behandlungsmethode wird die Strahlentherapie empfohlen, doch ist bisher eine rezidivfreie Ausheilung der Erkrankung nicht beschrieben worden. Die chirurgische Entfernung des Primärknotens konnte die Ausbreitung der Erkrankung ebenfalls nicht verhindern.

Die *röntgenologische Differentialdiagnose* sollte vor allem die osteolytische Metastasierung bei Myelomen und Veränderungen des Knochens beim Morbus Boeck berücksichtigen. Die Infektionskrankheit des „Madura-Fußes" (s. S. I,368) führt zu ähnlichen Knochenveränderungen wie beim Morbus Kaposi.

f) Hämangioendotheliom

(Hämangiosarkom, Angiosarkom, Endothelsarkom, malignes Angiom,
teleangiektatisches Sarkom)

Das Hämangioendotheliom ist eine äußerst bösartig verlaufende, relativ seltene Geschwulst des Knochens, die sich durch ihren Gefäßreichtum auszeichnet. Diese Geschwulstform kommt am häufigsten jenseits des 30. Lebensjahres vor. Als Lokalisation werden Becken, Schädel, Wirbelsäule und Scapula genannt. Die Röhrenknochen sind nur selten befallen. Das Hämangioendotheliom verursacht einen unregelmäßig begrenzten osteolytischen Herd unterschiedlicher Größe. Eine Neubildung von Knochengewebe findet nicht statt. Vereinzelte Beobachtungen weisen darauf hin, daß ein Übergang von Knochenhämangiomen zu Angiosarkomen möglich ist.

Das Hämangioendotheliom ist eine mesenchymale Geschwulst, die von der Endothelzelle abstammt. Histologisch finden sich typische Endothelzellen und anastomosierende Gefäßschläuche innerhalb eines Netzgewebes aus argentophilen Fibrillen. Die Kerne sind chromatinarm und blasig. Die reine Form des Hämangioendothelioms ist streng gegen solche Geschwülste abzugrenzen, die in ihrem Aufbau an das Hämangioendotheliom erinnern, wie z.B. gefäßreiche osteolytische Sarkome und andere hämangiomatöse Tumoren (HERZOG). Auf die Gefahr einer Verwechslung mit Metastasen des hypernephroiden Tumors hat HELLNER hingewiesen.

Andererseits ist es möglich, daß Knochensarkome genetisch Hämangioendotheliome darstellen, die wegen der sarkomatösen Verwilderung den Endothelcharakter und die Herkunft vom Gefäßsystem nicht mehr erkennen lassen. Einige Autoren erkennen eine Sonderform an, die durch reichliche Bildung typischer Endothelzellen und durch Ausdifferenzierung anastomosierender Gefäßschläuche innerhalb eines mesenchymalen Netzwerkes charakterisiert ist. Die richtige Diagnose kann nur durch eine Probeexcision und histologische Differenzierung erreicht werden.

Das *Röntgenbild* dieser Geschwülste zeigt eine unregelmäßige Osteolyse, die relativ scharf begrenzt ist, rasch fortschreitet und zu einer großblasigen Zerstörung des Knochens führt (Beckenschaufel — McGEE u. Mitarb.: DANN und RUBIN; Malleolus und Tibia — BALDINI und PAGANO; MONTAG und OBERWITTLER). Der sich weiter ausbreitende Tumor durchbricht die Corticalis der Knochen und kann schließlich Anlaß zu pathologischen Frakturen geben. Bei der seltenen Lokalisation der Geschwulst im Wirbelkörper kommt es zu Kompressionsfrakturen und durch Ausbreitung der Geschwulst in den Wirbelkanal zu einem Querschnittssyndrom (Abb. 321). Eine intensive Strahlenbehandlung führte bei einer eigenen Beobachtung eines Hämangioendothelioms im Wirbelkörper zu vorübergehender Besserung und Rückbildung der Querschnittslähmung.

Die sehr eindrucksvolle Beobachtung eines Hämangioendothelioms im rechten Tibiakopf bei einem 47jährigen Mann verdanken wir MONTAG und OBERWITTLER. Histologisch fand sich ein Netz dichtgedrängter Capillaren, die aus großen, hellen Endothelzellen gebildet wurden. Teilweise waren die Capillaren kavernös erweitert und zeigten blutgefüllte Lichtungen. Die Ausdifferenzierung eines knorpeligen oder knöchernen Gewebes fehlte. Polymorphkernige Zellen und Kernteilungsfiguren waren nicht zu erkennen. Der Krankheitsverlauf zeigte ausgedehnte osteolytische, destruierende Veränderungen des Knochens, so daß unter der Vermutung eines Sarkoms amputiert werden mußte (Abb. 322). Im biologischen und klinischen Sinne handelte es sich um eine sehr bösartige Geschwulst. Als Nebenbefund war eine essentielle Polycytämie festzustellen, die im Hinblick auf die mesenchymale Herkunft des Hämangioendothelioms von Interesse ist und ein Hinweis auf die gesteigerte Tätigkeit des Mesenchyms sein könnte. Die angiographische Darstellung der sehr gefäßreichen Geschwulst dürfte die Frühdiagnose fördern.

Die *röntgenologische Differentialdiagnose* muß osteolytische Metastasen, das Osteosarkom und das Myelom berücksichtigen.

Der Tumor neigt zur Metastasierung, so daß die Prognose insgesamt ungünstig ist. Die Primärgeschwulst und ihre Metastasen können auf eine intensive Strahlenbehandlung gut ansprechen, und es sind langdauernde Besserungen und Rezidivfreiheit beschrieben worden (DANN und RUBIN, eigene Beobachtung). Da die Geschwülste jedoch nicht immer eine ausreichende Strahlenempfindlichkeit erkennen lassen, wird von manchen Autoren die radikale operative Entfernung eines histologisch gesicherten Hämangioendothelioms empfohlen.

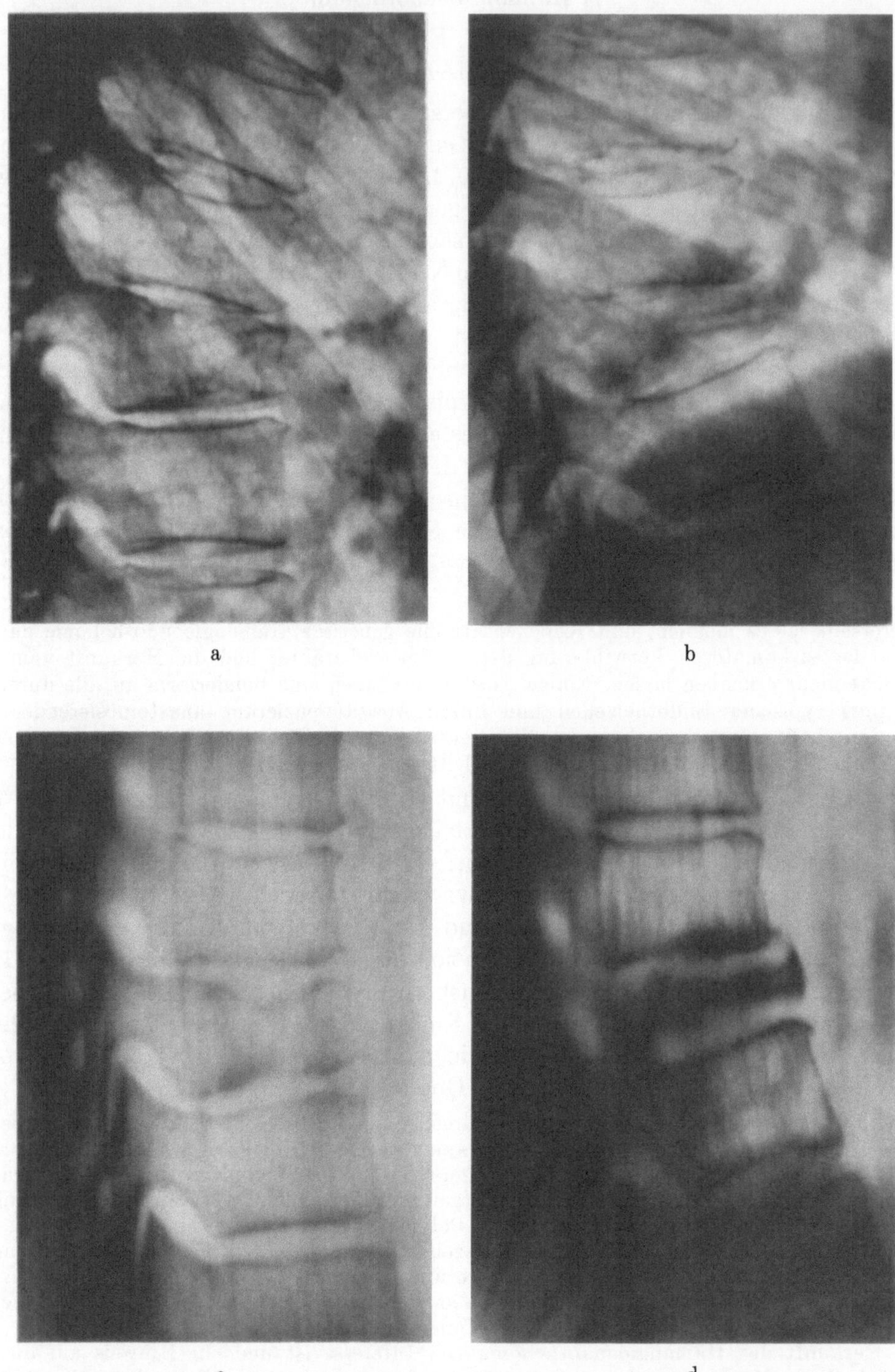

Abb. 321a—d. Fortschreitende Osteolyse des 11. BWK mit zunehmender Zusammensinterung im Beobachtungszeitraum von 14 Monaten. Es bildete sich ein Querschnittssyndrom aus. Die Strahlenbehandlung unter der Verdachtsdiagnose einer Metastase hatte keinen Erfolg. Bei der Obduktion wurde die Diagnose eines Hämangioendothelioms durch histologische Untersuchung gestellt. 54jähriger Frau

Abb. 322a—d. Zunehmende Osteolyse im Bereich des rechten Schienbeinkopfes (a und b), die schließlich zu einer Zerstörung der Tibiagelenkfläche und der Corticalis geführt hat (c). Die angiographische Darstellung der Geschwulst zeigt die volle Ausdehnung des Weichteiltumors, der bereits in das Wadenbein eingebrochen ist (d). (Beobachtung von MONTAG und OBERWITTLER)

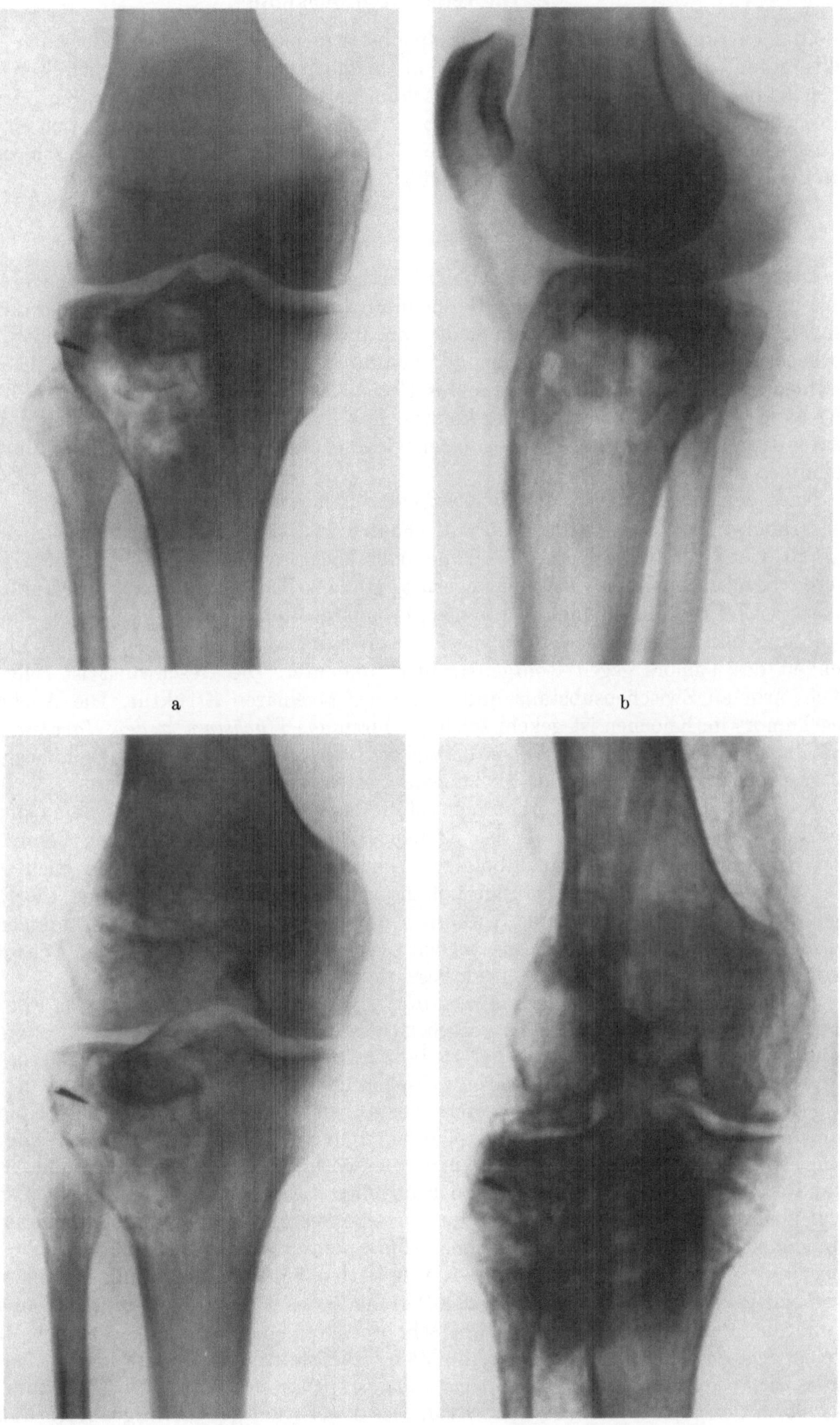

a b

c Abb. 322 a—d d

2. Die reticulären Sarkome

Zu der Gruppe der zellreichen, zwischensubstanzarmen Geschwülste oder auch „Rundzelltumoren" der Knochen gehören vor allem die früher einheitlich beurteilten retikulären Knochensarkome wie das Ewing-Sarkom und das Reticulumzellsarkom oder Reticulosarkom. Das biologische und klinische Verhalten dieser Geschwülste hat zu einer weitergehenden Differenzierung geführt. Die Entwicklung ist noch nicht abgeschlossen, so daß die Einteilung dieser Knochengeschwülste nur vorläufig sein kann.

a) Ewing-Sarkom

Die erste Beschreibung dieser wohl bösartigsten Geschwulst des Knochens erfolgte 1921 durch JAMES EWING unter der Bezeichnung „das diffuse Endotheliom oder das endotheliale Myelom". Die Ansicht, daß ein vom Markgefäßendothel abstammender Tumor vorliege, wurde zunächst abgelehnt, und auch die Herkunft vom Reticuloendothelgewebe erschien zweifelhaft, nachdem später das Reticulosarkom abgegrenzt und als Abkömmling dieses Gewebes erkannt werden konnte. Das Ewing-Sarkom wird als wenig differenziertes Rundzellsarkom angesehen, dessen Genese und Struktur noch nicht hinlänglich bekannt sind.

Nach dem *pathologisch-histologischen Befund* handelt es sich um ein zellreiches Rundzellsarkom ohne feinere, intratumorale Faserung. Das cytoplasmareiche Syncytium enthält viele einförmige Kerne, die rund oder leicht oval, etwa 5—9 μ groß sind. Die Kerne besitzen ein feines Chromatingerüst. Riesenzellen treten nicht auf. Im Bereich nekrotischer Bezirke können typische „Pseudorosetten" entstehen. Nach einer Bestrahlung mit geringen Dosen finden sich Kernpyknosen, was auf eine hohe Empfindlichkeit des Tumors gegen Röntgenstrahlen hindeutet. Die Geschwulst ist sehr gefäßreich, arm an Zwischensubstanz und von einer alveolären Struktur. Die Ausbreitung des Tumors im Knochen ist gekennzeichnet durch *das Wachstum in den Haversschen Kanälen und die dadurch bedingte Aufsplitterung der Compacta*. Das Ewing-Sarkom besitzt eine ausgesprochene Neigung, in das Skeletsystem selbst zurückzumetastasieren.

Nach der Häufigkeit des Vorkommens steht das Ewing-Sarkom hinter dem osteogenen Sarkom, doch ist es häufiger als das Reticulosarkom. Die Diaphysen von Femur, Tibia und Humerus werden bevorzugt befallen. Die Geschwulst breitet sich in Richtung zur Metaphyse hin aus. Weniger häufige Lokalisationen sind das Beckenskelet, die Rippen, die Scapula und die Wirbelsäule (SHERMAN und SOONG). Das seltene Vorkommen eines Ewing-Sarkoms am sternalen Ansatz der Clavicula und im Bereich der Schädelbasis haben BREITNER und RUCKENSTEINER beschrieben.

Die Erkrankung überwiegt beim *männlichen Geschlecht* (77 Männer und 34 Frauen bei 111 histologisch gesicherten Fällen von SHERMAN und SOONG). Das *Durchschnittsalter* der Kranken liegt in dieser Statistik bei 15 Jahren, der jüngste Patient war 7 Monate, der älteste 36 Jahre alt (30 Kranke waren zwischen 20—30 Jahre alt!).

Das *Röntgenbild* kann große Variationen aufweisen, so daß kurzfristige Kontrollen unbedingt erforderlich erscheinen. Der Tumor entsteht in den Röhrenknochen sehr unauffällig, so daß zentral liegende Geschwülste zunächst der Darstellung entgehen. Anfangs sind Reaktionen des Periostes nicht zu beobachten. Die rasch fortschreitende Osteolyse zeigt kleinere oder größere Markaufhellungen neben verdichtetem Gewebe mit zahlreichen Rindenperforationen. Als Komplikationen sind Spontanfrakturen vorgekommen, erstaunlicherweise jedoch nicht sehr häufig. Eine reaktive Knochenneubildung ist als *zwiebelschalenartige periostale Apposition* in der Peripherie des Tumors zu erkennen. Sobald der Tumor das Periost erreicht hat oder überschreitet, können neben den periostalen Mitreaktionen *Spiculabildungen* auftreten (Abb. 323). Die reaktiven Periostappositionen fallen *später wieder dem Abbau durch Zerstörung* infolge expansiven Tumorwachstums zum Opfer. Die Form der Geschwülste ist meist oval. Das Wachstum geht häufiger nach außen als nach innen weiter. Man beobachtet an den Knochen das sog. „Dreieckphänomen" (Ab-

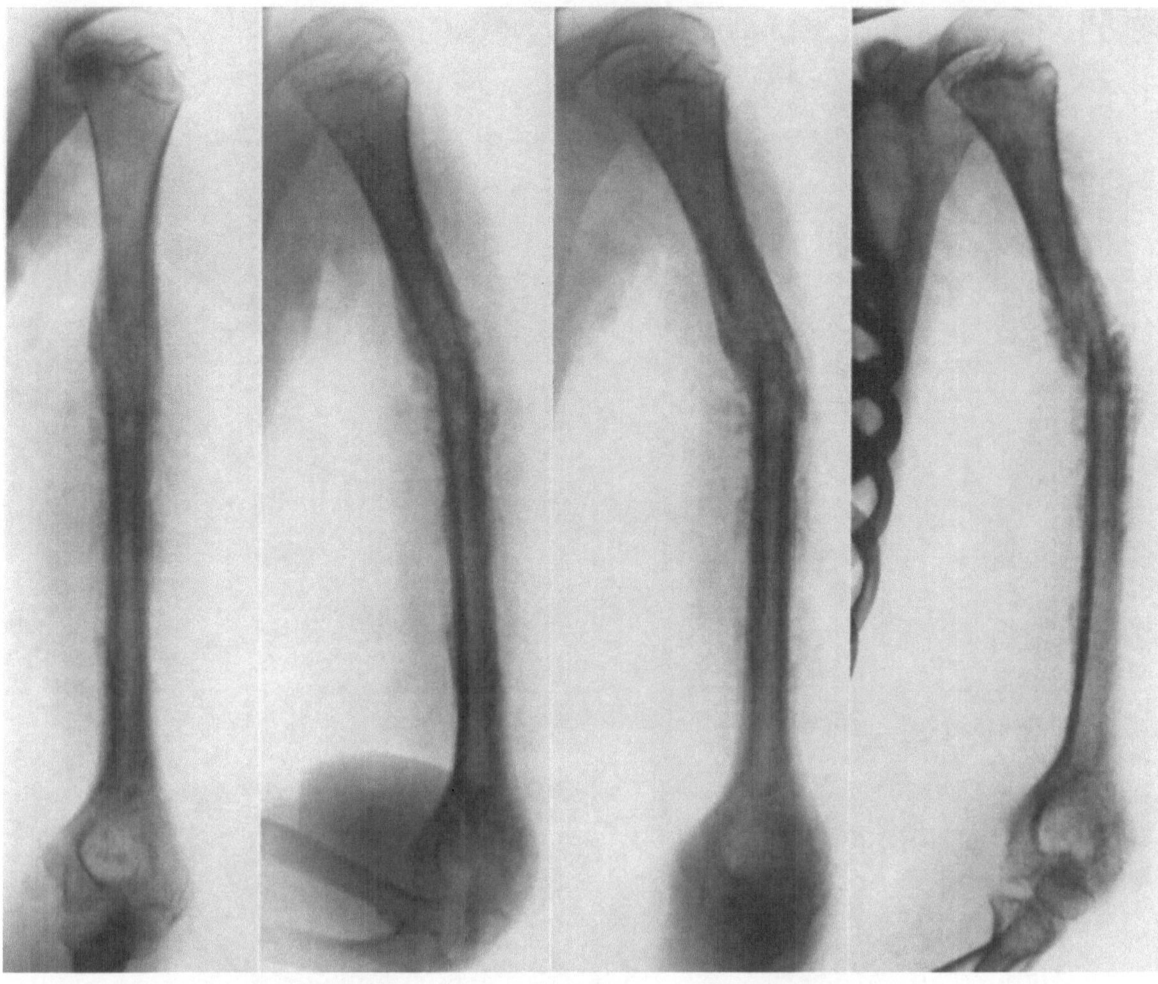

a

Abb. 323a—d. Röntgenbefunde beim Ewing-Sarkom. a Zunehmende Strukturauflockerung, Osteolyse und Knochenapposition in Form von Spiculae bei histologisch gesichertem Ewing-Sarkom des linken Humerus eines 12jährigen Mädchens. b Ausgedehnte Lungenmetastasen präfinal. Beobachtungszeit 4 Monate. c Die Angiographie gibt Auskunft über die Ausdehnung des Tumors in die Weichteile. 9jähriges Mädchen. d Der Strukturumbau sowie die Vorgänge der Destruktion und Apposition im späteren Stadium des Ewing-Sarkoms lassen sich tomographisch analysieren

hebung des Periostes an den Enden der Geschwulst, so daß die Randkonturen einen Winkel bilden, der mit der Spitze nach proximal oder distalwärts zeigt). Innerhalb dieser Weichteil-geschwulst sind selten Kalkablagerungen zu finden. Durch das intraossäre Wachstum der Geschwulst können die Grenzen im Röntgenbild schwer festgelegt werden; denn der Tumor reicht meist weiter in den Knochen hinein, als es das Röntgenbild vermuten läßt (Abb. 324).

Unter den *klinischen Symptomen* sind eine Beeinträchtigung des Allgemeinbefindens auf toxisch-allergischer Basis mit hohem Fieber, eine Leukocytose, eine stark beschleunigte Blutsenkung, eine Anämie und eine allgemeine Abmagerung zu nennen. Der schubweise Verlauf des Ewing-Sarkoms macht verständlich, daß die Beschwerden, aber auch das Fieber weitgehend verschwinden und erneut auftreten können. Es wird vermutet, daß dieser schubweise Verlauf und das Auftreten des Fiebers mit Metastasierungsvor-gängen in Zusammenhang stehen und somit eine prognostisch ungünstige Bedeutung besitzen. Im Frühstadium der Erkrankung stehen meist unklare, intermittierende Schmer-zen im Vordergrund, die nachts stärker werden. Es folgt die lokale Schwellung und zum

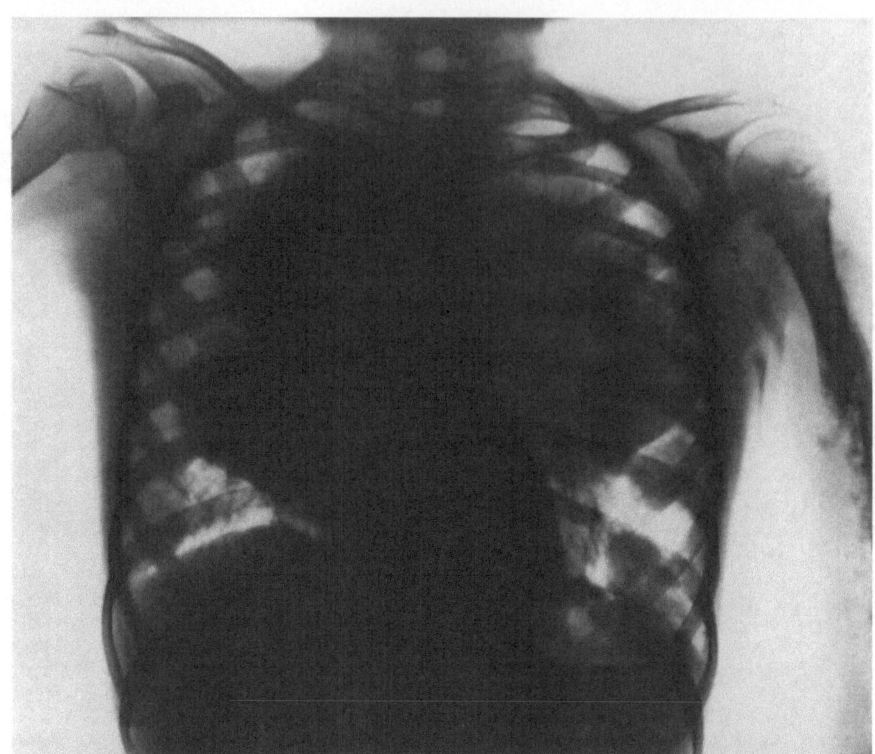

Abb. 323b

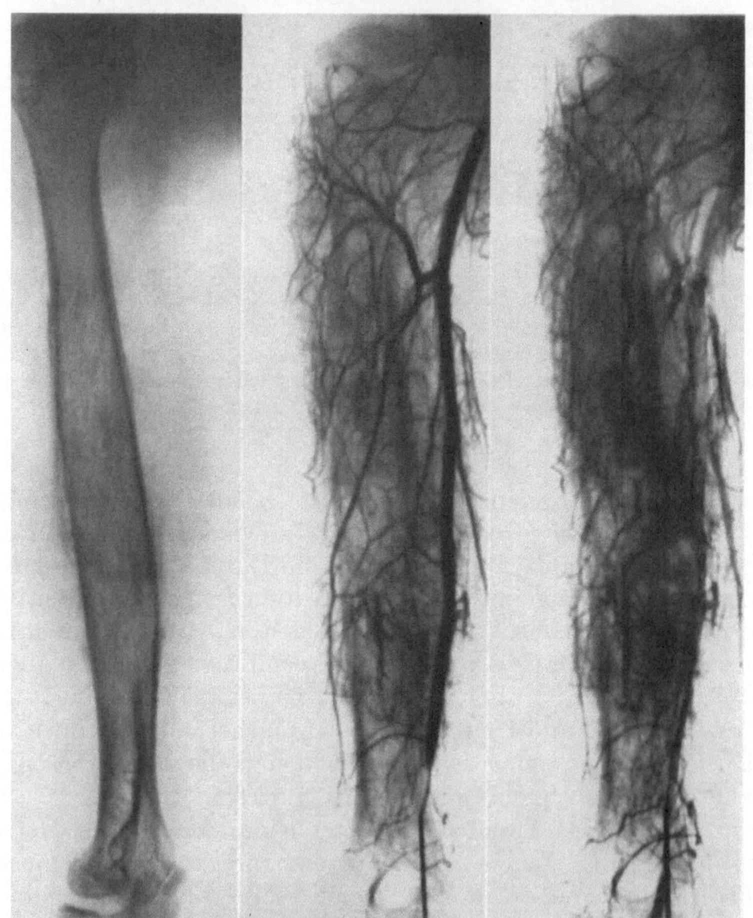

Abb. 323c

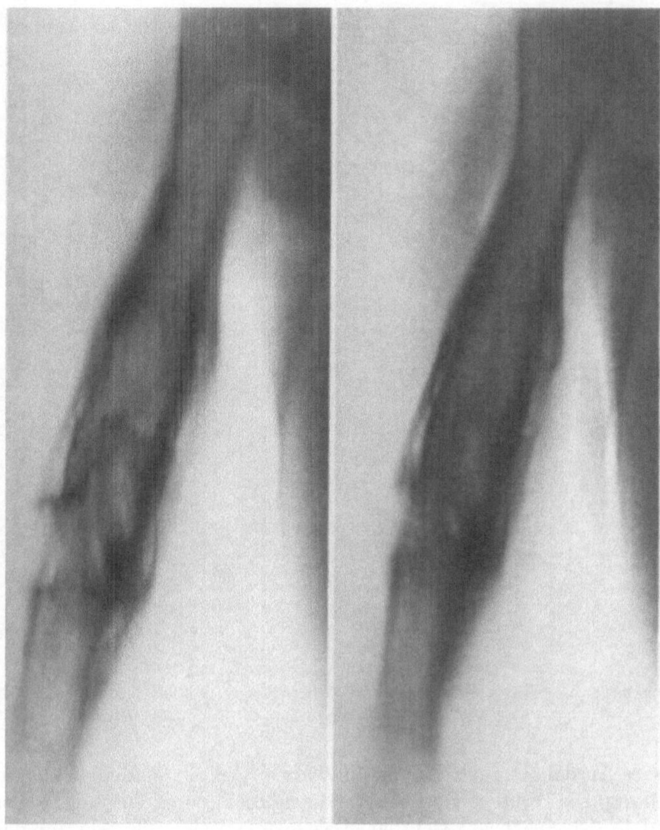

Abb. 323d

Teil deutliche Rötung der Haut über dem Tumor, die mit hohem Fieber einhergeht.
Die genannten klinischen Symptome kommen auch bei entzündlichen Knochenerkrankungen vor und erschweren die richtige Diagnose des Ewing-Sarkoms. Sehr häufig
werden Rötung, Schwellung und Druckschmerz über dem Herd sowie Fieber und nächtliche
Zunahme der Schmerzen zusammen mit der stark beschleunigten Blutsenkung als Osteomyelitis oder Brodie-Absceß fehlgedeutet. Die Diagnose kann durch eine Sternalpunktion
erleichtert werden, die eine mäßige Eosinophilie, häufig eine Plasmocytose, ergibt.

Die *röntgenologische Differentialdiagnose* muß daher in erster Linie die Osteomyelitis
gegen das Ewing-Sarkom abgrenzen. Als wichtigstes Symptom ist die „Zwiebelschalen-
bildung", hin und wieder die Spiculabildung in den peripheren Abschnitten des Tumors zu
werten. Die Osteolyse herrscht bei dem sehr aggressiv wachsenden Tumor vor, der eine
fleckige Auflockerung des Knochengewebes bis zur Auslöschung (Tabula rasa-Form) induziert. Weiterhin muß die Tuberkulose abgegrenzt werden, doch zeigt sie einen wesentlich
langsameren Verlauf. Gegenüber den osteogenen Sarkomen kann das Ewing-Sarkom *mit
Hilfe einer Probebestrahlung abgegrenzt werden*, da es wesentlich strahlenempfindlicher
ist als die osteogenen Sarkome. Besonders schwierig ist die differentialdiagnostische Abgrenzung des Ewing-Sarkoms in den platten Knochen. Der Riesenzelltumor oder Ge-
schwulstmetastasen können sehr ähnliche röntgenologische Veränderungen induzieren.
Schwierigkeiten macht auch die Abgrenzung gegenüber Metastasen eines Symphatho-
gonioms (s. S. I,556). Bestehen Unklarheiten, so muß eine *Biopsie* zur histologischen
Untersuchung des Geschwulstgewebes durchgeführt werden.

Die Prognose dieser bösartigen Knochengeschwulst ist ernst und in erster Linie
von der Frage abhängig, inwieweit schon Metastasen vorliegen. Die *Frühmetastasierung*

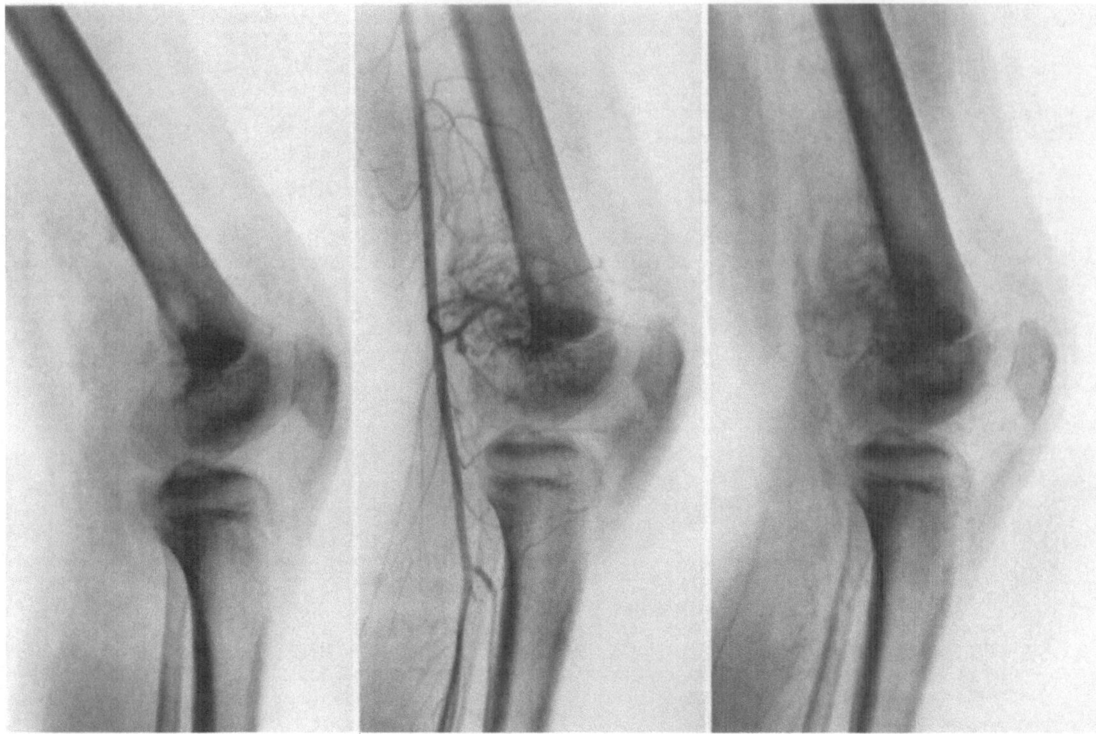

Abb. 324. Die extraossäre Ausdehnung des Tumors im distalen Anteil des Femur kommt erst durch die Angiographie voll zur Darstellung. Die Tumorrandgefäße und die neu gebildeten Tumorgefäße sind deutlich erkennbar. Der Tumor selbst wird in der Spätphase sichtbar. Das histologische Bild war für das Ewing-Sarkom nicht ganz charakteristisch. 12jähriger Knabe. (Beobachtung von VOGLER, Graz)

erfolgt in das Skelet, besonders in die Wirbelsäule, die Rippen und den Schädel, während eine Spätmetastasierung in die Lungen vorkommt. Wenn es gelingt, Metastasen auszuschließen, so kann die Behandlung entweder in einer frühzeitigen *radikalen Operation* oder in einer *intensiven Strahlenbehandlung* bestehen, da die Geschwülste wesentlich strahlenempfindlicher sind als die Osteosarkome. Vor einer unzureichenden Dosierung wird gewarnt und eine Herddosis von wenigstens 4000 r empfohlen. Unter der intensiven Strahlenbehandlung verschwinden die Geschwülste und der Knochen kann vollkommen regenerieren, so daß eine Herdsklerose auftritt. Die Lokalisation des Ewing-Sarkoms im Bereich des Beckenskeletes, der Rippen und vor allem der Wirbelsäule läßt die Strahlenbehandlung als Methode der Wahl erscheinen. Wirbelsäulentumoren können zu Lähmungserscheinungen führen, so daß immer bestrahlt werden sollte. Die Heilungschancen sind dennoch gering und nur 8% der Erkrankten erreichen die Fünfjahresgrenze (HAASS, JUNGBLUT und HEINZLER). In manchen Fällen kann versucht werden, durch die kombinierte Strahlenbehandlung und operative Behandlung noch eine Verbesserung der Ergebnisse zu erzielen. Als ein Frühzeichen der Metastasierung, das relativ konstant bleibt, werden erhöhte Temperaturen angesehen, die selbst nach einer intensiven Strahlenbehandlung nicht absinken. Trotz Strahlenbehandlung kann es zum Rezidiv oder zur Metastasierung kommen.

b) Reticulosarkom

(Reticulumzellsarkom)

Das *primäre* Reticulosarkom des Knochens wurde 1939 von PARKER und JACKSON an Hand eines größeren Krankengutes als pathologisch-anatomisch wohldefinierte weitere

Form der Knochensarkome gegen das Ewing-Sarkom abgegrenzt. Ihre Ansicht fand die
Anerkennung amerikanischer Knochenforscher (insbesondere auch die Zustimmung von
EWING), so daß diese Tumorform als ein besonderer Sarkomtypus des Knochens in das
Knochensarkomregister aufgenommen wurde. HELLNER äußerte Zweifel an dieser Ordnung
und stellte die Frage, ob das Reticulosarkom als genetisch, morphologisch und histologisch
abgrenzbare Sonderform angesehen werden kann. Das Reticulosarkom unterscheidet sich
vom Ewing-Sarkom insbesondere durch seine langsamere Verlaufsart und bessere Prognose. Die Uhren des Ewing- und des Reticulosarkoms folgen einem anderen Zeitmaß
(UEHLINGER).

Das Wachstum der Reticulosarkome erfolgt im allgemeinen langsam und wenig
aggressiv. *Histologisch* sind die Geschwülste durch eigenartige große, chromatinarme Kerne
der Rundzellen charakterisiert, die amöbenähnliche Gebilde darstellen und durch ihre
Vielgestaltigkeit auffallen. Die Zellen des Ewing-Sarkoms sind einförmiger und kleiner als
die des Reticulosarkoms. Zwischen den Zellen ist ein Netzwerk von reichlich argentophilen
Reticulumfasern zu finden.

Die Bezeichnung „Reticulosarkom" wurde wahrscheinlich erstmalig von OBERLING 1928 in einer
Arbeit „Le Reticulosarkom et le Reticuloendotheliosarkom de la Moelle Osseuse" benutzt, die eine
Übersicht über die verschiedenen Tumorformen des reticuloendothelialen Systems darstellt. ROULET
hat versucht, das primäre Retothelsarkom der Lymphknoten und anderer lymphoider Organe von dem
Lymphosarkom abzugrenzen. Spätere Mitteilungen lassen erkennen, daß diese beiden Tumorformen
— das Reticulosarkom der Weichteile und das primäre Reticulosarkom des Skeletes — zwar in den
histologischen Bildern sehr ähnlich sind, im klinischen Verlauf aber ein unterschiedliches Verhalten
zeigen. So kann das Reticulosarkom der Weichteile sehr langsam verlaufen, aber auch ausgesprochen
maligne Verlaufsformen zeigen, besonders dann, wenn der Primärtumor in den Tonsillen oder im
Pharynx lokalisiert ist. Morphologisch-histologisch können diese beiden Formen nicht differenziert
werden (v. ALBERTINI), so daß es schwierig zu entscheiden ist, ob ein primäres Reticulosarkom der
Weichteile oder ein solches des Skeletsystems vorliegt (s. unten, Schädelbefunde).
Über eine Beobachtung, die weitere Fragen aufwirft und die Verwandtschaft dieser Tumorformen
zu dem Plasmocytom deutlich macht, haben KEISER und HARTMANN berichtet. Es handelte sich um
ein atypisches Reticulosarkom, das als primäre Skeleterkrankung mit ausgedehnter Metastasierung
aufgefaßt wurde. Die Obduktion ergab im ganzen Skelet multiple, unscharf begrenzte, fleckförmige
Destruktionsherde, die z.B. die Diaphysencompacta und die Corticalis des linken Radius überschritten
und an ein metastasierendes Reticulosarkom der Weichteile (sog. Retothelsarkom) denken ließen.
Nicht immer wird es gelingen, eine klare Differenzierung zu erreichen.

Das Reticulosarkom ist selten und tritt bei Erwachsenen zwischen 20—50 Jahren,
aber auch noch im höheren Lebensalter auf. Es macht kaum Beschwerden und wird häufig
erst nach Monaten oder Jahren entdeckt. Die verhältnismäßig späte Metastasierung erfolgt
in die regionären Lymphknoten, die Lungen und selten in das Skelet, während das Ewing-
Sarkom sehr gern in das Skelet Metastasen setzt.

Als *häufigste Lokalisation* des Tumors werden die kniegelenksnahen epi-metaphysären
Abschnitte von Femur und Tibia, ferner die langen Röhrenknochen, so der Humerus und
die Fibula, angegeben. Seltener sind die platten Knochen und die kleinen Knochen sowie
das Becken, die Scapula und die Kieferknochen befallen. Auch die Clavicula soll erkranken.
Reticulosarkome des Schädelknochens sind nur wenige bekannt geworden (WICHTL, WEISS,
STRANGE und DE LORIMIER). Die lokalen Bedingungen im erkrankten Knochengewebe
können unterschiedliche Erscheinungsformen des Tumors im Röntgenbild verursachen und
hierdurch differentialdiagnostische Schwierigkeiten bereiten. Die Geschwülste können
eine erhebliche Größe erreichen und schließlich zu Spontanfrakturen Anlaß geben. Das
Wachstum erfolgt im wesentlichen innerhalb des Knochens. Der Knochen wird umstruk-
turiert, wenig zerstört, die Periostreaktion ist gering.

Das *Röntgenbild* des primären Reticulosarkoms ist nicht in jedem Falle so charakteristisch wie das Bild des Ewing-Sarkoms, doch läßt es einige Besonderheiten erkennen, die
für die differentialdiagnostische Abgrenzung wertvoll sind. Im Bereich der langen Röhrenknochen finden sich größere Abschnitte des verplumpten Schaftes, die umgebaut werden
und durch eine fleckige Rarefikation mit unscharfer Begrenzung und mäßiger Sklerose auffallen (Abb. 325). Zu Beginn der Erkrankung im metaphysären Bereich überwiegt die Osteo-

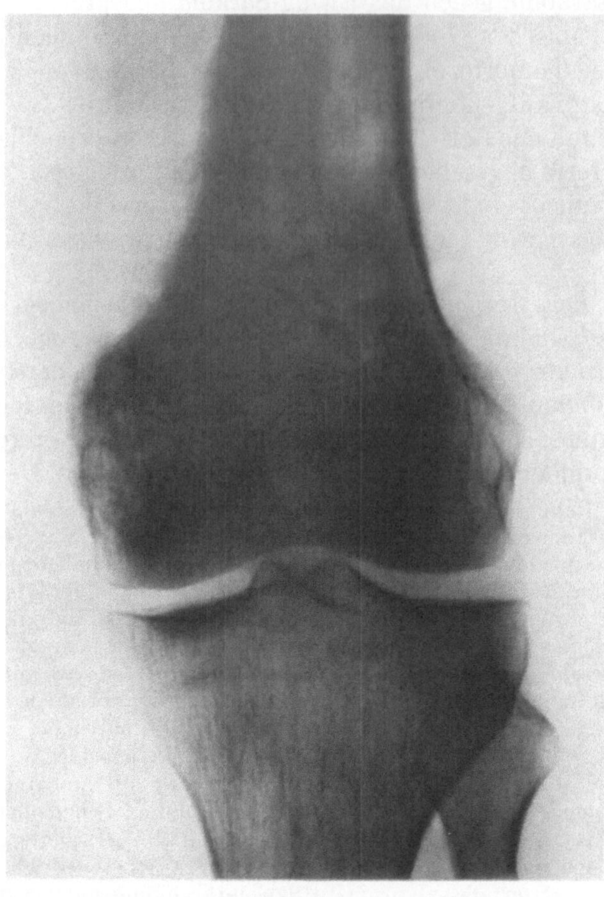

a

Abb. 325a—c. Reticulosarkom im distalen Drittel des rechten Femur, das die Metaphyse und Epiphyse durchwachsen hat und zu einer fleckigen Rarefikation mit Sklerose geführt hat. Verplumpter, etwas aufgetriebener Schaft des Femur (a). Die angiographische Darstellung der Ausdehnung der Geschwulst zeigt relativ große zuführnede Arterien, Arterienneubildungen und das Capillarnetz der Geschwulst (b). In der späten Phase ist eine breite, abführende Vene erkennbar (c). 23jähriger Mann. (Beobachtung von VOGLER, Graz)

lyse, die meist vom Markraum ausgeht und dann gegen die Compacta der Diaphysen oder die Corticalis fortschreitet. Eine endostale Knochenapposition oder Periostreaktionen und Spiculabildungen, wie sie für das Ewing-Sarkom typisch sind, finden sich nur selten. Gegen den gesunden Knochen sind die erkrankten Bezirke unregelmäßig und unscharf abgesetzt. Der totale Knochenverlust ist selten. Es bleiben immer noch Reste des Knochens bestehen. Häufig greift der von der Spongiosa ausgehende Tumor, in Richtung des geringsten Widerstandes weiterwachsend, auf die benachbarten Weichteile über und ist dann als Weichteilschatten im Röntgenbild erkennbar. Eine polyostotische Erkrankung des Skeletes ist selten. Im Vergleich zum Ewing-Sarkom tritt die osteolytische Komponente zurück. Eine Sequestrierung des Knochens ist nie zu finden.

Die *klinischen Symptome* des Reticulosarkoms sind auffallend gering. Als Frühsymptom werden uncharakteristische Schmerzen und eine lokale Schwellung angegeben, während pathologische Frakturen erst im späteren Stadium auftreten. Fieber und toxische Allgemeinerscheinungen fehlen. Der Allgemeinzustand ist wenig beeinträchtigt. Die Blutsenkungsgeschwindigkeit kann stark beschleunigt sein, während die Laboratoriumsuntersuchungen keine verwertbaren Befunde erbringen.

Die Verlaufsbeobachtung eines Reticulosarkoms im Beckenskelet bei einem 28jährigen Landwirt haben DEUTSCH und ELLEGAST beschrieben. Klinisch war ein derber, dem Knochen fest aufsitzender, klopfschmerzhafter Tumor zu tasten, der bereits sensible und motorische Ausfallserscheinungen im

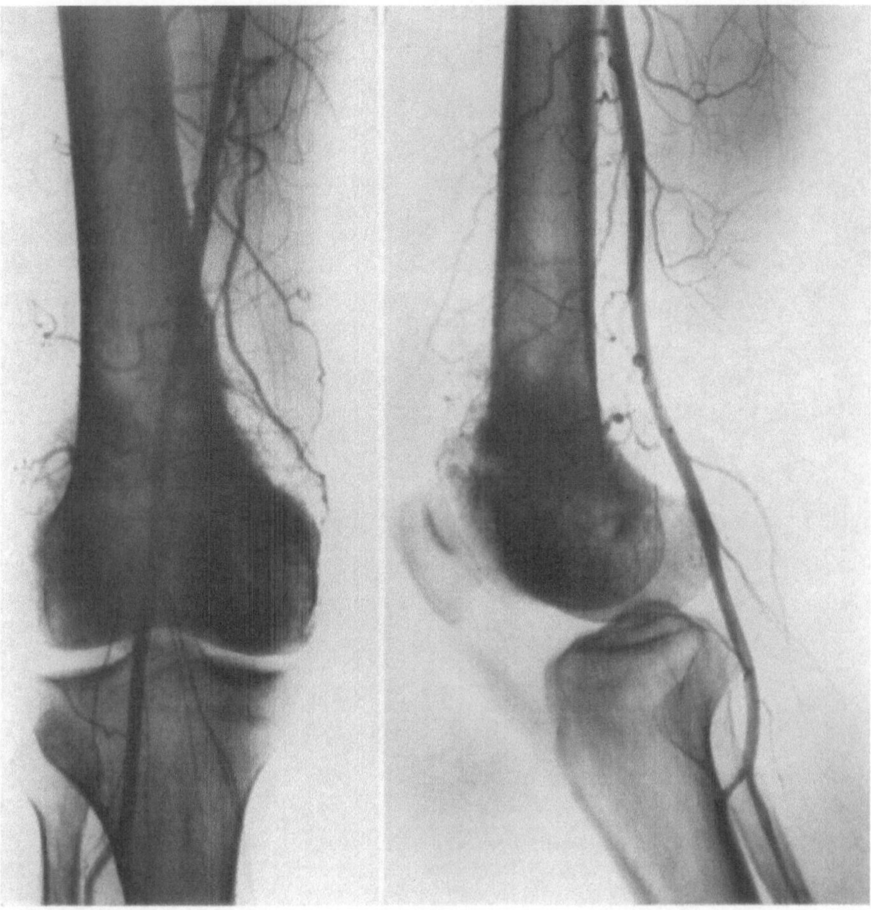

Abb. 325b

linken Bein ausgelöst hatte. Die Blutsenkung war erheblich beschleunigt (105/125), ferner bestand eine normochrome Anämie. Das *Röntgenbild* zeigte einen größeren Defekt im Bereich der Sacroiliacalgegend und hanfkorngroße, sehr dicht liegende, umschriebene Defekte im Os ilium, die eine fleckig-tüpflige oder netzförmige Knochenstruktur hervortreten ließen. Eine endostale oder periostale Reaktion fehlte. Bereits Monate vor der richtigen Erkennung des Tumors war eine Röntgenaufnahme angefertigt worden, die retrospektiv feinfleckige, netzartige Veränderungen erkennen ließ. Aus dieser Beobachtung wurde auf ein *primär-plurizentrisches Auftreten* geschlossen.

Die *röntgenologische Differentialdiagnose* muß insbesondere das Ewing-Sarkom und eine atypische Osteomyelitis gegen das Reticulosarkom abgrenzen. Im Beginn der Erkrankung sind die Osteolyse für das Ewing-Sarkom, die begleitende Sklerose für das Reticulosarkom charakteristisch. Das Ewing-Sarkom täuscht klinisch zwar eine Osteomyelitis in der Frühphase vor, ist jedoch röntgenologisch eindeutig als Geschwulst zu erkennen. Das Reticulosarkom spricht klinisch mehr für eine Geschwulst, doch zeigt das Röntgenbild Veränderungen, die den Verdacht auf eine chronisch-sklerosierende Osteomyelitis wecken. Entscheidend ist in Zweifelsfällen die Biopsie und histologische Untersuchung.

Durch die *radikale operative Entfernung* kann eine Dauerheilung erzielt werden, doch führt *die intensive Strahlenbehandlung* zu dem gleichen Ergebnis und vermeidet einen verstümmelnden Eingriff. Es sind Fünf- bis Zehnjahresheilungen bekannt. Die Bestrahlung hinterläßt eine Knochennarbe.

Eine von WEISS mitgeteilte Beobachtung bei einer 62jährigen Patientin ist bezüglich der prognostischen Beurteilung der Reticulosarkome und ihrer Behandlung von großer Bedeutung.

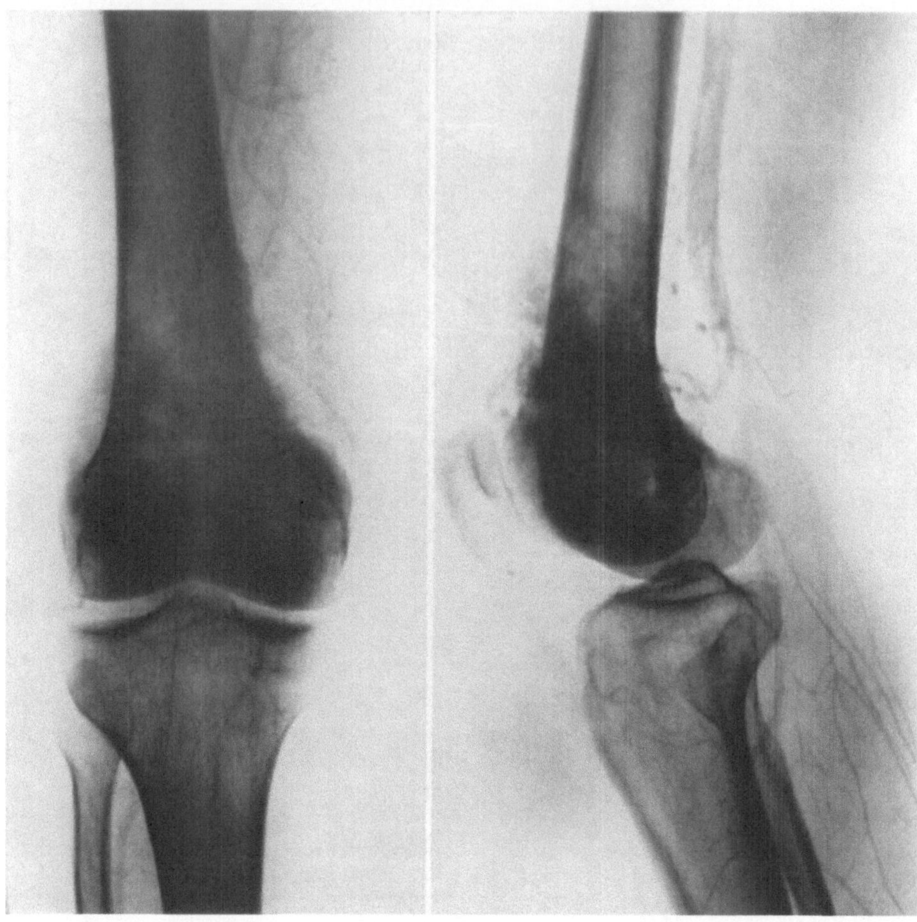

Abb. 325c

Die erste Untersuchung führte zur Diagnose einer Carcinommetastase im Schädeldach und es wurde eine Strahlentherapie empfohlen. Es fanden sich zahlreiche Tumordefekte im gesamten Schädelknochen, die einen feinfleckig-getüpfelten Charakter zeigten und sowohl die Tabula interna als auch die Tabula externa zerstörten. In einzelnen Bezirken waren spiculaähnliche Knochenneubildungen erkennbar. Diese eigenartige strukturelle Veränderung des Knochens erweckte Zweifel an der Richtigkeit der Diagnose eines metastatischen Prozesses. Die eingeleitete Strahlenbehandlung von drei Feldern aus führte zu einer weitgehenden Rückbildung der Destruktionen und zu einem Verschwinden der begleitenden Weichteilschwellung. Die Patientin wurde 14 Jahre nach Abschluß der Strahlentherapie kontrolliert und es war sowohl klinisch als auch röntgenologisch kein grober krankhafter Befund zu erheben. Das Schädeldach zeigte nur eine etwas fleckige Struktur, die mehr an die senile Osteoporose erinnerte. — Über ähnliche Verlaufsbeobachtungen mit Heilung des Reticulosarkoms im Schädelknochen haben WICHTL (6 Jahre später Exitus an kardialer Erkrankung), STRANGE und DE LORIMIER (ein Fall 7 Jahre symptomfrei) berichtet. Das gute Ergebnis der Strahlenbehandlung eines primären Reticulosarkoms im Stirnbein bei einer 53jährigen Patientin haben ULLRICH und BUCY mitgeteilt. Spätschädigungen des Knochengewebes durch die Strahlentherapie sind nach mehr als einem Jahrzehnt offenbar nicht aufgetreten.

Die Heilungsziffern werden in einem Bericht von UEHLINGER, BOTSZTEJN und SCHINZ mit 60% angegeben. Nach WILSON und PUGH betrug die 5-Jahres-Chance in einem Krankengut von 33 Fällen 42% und nach SCHINZ bei 39 Fällen 47% (DIETHELM). Die Heilungsmöglichkeit fordert *auch den Internisten zur Früherkennung des Tumors* auf, so daß bei älteren Menschen immer eine Carcinommetastase ausgeschlossen werden sollte, da die *richtige Diagnose lebensrettend* sein kann!

3. Die myelogenen Sarkome

a) Die Plasmocytome

(Myelom, Myelomatose, Plasmocytose, Kahlersche Krankheit)
(s. auch S. I,306 im Kapitel der Osteopathien)

α) Das multiple Plasmocytom

Es handelt sich um eine Neubildung, die aus dem Reticuloendothel des Knochenmarkes, insbesondere aus den Plasmazellen oder deren primitiven Vorläufern, entsteht. Die Myelomzellen wurden früher von unreifen Zellen des Markgewebes, den Myeloblasten bzw. Erythroblasten, abgeleitet, doch führte die intravitale Untersuchung des Knochenmarkes (durch Sternalpunktion gewonnen) zu der Ansicht, daß die *retikuläre Plasmazelle* diese besondere Geschwulstform entwickelt (ROHR). Die Plasmocytome sind, ähnlich wie die Ewing-Sarkome und Reticulumzellsarkome, Rundzellgeschwülste mit nur wenig intramuralem Bindegewebe. Aus den Gewebsverbänden herausgelöste kleine Zellbröckel können mit dem Blut die Lungenschranke passieren und sich in verschiedensten Abschnitten des Knochenmarkes erneut ansiedeln. Durch diese Vorgänge werden die seltene Lungenmetastasierung, insbesondere aber die sehr häufige, generalisierte Ausbreitung in das Skelet verständlich.

Neben dem „klassischen Typ" des Plasmocytoms mit mehr oder weniger großen, herdförmigen Destruktionen oder Druckatrophien des Knochengewebes, die als „lochartige Knochenausstanzungen" im Röntgenbild imponieren, sind häufig Formen beobachtet worden, die lediglich eine diffuse, manchmal streifige, hochgradige Osteoporose, später unregelmäßige, wabige Zerstörung des Knochens erkennen lassen (Abb. 326). Diese diffuse Ausbreitung der „Plasmocytose" kann als Systemerkrankung des Skeletes angesehen werden. Das Plasmocytom ist daher ausführlich im Kapitel der medullogenen Osteopathien abgehandelt (s. S. I,306). Die noch nicht abgeklärten pathogenetischen Zusammenhänge der verschiedenen Formen des Plasmocytoms, insbesondere der diffusen, der multizentrischen und der lokalen, tumorartigen Plasmocytome, sind der Anlaß, auch in dem Kapitel über die Knochengeschwülste auf diese Erkrankung des Skeletes einzugehen.

Bisher ist die Frage ungeklärt, ob das multiple Myelom eine *primär lokale*, also in einem umschriebenen Knochenbezirk entwickelte Erkrankung darstellt, oder ob eine von vornherein *multizentrische, generalisierte* Systemerkrankung vorliegt. Es kommen auch *solitäre* Plasmocytome vor (s. unten), deren Existenz bisher als Stütze für die monostotische Genese angesehen wurde. In der Regel sollen sie erst spät oder gar nicht in andere Knochen metastasieren. Durch Knochenmarkspunktionen kann in solchen Fällen manchmal schon sehr frühzeitig der generalisierte Befall des Skeletes nachgewiesen werden, ohne daß er röntgenologisch oder klinisch erfaßt werden könnte.

Die Myelome kommen sehr häufig vor, das männliche Geschlecht ist bevorzugt betroffen (in etwa 60% der Erkrankungen). Als *Zeitpunkt des Auftretens* wird das 5. und 6. Lebensjahrzehnt genannt; vor dem 30. Lebensjahr ist das Plasmocytom selten festzustellen. Meist sind alle Knochen erkrankt, besonders häufig und frühzeitig die kurzen und platten spongiösen Knochen wie Rippen, Sternum, Beckenknochen, Schädel und Wirbel, also solche, die ein rotes Mark besitzen. Der wachsende Tumor verdrängt zunächst das normale Mark, und durch weiteren Druck kommt es zur Destruktion oder Osteolyse der umgebenden Knochen. Schließlich perforieren die Tumormassen, und es kann zu Spontanfrakturen kommen, die auch bei diffuser Verteilung der Krankheitsherde nicht allzu selten sind (in über 70% der Erkrankungen).

Das *Röntgenbild* zeigt erst im Spätstadium der Erkrankung die charakteristischen, wie „ausgestanzt aussehenden" Defekte, Erosionen der Compacta der Diaphysen, größere Höhlenbildungen und Zerstörungen des Knochens. Das umgebende Knochengewebe zeigt keinerlei Reaktion; ein feiner, sklerotischer Randsaum um einzelne Defekte ist nur selten nachweisbar. Im Bereich der Wirbelspongiosa kommt es später zu grobwabigen

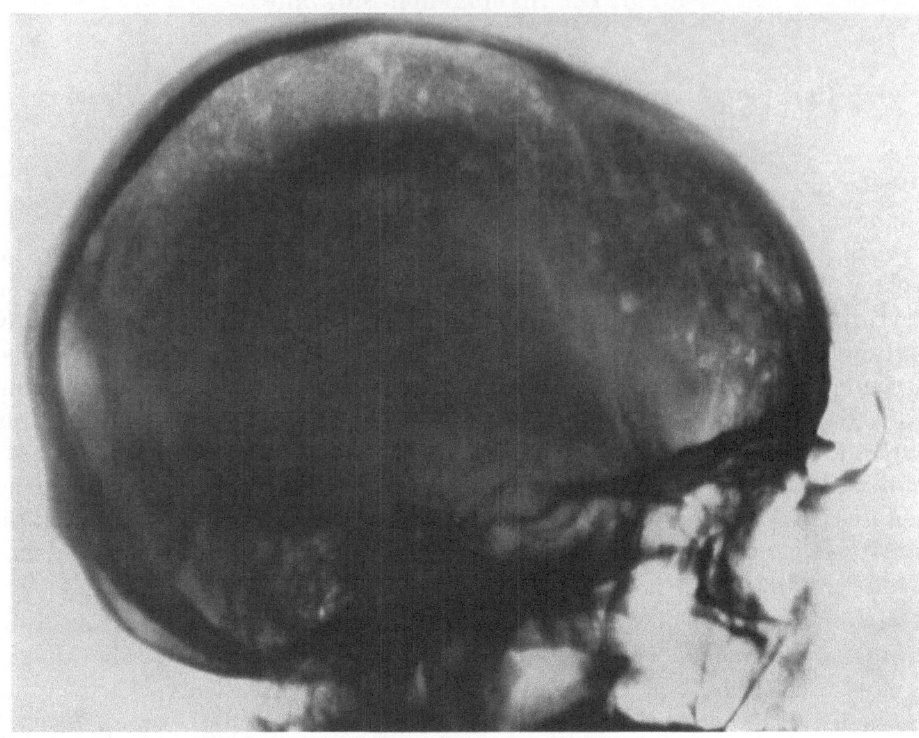

a

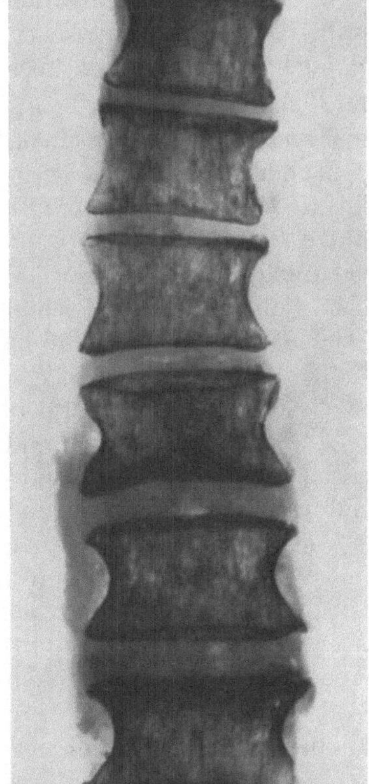

b

Abb. 326a u. b. Ungewöhnliche, multilokuläre feinfleckige Osteolyse bei Plasmocytom. Die Erkrankung wurde als primärer Hyperparathyreoidismus fehlgedeutet, da die klinische Symptomatik und die Laboratoriumsbefunde für diese Erkrankung sprachen. Das Röntgenbild des Schädels (a) weist diskrete Destruktionen, Strukturauflockerung der Diploespongiosa und eine stärkere Venenzeichnung auf. Der diffuse Charakter der Knochenzerstörung kommt als grobmaschige Osteoporose auch im Röntgenbild des Wirbelsäulenpräparates zur Darstellung (b). Bei der Obduktion fanden sich schwere Verkalkungen des Nierenparenchyms, der Lunge und anderer Organe. 62jähriger Mann

Defekten („Seifenblasen-Bild") und zu pathologischen Frakturen, die Querschnitts-lähmungen zur Folge haben können. In solchen Fällen sind eine frühzeitige Ruhigstellung und die Anlage einer Gipsschale oder eines Korsettes erforderlich.

β) Das solitäre Plasmocytom

Das *solitäre Plasmocytom* entsteht meist in den Markräumen der *flachen Knochen*. In den Metaphysen der langen Röhrenknochen ist es sehr selten zu finden. Je nach der Art des Wachstums können zwei Formen unterschieden werden, die *rein osteolytische* und die *trabeculäre Form*. Die osteolytische Form scheint wesentlich bösartiger zu sein. Die Blut-befunde und der Bence-Jonessche Eiweißkörper im Urin können fehlen.

Das *Röntgenbild* zeigt eine starke Auftreibung des Knochens. Durch periostale Reak-tionen kann eine Rinde von Knochengewebe um den Tumor erhalten bleiben, auch wenn der Tumor das Volumen des erkrankten Knochens weit überragt. Die Struktur der Ge-schwulst im Röntgenbild ist zunächst durch die grobmaschige Spongiosatransformation gekennzeichnet. Die Markhöhle der langen Röhrenknochen ist erweitert, wenn der Tumor zentral wächst. Die Form der Destruktionen ist rund, oval oder unregelmäßig, die Größe ist unterschiedlich.

Zu den *klinischen Symptomen* des Anfangsstadiums gehören uncharakteristische Be-schwerden wie Ermüdbarkeit, Hinfälligkeit, Appetitlosigkeit, Anämie und ziehende, rheu-matische Schmerzen, die zunächst oft nicht auf das Skelet bezogen werden. Erst Spontan-frakturen verstärken die Symptome und geben Anlaß zur Erkennung der Krankheit. Die in den Tumorzellen nachweisbaren Stoffwechselentgleisungen haben die Produktion sehr toxischer Substanzen (Paraproteine) zur Folge, die auf den Gesamtorganismus einwirken. Die krankhafte Zusammensetzung der Blut-Eiweißkörper ist mit Hilfe der Elektrophorese und Immunelektrophorese zu erfassen. Die Elektrophorese deckt eine Vermehrung der Glo-buline, meist abartiger Subfraktionen der γ-Globuline, auf (Hyperglobulinämie), die zu einer erheblichen Beschleunigung der Blutkörperchensenkung führt. Die Blutviscosität ist erhöht, und es treten Verklumpungen der Blutkörperchen im Blutausstrich auf. In den *Nie-ren* sind Eiweißcylinder nachweisbar, es kommt zu Nephrosen (Speicherungsnephrosen) und schließlich zur Schrumpfniere. Durch den starken Knochenabbau ist ein Anstieg des Serum- und Urincalcium festzustellen. Die Phosphorwerte und die Phosphatasen im Serum sind nicht erhöht. Die Hypercalcämie fördert Steinablagerungen in den Nieren. Als sekun-därer Befund der Dysproteinämie sind schollenförmige Ablagerungen von Amyloid oder Paraamyloid im Bindegewebe zu beachten. Gefäßwandveränderungen mit Hämorrhagien kommen vor.

Differentialdiagnostisch sind in erster Linie Knochenmetastasen von Organcarcinomen, Speicherkrankheiten (Morbus Gaucher, s. S. I,201), die ossäre Form des Lymphosarkoms (s. S. I,555) oder der Lymphogranulomatose (s. S. I,548) abzugrenzen. Bei der rein „osteo-porotischen Form" müssen andere Osteopathien, insbesondere der primäre Hyperpara-thyreoidismus, beachtet werden.

Die bisher empfohlenen *therapeutischen Maßnahmen* haben alle versagt. Zur Besserung von lokal bedingten Beschwerden, Lähmungserscheinungen und schweren Deformierungen hat sich die Strahlenbehandlung bewährt. Die Rückbildung des Tumorgewebes geht mit einer Recalcifizierung einher, so daß der kranke Knochen seine Stützfunktion wieder übernehmen kann. Die solitäre Geschwulst wird durch die Strahlenbehandlung gut be-einflußt, so daß die Lebenserwartung um einige Jahre erhöht werden kann, doch sind Heilungen bisher nicht bekannt geworden.

b) Die Hämoblastosen

In diese Gruppe der myelogenen Geschwulsterkrankungen wären noch die Hämobla-stosen einzuordnen. Die lymphatische Leukämie führt häufiger zu einer Reaktion des Kno-chens als die myeloische Leukämie. Die röntgenologisch nachweisbaren Veränderungen

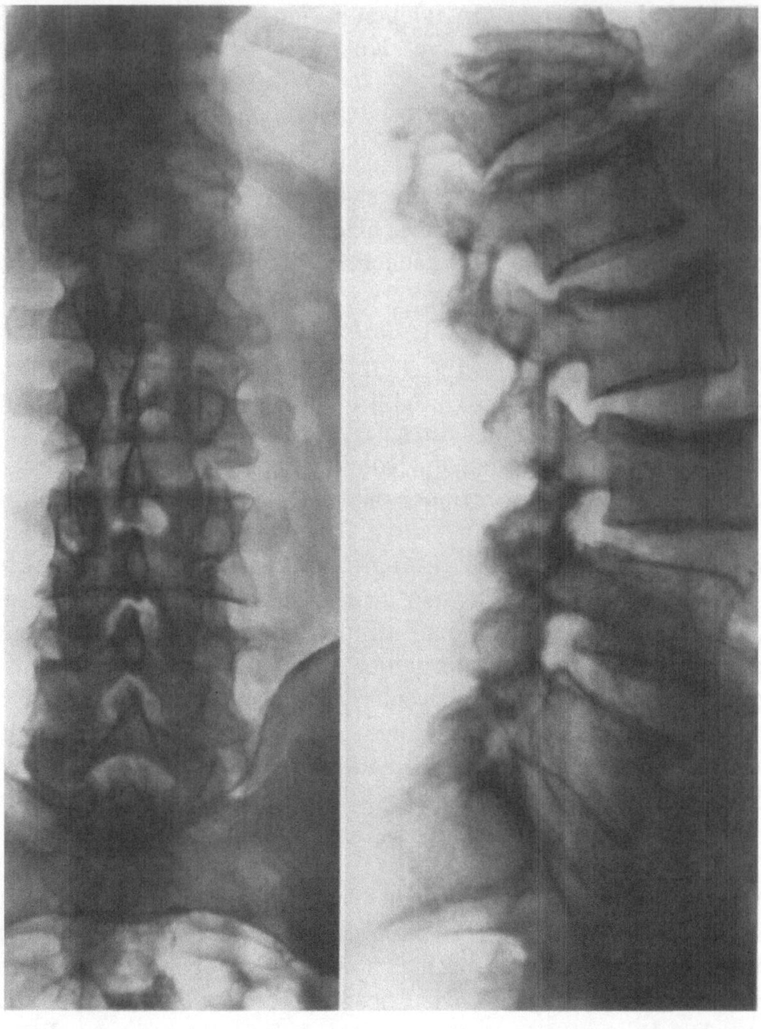

a

Abb. 327a u. b. Diffuse metastatische Infiltration des Knochengewebes bei lymphatischer Leukämie (Lymph-
adenose). Zusammensinterung im Sinne pathologischer Frakturen im Bereich der unteren Brust- und oberen
Lendenwirbelsäule (a). Starke Kompression und Höhenverminderung des ersten LWK (es liegen insgesamt
6 LWK vor) (b). 70jähriger Mann

sind im allgemeinen diffus verteilt und Ausdruck einer sekundären Beteiligung des Knochengewebes. Je nach Reaktionsvermögen des Knochens finden sich Strukturauflockerungen im Sinne einer Osteoporose mit pathologischen Frakturen oder Strukturverdichtungen
im Sinne einer Sklerose (Abb. 327). Gelegentlich sind periostale Reaktionen, insbesondere
bei Kindern und Jugendlichen, festzustellen. Zur Klärung der Pathogenese diffuser Strukturauflockerungen oder Strukturverdichtungen ist eine Sternalpunktion und die Untersuchung des Blutbildes erforderlich. In der Differentialdiagnose kommt elektrophoretischen
Eiweißuntersuchungen eine große Bedeutung zu. Eine ausführliche Besprechung der
strukturellen Veränderungen des Knochens bei Hämoblastosen ist im Kapitel der Osteopathien erfolgt (s. S. I,299ff.).

4. Die lipomatösen Geschwülste

a) Die Knochenlipome

Die Lipome des Knochens sind sehr seltene Geschwülste. Es kommen zentrale — intraossäre — und periphere Lipome vor. Die im Knochenmark entstehenden Lipome nehmen

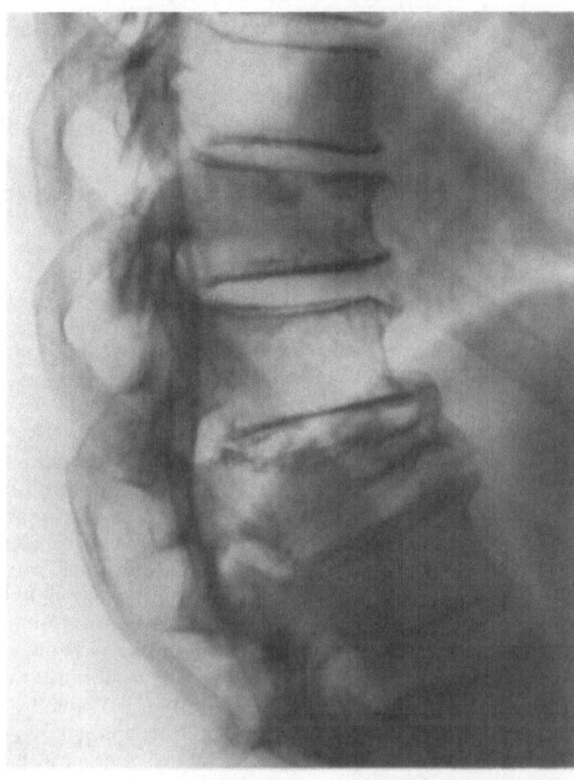

Abb. 327 b

ihren Ausgang vom Fettgewebe und sind in der Diaphyse, aber auch in den spongiösen Partien von Metaphyse und Epiphyse der Röhrenknochen sowie in den Wirbelkörpern beschrieben worden. Die *intraossären* Geschwülste verursachen cystenähnliche Auftreibungen, vorwiegend der metaphysären Bezirke der Diaphyse der Röhrenknochen (bisher bekannte Lokalisation: distale linke Tibia bei 30jährigem Mann — DICKSON u. Mitarb.; proximales Ende der Fibula bei $5^1/_2$jährigem Mädchen — WEHRSIG; Femurdiaphyse — BRANDT).

Über fünf medulläre Knochenlipome haben SKINNER und FRASER berichtet, die als scharf begrenzte cystische Aufhellungen imponierten. Die Corticalis war nicht beteiligt. Die Diagnose konnte histologisch gesichert werden. SMITH und FIENBERG konnten im Bereich des proximalen Endes der rechten Fibula ein Lipom von 6 cm Durchmesser bei einer 57jährigen Patientin feststellen und den histologischen Beweis erbringen, daß die cystische Auftreibung des Knochens durch ein Lipom verursacht wurde. Nach einem leichten Trauma traten Schmerzen in dem Bein auf, die nach oben und unten ausstrahlten. Eine stärkere Bewegungsbehinderung, eine Schwellung des Beines oder eine auffällige Hautverfärbung bestanden nicht. Calcium- und Phosphorwerte im Serum sowie die Phosphatasen waren normal. Das *Röntgenbild* zeigte eine Auftreibung des proximalen Fibulaendes mit Verschmälerung der Corticalis. Das Fibulaköpfchen war unregelmäßig strukturiert. Die *Operation* ergab eine gelbliche, ölig-schmierige Masse, in der vereinzelt Knochenbälkchen eingelagert waren. Histologisch fand sich Fettgewebe, teilweise mit blutgefäßreichen Bezirken. Die Knochentrabekel selbst waren dünn, zeigten aber weder eine osteoblastische noch eine osteoklastische Reaktion.

Die im Wirbelkörper lokalisierten Lipome kommen vorwiegend bei älteren Menschen vor und stellen zentrale Marklipome dar, die auch bei größerer Ausdehnung nicht als selbständige Gebilde angesehen werden können (HELLNER). Die Möglichkeit einer malignen Entartung der Lipome ist bekannt geworden.

Das *Röntgenbild* ist durch eine umschriebene, manchmal etwas wellig begrenzte Aufhellung charakterisiert. Die *peripheren Formen* stehen durch eine knöcherne Basis mit dem Periost in enger Verbindung. Die primäre Entstehung von Lipomen unter dem Periost ist wegen der histogenetischen Beziehungen des Periostes zu den weiten, äußeren Knochenmarkräumen im Bereich der Metaphyse möglich (HERZOG). Die *subperiostalen Lipome* sind am häufigsten an den Diaphysen der Röhrenknochen lokalisiert (HELLNER). Von dem Knochen strahlen kleine Bälkchen in das Lipom ein. Manchmal entsteht eine exostosenartige Apposition des Knochens von aufgelockerter Struktur. Innerhalb des Lipoms sind Kalkeinlagerungen nicht selten. Die Periostreaktion ist röntgenologisch gut darzustellen und hat zu differentialdiagnostischen Schwierigkeiten gegenüber einem entzündlichen Prozeß, insbesondere der Osteomyelitis, Anlaß gegeben. Es sollte an die Möglichkeit des Vorkommens gutartiger Lipome im Knochen gedacht werden.

b) Das Liposarkom

Das Vorkommen maligner Lipome ist sehr selten, doch finden sich in der Literatur einige Hinweise auf bösartiges Verhalten von Lipomen im Knochen. Es kommen intraossale und parossale Liposarkome vor (Abb. 328).

Die im Knochen selbst entstehenden Fettgeschwülste sind selten (HELLNER, WEHRSIG); Verlaufskontrollen lassen hin und wieder die Zeichen einer Bösartigkeit erkennen. So berichtet HELLNER in seiner Monographie über eine Beobachtung von NEUGEBAUER, die lange Zeit als Tuberkulose fehlgedeutet wurde. Das im distalen Femurbereich entwickelte Lipom zeigte im Röntgenbild Zerstörungen und war schließlich in das Gelenk eingebrochen. Über ein bioptisch gesichertes, primäres, intramedulläres Liposarkom im Bereich der Femurdiaphyse berichtet COHEN. Das fortschreitende, destruierende Wachstum eines Lipoms im Bereich des Radiocarpalgelenkes hat MOSTI mitgeteilt.

Die parossalen Lipome können ebenfalls einen bösartigen Verlauf nehmen. Eine Beobachtung von COHEN ließ an ein periostales Fibrosarkom denken, da das Röntgenbild eine periostale Reaktion und Kalkschatten in den benachbarten Weichteilen aufdeckte. Es wurde eine Arteriographie vorgenommen, die an die Möglichkeit eines periostalen Lipoms mit maligner Entartung und einer Druckatrophie des benachbarten Knochens denken ließ. Die Entstehung bösartiger Liposarkome aus den in der Wirbelspongiosa gefundenen Lipomen konnte bisher nicht beobachtet werden.

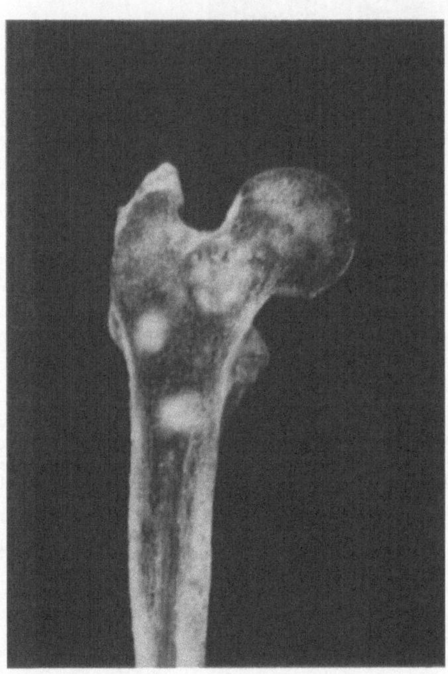

Abb. 328. Intraossäres Liposarkom im rechten Femur eines 59jährigen Mannes. (Pathol. Institut der Universität Zürich, Dir.: Prof. Dr. E. UEHLINGER)

5. Die neurogenen Geschwülste

Die neurogenen Geschwülste des Knochens sind sehr selten. Als häufigste Lokalisation werden die langen Röhrenknochen, insbesondere die distale Femurmetaphyse, genannt. Es kommt zu einer Zerstörung der Spongiosa, die fleckig, wie zerfressen und unregelmäßig dicht erscheint. Die Diaphysencompacta wird im weiteren Verlauf der Erkrankung mit ergriffen, durchbrochen und schließlich völlig zerstört. Eine Zusammensinterung des Knochens und pathologische Frakturen sind die Folge. Die eindeutige Diagnose ist nur durch eine Probeexcision möglich.

Ein histologisch gesichertes *malignes Schwannom* mit primärer Lokalisation im Knochen haben LACHAPELE und BIRABEN beschrieben. Bei dem 20jährigen Patienten fanden sich multiple osteolytische Knochenherde und daneben Weichteiltumoren im Bereich der Unterarme und der Hand. Klinisch und röntgenologisch war zunächst keine sichere Diagnose zu stellen, und es wurde an ein Reticulosarkom, ein osteogenes Sarkom, ein Plasmocytom oder einen Morbus Boeck gedacht. Die Biopsie der Hautknoten ergab ein spindelzell- oder fibroblastisches Sarkom. Die Strahlenbehandlung hatte keinen Erfolg, so daß die Exartikulation des Armes notwendig wurde.

Diese Gebilde gehen nicht vom Mesenchym, sondern vom Nervengewebe bzw. der peripheren Glia aus. Prognostisch ist der Tumor ungünstig zu beurteilen.

Die Neurofibromatose des Knochens (Recklinghausensche Erkrankung) kommt sehr häufig mit angeborenen Skeletmißbildungen vor und gehört nach unserem heutigen Wissen zu den Erbkrankheiten (ausführlich s. S. I,154). Die Neurinome können sowohl aus den Spinalnerven als auch aus den Gehirnnerven hervorgehen und sind durch eine Proliferation des Nervengewebes und perineurale Verdickungen charakterisiert. Es sind auch neurofibromatöse Geschwülste in ganz entfernten Nervenverzweigungen sowie in den Nervenfasern des Periostes und der Knochenkanäle vorgekommen. Bei einer direkten Ausbreitung der Geschwülste im Knochengewebe werden durch lokalen Druck Osteolysen induziert, die relativ glatt begrenzt sind. Durch direktes Übergreifen der Geschwülste können Zerstörungen und Exkavationen der benachbarten Knochen zustande kommen. So sind Kontur- und Formänderungen zwanglos verständlich. Durch Perioststimulierung sind periostale Verdickungen und Auflagerungen möglich. Die Art der Knochenveränderungen hängt weitgehend vom Sitz des Tumors ab. Neben diesen lokalen Druckatrophien, Zerstörungen und reaktiven Veränderungen des Knochengewebes sind auch eigenartige strukturelle Veränderungen der Spongiosa und Diaphysencompacta der Knochen festgestellt worden, die zu einer verminderten Dichte und erhöhten Frakturbereitschaft des einzelnen Knochens führen. Über die pathogenetischen Zusammenhänge dieser Systemerkrankung des Skeletes mit der Neurofibromatose wissen wir wenig (s. S. I,154). Als wichtigstes *klinisches Symptom* der Neurofibromatose sind neben mehr oder weniger kleinen Nervengeschwülsten in Form von Knötchen *unter* der Haut, *in* der Haut und als *Anhang* der Haut (pendelnde Neurinome), vor allem eigenartige Hautpigmentationen festzustellen.

Die meist schmerzhaften *Glomustumoren* stellen parossale Nervengeschwülste dar. Sie sind in der Regel zwischen Nagel und Endphalanx lokalisiert und führen durch rhythmischen Pulsationsdruck der gefäßreichen Tumoren zu flachen Usuren der Endglieder von Fingern oder Zehen. Die Knochenveränderungen sind den Defekten bei traumatischen Epithelcysten ähnlich. In der Lendenwirbelsäulen- und Steißbeinregion stehen sie mit der Glandula coccygica in Verbindung. Durch Druck auf die Nervenaustrittsstellen kann es zu Lähmungen mit nachfolgender Muskelatrophie im Bereich der Beinmuskulatur kommen. Histologisch handelt es sich um ein gefäßreiches Bindegewebe mit epithelialen neuromuskulären Zellverbänden. Die Behandlung besteht in einer operativen Entfernung.

III. Die sekundären Knochengeschwülste

1. Die epithelialen Geschwülste

Diese seltenen Knochengeschwülste stammen vom ektodermalen Gewebe ab und können sich primär oder sekundär im Knochen entwickeln. Die *primären Knochenepitheliome* können von embryonal versprengten Zellverbänden oder von knochennahen epithelialen Anhangsgebilden der Haut oder Schleimhaut ausgehen. In diese Gruppe der Geschwülste gehören die Adamantinome, die Odontome, das Craniopharyngeom (Erdheim-Tumor), das echte Cholesteatom oder Epidermoid des Schädelknochens und das primitive Epitheliom (Cylindrom oder Basalzellgeschwulst) der langen Röhrenknochen (vor allem Tibia). Zu den *sekundären Knochenepitheliomen* gehören die Epithelcysten und die parossalen Carcinome, insbesondere Fistelcarcinome. Die meisten der epithelialen Knochengeschwülste wachsen sehr langsam und zeigen einen gutartigen Charakter. Lediglich das Fistelcarcinom macht eine Ausnahme, es soll jedoch der pathogenetischen Ähnlichkeit wegen an dieser Stelle abgehandelt werden. Der pathologisch-anatomische Prozeß ist im Röntgenbild als eine Osteolyse oder Druckatrophie des Knochens nachweisbar, ohne daß charakteristische Röntgensymptome zu finden sind. Die Art der meist cystischen Aufhellungen oder osteolytischen Herde sowie die Ursache einer Druckatrophie des Knochens wird erst durch die histologische Untersuchung erkannt werden können.

Einige der hier zusammengestellten Knochengeschwülste sollen nur im Zusammenhang kurz erwähnt werden, da sie auf Grund ihrer typischen topographischen Situation im Spezialkapitel des Schädels ausführlich abgehandelt werden (s. S. II,682).

a) Primäre Knochenepitheliome

Das *Adamantinom* ist eine vorwiegend im Unterkiefer, seltener im Oberkiefer lokalisierte Geschwulst ektodermaler Herkunft, die Schmelzkeime entwickeln kann. Im histologischen Bild sind die Schmelzbestandteile als epitheliale Kolben und Stränge in einem bindegewebigen Stroma erkennbar. Die äußere Schicht der Stränge besteht aus hochcylindrischen Epithelien (Ameloblasten), auf diese folgen kubische Zellen (intermediäre Schicht des Schmelzorganes), während innen sternförmige Zellen liegen, die den Schmelzpulpazellen entsprechen (nach HELLNER). Die Geschwülste sind vorwiegend bei jüngeren Menschen zwischen dem 10. und 40. Lebensjahr anzutreffen, während sie bei Säuglingen und Kindern nur selten gefunden werden.

Das *Röntgenbild* zeigt runde oder ovale, relativ scharf begrenzte Aufhellungen im Kiefer, die stets solitär auftreten und manchmal eine Septierung erkennen lassen. Die Randbezirke der Adamantinome entwickeln in einigen Fällen eine Sklerose. Im Unterkiefer sind sie in der Gegend der Molaren lokalisiert. Es kann zwischen soliden und polycystischen Adamantinomen des Kiefers unterschieden werden. Das Wachstum dieser Geschwülste geht sehr langsam vor sich, wie dies für gutartige Neubildungen charakteristisch ist. Durch Größenzunahme der Geschwulst kann es zu Spontanfrakturen oder starken Auftreibungen des Kiefers kommen. Eine häufige klinische Komplikation sind sekundäre Infektionen, Absceßbildungen und Fisteleiterungen. Nach operativer Entfernung der Geschwulst sind Rezidive bekannt geworden, die meist einen bösartigen Charakter zeigen. Die Metastasierung dieser Geschwülste ist außerordentlich selten.

Die *Odontome* stellen geschwulstartig veränderte Zahnanlagen dar, so daß das histologische Bild alle Gewebe des Zahnes (Dentin, Schmelz und Zement) neben epithelialen Zellen aufzeigen kann. Entwicklungsgeschichtlich sind die Odontome gegenüber den Adamantinomen als weiter fortgeschrittene Gewächse anzusehen (HELLNER). Das *Röntgenbild* zeigt eine gut abgekapselte Aufhellung mit bröckligen, halbdichten Schatten und einer einzelnen oder mehreren Zahnanlagen. Gegen den gesunden Knochen sind die Odontome durch einen zarten Aufhellungssaum begrenzt. Die sog. weichen, entwicklungsmäßig jüngeren Odontome zeigen eine unschärfere Abgrenzung gegen die Nachbarschaft. Das Wachstum der Geschwülste erstreckt sich über viele Jahre. Es sind sowohl Unterkiefer als auch Oberkiefer betroffen. Die Geschwulst wächst bis zu Pflaumengröße und treibt den Kieferknochen auf. Es erkranken vorwiegend Jugendliche, da die Geschwulst meist im Zuge der zweiten Dentition entsteht. Eine sekundäre Infektion wie beim Adamantinom und eine Druckneuritis mit heftigen neuralgieartigen Beschwerden kommen vor. Eine vollständige, frühzeitige, operative Entfernung der Geschwulst wird empfohlen.

Das *Craniopharyngeom* (sog. Erdheim-Tumoren) entwickelt sich meist hypophysär, doch kann es auch im Os sphenoidale entstehen (s. Schädelkapitel, S. II,751).

Das *echte Cholesteatom* oder Epidermoid entwickelt sich im Schädelknochen neben dem Periost, unter dem Periost oder im Bereich der Diploespongiosa. Diese sehr seltenen Geschwülste wachsen außerordentlich langsam, so daß Lamina interna und Lamina externa durch Druckatrophie usuriert werden. Das *Röntgenbild* zeigt dementsprechend ovale Aufhellungen mit glatter Begrenzung und einer dünnen Randcorticalis (s. Schädelkapitel, S. II,682).

Das *primäre, primitive Epitheliom* der langen Röhrenknochen wird auch als abirrendes „Adamantinom der Tibia" beschrieben und ist verschiedentlich erwähnt worden (FISCHER-WASELS, HOLDEN und GRAY, HELLNER, u.a.). Das *histologische Bild* läßt an basocelluläre Epitheliome denken, die eine teilweise parakeratotische Verhornung aufweisen. Die Bilder erinnern auch an das Adamantinom, und HERZOG faßt die Geschwülste als abgewandelte Basalzellgeschwülste, insbesondere Cylindrome auf. HELLNER hält die Epitheliome der Röhrenknochen für Teratome mit besonders ins Auge fallender Zahnkeimbildung, also für kongenital versprengte Epidermiszellen. Die wenigen bisher beschriebenen Geschwülste waren *in der Tibia* lokalisiert, nur einmal waren *die Ulna* und *der Femur* betroffen. Das *Röntgenbild* zeigt kleine, zusammenfließende Defekte mit einer sklerotischen Umgebung. Die Corticalis ist in den Defekt mit einbezogen. Das Röntgenbild erinnert an die Riesenzellgeschwülste, so daß die primären Epitheliome der Röhrenknochen differentialdiagnostisch gegen diese abzugrenzen sind. Die *klinischen Symptome* bestehen in Schmerzen und einer Schwellung der erkrankten Unterschenkelpartie. Das *Erkrankungsalter* liegt zwischen 10 und 50 Jahren, die Bevorzugung eines Geschlechtes ist nicht festzustellen. Bisher ist eine Metastasierung dieser Geschwülste nicht bekannt geworden, so daß die chirurgische Resektion zur Heilung führt. Es sind jedoch *Lokalrezidive* beobachtet worden, die *Symptome der Bösartigkeit* zeigen. Das Röntgenbild zeigte einen schwammartigen Charakter. Bei einer solchen Entwicklung des Prozesses ist die Amputation anzuraten.

b) Sekundäre Knochenepitheliome

Die *epithelialen Cysten* oder *Epidermoidcysten* des Knochens stellen „Pseudocysten" dar, die durch eine *traumatische Verlagerung von epithelialem Gewebe* in den Knochen zustande kommen. Die *Epithelcysten* sind daher am häufigsten in den *Endgliedern der Phalangen* lokalisiert. Das zur Entstehung der Geschwulst führende Trauma mit Weichteilverletzung kann Wochen bis Jahre zurückliegen. Die versprengten Epithelien wachsen zu Kugeln aus und stellen konzentrisch geschichtete Hornmassen dar. Charakteristisch ist die absolut runde, kugelige Form dieser „Cysten" und ihr langsames Wachstum, das schließlich durch Druck zu einer Zerstörung des Knochens führt. Die Pseudocysten enthalten manchmal Cholesterinkristalle. Das *Röntgenbild* zeigt einen glatt begrenzten Aufhellungsbezirk. Die Endphalanx kann wie durchbohrt aussehen, und der runde Defekt bricht schließlich durch die Corticalis hindurch. Die Pseudocyste zeigt in diesen Fällen dann nur auf einer Seite die corticale Begrenzung. Unter den *klinischen Symptomen* sind Schmerzen, häufig durch kleine Traumen des täglichen Lebens bedingt, und eine leichte Anschwellung des betroffenen Fingers charakteristisch. Die *Differentialdiagnose* der Epithelcysten muß Enchondrome, Knochencysten oder auch Riesenzellgeschwülste berücksichtigen. Die *Behandlung* besteht in der vollständigen operativen Ausschälung. Die Prognose ist gut.

Die *parossalen Carcinome* des Knochens sind sekundäre Knochengeschwülste, die durch *das Übergreifen benachbarter Haut- oder Schleimhautkrebse* zu schweren Zerstörungen des Knochens führen können. In diese Gruppe gehören die relativ häufig vorkommenden Carcinome des Ober- und Unterkiefers (s. Schädelkapitel, S. II,693). Ferner können *größere Hautcarcinome* per continuitatem auf den Knochen überwachsen und tiefe, meist muldenförmige Defekte verursachen (Abb. 329).

Knochenfistelkrebse können auf dem Boden einer jahrelangen Fisteleiterung, z.B. bei einer chronischen Osteomyelitis oder einer Tuberkulose des Knochens, entstehen. Durch eine Dauerschädigung des Epithels kommt es zu einer ständigen Regeneration der Zellen und schließlich zu einer malignen Entartung. Die an Fisteln vorgenommenen Manipulationen sollen die Ausbildung eines Fistelkrebses fördern. *Histologisch* handelt es sich meist um verhornende Plattenepithelcarcinome, die in den Knochen eindringen und eine Osteolyse induzieren. Als Ausgangsort eines Fistelkrebses werden sowohl die epithelisierten Fistelkanäle in der Tiefe als auch die Randbezirke genannt. Je nach Lokalisation der Carcinomnester werden die röntgenologisch erkennbaren Knochenzerstörungen und der klinische Verlauf Abweichungen aufweisen. *Röntgenologisch* findet man neben Zerstörungen des Knochengewebes und der hierdurch bedingten unscharfen, verwaschenen Begrenzung auch einen Weichteilschatten. Verlaufsbeobachtungen der Osteomyelitis oder chronischen Knochentuberkulose sind für die Früherkennung der Knochenfistelkrebse von Bedeutung. Die fortschreitende Osteolyse kann schließlich zu großen, unregelmäßig begrenzten Knochenzerstörungen führen, die mit den *klinischen Symptomen* starker Schmerzhaftigkeit und fortschreitenden Gewebszerfalls einhergehen. Die besonders übelriechenden Zerfallsprodukte der Fistelcarcinome, die Sekundärinfektion und eigenartige

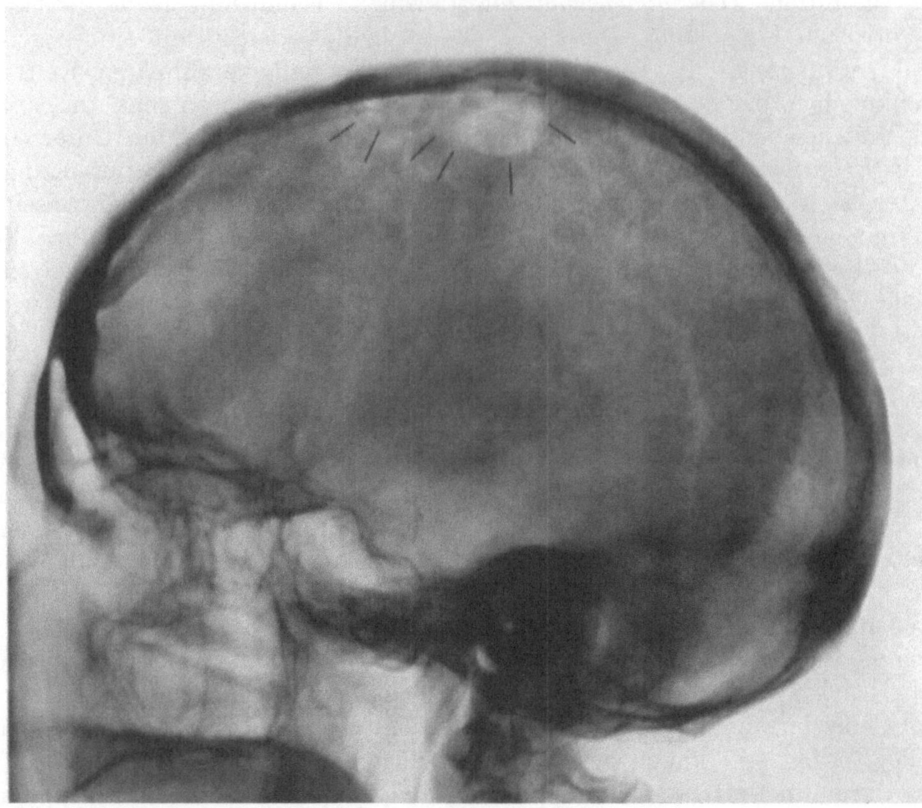

Abb. 329. Osteolytische Knochenveränderungen bei übergreifendem Haut-Carcinom der Kopfschwarte. Der relativ scharf begrenzte Defekt im Scheitelbein weist in der Umgebung eine fleckige Osteoporose auf. 76jährige Frau

granulomähnliche Massen im Fistelgebiet sollten immer zu einer Gewebsentnahme und histologischen Klärung Anlaß geben. Die *Behandlung* besteht in der frühzeitigen radikalen chirurgischen Entfernung der Geschwulst.

Die Entstehung parostaler Carcinome auf dem Boden *chronischer Unterschenkelgeschwüre* ist beschrieben worden. Sowohl das klinische Bild als auch die röntgenologischen Strukturveränderungen des Knochens entsprechen den beim Knochenfistelkrebs geschilderten Befunden.

2. Das Chordom

Das Chordom entwickelt sich aus den Zellresten der embryonalen Chorda dorsalis. Die sehr seltene Geschwulst kommt dementsprechend im Bereich der *ehemaligen Chordaanlage des Wirbelkanals* und vorwiegend an ihrem *cranialen* und *caudalen Ende* vor. Die Verteilung zeigt, daß die Hälfte der Geschwülste in der Kreuz-Steißbeinregion, ein Drittel im Gebiet der Schädelbasis und des Schädel-Halswirbelsäulenüberganges, der Rest in der Wirbelsäule lokalisiert ist. Nach dem klinischen Verlauf und dem feingeweblichen Bild können *gutartige* und *bösartige Verlaufsformen* der Chordome unterschieden werden.

Pathologisch-anatomisch handelt es sich um derbe, gallertige, teils gekammerte Geschwülste, die von einer Kapsel umkleidet sind. Die Geschwulst ist gefäßarm, so daß die arteriographische Untersuchung von diagnostischem und differentialdiagnostischem Wert sein kann. Das *histologische Bild* der gutartigen Chordome zeigt große, rundliche Zellen mit großen Vacuolen, die sog. Chordazellen, welche in grobmaschigem, jugendlichem Bindegewebe eingelagert sind. Zwischen den Zellen treten durch schleimige Absonderungen Spalten und Kanäle bis zu größeren Kammern auf (HERZOG, HELLNER). Die eigentlichen Chordazellen enthalten teils in der Vacuole (Physalidenzellen VIRCHOWs), zum Teil um diese herum im Protoplasma Glykogen. Auch Siegelringzellen mit reichlich Mucoid kommen vor.

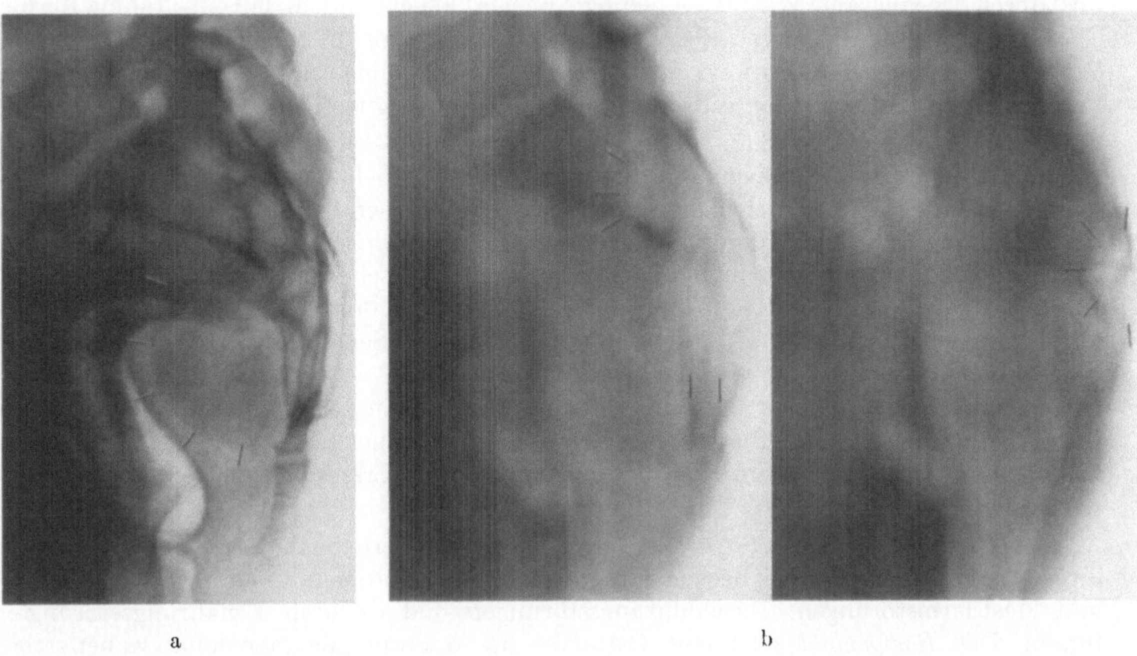

a

b

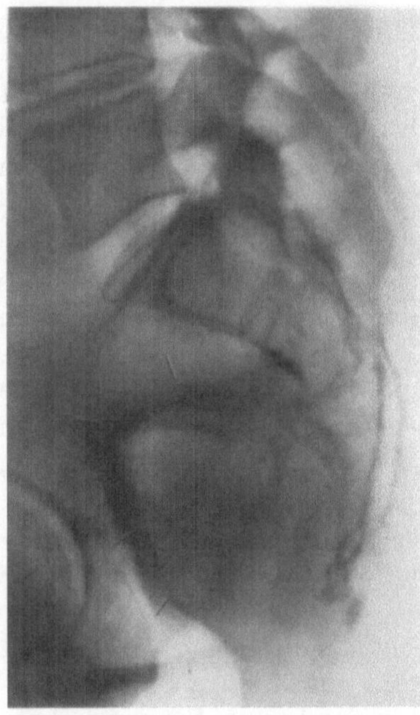

c

Abb. 330a—c. Ausgeprägte Osteolyse im unteren Kreuzbein durch ein histologisch gesichertes Chordom (a). Die Tomographie zeigt die Ausdehnung des Defektes deutlicher als das Übersichtsbild (b). Nach Strahlenbehandlung, die zu einer vorübergehenden Besserung führte, kam es zu einem Rezidiv, Die Seitenaufnahmen zeigen auch den Weichteilschatten des Tumors deutlich (c). 49jähriger Mann

Die bösartigen Chordome zeigen kleinere, mehr vacuoläre, aber auch vacuolenlose, polymorphe Zellen, deren Zellkern vielgestaltig ist. Es treten syncytiale Zellverbände und Riesenkerne auf. Auch die Grundsubstanz erfährt Abwandlungen. Die bösartigen Chordome lassen infolge des starken Glykogen- und Fettgehaltes der Zellen und infolge der epithelialen Lagerung der Zellen Ähnlichkeit mit dem Hypernephroid oder anderen großzelligen Carcinomen erkennen (HELLNER). Der Reifegrad der Chordome kann verschieden ausgeprägt sein und bestimmt weitgehend das klinische Verhalten.

Die Chordageschwülste können *in jedem Lebensalter* auftreten, doch ist eine gewisse Bevorzugung des Erwachsenenalters festzustellen. Der außerordentlich chronische Verlauf wird durch das langsame Wachstum bedingt. Es wird angenommen, daß ein Trauma für die Entstehung des Chordoms von Bedeutung ist, da in der Anamnese einer großen Zahl von Patienten entsprechende Hinweise zu finden sind. Das Trauma soll Chordazellen aus ihrem Verband lösen und somit ein selbständiges Wachstum begünstigen.

Die Schädelchordome sind am häufigsten im Bereich der Sella und des Clivus lokalisiert, kommen aber auch im Keilbeinkörper und im Gebiet der Schläfenbeine, insbesondere des Felsenbeines, vor. Sie werden daher häufig von Hals-Nasen-Ohrenärzten diagnostiziert. Die bösartigen Schädelchordome können *zerstörend in die Schädelgruben einwachsen* und die Siebbeinzellen und Nebenhöhlen durchwachsen. Klinisch kann ein allgemeiner Hirndruck auftreten; und die Zerstörung der Sella führt zu den Symptomen einer Hypophysengeschwulst. Weiterhin sind cerebrale Ausfälle, Sehstörungen und Sprachstörungen beschrieben worden. Durch lokale Druckwirkung werden größere Knochenpartien zerstört. Die operative Behandlung führt häufig zum Rezidiv. Der *Röntgenbefund ist uncharakteristisch* und durch *osteolytische* Destruktionen sehr vieldeutig. *Differentialdiagnostisch* sind vor allem Hypophysentumoren und Craniopharyngeome zu berücksichtigen.

Die Chordome im Kreuz-Steißbeinbereich können eine erhebliche Größe erreichen und durch das Vorwachsen in das Becken zu Verdrängungssymptomen, Lähmungen mit Blasen- und Mastdarmstörungen, Durchblutungsstörungen und dadurch Ernährungsstörungen führen. Das *Röntgenbild* zeigt eine Osteolyse des Sacrum, die manchmal wabenartige Strukturen und Trabekel aufweist. Das zunächst langsame Wachstum kann bei einer *malignen Entwicklung* des Chordoms eine Beschleunigung erfahren und eine diffuse Zerstörung des ganzen Kreuzbeines zur Folge haben. Im Tumor selbst kommen auch *Verkalkungen* vor. Mit Hilfe der *Schichtuntersuchung* lassen sich bereits Frühformen der Destruktionen des Kreuz- und Steißbeines klar darstellen (Abb. 330). Von besonderem Wert ist die *Beckenarteriographie*. Die Geschwülste zeichnen sich durch eine Gefäßarmut und Verdrängungssymptome aus. Die *röntgenologische Differentialdiagnose* der Geschwülste im Kreuz-Steißbeinbereich muß Teratome, Chondrome, Osteosarkome und Knochenmetastasen berücksichtigen.

Die im Bereich der *Wirbelsäule* lokalisierten Chordome können zu Destruktionen des Knochens, aber auch zu einer vermehrten Knochendichte Anlaß geben. In fortgeschrittenen Stadien der bösartigen Chordome kommen Frakturen vor, die zwangsläufig zu einer *Mitbeteiligung der Zwischenwirbelscheiben* führen. Die Schichtuntersuchung wird die Analyse der morphologischen Veränderungen erleichtern. Die Geschwülste kommen sowohl in der Hals- als auch in der Brust- und Lendenwirbelsäule vor (s. auch S. II,906). Kleinere, gutartige Chordome finden sich als Nebenbefund bei Sektionen häufig in Wirbelkörpern. Eine chirurgische Behandlung der in der Wirbelsäule lokalisierten Chordome wird in der Regel nicht möglich sein. Die intensive Strahlenbehandlung kann eine temporäre Besserung erzielen.

Die in ihrem *klinischen Verlauf meist gutartige Geschwulst* sollte nach Möglichkeit *radikal operativ* entfernt werden. Es sind *Metastasen* bekannt geworden, und zwar vorwiegend in den regionären Lymphknoten, in der Leber und in der Lunge. Seltene Lokalisationen sind der Herzmuskel, die Nieren, die Nebennieren und die Schilddrüse (HELLNER, MAYNARD).

3. Die Knochenmetastasen

(Sekundäre Geschwülste des Knochens)

Die häufigsten bösartigen Erkrankungen des Knochens nach dem 40. Lebensjahr sind metastatische Knochengeschwülste. Unter den Knochentumoren stehen die Metastasen an erster Stelle, und es sollte immer nur dann an eine primäre Knochengeschwulst gedacht werden, wenn Metastasen mit *Sicherheit ausgeschlossen worden sind*. Eine Ausnahme machen das Plasmocytom und die Leukämien. Dagegen sind im Kindesalter primäre

Knochengeschwülste sehr viel häufiger als sekundäre metastatische Geschwülste. Jede bösartige Geschwulst kann in das Skelet metastasieren. Am häufigsten sind die Tochtergeschwülste der Carcinome verschiedenster Organe (in mehr als 90% der Metastasen), während die sarkomatösen Geschwülste — abgesehen vom Plasmocytom und Ewing-Sarkom — nur selten Tochtergeschwülste in das Skelet setzen. Eine besondere Gruppe stellen die metastatischen Geschwülste bei Lymphoblastomen und Neuroblastomen dar. Die Gesetzmäßigkeiten einer Metastasierung der genannten Primärgeschwülste in das Skelet, die röntgenologisch nachweisbaren strukturellen und morphologischen Veränderungen des betroffenen Knochens und die klinischen Symptome in diesem Abschnitt des Krankheitsgeschehens lassen unabhängig von der Art des Primärtumors häufig Übereinstimmung erkennen. Es sind daher nachfolgend zunächst die *allgemein gültigen Vorgänge* besprochen und die *besonderen Gesichtspunkte* in einigen speziellen Abschnitten zusammengestellt.

Die Metastasierung bösartiger Geschwülste in das Skelet erfolgt im allgemeinen in den späteren Stadien der Erkrankung. Es kommt jedoch auch bei sehr kleinen Primärtumoren vor, daß eine ausgedehnte Metastasierung in alle Organe und in das Skelet schon sehr früh zu finden ist. Das Mammacarcinom, das Magencarcinom und das Prostatacarcinom können einen solchen Verlauf zeigen, so daß der Tod nicht durch den Primärtumor, sondern durch die Metastasen erfolgt.

Die *Art der Metastasierung* läßt gewisse Grundregeln erkennen. Der aus Geschwulstgewebe auf dem Blut- oder Lymphweg abtransportierte Geschwulstembolus oder die Geschwulstzelle werden entsprechend der Topographie des Primärtumors einen bestimmten Weg nehmen müssen. Auf dem *Lymphwege* werden sich die Geschwulstpartikelchen zunächst in den *regionären Lymphbahnen und Lymphknoten* ansammeln und hier gegebenenfalls Tochtergeschwülste induzieren. Im weiteren Verlauf der Erkrankung können Geschwulstpartikelchen in die Blutbahn abgegeben werden. Sehr kleine Emboli oder einzelne Geschwulstzellen werden auch einmal das Filter der Lymphknoten und Lymphbahnen ungehindert passieren und *direkt* in die Lunge gelangen. Von hier ist eine weitere Verschleppung in den gesamten Organismus möglich. Neben dem *lymphogenen Typ* der Metastasierung ist als nächsthäufigster der *hämatogene Typ* zu nennen. Die hämatogene Metastasierung wiederum unterscheidet *verschiedene Typen,* die durch den Blutstrom bzw. die im Blutstrom liegenden Filter charakterisiert sind. So wird zwischen einem *Cavatypus,* einem *Portatypus* und einem *Pulmonalistypus* differenziert. Im ersten Falle ist die Lunge als das primäre Filter für Geschwulstzellen anzusehen, die aus dem Zustromgebiet der Cava in die Lunge gelangen. Bei dem zweiten Typ stammen die Tumorzellen aus den Abdominalorganen, die ihr venöses Blut in die Vena portae abgeben. Es werden zunächst Lebermetastasen auftreten und im weiteren Verlauf der Erkrankung aus diesen die in die Cava weitergetragenen pulmonalen oder generalisierten Metastasen. Beim letzten Typ ist der Primärtumor in der Lunge und sendet von hier seine Tochtergeschwülste in den gesamten Organismus. In ähnlicher Weise kann eine Lungenmetastase weitere „Enkel- oder Urenkeltumoren" in den Organismus streuen. Sind die Geschwulstemboli sehr klein oder bestehen sie nur aus einzelnen Zellen, so können diese auch kleinste Capillaren des Organismus passieren. Die Größe des Embolus oder der Zelle wird die Länge des Transportweges im Blut oder Lymphsystem bestimmen. Die *Absiedlung der Geschwulstzellen* wird jedoch erst dann zu Tochtergeschwülsten führen, wenn bestimmte Bedingungen im Wirtsgewebe erfüllt sind. Es ist verständlich, daß dort, wo der Geschwulstembolus ein Bett vorfindet, das einen ähnlichen Stoffwechsel aufweist wie die Geschwulst selbst, eine Ansiedlung und ein rasches Wachstum wahrscheinlicher sind. Die Art der diffusen Metastasierung wird als Systemerkrankung imponieren, ganz gleichgültig, wo die Primärgeschwulst sitzt. Tumoren, die in einer solchen Weise metastasieren, gehören dem Knochenmarkstypus an, z.B. die Leukämien, medulläre und extramedulläre Plasmocytome oder das Ewing-Sarkom. Ferner gehören in diese Gruppe die Geschwülste des lymphatischen Systems, die hämatogene Frühmetastasen unter Umgehung der Lunge in die Lymphknoten und die Milz setzen. Zu dieser Gruppe gehören auch die Rundzellsarkome, die Sympathicogoniome und Reticulosarkome. Zu einer ähnlichen Metastasierung neigt das maligne Melanom.

Der Sitz des Primärtumors und Besonderheiten der Hämodynamik können für die Art der Metastasierung von Bedeutung sein. In einem capillarreichen, gut durchbluteten Gewebe wird eine Metastasierung eher möglich sein als in einem weniger stark durchbluteten Gewebe, wie z.B. in der Haut. Auch die Geschwindigkeit des Blutdurchflusses durch ein Capillarnetz ist für die Metastasierung von Bedeutung. Ferner spielt die Resistenz des Organismus eine große Rolle. Bei kachektischen, marantischen Patienten wird eine Tumormetastasierung sehr viel ausgedehnter erfolgen, und der ganze Körper kann von Tumormetastasen überschwemmt werden. In diesem Zusammenhang ist das Lebensalter der Kranken von Bedeutung. Ein junger, kräftiger Organismus wird widerstandsfähiger sein als ein alter und auch nach einer Metastasierung wesentlich länger leben. Dabei spielt der Hormonhaushalt

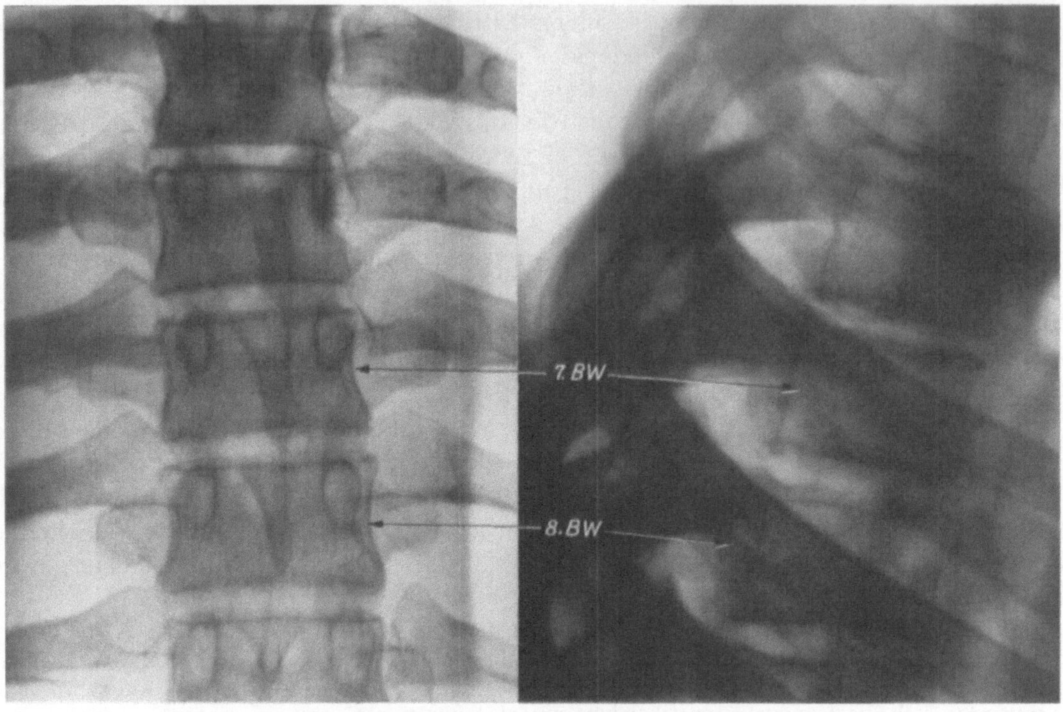

a

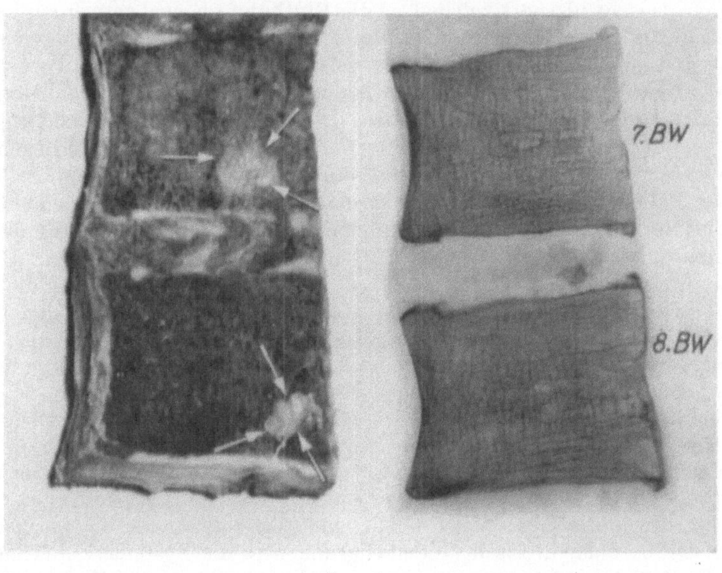

b

Abb. 331a u. b. Intramedullär gewachsene „osteoneutrale" Metastasen im Bereich der Brustwirbelsäule bei Lymphogranulomatose. 22jähriger Mann. Röntgenaufnahme des 7. und 8. BWK ohne Darstellung des pathologischen Befundes (a). Präparat in Aufsicht und als Röntgenaufnahme (b). Im Präparat ist die Metastase als runder, weißlicher Gewebsbezirk zu erkennen, während auch das Röntgenbild des Präparates keine Zerstörung des Knochen zeigt (b)

des Organismus eine Rolle, so insbesondere beim Prostata- und Mammacarcinom. Die Behandlung mit gegengeschlechtlichem Hormon kann das Wachstum eines bösartigen, schon weit metastasierten Tumors in ungewöhnlicher Weise beeinflussen.

Zum Verständnis der *einzelnen Typen einer Metastasierung* ist es erforderlich, immer den Blutkreislauf und die Lymphabflußbahnen vor Augen zu haben. In diesem Kapitel jedoch interessieren vor allem die Metastasen im Skelet selbst. Es ergibt sich aber aus der Art der Metastasierung zwanglos die Forderung, bei einer sicher nachgewiesenen Metastasierung in das Skelet auch immer eine Kontrolle der Lunge und eine Scintigraphie der Leber vorzunehmen. Nach Untersuchungen von WALTHER finden sich in 10% aller Tumorfälle Knochenmetastasen, und umgekehrt in 95% von Knochenmetastasen histologisch auch Tochtergeschwülste in der Lunge. Alle Methoden der klinischen Diagnostik sollten angewandt werden, um das Ausmaß einer Metastasierung erfassen zu können.

Neben der generalisierten Metastasierung in das Skeletsystem kommen auch Solitärmetastasen vor, doch sind diese recht selten. Die diffuse Infiltration des Knochens wird als Knochencarcinose bezeichnet. Es kann bei dieser Art des Wachstums von Metastasen im Knochenmark die von WEISS beschriebene *osteoneutrale Metastase* vorkommen, also eine ausgedehnte Erkrankung des Knochens, die sich im Röntgenbild nicht nachweisen läßt (Abb. 331). Bei dieser Form der Erkrankung sind die Knochenbiopsie, die Sternalpunktion und die Knochen-Scintigraphie wichtige diagnostische Verfahren zur Erkennung des Krankheitsherdes.

Die *Röntgenuntersuchung des Skeletes* erlaubt nach der Topographie der Metastasen corticale und zentrale Herde zu differenzieren. Nach Art des Geschwulstwachstums können vorwiegend *osteolytische Metastasen*, von einer *osteosklerotischen Reaktion begleitete Metastasen* und *Mischformen* dieser beiden metastatischen Geschwülste unterschieden werden. Diesen beiden Formen hat WEISS die osteoneutrale Metastase zugeordnet, die ohne einen Knochenumbau im Markgewebe wächst und so röntgenologisch in vivo nicht erfaßt werden kann. In der Spongiosa lokalisierte osteolytische Metastasen können sich relativ lange der Darstellung entziehen, so daß noch weitere röntgenologische Untersuchungsmethoden, wie Schichtaufnahmen und Feinstrukturaufnahmen, zur Analyse herangezogen werden müssen. In Knochenabschnitten, die sich stark überlagern, wie z. B. im Bereich des Schädels und der Wirbelsäule, können osteolytische Prozesse lange verborgen bleiben. Ein wesentlicher diagnostischer Beitrag kann durch die *Angiographie* der Knochenmetastasen geliefert werden (Abb. 332). Die Gefäßdarstellung deckt die Gefäßarchitektur und den Gefäßreichtum schnell wachsender, metastatischer Geschwülste auf. So kann die Arteriographie der Extremitäten zur Erkennung symptomloser Metastasen führen. Es gelingt auch, intraossäre Tumoren abzugrenzen (RADKE). Die bösartigen, rasch wachsenden Metastasen der osteolytischen Form sind sehr gefäßreich, während langsam wachsende Metastasen der osteosklerotischen Form gefäßarm sind (SCHOBINGER). Das Röntgenbild zeigt bei Metastasen Umbauprozesse, die entweder einen osteoplastischen oder osteolytischen Charakter erkennen lassen oder auch gemischt vorkommen können. Ein geringer Mineralverlust des Knochengewebes ist röntgenologisch nicht leicht erkennbar, so daß klinische Symptome dem Röntgenbefund vorangehen können. Mit Hilfe der *Skeletscintigraphie* ist es möglich, den Knochenumbau bei metastatischen Erkrankungen frühzeitig zu erkennen. Durch Verabreichung eines radioaktiven bone-seekers, der bei seinem Zerfall äußerlich meßbare γ-Strahlen aussendet, werden Knochenumbauvorgänge auf dem Scintigramm sichtbar. Da das γ-Strahlen emittierende Calcium 47 für die praktische Anwendung Nachteile aufweist (z. B. für normale Meßapparaturen zu hohe Strahlenenergie), haben sich für die Skeletscintigraphie radioaktive Strontium-Isotope angeboten und durchgesetzt. Es ist zwar die Nieren-Clearance für Strontium höher als für Calcium, doch kann das Knochengewebe selbst die Ionen dieser beiden Elemente nicht voneinander unterscheiden. Strontium wird also in gleicher Weise eingebaut wie Calcium. Die biologische Halbwertszeit des Strontium beträgt für das Knochengewebe 65 Tage, doch werden innerhalb der ersten Woche etwa 55% der Aktivität über die Nieren und 10% über den Darm ausgeschieden. Eine lokale Radiostrontiumeinlagerung und damit ein positives Scintigramm kommt in allen Skeletregionen mit erhöhter Osteogenese vor, wie bei Frakturen, Neubildungen, Entzündungen, Arthrosen und recht deutlich beim Morbus Paget. Die Anwendung der Scintigraphie ist bei Knochenmetastasen besonders aufschlußreich (BESSLER, FEINE und zum WINKEL)! Das Scintigramm weist bereits eine Aktivitätsanreicherung in diskreten Osteolyseherden bei Skeletmetastasen auf (Abb. 333).

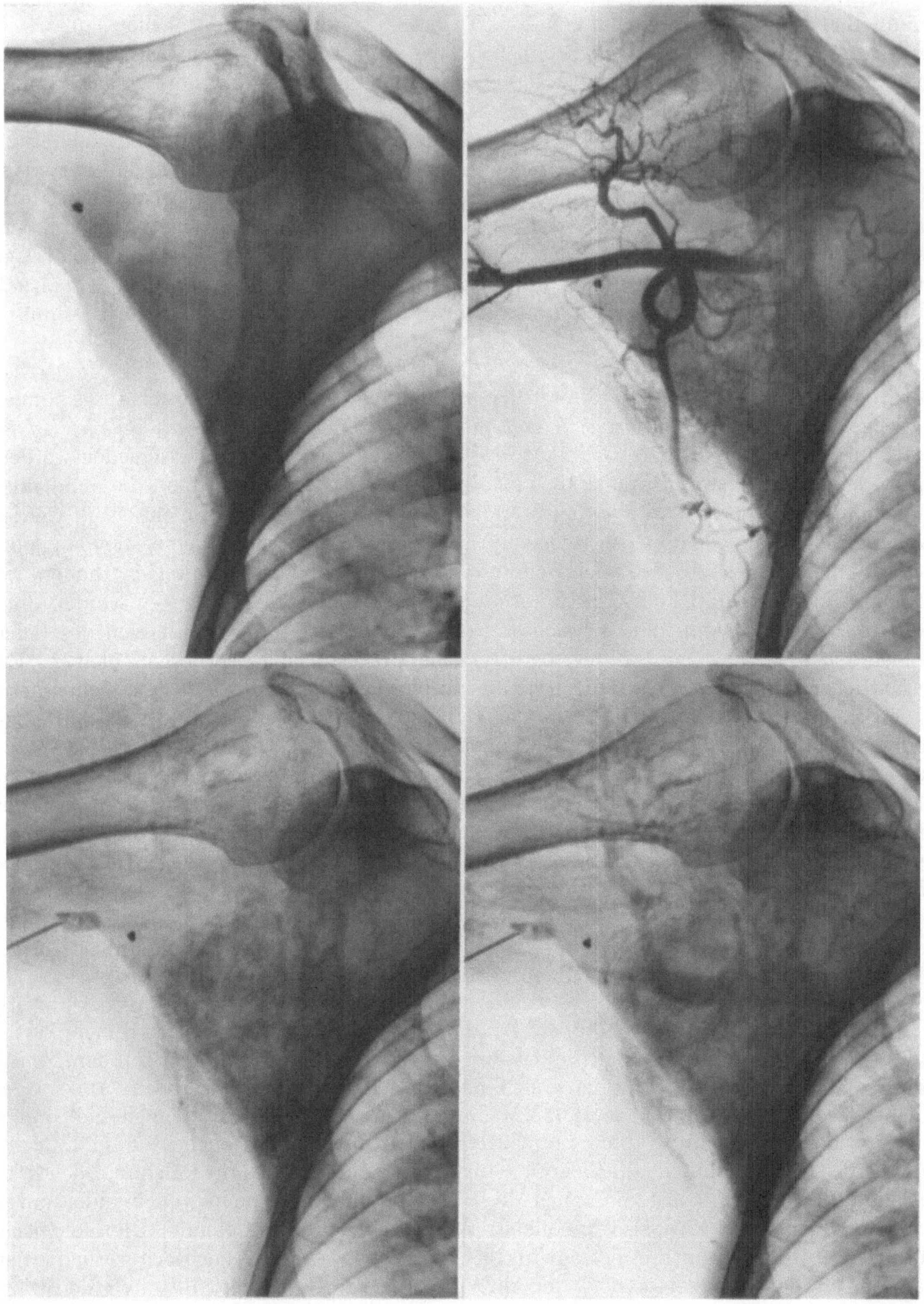

Abb. 332. Ausgedehnte tangentiale Osteolyse und Osteosklerose der rechten Scapula durch eine metastatische Geschwulst, die sich weit in die Weichteile der Achselhöhle entwickelt hat. Die Geschwulst kommt erst durch die Angiographie vollständig zur Darstellung. Der Gefäßreichtum und die Verdrängung der A. axillaris sind bemerkenswert. 71jähriger Mann. (Beobachtung von VOGLER, Graz)

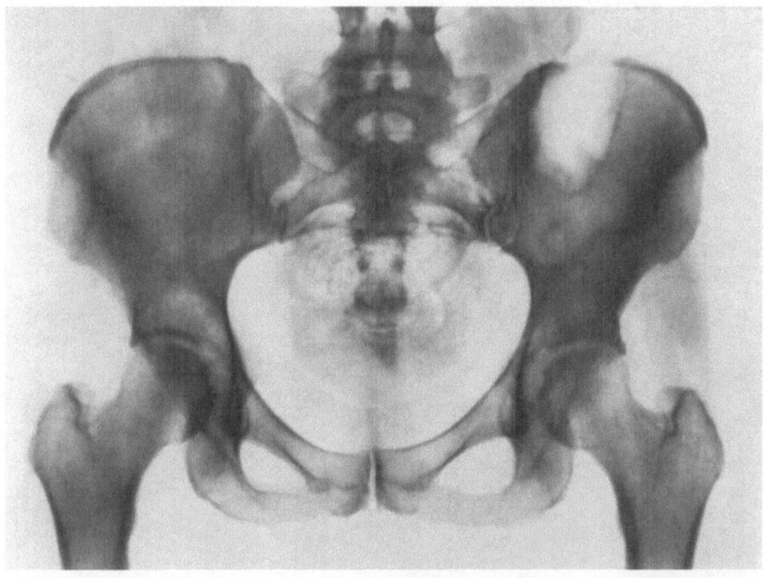

a

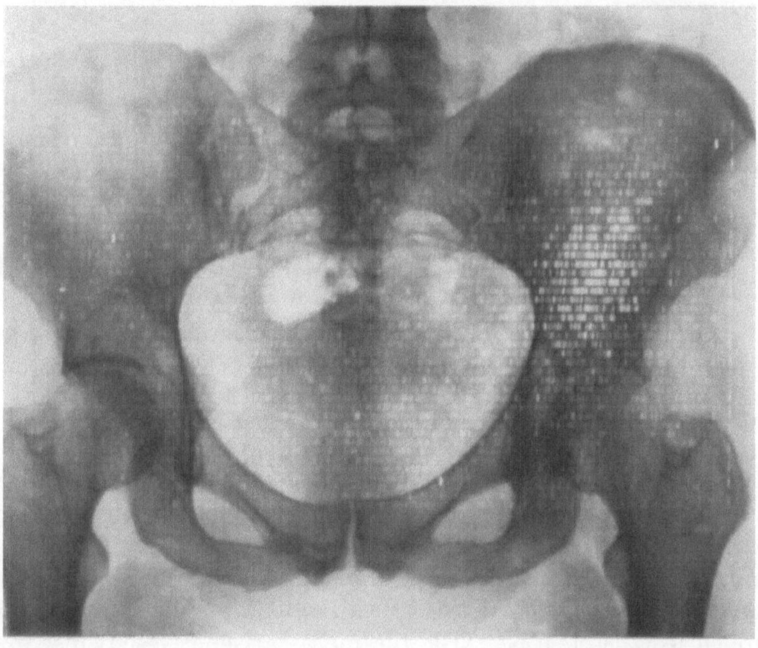

b

Abb. 333a u. b. Beginnende osteolytische Destruktion im Bereich der linken Beckenschaufel bei Metastasierung eines Mamma-Carcinoms (a). Das Strontium-85-Szintigramm zeigt eine deutliche Aktivitätsanreicherung im Gebiet der Metastasen (b). 55jährige Frau

Die morphologischen Veränderungen des Knochens bei metastatischen Geschwülsten sind im allgemeinen monoton. Von diagnostischer Bedeutung ist die *Art des Wachstums* der Geschwulst. Die expansiv wachsenden Metastasen werden durch eine Größenzunahme zu einer Druckatrophie des Knochens führen, während die infiltrierend wachsenden eine Zerstörung des Knochengewebes induzieren. Die Geschwindigkeit der Größenzunahme einer Destruktion im Wirtsknochen kann Hinweise auf den Grad der Bösartigkeit der Primärgeschwulst geben. Ein weiteres Fortschreiten des Geschwulstwachstums führt sekundär zu pathologischen Frakturen, die im Bereich der Wirbelsäule ein Zu-

34*

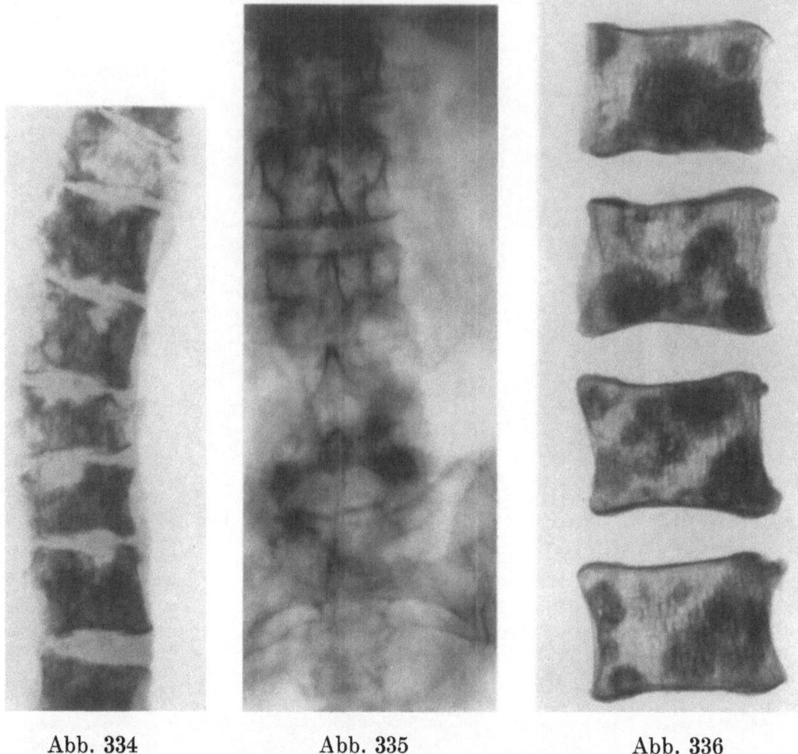

Abb. 334   Abb. 335   Abb. 336

Abb. 334. Knotige Form der osteolytischen Metastasen im Bereich der LWS (Röntgenbild eines Präparates). Es handelt sich um die Metastasen eines Mamma-Carcinoms. Bei stärkerer Zerstörung des Knochens treten pathologische Frakturen auf

Abb. 335. Diffuse osteolytische Form der Metastasierung in den 4. LWK, die auch auf den 5. LWK übergegriffen hat. Die Konturen des Wirbelkörpers sind völlig ausgelöscht. Metastasen eines Hypernephrom

Abb. 336. Relativ scharf begrenzte, nicht ganz homogene osteosklerotische Metastasen im Bereich der Lendenwirbelkörper. (Röntgenbild eines Präparates aus der Sammlung des Pathol. Instituts der Universität Zürich, Dir.: Prof. Dr. E. UEHLINGER)

sammensintern des Knochens zur Folge haben. In Gelenken lokalisierte Metastasen können die Knochen vollständig auflösen, doch wird die Grenze eines gelenkbildenden Knochens selten überschritten. Es sind schwere Deformierungen möglich. Ein langsames Tumorwachstum kann dem Knochen Zeit zur Reaktion lassen, so daß hin und wieder eine Periostreaktion und Verstärkung der Corticalis oder der Diaphysencompacta im metastatischen Bereich festzustellen ist. Tritt die metastatische Geschwulst in der Markhöhle auf, so wird auch diese zerstört. Im allgemeinen werden die Geschwülste die *Grenzen des Knochens nicht respektieren.* Nach dem *Sitz des Tumors* können zentralmedulläre, periphercorticale, epiphysäre oder diaphysäre Metastasen unterschieden werden. Am häufigsten sind die vom Knochenmark ausgehenden, also im Bereich der spongiösen Anteile und der platten Knochen aufschießenden Metastasen. Die Diaphysen der Röhrenknochen sind weniger betroffen. Die *Form und Größe* der Metastasen sind sehr unterschiedlich. Die Tochtergeschwülste kommen meist nicht solitär, sondern *multipel* vor.

Unter den *osteolytischen Metastasen* des Skeletes können einige charakteristische Formen unterschieden werden, die nur selten ineinander übergehen. Es kommt eine knotige (Abb. 334) und eine diffuse, rein osteolytische Form (Abb. 335) der Metastasierung vor. Ferner ist die mehr trabeculäre Form zu differenzieren. Der Primärtumor solcher Metastasen kann eine Geschwulst der Mamma, der Nieren, der Schilddrüse, der Bronchien, des Magen-Darm-Kanals und des Genitaltraktes sein. Nur selten zeigen die Metastasen dieser

Abb. 337a u. b. Gemischte osteolytisch-osteosklerotische Form einer Metastasierung in die Wirbelkörper (a). Der Primärtumor war in diesem Falle ein sehr kleines präpylorisch entwickeltes cirrhöses Magen-Carcinom (b). 72jähriger Mann

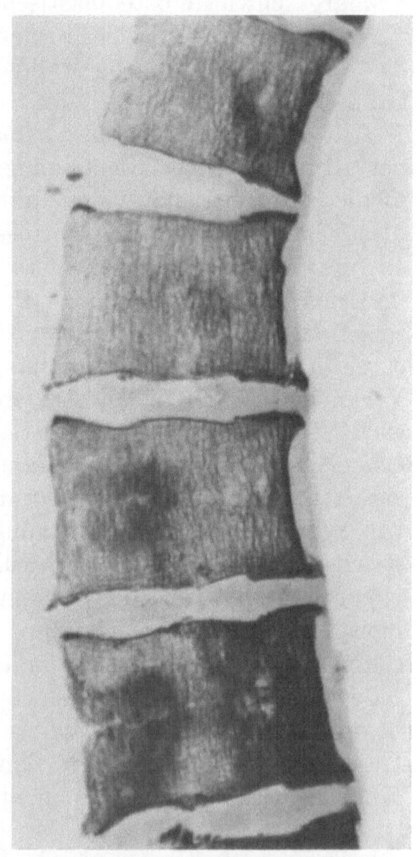

a

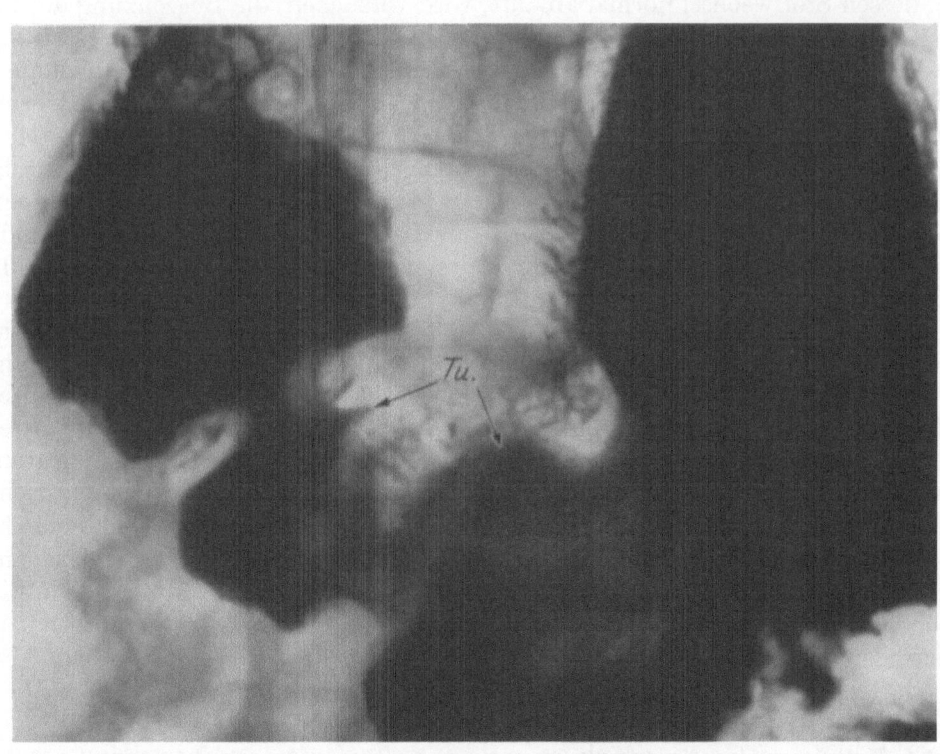

b

Primärgeschwülste osteoplastische Reaktionen. Dem biologischen Verhalten entspechend können rein osteolytische Formen in osteoplastische Formen umwechseln, ein Geschehen, das durch therapeutische Maßnahmen, z. B. eine Hormonbehandlung, gefördert werden kann.

Die *osteosklerotische* (oder osteoplastische) *Form* der Metastasen des Knochens ist seltener (Abb. 336). Neben dem biologischen Verhalten der Tochtergeschwulst werden vor allem lokale Stoffwechselvorgänge zu der eigenartigen Sklerose des Knochens, also einer hyperplastischen Reaktion des Wirtsgewebes, Anlaß geben. Diese Form der sekundären Knochengeschwulst ist insbesondere beim Prostatacarcinom, seltener beim Mammacarcinom und dem Blasencarcinom zu finden. Manchmal ist die Erkennung einer osteosklerotischen Metastase erster Hinweis auf ein sehr kleines Prostatacarcinom. Das Prostatacarcinom kann aber auch primär osteolytische Metastasen setzen, die erst sekundär durch Verknöcherung in die osteosklerotische Form überwechseln. Spontanfrakturen ereignen sich bei dieser Form der Metastasierung selten. Die äußere Form der Knochen ist, da eine Osteolyse ausbleibt, nicht verändert, auch die Konturen sind bei der lokalisierten Form erhalten. Ist die Corticalis erkrankt, so kann eine Reaktion des Knochens an dieser Stelle zur Verdickung und Verformung des Knochens führen. Als Lokalisation der osteoplastischen metastatischen Geschwülste sind das Beckenskelet und die Wirbelsäule zu nennen. Nur selten sind auch die Extremitätenknochen mitbefallen. Die *Form* der Metastasen ist meist knotig und unregelmäßig, die *Größe* kann wechseln. Die Geschwülste sind ebenfalls selten solitär, in der Regel *multipel* ausgebildet. Die Ausbreitung des osteoplastischen Knochentumors erfolgt wesentlich langsamer, als dies von der osteolytischen Form her bekannt ist. Der Knochen selbst schützt sich durch eine Reaktion gegen das fremdartige Geschwulstgewebe. Kleinere Zonen können zu größeren Partien konfluieren, so daß der Knochen schließlich wie „eburnisiert" aussieht („Elfenbeinwirbel").

Die *gemischte osteolytisch-osteosklerotische Form* der Metastase ist Ausdruck der wechselnden biologischen Gegebenheiten, wie Wachstumsgeschwindigkeit der Metastasen einerseits und Reaktionsfähigkeit des Knochengewebes andererseits (Abb. 337). Ein Knochengewebe, dessen Stoffwechsel normal abläuft, wird versuchen, die Begrenzung der metastatischen Geschwulst zu erreichen. Ferner spielen auf den Knochenstoffwechsel wirkende Hormone, die von den Metastasen selbst produziert werden, eine Rolle. Sodann ist die Eigengesetzlichkeit des Wachstums der Geschwülste und ihre Beeinflussung durch Hormontherapie, Strahlentherapie oder cytostatische Therapie für die Art des Wachstums der Metastasen von Bedeutung. Es ist selten ein rein osteolytischer oder rein osteosklerotischer metastatischer Tumor im Knochen zu finden. Das Hypernephrom z. B. kann auch einmal eine Knochenreaktion, also eine osteoplastische Komponente zeigen. Die Ausbildung von Spiculae (Sympathicoblastom) ist ein weiterer Ausdruck der Reaktion des Knochengewebes, die zur Knochenneubildung führt.

In den meisten Erkrankungsfällen wird nicht ohne weiteres von der Metastase im Knochen auf den Primärtumor geschlossen werden können. Dennoch gibt es einige besondere Formen der Metastasierung in das Skelet, die typisch sind für bestimmte Primärgeschwülste. Nach den schon von KIENBÖCK aufgestellten Regeln ist der osteolytische oder medulläre Typ der Metastasierung charakteristisch für das Bronchialcarcinom, das Hypernephrom und das Mammacarcinom. Die „knotige Form" des osteolytischen Typs, die eine Auftreibung des Knochens zur Folge hat, ist für die Struma maligna charakteristisch. Knochenveränderungen, die durch eine Kombination von Osteolyse und Osteosklerose charakterisiert sind und zu einem fleckig-marmorierten Röntgenbild des zerstörten Knochens führen, sind bei den verschiedensten Tumoren, insbesondere aber bei langsam wachsenden, cirrhösen Formen zu finden.

a) Metastatische Geschwülste bei Carcinomen und Sarkomen

Die *Metastasen des Bronchialcarcinoms und des Lungencarcinoms* sind am häufigsten im Bereich der Wirbelsäule, in den Rippen, im Schädelknochen, im Beckenknochen,

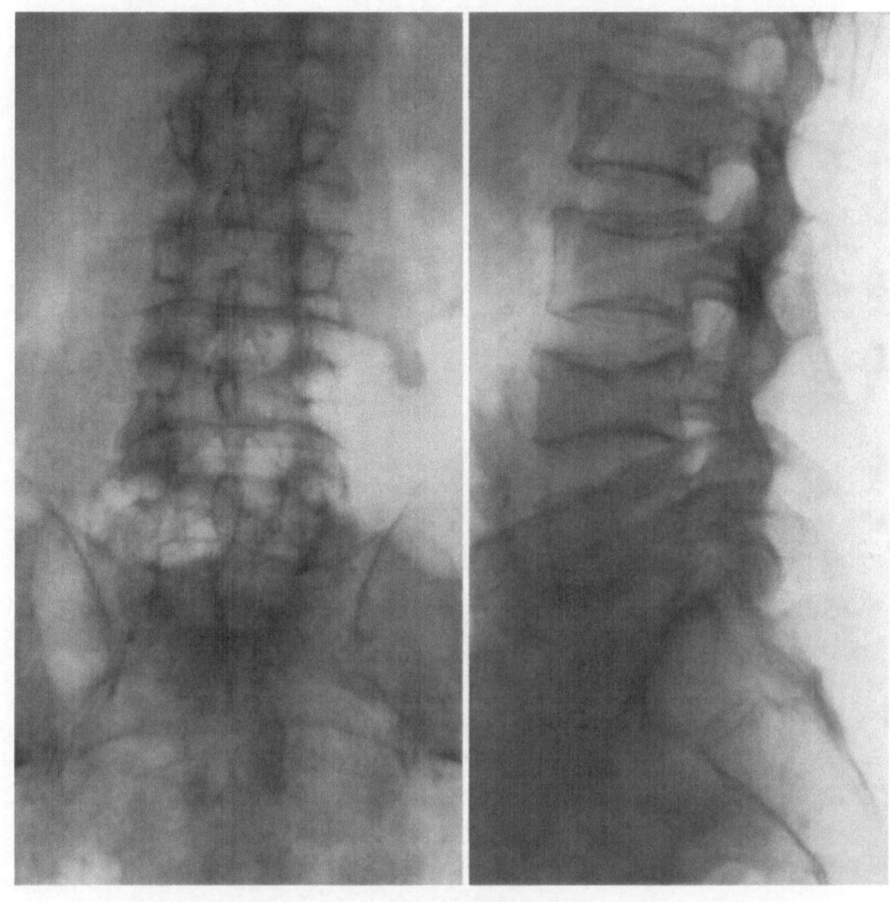

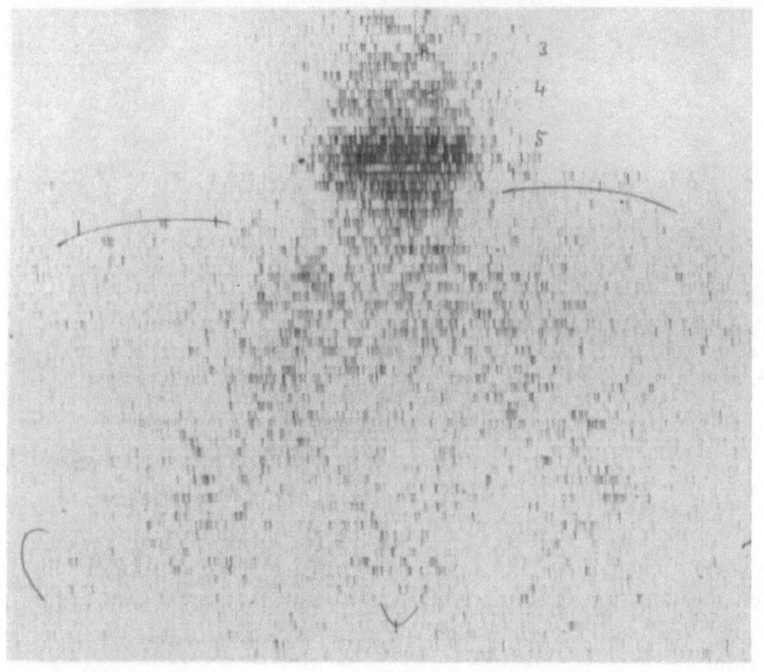

Abb. 338a u. b. Die Metastase eines Bronchial-Carcinoms im 5. Lendenwirbelkörper ist röntgenologisch allein durch den Einbruch der cranialen Deckplatte des Lendenwirbelkörpers erkennbar (a). Das Strontium-85-Szintigramm weist eine exzessive Anreicherung des Radionuklids im Bereich der Osteolyse auf (b). 72jähriger Mann

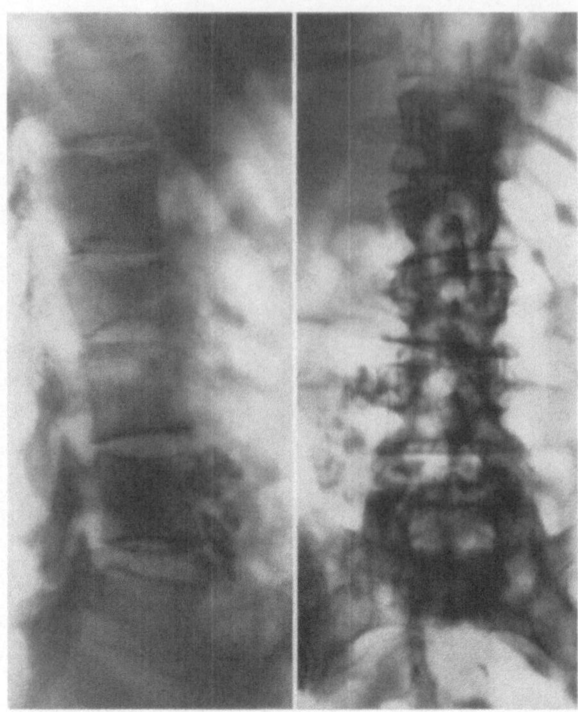

Abb. 339. Metastasen eines Mamma-Carcinoms im Bereich der LWS mit osteolytischem Charakter und pathologischen Frakturen mehrerer Wirbel. 52jährige Frau

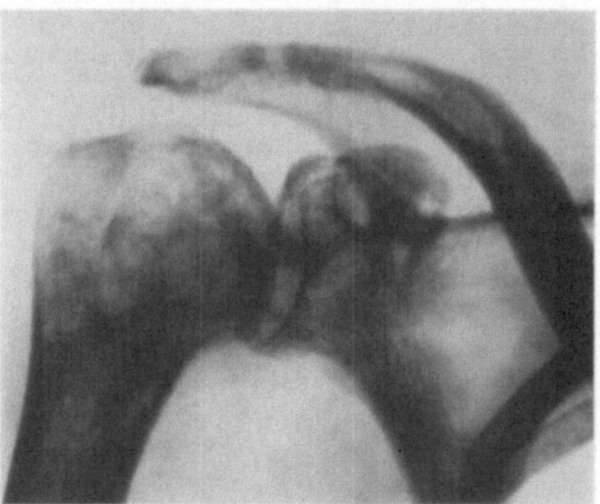

Abb. 340. Osteolytisch-osteosklerotische Metastasen eines Mamma-Carcinoms in den gelenkbildenden Knochen des rechten Schultergelenkes. 48jährige Frau

seltener im Femur, Humerus und in den kleinen Knochen der Extremitäten zu finden. Es handelt sich um rein osteolytische Formen (Abb.338). Der sog. Ausbrecherkrebs (Pancoast-Tumor) des Lungencarcinoms führt per continuitatem zu Knochenzerstörungen und wird oft erst durch die von den Knochenveränderungen induzierten neurologischen Symptome erkannt. Die Metastasen des Bronchialcarcinoms stellen etwa ein Drittel aller Knochenmetastasen dar.

Die *Metastasen des Mammacarcinoms* können relativ gutartig verlaufen und jahrelang bekannt sein. Am häufigsten sind die Wirbelsäule, der Schädelknochen und die Rippen befallen (Abb. 339—342). Durch Zerfall der Tumormassen kann eine sekundäre Infektion

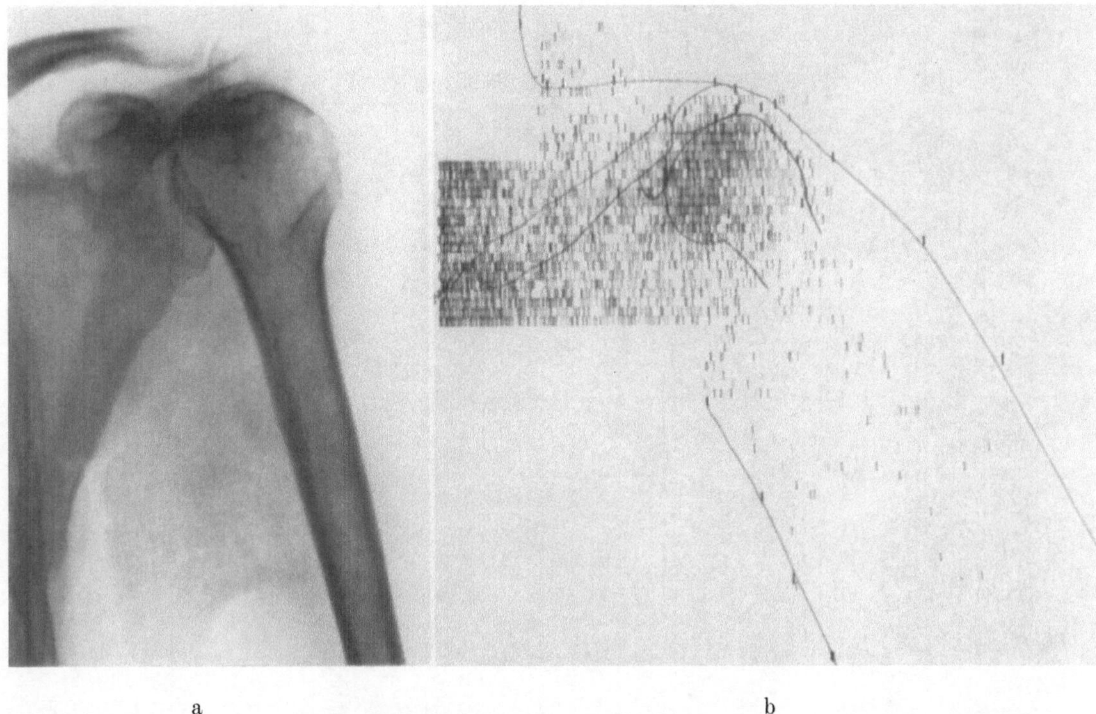

a   b

Abb. 341a—d. Diskrete Metastasen eines Mamma-Carcinoms im Bereich der linken Scapula (a und b) und der Brustwirbelsäule (c und d). Die Strontium-85-Einlagerung zeigt bereits frühzeitig den Umbau der Knochen an. 63jährige Frau

mit Eiterung und Fistelbildung entstehen. Bei metastasierendem Mammacarcinom kann auch ein fibrocystischer Knochenumbau als Ausdruck einer unspezifischen Reparation des Knochens auftreten. Die Abheilung osteolytischer Metastasen des Mammacarcinoms durch eine Behandlung mit Cytostatica oder gegengeschlechtlichem Hormon führt zu oft ungewöhnlichen Sklerosen der erkrankten Knochenabschnitte (Abb. 343). Dieser eindrucksvolle Ablauf des Krankheitsgeschehens kann im Röntgenbild dargestellt werden (KEMP HARPER). In manchen Krankheitsfällen entwickelt sich ein exostosenartiger Knochenumbau in den Markraum der Röhrenknochen hinein. Die histologische Untersuchung des neugebildeten Knochengewebes zeigt keine auffälligen Abweichungen von normalen Strukturen. Das Knochengewebe ist voll mineralisiert, so daß der Knochen häufig wie eburnisiert erscheint.

Auch die *Plattenepithelcarcinome* weisen eine vorwiegend *osteolytische Metastasierung* auf. So werden die Tumoren der Mundhöhle und des Nasen-Rachen-Raumes sowie Plattenepithelcarcinome des äußeren Genitale eine vorwiegend osteolytische Knochenmetastasierung erkennen lassen. Im Anschluß an chirurgische oder radiologische Behandlung kann auch das Larynxcarcinom osteolytische Skeletmetastasen setzen.

Die hämatogenen *Knochenmetastasen beim Genitalcarcinom der Frau sind selten* und bevorzugen die untere Körperhälfte (Abb. 344). Tochtergeschwülste von Korpus- und Portiocarcinomen sowie Vaginalcarcinomen sind im Schenkelhals, im distalen Femur, im proximalen Tibiaknochen und im Mittelfußknochen beschrieben worden (HACKE). Über osteolytische Knochenmetastasen beim Collumcarcinom hat HEISS berichtet. Die Hormon- und Chemotherapie, aber auch die Strahlenbehandlung, haben nur eine vorübergehende Besserung erzielen können.

Die *Nierencarcinome und Nebennierencarcinome* setzen gern *solitäre Metastasen*, die das erste klinische Symptom der Erkrankung sein können. Das Röntgenbild dieser Metastasen

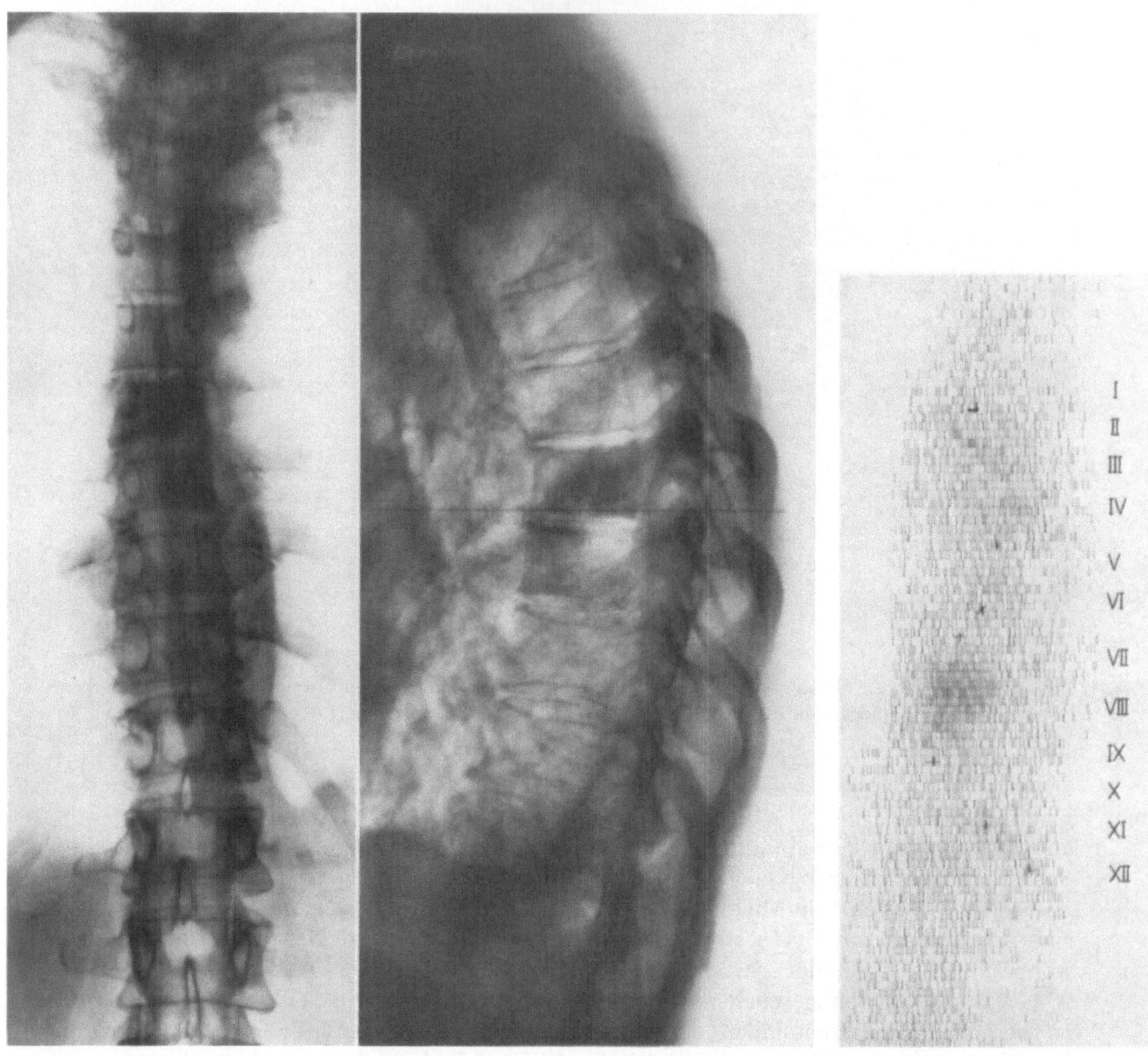

Abb. 341 c   Abb. 341 d

ist schwer zu differenzieren, da die Zerstörungen an nur einem Knochen entweder durch eine Metastase oder einen primären Knochentumor (z. B. osteogenes Sarkom) sehr ähnliche Defekte hervorrufen.

Die *Knochenmetastasen des Schilddrüsenadenoms* sind häufig als Sonderfälle einer Metastasierung angesehen worden. Die langsame Entwicklung der Metastasen erlaubt es dem Knochen, eine Corticalis aufzubauen (Abb. 345). Die Ausbildung einer großen Beckenmetastase im Laufe von 15 Jahren hat Spirig beschrieben. Obgleich die Geschwulst eine weitgehende Ausreifung im Sinne einer Kolloidstruma erkennen ließ, waren endokrine Symptome nicht sicher nachzuweisen. Die Sektion deckte in diesem Fall auch Metastasen in der Lunge und in der Pleura auf. So sind diese metastatischen Geschwülste trotz ihres protrahierten jahrelangen Verlaufes zu den bösartigen Formen zu rechnen. Es sind Erkrankungen beobachtet worden, die infolge langfristiger Hormonproduktion der metastatischen Geschwülste eines kleinfollikulären Schilddrüsenadenoms zu einer generalisierten thyreogenen Osteodystrophie führten (Uehlinger). Das gesamte Skelet zeigte die hochgradige Form

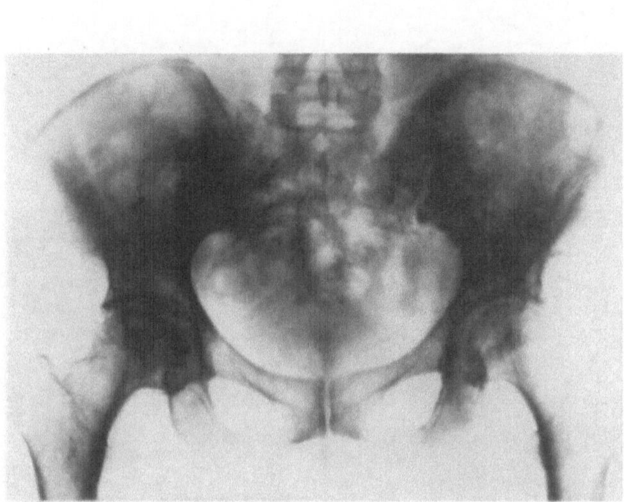
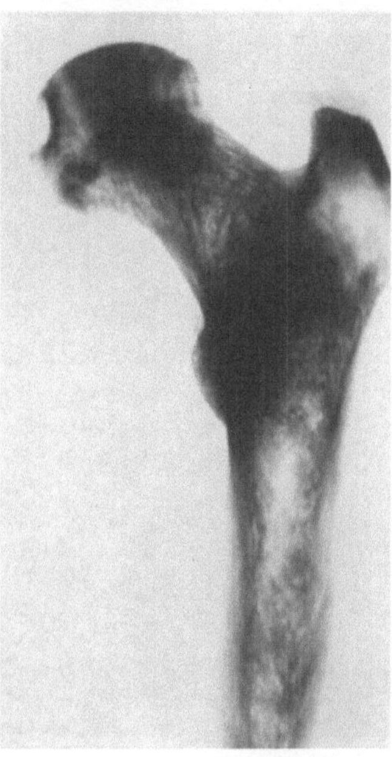

a   b

Abb. 342a u. b. Primär osteolytische Metastasen eines Mamma-Carcinoms im Bereich der linken Becken-hälfte (a), die nach Behandlung mit gegengeschlechtlichem Hormon ein Überwiegen der Osteosklerose erkennen lassen (b), (Femurpräparat). 53jährige Frau

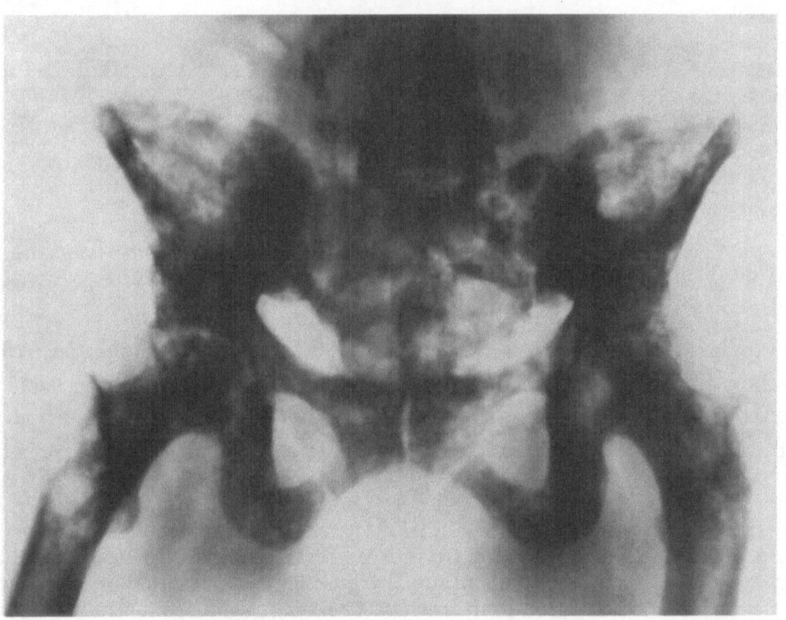

Abb. 343. Ausgedehnte ungewöhnliche Sklerose des Beckenskelets von fleckigem Charakter, die nach Hormon-behandlung eines metastasierenden Mamma-Carcinoms auftrat. 60jährige Frau

einer Osteodystrophie mit der anatomischen Trias ,,Osteoporose, Fibroosteoclasie und Osteomalacie". Diese Veränderungen des Knochens sind die Folge langfristiger Hormon-überproduktion mit Beschleunigung des physiologischen Knochenumbaues.

Bevorzugte Lokalisationen der *Schilddrüsencarcinome* sind das Schädelskelet, die Wir-belsäule und der Humerus (Abb. 346). Die rein osteolytischen, scharf begrenzten metasta-

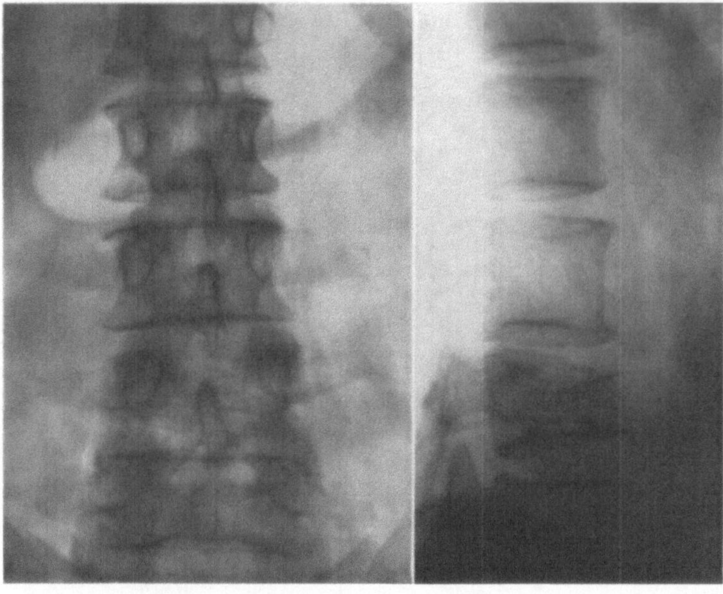

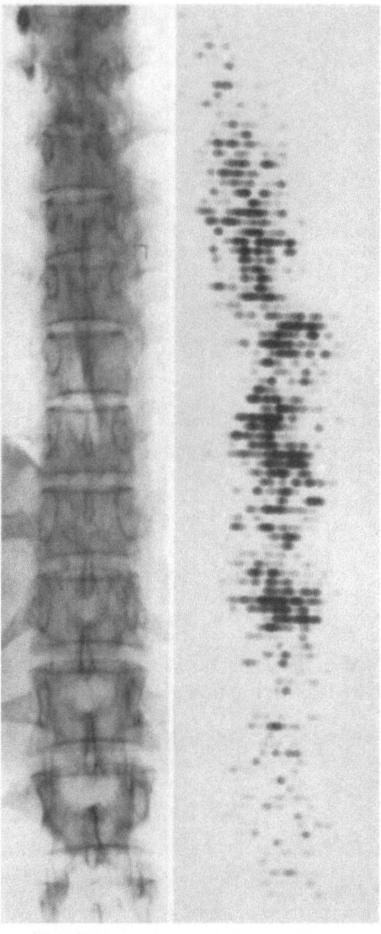

a

Abb. 344a u. b. Osteolytische Metastase eines Uterus-Carcinoms im
4. Lendenwirbelkörper mit Zusammensinterung desselben sowie
keilförmiger Verschmälerung. 56jährige Frau (a). Frühbefund osteolytischer Metastasen bei Collum-Carcinom im Bereich der unteren
Brustwirbelsäule. Die linke Bogenwurzel des 9. Brustwirbelkörpers ist
zerstört. Im Strontium-85-Scintigramm ist eine Aktivitätsanreicherung in zahlreichen Wirbelkörpern erkennbar, wodurch eine ausgedehnte Metastasierung angezeigt wird (b). 43jährige Frau

b

tischen Geschwülste können zu Spontanfrakturen der befallenen Knochen führen. Im Bereich der Wirbelsäule kommt es durch Zusammensinterung der Spongiosa zur Keilwirbelbildung. Die Radiojod-Therapie kann versagen, da die Geschwulstknoten häufig nicht in
gleicher Weise wie die normale Schilddrüse radioaktives Jod speichern. Auf die besonderen
diagnostischen Probleme der in das Skelet metastasierenden Schilddrüsentumoren wurde
verschiedentlich hingewiesen (UEHLINGER, NISSL, FETZER, DALGAARD und WETTELAND).

Das sehr seltene, sekretorisch aktive, exokrine *Pankreasadenom* kann auch in die *langen Röhrenknochen* metastasieren und im Röntgenbild metaphysäre oder diaphysäre poröse Rundherde
hervorrufen (M. SCHMID). Der Befund erinnert an den Knocheninfarkt bei der Caisson-Krankheit
(s. S. I,345), doch entstehen die Nekrosen im Fettmark beim metastasierenden, exokrinen Pankreasadenom durch fermentativen Abbau. Die weitere Metastasierung erfolgt auf dem Blutwege in die Leber
und in die großen Fettlager wie das subcutane Fettgewebe, das pararticuläre Fettgewebe und das Fettmark. Da das Geschwulstgewebe Lipase sezerniert, erzeugt es ausgedehnte Fettgewebsnekrosen. Das
klinische Krankheitsbild ist durch die Trias Polyarthritis, Panniculitis im Sinne eines Weber-Christian-
Syndroms und Bluteosinophilie gekennzeichnet.

Die *Knochenmetastasen des Hypernephroms*, des *Dickdarmcarcinoms* und des *Melanoms*
sind auch vorwiegend osteolytischer Natur (Abb. 347).

Nach einer Zusammenstellung von SELBY u. Mitarb. sind in 49% der *Melanome* Knochenmetastasen autoptisch nachzuweisen, während sie *röntgenologisch* in wesentlich geringerer Zahl erkennbar
sind. Am häufigsten kommen sie in den platten Knochen, also in den Rippen, dem Schädel und im
Beckenskelet vor. Das Periost ist meist nicht beteiligt. Die Weichteile sind in etwa der Hälfte der Metastasen mit betroffen. Eine entsprechende Ausdehnung führt zu pathologischen Frakturen. Lungen-
und Lebermetastasen sind häufig (in mehr als 60% der Fälle), doch kann auch jedes andere Organ
betroffen sein.

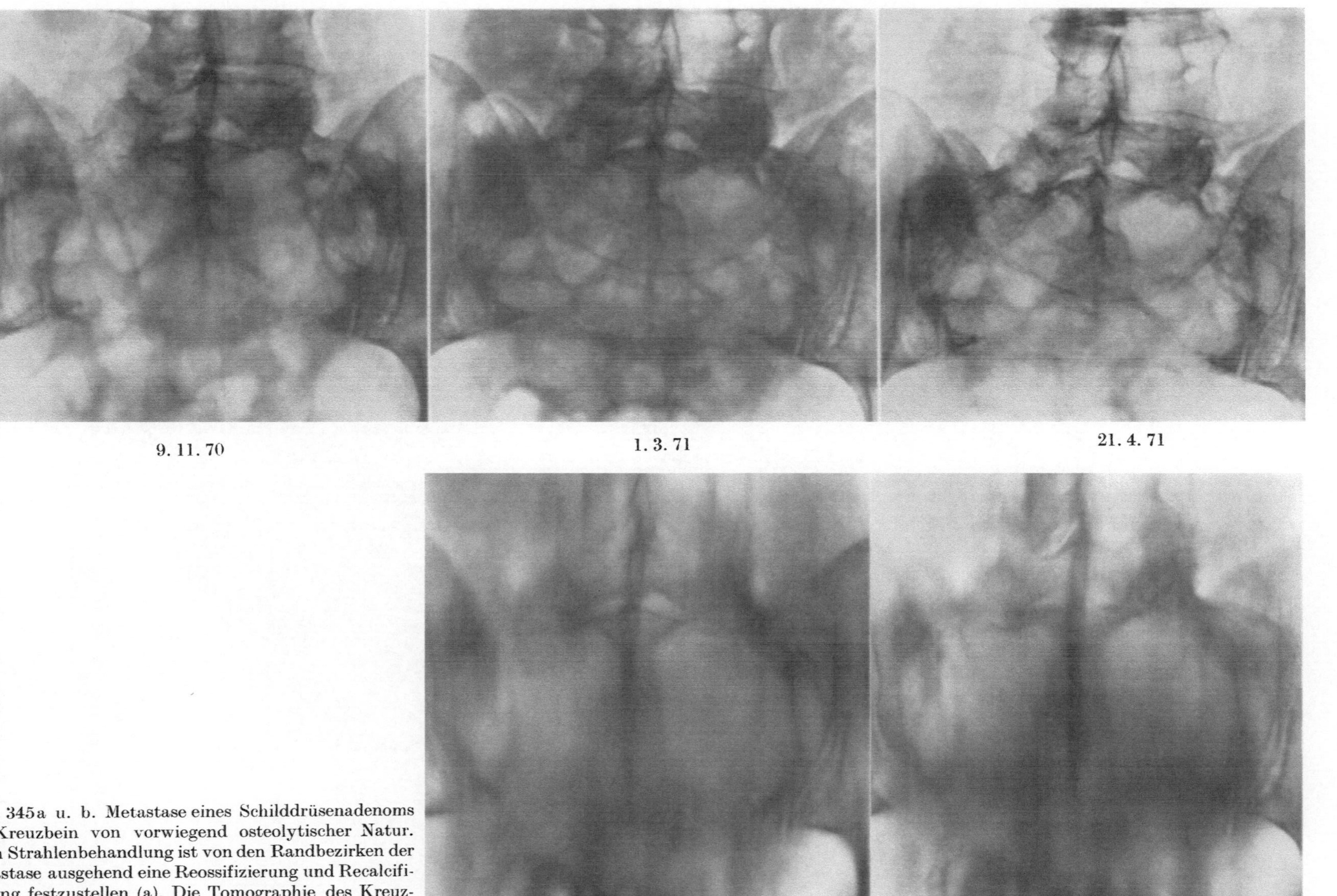

Abb. 345a u. b. Metastase eines Schilddrüsenadenoms im Kreuzbein von vorwiegend osteolytischer Natur. Nach Strahlenbehandlung ist von den Randbezirken der Metastase ausgehend eine Reossifizierung und Recalcifizierung festzustellen (a). Die Tomographie des Kreuzbeines zeigt den Defekt und die völlige Auslöschung der Strukturen deutlicher (b). 67jähriger Mann

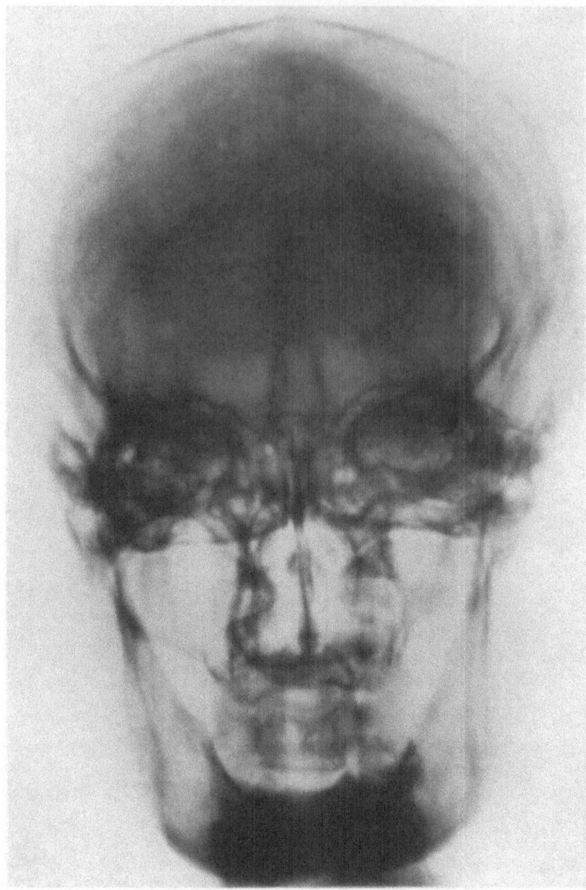

a

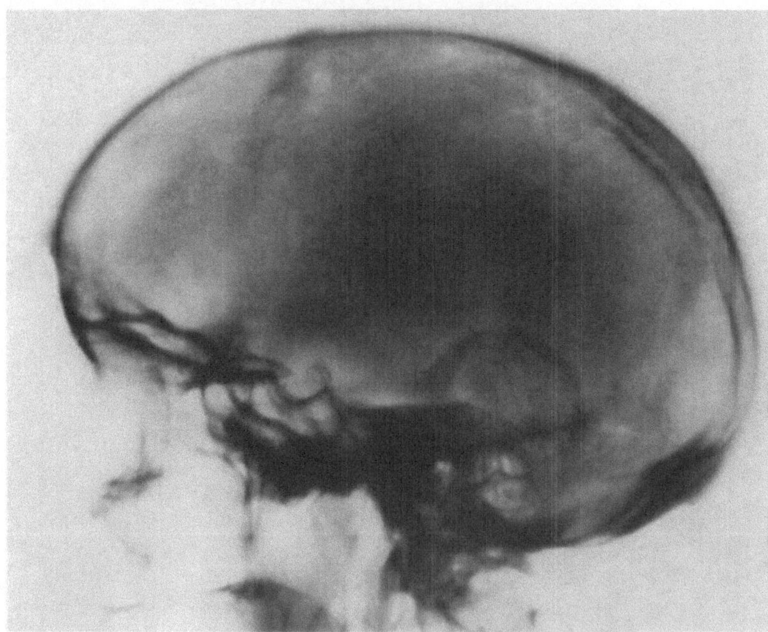

b

Abb. 346a u. b. Sehr diskrete, kleine Defekte im Stirn- und Scheitelbeinbereich des Schädelknochens bei Schilddrüsen-Carcinom. 59jähriger Mann

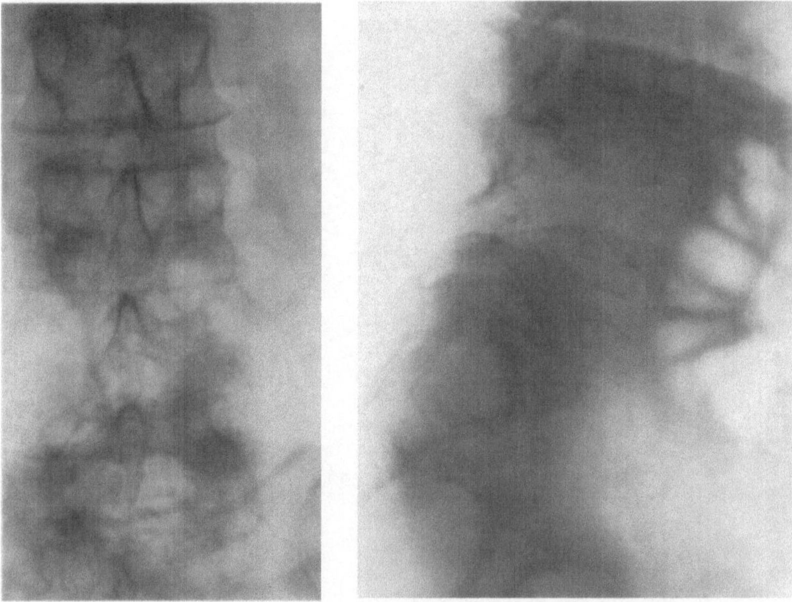

Abb. 347. Metastase eines Hypernephrom osteolytischer Natur im Bereich der unteren Lendenwirbelsäule. Der 4. und z.T. 5. LWK sind zerstört. 72jähriger Mann

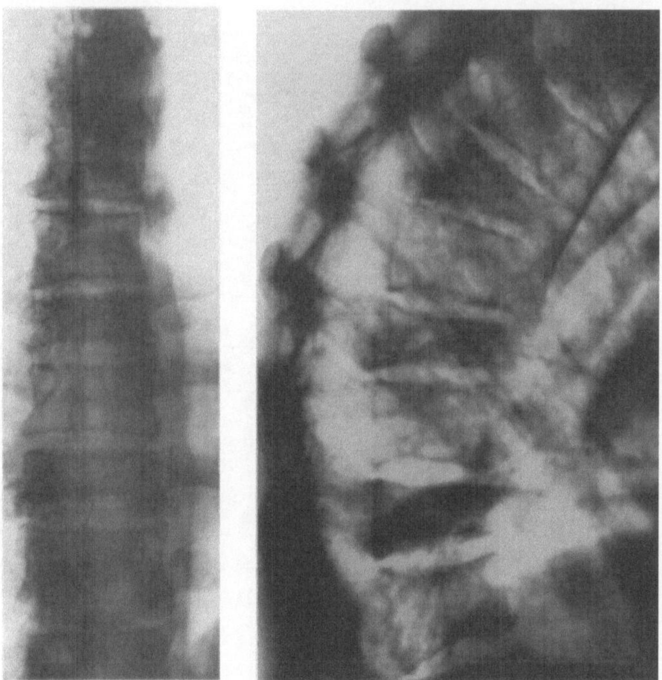

Abb. 348. Gemischte osteolytisch-osteosklerotische Metastasen eines Magen-Carcinoms im Bereich der Brustwirbelsäule mit zahlreichen pathologischen Frakturen und vollständiger Zusammensinterung einiger Wirbel. 68jähriger Mann

Die *metastatischen Geschwülste des Magencarcinoms*, des *Harnblasencarcinoms*, des *Uteruscarcinoms* und des *Ovarialcarcinoms* können neben der *osteolytischen Komponente* auch eine *Osteosklerose* zeigen, die zu einem marmorierten Aussehen der Zerstörung im Röntgenbild führt (Abb. 348). Am häufigsten treten diese Metastasen in den spongiö-

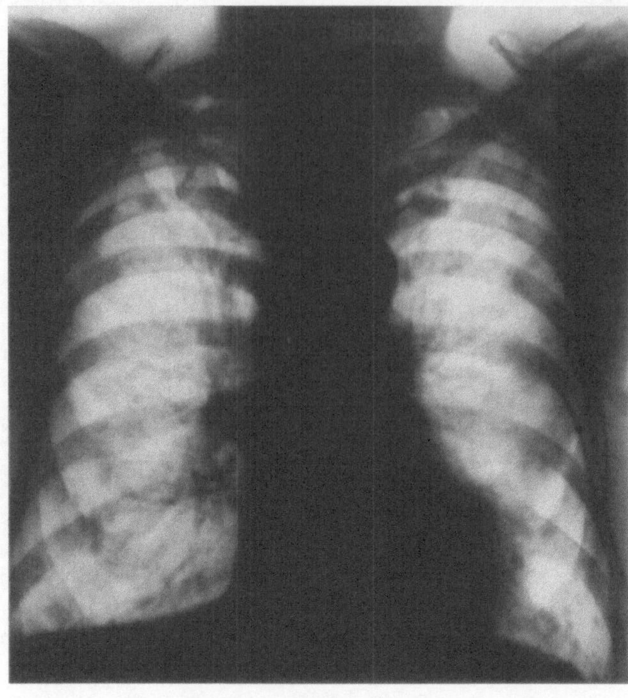

a

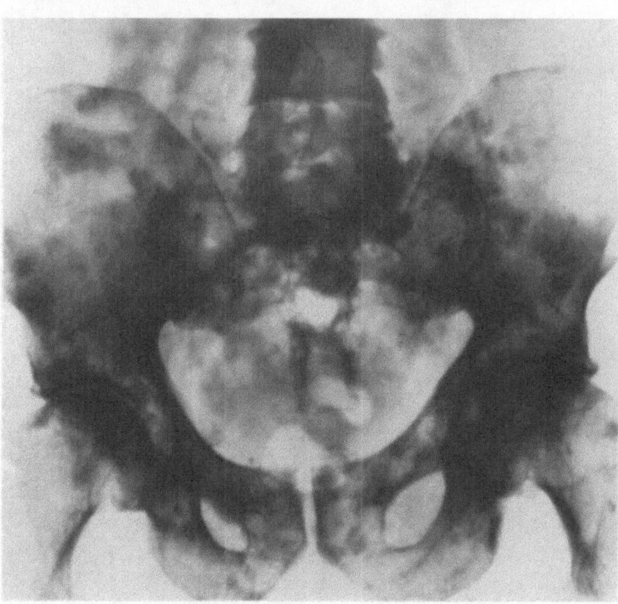

b

Abb. 349 a u. b. Vorwiegend osteosklerotische Metastasen eines Prostata-Carcinoms, die zu einem fleckigen, marmorierten Aussehen der Rippen (a), und zu gesprenkelten Verdichtungen im Beckenskelet geführt haben (b). 64jähriger Mann

sen Knochenbezirken auf, doch sind auch Lokalisationen in der Diaphysencompacta nicht allzu selten. Die Metastasen des Harnblasencarcinoms sind zu etwa 60% im Beckenknochen lokalisiert (FLETCHER) und häufig ist ein direktes Überwachsen des Tumors auf den Beckenknochen, insbesondere das Scham- und Sitzbein, festzustellen. Ferner ist eine Ausbreitung über die Lymphbahnen beobachtet worden, so daß *ganz eigen-*

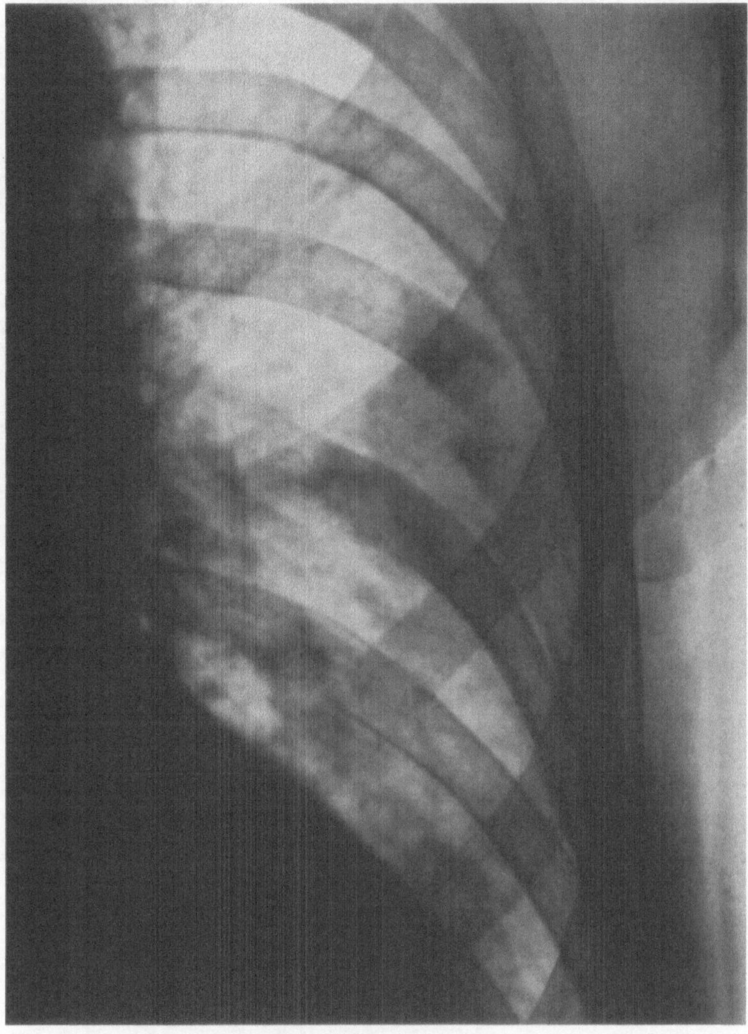

Abb. 350. Osteolytische Metastase eines Prostata-Carcinoms in der 8. Rippe links lateral, die zu einer pathologischen Fraktur der Rippe geführt hat. Die Osteolyse ist als breiter Defekt erkennbar, die Tumormetastase
erscheint als massiver Weichteilschatten. 60jähriger Mann

artige Formationen im Knochen entstehen. Über stark osteosklerotische Prozesse von Harn-
blasencarcinomen hat PHILLIPS berichtet. Die Geschwülste im Knochen wurden noch vor
der klinischen Entdeckung des Primärtumors gefunden.

Die *metastatischen Geschwülste des Prostatacarcinoms* sind vorwiegend *osteosklerotischer*
Natur, doch kommen auch osteolytische Herde vor (Abb. 349, 350). Das Auftreten der
sauren Serumphosphatase beim Prostatacarcinom ist richtungsweisend und häufig von
differential-diagnostischer Bedeutung gegenüber dem Morbus Paget (bei dieser Erkrankung
ist die alkalische Phosphatase erhöht). So kann das Prostatacarcinom bei vielen Kranken
zuerst an der Art der Metastasierung erkannt werden. Die cytostatische Therapie des
Prostatacarcinoms führt zu einer erheblichen Verstärkung der sklerotischen Vorgänge
im Knochen. Selbst größere osteolytische Metastasen können eine massive Verkalkung
oder Verknöcherung erfahren (Abb. 351). So verläuft die Erkrankung über Jahre, und erst
im Endstadium herrscht schließlich die Osteolyse vor.

Die *metastatischen Geschwülste der Sarkome* sind rein osteolytischer Natur und im allgemeinen scharf gegen den gesunden Knochen abgegrenzt (Abb. 352). Das infiltrierende

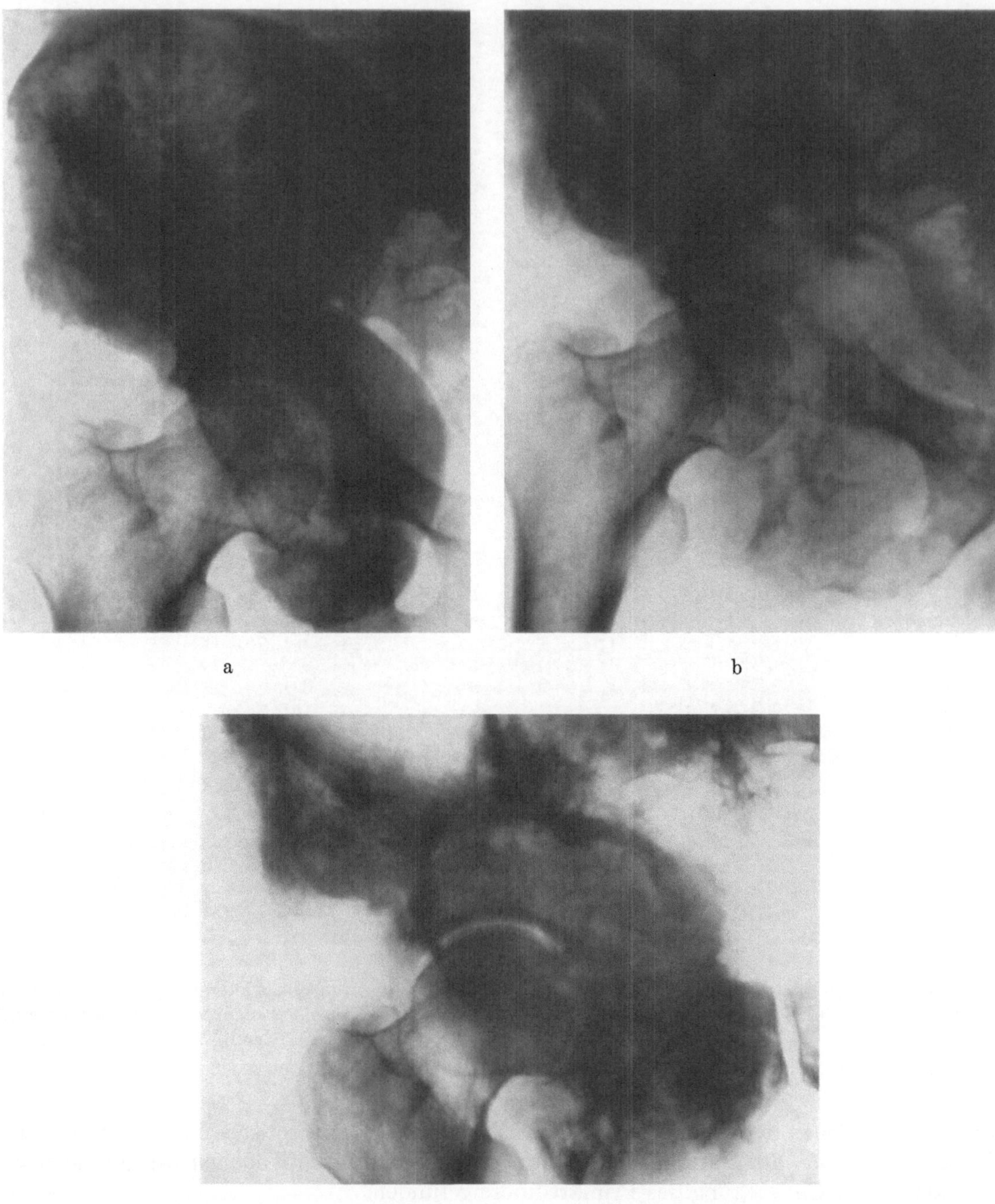

Abb. 351a—c. Verlaufsbeobachtung einer ungewöhnlichen osteosklerotischen Metastasierung eines Prostata-Carcinoms in die rechte Beckenschaufel und die Knochen der Hüftpfanne rechts, die hierdurch eine monströse Verdickung erfahren hat (a). Im Laufe der weiteren Beobachtung wird die Sklerose durch eine starke Osteolyse abgelöst (b), die nach Gabe gegengeschlechtlichen Hormons erneut eine osteosklerotische Komponente der Metastase erkennen läßt (c). 66jähriger Mann

Wachstum der Ewing-Sarkome macht eine Ausnahme. Das sehr bösartige primär-osteogene Sarkom breitet sich metastatisch über die Lunge in andere Organe aus und läßt die übrigen Knochen meist unberührt. Unter den primären Knochengeschwülsten setzt dagegen der Ewing-Tumor frühzeitig Metastasen in das Skelet. Die multiple Metastasierung des *Plasmocytoms* ist so charakteristisch, daß eine differentialdiagnostische Abgrenzung gegenüber anderen Metastasen kaum Schwierigkeiten bereitet (s. S. I,515).

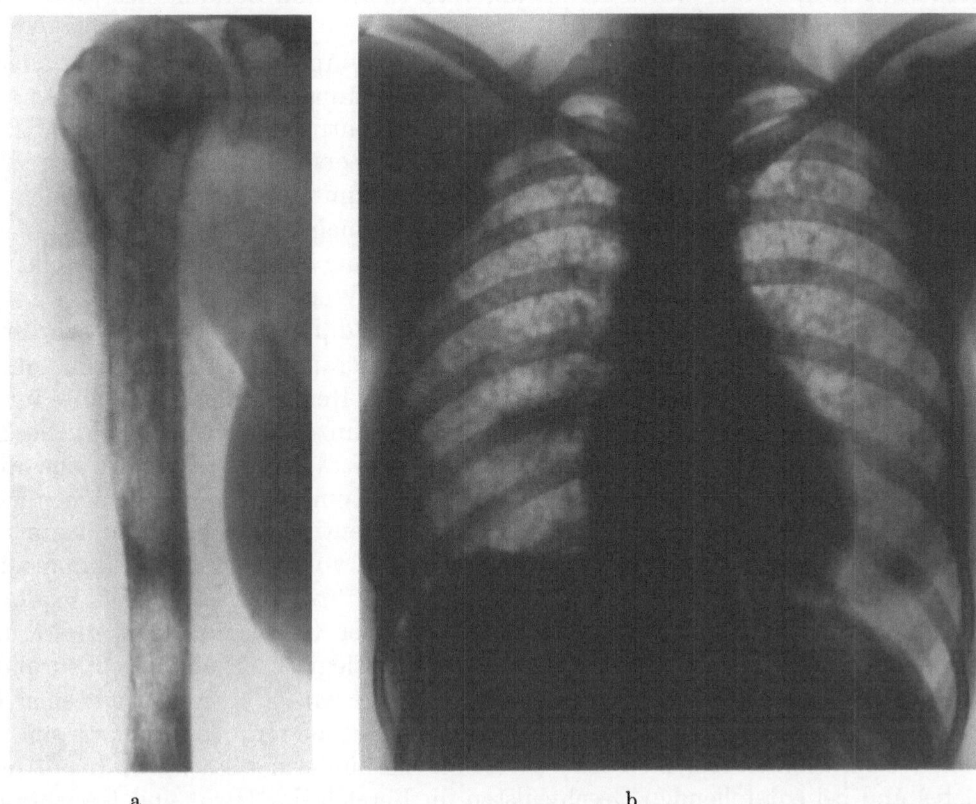

a   b

Abb. 352a u. b. Ausgeprägte Metastasierung osteolytischer Natur im rechten Humerus bei einem Sarkom der Mamma (a), das auch sehr rasch eine diffuse Metastasierung in die Lunge gesetzt hat (b). Die Osteolysen sind relativ scharf konturiert. Im proximalen Anteil des Humerus Periostreaktionen und Spiculabildung. Sehr rascher, bösartiger Verlauf. 33jährige Frau

Die *Verlaufsbeobachtung* osteolytischer, osteosklerotischer oder gemischtförmiger Metastasen im Skelet zeigt so mannigfaltige morphologische Veränderungen, daß die Zuordnung der Metastase zum Primärtumor häufig recht schwierig ist. Dies wird besonders durch den Wechsel der Erscheinungsformen während des Krankheitsablaufes und durch therapeutische Maßnahmen bedingt. Die genannten Beispiele können nicht mehr als nur eine Richtlinie darstellen, die die *sorgfältige Durchuntersuchung des Gesamtorganismus nach einem Primärtumor* zur Klärung des Krankheitsbildes nicht ersetzen kann!

Die *klinischen Symptome* sind meist uncharakteristisch und vom Sitz der Tochtergeschwulst abhängig. Als Frühsymptom einer Metastasierung werden unbestimmte „rheumatische Beschwerden" und eine erhöhte Blutsenkungsgeschwindigkeit genannt. Der zerstörende Knochenprozeß hat eine Erhöhung der alkalischen Phosphatase zur Folge. Eine Ausnahme bildet das Prostatacarcinom, bei dem die saure Phosphatase erhöht ist. Weiterhin kann die Elektrophorese zur Klärung eines Knochenprozesses beitragen. Bei Verdacht auf die Metastasierung eines Schilddrüsenadenoms oder -carcinoms sollte der Radiojodtest und die Szintigraphie der verdächtigen Knochenpartie (bei Speicherung des Radiojods in der Metastase) vorgesehen werden. Auf das klinische Bild des „carcinomatösen Pseudohyperparathyreoidismus" hat UEHLINGER aufmerksam gemacht. Die ausgedehnte Metastasierung einer Geschwulst in das Skelet kann mit Hypercalcämie, Hypophosphatämie und einer Nephrocalcinose einhergehen. Das histologische Bild kann in solchen Fällen eine größere Zahl ossärer Riesenzellgranulome bei intakten Epithelkörperchen aufdecken. Die Veränderungen können so hochgradig sein, daß ein primärer Hyperparathyreoidismus

35*

vorgetäuscht wird. Insbesondere beim Mammacarcinom sind Befunde des „Pseudohyperparathyreoidismus" bekannt.

Starke rheumatische Beschwerden, Neuralgien, symptomatischer Ischias oder Lumbago sollten auch dann, wenn die Röntgenuntersuchung des Skeletes einen negativen Befund aufweist, ernst genommen werden und zu Kontrolluntersuchungen Anlaß geben. Die „osteoneutrale Metastase" wird erst spät zu Zerstörungen oder reaktiven Sklerosen des Knochens Anlaß geben. Im Anfangsstadium der Erkrankung fehlen häufig Allgemeinsymptome wie eine sekundäre Anämie, allgemeine Müdigkeit und Abgeschlagenheit. In solchen Fällen ist die cytologische Untersuchung des Knochenmarkpunktates aus dem Sternum oder dem Beckenknochen von großem Wert.

Die *Prognose* einer metastatischen Geschwulstbildung im Skelet ist sehr schlecht. Durch die in den letzten Jahren eingeführte Chemotherapie und Hormonbehandlung einzelner Geschwülste sind wesentliche Besserungen und Remissionen über Jahre und Jahrzehnte bekannt geworden. Es ist daher in jedem Einzelfalle erforderlich, die Primärgeschwulst richtig zu erkennen. Das *Auftreten pathologischer Frakturen* kann eine operative Maßnahme, z.B. eine Marknagelung erfordern. Die Kombination der Knochenbruchversorgung mit einer cytostatischen oder strahlentherapeutischen Maßnahme kann zu einer Besserung des Lokalbefundes führen. Zur Verhütung von Querschnittslähmungen sollte bei pathologischen Wirbelfrakturen immer eine *palliative, lokale Strahlenbehandlung* eingesetzt werden. Es sind eine schnelle Linderung der Schmerzen, eine Besserung des Allgemeinbefindens und eine nach Wochen röntgenologisch erkennbare Konsolidierung des zerstörten Knochens beschrieben worden. Die eigenen Erfahrungen mit einer lokalen Bestrahlung als Palliativbehandlung des metastatischen Knochentumors sind ausgezeichnet. Remissionen über mehrere Jahre, eine Verhinderung statischer Insuffizienz des Skeletes und bei entstellenden Geschwülsten im Bereich des Hirn- und Gesichtsschädels auch kosmetische Erfolge sollten in jedem Falle zu einer ernsten Prüfung der noch möglichen und sinnvollen therapeutischen Maßnahmen Anlaß geben.

b) Metastatische Geschwülste bei Lymphoblastomen

(Lymphogranulomatose — Hodgkinsche Krankheit, Lymphosarkom, follikuläres Lymphoblastom)

Die Erkrankung des Knochens erfolgt in erster Linie über eine metastatische Ausbreitung der Lymphoblastome in das Markgewebe auf dem Blutwege oder durch direktes Übergreifen der Erkrankung von der Nachbarschaft aus. Die hämatogene Aussaat führt zu den schwersten Veränderungen und einer relativ raschen Zerstörung des Knochens. Sie geht meist mit septischem Fieber und einer Leukopenie sowie Anämie und allgemeinem Verfall einher. Die Serumphosphatase ist als unspezifischer Ausdruck der Mitbeteiligung des Knochens erhöht. Eine Differenzierung und sichere Diagnose des metastatischen Knochentumors ist nur durch die histologische Untersuchung von Biopsiematerial möglich.

Die hämatogene Ausbreitung der Lymphoblastome kann in jeden Knochen erfolgen, doch sind die spongiösen Knochen, die platten Knochen und die proximalen Enden der langen Röhrenknochen am häufigsten befallen.

α) Die Lymphogranulomatose des Knochens

Nicht selten findet sich bei der Lymphogranulomatose eine Mitbeteiligung des Skeletsystems. Nach dem *histologischen Bild* können verschiedene Formen der Lymphogranulomatose unterschieden werden. Die *sarkomatöse Spielart* (Hodgkinsches Sarkom) breitet sich sehr rasch aus und führt bei einer Metastasierung zu schweren Knochenzerstörungen. Das *Granulom* und das *Paragranulom* lassen unterschiedliche Verlaufsformen erkennen. Nach dem klinischen Ablauf der Lymphogranulomatose kann eine *primär chronische Form* und eine *akute Form* unterschieden werden. Die akute Form der Lymphogranulomatose läßt Knochenveränderungen vermissen. Bei der chronischen Verlaufsform treten sie da-

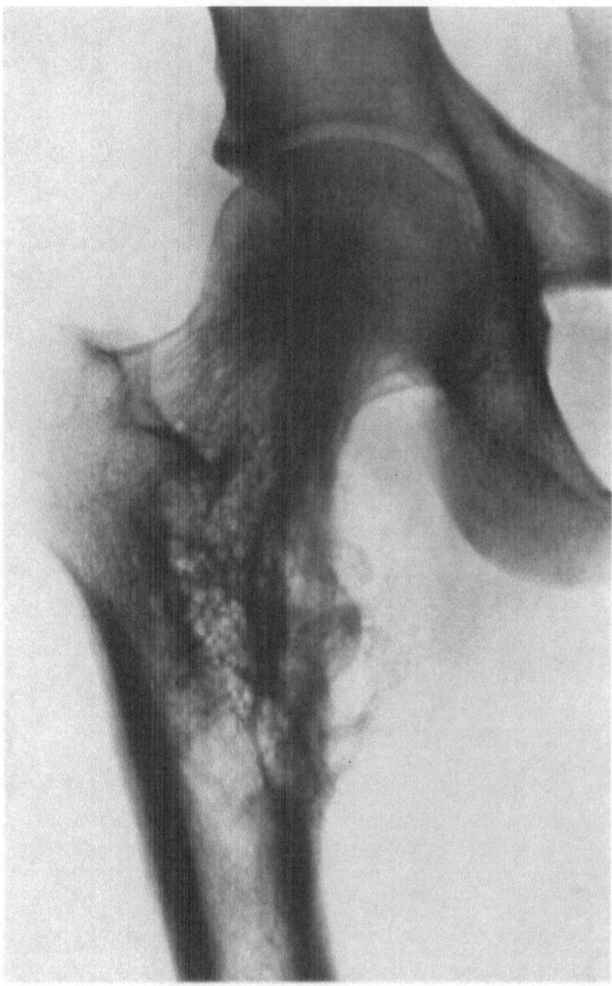

Abb. 353. Knochenmetastase im Bereich des proximalen Femur bei Lymphogranulomatose. Osteolyse, reaktive Sklerose sowie die Spiculabildung im Bereich des Trochanter minor sind deutlich erkennbar. 28jähriger Mann

gegen häufiger in Erscheinung und sind röntgenologisch nachweisbar. Der Verlauf des Paragranuloms ist meist benigne.

Es sind zwei Formen der metastatischen Knochentumoren bei der Lymphogranulomatose bekannt geworden: eine *osteolytische* und eine *osteosklerotische* Form. Der Geschwindigkeit des Wachstums der lymphogranulomatösen Metastasen entsprechend werden vorwiegend Osteolysen oder ein Knochenanbau, in seltenen Fällen deutliche reaktiv-proliferative Prozesse in Form von Sklerosen zu finden sein. Kommt z. B. nach Röntgenbestrahlung der Destruktionsprozeß zum Stillstand, so kann sich schon kurze Zeit später im ehemals osteolytischen Bereich eine Sklerose ausbilden.

Die Knochenlymphogranulomatose beginnt als Metastasierung des primären Lymphoblastoms in den Knochen und wird zunächst infiltrierend den Markraum durchwachsen. In den ersten Stadien sind Befunde beschrieben worden, die einer *Osteoporose* sehr ähnlich sind. Die primäre Entstehung der Lymphogranulomatose im Knochen selbst ist unwahrscheinlich. Erst wesentlich später wird eine *Zerstörung des Knochens* durch Wachstum des Granulationsgewebes im Markraum und als Folge einer langsam fortschreitenden Drucknekrose erkennbar werden. So bleiben zahlreiche Knochenherde während des Lebens unerkannt. Im weiteren Verlauf führt die Osteolyse zur Zerstörung der äußeren Form des Knochens.

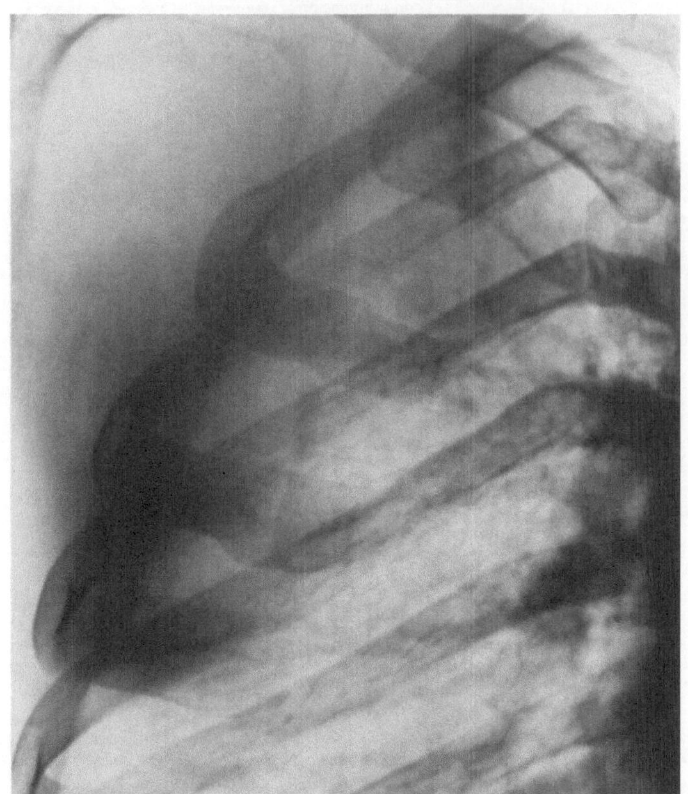

Abb. 354a

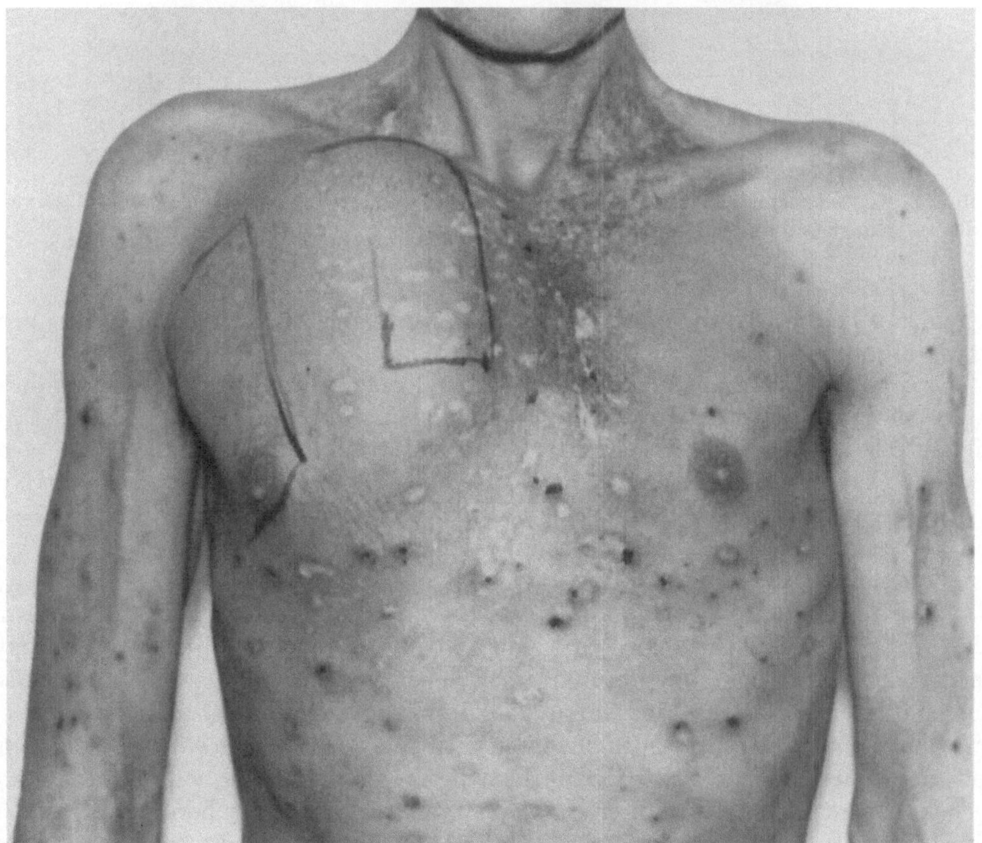

Abb. 354b

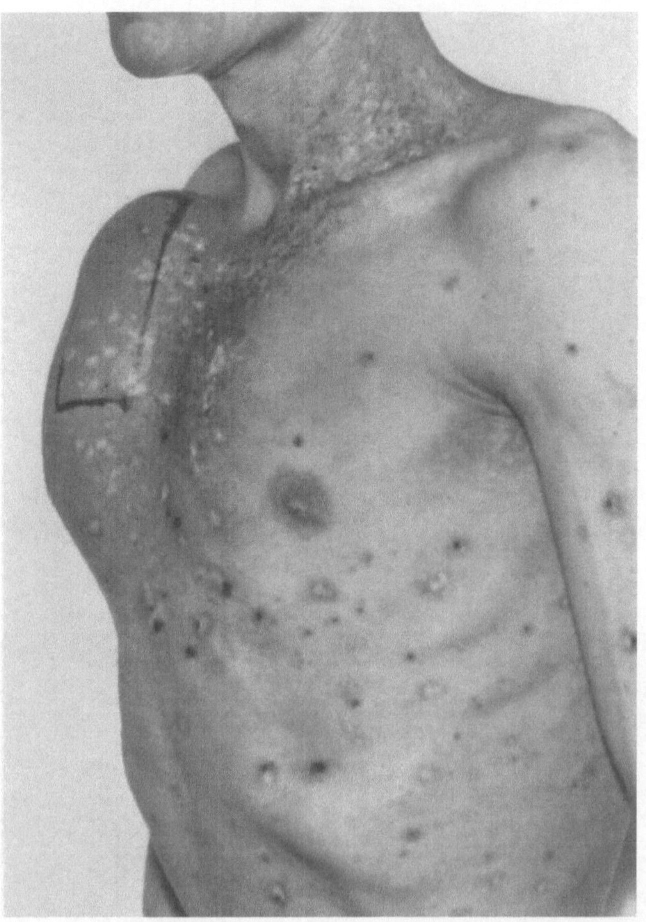

Abb. 354a—c. Ausgedehnte tumoröse Durchwachsung der Thoraxwand rechts mit deutlicher Sklerose der beteiligten Rippen bei einem metastatischen Tumor einer Lymphogranulomatose (a). Starke Hautinfiltration mit Efflorescenzen am gesamten Rumpf (b und c). Die Vorwölbung der rechten Thoraxwand durch den Tumor ist deutlich sichtbar. 41jähriger Mann

Erfolgt die Metastasierung in die subperiostalen Knochenabschnitte, so kann es zu einer Abhebung des Periostes mit starker reaktiver Knochenneubildung kommen. Das Röntgenbild erinnert dann hin und wieder an ein Sarkom (Abb. 353), da sich in der Nachbarschaft der Metastase Knochenappositionen und den Spiculae ähnliche Formationen entwickeln. Die per continuitatem auf den Knochen übergreifenden lymphogranulomatösen Prozesse induzieren neben einer Zerstörung auch reaktive Sklerosen. Am häufigsten sind solche Knochenveränderungen im Bereich der Wirbelsäule, des Beckens, am Thorax und Brustbein zu beobachten (Abb. 354).

Nach den *morphologischen Veränderungen im Röntgenbild* können fünf Formen der Knochenlymphogranulomatose unterschieden werden (VOGT):

1. die diffuse osteolytische Form;
2. die cystenähnliche Form mit Sklerose der Cystenränder;
3. die periostale Form mit Abhebung einer periostalen Schale;
4. eine diffuse, milchglasähnliche Form der osteosklerotischen Lymphogranulomatose;
5. die sklerosierende Bälkchenform ohne scharfe Begrenzung der Herde.

Es sind auch Mischformen beschrieben worden (Abb. 355).

Die herdförmigen, scharf begrenzten Metastasen der Lymphogranulomatose sollen nach VOGT u. a. bei solchen Kranken vorkommen, die eine chronische Verlaufsform zeigen.

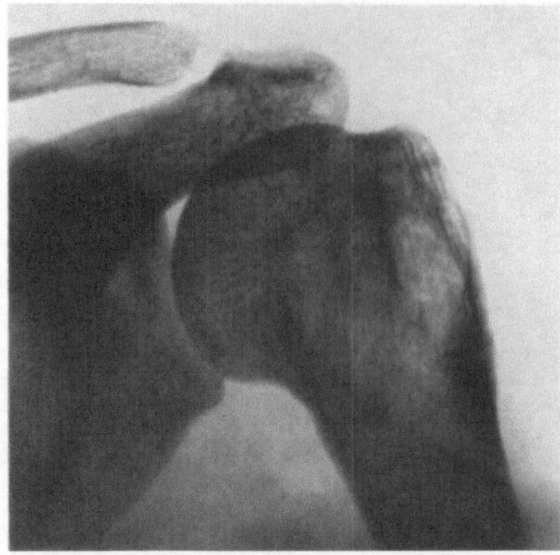

Abb. 355a

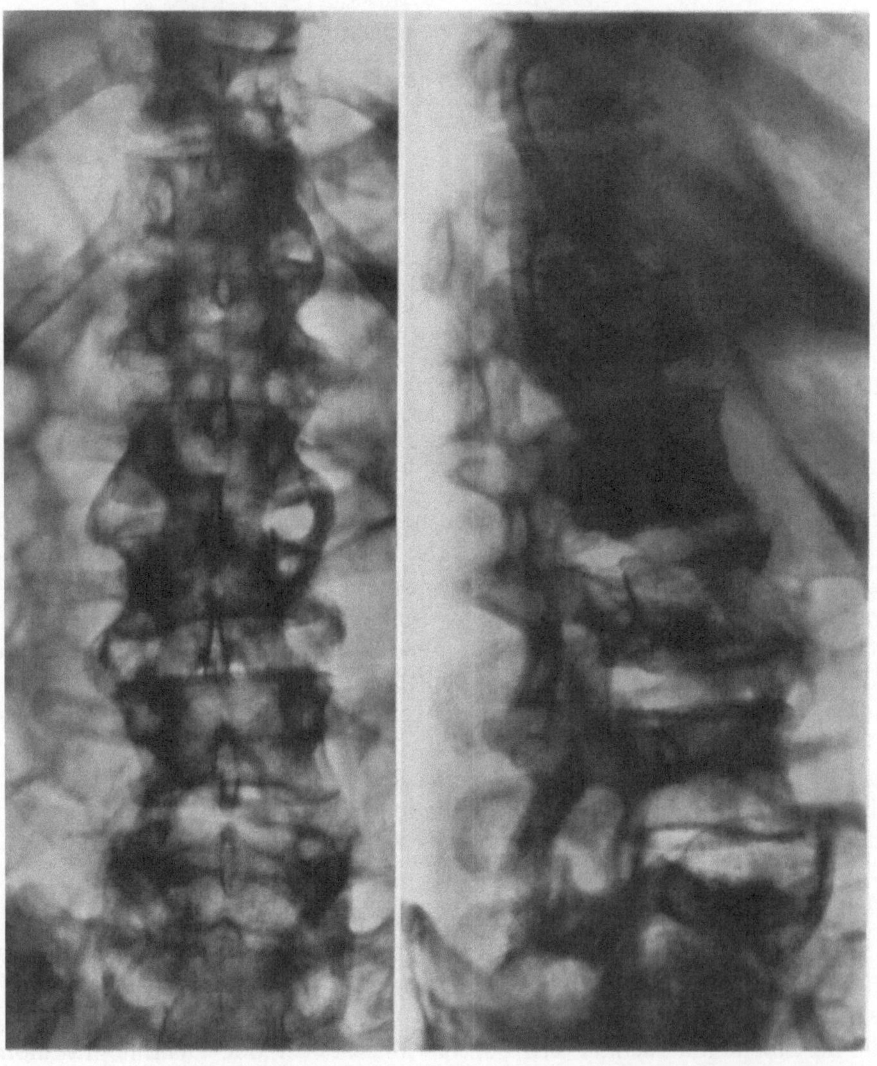

Abb. 355b

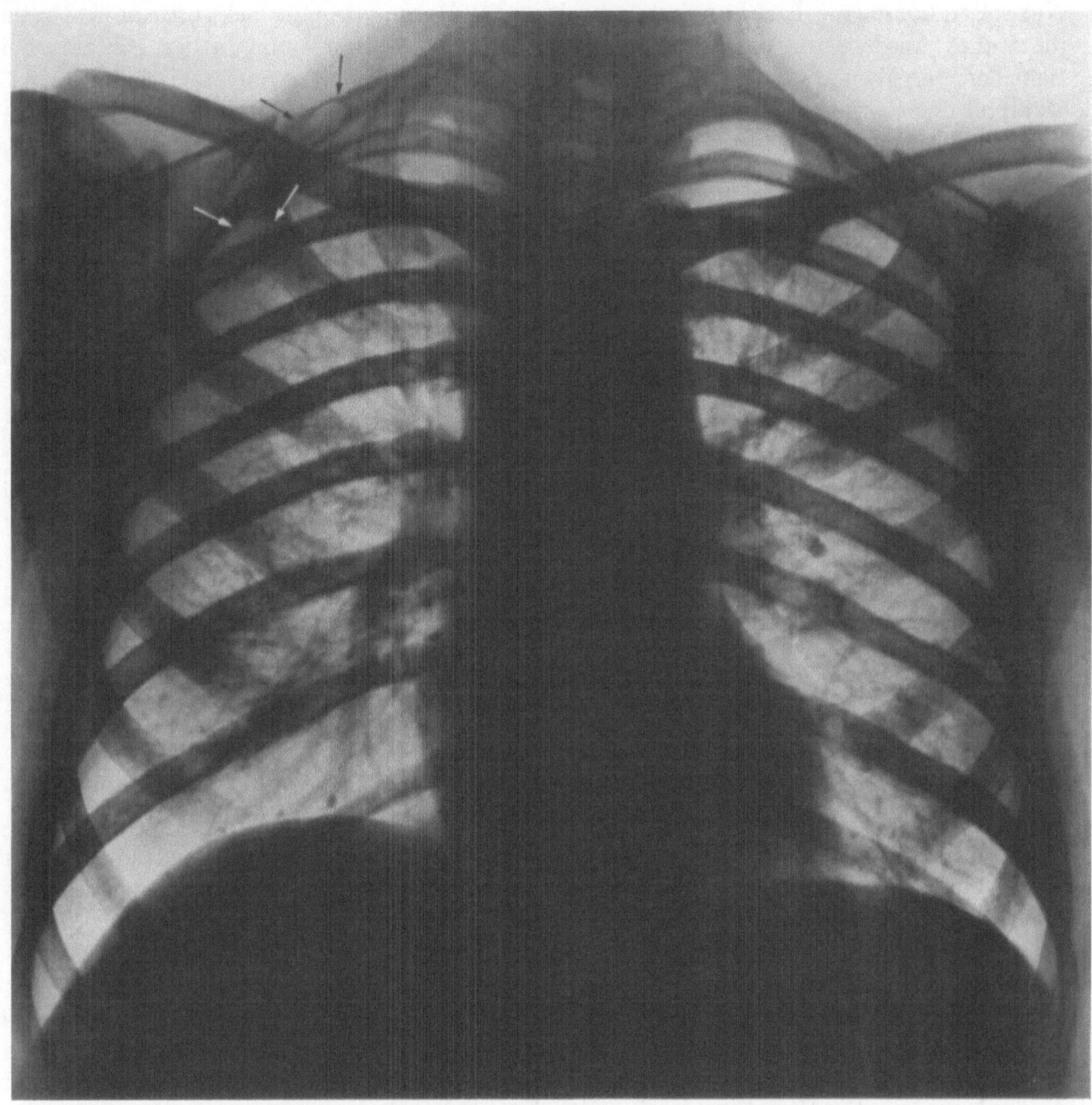

c

Abb. 355a—c. Ausgedehnte Skeletmetastasierung osteolytischer und osteosklerotischer Natur. Osteolyse in der proximalen Metaphyse des linken Humerus (a). In der LWS haben osteolytische Metastasen zu pathologischen Frakturen geführt (b), doch finden sich daneben reaktive Sklerosen und breite brückenförmige spondylotische Randappositionen. Ausbreitung des lymphogranulomatösen Tumors in die paraortalen Lymphknoten und die Muskulatur. In der 2. Rippe rechts osteolytische Metastasen (c) des primär im Mediastinum entwickelten Morbus Hodgkin. 27jähriger Mann

Es bilden sich oft Sklerosen aus. Die Geschwindigkeit des Wachstums der Metastase, also die biologischen Faktoren der Geschwulst selbst, dürften entscheidend wichtig sein für die Ausbildung einer Osteolyse bzw. einer Osteosklerose. Pathologisch-anatomisch finden sich Reaktionen der Knochenbälkchen im Sinne einer Sklerose, so daß die eigentümlichen Neubildungen des Knochens in der Nachbarschaft der lymphogranulomatösen Metastasen durchaus verständlich sind.

Bei diffusem, infiltrierendem Wachstum des Geschwulstgewebes im Markraum des Knochens sind die Konturen nicht klar abzugrenzen, da die erkrankten Knochenbezirke ohne eine röntgenologisch erkennbare Grenze in den gesunden Knochen übergehen. Auch die Kontur osteolytischer Herde ist unregelmäßig, und der Knochen sieht wie zernagt aus. Nur selten kommen scharf begrenzte umschriebene Herde vor. Oft deckt erst die Autopsie die wahre Ausdehnung der Knochenmetastasen auf. Untersuchungen des Skeletes bei Sektionen ergaben, daß der Knochen in 40—65% der Erkrankungen mitbeteiligt ist, während der röntgenologische Nachweis nur in 15—20% dieser Fälle möglich war. Nach der Lokalisation der metastatischen Herde im Skelet ist die Wirbelsäule am häufigsten betroffen, es folgen der Beckenknochen, das Brustbein, Rippen, Femur, Fibula, Scapula, Humerus und die Extremitätenknochen. Die Lokalisation der Lymphogranulomatose im Schädelknochen führt zu Verdickungen der Kalotte (LEGER, PINEAU und ANDRIEUX).

Unter 231 Krankheitsfällen haben WELLENS und JANSEN 37mal eine Knochenbeteiligung gefunden, und zwar sowohl eine hämatogene Aussaat als auch ein Übergreifen der Erkrankung per continuitatem auf den Knochen, besonders auf die Wirbelsäule. Im Wirbelkörper ist die Sklerose relativ deutlich und in manchen Fällen wurde von der „Marmorknochenform" beim Hodgkin gesprochen. Bei Erkrankung der Wirbelsäule können neben dem Wirbelkörper auch die Wirbelbögen, die Gelenkfortsätze und die Querfortsätze befallen sein. Das Einwachsen lymphogranulomatösen Gewebes per continuitatem in den Wirbelkanal ist nicht allzu selten. Über das hintere Längsband werden auch die Rückenmarkshäute mit ergriffen. Hierdurch kommt es zu Wurzelschmerzen, Lähmungserscheinungen, spastischen Paraplegien und kompletten Querschnittslähmungen. Über eine solche Symptomatik bei Zerstörung des 7. Brustwirbelkörpers haben FRIEDMANN und KLEINSASSER berichtet. Bei dem operativen Eingriff fanden sich beiderseits paravertebral Tumormassen, die bis in den Wirbelkanal hineinreichten und das Rückenmark komprimierten. Histologisch handelte es sich um die maligne Form der Lymphogranulomatose.

Als weitere häufige Lokalisation wird das Sternum genannt (BERSANI), auf das die Geschwulst aus dem Mediastinum kommend in den Knochen einwachsen kann. Mit Ausnahme des Femur werden die Röhrenknochen von Metastasen der Lymphogranulomatose selten befallen. Die Herde sind in den Epiphysen, seltener in der Metaphyse und kaum in der Diaphyse der Röhrenknochen lokalisiert. Die Krankheitsdauer der in das Skelet metastasierenden Lymphogranulomatose wird zwischen 2—10 Jahren angegeben.

Aus dem Röntgenbild allein kann die Diagnose einer Knochenlymphogranulomatose nicht gestellt werden. Nur nach Kenntnis des Krankheitsbildes oder mit Hilfe einer Probeexcision kann der Befund eingeordnet werden. Da jeder Abschnitt des Skeletes nach einer hämatogenen Ausbreitung der Lymphogranulomatose erkranken kann, sollte bei entsprechenden Symptomen immer an eine Knochenbeteiligung gedacht werden. Das *wichtigste klinische Symptom* der Knochenlymphogranulomatose ist eine *Anämie*. Die *Leukocytenwerte* wechseln, einmal im Sinne einer Leukopenie, dann im Sinne einer Leukocytose. Die Erhöhung der alkalischen Serumphosphatase ist nicht selten zu finden. Das *Alter der Kranken*, die an einer Lymphogranulomatose des Knochens leiden, schwankt zwischen 30 und 50 Jahren, liegt also vor dem Krankheitsalter der Lymphosarkomatose. Es sind Veränderungen des Knochens nach 20jähriger Erkrankung an Lymphogranulomatose bekannt geworden. Das *Überwiegen eines Geschlechtes* konnte nicht festgestellt werden.

Die *röntgenologische Differentialdiagnose* sollte eine Knochentuberkulose, ein osteogenes Sarkom, Riesenzelltumoren, Tumormetastasen und bei multizentrischer Entstehung das Plasmocytom ausschließen. Ferner sind differentialdiagnostisch der Paget und die Lues zu diskutieren. Die Zerstörung eines Wirbelkörpers wird bei fehlendem Senkungsabsceß und sehr ausgedehnten Knochenveränderungen eher an eine Lymphogranulomatose als an eine Tuberkulose denken lassen, wenn die Grundkrankheit bekannt ist. Die periostale Form der Knochenlymphogranulomatose kann zu Spiculabildungen führen, die differentialdiagnostisch Schwierigkeiten gegenüber den Knochensarkomen bereiten können. Die letzte Sicherheit der Diagnose läßt sich häufig nur histologisch erreichen.

Eine *Strahlenbehandlung* der Skeletmetastasen *ist sinnvoll*, da die Lymphogranulomatose sehr strahlenempfindlich ist, so daß gute Palliativergebnisse zu erwarten sind. Die Knochenherde erfahren eine Umwandlung von der osteolytischen in die osteosklerotische Form. Durch Reossifizierung des Knochens kann die alte Stabilität wiedererlangt werden, so daß insbesondere drohende Querschnittslähmungen verhütet werden. Neben der Strahlenbehandlung haben sich Cytostatica in Mehrfachkombination als wirksam erwiesen.

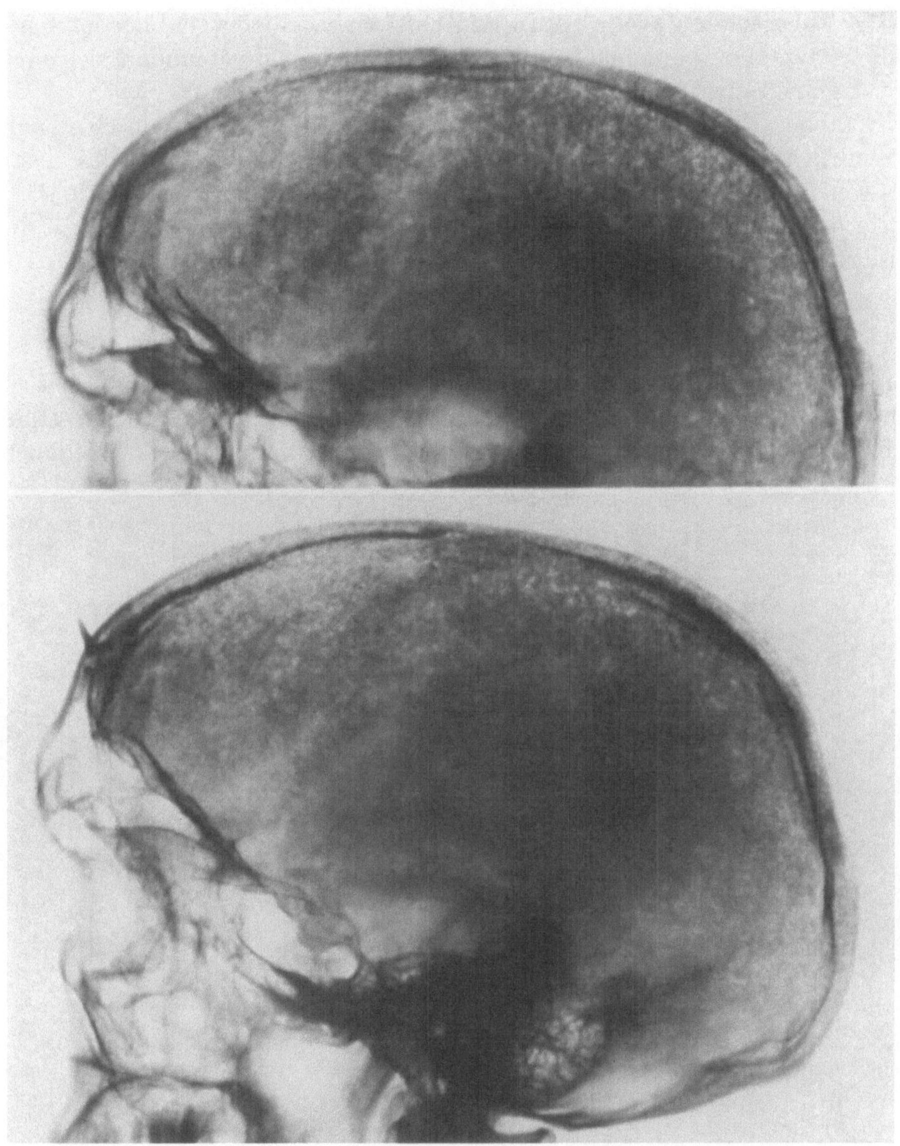

Abb. 356. Ausgedehnte feinfleckige osteolytische Herde vorwiegend im Schädeldach bei histologisch gesichertem Lymphosarkom. Vereinzelte umschriebene feinfleckig osteolytische Herde auch in anderen Skeletabschnitten. Nach lokaler Strahlenbehandlung insbesondere des Schädels deutliche Besserung, jedoch nur geringe Reossifizierung und Recalcifizierung des Knochens. — Die tastbaren Lymphknoten zeigten eine tumorähnliche Schwellung. Starke Beschleunigung der Blutsenkung. 2 Jahre nach Krankheitsbeginn Exitus. 37jähriger Mann

β) Das Lymphosarkom des Knochens

Diese relativ seltene Erkrankung des Skeletes betrifft in erster Linie den spongiösen Knochen. Es treten scharf konturierte, meist feinfleckige, diffus über das Skelet verteilte osteolytische Herde auf, die sich aus einer zunächst diffusen Atrophie entwickeln, welche primär als Osteoporose imponiert. Die wie „ausgestanzt" aussehenden feinen, dicht nebeneinanderliegenden Defekte sind im Schädelknochen (Abb. 356), der Wirbelsäule und im Beckenknochen zuerst und am deutlichsten röntgenologisch darstellbar. Im späteren Verlauf der Erkrankung können auch die Metaphysen der Röhrenknochen betroffen sein. Infolge zunehmender Osteolyse und Destruktion größerer Knochenbezirke treten Spontanfrakturen, vor allem der Wirbelsäule und der Extremitätenknochen, auf. Unter 121 Kran-

ken konnten D'ÁLO und POLVANI nur elfmal Knochendestruktionen röntgenologisch nachweisen. Die Wirbelsäule war am häufigsten befallen. Das Röntgenbild der Knochenherde
war dem der lymphogranulomatösen Herde sehr ähnlich, doch fanden sich nicht die sog.
pseudocystischen Formen der Metastasen.

Das Lymphosarkom befällt am häufigsten Menschen im Alter von 60—65 Jahren und
zeigt wesentlich weniger Knochenveränderungen. Die Lokalisation des destruierenden
metastatischen Tumors allein im Knochen ist ungewöhnlich (SCHICK und LADD). Die
Metastasierung des Lymphosarkoms erfolgt auch in die Lungen, die Nieren, die Milz und
generalisiert in die Lymphknoten.

c) Metastatische Geschwülste bei Neuroblastomen

Die metastatischen Neuroblastome kommen bei Kindern häufig vor. Im Erwachsenenalter sind sie selten zu finden. Die Zellen, aus denen die Neuroblastome stammen, entsprechen morphologisch den embryonalen Bildungszellen und den verschiedenen Entwick-

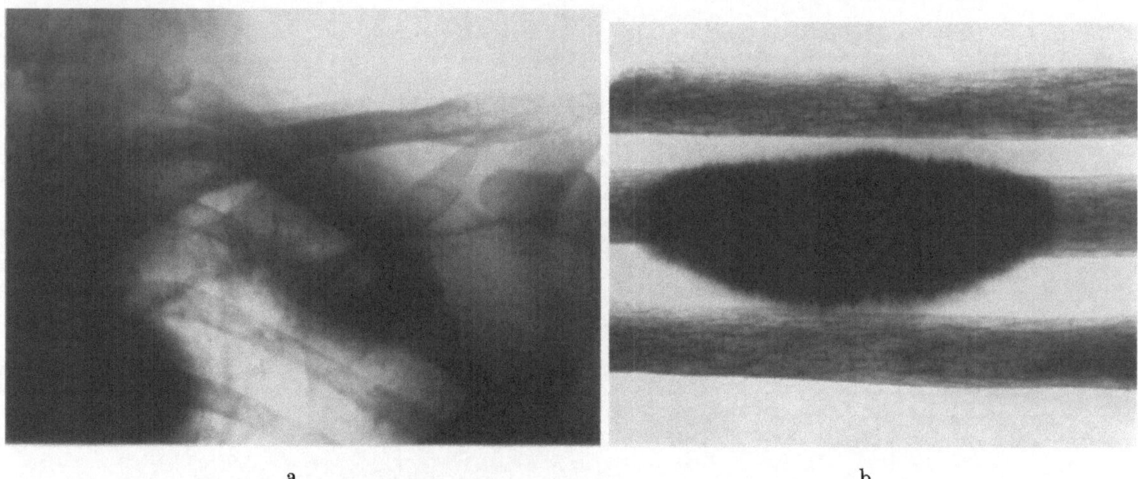

a   b

Abb. 357a u. b. Knochenmetastase bei Sympathogonium in der 3. Rippe links dorsal mit deutlicher Sklerose
und Spiculabildung (a). Die Röntgenaufnahme des Präparates der Rippen zeigt die Knochenapposition und
Spiculabildung deutlicher (b). 28jähriger Mann

lungsstadien der Ganglienzellen des Sympathicus. Dem Entwicklungsstadium entsprechend werden die Tumoren der Ganglienreihe je nach ihrem Reifungsgrad in Sympatho-
goniome, Sympathoblastome und Ganglioneurome unterteilt.

Röntgenologisch handelt es sich um Knochenzerstörungen mit schwachen reaktiven
Veränderungen, besonders im Bereich der Röhrenknochen und im Schädeldach. Die Lokalisation im Schädel führt zu einer starken Schwellung der Kopfvenen. Der Primärtumor
sitzt in der Regel im Abdomen. Sowohl in der Art der Metastasierung wie im Ablauf der
Krankheitserscheinungen am Skelet ist eine Ähnlichkeit mit dem Ewing-Sarkom zu finden.

Unter 66 aus der Literatur zusammengestellten Fällen von Knochenmetastasen bei
Neuroblastomen fand BETHGE am häufigsten den Schädel und die Wirbelsäule, dann den
Femur, die Rippen und das Becken betroffen. Die Tibia, das Sternum, der Humerus, die
Ulna und die übrigen Extremitätenknochen waren selten befallen. Die Schädelmetastasen
sind bevorzugt im Bereich des Stirnbeines, in der Orbitaregion und dem Schläfenbein zu
finden. Das *Röntgenbild des Schädels* zeigt umschriebene, mehr diffuse kleinfleckig-osteo-
lytische Bezirke.

In einigen Fällen ist eine ungewöhnlich starke Periostreaktion vorhanden mit kräftig
entwickelten groben Spiculae, die kaum bei einem anderen Tumor am Schädel beobachtet

werden. Auch an den Röhrenknochen sind fleckige, osteolytische Bezirke in wechselnder Ausdehnung zu finden, während die Osteosklerose selten ist. Eine periostale Reaktion tritt besonders bei subperiostal lokalisierten Metastasen auf. Sie kommt ferner bei Durchbruch des Tumors durch die Corticalis vor und besteht in lamellären, oft mehrschichtigen Knochenbildungen, hin und wieder mit Spiculabildungen kombiniert (Abb. 357).

Der Krankheitsablauf der Neuroblastome ist meist rasant, die Prognose infaust. Eine *lokale Strahlenbehandlung* kann zu einem Palliativerfolg führen und die Statik der metastatisch erkrankten Skeletregion noch lange erhalten.

d) Knochenveränderungen bei Übergreifen von Weichteiltumoren

Unter Knochenmetastasen versteht man im allgemeinen die hämatogen oder lymphogen auftretenden Tochtergeschwülste irgendeines Primärtumors. Solche Knochendestruktionen, die per continuitatem entstehen, sind keine eigentlichen Metastasen. Die in unmittelbarer Nähe des Knochens wachsenden gutartigen oder bösartigen Geschwülste können den Knochen entweder durch Druck arrodieren und eine Exkavation hervorrufen oder durch infiltrierendes Wachstum das Knochengewebe weitgehend zerstören.

Das Zeichen der Gutartigkeit eines dem Knochen benachbarten Tumors liegt darin, daß der Knochen in der Lage ist, eine Grenze zum Geschwulstgewebe aufzubauen, also eine neue Rinde (Corticalis) zu entwickeln. Nur sehr selten wird diese Rinde zerstört. Eine stärkere Reaktion des Knochens kann zur Hyperostose führen. Zu dieser Art der gutartigen Geschwülste gehören z. B. die Hypophysentumoren, die Acusticustumoren und die Meningiome. Durch permanenten Druck erfährt der Schädelknochen eine Arrosion und eine Verschmälerung. Nur selten kommt es zur ausgedehnten Osteolyse. Die Meningiome können in die Knochenmatrix eindringen und neben einer Osteolyse auch eine Osteosklerose induzieren (sog. Meningiom en plaque). Eine differentialdiagnostische Abgrenzung gegen Destruktionen bei metastatischen Knochengeschwülsten ist schwierig. Die Lokalisation, die Gefäßdiagnostik, die Scintigraphie und die klinische Symptomatologie der Meningiome können eine Klärung ermöglichen. Auch im Wirbelkanal kommen Meningiome vor und können zu ähnlichen Knochenveränderungen Anlaß geben. In der Nachbarschaft des Kreuzbeines sind häufig Teratome zu finden, die ebenfalls Druckusuren des Knochens verursachen.

Bösartige Geschwülste führen durch ein infiltrierendes, auf den Knochen übergreifendes Wachstum zu einer hochgradigen Osteolyse. Die Art der Destruktionen wird ein völlig anderes Bild der Knochenveränderung zeigen als die gutartigen, langsam wachsenden, neben dem Knochen lokalisierten Geschwülste oder in dem Knochen selbst wachsenden Geschwülste. In diese Gruppe gehören vor allem die Carcinome der Mundhöhle, der Kieferhöhle, die lymphoepithelialen Tumoren der Pharynxregion, die Sarkome des Muskels, die bösartigen Geschwülste des Bauchraumes, wie Nierentumoren, Pankreastumoren und die von der Lunge oder der Pleura ausgehenden bösartigen Geschwülste, insbesondere der sog. Pankoasttumor, der infiltrierend die Brustwand durchwächst. Diese extraossär entwickelten Geschwülste, welche den Knochen lediglich miteinbeziehen, werden in dem betreffenden Kapitel des Lehrbuches der organeigenen Tumoren abgehandelt. Die am Knochen nachweisbaren Form- und Strukturveränderungen gehören zwar nicht zu den eigentlichen metastatischen Knochengeschwülsten, doch ist der Charakter der Zerstörung des Knochengewebes sehr ähnlich und weist auf die Bösartigkeit des Prozesses hin.

Die *parossalen Sarkome* lassen häufig zunächst eine benigne Phase erkennen und gehen erst später in ein deutlich malignes Stadium über, in dem dann rasch Metastasen auftreten können (SCAGLIETTI und CALANDRIELLO haben zwölf Fälle über längere Zeit beobachtet). Die Entstehung eines osteoplastischen, periostalen Sarkoms auf dem Boden eines 25 Jahre alten Ulcus cruris konnte KNOTH beobachten. In der Regel ist die Prognose der sekundären Sarkome günstiger als die der primären. Die Geschwülste sind derb und gegen den Knochen meist nicht mehr verschieblich. Der Knochen zeigt nur selten eine deutliche Reaktion. Sie besteht entweder in einer Atrophie oder in geringfügigen periostalen Auflagerungen und Verdickungen. Bei langsamem Wachstum des Tumors kann der Knochen bogig ausweichen und eine echte Deformierung erfahren. Das *Röntgenbild* zeigt dann einen weichteildichten Tumorschatten, in dem auch Verkalkungen vorkommen können. Hierdurch resultieren eigenartige Bilder. Durch Einwachsen des Tumors in den Knochen kann eine grobmaschige Spongiosastruktur oder eine ungeordnete Transformation des Knochens auftreten. In seltenen Fällen bildet sich vom Periost ausgehend eine Corticalis aus, die den Tumor umgibt. Die Natur der Geschwulst, insbesondere der Malignitätsgrad, läßt sich nur durch eine histologische Untersuchung eindeutig feststellen. Nach manchmal jahrelang gutartigem Verlauf können die Geschwülste bösartig werden, so daß die Amputation notwendig wird. Der Einsatz der Strahlentherapie wird sich nach der Art der Geschwulst und ihrem biologischen Verhalten richten müssen.

Literatur

Standardwerke und Lehrbücher

BARGMANN, W.: Histologische und mikroskopische Anatomie des Menschen, 2. Aufl. Stuttgart: Thieme 1956.

BENNINGHOFF, A., GOERTTLER, K.: Lehrbuch der Anatomie des Menschen, 9. Aufl., Bd. 1. München-Berlin: Urban & Schwarzenberg 1964.

BRAILSFORD, J. F.: The Radiology of Bones and Joints, 5. Aufl. London: Churchill 1953.

BRANDENBERGER, E., SCHINZ, H. R.: Über die Natur der Verkalkungen bei Mensch und Tier. Basel: B. Schwabe 1946.

CLARA, M.: Entwicklungsgeschichte des Menschen. Heidelberg: Quelle u. Meyer 1940.

GOLDHAMMER, K.: Normale Anatomie des Kopfes im Röntgenbild, Bd. 1 u. 2. Leipzig 1930/31.

JANKER, R.: Röntgenaufnahmetechnik Teil I. Einstellungen, 4. Aufl. München 1958.

KIENBÖCK, R.: Röntgendiagnostik der Knochen und Gelenkkrankheiten. H. 1—7. 1933—1941.

KNESE, K.-H.: Knochenstruktur als Verbundbau, Versuch einer technischen Deutung der Materialstruktur des Knochens. Zwangl. Abhandlg. a. d. Gebiet d. norm. u. pathol. Anatomie von W. Bargmann und W. Doerr. Stuttgart: Thieme 1958.

KÖHLER, A.: Grenzen des Normalen und Anfänge des Pathologischen im Röntgenbild. (7) 1939.

MARKOVITS, E.: Lehrbuch und Atlas der Röntgendiagnostik, Bd. I, Das Skelet. Stuttgart-Zürich: Medica-Verlag 1956.

MATZEN, P.-F., FLEISCHNER, H. K.: Orthopädischer Röntgenatlas. Stuttgart: Thieme 1969.

MUCCHI, L., GOIDANICH, I. F., ZANOLI, S.: Angiographie in der Knochenpathologie. Stuttgart: Thieme 1966.

OBERDALHOFF, H., KARCHER, H.: Klinische Röntgendiagnostik chirurgischer Erkrankungen des Skeletes, Bd. II, Teil 2. Berlin-Göttingen-Heidelberg: Springer 1959.

POMMER, G.: Untersuchungen über Osteomalacie und Rachitis, nebst Beiträgen zur Kenntnis der Knochenresorption und -apposition in verschiedenen Altersperioden und der durchbohrenden Gefäße. Leipzig: F.C.W. Vogel 1885.

SCHINZ, H. R., BAENSCH, W. E., FRIEDL, E., UEHLINGER, E.: Lehrbuch der Röntgendiagnostik, 5. Aufl., Bd. II/2. Stuttgart: Thieme 1952.

SCHMORL, G., JUNGHANNS, H.: Die gesunde und die kranke Wirbelsäule in Röntgenbild und Klinik, 5. Aufl. Stuttgart: Thieme 1968.

SCHOEN, H.: Medizinische Röntgentechnik, 2. Aufl. Stuttgart: Thieme 1956.

SCHOEN, R., TISCHENDORF, W.: Krankheiten der Knochen, Gelenke und Muskeln. In: Handbuch der inneren Medizin, Bd V/1. Berlin-Göttingen-Heidelberg: Springer 1954.

VERSCHUER, O. v.: Genetik des Menschen. Lehrbuch der Humangenetik. München: Urban & Schwarzenberg 1959.

A. Anatomische Grundlagen

I. Allgemeines über die Lebensvorgänge

ACHARD, J.: Z. Zellforsch. 23, 573 (1935).

AMPRINO, R., BAIRATI, A.: Processi di ricostruzione e di riassorbimento nella sostanza compatta delle ossa dell'uomo. Z. Zellforsch. 24, 439—511 (1936).

ARNDT, J.: Die Röntgenmorphologie der Patella. Radiol. diagn. (Berl.) 1, 222—231 (1960).

BARTELHEIMER, H.: Klinik und Differentialdiagnose des Hyperparathyreoidismus, besonders der Knochenveränderungen. Verh. dtsch. Ges. inn. Med. 62, 447—457 (1956).

BARTELHEIMER, H., SCHMITT-ROHDE, J. M.: Osteoporose als Krankheitsgeschehen. Ergebn. inn. Med. Kinderheilk., N.F. 7, 454—585 (1966).

BELL, G. H., CHAMBERS, J. W., DAWSON, M. J.: The mechanical and structural properties of bone in rats on a rachitogenic diet. J. Physiol. (Lond.) 106, 286 (1947).

BERNBECK, R.: Über den Einfluß der Schwangerschaft auf das wachsende Skelettsystem. Münch. med. Wschr. 102, 414—422, 467—471, 546—549 (1960).

BRANDENBERGER, E., SCHINZ, H. R.: Über die Natur der Verkalkungen bei Mensch und Tier und das Verhalten der anorganischen Knochensubstanz im Falle der hauptsächlichsten menschlichen Knochenkrankheiten. Helv. med. Acta, Suppl. 16, 1—63 (1945).

Burstone, M.: Histochemical demonstration of acid phosphatase activity in osteoclasts. J. Histochem. Cytochem. 7, 39—41 (1959).

Copp, D. H., Cameron, E. C., Cheney, B. A., Davidson, A. G., Henze, K. G.: Evidence for calcitonin—a new hormone from the parathyroid that lowers blood calcium. Endocrinology 70, 638—649 (1962).

Dixon, T. E., Perkins, H. R.: The chemistry of calcification. In: Bourne, The Biochemistry and Physiology of Bone, p. 287—305. New York: Academic Press 1956.

Dulce, H.-J.: Biochemie des Knochens. In: Handbuch der medizinischen Radiologie, Bd. IV/1, S. 12. Berlin-Heidelberg-New York: Springer 1970.

Eder, M.: Strukturumbau der Wirbelspongiosa. Virchows Arch. path. Anat. 333, 509—522 (1960).

Eger, W.: Der Mineralisationsvorgang des Knochengewebes und seine Störungen. Verh. dtsch. orthop. Ges. 48, 129—151 (1961).

Eger, W.: Kalziumnachweis und Mineralisation des Knochengewebes. Verh. dtsch. Ges. Path. 47, 54—69 (1963).

Engfeldt, B., Engström, A., Boström, H.: The localisation of radiosulphate in bone tissue. Exp. Cell Res. 6, 251—253 (1954).

Engfeldt, B., Hjertquist, S.-O.: Biophysical studies on bone tissue. XV. A histochemical and microradiographic study on normal bone tissue. Acta path. microbiol. scand. 36, 385 (1955).

Engfeldt, B., Zetterström, R.: Biophysical and chemical investigations on bone tissue in experimental hyperparathyroidism. Endocrinology 54, 506 (1954).

Engström, A., Amprino, R.: X-ray diffraction and x-ray absorption studies of immobilized bone. Experientia (Basel) 6, 267 (1950).

Engström, A., Bergendahl, G.: Note on the distribution of mineral salts and "bone seeking" radio isotopes in spongious bone tissue. Exp. Cell Res. 15, 265 (1958).

Fanconi, G.: Die osteoporotischen, osteomalazischen und fibroosteoklastischen Erkrankungen des Skelettsystems. Wien. klin. Wschr. 1958, 165—169.

Fernández-Morán, H., Engström, A.: Ultrastructural organization of bone. Nature (Lond.) 178, 494—495 (1956).

Frost, H. M.: Presence of microscopic cracks in vivo in bone. Henry Ford Hosp. med. Bull. 8, 25—35 (1960).

Greulich, R. C., Friberg, U.: Histochemical studies of sulfo-mucopolysaccharides in the organic matrices of the mineralized tissues. Exp. Cell Res. 12, 685 (1957).

Haas, H. G.: Die Abklärung von Knochenkrankheiten. Internist (Berl.) 11, 558—564 (1966).

Heidenblut, A.: Traumatische Epithelverlagerung im Bereich einer Fingerendphalanx mit Druckatrophie des Knochens. Fortschr. Röntgenstr. 84, 496—497 (1956).

Heuck, F.: Zur Topographie des mobilen Calcium im Knochen. Acta histochem. (Jena), Suppl. 3, 57—63 (1962).

Heuck, F., Schmidt, E.: Erfahrungen mit dem Philips-Mikroradiographen bei Untersuchungen des Knochens. Acta histochem. (Jena) 9, 229 (1960).

Hintzsche, E.: Untersuchungen an Stützgeweben. I. Über die Bedeutung der Gefäßkanäle im Knorpel nach Befunden am distalen Ende des menschlichen Schenkelbeines. Z. mikr.-anat. Forsch. 12, 61 (1927).

Hirsch, P. F., Gauthier, G., Munson, P. L.: Thyroid hypocalcemic principle and recurrent laryngeal nerve injury factors affecting the response to parathyroidectomy in rats. Endocrinology 73, 244 (1963).

Jackson, D. S.: The nature of collagen-chondroitin sulphate linkages in tendon. Biochem. J. 56, 699—703 (1954).

Klement, R.: Die anorganische Skelettsubstanz, ihre Zusammensetzung, natürliche und künstliche Bildung. Naturwissenschaften 26, 145—152 (1938).

Knese, K.-H.: Belastungsuntersuchungen des Oberschenkels unter der Annahme des Knickens. Morph. Jb. 97, 405—452 (1956).

Knese, K.-H.: Knochenbildung und Entwicklung der Knochenstruktur. Verh. dtsch. Ges. Path. 47, 35—54 (1963).

Knese, K.-H.: Mechanik und Festigkeit des Knochengewebes. In: Handbuch der medizinischen Radiologie, Bd. IV/1, S. 417. Berlin-Heidelberg-New York: Springer 1970.

Knese, K.-H., Knoop, A. M.: Elektronenmikroskopische Beobachtungen über die Zellen in der Eröffnungszone des Epiphysenknorpels. Z. Zellforsch. 54, 1—38 (1961).

Kuhlencordt, F.: Pathogenese und Therapie der Osteoporose. Internist (Berl.) 7, 552—558 (1966).

Lériche, R.: Physiologie et pathologie du tissue osseux. Paris 1939.

Lipp, W.: Neuuntersuchungen des Knochengewebes. III. Histologisch erfaßbare Lebensäußerungen der Osteocyten im embryonalen Knochen des Menschen. Anat. Anz. 102, 361—372 (1956).

McLean, F. C., Urist, M. R.: Bone. An introduction to the physiology of skeletal tissue, 2. Aufl. Chicago-London: Chicago University Press 1961.

Minder, W.: Elementarvorgänge beim Ca-Einbau in Knochen. Fortschr. Röntgenstr. 86, 67—71 (1957).

Murray, P. D. F.: Bones: a study of the development and structure of the vertebrate skeleton. Cambridge: University Press 1936.

Nehrkorn, O.: Ungewöhnliche Apophysenentwicklungsstörung des linken Sitzbeines. Fortschr. Röntgenstr. 101, 100 (1964).

Netter, H.: Theoretische Biochemie. Berlin-Göttingen-Heidelberg: Springer 1959.

NEUMAN, W. F., NEUMAN, M. W.: The Chemical Dynamics of Bone Mineral. Chicago: Chicago University Press 1958.

PAHL, R.: Doppelter Nervenkanal der Klavikula als diagnostische Fehlerquelle. (Zugleich ein Beitrag über das Foramen nervi supraclavicularis.) Fortschr. Röntgenstr. 82, 487—491 (1955).

PAUWELS, F.: Eine neue Theorie über den Einfluß mechanischer Reize auf die Differenzierung der Stützgewebe. Z. Anat. Entwickl.-Gesch. 121, 478 (1960).

RASMUSSEN, H.: Parathyroid hormone. Nature and mechanism of action. Amer. J. Med. 30, 112—128 (1961).

RECKLINGHAUSEN, F. v.: Die fibröse oder deformierende Ostitis, die Osteomalacie und die osteoplastische Karzinose in ihren gegenseitigen Beziehungen. Festschrift für R. VIRCHOW. Berlin: G. Reimer 1891.

REMAGEN, W., CAESAR, R., HEUCK, F.: Elektronenmikroskopische und mikroradiographische Untersuchungen am Knochen der mit Dihydrotachysterin behandelten Ratte. Virchows Arch. Abt. A 345, 245—254 (1968).

ROBINSON, R. A., CAMERON, D. A.: Electron microscopy of cartilage and bone matrix at the distal epiphyseal line of the femur in the newborn infant. J. biophys. biochem. Cytol. 2, Suppl., 253—260 (1956).

ROBINSON, R. A., WATSON, M. L.: Crystall-collagen relationship in bone as observed in the electron microscope. Ann. N.Y. Acad. Sci. 60, 596 (1955).

ROBISON, R.: The significance of phosphoric esters in metabolism. New York: New York University Press 1932.

RUTISHAUSER, E., MAJNO, G.: Physiopathology of bone tissue: The osteocytes and fundamental substance. Bull. Hosp. Jt Dis. (N.Y.) 12, 468—490 (1951).

SCHMIDT, M. B.: Atrophie und Hypertrophie des Knochens einschließlich der Osteosklerose. In: Handbuch der speziellen pathologischen Anatomie und Histologie von HENKE und LUBARSCH, Bd. IX/3. Berlin: Springer 1937.

SCHWARZ, W., PAHLKE, G.: Elektronenmikroskopische Untersuchungen an der Interzellulärsubstanz des menschlichen Knochengewebes. Z. Zellforsch. 38, 475—487 (1953).

SIEGMUND, P., DULCE, H.-J.: Zur Biochemie der Knochenauflösung. Einfluß des Carboanhydratase-Inhibitors. Hoppe-Seylers Z. physiol. Chem. 320, 149—159 (1960).

SOBEL, A. E., BÜRGER, M.: Calcification. XIV. Investigation of the role of chondroitin-sulfate in the calcifying mechanism. Proc. Soc. exp. Biol. (N.Y.) 87, 7 (1954).

STRANDH, J.: Microchemical studies on single Haversian systems. I. Methodological considerations with special reference to variations in mineral content. Exp. Cell Res. 19, 515—530 (1960).

THIEMANN, KL. J.: Methoden zur Diagnostik der Osteoporose aus radiologischer Sicht. Internist (Berl.) 11, 564—572 (1966).

WEISS, K.: Über das Röntgenbild der Knochenatrophie. Radiol. austr. 9, 227 (1957).

ZAWISCH, C.: Historisch-kritisches und Neues zur Frage der Osteoklasten, ihrer Entstehung und der Resorption im Knochen. Z. mikr.-anat. Forsch. 27, 106—210 (1931).

ZAWISCH, C.: Die Verknöcherung der knorpelig vorgebildeten Platten-Knochen. Acta anat. (Basel) 19, 384 (1953).

ZWERG, H. G., HEIDEMANN, H.: Navikularezysten und Pseudarthrosen. Eine Nachuntersuchung. Langenbecks Arch. klin. Chir. 185, 395 (1936).

II. Verknöcherung des wachsenden Skelets

BUGYI, B.: Beitrag zum Wachstum der Extremitätenknochen im Röntgenbild. Fortschr. Röntgenstr. 100, 752—758 (1964).

CAFFEY, J.: Pediatric X-ray diagnosis. Chicago 1945.

FISCHER, E.: Eine einfache Bestimmung des Wachstumsabschlusses an der Knochenknorpelgrenze der Rippen. Fortschr. Röntgenstr. 86, 505—508 (1957).

FISCHER, E.: Besonderheiten zur Ossifikation des Brustbeines. Fortschr. Röntgenstr. 98, 151—157 (1963).

FOLLIS, R. H., JR., PARK, E. A.: Some observations on bone growth, with particular respect to zones and transverse lines of increased density in the metaphysis. Amer. J. Roentgenol. 68, 709—724 (1952).

GARN, ST. M., SILVERMAN, F. N., ROHMANN, CH. G.: A rational approach to the assessment of skeletal maturation. Ann. Radiol. 7, 297—307 (1964).

GRABS, H.: Unfallchirurgische Betrachtung zum Pseudoepiphysen-Problem. Mschr. Unfallheilk. 59, 140—145 (1956).

HEUCK, F., SCHMIDT, E.: Röntgenologische und chemisch-analytische Untersuchungen des pathologisch veränderten Knochens. Fortschr. Röntgenstr. 81, Verh.-Bd. 37, 27 (1954).

KÖHLER, A., ZIMMER, E. A.: Grenzen des Normalen und Anfänge des Pathologischen im Röntgenbild, 11. Aufl. Stuttgart: Thieme 1967.

KUMMER, B.: Eine vereinfachte Methode zur Darstellung von Spannungstrajektorien, gleichzeitig ein Modellversuch für die Ausrichtung und Dichteverteilung der Spongiosa in den Gelenkenden der Röhrenknochen. Z. Anat. Entwickl.-Gesch. 119, 223—234 (1956).

MOLL, H.: Das Röntgenbild der Hand im Wachstumsalter. Diagnostische Verwendbarkeit. Chir. Praxis 8, 285—300 (1964).

MÜLLER, W.: Experimentelle Untersuchungen über mechanisch bedingte Umbildungsprozesse am wachsenden und fertigen Knochen und ihre Bedeutung für die Pathologie des Knochens, insbesondere die Epiphysenstörungen und rachitisähnlichen Erkrankungen. Bruns' Beitr. klin. Chir. 127, 251 (1922).

MÜLLER, W.: Neue Experimente zur Frage des Einflusses der mechanischen Beanspruchung auf Knochen und Wachstumszonen. Bruns' Beitr. klin. Chir. **130**, 459 (1924).

PETERSEN, H.: Über den Feinbau der menschlichen Skelett-Teile. Arch. Entwickl.-Mech. Org. **112**, 112 (1927).

SCHELLER, S.: Roentgenographic studies on epiphyseal growth and ossification in the knee. Acta radiol. (Stockh.), Suppl. **195**, 5—303 (1960).

SCHMID, F., MOLL, H.: Atlas der normalen und pathologischen Handskelettentwicklung. Berlin-Göttingen-Heidelberg: Springer 1960.

SEYSS, R.: Zur Verknöcherung des kindlichen Skelets. Radiol. austr. **13**, 293—301 (1962).

STAMMEL, C. A.: Multiple striae parallel to epiphyses and ring shadows around bone growth centers. Amer. J. Roentgenol. **46**, 497—505 (1941).

SWOBODA, W.: Das Skelett des Kindes. Stuttgart: Thieme 1956.

WEISS, K.: Über die „Malazie" des Os naviculare pedis. Fortschr. Röntgenstr. **40**, 63—67 (1928).

WOLF, H. G., PSENNER, L.: Pathologisch-anatomische und klinisch-röntgenologische Studien über die sogenannten Wachstumslinien. Fortschr. Röntgenstr. **80**, 141—153 (1954).

ZSCHOCH, H., BIRRINGER, G.: Die Bedeutung einiger Knochenkerne für die Reifebestimmung von Kindern. Virchows Arch. path. Anat. **325**, 626—631 (1962).

ZSEBÖK, Z.: Röntgenanatomischer Beitrag zu den physiologischen Variationen des Neurocraniums. Acta med. Acad. Sci. hung. **14**, 433—447 (1959).

ZWERG, H. G., LAUBMANN, W.: Die Albers-Schönbergsche Marmorknochenkrankheit. Ergebn. med. Strahlenforsch. **7**, 95—136 (1936).

III. Besonderheiten und Normvarianten

AXHAUSEN, G., BERGMANN, E.: Die Ernährungsunterbrechungen am Knochen (traumatische Knochennekrose). In: Handbuch der speziellen pathologischen Anatomie und Histologie, Bd. IX/3, S. 146—155. Berlin: Springer 1937.

BALDINI, G., CHIAPPA, S.: Reperti radiologici sulle cosi dette apofisi articolari accessorie delle vertebre lombari. Radiol. med. (Torino) **42**, 355—363 (1956).

BERKEBILE, R. D.: Stress fracture of the tibia in children. Amer. J. Roentgenol. **91**, 588—596 (1964).

BLOCK, W.: Die normale und gestörte Knochenbruchheilung. Neue deutsche Chirurgie, Bd. 62. 1940.

BODE: Über das Bruchhämatom. Ein Beitrag zur Frakturheilung. Arch. orthop. Unfall-Chir. **39**, 698 (1939).

BRÜCKE, H., WERKGARTNER, F.: Aseptische Osteonekrose am inneren Knöchel. Fortschr. Röntgenstr. **82**, 828—829 (1955).

BÜCHNER, H.: Bildverstärker mit Fernsehen im Dienst der Gerichtsmedizin. SRW-Nachrichten **15** (1961).

COHEN, B., WILKINSON, R. W.: The Osgood-Schlatter lesion. A radiological and histological study. Amer. J. Surg. **95**, 731—742 (1958).

CUVELAND, E. DE: Gibt es ein „Os accessorium supracalcaneum?" Fortschr. Röntgenstr. **85**, 58—59 (1956a).

CUVELAND, E. DE: Zur Abklärung der Zackenfunde im Sulcus paraglenoidalis. Fortschr. Röntgenstr. **85**, 758—759 (1956b).

CUVELAND, E. DE: Über die Herleitbarkeit submalleolärer inkonstanter Skelettelemente. Fortschr. Röntgenstr. **87**, 670 (1957).

CUVELAND, E. DE: Als Epipyramis bzw. Epitriquetrum bezeichnete Skeletstücke und -abschnitte im und um den medialen (ulnaren) Interkarpalraum. Fortschr. Röntgenstr. **97**, 507—510 (1962).

CUVELAND, E. DE, HEUCK, F.: Osteochondropathie eines akzessorischen Knochenkernes am Malleolus tibiae. Fortschr. Röntgenstr. **79**, 728—732 (1953).

CUVELAND, E. DE, OTTE, P.: Beschreibung eines nach röntgenologisch diagnostizierter Epiphyseonekrose resezierten Capitulum radii. Z. Orthop. **87**, 63—69 (1955).

CYRAN: Zur Frage der Überlastungsschäden an Schienbein und Wadenbein. Dtsch. Milit.-Arzt **6**, 332 (1941).

DEBRUNNER, H.: Über das Versagen der mechanischen Gewebe. Schweiz. med. Wschr. **77**, 617 (1947).

EHLERS, P. N., EBERLEIN, H.: Epiphysenfrakturen. Klinischer Beitrag zur Frage der Spätfolgen. Langenbecks Arch. klin. Chir. **305**, 213—230 (1964).

EHRENBORG, G.: The Osgood-Schlatter lesion. A clinical and experimental study. Acta chir. scand., Suppl. **288**, 1—36 (1962).

EPPRIGHT, R. H., BOYLSTON, B. F.: Multiple slipped femoral epiphyses. Surgery **31**, 928—932 (1952).

FISCHER, E.: Über Rippen- und Bronchialknorpelverkalkung im Alter. Z. Altersforsch. **8**, 144—150 (1954).

FISCHER, E.: Verkalkungsformen der Rippenknorpel. Fortschr. Röntgenstr. **82**, 474—481 (1955).

FLACH, A., KUNDLICH, H.: Das Längenwachstum des Röhrenknochens nach Schaftfrakturen an der unteren Extremität bei Kindern und Jugendlichen. Zbl. Chir. **87**, 2145—2154 (1962).

FRIEDMAN, M. S.: Traumatic periostitis in infants and children. J. Amer. med. Ass. **166**, 1840—1845 (1958).

GOECKE, H.: Symmetrische aseptische Knochennekrose im Bereich des 1. Karpo-Metakarpalgelenkes. Fortschr. Röntgenstr. **81**, 372—375 (1954).

GÖTZE, J.: Abortivformen des jugendlichen Hüftkopfgleitens und ihre Bedeutung für Klinik und Begutachtung. Dtsch. med. Wschr. **1956**, 196, 199—200, 207.

GRASHEY, R.: Atlas typischer Röntgenbilder vom normalen Menschen. (6) 1939.

GRASHEY, R., BIRKNER, R.: Atlas typischer Röntgenbilder vom normalen Menschen. München-Berlin: Urban & Schwarzenberg 1964.

GRAUHAN, M., SCHULZ, J.: Knochenbrüche und Alter. Med. Klin. 10, 1—12 (1939).

HAASE, W.: Schubebenen und Zerrüttungszonen beim Knochenbruch. Arch. orthop. Unfall-Chir. 37, 592 (1937).

HAASE, W.: Schubkräfte beim Knochenbruch. Zbl. Chir. 65, 1518 (1938).

HAUBERG, G., HEUCK, F.: Kniegelenksdeformierungen als Folge von partiellen Epiphysenstörungen. Med. Klin. 11, 332—336 (1953).

HELLNER, H.: Röntgenologische Beobachtungen über die Ossifikation der Patella. Acta radiol. (Stockh.), Suppl. 27 (1935).

HEUCK, F., OTTENJANN, R.: Feststellungen zur röntgenologischen Differentialdiagnostik von Veränderungen im Bereich der Scham-Sitzbein-Fuge. Fortschr. Röntgenstr. 83, 855—857 (1955).

HODKINSON, H. M.: Double patellae in multiple epiphysial dysplasia. J. Bone Jt Surg. 44B, 569—572 (1962).

HOFER, R.: Der Sulcus paraglenoidalis ossis ilei et ossis sacri im Röntgenbild. Fortschr. Röntgenstr. 39, 1085—1088 (1929).

HOHMANN, G.: Die Behandlung der mit Verunstaltung und Funktionsstörung geheilten Knochenbrüche. Z. orthop. Chir. 58, 390—412 (1933).

HOHMANN, G.: 1. Arm und Hand. München: J. F. Bergmann 1951.

HOHMANN, G.: 2. Fuß und Bein. München: J. F. Bergmann 1951.

JESSERER, H.: Skeletveränderungen im Alter. Alter und Krankheit. Wien: Ges. zur Förderung wissenschaftl. Forschung 1957.

JUD, H.: Zur aseptischen Nekrose des Capitulum humeri. Z. Orthop. 84, 61—70 (1953).

JUNGE, H., HEUCK, F.: Die Osteochondropathia ischiopubica. Fortschr. Röntgenstr. 78, 656—668 (1953).

KARON, E. H., ACHOR, R. W. P., JANES, J. M.: Painful nonsupporative swelling of costochondral cartilages (Tietze's syndrome). Mayo Clin. Proc. 33, 45—53 (1958).

KIENBÖCK, R.: Über traumatische Malacie des Mondbeines und ihre Folgezustände. Entartungsformen und Kompressionsfrakturen. Fortschr. Röntgenstr. 16, 77—115 (1911).

KIENBÖCK, R.: Altersosteoporose. Wien. klin. Wschr. 1931, 432.

KIENBÖCK, R.: Altersosteoporose. Wien. klin. Wschr. 1935, 671.

KIENBÖCK, R.: Osteomalacie, Osteoporose, Osteopsathyrose, porotische Kyphose. Fortschr. Röntgenstr. 62, 159 (1940).

KNODEL, M.: Beitrag zur Frage der „Ostéochondrite laminaire". Helv. chir. Acta 24, 80—91 (1957).

KÖHLER, A., ZIMMER, E. A.: Grenzen des Normalen und Anfänge des Pathologischen im Röntgenbild, 11. Aufl. Stuttgart: Thieme 1967.

KROENING, P. M., SHELTON, M. L.: Stress fractures. Amer. J. Roentgenol. 89, 1281—1286 (1963).

KÜNTSCHER, G.: Einfluß von Zug- und Druckkräften auf die Bruchheilung. Chirurg 22 (1936) und Zbl. Chir. 65, 174 (1938a).

KÜNTSCHER, G.: Experimentelle Erzeugung von Überlastungsschäden am Knochen. Zbl. Chir. 65, 964 (1938b).

KÜNTSCHER, G.: Über das Wesen der mechanisch bedingten Knochen- und Gelenkerkrankungen. Zbl. Chir. 65, 1372 (1938c).

KÜNTSCHER, G.: Dauerbruch und Umbauzone. Bruns' Beitr. klin. Chir. 169, 557 (1939).

LANGE, J.: Aseptic necrosis of the capitellum of the humerus. Panner's disease. Acta chir. scand. 108, 301—303 (1954).

LIESS, G.: Insuffizienzschäden am gesunden und kranken Skelett. Dtsch. Gesundh.-Wes. 1954, 1181—1192.

LIESS, G.: Die Nebenkernbildung bei der normalen und gestörten Epiphysenossifikation und ihre Beziehung zu den aseptischen Nekrosen. Fortschr. Röntgenstr. 80, 153—165 (1954).

LÖHR: Über den Epiphysenabriß der Spina iliaca anterior superior. Dtsch. med. Wschr. 56, 958—959 (1930).

LOEPP, W., LORENZ, R.: Röntgendiagnostik des Schädels. Stuttgart: Thieme 1954.

LOOSER, E.: Hungerosteopathie mit Umbauzonen. Zbl. Chir. 97, 1470 (1920).

MAURER, H.-J.: Zur Frage des Sulcus paraglenoidalis. Fortschr. Röntgenstr. 87, 253—257 (1957).

MEEMA, H. E.: The occurrence of cortical bone atrophy in old age and in osteoporosis. J. Canad. Ass. Radiol. 13, 27—32 (1962).

MEEMA, H. E.: Cortical bone atrophy and osteoporosis as a manifestation of aging. Amer. J. Roentgenol. 89, 1287—1295 (1963).

MEEMA, H. E., HARRIS, C. K., PORRETT, R. E.: A method for determination of bone-salt content of the cortical bone. Radiology 82, 986—997 (1964).

MEEMA, H. E., MEEMA, S.: Meßbare Röntgenveränderungen an einzelnen peripheren Knochen bei seniler Osteoporose. J. Amer. Geriat. Soc. 11, 1170—1182 (1963).

MEEMA, H. E., SHEPPARD, R. H., RAPOPORT, A.: Roentgenographic visualization and measurement of skin thickness and its diagnostic application in acromegaly. Radiology 82, 411—417 (1964).

MILKMAN, L. A.: Pseudofractures (hunger osteopathy, late rickets, osteomalacia). Amer. J. Roentgenol. 24, 29 (1930).

MILKMAN, L. A.: Multiple spontaneous idiopathic symmetrical fractures. Amer. J. Roentgenol. 32, 622 (1934).

MURALT, R. H.: Wachstumshemmungen nach Frakturen der distalen Tibiaepiphyse. Arch. orthop. Unfall-Chir. 48, 501—506 (1956).

NEISS, A.: Die Aufgaben der Röntgenologie nach Flugzeugunglücken. Z. Kriminalistik 15, 343—344 (1961).

NEISS, A.: Röntgen-Identifikation. Wehrmed. Mitt. 1962, 49—52 (1962).

NEISS, A.: Die Aufgaben der Röntgenanthropologie. Fortschr. Röntgenstr. 97, 57—62 (1962).

OBERDALHOFF, H.: Experimentelle und klinische Studien zur Frage der Knochenregeneration. Langenbecks Arch. klin. Chir. **260**, 109 (1947).

OTT, A.: Seltene Rippenanomalien. Fortschr. Röntgenstr. **98**, 170—172 (1963).

OTTENJANN, R.: Osteochondropathia ischiopubica und Tuberkulose im Bereich der Scham-Sitzbein-Fuge. Fortschr. Röntgenstr. **81**, 503—508 (1954).

PACHECO, L. A. G., ARAIZ-SANJOAQUIN, R.: La enfermedad de SINDING-LARSEN. Cirug. Apar. locom. **9**, 140—146 (1952).

PFEIFFER, KL.: Variationen und Anomalien des Brustbeines sowie Hinweise zu deren Entwicklung. Fortschr. Röntgenstr. **85**, 663—671 (1956).

PÖSCHL, M.: Aseptische Osteochondronekrosen als Unfallspätfolge. In: Sport Médicine. Proc. Internat. Symp. of Medicine and Physiology of Sports and Athletics at Helsinki 1952. Ed.: M. J. KARVONEN. Helsinki 1953.

POHL, R.: Zur Ätiologie des Tietze-Syndroms. Wien. klin. Wschr. **69**, 370—371 (1957).

POKIESER, H., RADL, H.: Spontanfrakturen nach Poliomyelitis. Radiol. austr. **10**, 259—267 (1960).

PRESBER, W., NITZ, H. T.: Studie zum Problem von Überlastungen an Knochensehnen- bzw. Knochenfascienübergängen. Arch. orthop. Unfall-Chir. **48**, 512—518 (1956).

PUTSCHAR, W. G. J.: Allgemeine Morphologie und Dynamik des Knochenumbaus unter normalen und pathologischen Bedingungen. Verh. dtsch. Ges. Path. **47**, 113—129 (1963).

RAFFLE, R. B.: Tietze's disease. Med. Press No 5986, 86—88 (1954).

RAVELLI, A.: Geschichte und Deutung des Tietze-Syndroms. Arch. orthop. Unfall-Chir. **47**, 682—693 (1955a).

RAVELLI, A.: Zur Frage der sogenannten Friedrichschen Krankheit. Z. Orthop. **86**, 397—409 (1955b).

RECHTMAN, A. M., YARROW, M. W., ALBERT, S. M.: Osteoporosis—a geriatric problem. Amer. Geriat. Soc. **4**, 70—74 (1956).

RETTIG, H.: Ein Beitrag zur Ätiologie und Differentialdiagnose von Navicularnekrose. Naviculare partitum und Navicularpseudarthrose. Arch. orthop. Unfall-Chir. **54**, 263—278 (1962).

ROBINSON, R. A.: Observations regarding compartments for tracer calcium on the body. In: Bone biodynamics, ed. by H. M. FROST, p. 423—439. Boston, Mass.: Little, Brown & Co. 1964.

ROBINSON, R. A., WATSON, M. L.: Crystal collagen relationships in bone as observed in the electronmicroscope. III. Crystal and collagen morphology as a function of age. Ann. N.Y. Acad. Sci. **60**, 596—629 (1955).

RONNEN, R. J. VON: Spontaneous fractures of ribs. Arch. chir. neerl. 8, 251—263 (1956).

ROUX, W.: Anpassung, Histomechanik, Histochemie. Virchows Arch. path. Anat. **209**, 168 (1912).

RÜTTNER, J. R.: Zur Klinik und pathologischen Anatomie der Naviculare-Fraktur, Pseudarthrose und „Malacie". Helv. chir. Acta 16, 25—35 (1949).

RUTISHAUSER, E., MAJNO, G.: Les lésions osseuses par surcharge dans le squelette normal. Schweiz. med. Wschr. **13**, 281 (1949).

SAVAGE, D.: Stress fracture of ribs in pregnancy. Lancet **1956** I, 420—421.

SCHAER, H.: Die Patella partita. Ergebn. Chir. Orthop. **27**, 1 (1934).

SCHINZ, H. R.: Der Abbruch des Processus styloideus ulnae. Dtsch. Z. Chir. **175**, 81 (1922).

SCHLÜTER, K., MEY, W.: Aseptische Osteonekrose an der Gelenkfläche des Schienbeinkopfes. Z. Orthop. **86**, 42—48 (1955).

SEYSS, R.: Zur Röntgendiagnostik von Knochenverletzungen. Zur Röntgendiagnostik bei Wirbelbrüchen. Mschr. Unfallheilk. **67**, 536—539 (1964).

SIEMENS, W.: Doppelseitiger Wadenbeinermüdungsbruch (Überlastungsschaden) beim Kleinkind. Zbl. Chir. **69**, 46 u. 47 (1942).

SINDING-LARSEN, M. F.: Acta radiol. (Stockh.) **1**, 171 (1921/22).

SKORNECK, A. B.: Roentgen aspects of Tietze's syndrome. Painful hypertony of costal cartilage and boneosteochondritis. Amer. J. Roentgenol. **83**, 748—755 (1960).

SMITH, R. W., JR., EYLER, W. R., MELLINGER, C.: On the incidence of senile osteoporosis. Ann. intern. Med. **52**, 773—781 (1960).

STARKE, O.: Hustenfrakturen (Ermüdungsbrüche) der Rippen. Fortschr. Röntgenstr. **80**, 191—197 (1954).

SZELECZKY, G.: Beiträge zum Tietze-Syndrom. Bruns' Beitr. klin. Chir. **194**, 232—245 (1957).

TIETZE: Über eine eigenartige Häufung von Fällen mit Dystrophie der Rippenknorpel. Berl. klin. Wschr. **58**, 829 (1921).

UEHLINGER, E.: Der chronisch-traumatische Skeletschaden. Verh. dtsch. Ges. Path. **43**, 27—42 (1959).

WEINGÄRTNER, L., ZIEGLER, K.: Die Bedeutung der Ossifikation des Hand- und Fußskeletts zur Beurteilung zerebral gestörter Kinder. Radiol. diagn. (Berl.) **5**, 405—418 (1964).

WESTON, W. J.: Clay Shoveller's disease in adolescents (Schmitt's disease). A report of 2 cases. Brit. J. Radiol. **30**, 378—380 (1957).

ZEUMER, G.: Über das Tietze-Syndrom. Zbl. Chir. **82**, 1377—1384 (1957).

ZUR, G.: Osteoporotische Hustenfrakturen der Rippen. Fortschr. Röntgenstr. **72**, 144—153 (1949).

B. Erbliche Fehlbildungen und Anomalien

I. Störungen der Verknöcherung (Dyschondroplasien)

ALDER, A.: Konstitutionell bedingte Granulationsveränderungen der Leukocyten und Knochenveränderungen. Schweiz. med. Wschr. **1950**, 1095.

ANDERSON, C. E., CRANE, J. T., HARPER, H. A., HUNTER, T. W.: Morquio's disease and dysplasia epiphysealis multiplex. A study of epiphyseal cartilage in seven cases. J. Bone Jt Surg. 44A, 295—306 (1962).

ANDRÉN, L., DYMLING, J. F., ELNER, Ä., HOGEMAN, K. E.: Maffucci's syndrome. Report of four cases. Acta chir. scand. 126, 397—405 (1963).

BAERWOLFF, G.: Über Mißbildungen im Bereich der Endstrahlen. Berl. Med. 7, 514—519 (1956a).

BAERWOLFF, G.: Seltene familiäre komplexe Mißbildungen an Händen und Füßen. Beschreibung einer neuen Mißbildungssippe. Berl. Med. 7, Festschr., 34—37 (1956b).

BARBER, H. ST.: An unusual form of familial osteodystrophy. Lancet 1960 I, 1220—1221.

BERLIN, L.: Unusual foramina, pseudoforamina, and developmental defects of bone. Amer. J. Roentgenol. 91, 1089—1103 (1964).

BERREY, B. H., KIMBALL, C. H.: Chondrodystrophia calcificans congenita. J. Pediat. 42, 474—477 (1953).

BESSLER, W.: Die Malignitätsbewertung von Chondromen im Röntgenbild. Radiol. clin. (Basel) 31, 287—296 (1962).

BESSLER, W., MÜLLER, M. E.: Zur Röntgendiagnose der Coxa valga und Coxa vara. Radiol. clin. (Basel) 32, 538—548 (1963).

BETHGE, J. F. J.: Die Olliersche Krankheit. Pathogenetische Fragen und therapeutische Möglichkeiten. Dtsch. med. Wschr. 87, 535—560 (1962).

BEYER, A., STECKEN, A.: Ossale Strukturveränderungen beim Klippel-Trenaunay-P.-Weber-Syndrom. Fortschr. Röntgenstr. 97, 45—51 (1962).

BIEDERMANN, F.: Das Krankheitsbild der Chondrodysplasie. Radiol. diagn. (Berl.) 1, 578—593 (1960).

BIENERT, H.: Über halbseitige multiple Enchondrome. (Olliersche Wachstumsstörung Diss. Kiel, 1918.

BLUMENFELD, I.: Sindrome de Parkes-Weber. Rev. Ortop. Traum. (B. Aires) 22, 195—204 (1953).

BOJESEN: Über einen Fall von halbseitiger, multipler Chondromatose. Fortschr. Röntgenstr. 24, 113 (1916/17).

BRABAND, H.: Beitrag zur Röntgendiagnostik polytoper enchondraler Dysostosen. Fortschr. Röntgenstr. 93, 80—85 (1960).

BRAILSFORD, J. F.: Chondro-osteo-dystrophy. J. Bone Jt Surg. 34B, 53—63 (1952).

BRANTE, G.: Gargylism—a mucopolysaccharidosis. Scand. J. Lab. clin. Invest. 4, 43 (1952).

BROCHER, J. E. W., KLEIN, D.: Die Dysostosis mandibulofacialis im Röntgenbild. Fortschr. Röntgenstr. 93, 67—79 (1960).

BROCHER, J. E. W., KLEIN, D.: Die Dyschondrosteose. Fortschr. Röntgenstr. 96, 496—502 (1962).

BROGDON, B. G., CROW, N. E.: Chondrodystrophia calcificans congenita. Amer. J. Roentgenol. 80, 443—448 (1958).

BÜRGEL, E., OLECK, H. G.: Familiäre metaphysäre Dysplasie. Fortschr. Röntgenstr. 94, 460—471 (1961).

BUETTI, C.: Die aseptische Osteonekrose des Capitulum humeri. Radiol. clin. (Basel) 22, 241—246 (1953).

BUHN, W. H., BECKMANN, R.: Dysostosis cleidocranialis oder Dysostosis generalisata? Arch. Kinderheilk. 158, 270—277 (1958).

BURCHARD: Zur Diagnose der chondromatösen fibrösen und cystischen Degeneration der Knochen. Fortschr. Röntgenstr. 19, 113 (1912/13).

BURCHARD: Über multiple Enchondrome in den langen Röhrenknochen von Kindern. Fortschr. Röntgenstr. 19, 291 (1912/13).

BURCKHARDT, E.: Ein Fall von Chondrodystrophia fetalis calcarea. Schweiz. med. Wschr. 1938, 330—334.

BURTON, I. F., DEVINE, H. W.: Chondroangiopathia calcarea seu punctata. Amer. J. Roentgenol. 88, 470—475 (1962).

CAFFEY, J.: Gargoylism (Hunter-Hurler disease, dysostosis multiplex, lipochondrodystrophy). Prenatal and neonatal bone lesions and their early postnatal evolution. Amer. J. Roentgenol. 67, 715—731 (1952).

CAFFEY, J.: Chondroectodermal dysplasia (Ellis-van Creveld disease). Report of three cases. Amer. J. Roentgenol. 68, 875—886 (1952).

CAFFEY, J.: Achondroplasia of pelvis and lumbosacral spine. Some roentgenographic features. Amer. J. Roentgenol. 80, 449—457 (1958).

CALVÉ, J.: Sur une affection particulière de la colonne vertébrale chez un enfant simulant de Mal de Pot. J. Radiol. Électrol. 9, 22 (1925).

CAMMARELLA, C., LEVI, M.: La malattia esostosante. Riv. crit. Clin. med. 54, 524—534 (1954).

CANNON, J. F.: Hereditary multiple exostoses. Amer. J. hum. Genet. 6, 419 (1954).

CAVALOTTI, A. M.: Un caso di malattia di Hurler-Pfaundler (gargoillismo, disostosi multipla encondrale, lipocondrodistrofia). Pediatria (Napoli) 60, 357—376 (1952).

COCCHI, U.: Polytope erbliche enchondrale Dysostosen. Fortschr. Röntgenstr. 72, 435 (1950).

COCCHI, U.: Erbschäden mit Knochenveränderungen. In: Lehrbuch der Röntgendiagnostik (SCHINZ, BAENSCH, FRIEDL, UEHLINGER), 5. Aufl., Bd. II/1, S. 621—636. Stuttgart: Thieme 1952.

COLE, W. R., LEVIN, S. S.: Cleidocranial dysostosis (dysostosis cleidocranialis). Brit. J. Radiol. 24, 549 (1951).

CONRADI, E.: Vorzeitiges Auftreten von Knochen- und eigenartigen Verkalkungskernen bei Chondrodystrophia foetalis hyperplastica. Histologische und Röntgenuntersuchungen. Jb. Kinderheilk. 80, 86—97 (1914).

COOPER, R.: Acrocephalosyndactyly. With report of a case. Brit. J. Radiol. 26, 533 (1953).

COUGHLIN, E. J., GUARE, H. T., MOSKOVITZ, A. J.: Chondrodystrophia calcificans congenita. J. Bone Jt Surg. 32A, 938 (1950).

CROUZON, O.: Etude sur les maladies familiales nerveuses et dystrophiques. Paris 1929.

CURTH, H. O.: Follicular atrophoderma and pseudopelade associated with chondrodystrophia calcificans congenita. J. invest. Derm. 13, 233 (1949).

DEBRUNNER, H. U.: Die Früherkennung der sogenannten angeborenen Hüftgelenkverrenkung bei der gezielten Reihenuntersuchung. Schweiz. med. Wschr. 94, 1624—1629 (1964).

DOMANIG: Fünfjähriges Mädchen mit generalisierter Enchondromatose. Wien. klin. Wschr. 3, 95 (1931).

DRESBACH, M.: Elliptical human red blood corpuscles. Science 19, 469 (1904).

DUNN, F. H.: Nonfamilial and nonhereditary craniofacial dysostosis. A variant of Crouzon's disease. Amer. J. Roentgenol. 84, 472—478 (1960).

ECKSTEIN, H. B., HOARE, R. D.: Congenital parietal "foramina" associated with faulty ossification of the clavicles. Brit. J. Radiol. 36, 220—221 (1963).

EICHBERGER, K.: Kann die Dysostosis Morquio als selbständiges Krankheitsbild vom Gargoylismus abgetrennt werden? Ann. paediat. (Basel) 182, 107—126, 127—140 (1954).

ELLIS, R. W. B., CREVELD, S. VAN: A syndrome characterized by ectodermal dysplasia, polydactyly, chondrodysplasia and congenital morbus cordis. Report of three cases. Arch. Dis. Childh. 15, 65—84 (1940).

EYRING, E. J., BJORNSON, D. R., PETERSON, C. A.: Early diagnostic and prognostic signs in Legg-Calvé-Perthes disease. Amer. J. Roentgenol. 93, 382—387 (1965).

FAIRBANK, H. A. T.: Dysplasia epiphysialis punctata. J. Bone Jt Surg. 31 B, 114 (1949).

FANCONI, G.: Über generalisierte Knochenerkrankungen im Kindesalter. Helv. paediat. Acta 2, 1—32 (1947).

FARMER, A. W., LAURIN, C. A.: Congenital absence of the fibula. J. Bone Jt Surg. 42 A, 1—12 (1960).

FASSBENDER, C. W., HÄUSSLER, G., STÖSSEL, H. G.: Schädelbasis-Chondrome mit intrakranieller Ausdehnung. Fortschr. Röntgenstr. 94, 718—723 (1961).

FISCHER, G.: Zur Differentialdiagnose der Chondrodystrophie. Kinderärztl. Prax. 26, 204—208 (1958).

FLOTOW, F.: Über den Halbseitentyp der Chondromatose (sogenannte Olliersche Wachstumsstörung). Z. orthop. Chir. 51, 505—517 (1929).

FORCHER-MAYR, O., LUTZ, P.: Über die Thiemannsche Erkrankung bei multipler hereditärer Epiphysenstörung. Dtsch. Arch. klin. Med. 199, 87—101 (1952).

FRANGENHEIM, P.: Chondrodystrophische Zwerge. Fortschr. Röntgenstr. 17, 69—76 (1911).

FRANGENHEIM, P.: Die angeborenen Systemerkrankungen des Skeletts. Ergebn. Chir. Orthop. 4, 90—182 (1912).

FRANGENHEIM, P.: Die Krankheiten des Knochensystems im Kindesalter. Neue Deutsche Chirurgie, Bd. 10, S. 1—349 (1913).

FRANK, W. W., DENNY, M. B.: Dysplasia epiphyseialis punctata. Report of a case and review of literature, J. Bone Jt Surg. 36 B, 118—122 (1954).

FRANZEN, J., HAAS, J. P.: Bevorzugt halbseitige Knochenchondromatose, eine sog. Olliersche Erkrankung. Radiol. clin. (Basel) 30, 28—45 (1961).

FRASER, F. C., SCRIVER, J. B.: A hereditary factor in chondrodystrophia calcificans congenita. New Engl. J. Med. 250, 272—277 (1954).

FREIBERGER, R. H.: Multiple epiphyseal dysplasia. Radiology 70, 379—385 (1958).

FRITSCH, H., MANZKE, H.: Beitrag zur Chondrodystrophia calcificans connata. Arch. Kinderheilk. 169, 235—254 (1963).

GÄNSLEN, M.: Erbpathologie des Blutes und der blutbildenden Organe. In: Handbuch der Erbbiologie des Menschen, Bd. IV/1, S. 511. Berlin-Göttingen-Heidelberg: Springer 1940.

GARDEMIN: Röntgenschema des Perthessyndroms. Verh. dtsch. orthop. Ges. (Beilageh., Z. Orthop., Bd. 87). 350—351 (1956).

GEISER, M.: Die aseptische Knochennekrose als Erbleiden. Schweiz. med. Wschr. 1954, 903—906.

GIACCAI, L., SALAAM, M., ZELLWEGER, H.: Cleidocranial dysostosis with osteopetrosis. Acta radiol. (Stockh.) 41, 417—424 (1954).

GLAUNER, R., MARQUARDT, W.: Röntgendiagnostik des Hüftgelenkes. Stuttgart: Thieme 1956.

GOETSCH, E.: Zur Kenntnis der polytopen enchondralen Dysostosen. Fortschr. Röntgenstr. 79, 472—476 (1953).

GRANRUD, H.: On the etiology of dysostosis mandibulo-facialis. Acta pediatr. (Stockh.) 42, 499—505 (1953).

GREBE, H.: Über angeborene Skeletsystemerkrankungen vom Standpunkt des Pathologen. Verh. dtsch. orthop. Ges. 27, 24—42 (1959).

GREPL, J.: Dyschondroplasie mit Hämangiomen (Maffucci-Syndrom). Čs. Rentgenol. 12, 35—39 (1958).

GRUHL, H.: Ein Fall von teilweise asymmetrischer enchondraler Verknöcherungsstörung. Fortschr. Röntgenstr. 78, 176—181 (1953).

HACKENBROCH: Olliersche Wachstumstörung — Chondromatose des Skelets. Arch. orthop. Unfall-Chir. 21, 206 (1923).

HÄSSLER, E.: Familiäre kranio-metaphysäre Dysplasie. Fortschr. Röntgenstr. 90, 704—713 (1959).

HAUBENREISSER, J.: Kongenitale enchondrale Dysostosen. Arch. orthop. Unfall-Chir. 50, 23—64 (1958/59).

HAYNES, E. R., WANGNER, W. F.: Chondroangiopathia calcarea seu punctata. Radiology 57, 547—550 (1951).

HEIDBRINK, E.: Über systematisierte Enchondromatose des Skelets. Diss. Kiel, 1932.

HENCKEL, H., BRANDT, W.: Besonderheiten einer polysyndaktylen Sippe. Fortschr. Röntgenstr. 78, 460—466 (1953).

HORRIGAN, W. D., BAKER, D. H.: Gargoylism: a review of the roentgen skull changes with a description of a new finding. Amer. J. Roentgenol. 86, 473—477 (1961).

HUART, J., RICHARD, J.: Un cas de dyschondroplasie d'Ollier. Acta pediat. belge 6, 88—96 (1952).

HÜNERMANN, C.: Chondrodystrophia calcificans congenita als abortive Form der Chondrodystrophie. Z. Kinderheilk. 51, 1—19 (1931).

HURLER, G.: Über einen Typ multipler Abartungen, vorwiegend am Skeletsystem. Z. Kinderheilk. 24, 220 (1919).

JORUP, S.: Fall von Chondrodystrophia congenita calcificans. Acta radiol. (Stockh.) 25, 580 (1944).

JUNGE, H.: Über die Dyschondroplasie mit besonderer Berücksichtigung der sog. Halbseitenform (OLLIER). Z. Orthop. 78, 130—143 (1949).

KAUFMANN, E.: Untersuchungen über die sog. fötale Rachitis (Chondrodystrophia foetalis). Berlin 1892.

KEY, J. A.: Brittle bones and blue sclera; hereditary hypoplasia of mesenchym. Arch. Surg. 13, 523—567 (1926).

KIENBÖCK, R.: Röntgenbefund bei multiplen, cartilaginären Exostosen. Wien. klin. Wschr. 1907, 381.

KLENK, E.: Die Chemie der Lipoidosen und der Entmarkungskrankheiten. Wien. Z. Nervenheilk. 13, 309 (1957).

KNIEST, W.: Zur Abgrenzung der Dysostosis enchondralis von der Chondrodystrophie. Z. Kinderheilk. 70, 633—640 (1952).

KNUDSON, H. W., FLANERTY, R. A.: Craniosynostosis. Amer. J. Roentgenol. 84, 454—460 (1960).

KOCH, G.: Zur Klinik, Symptomatologie, Pathogenese und Erbpathologie des Klippel-Trénaunay-Weberschen Syndroms. Acta genet. med. (Roma) 5, 326—370 (1956).

KOLÁR, J., SCHWANK, R., DOBRKOVSKÝ, M.: Mafuccis Syndrom. Fortschr. Röntgenstr. 97, 226—228 (1962).

KOZLOWSKI, K.: Metaphyseal dysostosis. Report of five familial and two sporadic cases of a mild type. Amer. J. Roentgenol. 91, 602—608 (1964).

KOZLOWSKI, K., ZYCHOWICZ, C.: Hypochondroplasie. Fortschr. Röntgenstr. 100, 529—535 (1964).

KOZLOWSKI, K., ZYCHOWICZ, C.: Hypochondroplasie (ein weiterer Beitrag). Fortschr. Röntgenstr. 101, 531—535 (1964).

KRALL, J., KRAUSPE, C.: Über die Thiemannsche Erkrankung. Chirurg 25, 352—355 (1954).

KÜHNE, D., LENZ, W., PETERSEN, D., SCHÖNENBERG, H.: Defekt von Femur und Fibula mit Amelie, Peromelie oder ulnaren Strahlendefekten der Arme. Ein Syndrom. Humangenetik 3, 244—263 (1967).

KUROMARU, S., USA, S.: Three cases of Laurence-Biedl syndrome. Fol. psychiatr. Jap. 10, 18 (1956).

KWERCH, H.: Zur Kenntnis der Sonderformen der Chondrodysplasia (Chondrodystrophia) foetalis, im besonderen der Chondrodysplasia calcificans congenita. Öst. Z. Kinderheilk. 4, 165 (1950).

LACKNER, J.: Zur Röntgendiagnostik polytoper enchondraler Ossifikationsstörungen, besonders der Dysostosis multiplex Pfaundler-Hurler, der Knochenchondromatose und der Chondroangiopathia calcarea. Fortschr. Röntgenstr. 80, 165—180 (1954).

LACKNER, J., BLESSING, K.: Zur Röntgendiagnostik polytoper enchondraler Ossifikationsstörungen des Erwachsenen. Mitteilungen zweier Fälle vom Typ Morquio. Fortschr. Röntgenstr. 83, 49—55 (1955).

LANDAUER, W.: On the chemical production of developmental abnormities and of phenocopies in chicken embryos. J. cell. comp. Physiol. 43, Suppl. 1, 261—305 (1954).

LANG, F. J., PRIESEL, R.: Über Chondrodysplasia (Chondrodystrophia) calcificans congenita. Forschungen und Forscher der Tiroler Ärzteschule, Innsbruck 1945/1947.

LANGE, C. DE, JANSSEN, T.: Congenital chondrodystrophia calcificans of infant in association with other abnormalities. Maandschr. Kindergeneesk. 17, 67 (1949).

LASKER, G. W.: The inheritance of cleidocranial dysostosis. Hum. Biol. 18, 103 (1946).

LAURENT, Y., BROMBART, M.: Variation très rare de l'ossification des phalanges des orteils. J. belge Radiol. 36, 102—106 (1953).

LEEDS, N. E.: Epiphysial dysplasia multiplex. Amer. J. Roentgenol. 84, 506—510 (1960).

LEGG, A. T.: Boston Med. Surg. J. 162, 202 (1910).

LEGG, A. T.: End results of coxa plana. J. Bone Jt Surg. 9, 26—36 (1927).

LEHMANN, W., LÖHR, K.: Über eine seltene Mehrfachmißbildung der Gliedmaßen und des Urogenitalsystems. Z. menschl. Vererb.- u. Konstit.-Lehre 33, 119—130 (1955).

LENZ, W.: Morphologische und genetische Gesichtspunkte zur Nosologie generalisierter Skeletanomalien. In: Dysostosen. Stuttgart: Gustav Fischer 1966.

LIESS, G.: Eigentümliche Strukturveränderungen im Epiphysen-Metaphysenbereich bei Osteogenesis imperfecta tarda. Fortschr. Röntgenstr. 79, 216—223 (1953).

LIESS, G.: Y-förmige Epiphysen an Händen und Füßen. (Periphere Dysostosen.) Fortschr. Röntgenstr. 81, 173—181 (1954).

LIESS, G.: Zur Chondrodystrophia calcificans congenita. Fortschr. Röntgenstr. 81, 61—65 (1954).

LIGHTWOOD, R. C.: Congenital deformities with stippled epiphyses and congenital cataract. Proc. roy. Soc. Med. 24, 564—566 (1930/31).

LINDEMANN, K.: Die juvenile Arthritis deformans des Großzehengrundgelenkes (Hallux rigidus). Z. Orthop. 64, 391—403 (1936).

LINDEMANN, K.: Über die Osteoporose der Wirbelsäule unklarer Ursache. Arch. orthop. Unfall-Chir. 44, 403—411 (1951).

LUND, E.: Metaphyseal dysplasia. Proc. roy. Soc. Med. 36, 381 (1942/43).

MAAS, W.: Multiple Pseudoepiphysen bei Dysostosis cleidocranialis. Fortschr. Röntgenstr. 80, 788—789 (1954).

MAITLAND, D. G.: Punctate epiphyseal dysplasia occurring in two members of the same family. Brit. J. Radiol. **12**, 91—93 (1939).

MARCOZZI, G., MESSINETTI, S.: La sindrome di Maffucci nei sui aspetti clinici, radiologici, anatomo-patologici e nei sui problemi patogenetici (associazione discondroplasia e angiomi multipli). Ann. ital. Chir. **33**, 505—533 (1956).

MARGOLIS, J.: Ollier's disease. Arch. intern. Med. **103**, 279—284 (1959).

MAROTEAUX, P., LAMY, M.: La dysostose métaphysaire. Sem. Hôp. Paris **34**, 1 (1958).

MAROTEAUX, P., LAMY, M.: Les formes pseudo-achondroplasiques des dysplasies spondylo-epiphysaires. Presse méd. **67**, 383 (1959).

MAROTEAUX, P., LAMY, M., BERNARD, J.: La dysplasie spondylo-epiphysaire tardive. Presse méd. **65**, 1205 (1957).

MAROTEAUX, P., LAMY, M., FOUCHER, M.: La maladie de Morquio, étude clinique, radiologique et biologique. Presse méd. **71**, 2091—2094 (1963).

MARQUARDT, W.: Die Klinik und Röntgenologie der angeborenen enchondralen Verknöcherungsstörungen. Fortschr. Röntgenstr. **71**, 511—535, 794—827 (1949).

MARQUARDT, W.: Die polytopen epiphysären Dysostosten. In: Handbuch der medizinischen Radiologie, Bd. V/3, S. 14—44. Berlin-Heidelberg-New York: Springer 1968.

MATZNER, R.: Ein Beitrag zur Ollierschen Wachstumsstörung. Fortschr. Röntgenstr. **78**, 480—481 (1953).

MAU, H.: Der Formenkreis der enchondralen Dysostosen. Z. Orthop. **88**, 392—396 (1957a).

MAU, H.: Dysostotische Minusvarianten der Elle und Speiche. (Abortive Madelungsche Deformität — Subluxation der Elle — Lunatummalacie.) Z. Orthop. **89**, 17—29 (1957b).

MAU, H.: Wesen und Bedeutung der enchondralen Dysostosen. Stuttgart: Georg Thieme 1958.

MAU, H.: Erbkrankheiten. Z. Orthop. **91**, 582 (1959).

MAU, H.: Die enchondral-dysostotische Hand im Röntgenbild. Arch. orthop. Unfall-Chir. **52**, 125—147 (1960).

MAU, H.: Die Abgrenzung der enchondralen Dysostosen und ihre Beziehung zu den aseptischen Knochennekrosen, zur Arthritis deformans und den lokalisierten Formen. Verh. dtsch. orthop. Ges. (Beilageh. Z. Orthop. **93**), 51—70 (1960).

MEISENHEIMER, H.: Ein Beitrag zur Frage der angeborenen subchondralen Knorpelverknöcherungsstörungen. Fortschr. Röntgenstr. **84**, 67—70 (1956).

METRAKOS, J. D., FRASER, F. C.: Evidence for a hereditary factor in chondroectodermal dysplasia. (Ellis-van Creveld syndrome.) Amer. J. hum. Genet. **6**, 260—269 (1954).

MEYER, R.: An unusual form of osseous dysplasia. Amer. J. Roentgenol. **73**, 761—764 (1955).

MIESCHER, G.: Atypische Chondrodystrophie Typus Morquio, kombiniert mit follikulärer Atrophodermie. Dermatologie **89**, 38 (1944).

MONTY, C. P.: Familial Perthes' disease resembling multiple epiphysial dysplasia. (Symposium.) J. Bone Jt Surg. **44**B, 565—568 (1962).

MØRCH, E. T.: Discussion on the paper of GØRTZ. Nord. Med. **21**, 375 (1944).

MORQUIO, L.: Sur une form de dystrophie osseuse familiale. Arch. méd. enf. **32**, 129—140 (1929).

MORRIS, M. L., McGIBBON, K. C.: Osteochondritis dissecans following Legg-Calvé-Perthes' disease. J. Bone Jt Surg. B **44**, 562—564 (1962).

MOSEKILDE, E.: "Stippled epiphyses" in the newborn and in the infants. (Synonyms: Chondrodystrophia calcificans congenita, dysplasia epiphysialis punctata). Acta radiol. (Stockh.) **37**, 291—307 (1952).

MOSEKILDE, E.: Chondroangiopathia calcarea seu punctata. In: Handbuch der medizinischen Radiologie, Bd. V/3, S. 49—67. Berlin-Heidelberg-New York: Springer 1968.

MÜLLER (1838): Zit. nach SIEMON, E.: Beitrag zur Kenntnis der Ollierschen Erkrankung. Beitr. Orthop. **5**, 218—220 (1958).

MÜLLER, J.: Feinerer Bau und Formen der krankhaften Geschwülste. Berlin: Georg Reimer 1838.

MURKEN, J.-D.: Über multiple cartilaginäre Exostosen. Zur Klinik, Genetik und Mutationsrate des Krankheitsbildes. Z. Vererb.-Lehre **36**, 469—505 (1963).

NEIMANN, N., STEHLIN, S., MANCIAUX, M.: Maladie d'Ellis-van Creveld. Sem. Hôp. Paris **1953**, 1702—1704.

NEUMANN, CHR.: Beitrag zum Morbus Thiemann. Fortschr. Röntgenstr. **88**, 112 (1958).

NEUMANN, G., THOMAS, G.: Enchondrale Dysostose mit Dystrophia adiposogenitalis als Leitsymptom. Dargestellt an Hand eines Falles von Laurence-Moon-Bardet-Biedl-Syndrom. Arch. orthop. Unfall-Chir. **53**, 130—141 (1961).

ÖDMAN, P.: Hereditary enchondral dysostosis. Twelve cases in three generations mainly with peripheral location. Acta radiol. (Stockh.) **52**, 97—113 (1959).

OLLIER, L.: De la dyschondroplasie. Bull. Soc. Chir. Lyon **3**, 22 (1900).

OMER, G. E., JR., MOSSMAN, D. L.: Bone agenesis. A case involving the carpus and tarsus. J. Bone Jt Surg. A **40**, 917—920 (1958).

OTT, A.: Zum Verlauf der Dyschondroplasie. Fortschr. Röntgenstr. **101**, 61—63 (1964).

OWEN, R. H.: Acrocephalosyndaktyly. A case with congenital cardiac abnormalities. Brit. J. Radiol. **25**, 103—106 (1952).

PALMER, J. D., MacKAY, J. W.: Hereditary deforming chondrodysplasia. A report of an unusual case. Brit. J. Surg. **41**, 462—466 (1954).

PANSE, FR.: Die Erbchorea. Eine klinisch-genetische Studie. Sammlung Psychiatr. u. Neurol. Einzeldarstellungen, Leipzig: Thieme 1942.

PAUL, L. W.: Hereditary multiple diaphyseal sclerosis (RIBBING). Radiology 60, 412—416 (1953).

PAVSEK, E. J.: Mandibulofacial dysostosis (Treacher-Collins syndrome). Amer. J. Roentgenol. 79, 598—602 (1958).

PELS-LEUSDEN: Klinische, pathologisch-anatomische und radiologische Studien über multiple, cartilaginäre Exostosen. Dtsch. Z. Chir. 1907, 434.

PERTHES, G.: Dtsch. Z. Chir. 107, 111 (1910).

PETERSEN, H., WOLFF, H.: Über das kombinierte Auftreten mehrerer Krankheiten bei 7 Geschwistern. Z. menschl. Vererb.- u. Konstit.-Lehre 34, 237—249 (1957).

PETSCHELT, E.: Symptomatologie, Lokalisation, Alters- und Geschlechtsverteilung des Naevus vasculosus osteohypertrophicus (Klippel-Trenauney-Parkes-Webersches Syndrom). Arch. Dermat. 196, 155—169 (1953).

PFAUNDLER, M. v.: Demonstration über einen Typ kindlicher Dysostosen. Jahrb. Kinderheilk. 92, 420 (1920).

POPP, W., THOMAS, G.: Zur Diagnostik der angeborenen Hüftluxation unter besonderer Berücksichtigung der Röntgenfehldiagnose. Kinderärztl. Prax. 28, 359—368 (1960).

PORSTMANN, W.: Zur Differentialdiagnose lokalisierter Störungen der enchondralen Ossifikation. Fortschr. Röntgenstr. 82, 364—369 (1955).

RAAP, G.: Chondrodystrophia calcificans congenita. Amer. J. Roentgenol. 49, 77—82 (1943).

RAVELLI, A.: Eine seltene Ossifikationsanomalie an den Grundphalangen der Zehen (Zapfenepiphysen). Fortschr. Röntgenstr. 76, 261 (1952).

RAVELLI, A.: Die Richtungslinie der Y-Fuge als Hilfslinie zur Früherkennung der angeborenen Hüftluxation. Z. Orthop. 84, 28—33 (1953).

REEVES, R. J., BAYLIN, G. J.: Osteochondrodystrophy (Morquio). Radiology 36, 362—366 (1940).

RICHARD, J.: Dysostose cleido-crânienne. Acta paediat. belg. 6, 79—87 (1952).

RÖSSLER, H.: Über das Krankheitsbild der erblichen multiplen Störung der Epiphysenverknöcherung. Z. Orthop. 80, 547—559 (1951).

ROMPE, G.: Die Bedeutung konstitutioneller Faktoren bei der Osteochondrosis dissecans der Hüftköpfe. Z. Orthop. 96, 164—172 (1962).

ROTHE, A.: Enchondrale Dysostosen. Beitr. Orthop. 5, 212—218 (1958).

RUDDER, B. DE: Über familiär-dysostotischen Zwergwuchs. Fortschr. Erbpath. 6, 57 (1943).

SANTAGADA, A.: Su di un caso di osteopathia rara (malattia di Ollier). Arch. Radiol. (Napoli), N.S. 3, 117—125 (1954).

SARTORI, E.: Contributo allo studio clinico del gargoilismo. Acta paediat. lat. (Reggio Emilia) 5, 521—654 (1952).

SARTORI, E.: Del significato di alcuni recenti repeti nel gargoilismo. Lattante 25, 665—668 (1954).

SASSEN, G.: Beobachtungen einer Kombination von subchondraler Knorpelverknöcherungsstörung, Marfan-Syndrom und Dysostosis multiplex. Fortschr. Röntgenstr. 78, 316—321 (1953).

SAVIGNAC, E. M.: Chondrodystrophia calcificans congenita. Radiology 58, 415—420 (1952).

SCHENK, E. A., HAGGERTY, J.: Morquio's disease. A radiologic and morphologic study. Pediatrics 34, 839—850 (1964).

SCHINZ, H. R.: Erbtypen und Formen bei Brachydaktylie. Arch. Klaus-Stift. Vererb.-Forsch. 18, 361 (1943a).

SCHINZ, H. R.: Dysostosis multiplex Hurler und identische Krankheitsbilder. Erbarzt 11, 142 (1943b).

SCHÖNENBERG, H., SCHALLOCK, G.: Zur Kenntnis der Chondrodysplasia calcificans congenita und ihrer Beziehungen zur Chondrodysplasia foetalis. Ann. paediat. (Basel) 180, 129—162 (1953).

SCHRÖDER, G.: Beitrag zur polytopen enchondralen Dysostose vom Typ Morquio. Arch. Kinderheilk. 157, 52—59 (1958).

SELAKOVICH, W. G., WHITE, J. W.: Chondrodystrophia calcificans congenita. J. Bone Jt Surg. A 37, 1271—1277 (1955).

SENDER, H.: Chondro-extrodermal dysplasia (Ellis-van Creveld syndrome). S. Afr. med. J. 37, 14—16 (1963).

SHAW, E. W.: Avascular necrosis of the phalanges of the hands (Thiemann's disease). J. Amer. med. Ass. 156, 711—713 (1954).

SHOUL, M. I., RITVO, M.: Roentgenologic and clinical aspects of hyperphalangism (polyphalangism) and brachydactylism. Hereditary abnormal segmentation of the hand. New Engl. J. Med. 248, 274—278 (1953).

SIEMON, E.: Beitrag zur Kenntnis der Ollierschen Erkrankung. Beitr. Orthop. 5, 218—220 (1958).

SINGLETON, E. B., DAESCHNER, C. W., TENG, C. T.: Peripheral dysostosis. Amer. J. Roentgenol. 84, 499—505 (1960).

STARK, J. D., ADLER, N. N., ROBINSON, W. H.: Hereditary multiple exostoses. Radiology 59, 212—215 (1952).

STEINBERG, ST. H., STEINBERG, A. J., STEINBERG, G. J.: Cleidocranial dysostosis. Report of three cases in one family. Med. Ann. D.C. 28, 16—21, 59 (1959).

STEPHENS, F. E., KERBY, J. P.: Hereditary Legg-Calvé-Perthes disease. J. Hered. 67, 153 (1946).

STEVENSON, A. C.: Achondroplasia: An account of the condition in northern Ireland. Amer. J. hum. Genet. 9, 81 (1957).

STÜVE, A.: Zur Chondrodystrophia calcificans congenita. Kinderärztl. Prax. 21, 314—317 (1953).

Subbarao, K., Papaiah, Ch.: Chondroectodermal dysplasia. Ellis-van Creveld syndrome. Report of two cases and review of the literature. Indian J. Radiol. 17, 51—54 (1963).

Swoboda, W.: Beitrag zur Chondrodystrophia calcificans congenita. (Ein abortiver Fall dieser Erkrankung.) Ann. paediat. (Basel) 175, 322—342 (1950).

Swoboda, W.: Beitrag zur Dysostosis multiplex (Pfaundler-Hurler). Öst. Z. Kinderheilk. 6, 337—363 (1951).

Swoboda, W.: Chondrodystrophia calcificans congenita. Mschr. Kinderheilk. 100, 444—447 (1952).

Swoboda, W.: Über enchondrale Dysostosen. (Drei Fälle von sogenannter Morquio-Brailsfordscher Krankheit.) Öst. Z. Kinderheilk. 8, 226—245 (1953).

Tasca, M.: Un caso di iperostosi corticale infantile (m. di De Toni-Caffey). Radiol. prat. 9, 262—271 (1959).

Thiel, H.-J., Manzke, H., Gunschera, H.: Katarakt bei Chondrodystrophia calcificans connata. Klin. Mbl. Augenheilk. 154, 336—345 (1969).

Thiemann, H.: Juvenile Epiphysenstörungen. Fortschr. Röntgenstr. 14, 79—87 (1909/10).

Thiemann, H.: Zit. nach Cocchi, U., Erbschäden mit Knochenveränderungen. In: Lehrbuch der Röntgendiagnostik, Bd. I/1, S. 621—833, Hrsg.: Schinz, Baensch, Friedl, Uehlinger. Stuttgart: Thieme 1952.

Thiemann, H. H.: Zapfenepiphysen in Kombination mit Teilsymptomen des Marchesani-Syndroms. Fortschr. Röntgenstr. 93, 367—370 (1960).

Thomsen, G., Guttadauro, M.: Cleidocranial dysostosis associated with osteosclerosis and bone fragility. Acta radiol. (Stockh.) 37, 559—567 (1952).

Tiwisina, Th.: Dyschondroplasie (Ollier) mit multiplen Hämangiomen und örtlicher maligner Entartung (Chondrosarkom). Bruns' Beitr. klin. Chir. 188, 8—15 (1954).

Töndury, G.: Zur Kenntnis der Embryopathia rubeolica, nebst Bemerkungen über die Wirkungen anderer Viren auf den Keimling. Geburtsh. u. Frauenheilk. 12, 865—888 (1952).

Töndury, G.: Mißbildungen, ein entwicklungsphysiologisches Problem. Münch. med. Wschr. 97, 1009—1013 (1955).

Toni, G. de, Papio, F.: La chondrodistrofia congenita calcificante: primo contributo casistico italiano. Policlin. infant. 16, 3 (1948).

Torklus, D. von, Braband, H.: Kartilaginäre Exostosen kleiner Wirbelgelenke im Lumbalbereich. Fortschr. Röntgenstr. 99, 682—684 (1963).

Trippel, J. G.: Eine Sippe mit Thiemannscher Erkrankung. Helv. med. Acta 17, 59—78 (1950).

Tuna, N., Thal, A. P.: Some unusual features of the Marfan syndrome. Report of four cases. Circulation 24, 1154—1163 (1961).

Uehlinger, E.: Pathologische Anatomie der chondroektodermalen Dysplasie Ellis-van Creveld. Schweiz. Z. allg. Path. 20, 754—766 (1957).

Uhlig, H.: Dysostosis enchondralis — Typ Bartenwerfer. Arch. Kinderheilk. 148, 22—31 (1954).

Ullrich, O.: Die Pfaundler-Hurlersche Krankheit. Ergebn. inn. Med. Kinderheilk. 63, 929 (1943).

Ullrich, O.: Der Status Bonnevie-Ullrich im Rahmen anderer „Dyscranio-Dysphalangien". Ergebn. inn. Med. Kinderheilk. 2, N.F., 412 (1951).

Ullrich, O., Wiedemann, H. R.: Zur Frage der konstitutionellen Granulationsanomalien der Leukocyten in ihrer Beziehung zu enchondralen Dysostosen. Klin. Wschr. 1953, 107.

Vinke, T. H., Duffy, F. P.: Chondrodystrophia calcificans congenita. J. Bone Jt Surg. 29, 509—514 (1947).

Weishaar, J., Heinrich, G.: Beobachtungen einer groben Handmißbildung in der 1. Generation und einer doppelseitigen radio-ulnaren Synostose in der 2. Generation. Fortschr. Röntgenstr. 87, 274—276 (1957).

Werthemann, A.: Die Entwicklungsstörungen der Extremitäten. In: Handbuch der speziellen Pathologie, Anatomie, Histologie, Bd. IX/6. Berlin-Göttingen-Heidelberg: Springer 1952.

Weyers, H.: Über eine korrelierte Mißbildung der Kiefer- und Extremitätenakren. (Dysostosis acro-facialis.) Fortschr. Röntgenstr. 77, 562—567 (1952).

Weyers, H.: Osteogenesis imperfecta. In: Handbuch der medizinischen Radiologie, Bd. V/3, S. 68—103. Berlin-Heidelberg-New York: Springer 1968.

Wiedemann: Ausgedehnte und allgemeine erblich bedingte Bildungs- und Wachstumsfehler des Knochengerüstes. Mschr. Kinderheilk. 102, 136—148 (1954).

Wiedemann, H.-R.: Zur konstitutionellen Dysostosis enchondralis. Z. menschl. Vererb.- u. Konstit.-Lehre 31, 207—216 (1952).

Wiedemann, H. R.: Die großen Konstitutionskrankheiten des Skelettes. Stuttgart: Gustav Fischer 1960.

Wilde, R.: Ein Beitrag zu dem Krankheitsbild der polytopen enchondralen Dysostosen, Typ Pfaundler-Hurler. Z. Orthop. 84, 77—88 (1953).

Willert, H.-G., Blauth, W.: Morphologische Befunde bei angeborenen Fehlbildungen des Femurs und ihre Bedeutung für die Therapie. Klin. Med. 2, 223—229 (1966).

Wilson, T. G.: A case of unilateral mandibulo-facial dysostosis associated with agenesis of the homolateral lung. J. Laryng. Otol. 72, 238—249 (1958).

Winkelmann, L.: Zur Pfaundler-Hurlerschen Krankheit. Zugleich Bericht über einen Fall von Dysostosis multiplex mit einigen Besonderheiten. Med. Klin. 1957, 1831—1835.

Wirz, F.: Die Osteoporose als Frühsymptom der Osteochondritis deformans coxae juvenilis Perthes. Schweiz. med. Wschr. 1953, 384—387.

Wiskott, A.: Bestrahltes Ergosterin gegen Rachitis. Münch. med. Wschr. 1929 II, 1430—1433.

Wittek, A.: Die Olliersche Wachstumsstörung. Bibl. med. E, H. 7 (1906).

ZANCA, P.: Multiple hereditary cartilaginous exostoses with polyposis of the colon. U.S. armed Forces med. J. 7, 116—120 (1956).

ZELLWEGER, H., GIACCAI, L., FIRZLI, S.: Gargoylism and Morquio's disease. Amer. J. Dis. Child. 84, 421—435 (1952).

ZELLWEGER, H., THEILER, K., LARCHER, F.: Über die Dysostosis cleidocranialis. Helv. paediat. Acta 5, 264—278 (1950).

ZUNIN, C.: Contributo allo studio della sindrome di Franceschetti. Rilievi clinici e genetici da una osservazione familiare. Acta Genet. Med. Gemellol. 6, 483 (1957).

ZWEYMÜLLER, E., STUR, O.: Zur formalen und kausalen Genese der Dysostosis mandibulo-facialis. Neue öst. Z. Kinderheilk. 2, 321—331 (1957).

II. Wachstums- und Reifestörungen

CARTER, C. O., HAMERTON, J. L., POLANI, P. E., GUNALP, A., WELLER, S. D. V.: Chromosome translocation as a cause of familial mongolism. Lancet 1960 II, 678—680.

CATEL, W.: Dysostosis multiplex. Differentialdiagnostische Symptomatologie von Krankheiten des Kindesalters. Leipzig: Georg Thieme 1944.

GIGON, A.: Über Riesenwuchs und Zwergwuchs. Schweiz. Arch. Neurol. Psychiat. 8, 153 (1921).

GILFORD, H.: Progeria, a form of senilism. Transact. 73, 188—217 (1904).

GRAUL, E. H.: Der angeborene umschriebene Riesenwuchs als „Teilsymptom einer Reihe von Syndromen mit angioplastischem Riesenwuchs". Bemerkung zu der Arbeit von E. CARSTENSEN: Ein kasuistischer Beitrag zum angeborenen umschriebenen Riesenwuchs. Ärztl. Wschr. 1952, 725—727.

GREBE, H.: Erblicher Zwergwuchs. Ergebn. inn. Med. Kinderheilk., N.F. 12, 343—427 (1959).

HANHART, E.: Über heredodegenerativen Zwergwuchs mit Dystrophia adiposogenitalis. Arch. Klaus-Stift. Vererb.-Forsch. 1, 181—257 (1925).

KRAFT: (1924) zit. nach: v. VERSCHUER, Genetik des Menschen. Lehrbuch der Humangenetik, Bd. IV/1, S. 151. München-Berlin: Urban & Schwarzenberg 1959.

LANDAUER, W.: On the chemical production of developmental abnormities and of phenocopies in chicken embryos. J. cell. comp. Physiol. 43, Supp. 1, 261—305 (1954).

LANGER, L. O., JR.: Spondyloepiphysial dysplasia tarda. Hereditary chondrodysplasia with characteristic vertebral configuration in the adult. Radiology 82, 833—839 (1964).

LEJEUNE, J., TURPIN, R., GAUTIER, M.: Le mongolisme premier exemple d'aberration autosomique humaine. Ann. Génét. 1, 41—49 (1959).

LENZ, W.: Medizinische Genetik. Grundlagen, Ergebnisse und Probleme, 2. Aufl. Stuttgart: Thieme 1970.

LERCH, H.: Zum Problem des angeborenen, umschriebenen Riesenwuchses. Z. Orthop. 96, 290—298 (1962).

LOESCHKE, A.: Über Ursache und klinische Bedeutung des cardialen Minderwuchses. Med. Klin. 1955, 904—906.

PALTAUF, R.: Demonstration eines Skelettes von einem Fall von Dysostosis cleidocranialis. Verh. dtsch. path. Ges. 15, 337 (1912).

RÖSSLE, R.: Wachstum und Altern. München: J. F. Bergmann 1923.

RUDDER, B. DE: Über familiär-dysostotischen Zwergwuchs. Fortschr. Erbpath. 6, 57 (1943).

SCHWARZ, E.: Roentgen findings in progeria. Radiology 79, 411—414 (1962).

SILINKOVÁ-MÁLKOVÁ, E.: The skeletal system and endocrine glands. Radiol. diagn. (Berl.) 4, 637—664 (1963).

III. Komplexe Fehlbildungen

ADRIAN, C.: Über Neurofibromatose und ihre Komplikationen. Bruns' Beitr. klin. Chir. 31, 1—98 (1901).

ALBRIGHT, F.: Polyostotic fibrous dysplasia; a defense of the entity. J. clin. Endocr. 7, 307—324 (1947).

ALSLEV, J.: Akromegalie und Neurofibromatose. Ärztl. Wschr. 6, 542—544 (1951).

BAER, R. W., TAUSSIG, H. B., OPPENHEIMER, E. H.: Congenital aneurysmal dilatation of the aorta associated with arachnodactyly. Bull. Johns Hopk. Hosp. 72, 309 (1943).

BINGOLD, A. C.: Joint changes in neurofibromatosis. Report of 2 cases. J. Bone Jt Surg. B 34, 76—79 (1952),

BÖCK, K.: Beckenhörner, eine angeborene erbliche Anomalie im Rahmen eines Mißbildungssyndroms. Fortschr. Röntgenstr. 74, 543—549 (1951).

BÖSCH, J.: Ein Beitrag zum Bilde der sog. Acro-Osteolyse. Arch. orthop. Unfall-Chir. 49, 264—267 (1957).

BOGSCH, A.: Weitere Entwicklungsanomalien der Myositis ossificans progressiva. Magy. Radiol. 4, 113—116 (1952).

BRAUN, H.: Die dorsale Wirbelexkavation, ein selbständiges Symptom bei der Neurofibromatose Recklinghausen. Fortschr. Röntgenstr. 83, 844—847 (1955).

BROOKS, B., LEHMAN, E. P.: The bone changes in Recklinghausen's neurofibromatosis. Surg. Gynec. Obstet. 38, 587—595 (1924).

BUCHEM, F. S. P. VAN, HADDERS, H. N.: Hyperostosis corticalis generalisata. Schweiz. med. Wschr. 1957, 231—236.

BUCHEM, F. S. P. VAN, HADDERS, H. N., UBBENS, R.: An uncommon familial systemic disease of the skeleton: Hyperostosis corticalis generalisata familiaris. Acta radiol. (Stockh.) 44, 109—120 (1955).

CHATELAIN, 1820: Zit. nach: TURNER, J. W., J. Amer. med. Ass. **100**, 882 (1933).

COOPER, G., ADAIR, N., PATTERSON, W. M.: Familial osseous atrophy. Radiology **48**, 509—513 (1947).

CRASSELT, C.: Ein kasuistischer Beitrag zur Akroosteolyse. Arch. orthop. Unfall-Chir. **51**, 661—673 (1960).

DAMMANN, J.: Ein weiterer Fall von angeborener Ulnaverdoppelung (Spiegelelle). Beitr. Orthop. **9**, 181—188 (1962).

DANLOS, M.: Un cas de cutis laxa avec tumeurs par contusion chronique des coudes et des genoux (xanthome juvenile pseudo-diabétique de M. M. Hallopeau et Mace de Lépinay). Bull. Soc. franç. Derm. Syph. **19**, 70 (1908).

EHLERS, E.: Cutis laxa, Neigung zu Haemorrhagien in der Haut, Lockerung mehrerer Artikulationen. Derm. Z. **8**, 173 (1901).

FERRERO, C.: Ostéofibromatose kystique (maladie de Jaffé-Lichtenstein). Thèse Genève 1942.

FINDLEY, M., DENNY, M. B. M.: Radiological features of neurofibromatosis. S. Afric. med. J. **1955**, 375—381.

FOGEL, M., VAJDA, D., URAI, L.: Seltene Form der Acroosteolyse. Fortschr. Röntgenstr. **91**, 243—248 (1959).

GADEKAR, N. G., CHAWLA, S. S., ANAND, H. K.: Iliac horns with arthrodysplasia and dystrophy of the nails, Fong's lesion. Brit. J. Radiol. **35**, 141—143 (1962).

GALLÉ, T.: Über das Klippel-Feilsche Syndrom. Magy. Radiol. **5**, 145—150 ,192 (1953).

GARDNER, E. J., RICHARDS, R. C.: Multiple cutaneous and subcutaneous lesions occurring simultaneously with hereditary polyposis and osteomatosis. Amer. J. hum. Gen. **5**, 139 (1953).

GIACCAI, L.: Familial and sporadic neurogenic acro-osteolysis. Acta radiol. (Stockh.) **38**, 17—29 (1952).

GINGOLD, A. I., RYVKINA, S. V.: Progressive multiple Sklerosierung der Muskeln bei einem 12jährigen Mädchen. Pediatrija **1953**, 55—56.

GORHAM, L. W., STOUT, A. P.: Massive osteolysis (acute spontaneous absorption of bone, phantom bone disappearing bone). Its relation to hemangiomatosis. J. Bone Jt Surg. A **37**, 985—1004 (1955).

GORHAM, L. W., WRIGHT, A. W., SHULTZ, H. H., MAXON, F. C., JR.: Disappearing bones: a rare form of massive osteolysis. Amer. J. Med. **17**, 674—682 (1954).

GREENBERG, L. M.: Sprengel's deformity. Ann. paediat. (Basel) **198**, 89—119 (1962).

GUILLEMINET, M., RICARD, R.: Pseudoarthrose congénitale du tibia et son traitement. Paris: Masson & Cie. 1958.

HAMBACH, R., PUJMAN, J., MALÝ, V.: Massive osteolysis due to haemangiomatosis. Radiology **71**, 43—47 (1958).

HARMS, I.: Über die familiäre Akroosteolyse. Fortschr. Röntgenstr. **80**, 727—732 (1954).

HERZOG, W.: Beitrag zum Klippel-Feilschen Syndrom. Med. Klin. **1949**, 1221—1222.

HÜLSHOFF, TH.: Neurofibromatose Recklinghausen und Knochenveränderungen. Fortschr. Röntgenstr. **92**, 174—178 (1960).

HUHTALA, A.: Über Myositis ossificans progressiva auf Grund eines Falles in Perustuu. Über Erfahrungen mit Cortison und ACTH bei ihrer Behandlung. Duodecim (Helsinki), Suppl. **28**, 1—32 (1953) und engl. Zus.fass. [Finnisch].

HUNT, J. C., PUGH, D. G.: Skeletal lesions in neurofibromatosis. Radiology **76**, 1—20 (1961).

IWIG, J.: Ein Beitrag zum Krankheitsbild der sporadischen neurogenen Form der Acroosteolyse. Radiol. diagn. (Berl.) **1**, 87—93 (1960).

JESSERER, H.: Zum Erscheinungsbild der Akroosteolyse. Fortschr. Röntgenstr. **77**, 545—552 (1952).

JOHNSON, P. M., McCLURE, J. G.: Observations on massive osteolysis. A review of the literature and report of a case. Radiology **71**, 28—42 (1958).

KAUFMANN, H. J.: Das Mongoloidenbecken. Fortschr. Röntgenstr. **94**, 57—76 (1961).

KLEMM, F. W.: Beidseitige Aplasie der Schultergelenkspfanne. Fortschr. Röntgenstr. **85**, 113 (1956).

KLIPPEL, M., FEIL, A.: Un cas d'absence des vertèbres cervicales. Nouv. Iconogr. Salpêt. **25**, 223 (1912).

KLOEPFER, H. W., ROSENTHAL, J. W.: Possible genetic carriers in the spherophakia-brachymorphia syndrome. Amer. J. hum. Genet. **7**, 398 (1955).

KNORRE, G. v.: Über die Myositis ossificans progressiva. Z. menschl. Vererb.- u. Konstit.-Lehre **33**, 85—95 (1955).

KOPP: Demonstration zweier Fälle von „Cutis laxa". Münch. med. Wschr. **35**, 259 (1888).

KOTSCHER, E.: Zur Röntgensymptomatologie der Neurofibromatosis Recklinghausen. Radiol. austr. **12**, 167—179 (1961).

KÜBLER, E.: Neue Gesichtspunkte bei der Beurteilung der Verlaufsformen der Myositis ossificans progressiva. Fortschr. Röntgenstr. **81**, 354—371 (1954).

KUNERT, W.: Blockwirbelbildungen der Halswirbelsäule, mit einem Beitrag zur Klippel-Feilschen Krankheit. Ärztl. Wschr. **1955**, 922—924.

LAPAYOWKER, M. S.: Cutis hyperelastica, the Ehlers-Danlos syndrome. Amer. J. Roentgenol. **84**, 232—234 (1960).

LAST, U., VOGEL, F.: Bemerkungen zum Marfan-Syndrom. Dtsch. med. Wschr. **82**, 746—747 (1957).

LAURENT, Y., BROMBART, M., WEILL, J. P.: Un cas d'arthrite mutilante „mains et doigts en lorgnette". J. belge Radiol. **35**, 40—54 (1952).

LAVATER, J. C.: Physiognomische Fragmente zur Beförderung der Menschenkenntnis und Menschenliebe. Leipzig und Winterthur: Weidmanns Erben usw. 1778.

LIÈVRE, J.-A., GAMA, G.: L'acroostéolyse. Bull. Mém. Soc. méd. Hôp. Paris, Sér. 4, **73**, 109—120 (1957).

LISZKA, G., SIK, J.: Der Fall einer radio-lunaren Synostose. Fortschr. Röntgenstr. **90**, 771 (1959).

LUCHERINI, T., CECCHI, E.: La posizione nosografica della miosite ossificante. Minerva med. **44**, 573—584 (1953).

MARCHESANI, O.: Brachydaktylie und angeborene Kugellinse als Systemerkrankung. Klin. Mbl. Augenheilk. **103**, 392—406 (1939).

MARFAN, B. A.: Un cas de déformation congénital des quatre membres, plus prononcée aux extrémités, caractérisée par l'allongement des os avec un certain degré d'amincissement (dolichosténomélie). Bull. Soc. méd. Hôp. Paris **13** (1896).

MARUSIAK, J.: Zur Frage der familiären neurogenen Akroosteolyse. Radiol. diagn. (Berl.) **1**, 94—100 (1960).

MAUDSLEY, R. H.: A case of myositis ossificans progressiva. Brit. med. J. **1952**, 954—956.

McKUSICK, V. A.: Vererbbare Störungen des Bindegewebes. Stuttgart: Thieme 1959.

MEHLHOP, CHR.: Die sog. Myositis ossificans progressiva und ihre Therapie. Strahlentherapie **96**, 428—438 (1955).

MEINARDUS, K.: Über Schädelveränderungen bei Neurofibromatosis Recklinghausen. Radiol. clin. (Basel) **27**, 357—364 (1958).

MILLER, G.: Die Knochenveränderungen bei der Neurofibromatosis Recklinghausen. Fortschr. Röntgenstr. **78**, 669—689 (1953).

MOSER, F.: Beitrag zur kongenitalen Schulterdysplasie. Fortschr. Röntgenstr. **97**, 661—663 (1962).

MÜNCHMEYER, F.: Über Myositis ossificans progressiva. Z. ration. Med., 3. Ser., **34**, 9—40 (1869).

NEWTON, T. H., CARPENTER, M. E.: Ehlers-Danlos syndrome with acro-osteolysis. Brit. J. Radiol. **32**, 739—743 (1959),

ONG OEI, T. L.: Myositis ossificans progressiva. Radiol. diagn. (Berl.) **4**, 571—577 (1963).

PALMER, P. E. S.: Osteopetrosis with multiple epiphyseal dysplasia. Brit. J. Radiol. **33**, 455—457 (1960).

PAUFIQUE, L., ETIENNE, R., CHARLEUX, J.: Exophtalmie pulsatile par malformation orbitaire dans la neurofibromatose de von Recklinghausen. Bull. Mém. Soc. franç. Ophtal. **69**, 203—219 (1956).

PICARD, R., HOREAU, J., KERNÉIS, J. P.: Association neurofibromatose-ostéomalacie avec étude histologique de la strie de Looser-Milkman. Rev. Rhumat. **22**, 213—224 (1955).

PLENK, H. P., GARDNER, E. J.: Osteomatosis (leontiasis ossea). Hereditary disease of membranous bone formation associated in one family with polyposis of the colon. Radiology **62**, 830—840 (1954).

PONZONI, A., PARRINI, L.: Su due casi di miosite ossificante progressiva. Minerva ortop. **3**, 38—44 (1952).

POPPE, E., MYREN, J.: Myositis ossificans in paraplegics. T. norske Lægeforen. **73**, 477—481, mit engl. Zus.-fass. (1953) [Norwegisch].

POWER, W. H.: A case of myositis ossificans progressiva. J. Irish med. Ass. **34**, 128—132 (1954).

PYGOTT, F.: Arachnodactyly (Marfan's syndrome) with a report of 2 cases. Brit. J. Radiol. **28**, 26—29 (1955).

RECKLINGHAUSEN, F. V.: Über die multiplen Fibrome der Haut und ihre Beziehung zu den multiplen Neuronen. In: Festschrift für RUDOLF VIRCHOW. Berlin: August Hirschwald 1882.

REINHARDT, K.: Über Osteolyse am Fuß nach Nervenschußverletzung. Fortschr. Röntgenstr. **78**, 90—91 (1953).

ROCHE, A. F.: Sleketal maturation rates in mongolism. Amer. J. Roentgenol. **91**, 979—987 (1964).

ROECKERATH, W.: Hereditäre Osteo-onycho-dysplasie. Fortschr. Röntgenstr. **75**, 700—712 (1951).

RÜTT, A.: Die Skoliose bei der Neurofibromatosis Recklinghausen (NR) und die Bedeutung des Unfalles für dieses Krankheitsbild. Arch. orthop. Unfall-Chir. **46**, 633—644 (1954).

SCHAAF, J., SPÄTH, H.: Der Marfan-Madelungsche Symptomenkomplex. Radiologe **4**, 170—173 (1964).

SCHAPER, G.: Familiäres Vorkommen von Ehlers-Danlos-Syndrom; ein Beitrag zur Klinik und Pathogenese. Z. Kinderheilk. **70**, 504 (1952).

SCHLEGEL, G. G.: Neurofibromatose Recklinghausen und Phäochromocytom. Diss. Zürich, 1960.

SCHLEGEL, G. G.: Neurofibromatose Recklinghausen und Phäochromocytom. Schweiz. med. Wschr. **90**, 31—39 (1960).

SCHLENZKA, W.: Über einen besonderen Krankheitsfall einer Recklinghausenschen Neurofibromatosis. Z. Orthop. **87**, 84—89 (1955).

SCHMIDT, H.: Zum Krankheitsbild der Myositis ossificans progressiva. Zbl. Chir. **87**, 568—575 (1963).

SCHMIDT, H., FISCHER, E.: Die okzipitale Dysplasie. Zwanglose Abhandlungen aus dem Gebiet der normalen und pathologischen Anatomie von BARGMANN und DOERR, H. 9. Stuttgart: Thieme 1960.

SCHNEIDER, P. G., BICK, J. A.: Ungewöhnliche Lokalisation einer Myositis ossificans progressiva. Med. Klin. **61**, 297—298 (1966).

SCHOBERTH, H.: Die Trichterbrust. Ergebn. Chir. Orthop. **43**, 122—202 (1961).

SHOUL, M. J., RITVO, M.: Clinical and roentgenological manifestations of the Klippel-Feil syndrome (congenital fusion of the cervical vertebrae, brevicollis). Report of 8 additional cases and review of the literature. Amer. J. Roentgenol. **68**, 369—385 (1952).

SIEBERNS, H.: Die kongenitale Schulterdysplasie. Fortschr. Röntgenstr. **100**, 278—280 (1964).

SIEGENTHALER, W.: Das Marfan-Syndrom. Dtsch. med. Wschr. **81**, 1188—1192, 1199 (1956).

SINGLETON, E. B., HOLT, J. F.: Myositis ossificans progressiva. Radiology **62**, 47—54 (1954).

SOMMER, F.: Die familiären Osteolysen. In: Handbuch der medizinischen Radiologie, Bd. V/3, S. 94—103. Berlin-Heidelberg-New York: Springer 1968.

SOMMER, F., REINHARDT, K.: Das Krankheitsbild der Osteolyse. Radiol. austr. **5**, 47—60 (1952).

STOCKS: (1925) zit. nach VERSCHUER, O. V.: Genetik des Menschen. Lehrbuch der Humangenetik, Art. IV/1, S. 154. München-Berlin: Urban & Schwarzenberg 1959.

Swann, G. F.: Pathogenesis of bone lesions in neurofibromatosis. Part IV of a symposium on general softening of bone due to metabolic causes. Brit. J. Radiol. **27**, 623—629 (1954).

Thannhauser, S. J.: Neurofibromatosis (von Recklinghausen) and osteitis fibrosa cystica localisata et disseminata (von Recklinghausen). A study of common pathogenesis of both diseases. Differentiation between hyperparathyreoidism with generalized decalcification and fibrocystic changes of skeleton and osteitis fibrosa cystica disseminata. Medicine (Baltimore) **23**, 105—149 (1944).

Tilesius, W. G.: Historia pathologica singularis cutis turpitudinis Io. Godofredi Rheinhardi, viri L annorum. Leipzig: S. L. Crusius 1793.

Touraine, A.: L'hérédité en Médecine. Caractères, maladies, corrélations. Paris: Masson & Cie. 1955.

Tulloh, H. P.: Hereditäre Onycho-Osteodysplasie mit Iliacalhörnern. Clin. Radiol. **8**, 324—326 (1962).

Turner, J. W.: An hereditary arthrodysplasia associated with hereditary dystrophy of nails. J. Amer. med. Ass. **100**, 882 (1933).

Uehlinger, A.: Skeletveränderungen bei Neurofibromatose. In: Handbuch der medizinischen Radiologie, Bd. V/3, Skeleterkrankungen. Berlin-Heidelberg-New York: Springer 1968.

Uehlinger, E.: Myositis ossificans progressiva. Ergebn. med. Strahlenforsch. **7**, 175—220 (1936).

Uher, M.: Symmetrische habituelle Sternoclavicularluxation. Arch. orthop. Unfall-Chir. **50**, 159—162 (1958).

Vollmar, J.: Sonderformen des umschriebenen Riesenwuchses (Klippel-Trénaunay-, Parkes-Weber- und Sturge-Weber-Syndrom). Diagnostik, Terminologie und therapeutische Fragestellungen. Ergebn. Chir. Orthop. **42**, 242—277 (1959).

Wedler, H. W., Welsch, A.: Über ein erbliches Mißbildungssyndrom mit Beckenhörnern. Z. menschl. Vererb.- u. Konstit.-Lehre **31**, 243—253 (1952).

Weinstein, L., Fraerman, S. H., Lewin, P.: Difficulties in early diagnosis of myositis ossificans. J. Amer. med. Ass. **154**, 994—996 (1954).

Weismann-Netter, R., Stuhl, L.: D'une ostéopathie congénitale éventuellement familiale surtout définie par l'incurvation antéro-postérieur et l'epaississement des deux os de la jambe (toxopachyostéose diaphysaire tibio-péronière). Presse méd. **1954**, 1618—1622.

Weve, H. J. M.: Über Arachnodaktylie (Dystrophia mesodermalis congenita, Typus Marfan). Arch. Augenheilk. **104**, 1—46 (1931).

Ytrehus, K.: Myositis ossificaus following transverse lesions of the spinal cord. Report of 2 cases. T. norske Lægeforen. **73**, 591—593 u. engl. Zus.fass. (1953) [Norwegisch].

Zimmermann, Ch.: Iliac horns: a pathognomonic roentgen sign of familial onycho-osteodysplasia. Amer. J. Roentgenol. **86**, 478—483 (1961).

IV. Erbliche Osteopathien

Aigner, R.: Über Osteopoikilie verbunden mit Keratoma hereditarium dissipatum palmare et plantare (Brauer). Wien. klin. Wschr. **65**, 860—862 (1953).

Albers-Schönberg, H.: Röntgenbilder einer seltenen Knochenerkrankung. Arztverein Hamburg. Münch. med. Wschr. **51**, 365 (1904).

Albers-Schönberg, H.: Eine seltene, bisher nicht bekannte Strukturanomalie des Skelettes. Fortschr. Röntgenstr. **23**, 174—175 (1915/16).

Albright, F. Osteoporosis. Ann. intern. Med. **27**, 861—882 (1947).

Allen, D. H., Browne, F. S., Pierce, A. W.: Infantile cortical hyperostosis. Report of two cases with review of points of differential diagnosis from hypervitaminosis. A. Amer. J. Roentgenol. **76**, 576—582 (1956).

Althoff, H.: Marmorknochenkrankheit (Morbus Albers-Schönberg). In: Handbuch der medizinischen Radiologie, Bd. V/3. Berlin-Heidelberg-New York: Springer 1968.

Bade: Melorheostose. Röntgenpraxis **14**, 305 (1942).

Barba, W. P., Freriks, D. J.: The familial occurrence of infantile corticale hyperostosis in utero. J. Pediat. **42** (1953).

Barta, O., Cserey-Pechány, A.: Über die Melorheostose. Zbl. Chir. **87**, 757—761 (1962).

Bauer, K. H.: Über Identität und Wesen der sogenannten Osteopsathyrosis idiopathica und Osteogenesis imperfecta. Dtsch. Z. Chir. **160**, 289—351 (1920).

Bayer, B., Merkel, K.: Über das Krankheitsbild der Hyperostosis generalisata, hereditaria, idiopathica mit Pachydermien. Med. Mschr. **7**, 23—28 (1953).

Becker, W.: Familiäre Albers-Schönbergsche Marmorknochenerkrankung mit angeborener Spondylolysis des 5. Lendenwirbels. Fortschr. Röntgenstr. **85**, 79—82 (1956).

Beckmann, R.: Zur Pathogenese der Marmorknochenkrankheit (Albers-Schönberg). (Zugleich ein Beitrag zur Differentialdiagnose.) Med. Mschr. **8**, 158—165 (1954).

Bennet, H. S.: Prenatal cortical hyperostosis. Brit. J. Radiol. **26**, 42 (1953).

Bergstrand, O.: Über eine eigenartige, wahrscheinlich bisher nicht beschriebene osteoblastische Krankheit in den langen Knochen der Hand und des Fußes. Acta radiol. (Stockh.) **11**, 596 (1930).

Bernhardt, H.: Ein Beitrag zur Marmorknochenerkrankung. Klin. Wschr. **5**, 415 (1926).

Bickel, W. H., Ghormley, R. K., Camp, J. D.: Osteogenesis imperfecta. Radiology **40**, 145—154 (1943).

Bingold, A. C.: Engelmann's disease. Osteopathia hyperostotica scleroticans multiplex infantilis: progressive diaphysial dysplasia. Brit. J. Surg. **37**, 266—274 (1950).

Biondetti, P.: Sul morbo di Cooley in soggetti adulti. Ann. Radiol. diagn. (Bologna) **25**, 30—48 (1953).

BIRKNER, R., FREY, J. G.: Über die röntgenologischen, hämatologischen und pathologisch-anatomischen Grundlagen der Anaemia leuco-erythroblastica mit Myelosklerosis vom Typ Vaughan. Fortschr. Röntgenstr. 77, 287—297 (1952).

BLANDINO, G.: Alterazioni scheletriche nel cloroma. Radiologia (Roma) 9, 105—113 (1953).

BOEHNCKE, H.: Aminoacidurie bei Cystinspeicher- und Marmorknochenkrankheit. Kinderärztl. Prax., Sonderheft 1953, 232—234.

BOEHNCKE, H., LASSRICH, A., KRAUSPE, C., MEYER, W.: Marmorknochenkrankheit mit „Rachitis" und Aminoacidurie. Z. Kinderheilk. 75, 365—391 (1954).

BOYES, J. G., DEMY, N. G.: Infantil cortical hyperostosis a familial disease? Amer. J. Rᴄentgenol. 61 (1951).

BRABAND, H., FARSCHIDPUR, Dj.: Die Marmorknochenkrankheit. Osteopetrosis generalisata, Albers-Schönbergsche Krankheit, Osteosclerosis fragilis generalisata. Radiol. diagn. (Berl.) 4, 203—206 (1963).

BRACHT, H.: Ein Beitrag zur Melorheostose. Z. Orthop. 82, 550—556 (1952).

BRAT, L.: Loosersche Umbauzonen und essentielle hypochrome Anämie. Fortschr. Röntgenstr. 77, 204—208 (1952).

BRAUN, H., BRAUN, E. Y.: 4 Fälle von Osteogenesis imperfecta tarda. Med. Mschr. 9, 676—681 (1955).

BRÜCKE, H.: Über multiple Enostosen (Osteopoikilie). Dtsch. Z. Chir. 239, 554—565 (1933).

BUCHEM, F. S. P. VAN: The pathogenesis of hyperostosis corticalis generalisata and calcitonin. Proc. Kgl. Akad. Wiss. 73, 243—253 (1970).

BUCHEM, F. S. P. VAN: Hyperostosis corticalis generalisata. Acta med. scand. 189, 257—267 (1971).

BUCHEM, F. S. P. VAN, HADDERS, H. N., HANSEN, J. F., WOLDRING, M. G.: Hyperostosis corticalis generalisata. Report of 7 cases. Amer. J. Med. 33, 387—397 (1962).

BUCHEM, F. S. P., HADDERS, H. N., UBBENS, R.: An uncommon familial systemic disease of the skeleton. Hyperostosis corticalis generalisata familiaris. Acta radiol. (Stockh.) 42, 231 (1955).

BURKO, H., WATSON, J., ROBINSON, M.: Unusual bone changes in sickle-cell disease in childhood. Radiology 80, 957—962 (1963).

BURY, K.-J.: Mélorhéostose Léri. Über einen Fall doppelseitiger Lokalisation der hyperostotischen und osteosklerotischen Prozesse an Becken und unterer Extremität. Röntgenpraxis 11, 292—300 (1939).

BUSCH, K. F. B.: Familial disseminated osteosclerosis. Acta radiol. (Stockh.) 18, 693—714 (1937).

BUSCHKE, A., OLLENDORFF, H.: Ein Fall von Dermatofibrosis lenticularis disseminata und Osteopathia condensans disseminata. Derm. Wschr. 86, 257—262 (1928).

BUSKIRK, F. W. VAN, TAMPAS, J. P., PETERSON, O. S., JR.: Infantile corticale hyperostosis. An inquiry into its familial aspects. Amer. J. Roentgenol. 85, 613—632 (1961).

CAFFEY, J.: On some late skeletal changes in chronic infantile hyperostosis. Radiology 59, 651 (1952).

CAFFEY, J.: Cooley's anemia: a review of the roentgen graphic findings in the skeleton. Hickey lecture, 1957. Amer. J. Roentgenol. 78, 381—391 (1957).

CAFFEY, J., SILVERMAN, W. A.: Infantile cortical hyperostoses. Preliminary report on a new syndrome. Amer. J. Roentgenol. 54, 1 (1945).

CAMP, J. D., SCANLAN, R. L.: Chronic idiopathic hypertrophic osteo-arthropathy. Radiology 50, 581 (1948).

CAMURATI, M.: Raro caso di osteite simmetrica ereditaria degli arti infiori. Chir. Organi Mov. 6, 662 (1922).

CARROLL, D. S.: Roentgen manifestations of sickle cell disease. Sth. med. J. (Bgham, Ala.) 50, 1486—1490 (1957).

CHAPCHAL, G.: Osteopoikilose. Verh. dtsch. orthop. Ges. (Beilageh., Z. Orthop. 93), 77—79 (1960).

CHONT, L. K.: Osteogenesis imperfecta. Amer. J. Roengenol. 45, 850—861 (1941).

CLÉMENT, R., COMBES-HAMELLE, A., RICHIR, C., DESIGNOLLE, M., POUJOL, J., FLIEDER, J.: Ostéopétrose généralisée de nourrisson (maladie d'Albers-Schönberg) avec adénomégalies de type hodgkinien. Presse méd. 1957, 513—516.

CLEMETT, A. R., WILLIAMS, J. H.: The familial occurrence of infantile cortical hyperostosis. Radiology 80, 409—416 (1963).

CLAUS, H. G.: Gibt es eine streifige Form der Osteopoikilie? Fortschr. Röntgenstr. 101, 522—530 (1964).

CLAWSON, D. K., LOOP, J. W.: Progressive diaphyseal dysplasia (Engelmann's disease). J. Bone Jt Surg. 46, 143—150 (1964).

COCCHI, U.: Sippentafel bei Marmorknochenkrankheit mit dominantem polyphänem Erbgang. Fortschr. Röntgenstr. 73, 77—85 (1950).

COHEN, J., STATES, J. D.: Progressive diaphyseal dysplasia. Lab. Invest. 5, 492 (1956).

COOLEY, T. B., LEE, P.: A series of cases of anemia with splenomegaly and peculiar bone changes. Trans. Amer. pediat. Soc. 37, 29 (1925).

DANELIUS, G.: Osteogenesis imperfecta intrauterin diagnostiziert. Arch. Gynäk. 154, 161—167 (1933).

DAVIES, F. W. T.: Gaucher's disease in bone. J. Bone Jt Surg. B 34, 454—459 (1952).

DEÁK, P., FRIED, L.: Über die einzelnen Formen der endostalen Hyperostose. Radiol. diagn. (Berl.) 1, 73—79 (1960).

DEIBERT, K. R.: Roentgen changes in sickle cell anemia. Amer. J. Roentgenol. 82, 501—504 (1959).

DELANO, P. J., BUTLER, C. D.: The etiology of infantile cortical hyperostosis. Amer. J. Roentgenol. 58 (1947).

DEWITZ, A., STECKEN, A.: Über eine atypische Form der Osteopoikilie. Dtsch. Gesundh.-Wes. 16, 2393—2398 (1961).

EHRENPREIS, B., SCHWINGER, H. N.: Sickle cell anemia. Amer. J. Roentgenol. 68, 28—36 (1952).

ELKELES, A.: Melorheostosis. Report of a case affecting all extremities. Indian J. Radiol., Souvenir Nr, 127—133 (1956).

ELLEGAST, H., DEUTSCH, E.: Zur Röntgensymptomatologie der Sichelzellanämie. Radiol. austr. **12**, 137—146 (1961).

ENELL, H., PEHRSON, M.: Studies on osteopetrosis. I. Clinical report of 3 cases with genetic considerations. Acta paediat. (Stockh.) **47**, 279—287 (1958).

ENGELMANN, G.: Ein Fall von Osteopathia hyperostotica (sclerotisans) multiplex infantilis. Fortschr. Röntgenstr. **39**, 1101 (1929).

ENTICKNAP, J. B.: Albers-Schönberg disease (marble bones). Report of a case with a study of the chemical and physical characteristics of the bone. J. Bone Jt Surg. B **36**, 123—131 (1954).

ERBSEN, H.: Die Osteopoikilie. (Osteopathia condensans disseminata.) Ergebn. med. Strahlenforsch. **7**, 137—174 (1936).

ERDMANN, K.: Corticale und epiphysiogene Hyperostose bei einem Säugling. Arch. Kinderheilk. **140**, 56—63 (1950).

FALSETTI, L., MINUTOLI, I.: Su di una rara manifestazione nell'anemia a cellule falciformi. Radiol. med. (Torino) **43**, 750—755 (1957).

FAZAKAS, J., GHERMANN, E.: Die Albers-Schönbergsche Krankheit. Z. Orthop. **90**, 260—270 (1958).

FERRERI, L.: Studio radiologico delle alterazioni ossee in un caso di malattia drepanocitica. Radiologia (Roma) **13**, 687—702 (1957).

FOGEL, M., FEJÉR, R.: Hyperostosis generalisata. Radiol. clin. (Basel) **25**, 115—120 (1956).

FRANCA, H. H., MEIRELLES DOS SANTOS, J., NOGUEIRA, R. L.: Thalassämie. Röntgenologische Veränderungen des Skelettes. Rev. Med. (S. Paulo) **38**, 28—38 (1954).

FRANGENHEIM: Die angeborenen Systemerkrankungen des Skelets. Ergebn. Chir. Orthop. **4** (1912).

FRERKING, H. W., CINK, O. C.: A case of osteogenesis imperfecta diagnosed in utero. Amer. J. Roentgenol. **67**, 103—105 (1952).

FREUND, R., LEHMACHER, K.: Beitrag zur Vererbung der Osteogenesis imperfecta. Geburtsh. u. Frauenheilk. **14**, 171—177 (1954).

FRICK, B., SAN NICOLO, M. R.: Über zwei weitere Fälle von Marmorknochenerkrankung, einer davon Syndaktylie und Perodaktylie. Atti Soc. med. Bolzano **5**, 449 —457 (1956).

FUNSTEIN, L. W., KOTSCHIEW, K.: Über die Osteopoikilie. Fortschr. Röntgenstr. **54**, 595—603 (1936).

GÄNSSLEN, M.: Erbpathologie des Blutes und der blutbildenden Organe. In: Handbuch der Erbbiologie des Menschen, Bd. IV/1, S. 511. Berlin: Springer 1940.

GALLAIS, P., FOURQUET, R.: La dystrophie falciforme des hématies. Ann. Méd. **54**, 337—373 (1953).

GASSMANN, W.: Beitrag zur Diagnose und Ätiologie der Melorheostose. Radiol. austr. **9**, 321—327 (1957).

GASSMANN, W.: Melorheostose. In: Handbuch der medizinischen Radiologie, Bd. V/3, S. 168—181. Berlin-Heidelberg-New York: Springer 1968.

GEDDA, L., GENTILE, R.: Rara osservazione di „Osteogenesis imperfecta" riguardante la madre e due figlie gemelle MZ concordanti. Acta genet. med. (Roma) **2**, 333—379 (1953).

GILLANDERS, L. A.: Osteogensis imperfecta diagnosed in utero. Brit. J. Radiol. **30**, 500—503 (1957).

GOERKE, H.: Über eine weitere Familie mit Camurati-Engelmannscher Erkrankung. Fortschr. Röntgenstr. **92**, 106—109 (1960).

GONET, L. C. L., WRIGHT, M. J.: Hyperostosis generalisata with striations of bones. Brit. J. Radiol. **32**, 818—821 (1959).

GRAFFEO, L. W., TISDALL, L. H., VITA, J. R. DE: Osteogenesis imperfecta. A case report. Amer. J. Obstet. **66**, 1333—1336 (1953).

GRASSER: Ein Fall von Marmorknochenkrankheit mit abweichendem Blutbefund. Radiol. Rdsch. **7** (1938).

GREEN, A. E., JR., ELLSWOOD, W. H., COLLINS, J. R.: Melorheostosis and Osteopoikilosis. With a review of the literature. Amer. J. Roentgenol. **87**, 1096—1111 (1962).

GREILING, H., PETER, E., SCHULER, B.: Zur Pathogenese der hypercholesterinämischen Xanthomatose. Dtsch. med. Wschr. **89**, 1887—1891 (1964).

GRUBER, G. B.: Zur Kenntnis und Kritik der Osteogenesis imperfecta congenitalis. Virchows Arch. path. Anat. **316**, 317—340 (1949).

GRUTTOLA, G. DI, SCHETTINI, F.: Diatesi emorragica in corso di osteopetrosi maligna (malattia di Albers-Schönberg). Pediatria (Napoli) **65**, 260—266 (1957).

GUILLERY: Zit. nach: HÖFFKEN, W., und G. HEIM, Melorheostose mit Sklerosierung der Knochen im rechten oberen Körperquadranten, Schädelbeteiligung und Hautveränderungen. Fortschr. Röntgenstr. **74**, 289—298 (1951).

HAENISCH, H.: Naturforschung und Medizin in Deutschland. Systemerkrankungen, Erbkrankheiten. Wiesbaden: Dietrichsche Verlagsbuchhandlung 1947.

HÄSSLER, E., KRAUSPE: Beobachtungen über generalisierte Knochenerkrankungen des Kindes. Virchows Arch. path. Anat. **290**, 193—236 (1933).

HANHART, E.: Über eine neue Form von Osteopsathyrosis congenita mit einfach-rezessivem, sowie 4 neue Sippen mit dominantem Erbgang und die Frage der Vererbung der sog. Osteogenesis imperfecta. Arch. Klaus-Stift. Vererb.-Forsch. **26**, 426 (1951).

Hasenhuttl, K.: Osteopetrosis. Review of the literature and comparative studies on a case with a twenty-four year follow up. J. Bone Jt Surg. A **44**, 359—370 (1962).

Hellner, H.: Melorheostose. Bruns' Beitr. klin. Chir. **181**, 163 (1950).

Hernberg, C. A.: Fragilitas ossium hereditaria with blue sclerae and its treatment with androgens and oestrogens. Acta med. scand. **141**, 309—316 (1952).

Herndon, C. N.: Clin. Orthop. **8**, 132 (1956).

Herold, G., Werner, H.: Über die Hyperostosis generalisata. Z. Orthop. **91**, 424—438 (1959).

Herpers, F.: Über das kombinierte Auftreten von Osteopoikilie, Pneumopathia osteoplastica racemosa und Mitralstenose. Fortschr. Röntgenstr. **91**, 522—524 (1959).

Herrick, J. B.: Peculiar elongated and sickle-shaped red blood corpuscules in a case of severe anemia. Arch. intern. Med. **6**, 517 (1910).

Hess, W.: Röntgenologische und pathologisch-anatomische Beobachtungen bei einem Fall von Osteopoikilie. Fortschr. Röntgenstr. **62**, 252—258 (1940).

Hessén, I.: Brittle bones. Report of an unusual case. Acta Soc. med. upsalien. **57**, 147—154 (1952).

Hinkel, C. L., Beiler, D. D.: Osteopetrosis in adults. Amer. J. Roentgenol. **74**, 46—64 (1955).

Höffken, W., Heim, G.: Melorheostose mit Sklerosierung der Knochen im rechten oberen Körperquadranten, Schädelbeteiligung und Hautveränderungen. Fortschr. Röntgenstr. **74**, 289—298 (1951).

Hughes, J. G., Carroll, D. S.: Salmonella osteomyelitis complicating sickle cell disease. Pediatrics **19**, 184—191 (1957).

Ivy, R. E., Howard, F. H.: Sickle-cell anemia with unusual bone changes. J. Pediat. **43**, 312—315 (1953).

Jammes, A., Prouzet, J., Serny, R., Duclos, G.: La maladie d'Engelmann. Presse méd. **1956**, 1759—1761.

Jonasch, E.: 12 Fälle von Osteopoikilie. Fortschr. Röntgenstr. **82**, 344—353 (1955).

Junghagen, S.: Sur la mélorhéostose. J. Radiol. Électrol. **14**, 495—500 (1930).

Kahlstorf, A.: Zur Kenntnis der Melorheostose (Léri) und der generalisierten Ostitis condensans oder Osteopoikilie (Albers-Schönberg). Röntgenpraxis **2**, 721—732 (1930).

Keats, Th. E., Anast, C. S.: Circumscribed skeletal rarefactions in osteogenesis imperfecta. Amer. J. Roentgenol. **84**, 492—498 (1960).

Kitchin, P. C.: Beyond the microscope. J. dent. Res. **17**, 274 (1938).

Klein, A.: Zur Frage der Erblichkeit der Marmorknochenkrankheit. Fortschr. Röntgenstr. **76**, 366—371 (1952).

Klopfer, F.: Die Melorheostose. Ein Beitrag zur Röntgensymptomatologie, zur Histologie und Differentialdiagnose. Fortschr. Röntgenstr. **72**, 47—57 (1949/50).

Konjetzny, G. E.: Die sogenannte „lokalisierte Ostitis fibrosa". Langenbecks Arch. klin. Chir. **121**, 567 (1922).

Koulumies, M.: Melorheostose. Acta radiol. (Stockh.) **34**, 529 (1950).

Kraft, E.: Melorheostosis Léri: A flowing hyperostitis of a single extremity. Report of two cases. J. Amer. med. Ass. **98**, 705—709 (1932).

Kroboth, F. J., Jr., Johnson, E. W., Jr.: Osseous Gaucher's disease. Report of a case with pathologic fracture of the left humerus. Surg. Clin. N. Amer. **32**, 1141—1147 (1952).

Landoff, G. A.: Beitrag zur Xanthomatose der Knochen. Acta orthop. scand. **11**, 70 (1940).

Laur, A.: Die hereditäre Hyperostose mit und ohne Pachydermie. Fotrschr. Röntgenstr. **86**, 72 (1957).

Layani, F., Durupt, L., Lambert, P.: Etude critique des xanthomatoses osseuses. Sem. Hôp. Paris **34**, 565—577 (1958).

Ledoux-Lebard, R., Chabaneix, Dessane: L'osteopoécilie. Forme nouvelle d'ostéite condensante généralisée sans symptomes cliniques. J. Radiol. Électrol. **2**, 133—134 (1916/17).

Lélek, I.: Camurati-Engelmannsche Erkrankung. Fortschr. Röntgenstr. **94**, 702—712 (1961).

Léri, A., Joanny: Une affection non décrite des os: Hyperostose en coulée sur toute la longeur d'un membre ou „Mélorhéostose". Bull. Soc. méd. Hôp. Paris **46**, 1141—1145 (1922).

Léri, A., Lièvre, J. A.: Sur une maladie nouvelle des os: L'hyperostose d'un membre „en coulée" ou „mélorhéostose". Bull. Acad. Méd. (Paris) **99**, 737—739 (1928).

Levin, B.: Gaucher's disease. Clinical and roentgenologic manifestations. Amer. J. Roentgenol. **85**, 685—696 (1961).

Levin, E. J.: Osteogenesis imperfecta in the adult. Amer. J. Roentgenol. **91**, 973—978 (1964).

Levin, S., Friedman, J.: Infantile cortical hyperostosis. S. Afr. med. J. **35**, 897—899 (1961).

Liess, G., Dörffler, E.: Röntgenologische Studie zur Knochenstruktur bei der Albers-Schönbergschen Erkrankung. Fortschr. Röntgenstr. **79**, 713—727 (1953).

Lièvre, J.-A., Fischgold, H.: Leontiasis ossea chez l'enfant. (Ostéopétrose partielle probable.) Presse méd. **1956**, 763—765.

MacDonald, A. M., Shanks, R. A.: Hypophosphatasia. Arch. Dis. Childh. **32**, 304—310 (1957).

Maléki, A.: Le diagnostic radiologique de un cas d'anémie érythroblastique. J. Radiol. Électrol. **33**, 152—153 (1952).

March, H. W., Schlyen, S. M., Schwartz, S. E.: Mediterranean hemopathic syndromes (Cooley's anemia) in adults. Study of a family with unusual complications. Amer. J. Med. **13**, 46—57 (1952).

Marini, A.: Contributo allo studio dell'osteogenesi imperfetta. Radiologia (Roma) **14**, 897—912 (1958).

Markoff, N.: Die myelogene Osteopathie. Ergebn. inn. Med. Kinderheilk. **61**, 132 (1942).

Masserini, A.: Sul morbo di Léri: revisione della lettera e contributo casistico. Radiol. med. (Torino) **31**, 183 (1944).

MATHESON, W. J., MARKHAM, M.: Infantile cortical hyperostosis. Brit. med. J. **1952**, 742—744.

MEADORS, J. L., WEENS, H.: Infantile cortical hyperostosis. Acta radiol. (Stockh.) **42**, 42—55 (1954).

MEDZVELIJA, D. N.: Ein Fall von Marmorkrankheit. Vestn. Rentgenol. H. 6, 90—92 (1955).

MELNICK, J. C.: Osteopathia condensans disseminata (osteopoikilosis). Study of a family of 4 generations. Amer. J. Roentgenol. **82**, 229—238 (1959).

MIDDLEMISS, J. H.: Sickle-cell anaemia. J. Faculty Radiol. (Lond.) **9**, 16—24 (1958).

MILLER, S. M., PAUL, L. W.: Roentgen observations in familial metaphyseal dysostosis. Radiology **83**, 665—673 (1964).

MORRIS, J. M., SAMILSON, R. L., CORLEY, CH. L.: Melorheostosis. Review of the literature and report of an interesting case with a nineteen-year follow-up. J. Bone Jt Surg. A **15**, 1191—1206 (1963).

MOSELEY, J. E., MANLY, J. B.: Aseptic necrosis of bone in sickle-cell disease. Radiology **60**, 656—665 (1953).

MÜLLER, W.: Über die familiäre akromegalieähnliche Skeletterkrankung. Bruns' Beitr. klin. Chir. **150**, 616 (1930).

MÜLLER-ALBERTI, W.: Ein Beitrag zum Krankheitsbilde der Melorheostose. Z. Orthop. **72**, 194—211 (1941).

NAITANA, S.: Le alterazioni scheletriche nel morbo di Cooley. Arch. Pat. Clin. med. **30**, 159—194 (1952).

NEEL, J. V.: On some pitfalls in developing an adequate genetic hypothesis. Amer. J. hum. Genet. **7**, 1—14 (1955).

NOVIKOVA, E. Z.: Zur Frage der Knochenveränderungen bei Gaucherscher Krankheit. Vestn. Rentgenol., H. 2, 70—74 (1953) [Russisch].

ORTOLANI, M., CASTAGNARI, G.: L'ostopatia di Camurati-Engelmann. Arch. Putti Chir. (Firenze) **3**, 146—165 (1953).

PAULING, L., ITANO, H. A., SINGER, S. J., WELLS, J. C.: Sickle cell anemia, a molecular disease. Science **110**, 543 (1949).

PERASSI, F.: La malattia di Camurati-Engelmann. Iperostosi sclerotica diafisaria simmetrica ereditaria. Radiol. med. (Torino) **40**, 147—159 (1954).

PFÄNLER, U.: Le mécanisme héréditaire des exostoses multiples cartilagineuses. J. Génét. hum. **4**, 164—180 (1955).

PIATT, A. D., ERHARD, G. A., ARAJ, J. S.: Benign osteopetrosis. Report of 9 cases. Amer. J. Roentgenol. **76**, 1119—1131 (1956).

PICKL, H.: Das Bild der Melorheostose im Vergleich zu ähnlichen, gutartigen Knochentumoren. Münch. med. Wschr. **1952**, 1509—1514.

PIETERS, G., VANDEPITTE, J., WYMEERSCH, H. VAN: A propos d'un cas d'anémie à hématies falciformes avec modifications radiologiques osseusses du crâne. Ann. Soc. belge Méd. trop. **33**, 133—139 (1953).

PIETRUSCHKA, G.: Über Marmorknochenkrankheit (Albers-Schönbergsche Krankheit) nebst Bemerkungen zu Differentialdiagnose. Klin. Mbl. Augenheilk. **123**, 189—201 (1953).

PIETRUSCHKA, G.: Mitteilungen über die Marmorknochenkrankheit (Albers-Schönbergsche Krankheit) nebst Bemerkungen zur Differentialdiagnose. Klin. Mbl. Augenheilk. **132**, 509—525 (1958).

POHL, R., SCHARFF, O.: Seltene Erscheinungsform einer Marmorknochenkrankheit beim Erwachsenen. Wien. Z. inn. Med. **32**, 346—352 (1951).

POINSO, R., LEGRÉ, J.: Les aspects radiologiques du rachis dans la maladie de Lobstein. (A propos de 2 observations.) J. Radiol. Électrol. **39**, 786—792 (1958).

POLOSA, P., FERRARI, L.: Il morbo di Cooley nell'adulto. (Parte prima: descrizione casistica.) Haematologica (Pavia) **41**, 81—115 (1956).

PROWLER, J. R., SMITH, E. W.: Dental bone changes occurring in sickle-cell diseases and abnormal hemoglobin traits. Radiology **65**, 762—769 (1955).

PUTTI, V.: Una nuova sindrome osteopatica: L'osteosi eburneizzante monomelica. Chir. Organi Mov. **11**, 335—361 (1927).

RAYNAL, L.: Un cas de mélorhéostose. Acta physiother. rheum. belg. **8**, 189—202 (1953).

REICH, R. S., ROSENBERG, N. J.: A septic necrosis of bone in Caucasian with chronic hemolytic anaemia due to combined sickling and thalassemia traits. J. Bone Jt Surg. A **35**, 894—904 (1953).

REIFFENSTUHL, G.: Über einen Fall angeborener Osteosklerose Albers-Schönberg. Beitr. path. Anat. **114**, 89—99 (1954).

REYNOLDS, J.: Roentgenographic and clinical appraisal of sickle-cell-hemoglobin C disease. Amer. J. Roentgenol. **88**, 512—522 (1962).

RIBBING, S.: Hereditary, multiple diaphyseal sclerosis. Acta radiol. (Stockh.) **31**, 522 (1949).

ROHR, K.: Das menschliche Knochenmark, 2. Aufl. Stuttgart: Thieme 1949.

RÜTT, A.: Die Hyperostosis generalisata mit Pachydermie. Arch. orthop. Unfall-Chir. **49**, 497—506 (1958).

SALOMONI, I.: Le alterazioni scheletriche nel morbo di Cooley. Nunt. radiol. (Firenze) **21**, 725—787 (1955).

SAN NICOLÒ, M. R.: Su di un altro caso di meloreostosi frusta. Radiol. prat. (Palermo) **6**, 256—259 (1956).

SCHERER, E., WEERTH, W.: Untersuchungen über Stoffwechselvorgänge bei der Albers-Schönbergschen Marmorknochenkrankheit. Ärztl. Wschr. **1954**, 710—713.

SCHINZ, H. R.: Ein Fall von Melorheostose vor und nach 20 Jahren. Radiol. clin. (Basel) **23**, 57—58 (1953).

SCHMIDT, M. B.: Osteosklerose. In: Handbuch der speziellen pathologischen Anatomie, Bd. IX/3. Berlin: Springer 1937.

SCHMORL, G.: Anatomische Befunde bei einem Fall von Osteopoikilie. Fortschr. Röntgenstr. **44**, 1—8 (1931).

SCHWARZ, E.: Hypercallosis in osteogenesis imperfecta. Amer. J. Roentgenol. **85**, 645—648 (1961).

SCOTT, D., STIRIS, G.: Osteogenesis imperfecta tarda. A study of 3 families with special reference to scar formation. Acta med. scand. (Stockh.) **145**, 237—257 (1953).

SCOTT, E. P.: Infantile cortical hyperostosis. Report of an unusual complication. J. Pediat. (St. Louis) **62**, 782—785 (1963).

SEEDORFF, K. S.: Osteogenesis imperfecta. A study of clinical features and hereditary based on 55 Danish families comprising 180 affected persons. Copenhagen: Ejnar Munksgaard 1949.

SEIGMAN, E. L., KILBY, W. L.: Osteopetrosis. Report of a case, and review of recent literature. Amer. J. Roentgenol. **63**, 865—874 (1950).

SHERMAN, M. S., HELLYER, D. T.: Infantile cortical hyperostosis. Review of the literature and report of 5 cases. Amer. J. Roentgenol. **63**, 212—222 (1950).

SILVERMAN, F. N.: Dysplasies épiphysaires: entité protéiforme. Ann. Radiol. **4**, 833—867 (1961).

SILVESTRONI, E., BIANCO, J.: Ricerche sulla malattia microdrepanocitica in Sicilia. Progr. med. (Napoli) **10**, 289 (1954).

SOMOGYI, Zs.: Über das gleichzeitige Vorkommen von Osteogenesis imperfecta congenita (Vrolik) und angeborener Rachitis. Fortschr. Röntgenstr. **94**, 274—276 (1961).

SORREL, E., QUENU, L.: Deux cas de mélorheostose. Rev. Orthop. **34**, 3—16 (1948).

STEGMANN, K., PETERSON, J.: Progressive hereditary diaphyseal dysplasia. Pediatrics **20**, 966 (1957).

STIEDA, A.: Über umschriebene Knochenverdichtungen im Bereich der Substantia spongiosa im Röntgenbilde. Bruns' Beitr. klin. Chir. **45**, 700—703 (1905).

STRICKLAND, B.: Skeletal manifestations of Gaucher's disease with some unusual findings. Brit. J. Radiol. **31**, 246—253 (1958).

STUTZ, E.: Melorheostose. Fortschr. Röntgenstr. **69**, 70 (1944).

SWARTENBROEKK, A.: A propos de fragilité osseuse congénitale (type Vrolik). J. belge Radiol. **40**, 583—592 (1957).

SWOBODA, W.: Hyperostosis corticalis deformans juvenilis. Ungewöhnliche generalisierte Osteopathie bei zwei Geschwistern. Helv. paediat. Acta **13**, 292—312 (1958).

TAKÁTS, L., HENYE, N.: Marmorknochenerkrankung mit Brachydaktylie. Fortschr. Röntgenstr. **82**, 43—47 (1955).

TAUBMAN, J., MACKEITH, M.: Gaucher's disease with acro-osteolysis. Proc. roy. Soc. Med. **56**, 294 (1963).

TERRAGNA, A.: Rilievi sull'aspetto radiologico iniziale del cranio nel morbo di Cooley e su reperti similare in bambini non talassemici. Minerva pediat. **8**, 1045—1048 (1956).

THEILKÄS, E.: Albers-Schönbergsche Marmorknochenkrankheit mit eigenartiger Veränderung des Brustbeines bei Vater und Sohn. Radiol. clin. (Basel) **19**, 1—6 (1950).

THELEN, P. O.: Familiäres Auftreten einer Camurati-Engelmannschen Erkrankung. Fortschr. Röntgenstr. **94**, 713—717 (1961).

TODD, R. MCL., KEIDAN, S. E.: Changes in the head of the femur in children suffering from Gaucher's disease. J. Bone Jt Surg. B **34**, 447—453 (1952),

TORI, G.: Clinical and radiological observations on 102 cases of sickle-cell anemia. Radiol. clin. (Basel) **23**, 87—108 (1954).

TRAUTMANN, J.: Familiäre Osteopoikilie und Ostitis condensans ilei. Fortschr. Röntgenstr. **79**, 469—471 (1953).

TREVETHICK, R. A.: Melorheostosis. Lancet **1953** I, 25—26.

TRUCCHI, O.: Eccezionale aspetto neoplastiforme di morbo di Cooley an adulto. Radiologia (Roma) **14**, 883—895 (1958).

UEHLINGER, E.: Osteofibrosis deformans juvenilis. Fortschr. Röntgenstr. **64**, 41—46 (1941).

UEHLINGER, E.: Zur pathologischen Anatomie der frühinfantilen malignen Form der Marmorknochenkrankheit mit einfach recessivem Erbgang. Helv. paediat. Acta **4**, 60—76 (1949).

UEHLINGER, E.: Das eosinophile Knochengranulom. In: Handbuch der gesamten Hämatologie, Bd. IV, Teil 2, S. 56—87. München u. Berlin: Urban & Schwarzenberg 1963.

ULLIK, R.: Beitrag zu den Beobachtungen über die Albers-Schönbergsche Erkrankung. Öst. Z. Stomat. **55**, 561—568 (1958).

VALENTI, P. F., VILASECY, J. M., CARALT, M. DE: Osteosclerosis diafisaria multiple hereditaria tipo Camurati-Engelmann con sindrome de leontiasis osea. Reumatismo **10**, 354—362 (1954).

VALENTIN: Melorheostose. Fortschr. Röntgenstr. **38**, 884 (1928).

VALENTINE, W. N., NEEL, J. V.: Hematologic and genetic study of the transmission of thalassemia. Arch. intern. Med. **74**, 185 (1944).

VAUGHAN-JACKSON, O. J.: Gaucher's disease with involvement of both hip joints. Report of a case. J. Bone Jt Surg. B **34**, 460—461 (1952).

VELLER, K., LAUR, A.: Zur Ätiologie der infantilen corticalen Hyperostose (Caffey-Syndrom). Fortschr. Röntgenstr. **79**, 446—455 (1953).

VIGLIANI, F.: Considerazioni sull'aspetto radiologico dello scheletro in 16 casi di anemia mediterranea tipo Cooley. Minerva ortop. in Assoc. con Minerva pediat. **6**, 557 —560 (1955).

VILASECA, J. M., FARRERAS, C., CARALT, M.: Osteosclerosis diafisaria multiple hereditaria tipo Camurati-Engelmann con sindrome de leontiasis osea. Acta ibér. radiol.-cancer. **3**, 343—352 (1954).

VOEGELIN, M.: Zur pathologischen Anatomie der Osteogenesis imperfecta Typus Lobstein. Diss. Zürich 1943. Basel: Karger.

VOGT, A.: Die generalisierte Hyperostose und ähnliche Systemerkrankungen der Knochen. Fortschr. Röntgenstr. **73**, 411—442 (1950).

VROLIK, W.: Tabulae ad illustrandum embryogenesis hominis et mammalium, tam neturaleum quam abnormen. Amstelodami 1849. Zit. bei BELL.

WALLACE, E., HESS, M. D.: Melorheostose. J. Bone Jt Surg. **32**, 442 (1950).

WALLENSTEN, S.: Melorheostosis Léri. Acta chir. scand. **102**, 463—474 (1952).

WEICKER, B., SCHMITZ-CLIEVER, E.: Zur Klinik und Pathogenese der Marmorknochenkrankheit. Z. klin. Med. **146**, 633—643 (1950).

WEIL, S.: Osteogenesis imperfecta und Marfansche Krankheit. Verh. dtsch. orthop. Ges. (Beilageh. Z. Orthop. **93**), 42—51 (1960).

WEINGRABER, H.: Eine neue Beobachtung bei einem Fall von Osteopathia hyperostotica Engelmann-Camurati. Fortschr. Röntgenstr. **81**, 800—804 (1954).

WIEDEMANN, H. R.: Systematisierte sklerotische Hyperostose des Kindesalters mit Myopathie — ein neuer Typ der systematisierten erblichen Osteosklerosen. Med. Mschr. **11**, 494 (1947).

WIEDEMANN, H. R.: Die großen Konstitutionskrankheiten des Skelets. Stuttgart: Gustav Fischer 1960.

WILDHOLZ, F.: Osteosclerosis fragilis generalisata (Marmorknochenkrankheit mit periostaler Knochenneubildung). Z. Kinderheilk. **51**, 708—728 (1931).

WILLI, A.: Beitrag zur Kenntnis der Marmorknochenkrankheit. Schweiz. med. Wschr. **69**, 805—807 (1939).

WINTROBE, M.: Clinical hematology, 4. ed. London: Kimpton 1956.

ZAWISCH-OSSENITZ, C.: Marble bone disease, study of osteogenesis. Arch. Path. **43**, 55—75 (1947).

ZSEBÖK, Z., SARMAI, E.: Angaben zur Melorheostose. J. int. Chir. **12**, 227—234 (1952).

ZWERG, H. G., LAUBMANN, W.: Die Albers-Schönbergsche Marmorkrankheit. Ergebn. med. Strahlenforsch. **7**, 95—136 (1936).

C. Erworbene generalisierte Osteopathien

I. Allgemeines

ANDERSON, J. B., BARNETT, E., NORDIN, B. E. C.: The relation between osteoporosis and aortic calcification. Brit. J. Radiol. **37**, 910—912 (1964).

BABAIANTZ, L. Les ostéoporoses. Radiol. clin. (Basel) **16**, 291 (1947).

BALZ, G., BIRKNER, R.: Die Bestimmung des Aluminiumschwächungsgleichwertes von Knochengewebe am Lebenden. Strahlentherapie **99**, 221—227 (1956).

BALZ, G., BIRKNER, R., SCHMITT-ROHDE, J. M.: Über die calcipenischen Osteopathien und ihre Diagnostik mit Hilfe eines besonderen Röntgenverfahrens. Ärztl. Wschr. **1957**, 209—213, 233—237.

BARNETT, E., NORDIN, B. E. C.: The radiological diagnosis of osteoporosis: A new approach. Clin. Radiol. **11**, 166—174 (1960).

BARNETT, E., NORDIN, B. E. C.: Radiological assessment of bone density. Brit. J. Radiol. **34**, 683—692 (1961).

BARTELHEIMER, H., SCHMITT-ROHDE, J. M.: Osteoporose als Krankheitsgeschehen. Ergebn. inn. Med. Kinderheilk., N.F. **7**, 454—585 (1956).

BARTTER, F. C.: Osteoporosis. Amer. J. Med. **22**, 797—806 (1957).

BERNARD, J., LAVAL-JEANTET: L'épaisseur relative de la corticale du tibia, application à l'évaluation des ostéoporoses et des ostéoscleroses. Presse méd. **68**, 889—892 (1960).

BYWATERS, E. G. L.: The measurement of bone opacity. Clin. Sci. **6**, 281—287 (1948).

CAMERON, J., MAZESS, R. B., SORENSON, J. A.: Precision and accuracy of bone mineral determination by direct photon absorptiometry. Invest. Radiol. **3**, 141—150 (1968).

CAMERON, J., SORENSON, J. A.: Measurement of bone mineral by the direct photon absorption method: Principles and instrumentation. Conference on Progress in Methods of Bone Mineral Measurements, Bethesda, Maryland 1968. Washington: US Government Printing Office 1970.

CAMERON, J. R., GRANT, R., MACGREGOR, R.: An improved technic for the measurement of bone mineral content in vivo. Radiology **78**, 117 (1962).

COHEN, M. J., GILSON, A. J.: Precision methods using soft penetration radiation for bone densitometry. In: Progress in development of methods on bone densitometry, Washington, D.C. 1965, p. 103—112 NASA, Sci. Techn. Inf. Div. Washington, D.C. 1966.

COOKE, A. M.: Osteoporosis. Lancet **1955 I**, 877, 929.

EBEL, D.: Osteoporose und Fischwirbelbildung im Wachstumsalter. Zbl. Neurochir. **21**, 24—33 (1961).

EGER, W.: Ein Beitrag zur pathologischen Anatomie generalisierter Knochenerkrankungen insbesondere der Osteoporose, der Osteomalacie und der Osteodystrophia fibrosa generalisata als Ausdruck von Stoffwechselstörungen des Knochengewebes. Med. Mschr. **2**, 65—74 (1957).

EGER, W.: Allgemeine morphologische Physiologie und Pathologie des Knochengewebes unter Berücksichtigung calcipenischer Osteopathien. Internist (Berl.) **3**, 267—282 (1962).

ELLEGAST, H.: Die malazischen, pseudomalazischen und porotischen Erkrankungen des Skelettsystems. Wien. klin. Wschr. **1958**, 136—140.

ELLEGAST, H.: Zur Röntgensymptomatologie der Osteomalacie. Radiol. austr. **11**, 85—115 (1961).

ELLEGAST, H.: Über Sakroiliacalveränderungen bei „ossipenischen" Osteopathien und Dysharmonien. Zugleich ein Beitrag zur Ätiologie der sogenannten Ostitis condensans ilii. Wien. klin. Wschr. **74**, 797—801 (1962).

EPPINGER: Zit. nach: MAASS, K., Untersuchungen zur röntgenologischen Diagnose der osteogenen Systemerkrankungen und Beschreibung einer Methode zur feineren Beurteilung des Kalkgehaltes der Knochen im Röntgenbild. Diss. Kiel, 1951.

ERHART, O.: Die Diagnosestellung der Osteomalacie aus dem Röntgenbild. Verh. dtsch. orthop. Ges. (Beilageh. Z. Orthop. **94**), 316—321 (1961).

EVENS, R. G., PAK, CH. Y. C. BARTTER, F. C., ASHBURN, W.: Clinical application of in vivo measurement of bone mineral content by a photon absorption method. Conference on Progress in Methods of Bone Mineral Measurements, Bethesda, Maryland 1968, p. 296—328. Washington: US Gov. Print. Office 1970.

FANCONI, G.: Disturbences in calcium and phosphorus metabolism. With special emphasis on disturbances of the renal excretion of phosphates. Metabolism **4**, 95—106 (1955).

FARRERAS, P.: Die pneumopathische endostale Osteosklerose. Schweiz. Z. allg. Path. **18**, 143—155 (1955).

FRASER, R.: The problem of osteoporosis. Critical review. (Symposium.) J. Bone Jt Surg. B **44**, 485—495 (1962).

FROMMHOLD, W., SCHOKNECHT, G.: Untersuchungen über die Absorption und Feinstruktur von Knochen mittels monochromatischer Röntgenstrahlung. Fortschr. Röntgenstr. **93**, 358—366 (1960).

GARN, ST. M., PAO, E. N., RIHL, M. E.: Compact bone in Chinese and Japanese. Science **143**, 1439—1440 (1964).

GARN, ST. M., ROHMANN, CH., NOLAN, P.: The development nature of bone changes during aging. In: Relations of development and aging (ed. JAMES E. BIRREN), p. 41—61. Springfield (Ill.): Ch. C. Thomas 1964.

GARN, ST. M., ROHMANN, CH., PAO, E. M., HULL, E. I.: Normal "osteoporotic" bone loss. In: Progress in development of methods in bone densitometry. Conf. Washington D.C. 1965, p. 187. NASA Sci. Techn. Inf. Div. Washington D.C. 1966.

GERSHON-COHEN, J., CHERRY, N. H., BOEHNKE, M.: Bone density studies with a gamma gage. Radiat. Res. **8**, 509—515 (1958).

HANSEN, H. G.: Zur Anwendung anabol wirksamer Steroide bei Kindern. Mschr. Kinderheilk. **110**, 236—240 (1962).

HELLNER, H.: Zur Differentialdiagnose der wichtigsten Knochenerkrankungen. Teil I. Med. Klin. **1952**, 249—251.

HELLNER, H.: Differentialdiagnose der wichtigsten Knochenerkrankungen. Teil III. Med. Klin. **1952**, 314—316.

HENNY, G. C.: An instrument for measuring the density of roentgen films. Amer. J. Roentgenol. **31**, 550—554 (1934).

HEUCK, F.: Röntgenologische, historadiographische und chemisch-analytische Untersuchungen der Konzentration und Verteilung der Kalksalze im gesunden und kranken Knochen. Radiol. austr. **14**, 29—56 (1963).

HEUCK, F.: Die radiologische Erfassung des Mineralgehaltes des Knochens. In: Handbuch der medizinischen Radiologie, Bd. IV/1, S. 106—295. Berlin-Heidelberg-New York: Springer 1970.

HEUCK, F., SCHMIDT, E.: Die quantitative Bestimmung des Mineralgehaltes der Knochen aus dem Röntgenbild. Fortschr. Röntgenstr. **93**, 523—554 (1960).

HEUCK, F., SCHMIDT, E.: Die praktische Anwendung einer Methode zur quantitativen Bestimmung des Kalksalzgehaltes gesunder und kranker Knochen. Fortschr. Röntgenstr. **93**, 761—783 (1960).

HINESS, R.: Untersuchungen zur Mineralgehaltsbestimmung von Knochen. Diss. Tübingen, 1968.

HOPF, M.: Über das Milkman-Syndrom. Radiol. clin. (Basel) **9**, 74 (1940).

JACKSON, H.: Problems in the measurement of bone density. Brit. J. Radiol. **24**, 613—616 (1951).

JESSERER, H.: Osteoporose und Osteomalacie als Erkrankungen alter Individuen. Wien. klin. Wschr. **64**, 472—476 (1952).

JESSERER, H.: Die Involutionsosteoporose. Z. Rheumaforsch. **12**, 261—291 (1953).

JESSERER, H.: „Osteoporose" als diagnostisches Problem. Dtsch. med. Wschr. **1957**, 21—22, 25—27.

JESSERER, H.: Osteoporose. Wesen, Erkennung, Beurteilung und Behandlung. Berlin: Erich Blaschker 1963.

KROKOWSKI, E., SCHLUNGBAUM, W.: Die Objektivierung der röntgenologischen Diagnose „Osteoporose". Fortschr. Röntgenstr. **91**, 740—746 (1959).

LACHMAN, E.: Osteoporosis: The potentialities and limitations of its roentgenologic diagnosis. Amer. J. Roentgenol. **74**, 712—715 (1955).

LE MAY, M.: The early radiological diagnosis of osteomalacia in adults. Radiology **70**, 373—378 (1958).

LICHTWITZ, A., SÉZE, S. DE, HIOCO, D., BORDIER, PH.: Formes cliniques des osteopathies seniles. Sem. Hôp. Paris **35**, 2233—2246 (1959).

LIESS, G.: Multiple symmetrische Umbauzonen (Milkman-Syndrom) ungewöhnlicher Ätiologie und Lokalisation. Fortschr. Röntgenstr. **82**, 15 (1955).

LONTIE, P., BUISSERET, E.: Sur la pathogénie du syndrome de Milkman. Presse méd. **1951**, 348.

LOOSER, E.: Über Spätrachitis und Osteomalacie. Klinische, röntgenologische und pathologisch-anatomische Untersuchungen. Dtsch. Z. Chir. **152**, 210 (1920).

LOOSER, E.: Hungerosteopathie mit Umbauzonen. Zbl. Chir. **97**, 1470 (1920).

LÜDIN, M.: Über Milkmansche Krankheit. Schweiz. med. Wschr. **1941**, 1470.

MASON, A. ST.: Acute osteoporosis with hypercalcaemia. Lancet **1957 I**, 911—913.

MCCLENDON, J. F., GERSHON-COHEN, J.: Experimental "senile" osteoporosis. Amer. J. Roentgenol. **82**, 300—302 (1959).

MEEMA, H. E.: Cortical bone atrophy and osteoporosis as a manifestation of aging. Amer. J. Roentgenol. 89, 1287—1295 (1963).

MEEMA, H. E., MEEMA, S.: Measurable roentgenologic changes in some peripheral bones in senile osteoporosis. J. Amer. Geriat. Soc. 11, 1170—1182 (1963).

MILKMAN, L. A.: Multiple spontaneous idiopathic symmetrical fractures. Amer. J. Roentgenol. 32, 622 (1934).

MÜLLER, W.: Umbauzonen an den Dornfortsätzen kyphotischer Wirbelsäulen als Ursache von Schmerzzuständen. Fortschr. Röntgenstr. 48, 639 (1933).

MURRAY, R. O.: Radiological bone changes in Cushing's syndrome and steroid therapy. Brit. J. Radiol. 33, 1—19 (1960).

MURRAY, R. O.: Steroids and the skeleton. Radiology 77, 729—743 (1961).

NATHANSON, L., LEWITAN, A.: Deformities and fractures of the vertebrae as a result of senile and presenile osteoporosis. Amer. J. Roentgenol. 46, 197—202 (1941).

NORDIN, B. E. C., BARNETT, E., MACGREGOR, J., NISBET, J.: Lumbar spine densitometry. Brit. med. J. 1962 I, 1793—1796.

NORDIN, B. E. C., BARNETT, E., SMITH, D. A., ANDERSON, J.: Measurement of cortical bone volume and lumbar spine density. In: Progress in development of methods on bone densitometry. Washington D.C. 1965, p. 21—30. NASA, Sci. Techn. Inf. Div. Washington D.C. 1966.

OKUYAMA, T.: A study of quantitative analysis on the mineral contents of the bone by X-rays. Nippon Acta radiol. 25, 775—790 (1965).

OTT, A.: Seltene Scapulabefunde bei porotisch-malacischen Osteopathien. Fortschr. Röntgenstr. 97, 494—496 (1962).

PETER, E., DIHLMANN, W.: Symmetrische Loosersche Umbauzonen (Milkman-Syndrom) neben den Kreuzdarmbeingelenken im Ilium. Fortschr. Röntgenstr. 100, 540—542 (1964).

POMMER, G.: Über die Osteoporose, ihren Ursprung und ihre differentialdiagnostische Bedeutung. Dtsch. Arch. klin. Chir. 136, 1 (1925).

POWELL, R. C., DEISS, W. P., JR.: Symptomatic osteomalacia secondary to clinically occult causes. Ann. intern. Med. 54, 1280—1289 (1961).

RAAFLAUB, J.: Nebenschilddrüse, Knochensystem und Säure-Base-Haushalt. Schweiz. med. Wschr. 91, 1417—1423 (1961).

REICH, ST. B., LEVITIN, J., FELTON, L. R.: A roentgen method of evaluating density of bone. Amer. J. Roentgenol. 79, 705—708 (1958).

REINHOLD, H., BARTELS, J.: Beitrag zum Looser-Milkman-Syndrom. Radiol. diagn. (Berl.) 4, 207—217 (1963).

REMAGEN, W.: Calciumkinetik und Knochenmorphologie. Normale und pathologische Anatomie, H. 22, Hrsg.: W. BARGMANN und W. DOERR. Stuttgart: Thieme 1970.

ROSE, G. A.: The radiological diagnosis of osteoporosis, osteomalacia and hyperparathyreoidism. Clin. Radiol. (Edinb.) 15, 75—83 (1964).

ROSTOCK, P.: Die Diagnose des Überlastungsschadens beim Dornfortsatzbruch der Wirbelsäule (Schipper-Krankheit). Bruns' Beitr. klin. Chir. 169, 15 (1939).

RUTISHAUSER, E.: Osteoporotische Fettsucht. Dtsch. Arch. klin. Med. 175, 640 (1933).

SCHMITT-ROHDE, J. M., HABERICH, F. J., DETTMER, N.: Über neue Wege zur frühzeitigen Diagnose der Osteopathien in der Klinik. Klin. Wschr. 1956, 291—297.

SERAFINO, X., SERAFINO, G.: Etude radiologique des bassins ostéomalaciques. J. Radiol. Électrol. 35, 375—378 (1954).

SÉZE, S. DE, LICHTWITZ, A., HIOCO, D., BORDIER, PH.: Le syndrome biologique statique des ostéomalacies d'apport et des ostéoporoses. Bull. Soc. méd. Hôp. Paris, Sér. 4, 71, 946—954 (1955).

SHIMMINS, J., GILLESPIE, F. C., HAMILTON, M. D., SMITH, D. A.: The measurement of bone mineral in vivo by photon absorption. Calcif. Tiss. Res. 2, Suppl., 40 (1968).

SMITH, R. W., JR.: Comments on cortical thickness measurements. In: Progress in development of methods in bone densitometry. Conference in Washington D.C. 1965, p. 195. NASA, Sci. Techn. Inf. Div. Washington D.C. 1966.

SMITH, R. W., WALKER, R. R.: Femoral expansion in aging women: Implications for osteoporosis and fractures. Science 145, 156—157 (1964).

SPIEGLER, G.: Quantitative Bedeutung des Röntgenschattens. Z. angew. Physik 11, 65—68 (1959).

SPIEGLER, G., KEANE, B. E.: Hart- und Weichsubstanz in Knochen und die Absorption in beiden. Fortschr. Röntgenstr. 94, 662—666 (1961).

STEINBACH, H. L., KOLB, F. O., CRANE, J. T.: Unusual roentgen manifestations of osteomalacia. Amer. J. Roentgenol. 82, 875—886 (1959).

STEINBACH, H. L., NOETZLI, M.: Roentgen appearance of the skeleton in osteomalacia and rickets. Amer. J. Roentgenol. 91, 955—972 (1964).

SVAB, V.: Die Osteoporose vom klinischen Standpunkt. IX. Int. Congr. Radiol. 1, 235—239 (1961).

UEHLINGER, E.: Untersuchungen über das Milkman-Syndrom. Schweiz. med. Wschr. 73, 1310 (1943).

UEHLINGER, E.: Die Osteoporose als Symptom und einige andere Skeleterkrankungen. Pathologische Anatomie und Osteoporose. 9. Int. Congr. Radiol. 1, 225—230 (1961).

URIST, M. R., ZACCALINI, P. S., MACDONALD, N. S., SKOOG, W. A.: New approaches to the problem of osteoporosis. J. Bone Jt Surg. B 44, 464—484 (1962).

Virtama, P.: Cortical thickness as an estimate of mineral content of human humerus and femur. Brit. J. Radiol. **35**, 632—633 (1962).

Virtama, P., Gästrin, G., Telkkä, A.: Biconcavity of the vertebrae as an estimate of their bone density. Clin. Radiol. (Edinb.) **13**, 128—131 (1962).

Virtama, P., Helelä, T.: Radiologic measurement of cortical bone. Acta radiol. scand., Suppl. 293 (1969).

Virtama, P., Mähönen, H.: Thickness of the cortical layer as an estimate of mineral content of human finger bones. Brit. J. Radiol. **33**, 60—62 (1960).

Vose, G. P.: Quantitative determination of osseous and soft fractions of bone by X-ray absorption. Lab. Invest. 8, 1540—1546 (1959).

Vose, G. P., Mack, P. B.: Roentgenologic assessmant of femoral neck density as related to fracturing. Amer. J. Roentgenol. 89, 1296—1301 (1963).

Weinberg, M.: Osteoporosis: diagnosis and treatment. J. Amer. Geriat. Soc. 4, 429—437 (1956).

Weiss, K.: Die Röntgensymptomatologie der Knochenkrankheiten als Ausdruck der Funktion von Periost und Endost. Fortschr. Röntgenstr. **56**, 114—117 (1937).

Weiss, K.: Knochenpathologie im Röntgenbild. Ärztl. Fortbild. **5**, 1—8 (1956).

Weiss, K.: Über das Röntgenbild der Knochenatrophie. Radiologia austr. **9**, 227—245 (1957).

Weiss, K.: Begriff und Röntgensymptomatologie der Osteoporose. 9. Int. Congr. Radiol. 1, 230—235 (1961).

Weiss, K.: Das Röntgenverfahren als Forschungsmittel in der Skelett-Pathologie. Wien. klin. Wschr. **76**, 495—498 u. Bild. 505 (1964).

Weiss, K.: Degenerative Gelenkerkrankungen, In: Handbuch der medizinischen Radiologie, Bd. V/3, S. 543—602. Berlin-Heidelberg-New York: Springer 1968.

Winston, N. J., Pendergrass, E. P.: Milkman's disease (osteomalacia). Report of a case which shows that Milkman's disease may be simple vitamin D deficiency in adults. Amer. J. Roentgenol. 71, 484—489 (1954).

Zollinger, F.: Isolierte Dornfortsatzbrüche mit besonderer Berücksichtigung der Muskelzugfrakturen („Schipperkrankheit"). Schweiz. med. Wschr. **67**, 485 (1937).

II. Hormonale Osteopathien

Achenbach, W., Böhm, A.: Skelettveränderungen bei parathyreogenen Tetanien. Fortschr. Röntgenstr. **79**, 95—103 (1953).

Adam, A., Ritchie, D.: Hyperparathyroidism with increased bone density in the areas of growth. J. Bone Jt Surg. B **36**, 257—260 (1954).

Albright, F. Osteoporosis. Ann. intern. Med. **27**, 681 (1947).

Albright, F., Reifenstein, E. C., Jr.: The parathyroid glands and metabolic bone disease. Baltimore: Williams & Wilkins 1948.

Albright, F., Smith, P. H., Richardson, A. M.: Postmenopausal osteoporosis; its clinical features. J. Amer. med. Ass. **116**, 2465—2474 (1941).

Andersch, H.: Röntgenologische Weichteil- und Skeletuntersuchungen an 102 Diabetikern. Dtsch. Gesundh.-Wes. **17**, 380—390 (1962).

Askanazy, M.: Über Ostitis fibrosa v. Recklinghausen und Ostitis deformans Paget. Schweiz. med. Jb. **1932**, 107.

Askanazy, M., Rutishauser, E.: Die Knochen des Basedowkranken. Ein Beitrag zur latenten Osteodystrophia fibrosa. Virchows Arch. path. Anat. **291**, 653—681 (1933).

Bartelheimer, H.: Klinisches Bild, Entstehung und heutige Bedeutung der universellen calcipriven Osteopathien. Klin. Wschr. **1949**, 521—530.

Bartelheimer, H.: Klinik und Differentialdiagnose des Hyperparathyreoidismus, besonders der Knochenveränderungen. Verh. Dtsch. Ges. Inn. Med 62. Kongr., S. 447—457 (1956).

Bartelheimer, H.: Zur Klinik und Röntgenologie der systemartigen kalzipenischen Osteopathien. Dtsch. med. Wschr. **82**, 1400—1405, 1424, 1429, 1430 (1957).

Bartelheimer, H., Schmitt-Rohde, J. M.: Osteoporose als Krankheitsgeschehen. Ergebn. inn. Med. Kinderheilk., N.F. **17**, 454 (1956).

Becks, H., Simpson, M. E., Li, C. H., Evans, H. M.: Effects of adrenocorticotrophic hormone (ACTH) on the osseous system in normal rats. Endocrinology **34**, 305 (1944).

Becks, H., Simpson, M. E., Marx, W., Li, C. H., Evans, H. M.: Antagonism of pituitary adrenocorticotrophic hormone (ACTH) to the action of growth hormone on the osseous system of hypophysectomized rats. Endocrinology **34**, 311 (1944).

Bellini, M. A., Neves, I.: The skull in childhood myxedema: its roentgen appearance. Amer. J. Roentgenol. **76**, 495—498 (1956).

Bláha, R.: X-ray findings in bones of children in relation to the endocrine glands. Radiol. diagn. (Berl.) **3**, 591—607 (1962).

Blum, Th. Periapical lesions. Oral Surg. **5**, 1295—1301 (1952).

Bobbio, A., Bezzi, E., Zanella, E., Rossi, L.: Angiographic aspects of disease of the thyroid. J. int. Coll. Surg. **32**, 79 (1959).

Böttger, H.: Genitalkarzinom und Osteoporose der Frau. Zbl. Gynäk. **76**, 815—821 (1954).

Borm, D.: Diagnostik des primären Hyperparathyreoidismus. Dtsch. med. Wschr. **86**, 1541—1545 (1961).

BORM, D.: Postoperative Verläufe bei primärem Hyperparathyreoidismus. Chirurg **33**, 57—61 (1962).

BOULET, P., MIROUZE, J.: Les ostéoses diabétiques. (Ostéoporoses et hyperostose.) Ann. Méd. **55**, 674—721 (1954).

BUCHMAN, A. I., CAGAN, E. M.: Clinical and x-ray diagnosis of hyperparathyroid osteodystrophy. Chirurgija **33**, H. 6, 49—54 (1957).

BURMAN, M.: The weight force in Charcot disease of joints: the apparent paradox of the tibiofibular fusion. Amer. J. Roentgenol. **83**, 663—670 (1960).

BURNETT, C. H., COMMONS, R. R., ALBRIGHT, F., HOWARD, J. E.: Hypercalcemia without hypercalcuria or hyperphosphatemia, calcinosis and renal insufficiency. New Engl. J. Med. **240**, 787—794 (1949).

COPE, O.: Hyperparathyroidism: Diagnosis and management. Amer. J. Surg. **99**, 394 (1960).

CUSMANO, J. V., BAKER, D. H., FINBY, N.: Pseudohypoparathyroidism. Radiology **67**, 845—853 (1956).

DEBRY, G., COLLESSON, L., TREHEUX, A.: Die Hyperostosis frontalis interna. Eine Studie zum Vergleich zwischen Diabetikern und Normalen. J. Radiol. Électrol. **43**, 905—909 (1962).

EISENSTADT, W. S., COHEN, E. B.: Osteoporosis and compression fractures from prolonged cortisone and corticotropine therapy. Ann. Allergy **13**, 252 (1955).

ELLEGAST, H.: Osteopathien. Sekundäre, systemisierte Osteopathien bei endokrinen und metabolischen Störungen. In: Handbuch der medizinischen Radiologie, Bd. 7/1, Röntgendiagnostik des Schädels. I, S. 303—339. Berlin-Göttingen-Heidelberg: Springer 1963.

FANCONI, A., HEINRICH, H. G., PRADER, A.: Klinischer und biochemischer Hypoparathyreoidismus mit radiologischem Hyperparathyreoidismus. Helv. paediat. Acta **19**, 181—206 (1964).

FINBY, N., ARCHIBALD, M.: Skeletal abnormalities associated with gonadal dysgenesis. Amer. J. Roentgenol. **89**, 1222—1235 (1963).

FLEISCH, H.: Neue Gesichtspunkte der Kalkablagerung. Schweiz. med. Wschr. **91**, 858 (1961).

FOLLIS, R. H.: A survey of bone disease. Amer. J. Med. **22**, 469 (1957).

FOURMAN, P.: Kalziumstoffwechsel und Knochenkrankheiten. Stuttgart: Thieme 1963.

FOURNIER, A. M.: Volumineux adénome parathyroidien. Résultat du pneumomédiastin. J. Radiol. Électrol. **38**, 734—735 (1957).

FREYER, B.: Über Wachstumstörungen des Skelettsystems durch ein strahleninduziertes infantiles Myxödem. Fortschr. Röntgenstr. **91**, 305—311 (1959).

GARUSI, G. F.: Hyperostosis of the vault of the skull in acromegaly. Amer. J. Roentgenol. **91**, 988—995 (1964).

GOFFIN, R., RACKER, CH. DE: Ostéite fibro-kystique généralisée de Recklinghausen par adénome parathyroidien. Acta chir. belg. **55**, 444—457 (1956).

GROSSMANN, I., GROSSMANN, P.: Die Hypophosphatasie. Radiol. diagn. (Berl.) **4**, 139—152 (1963).

GÜNTHER, O.: Osteopathie als Diabetes-Spätkomplikation. Klinische Studien. Zwanglose Folge monographischer Darstellungen aus Forschung und Klinik, H. 5. Halle/Saale: VEB Carl Marhold 1956.

HAAS, H. G.: Knochenstoffwechsel und Parathyreoidea-Erkrankungen. Stuttgart: Thieme 1966.

HARTMANN, F.: Die Diagnostik des Epithelkörperchenadenomes mit Hilfe der Pyrophosphatbestimmung im Urin. Verh. dtsch. Ges. inn. Med. **73**, 1091—1094 (1967).

HAUBOLD, U., SONNTAG, A., PABST, H. W., FREY, K. W., KARL, H. J.: Zum Problem der scintigraphischen Darstellung von Epithelkörperchenadenomen mit Hilfe von [75]Selen-Methionin. In: Radioisotope in der Lokalisationsdiagnostik, S. 389. Stuttgart: Schattauer 1967.

HELLNER, H.: Skeleterkrankung und Mineralstoffwechsel. Dtsch. med. Wschr. **1947**, 213—221.

HELLNER, H.: Differentialdiagnose der wichtigsten Knochenerkrankungen. Teil II. Die schnelle diffuse Entkalkung mit Verbiegungen und Auftreibungen, insbesondere der Ostitis fibrosa generalisata Recklinghausen. Med. Klin. **1952**, 283—284.

HELLSTRÖM, J.: Hyperparathyroidism and gastroduodenal ulcer. Acta chir. scand. **116**, 207 (1959).

HERNBERG, C. A.: Skelettveränderungen bei Diabetes mellitus der Erwachsenen. Acta med. scand. **143**, 1—14 (1952).

HEUCK, F., SCHMIDT, E.: Zur Osteoporose bei Diabetes mellitus. Verh. Dtsch. Ges. Inn. Med., 62. Kongr., S. 464—467 (1956).

HEUCK, F., SCHMIDT, E.: Konzentration und Verteilung der Kalksalze in der Knochenmatrix bei Osteopathien. Verh. Dtsch. Ges. Orthop., 48. Kongr., Berlin 1961.

HOUSTON, R. A., BRUSSOCK, W. A., GALLEN, H. S.: Milkman's syndrome secondary to phosphate diabetes. J. Amer. med. Ass. **188**, 496—500 (1964).

HOWARD, J. E., HOPKINS, T. R., CONNOR, T. B.: On certain physiological responses to intravenous injection of calcium salts into normal, hyperparathyroid and hypoparathyroid persons. J. clin. Endocr. **13**, 1 (1953).

IMMELMAN, E. J., BANK, S., KRIGE, H., MARKS, I. N.: Roentgenologic and clinical features of intramedullary fat necrosis in bones in acute and chronic pancreatitis. Amer. J. Med. **36**, 96—105 (1964).

JACOBS, J. E.: Observations of neuropathic (Charcot) joints occurring in diabetes mellitus. J. Bone Jt Surg. A **40**, 1043—1057 (1958).

KARCHER, H.: Der Hyperparathyreoidismus unter besonderer Berücksichtigung der Ostitis fibrosa generalisata. Ergebn. Chir. Orthop. **41**, 92 (1958).

KIENBÖCK, R.: Osteomalazie, Osteoporose, Osteopsathyrose, porotische Kyphose. Fortschr. Röntgenstr. **62**, 159 (1940).

KNOWLTON, A. I.: Cushing's syndrome. Bull. N.Y. Acad. Med. **29**, 441—465 (1953).

KNUTSSON, F.: Diabetic arthropathy. Acta radiol. (Stockh.) 36, 114—120 (1951).

KROKOWSKI, E.: Deutung und Fehldeutung der postmenopausischen Osteoporose. Münch. med. Wschr. 106, 1892—1895 (1964).

KROKOWSKI, E.: Traumatische und osteoporotische Wirbelfraktur, quantitativ beurteilt. Fortschr. Röntgenstr. 101, 190—194 (1964).

KUHLENCORDT, F.: Die glucosurische Osteopathie (das sog. Fanconi-Syndrom beim Erwachsenen). Ergebn. inn. Med. Kinderheilk., N.F. 9, 622—665 (1958).

LANG, E. K., BESSLER, W. T.: The roentgenologic features of acromegaly. Amer. J. Roentgenol. 86, 321—328 (1961).

LEITGES, J. M.: Schwierigkeiten bei der Diagnose der Osteodystrophia fibrosa generalisata Recklinghausen. Med. Klin. 1957, 1870—1871.

LESZCZYŃSKI, ST.: Radiologische Untersuchungen in Fällen von Turner-Syndrom. Ergebnisse von 32 Beobachtungen. Fortschr. Röntgenstr. 97, 200—212 (1962).

LEVIN, B.: Gonadal dysgenesis. Clinical and roentgenologic manifestations. Amer. J. Roentgenol. 87, 1116—1127 (1962).

LICHTENSTEIN, I. L., LEVY, M. S.: Hyperparathyreoidism. J. int. Coll. Surg. 29, 113—125 (1958).

LICHTENSTEIN, L., JAFFÉ, H. L.: Fibrous dysplasia of bone: a condition affecting one, several or many bones, the gravest cases of which may present abnormal pigmentation of skin, premature sexual development, hyperthyroidism, or still other extraskeletal abnormalities. Arch. Path. 33, 777—816 (1942).

LOOSER, E.: Hungerosteopathie mit Umbauzonen. Zbl. Chir. 97, 1470 (1920).

LOSSE, H., BÄUMER, A., STROBEL, W., FRITSCH, M.: Zur Klinik der Kalkstoffwechselstörungen des Erwachsenenalters. Ergebn. inn. Med. Kinderheilk., N.F. 13, 1—43 (1960).

MACGREGOR, M. E., WHITEHEAD, T. P.: Pseudohypoparathyroidism. Arch. Dis. Chidh. 29, 398 (1954).

MADELL, S. H., FREEMAN, L. M.: A vascular necrosis of bone in Cushing's syndrome. Radiology 83, 1068—1070 (1964).

MANDL, F.: Der derzeitige Stand der Therapie bei der Recklinghausenschen Krankheit. Wien. med. Wschr. 1, 601 (1931).

MARKOFF, N.: Die myelogene Osteopathie. Ergebn. inn. Med. Kinderheilk. 61, 132 (1942).

MARTOS, J.: Knochenveränderungen bei experimentellem Hyperthyreoidismus und bei Basedow-Krankheit. Beitr. path. Anat. 100, 293—308 (1938).

MIKULOWSKI, W.: Myxoedematous osteopetrosis. Pol. Tyg. lek. 14, 1199—1202 (1959).

MILKMAN, L. A.: Multiple spontaneous idiopathic symmetrical fractures. Amer. J. Roentgenol. 32, 622 (1934).

NIELSEN, H.: The bone system in hyperthyroidism. Acta med. scand. 142, Suppl 266, 783—796 (1952).

NOWAKOWSKI, H., GADERMANN, E.: Regressive Wirbelsäulenveränderungen bei doppelseitiger Hodenatrophie und Anorchie. Verh. dtsch. Ges. inn. Med. 58, 400 (1952).

OEHLECKER, F.: Osteodystrophia fibrosa generalisata (v. Recklinghausen) und Niere. Chirurg 23, 272—280 (1952).

PETERSEN, A.: Arthropathia diabetica. Acta orthop. scand. 30, 217—225 (1960).

PIPER, W.: Cushing-Syndrom bei primärem ektopischem Chorionepitheliom der Leber. Internist (Berl.) 1, 420—424 (1960).

POTCHEN, E. J., SODEE, D. B.: Selective isotopic labelling of the human parathyroid. J. clin. Endocr. 24, 1125 (1964).

POTCHEN, E. J., SODEE, D. B., DEALY, J. B.: External parathyroid scanning with [75]selen-methionin. Arch. Surg. 162, 492 (1965).

PRADER, A., UEHLINGER, E., ILLIG, R.: Hypercalcämie bei Morbus Addison im Kindesalter. Helv. paediat. Acta 14, 607—617 (1959).

PUGH, D. G.: The roentgenologic diagnosis of hyperparathyreoidism. Surg. Clin. N. Amer. 32, 1017—1030 (1952).

PUTIGNANO, T., VITERBO, F.: Le alterazioni radiologiche scheletriche nel diabete giovanile. Nunt. radiol. (Firenze) 20, 763—779 (1954).

RAMBERT, P.: Le syndrome de Cushing. Rev. Prat. (Paris) 1953, 2307—2316.

REMAGEN, W.: Calciumkinetik und Knochenmorphologie. Zwanglose Abhandlungen der normalen und pathologischen Anatomie. Hrsg. BARGMANN und DOERR, H. 22. Stuttgart: Thieme 1970.

ROMANOWSKI, B., MATERLIK, H.: Radiological changes of skeleton in acromegaly (based on 44 cases observed). Endokr. pol. 13, 621—640 (1963).

SCHAAF, M., KYLE, L. H.: Measurement of per cent renal phosphorus reabsorption in the diagnosis of hyperparathyroidism. Amer. J. med. Sci. 228, 262 (1954).

SCHEUER, F.: Die postmenopausische Osteoporose und ihre Behandlung. Z. Orthop. 88, 471—483 (1957).

SCHLÜTER, K., PETER, E.: Epiphyseolysis capitis femoris bei einem 46jährigen hypophysären Zwerg. Arch. orthop. Unfall-Chir. 48, 270—278 (1956).

SCHMITT-ROHDE, J. M.: Die Knochenpunktion zur Erkennung stoffwechselbedingter Veränderungen am Knochen. Verh. dtsch. Ges. inn. Med. 1954, 929—932.

SCHMITT-ROHDE, J. M.: Über das Wesen malacischer Knochenveränderungen infolge innerer Krankheiten. Ergebn. inn. Med. Kinderheilk., N.F. 10, 383—426 (1958).

SCHMITT-ROHDE, J. M.: Osteopathien als Folge endokriner Störungen. Berl. Med. 9, 464 (1958).

SCHÜPBACH, A.: Endokrines System und Skelet. Helv. med. Acta **15**, 537 (1948).

SCHWARZ, G.: Pseudohypoparathyreoidismus und Pseudo-Pseudohypoparathyreoidismus. Experimentelle Medizin, Pathologie und Klinik, Bd. 15. Berlin-Göttingen-Heidelberg-New York: Springer 1964.

SELYE, H.: Mechanism of parathyroid hormone action. Arch. Path. **34**, 625 (1942).

SEZE, S. DE, LEQUESNE, M.: Le décalcification diffuses du squelette. Vie méd. **38**, 347—381 (1957).

SEZE, S. DE, ORDONNEAU, P., JURMAND, S.-H., CAROIT, M.: Ostéose parathyroidienne avec images radiologiques rappelant une maladie de Kahler. — Adénomectomie resultats. Rev. Rhum. **20**, 896—900 (1953).

SISSONS, H. A.: The osteoporosis of Cushing's syndrome. J. Bone Jt Surg. B **38**, 418—433 (1956).

SKEELS, R. F.: The reversibility of osteoporosis in Cushing's disease: Case report. J. clin. Endocr. **18**, 61—64 (1958).

STEINBACH, H. L., FELDMAN, R., GOLDBERG, M. B.: Acromegaly. Radiology **72**, 535—549 (1959).

STEINBACH, H. L., RUSSELL, W.: Measurement of the heel-pad as an aid to diagnosis of acromegaly. Radiology **82**, 418—423 (1964).

STEYER: Skelettveränderungen bei Erkrankungen des endokrinen Systems, besonders bei Morbus Basedow. Dtsch. Gesundh.-Wes. **1952**, 1354—1358.

STROCK, M. S.: The mouth in hyperparathyroidism. New Engl. J. Med. **224**, 1019—1023 (1941).

SUSSMAN, M. L., COPLEMAN, B.: Roentgenographic appearance of the bones in Cushing's syndrome. Radiology **39**, 288 (1942).

TYABI, H., KEELE, D.: Hypoparathyreoidismus: Übersicht der Literaturangaben und Mitteilung von Schwestern, einmal in Verbindung mit einer Steatorrhoe und Pseudoileus. Amer. J. Roentgenol. **88**, 432—442 (1962).

UEHLINGER, E.: Renale Osteodystrohia fibrosa und renale Osteomalacie. Schweiz. Z. allg. Path. **16**, 997—1008 (1953).

UEHLINGER, E.: D-Avitaminose und renale Osteomalacie. Schweiz. med. Wschr. **85**, 521—542 (1955).

UEHLINGER, E.: Die Thoraxdeformitäten. Aus: Handbuch der inneren Medizin. Berlin-Göttingen-Heidelberg: Springer 1956.

UEHLINGER, E.: Thyreogene Osteodystrophie bei inkretorisch aktivem metastasierendem kleinfollikulärem Schilddrüsenadenom. Schweiz. med. Wschr. **87**, 683 (1957).

WAGNER, A., SCHAAF, J.: Untersuchungen über Größe und Häufigkeit der Sesambeine bei Akromegalie. Fortschr. Röntgenstr. **99**, 215—219 (1963).

WANKE, R.: Epithelkörperchen-Chirurgie bei primärem Hyperparathyreoidismus. Chirurg **33**, 53—57 (1962).

WEISS, K.: Über die sogenannte „akute Knochenatrophie". Radiol. austr. **5**, 1—11 (1952).

WERFF TEN BOSCH, J. J. VAN DER: The syndrome of brachymetacarpal dwarfism ("pseudopseudohypoparathyroidism") with and without gonadal dysgenesis. Lancet **1959** I, 69—71.

WERNER, H.: Die Epithelkörpercheninsuffizienz im Rahmen des endokrinen Geschehens. Ein Beitrag zur Diagnose und Differentialdiagnose der latenten Tetanie. Berl. med. Z., 262 (1951).

WERNLY, M.: Die Osteomalazie. Stuttgart: Georg Thieme 1952.

WYMAN, S. M., ROBBINS, L. L.: Roentgen recognition of parathyreoid adenoma. Amer. J. Roentgenol. **71**, 777—784 (1954).

III. Osteopathien bei Hypovitaminosen und Hypervitaminosen

ALBRIGHT, F., REIFENSTEIN, E. C.: The parathyroid glands and metabolic bone disease. Baltimore: Williams & Wilkins Co. 1948.

BARTELHEIMER, H.: Bioptische Verfahren in der internistischen Diagnostik. Med. Klin. **56**, 585 (1961).

BERNHARD, K., SCHEITLIN, E., RITZEL, G.: Die Umwandlung von α- und β-Carotin in Vitamin A im Rattendarm. Helv. chem. Acta **35**, 1914—1924 (1952).

BRAILSFORD, J. F.: Some radiographic manifestations of early survey. Arch. Dis. Childh. **28**, 81—86 (1953).

CAFFEY, J.: Pediatric X-ray diagnosis, IV. edit. Chicago: Year Book Puvlishers 1961.

CAMP, J. D., McCULLOUGH, A. L.: Pseudofractures in diseases affecting the skeletal system. Radiology **36**, 651—663 (1941).

CHRISTIANSSON, G.: Emergence of primary vitamin-D resistant rickets at puberty. Acta paediat. (Stockh.) **47**, 288—296 (1958).

ELLEGAST, H.: Zur Röntgensymptomatologie der Osteomalazie. Radiol. austr. **11**, 85—114 (1961).

FROMME, A.: Die Spätrachitis, die spätrachitische Genese sämtlicher Wachstumsdeformitäten und der Kriegsosteomalacie. Ergebn. Chir. Orthop. **15**, 3—200 (1922).

HILLER, E.: Klinische Beobachtungen über das Auftreten der malacischen Osteopathien. Med. Mschr. **3**, 348—350 (1949).

HILTNER, G.: Arthropathia diabetica. Z. Orthop. **98**, 190—194 (1964).

HOLMAN, C. B.: Roentgenologic manifestations of vitamin D intoxication. Radiology **59**, 805—816 (1952).

LICHTWITZ, A., SEZE, S. DE, HIOCO, D., BORDIER, PH.: Le syndrome biologique des ostéomalacies d'apport et des ostéoporoses. Sem. Hôp. Paris **1955**, 3783—3788.

MATTNER, H. R.: Bandförmige Aufhellungszonen in kindlichen Oberschenkelköpfchen bei ausheilender Rachitis. Fortschr. Röntgenstr. **84**, 580—586 (1956).

MILKMAN, L. A.: Pseudofractures (hunger-osteopathy, late rickets, osteomalacia). Report of a case. Amer. J. Roentgenol. **24**, 29 (1930).

Mune, O., Nörregaard, S.: Hypervitaminosis A. Hyperostosis corticalis (Caffey). Differentialdiagnostische Erwägungen. Z. Orthop. **96**, 417—427 (1962).

Prader, A., Illig, R., Uehlinger, E., Stalder, G.: Rachitis infolge Knochentumors. Helv. paediat. Acta **14**, 554—565 (1959).

Schwarzburger, L.: Vitamin D_3-Intoxikation. Med. Mschr. **8**, 767—769 (1954).

Uehlinger, E., Friscay, M.: Pathologisch-anatomische Gesichtspunkte zur Vitamin-D-Prophylaxe. Int. Z. Vitaminforsch.: Vit. D und Kariesprophylaxe. Beih. 7. Bern u. Stuttgart: Hans Huber 1958.

Zweymüller, E., Rössler, H.: Chronische Vitamin D-resistente Rachitis mit Nephrocalcinose. Helv. paediat. Acta **9**, 28—42 (1954).

IV. Enterogene und Mangel-Osteopathien

Albright, F., Stewart, J.D.: Hypovitaminosis of all fat-soluble vitamins due to steatorrhea. Report of a case. New Engl. J. Med. **223**, 239—241 (1940).

Ask-Upmark, E.: Osteomalacia hepatica. Acta med. scand. **99**, 204—227 (1939).

Badenoch, J., Fourman, P.: Osteomalacia in steatorrhea. Quart. J. Med. **23** (N.S.), 165—176 (1954).

Bartelheimer, H., Kuhlencordt, F.: Der sekundäre Hyperparathyreoidismus beim primären und sekundären Malabsorptionssyndrom. Dtsch. Arch. klin. Med. **210**, 98—118 (1965).

Bartelheimer, H., Kuhlencordt, F.: Primärer, sekundärer und tertiärer Hyperparathyreoidismus. Med. Klin. **62**, 821—825 (1967).

Bartelheimer, H., Schmitt-Rohde, J.M.: Osteoporose als Krankheitsgeschehen. Ergebn. inn. Med. Kinderheilk., N.F. **7**, 454—585 (1956).

Beyrer, K.: Die sogenannte „einheimische Sprue" der Erwachsenen. Med. Klin. **55**, 2240—2242 (1960).

Burnett, C.H., Commons, R.R., Albright, F., Howard, J.E.: Hypercalcemia without hypercalcuria or hyperphosphatemia, calcinosis and renal insufficiency. New Engl. J. Med. **240**, 787—794 (1949).

Cocchi, U.: Hepatogene Osteoporosen. Radiol. clin. (Basel) **20**, 362 (1951).

Eger, W.: Ein Beitrag zur pathologischen Anatomie generalisierter Knochenerkrankungen insbesondere der Osteoporose, der Osteomalacie und der Osteodystrophia fibrosa generalisata als Ausdruck von Stoffwechselstörungen des Knochengewebes. Med. Mschr. **11**, 65—74 (1957).

Ellegast, H.: Osteopathien. (Sekundäre, systemisierte Osteopathien bei endokrinen und metabolischen Störungen.) In: Handbuch der medizinischen Radiologie, Bd. VII/1, S. 303—339. Berlin-Heidelberg-New York: Springer 1963.

Ellegast, H., Jesserer, H.: Der röntgenologische Aspekt der renalen Osteopathie. Fortschr. Röntgenstr. **89**, 450 (1958).

Fourman, P.: Calciumstoffwechsel und Knochenkrankheiten. Stuttgart: Thieme 1963.

Gossmann, H.: Calciumstoffwechsel bei Erkrankungen des Dünndarmes. Internist (Berl.) **5**, 236—242 (1966).

Klotzbücher, E., Dalicho, W.: Zur Genese der alimentären Osteopathie. Klin. Wschr. **26**, 684 (1948).

McQueen, E.G.: "Milk poisoning" and "calcium gout". Lancet **1952 II**, 67—69.

Meulengracht, E.: Osteomalacia of the spinal column from deficient diet or from disease of the digestive tract. Acta med. scand. **101**, 138, 157, 187 (1939).

Nitschke, U., Giegler, I.: Enterale Osteopathie. Klin. Wschr. **39**, 733—739 (1961).

Portwich, F.: Über das Milch-Alkali-(Burnett-) Syndrom. Z. Urol. **56**, 61—73 (1963).

Rose, G.A., Lumb, F.H., Dent, C.E.: Discussion on generalized aches and pains from metabolic bone disease. Proc. roy. Soc. Med. **50**, 371—380 (1957).

Ruppel, W., Weissbecker, L.: Leber und Steroidstoffwechsel. Acta endocr. (Kbh.) **10**, 29 (1952).

Rutishauser, P.: Über Beziehungen zwischen Pigmentcirrhose der Leber, Zwischenzellatrophie des Hodens und Osteoporose. Inaug.-Diss. Zürich 1950.

Schober, R.: Die diffusen „porotischen" Erkrankungen des Skeletsystems. Radiologe **1**, 203—214 (1961).

Schrade, W.: Zur Pathogenese der diffusen rarefizierenden Skeletterkrankungen. Dtsch. Arch. klin. Med. **200**, 753 (1953).

Seils, H.: Betrachtungen zur Osteoporose der Wirbelsäule. Zugleich ein Beitrag zur Frage der Hungerosteopathie. Ärztl. Wschr. **1950**, 75—79.

Seyle, H.: Gastric osteodystrophy. Amer. J. Path. **34**, 285 (1958).

Stucki, D.: Icterus gravis graviditatis et fractures symmétriques spontaneés (syndrome de Milkman). Schweiz. med. Wschr. **77**, 398 (1947).

Uehlinger, E.: Pathogenese des primären und sekundären Hyperparathyreoidismus und der renalen Osteomalacie. Verh. Dtsch. Ges. Inn. Med. 62. Kongr., 368—403 (1956).

V. Renale Osteopathie (sekundärer Hyperparathyreoidismus)

Albright, F.: Osteoporosis. Ann. intern. Med. **27**, 681 (1947).

Albright, F., Reifenstein, E.C.: Parathyroid glands and metabolic bone disease. Baltimore: Williams Wilkins Company 1948.

Anderson, I.A., Miller, A., Kenny, A.P.: Osteomalacia and renal Glucosuria in adults. Metabolic investigation of a case with particular reference to its relation to the Fanconi-Syndrome and to treatment. J. Medicine, N.S. **21**, 33—62 (1952).

Bell, N.H., Gerard, E.S., Bartter, F.C.: Pseudohyperparathyroidism with osteitis fibrosa cystica and impaired absorption of calcium. J. clin. Endocr. **23**, 759—772 (1963).

Bettge, S., Feigel, G.: Ein Beitrag zur Pathogenese und Therapie der renalen Osteopathie. (Renale Rachitis.) Fortschr. Röntgenstr. **78**, 689—697 (1953).

Beumer, H., Wepler, W.: Über die Cystinkrankheit der Ersten Lebenszeit. Klin. Wschr. **16**, 8—10 (1937).

Braband, H.: Metaphysär-epiphysäre Veränderungen als Ausdruck renaler Funktionsstörungen. Fortschr. Röntgenstr. **94**, 693—701 (1961).

Brookfield, R.W., Rubin, E.L., Alexander, M.K.: Osteosclerosis in renal failure. Radiologists (Lond.) **7**, 102—108 (1955).

Crawford, T., Dent, C.E., Lucas, P., Martin, N.H., Nassim, J.R.: Osteosclerosis assosiated with chronic renal failure. Lancet **1954 II**, 981—988.

Cronqvist, St.: Renal osteonephropathy. Acta radiol. (Stockh.) **55**, 17—31 (1961).

Dent, C.E.: Rickets and osteomalacia from renal tubular defects. J. Bone Jt Surg. B **34**, 266 (1952).

Dent, C.E., Friedman, M.: Idiopathic juvenile osteoporosis. Quart. J. Med., N.S. **34**, 177 (1965).

Eder, M., Burkhardt, L.: Über eine rachitisähnliche „renale" Skeletterkrankung als familiäres Leiden. Virchows Arch. path. Anat. **319**, 373—389 (1951).

Ellegast, H., Jesserer, H.: Der röntgenologische Aspekt der renalen Osteopathie. Fortschr. Röntgenstr. **89**, 450—459 (1958).

Ellis, K., Hochstim, R.J.: The skull in hyperparathyroid bone disease. Amer. J. Roentgenol. **83**, 732—742 (1960).

Fanconi, A.: Idiopathische Hypercalciurie im Kindesalter. Helv. paediat. Acta **18**, 306 (1963).

Fanconi, G.: Über generalisierte Knochenerkrankungen im Kindesalter. Helv. paediat. Acta **2**, 3 (1947).

Fanconi, G.: Zur Pathologie der Parathyreoidea und des Kalzium- und Phosphatstoffwechsels. Dtsch. med. Wschr. **78**, 85 (1953).

Fanconi, G., Girardet, P.: Familiärer persistierender Phosphatdiabetes mit Vitamin-D-resistenter Rachitis. Helv. paediat. Acta **7**, 14 (1952).

Fogel, M., Kallay, K., Nyul-Troth, P., Tomory, I., Virag, S.: Beiträge zur klinischen und radiologischen Diagnose des Hyperparathyreoidismus. Radiol. diagn. (Berl.) **5**, 429—443 (1964).

Fusi, G.: Considerazioni sull'iperparatiroidismo in nefropatie. (Studio biochemico e radiologico di10 casi.) Radiol. med. (Torino) **40**, 551—574 (1954).

Hiltemann, H., Kuhlencordt, F., Wenderoth, H.: Generalisierte Knochenerkrankung mit Funktionsstörungen im Tubulussystem der Niere. Dtsch. Arch. klin. Med. **199**, 538—553 (1952).

Hofer, O.: Zur Diagnostik und Therapie der Osteodystrophia generalisata Recklinghausen. Wien. med. Wschr. **110**, 158—161 (1960).

Holman, C.B.: Roentgenologic manifestations of Vitamin D intoxication. Radiology **59**, 805—816 (1952).

Jesserer, H.: Niere und Skelet. Wien. klin. Wschr. **65**, 533—537 (1953).

Jesserer, H.: Röntgenveränderungen am Skelett als Folge von Nierenerkrankungen. Fortschr. Röntgenstr. **84**, 452—457 (1956).

Jesserer, H.: Die Klinik der malazischen, pseudomalazischen und porotischen Erkrankungen des Skelettsystems beim Erwachsenen. Wien. klin. Wschr. **1958**, 21—25.

Kähler, H.-J.: Schleichende Spontanfrakturen und renale Osteopathie. Langenbecks Arch. klin. Chir. **281**, 192—206 (1955).

Kleinsorge, H.: Akroosteolytische Erscheinungen der Osteomalacie. Fortschr. Röntgenstr. **73**, 471 (1950).

Kuhlencordt, F.: Die glucosurische Osteopathie (das sogenannte Fanconi-Syndrom des Erwachsenen). Ergebn. inn. Med. Kinderheilk., N.F. **9**, 622 (1958).

Labhart, A., Spühler, O.: Alkalotische und acidotische Hypokaliaemie als Ursache und Folgen von Nierenfunktionsstörungen. Schweiz. med. Wschr. **83**, 349—353 (1953).

Lalli, A.F., Lapides, J.: Osteosclerosis occurring in renal disease. Amer. J. Roentgenol. **93**, 924—926 (1965).

Leger, L., Lièvre, J.-A., Lièvre, J.-A.: Ostéose parathyroidienne par épithélioma parathyroidien. Presse méd. **1953**, 1741—1744.

Liess, G.: Multiple symmetrische Umbauzonen (Milkman-Syndrom) ungewöhnlicher Ätiologie und Lokalisation. Fortschr. Röntgenstr. **82**, 15—27 (1955).

Lièvre, J.-A.: L'ostéose parathyreoidienne. Rev. méd. Suisse rom. **73**, 761—778 (1953).

Lightwood, R., Payne, W.W., Black, J.: Infantile renal acidosis. Pediatrics **12**, 628 (1953).

Mosebach, H.: Multiple Epiphysenstörungen als Ausdruck einer renalen Rachitis. Z. Orthop. **79**, 571—581 (1950).

Noetzli, M., Steinbach, H.L.: Subperiostal erosion of the ribs in hyperparathyroidism. Amer. J. Roentgenol. **87**, 1058—1061 (1962).

Pendergrass, E.P., Brooks, F.P.: Report of a case of osteonephropathy with vascular calcification in infancy. Radiology **62**, 227—233 (1954).

Requadt, P.: Über eine Sonderform der renalen Osteopathie mit tumorförmigen Kalkablagerungen. Diss. Kiel 1968.

Rippmann-Homberger, Ch.: Über den sekundären Hyperparathyreoidismus im Kindesalter. Diss. Zürich 1952.

Rupp, W., Swoboda, W.: Untersuchungen des PO_4-Stoffwechsels bei Vitamin-D-resistenter Rachitis („Phosphat-Diabetes"). Mitt. I. Helv. paediat. Acta **9**, 249 (1954).

Rupp, W., Swoboda, W.: Untersuchungen des PO_4-Stoffwechsels bei Vitamin-D-resistenter Rachitis („Phosphat-Diabetes"). Mitt. III. Helv. paediat. Acta 11, 256 (1956).

Schober, R.: Die diffusen „porotischen" Erkrankungen des Skeletsystems. Radiologe 1, 203—214 (1961).

Seidel, M.: Ein Beitrag zu renal bedingten Knochenveränderungen im Kindesalter (sog. renale Rachitis). Frankfurt. Z. Path. 65, 259—270 (1954).

Singleton, E.B., Teng, Ch.T.: Pseudohypoparathyreoidismus mit Knochenveränderungen, die einem Hyperparathyreoidismus entsprechen. Bericht über einen Fall. Radiology 78, 388—393 (1962).

Sørensen, A.W.S.: Azotemic renal osteodystrophy. Nord. Med. 59, 907—909 (1958).

Steinbach, H.L., Gordan, G.S., Eisenberg, E., Crane, J.T., Silverman, S., Goldman, L.: Primärer Hyperparathyreoidismus: Eine Beziehung zwischen röntgenologischen, klinischen und pathologischen Merkmalen. Amer. J. Roentgenol. 86, 329—343 (1961).

Suermondt, W.F.: Hyperparathyroidism. Arch. chir. neerl. 7, 1—16 (1955).

Templeton, A.W., Jaconette, J.R., Ormond, R.S.: Localized osteosclerosis in hyperparathyroidism. Radiology 78, 36 (1962).

Uehlinger, E.: Die Regulation des Kalziumstoffwechsels und primärer Hyperparathyreoidismus. Münch. med. Wschr. 106, 685—692 (1964).

Uehlinger, E.: Hyperkalzämie-Syndrome. Münch. med. Wschr. 106, 692—701 (1964).

Valvassori, G.E., Pierce, R.H.: Osteosclerosis in chronic uremia. Radiology 82, 385—394 (1964).

Weinreich, M.: Multiple Epiphysenlösungen bei Hyperparathyreoidismus. Bruns' Beitr. klin. Chir. 203, 248—259 (1961).

Wellens, P., Persyn, M.: A propos de deux cas d'ostéodystrophie rénale. J. belge Radiol. 35, 603—616 (1952).

Wills, M.R., Richardson, R.E., Paul, R.G.: Osteosclerotic bone changes in primary hyperparathyroidism with renal failure. Brit. med. J. 1961 I, 252—255.

Wolf, H.L., Denko, J.V.: Osteosclerosis in chronic renal disease. Amer. J. med. Sci. 235, 33—42 (1958).

Zimmermann, H.B.: Osteosclerosis in chronic renal disease. Report of 4 cases associated with secondary hyperparathyroidism. Amer. J. Roentgenol. 88, 1152—1169 (1962).

Zollinger, H.U.: Die interstitielle Nephritis. Basel-New York: Karger 1945.

VI. Osteopathien bei Kollagenosen

Elke, M.: Dystrophische Rippenveränderungen bei Sklerodermie. Fortschr. Röntgenstr. 99, 717—719 (1963).

Fontaine, R., Frank, P., Stoll, G., Wilhelm-Mathis, L.: A propos d'une observation de calcinose tumorale, très améliorée par une thymo-parathyroidectomie, avec étude du bilan calcique à minima. Sem. Hôp. Paris 1952, 1211—1217.

Kühne, H.: Wachstumsstörung bei Sklerodermie. Bruns' Beitr. klin. Chir. 189, 447—454 (1954).

Leszler, A.: Röntgenologische Beobachtungen bei der akrosklerotischen Form der generalisierten Sklerodermie. Fortschr. Röntgenstr. 83, 353—365 (1955).

Moczkowa, W., Moczko, St.: Die röntgenologischen Bilder von Systemveränderungen bei progessiver Sklerodermie. Radiol. diagn. (Berl.) 5, 345—359 (1964).

Pfister, R., Nägele, E.: Die progressive Sklerodermie. Ergebn. inn. Med. Kinderheilk., N.F. 7, 244—311 (1956).

Schmitt-Rohde, J.M., Weichardt, E.: Das Thibierge-Weissenbach-Syndrom. Dtsch. med. J. 6, 577 (1955).

Steindler, A.: Osteoporose. Z. Orthop. 89, 145—161 (1957).

Steinitz, H.: Calcinosis circumscripta („Kalkgicht") und Calcinosis universalis. Ergebn. inn. med. Kinderheilk. 39, 216—275 (1931).

Tepe, H.-J.: Kurzfristig auftretende Knochenveränderungen bei Sklerodermie. Fortschr. Röntgenstr. 84, 494—495 (1956).

Wheeler, C.E., Curtis, A.C., Cawley, E.P., Grekin, R.H., Zheutlin, B.: Soft tissue calcification, with special reference to its occurence in the "collagen diseases". Am. intern. Med. 36, 1050—1075 (1952).

VII. Osteopathien bei Zirkulationsstörungen

Remé, H.: Sudeck-Syndrom und Gliedmaßentuberkulose. Verh. dtsch. orthop. Ges. (Beilageh., Z. Orthop. 91) 389—393 (1959).

Rieder, W.: Die akute Knochenatrophie. Dtsch. Z. Chir. 248, 269 (1937).

VIII. Osteopathien bei Erkrankungen des Knochenmarkgewebes

Andersen, T., Sørensen, G.: Osteomyelosclerosis combined with splenogenic inhibition of the bone marrow. Acta med. scand. 142, Suppl. 266, 179—183 (1952).

Anding, E.: Über Knochenveränderungen bei lymphatischer Leukämie. Z. Orthop. 94, 412—419 (1961).

Apitz, K.: Über Knochenveränderungen bei Leukämie. Virchows Arch. path. Anat. 302, 301—322 (1938).

Aufdermaur, M.: Osteomyelosklerose: chronische und maligne Verlaufsform. Fortschr. Röntgenstr. 101, 66—68 (1964).

Bayrd, E. D.: Long survival in multiple myeloma. Med. Clin. N. Amer. 40, 1163—1172 (1956).

Birkner, R., Frey, J. G.: Über die röntgenologischen, hämatologischen und pathologisch-anatomischen Grundlagen der Anaemia leuco-erythroblastica mit Myelosklerosis vom Typ Vaughan. Fortschr. Röntgenstr. 77, 287 (1952).

BOECKER, W., KNEDEL, M.: Zur Klinik des solitären Plasmocytoms. Fortschr. Röntgenstr. **76**, 764—767 (1952).

BONOMINI, B.: Osteosclerosi generalizzata familiare benigna di tipo nuovo. Radiol. med. (Torino) **40**, 273—287 (1954).

BRAUN, H., KLEINFELDER, H.: Beitrag zum Krankheitsbild der Osteomyelosklerose. Fortschr. Röntgenstr. **80**, 612—617 (1954).

COCCHI, U.: Röntgendiagnostik der Knochenveränderungen bei Blutkrankheiten. Fortschr. Röntgenstr. **77**, 276—283 (1952).

DAVIS, G.D., HAVENS, F.Z.: Plasma cell myeloma of the mandible. Mayo Clin. Proc. **29**, 569—571 (1954).

ENGELS, E.P., SMITH, R.C., KRANTZ, S.: Bone sclerosis in multiple myeloma. Radiology **75**, 242—247 (1960).

FINK, K.: Solitäres Plasmazytom im Oberkiefer. Medizinische **1955**, 812—814, 816.

GESCHICKTER, C.F., COPELAND, M.M.: Tumors of Bone, 3rd Ed., p. 198—199. Philadelphia: J.B. Lippincott Co 1949.

HEISER, S., SCHWARTZMAN, J.J.: Variations in the roentgen appereance of the skeletal system in myeloma. Radiology **58**, 178—191 (1952).

HODLER, J.: Über das Vorkommen osteoplastischer Knochenveränderungen bei der Kahlerschen Krankheit. Schweiz. med. Wschr. **88**, 1065—1067 (1958).

KESTERSON, J., McSWAIN, B.: Myeloma of bone. J. Bone Jt Surg. A **34**, 224—228 (1952).

KLIMA, R., RIEDER, H.: Zur Klinik und Pathogenese der Osteomyelosklerose. Wien. klin. Wschr. **1956**, 751—754.

KREMER, H.: Reaktive Hyperostosen beim Myelom. Fortschr. Röntgenstr. **90**, 269—270 (1959).

KUBOTA, CH., SCHWARTZ, ST.O., PUTNAM, F.W.: Multiple myeloma: correlation of the clinical, the marrow and the electrophoretic findings. Acta haemat. (Basel) **16**, 105—116 (1956).

LANDOLT, R.E.: Knochenveränderungen bei kindlicher Leukämie. Über rheumatoide Leukämieformen. Helv. paediat. Acta **23**, 222 (1946).

LETTOW, F.: Ein Beitrag zum Myelom der Wirbelsäule. Z. Orthop. **82**, 505—535 (1952).

LEWIN, H., STEIN, J.M.: Solitary plasma cell myeloma with new bone formation. Amer. J. Roentgenol. **79**, 630—637 (1958).

MARKOFF, N.: Die myelogene Osteopathie. Ergebn. inn. Med. Kinderheilk. **61**, 132—206 (1942).

Mc'GEOWN, M., G., MONTGOMERY, D.A.D.: Multiple myelomatosis simulating hyperparathyroidism. Brit. med. J. **1956 I**, 86—88.

NAUMANN, W.: Zur Frage funktioneller Zusammenhänge zwischen Knochenmark und Knochen. Fortschr. Röntgenstr. **77**, 304—307 (1952).

NAYLOR, A., CHESTER-WILLIAMS, F.E.: Myelomata of bone. A review of 25 cases. Brit. med. J. **1954 I**, 120—124.

ODELBERG-JOHNSON, O.: Osteosclerotic changes in myelomatosis. Report of a case. Acta radiol. (Stockh.) **52**, 139—144 (1959).

OECHSLEIN, R.J.: Osteomyelosklerose und Skelet. Acta haemat. (Basel) **16**, 214—234 (1956).

PANTLEN, H.: Ergebnisse röntgenologischer Skelettuntersuchungen bei Blutkrankheiten unter differential-diagnostischer Berücksichtigung der Knochenmarksfibrose. Fortschr. Röntgenstr. **77**, 297—304 (1952).

PANTLEN, H.: Zur Pathogenese der Osteosklerose bei Blutkrankheiten. Klin. Wschr. **1952**, 732—736.

PLATONOV, E.E.: Zum Problem der röntgenologischen Untersuchung der Kiefer bei Krankheiten der Blutbildungsorgane. Vestn. Rentgenol. Radiol. **31**, 81—83 (1956).

RUSSO, P.E., BROWN, B.H.: Solitary myeloma of bone. A case report. Amer. J. Roentgenol. **76**, 972—976 (1956).

STODTMEISTER, R., SANDKÜHLER, ST.: Grundsätzliches zur röntgenologischen Beurteilung der Osteomyelosklerosis. Fortschr. Röntgenstr. **77**, 283—287 (1952).

STODTMEISTER, R., SANDKÜHLER, ST.: Osteosklerose und Knochenmarkfibrose. Stuttgart: Georg Thieme 1953.

TORRANCE, D.J., JR.: "Negative" bone density in a case of multiple myeloma. Radiology **70**, 864—865 (1958).

UEHLINGER, E.: Die Skelettveränderungen bei Leukämie. Fortschr. Röntgenstr. **77**, 263—276 (1952).

VIDEBAEK, A.: Unusual cases of osteomyelosclerosis. Acta med. scand. **153**, 453—465 (1956).

VOTH, H.: Zur Frage myelogener Osteopathien. Extreme Osteoporose bei chronischer lymphatischer Leukämie. Fortschr. Röntgenstr. **91**, 271—273 (1959).

WETZEL, U., HEUCK, F.: Über progrediente Knochenveränderungen bei kindlicher Leukämie mit Retikulose. Fortschr. Röntgenstr. **81**, 788—796 (1954).

WILLSON, J.K.V.: The bone lesions of childhood leukemia. A survey of 140 cases. Radiology **72**, 672—681 (1959).

YENTIS, I.: The so-called solitary plasmocytoma of bone. J. Fac. Radiol. (Lond.) 8, 132—144 (1956).

ZUM WINKEL, K.: Solitäres Myelom am Schädeldach. Fortschr. Röntgenstr. **88**, 114—115 (1958).

IX. Toxische Osteopathien

DREYFUSS, J., GLIMCHER, M.J.: Epiphyseal injury following frostbite. New Engl. J. Med. **253**, 1065—1068 (1955).

FRITZ, H.: Die Knochenfluorose. 9. Int. Congr. Radiol. **1**, 258—260 (1961).

GÖSSNER, W., SCHWABE, M.: Histochemische Untersuchungen am Knochen nach Inkorporation von Ra-224 (Thorium X). Verh. dtsch. Ges. Path. **52**, 334—338 (1968).

LEONE, N.C., STEVENSON, C.A., HILBISH, T.E., SOSMAN, M.C.: A roentgenologic study of a human population exposed to highfluoride domestic water. A ten-year study. Amer. J. Roentgenol. **74**, 874—885 (1955).

PEASE, CH.N., NEWTON, G.G.: Metaphyseal dysplasia due to lead poisoning in children. Radiology **79**, 233—240 (1962).

ŠTĚPÁNEK, V.: Skeletal changes in frostbite. Čs. Rentgenol. **12**, 21—23 (1958).

STEVENSON, C.A., WATSON, A.R.: Fluoride osteosclerosis. Amer. J. Roentgenol. **78**, 13—18 (1957).

STEVENSON, C.A., WATSON, A.R.: Roentgenologic findings in fluoride osteosclerosis. Symposium. Summary of a report. Arch. industr. Hlth. **21**, 340 (1960).

STRASEK, V., LOKAJICEK, M., PALECEK, L., KOLAR, J.: Zum Studium des Einflusses der ionisierenden Strahlen auf die wachsende Wirbelsäule. Strahlentherapie **126**, 532—540 (1965). Nucl. Sci. Abstr. **19**, No 26205 (1965).

VINSON, H.A., SCHATZKI, R.: Roentgenologic bone changes encountered in frostbite, Korea 1950—51. Radiology **63**, 685—695 (1954).

WEISS, J.W., GREGL, A.: Knochenwachstumsstörungen nach Röntgen- und Radiumbestrahlung von Hämangiomen im Kindesalter. Bruns' Beitr. klin. Chir. **203**, 28—39 (1961).

D. Entzündlich-infektiöse und parasitäre Knochenerkrankungen

I. Unspezifische Entzündungen und Infektionen

ADAMS, R.J., CHANDLER, F.A.: Osteitis pubis of traumatic etiology. J. Bone Jt. Surg. A **35**, 685—696 (1953).

ADERHOLD, K.: Späte typhöse Wirbelsäulenerkrankungen und ihre Differentialdiagnose. Bruns' Beitr. klin. Chir. **184**, 91—103 (1952).

BARNES, W.C., MALAMENT, M.: Osteitis pubis. Surg. Gynec. Obstet. **117**, 277—284 (1963).

BERTCHER, R.W.: Osteomyelitis variolosa. Amer. J. Roentgenol. **76**, 1149—1153 (1956).

BODEN, O.: Schambeinosteomyelitis und andere Komplikationen bei Millinscher Prostatektomie. Zbl. Chir. **79**, 1266—1268 (1954).

BRAUN, H., AMMON, K.: Über eine seltene Skeletmanifestation der menschlichen Brucellose. Fortschr. Röntgenstr. **98**, 107—109 (1963).

BRÜCKNER, L., EISLER, L., ROSMANITH, J.: Knochenveränderungen bei Morbus Bang. Radiol. diagn. (Berl.) **3**, 583—590 (1962).

COCKSHOTT, P., MACGREGOR, M.: The natural history of osteomyelitis variolosa. J. Fac. Radiol. (Lond.) **10**, 57—63 (1959).

COVENTRY, M.B., MITCHELL, W.C.: Osteitis pubis. Observations based on a study of 45 patients. J. Amer. med. Ass. **178**, 898—905 (1961).

DOTTER-SCHWEINFURTH, E.: Über chronische Osteomyelitis der Kiefer. Diss. Kiel 1936.

FINDLAY, M., SKAPINKER, S.: Further observations on Friedlander's osteomyelitis of long bones. Brit. J. Radiol. **26**, 358—361 (1953).

FOWLER, A.W.: Osteomyelitis treated with penicillin. Radiological observation on the behaviour of sequestra. Brit. J. Radiol. **25**, 535—538 (1952).

FRÖHLICH, O., FARKAS, L.: Über die postoperative Osteitis pubis. Z. Urol. **46**, 145—158 (1953).

GANDINI, D.: Ascesso di Brodie a sede ed a probabile eziologia rare. Arch. Radiol. (Napoli), N.S. **1**, 401—408 (1953).

GARDEMIN, H.: Die primär chronische Osteomyelitis der Epi- und Metaphyse. Z. Orthop. **91**, 549—557 (1959).

GÖTZEN, F.J., BOEMINGHAUS, H.: Über die Ostitis pubis. Zbl. Chir. **78**, 1—16 (1953).

GRANJON, P., MOUREN, P.: Les spondylites mélitococciques. Rev. Chir. orthop. **44**, 190—213 (1958).

HECKER, W.CH., BERG, H.: Zur Differentialdiagnose und Prognose schwerster septischer Osteomyelitiden. Kinderärztl. Prax. **24**, 7—13 (1956).

HELLNER, H.: Haematogene Osteomyelitis. Dtsch. med. J. **1954**, 181—187.

HEUCK, F., OTTENJANN, R.: Differentialdiagnostik von Veränderungen im Bereich der Scham-Sitzbein-Fuge. Fortschr. Röntgenstr. **83**, 855—857 (1955).

JESSERER, H., SCHOLDA, G.: Das Krankheitsbild der Ostitis pubis. Dtsch. med. Wschr. **77**, 1377—1380 (1952).

KAHR, E.: Die Tomographie kariöser und osteomyelitischer Prozesse des Extremitätenskelettes. Z. Orthop. **84**, 211—215 (1953).

KNOCH, H.G.: Über die Ostitis pubis bei Frauen. Chirurg **34**, 354—356 (1963).

KNOTHE, H., ZIMMERMANN, O.: Epidemiologische Beobachtungen anläßlich der Tularämie-Epidemie in Schleswig-Holstein 1950/51. Ärztl. Wschr. **7**, 466—468 (1952).

KOLIAKOVA, T.A.: Röntgenologische Veränderungen an den Weichteilen und Knochen bei der Brucellosis (Morbus Bang). Klin. Med. (Mosk.) **35**, 144—148 (1957).

LAME, E.L.: Vertebral osteomyelitis following operation on the urinary tract. Amer. J. Roentgenol. **66**, 928 (1956).

LAUR, A., KELLER, C.: Wirbelosteomyelitis nach Grenzstrangblockade. Fortschr. Röntgenstr. **77**, 81—89 (1952).

LENZ, W.: Tularämie in Schleswig-Holstein. Ärztl. Wschr. **6**, 523—525 (1951).

LIPKO, A.A., SIMAVONYAN, V.G.: Clinico-roentgenological diagnosis of the sacroiliac disease of brucellous origin. Vestn. Rentgenol. Radiol. **33**, 42—45 (1958).

LOEBELL, G., WUTTGE, K.H.: Die otogene Osteomyelitis der obersten Halswirbel. Acta otolaryng. (Stockh.) **48**, 490—497 (1957).

MANTLE, J.A.: Brucellar spondylitis. J. Bone Jt Surg. B **37**, 456—461 (1955).

MAYER, J.B.: Die Osteomyelitis im Säuglings- und Kleinkindesalter. Mschr. Kinderheilk. **112**, 153—158 (1964).

MOSONYI, L., RENCZ, A.: Klinische und röntgenologische Symptome des chronischen Maltafiebers. Wien. med. Wschr. **1956**, 147—152.

PICKHAN, A.: Osteomyelitis patellae. Fortschr. Röntgenstr. **90**, 770 (1959).

PORSTMANN, W.: Spondylitis infectiosa im Anschluß an Verletzungen des vorderen Längsbandes. Fortschr. Röntgenstr. **85**, 66—75 (1956).

RIENZO, S. DI: Die brucellöse Spondylitis. Fortschr. Röntgenstr. **73**, 333 (1950).

SCHÄFER, R.: Beitrag zur Osteomyelitis der Patella. Zbl. Chir. **77**, 425—427 (1952).

SCHILLERT, B.: Osteomyelitis ischiopubica. Ärztl. Wschr. **12**, 67—69 (1957).

SCHLÜTER, K.: Infektspondylitis nach paravertebraler Infiltration. Fortschr. Röntgenstr. **82**, 357—363 (1955).

SIECKE, H.: Tularaemie und Osteomyelitis. Ärztl. Wschr. **14**, 365—367 (1959).

VILLAFANE LASTRA, T. DE, GRIGGS, J.F.: Brucellosis as a cause of herniated disk and spondylitis. Industr. Med. Surg. **26**, 122—129 (1957).

WACHS, E.: Über atypische Verlaufsformen der Osteomyelitis (Kortikalisosteoid, ossifizierende Osteoperiostitis usw.). Zbl. Chir. **81**, 2405—2412 (1956).

WARWICK, R.T.T.: The pathogenesis and treatment of osteitis pubis. Brit. J. Urol. **32**, 464—472 (1960).

WASCHULEWSKI, H.: Hämatogene Osteomyelitis und segmentale Knochengefäße. Fortschr. Röntgenstr. **85**, 679—684 (1956).

WEED, L.A., DAHLIN, D.C., PUGH, D.G., IVINS, J.C.: Brucella in tissues removed at surgery. Amer. J. clin. Path. **22**, 10—21 (1952).

WICHMANN, H.J.: Kasuistischer Beitrag zur Tumorform der Osteomyelitis. Fortschr. Röntgenstr. **77**, 620—622 (1952).

WILLICH, E.: Subepiphysäre Aufhellungslinien beim Säugling unter besonderer Berücksichtigung der Osteomyelitis. Fortschr. Röntgenstr. **84**, 587—597 (1956).

ZAMMIT, F.: Undulant fever spondylitis. Brit. J. Radiol. **31**, 683—690 (1958).

ZORN, G.: Über die sklerosierende Osteomyelitis Garré. Münch. med. Wschr. **1956**, 269—271.

11. Tuberkulose des Knochens

ACHESON, R.M.: Bony changes in the skull in tuberculous meningitis. Brit. J. Radiol. **31**, 81—87 (1958).

ÁLVAREZ-ÁLVAREZ, M.: La tomografia en el tratamiento quirúrgico del mal de Pott. Acta ortop.-traum. ibér. **3**, 282—318 (1955).

BARNETT, E.: Tuberculous osteitis pubis. Brit. J. Radiol. **30**, 125—128 (1957).

BASU, A.K.: Secondary epiphyseal changes about the knee joint in tuberculosis of the hip. (A report on 30 cases). Indian J. Surg. **14**, 304—314 (1953).

BEHREND, H.: Über Wirbelherdausräumungen bei Spondylitis tuberculosa. Med. Klin. **48**, 1620 (1953).

BEHRENDT, H.: Spondylitischer Senkungsabsceß mit gleichzeitiger innerer (Osteophagus-) und äußerer (Thoraxwand-) Fistel. Fortschr. Röntgenstr. **78**, 221—222 (1953).

BERNDL, K., ERHART, O.: Beitrag zum Problem der Herdausräumung bei der tuberkulösen Skeleterkrankung. Arch. orthop. Unfall-Chir. **54**, 180—199 (1962).

BRECKE, F.: Schichtaufnahmen bei Wirbeltuberkulose. Tuberk.-Arzt **6**, 171—173 (1952).

BROCHER, J.E.W.: Die Wirbelsäulentuberkulose und ihre Differentialdiagnose. Fortschr. Röntgenstr. Erg.-Bd. **68**, XI (1953).

BROCHER, J.E.W.: Die Wirbelsäulentuberkulose im Röntgenbild. Praxis (Bern) **1956**, 3—5.

BRÜGGER, H.: Zur Pathogenese, Diagnose und Therapie der Skelett-Tuberkulose. Mschr. Kinderheilk. **102**, 163—170 (1954).

CANEPA, G.: Le osteiti tubercolari della scapola. Arch. Ortop. (Milano) **67**, 389—406 (1954).

CHASIN, A.: Die Dimensionen der destruktiven Veränderungen in den Wirbel-Körpern, die röntgenographisch bestimmt werden können. Fortschr. Röntgenstr. **37**, 529 (1928).

DEÁK, P.: Die Bedeutung der Knochenatrophie in der Frühdiagnose und Therapie der Knochen-Gelenk-Tuberkulose. Magy. Radiol. **4**, 19—22 (1952).

EDGREN, W., VAINIO, S.: Differential diagnosis in tuberculous spondylitis. Ann. Chir. Gynaec. Fenn. **46**, Suppl. 71, 3—32 (1957).

GLOGOWSKI, G.: Die heutige Behandlung der Skelett-Tuberkulose des Kindes und des Jugendlichen. Mit einem Geleitwort von M. LANGE. Stuttgart: Georg Thieme 1957.

GRASSBERGER, A., SEYSS, R.: Zur diagnostischen Wertigkeit der Nucleographie. Bruns' Beitr. klin. Chir. **191**, 222—227 (1955).

HÄCKEL, H.: Zum Problem des gelenksnahen tuberkulösen Knochenherdes. Tuberk.-Arzt **12**, 301—303 (1958).

HEIDENBLUT, A.: Beitrag zur Röntgendiagnostik der primären Diaphysentuberkulose der langen Röhrenknochen. Fortschr. Röntgenstr. **82**, 34—43 (1955).

HEUCK, F.: Ungewöhnliche Ausbreitung eines Senkungsabszesses. Z. Orthop. 78, 575—580 (1949).

HOHMANN, G.: Zur Differentialdiagnose der Spondylitis tuberculosa Med. Klin. 27, 1117—1120 (1952).

JAEGER, W.: Spondylitis tuberkulosa mit durch Trauma bedingter Infraktion. Schweiz. Z. Unfallmed. Berufskr. 1 (1934).

JUNGE, H., HEUCK, F.: Die Osteochondropathia ischiopubica. Fortschr. Röntgenstr. 78, 656—668 (1953).

KASTERT, J.: Die tuberkulostatische Herdbehandlung der Wirbeltuberkulose. Fortschr. Röntgenstr. 74, 535 (1951).

KASTERT, J.: Erste Erfolge bei kombinierter operativ-tuberkulose-statischer Spondylitistherapie. Fortschr. Röntgenstr. 76, 353 (1952).

KASTERT, J.: Die Spondylitis tuberculosa und ihre operative Behandlung. Mit einem Geleitwort von E. RANDERATH. Stuttgart: Hippokrates-Verl. 1957.

KASTERT, J.: Extrapulmonale Tuberkulose. Beitr. Klin. Tuberk. 121, 61—75 (1959).

KIENBÖCK, R.: Über tuberkulöse Epiphysenfugencysten und Abszesse. Arch. orthop. Unfall-Chir. 29, 67 (1930).

KOMINS, C.: Multiple cystic tuberculosis. A review and a revised nomenclature. Brit. J. Radiol. 25, 1—8 (1952).

KOROTKINA, P.N.: Zur Frage der Pathogenese der Wachstumsstörungen gesunder Wirbelkörper von Kindern mit tuberkulöser Spondylitis. Radiol. diagn. (Berl.) 1, 460—467 (1960).

LANG, W.: Die Bedeutung der Latenzzeit tuberkulöser Skeletherde für die Begutachtung. Tuberk.-Arzt 6, 413—420 (1952).

LANGHAGEL, J.: Irrtümer bei der Diagnose der Knochen- und Gelenktuberkulose. Beitr. Orthop. Traum. 3, 86—99 (1956).

MIDDLEMISS, J.H.: Ankylosing spondylitis. J. Fac. Radiol. (Lond.) 7, 155—166 (1956).

NATHANSON, L., COHEN, W.: A statistical and Roentgen analysis of two hundred cases of bone and joint tuberculosis. Radiology 36, 550—567 (1941).

OTTENJANN, R.: Osteochondropathie ischiopubica und Tuberkulose im Bereich der Scham-Sitzbein-Fuge. Fortschr. Röntgenstr. 81, 503—508 (1954).

PAPE, A.J. DE: Multiple pseudo-cystic tuberculosis of bone. Report of a case. J. Bone Jt Surg. B 36, 637—641 (1954).

PERROY, A., BENASSY, J.: Aspects tomografiques de la tuberculose ostéo-articulaire de l'adulte. (Déductions pathogéniques et therapeutiques.) J. Radiol. Électrol. 35, 658—667 (1954).

PIRK, F., TEJMAROVÁ, J., KALENDA, R.: Atypischer Verlauf einer tuberculösen Spondylitis des Epistropheus. Radiol. clin. (Basel) 27, 243—249 (1958).

PITZEN, P.: Die Frühdiagnose der Knochen- und Gelenktuberkulose. Med. Klin. 1956, 1577—1580.

POPPEL, M.H., LAWRENCE, L.R., JACOBSON, H.G., STEIN, J.: Skeletal tuberculosis. A roentgenographic survey with reconsideration of diagnostic criteria. Amer. J. Roentgenol. 70, 936—963 (1953).

RANDERATH, E.: Pathologisch-anatomische Untersuchung über die Tuberkulose des Knochensystems. Beitr. Klin. Tuberk. 79, 201 (1932).

RANDERATH, E.: Über die pathologische Anatomie der Skelett-Tuberkulose und ihre Beziehung zur Klinik und Röntgenologie. Zbl. ges. Tuberk.-Forsch. 44, 115 (1936).

RAVELLI, A.: Die Coxitis tuberculosa im Spätstadium. Fortschr. Röntgenstr. 76, 398—400 (1952).

SALOMONI, I.: Sulla tuberculosi del pube. Nunt. radiol. (Firenze) 24, 717—726 (1958).

SCHWABE, H.K.: Tuberkulöse Veränderungen des Bandapparates der Wirbelsäule, zugleich ein Beitrag zum Infektionsmodus der Spondylitis tuberkulosa beim Erwachsenen. Tuberk.-Arzt 8, 747—754 (1954).

SEVASTIKOGLOU, J., WERNERHEIM, B.: Some views on skeletal tuberculosis. (A statistical report.) Acta orthop. scand. 23, 67—85 (1953).

SISSONS, H.A.: Osteoporosis and epiphyseal arrest in joint tuberculosis. An account of the histological changes in involved tissue. J. Bone Jt Surg. B 34, 275—290 (1952).

SOMERVILLE, P.: Tuberculous bursitis. Med. Press 5903, 618—622 (1952).

STEIGER, J.: Die Wandlungen der Tuberkulosebehandlung durch chemische Medikamente und Antibiotika. Schweiz. med. Wschr. 63, 310 (1933).

TAUBERT, G.: Zur Differentialdiagnose Skelettuberkulose und Knochenmetastasen maligner Geschwülste. Z. Tuberk. 111, 288—298 (1958).

THOM, H.: Über die Häufigkeit klinisch und pathologisch-anatomisch festgestellter Wirbelherde bei Spondylitis tuberkulosa. Tuberk.-Arzt 6, 538—542 (1952).

TIRONA, J.P.: The roentgenological and pathological aspects of tuberculosis of the skull. Amer. J. Roentgenol. 72, 762—768 (1954).

UEHLINGER, E.: Die Epidemiologie des Bronchialdurchbruches tuberkulöser Lymphknoten. Beitr. Klin. Tuberk. 110, 128—151 (1953/54).

WEHRLIN, H.: Probleme der Frühdiagnose extrapulmonaler Tuberkulosen. Praxis 1958, 509—513.

WICHTL, O.: Ein Fall von idiopathischem Psoasabszeß. Med. Klin. 20, 1—4 (1936).

WICHTL, O.: Zur Pathologie des Psoas und des Psoasschattens. Fortschr. Röntgenstr. 63, 84—99 (1941).

WICHTL, O.: Über Veränderungen des Psoas im Röntgenbild. Fortschr. Röntgenstr. 67, 289—297 (1943).

WIESMAYR, W.: Über die Spondylitis tuberculosa anterior. Wien. med. Wschr. 102, 468—469 (1952).

III. Knochenveränderungen bei Morbus Boeck

BONFILS, S.: Les localisations osseusses de la maladie de Besnier-Boeck-Schaumann. La maladie de Pertes-Jüngling. Rev. Prat. (Paris) **1953**, 299—302.

BOWES, W. G., JABKOWITZ, P.: Osteitis tuberkulosa multiplex cystoides (Boeck). S. Afr. med. J. **1952**, 307—310.

FISCHER, E.: Hypercalcaemie bei Morbus Boeck mit periartikulären Weichteilverkalkungen. Ärztl. Wschr. **10**, 510—513 (1955).

FLEISCHHACKER, G.: Seltene Lokalisation bei Knochen-Boeck. Öst. Z. Kinderheilk. 8, **79**—81 (1952).

HARELL, G.T., FISHER, S.: Blood chemical changes in Boeck's sarcoid with particular reference to protein, calcium and phosphatase values. J. clin. Invest. 18, 687 (1939).

HEKELE, K., SEYSS, R.: Über atypische Knochenveränderungen bei Morbus Besnier-Boeck-Schaumann. Hautarzt **3**, 67—70 (1952).

KNUTSSON, F.: Skeletal changes in sarcoidosis. Acta radiol. (Stockh.) **51**, 429—432 (1959).

LEHMANN, R.: Zur Frage der Knochenveränderungen beim Morbus Boeck. Radiol. diagn. (Berl.) **4**, 539—546 (1963).

STEIN, G.N., ISRAEL, H.L., SONES, M.: A roentgenographic study of skeletal lesions in sarcoidosis. Arch. intern. Med. **97**, 532—536 (1956).

STEIN, I., STEIN, R.O., BELLER, M.L.: Living Bone in Health and Disease. Philadelphia and Montreal: J.B. Lippincott 1955.

TEIRSTEIN, A., WOLF, B.S., SILTZBACH, L.E.: Sarcoidosis of the skull. New Engl. J. Med. **265**, 65—68 (1961).

UEHLINGER, E.: Pathologische Anatomie und Klinik des Morbus Boeck (Sarkoidose). Regensburg. Jb. ärztl. Fortbild. **6**, 1—8 (1957/58).

IV. Die Lepra des Knochens

BARNETSON, J.: Osseous changes in neural leprosy. Acta radiol. (Stockh.) **34**, 47—56 (1950).

BARNETSON, J.: Osseous changes in neural leprosy. Acta radiol. (Stockh.) **34**, 57—63 (1950).

BASU, S.P.: Radiological observations in leprosy. Indian Practit. **15**, 53—59 (1962).

CHAMBERLAIN, W.E., WAYSON, N.E., GARLAND, L.H.: The bone and joint changes of leprosy: a roentgenologic study. Radiology **17**, 930 (1931).

COONEY, J.B., CROSBY, E.H.: Absorptive bone changes in leprosy. Radiology **42**, 14 (1944).

FAGET, G.H., MAYORAL, A.: Bone changes in leprosy: a clinical and roentgenological study of 505 cases Radiology **42**, 1 (1944).

HIRSCHBERG, M., BIEHLER, R.: Lepra der Knochen. Derm. Z. **1909**, 415, 490.

JAGLARZ, W.: Lepra — das radiologische Bild der Veränderungen in den Knochen der Hände und der Fußsohlen. Pol. Przegl. radiol. **26**, 253—270 (1962).

KARASEFF, J.: Aspect radiologique des manifestations ostèoarticulaires dans la lèpre. J. Radiol. Électrol. **20**, 373 (1936).

OBERDOERFFER, M.J., COLLIER, D.R.: Roentgenological observations in leprosy. Amer. J. Roentgenol. **44**, 386 (1940).

PATERSON, D.E.: Bone changes in leprosy. Indian J. Radiol. **10**, 90—97 (1956).

V. Die Knochensyphilis

ANDERSCH, H.: Röntgenologischer Beitrag zur Arthropathia tabica. Z. Orthop. **87**, 688—691 (1956).

BELL, W.H., ARNIM, S.S.: Periostitis ossificans of the mandible secondary to congenital syphilis. Oral. Surg. **10**, 1254—1261 (1957).

BEUTEL, A.: Röntgenologische Serienbeobachtungen im Frühstadium der Lues acquisita. Radiol. clin. (Basel) **22**, 228—236 (1953).

BÜCKER, J.: Wirbelbruch bei Tabes dorsalis. Fortschr. Röntgenstr. **85**, 83—87 (1956).

BUGYI, B.: Multiple Knochengummen mit Spontanfraktur der Unterschenkelknochen. Dtsch. Gesundh.-Wes. **13**, 237—239 (1958).

BUSCH, H.: Ein Beitrag zur erworbenen tertiären Knochensyphilis. Ther. Gegenw. **94**, 141—144 (1955).

ENGESET, A., EEK, S., GILJE, O.: On the significance of growth in the roentgenological skeletal changes in early congenital syphilis. Amer. J. Roentgenol. **69**, 542—556 (1953).

GREIFELT, A., BONSE, G.: Knochenmanifestationen bei Frühlues. Z. Haut- u. Geschl.-Kr. **16**, 208—210 (1954).

HEBERER, G.: Die gegenwärtige Bedeutung der Knochensyphilis. Bruns' Beitr. klin. Chir. **179**, 433—444 (1950).

HOPPE, A.: Knochen- und Gelenkerkrankungen bei der erworbenen Lues. Berl. Med. **15**, 727—729 (1964).

LEFORT, H.: Les aspects radiographiques de la syphilis osseuse congenitale. J. Radiol. Électrol. **31**, 261—265 (1950).

LEHMANN, R.: Röntgenologische Beobachtungen zu tertiären und metaluischen Knochenveränderungen. Radiol. diagn. (Berl.) **2**, 489—496 (1961).

LOMBARDI, G., PASSERINI, A.: Tabische Wirbelsäulenarthropathie. Arch. orthop. Unfall-Chir. **49**, 95—100 (1957).

MAURER, H.-J.: Zur Röntgendiagnose der atrophischen Form der Arthropathia tabica. Ärztl. Wschr. **1952** 321—323.

RAVELLI, A.: Luetischer Herd im Schädeldach. Radiol. clin. (Basel) **25**, 52—54 (1956).

RUMPHORST, K.: Über die Knochenkernentwicklung syphilitischer Feten und Neugeborener im Röntgenbild. Fortschr. Röntgenstr. **85**, 76—79 (1956).

SCHALCH, E.: Arthritis mutilans luica. Schweiz. med. Wschr. **86**, 364 (1956).

SCHRÖDER, G.: Die Arthropathia und Spondylopathia tabica. Münch. med. Wschr. **104**, 724—728, 729—731 (1962).

SEYSS, R., WIESNER, E.: Das Epiphysenwachstum bei Lues congenita. Wien. med. Wschr. **1952**, 306—307.

SGALITZER, M.: Zur Röntgendiagnostik der destruktiven Wirbelsyphilis. Wien. klin. Wschr. **72**, 714—719 (1960).

THOMAS, D. F.: Vertebral osteoarthropathy or Charchot's disease of the spine. Review of the literature and a report of 2 cases. J. Bone Jt Surg. B **34**, 248—255 (1952).

ZUR VERTH, J.: Beidseitig subtrochantere Spontanfrakturen der Oberschenkel bei Tabes dorsalis. Arch. orthop. Unfall-Chir. **49**, 516—520 (1958).

VI. Die mykotischen Infektionen des Knochens

ABBOTT, P.: Mycetoma in the Sudan. Trans. roy. Soc. trop. Med. Hyg. **50**, 11—23 (1956).

ARREDONDO, J. H., DE LA GARZA, S.: Coccidioidomykose der Knochen. Rev. Mex. Radiol. **16**, 171—178 (1962).

BAYLIN, G. J., WEAR, J. M.: Blastomycosis and actinomycosis of the spine. Amer. J. Roentgenol. **69**, 395—398 (1953).

BRÜCKNER, H.: Eine seltene Lokalisation der Aktinomykose. Med. Klin. **1958**, 500—501.

CARNESALE, P. L., STEGMAN, K. F.: Blastomycosis of bone. Report of 4 cases. Ann. Surg. **144**, 252—257 (1956).

COURTOIS, G., LOOF, C. DE, THYS, A., VANBREUSEGHEM, R., BURETTE: Neuf cas de pied de madura congolais par allescheria boydii, monosporium apiospermum et nocardia maduroe. Ann. Soc. belg. Méd. trop. **34**, 371—405 (1954).

DAVIES, A. G. M.: The bone changes of madura foot. Observations on Uganda Africans. Radiology **70**, 841—847 (1958).

DELAHAYE, R. P., DESTRONBES, P., MOUTONET, J.: Die radiologischen Zeichen des Mycetom (Madurafuß). Ann. Radiol. (Paris) **5**, 817—838 (1962).

DONNAN, M. G. F.: Torulosis. J. Fac. Radiol. (Lond.) **10**, 17—20 (1959).

DURIE, E. B., MAC DONALD, L.: Cryptococcosis (torulosis) of bone. Report of a case. J. Bone Jt Surg. B **43**, 68—70 (1961).

GRUBER, M. D.: Actinomycosis and fracture of the mandible. Oral Surg. **5**, 809—815 (1952).

HEIDSIECK, C.: Über tumorförmige Aktinomykose des Unterkiefers. Zbl. Chir. **77**, 1201—1211 (1952).

HERBERTS, G., SANDSTRÖM, J.: Cervicofacial actinomycosis. Report of a case. Acta oto-laryng. (Stockh.) **48**, 458—464 (1957).

KARGL, O. L.: Rippenveränderungen bei Actinomycose. Radiol. clin. (Basel) **24**, 28—29 (1955).

KLEFSTAD, F.: L'histoplasmose a forme ostéo-articulaire. Rev. Chir. orthop. **44**, 445—458 (1958).

LEDOUX-LEBARD, G., PELLEGRINO, A., HEITZ, F.: Mycose osseuse. J. Radiol. Électrol. **43**, 48—50 (1962).

MAFFEI, W. E., FILHO, J. S. H.: Blastomykotischer Tumor des Femur. Arch. Hosp. S. Casa S. Paulo **2**, 41—54 (1956).

MAZET, R., JR.: Skeletal lesions in coccidioidomycosis. Arch. Surg. **70**, 497—507 (1955).

OMER, G. E., JR., LOCKWOOD, R. S., TRAVIS, L. O.: Histoplasmosis involving the carpal joint. A case report. J. Bone Jt Surg. A **45**, 1699—1703 (1963).

REEVES, R. J., PEDERSEN, R.: Fungous infection of bone. Radiology **62**, 55—60 (1954).

RHANGOS, W. C., CHICK, E. W.: Mycotic infections of bone. Sth. med. J. (Bham, Ala.) **57**, 664—674 (1964).

VII. Parasitäre Knochenerkrankungen

ARANDA, G.: Hidatidosis osea. Cirug. Ginec. Urol. **6**, 603—609 (1953).

BRENTANO, BENDA: Ein Fall von multilokulärem Echinococcus. Dtsch. Z. Chir. **52**, 206—212 (1899).

COSTANTINI, CURTILLET, LAQUIÈRE: Radiodiagnostic de l'Echinococcose osseuse des os longs. J. Radiol. Électrol. **33**, 75—77 (1952).

DÉVÉ, F.: L'echinococcose osseuse. Paris: Masson & Co. 1948.

ELENEWSKI, K.: Zur pathologischen Anatomie des multilokulären Echinococcus beim Menschen. Langenbecks Arch. klin. Chir. **82**, 393—461 (1907).

FELKL, K., BAERWOLFF, G.: Zur klinischen Problematik der Knochenechinokokkose. Chirurg **29**, 207—212 (1958).

JORIO, F., CINIGLIO, G., AMATO, A.: Echinococcosi e tuberculosi vertebrale. Riv. Tuberc. **5**, 77—93 (1957).

LÉLEK, I., CSERMELY, G.: Wirbelechinokokkus. Fortschr. Röntgenstr. **97**, 384—388 (1962).

MAKKAS, M.: Zur Behandlung des Beckenknochenechinokokkus. Bruns' Beitr. klin. Chir. **187**, 257—264 (1953).

NATHAN, M. H., RADMAN, W. P., BARTON, H. L.: Osseous actinomycosis of the head and neck. Amer. J. Roentgenol. **87**, 1048—1053 (1962).

POLITZER, G.: Die Knochenveränderungen unter der Aleppobeule. Wien. med. Wschr. **1952**, 344—345.

SAMIY, E.: Über die Echinococcuskrankheit des Schädelknochens. Fortschr. Röntgenstr. **91**, 339—343 (1959).

E. Reticulo-Endotheliosen

ACKERMANN, A. J.: Eosinophilic granuloma of bones associated with involvement of the lungs and diaphragm. Amer. J. Roentgenol. **58**, 733 (1947).

ALTHOFF, H.: Zur röntgenologischen Diagnose und zur Therapie des eosinophilen Granuloms des Knochens. Z. Kinderheilk. **73**, 487—499 (1953).

ASZTALOS, F., JENEY, I.: Zur Radiologie der Retikuloendotheliose. Fortschr. Röntgenstr. **94**, 650—655 (1961).

AVERY, M. E., MCAFEE, J. G., GUILD, H. G.: The course and prognosis of reticuloendotheliosis (eosinophilic granuloma, Schüller-Christian disease and Letterer-Siwe disease). Amer. J. Med. **22**, 636—652 (1957).

BECKER, R.: Die Spätform der Hand-Schüller-Christianschen Erkrankung. Dtsch. Z. Verdau.- u. Stoffwechselkr. **14**, 275—282 (1954).

BÉFOULIÈRES, P., PALEIRAC, R., JAUMES, F.: Quelques formes atypiques de granulome éosinophile. J. Radiol. Électrol. **40**, 710—712 (1959).

BLANDINO, G.: Particolare forma di osteopatia condensante xantomatosica, simmetrica, con diabete insipido. Radiol. med. (Torino) **40**, 321—337 (1954).

BÜRGER, M.: Klinik der Lipoidosen. Neue Deutsche Klinik. Berlin-Wien: Urban & Schwarzenberg 1934.

BÜRGER, M.: Klinik und Therapie der Lipoidosen. Ther. d. Gegenw. **76**, 437 (1935).

BÜRGER, M.: Die Lipoidosen. Handbuch der inneren Medizin, Bd. VI/2. Berlin-Göttingen-Heidelberg: Springer 1944.

CALVET, J., CLAUX, AG., RIBET, A.: Le syndrome de Hand-Schüller-Christian. J. franç. Oto-rhino-laryng. **2**, 375—392 (1953).

CALVET, J., CLAUX, AG., RIBET, A.: Le granulome eosinophilique. J. franç. Oto-rhino-laryng. **2**, 393—410 (1953).

CHRISTIAN, H. A.: Defects in membranous bones, exophthalmus and diabetes insipidus an unususal syndrome of dysputuitarism. Med. Clin. N. Amer. **3**, 849 (1919).

CIRLA, A.: Granuloma eosinofilo vertebrale. Arch. Ortop. (Milano) **69**, 209—214 (1956).

COMPERE, E., JOHNSON, W. E., COVENTRY, M. B.: Vertebra plana (Calvés disease) due to eosinophilic granuloma. J. Bone Jt Surg. A **36**, 969—980 (1954).

CURRENS, J. H., POPP, W. C.: Xanthomatosis-Hand-Schüller-Christian Type; Report of a case with pulmonary fibrosis. Amer. J. med. Sci. **205**, 780—785 (1943).

DUMERMUTH, G.: Reticulogranulomatose: 2 Fälle von eosinophilem Granulom mit Übergang in Hand-Schüller-Christiansche Krankheit. Helv. paediat. Acta **13**, 15—39 (1958).

FÈVRE, M.: Aspects radiologiques du granulome éosinophile des os en particulier au fémur et à la clavicule. Rev. Chir. orthop. **41**, 3—31 (1955).

FÈVRE, M.: Le granulome éosinophile des os et son diagnostic radiologique. Rev. Prat. (Paris) **1957**, 2214—2223.

FEYRTER, F.: Über die Beziehungen zwischen der Abt-Letterer-Siweschen Erkrankung, dem eosinophilen Granulom des Knochens (der eosinophilen Granulomatose) und der Hand-Schüller-Christianschen Erkrankung. Medizinische **29/30**, 1019—1025 (1955).

FEYRTER, F.: Über die eosinophilen Granulome. Wien. med. Wschr. **1957**, 764—767.

FORSSMANN, H., RUDBERG, B.: Blutsverwandtschaft in 21 Fällen von Hand-Schüller-Christianscher Krankheit (systemartiges reticulo-endotheliales Granulom). Acta med. scand. **168**, 427—429 (1960).

FRANCOIS, P., LEKIEFFRE, M., CÉCILE, J. P.: Le granulome éosinophile de l'orbite. A propos de 2 observations. J. Radiol. Électrol. **44**, 842—845 (1963).

FRASER, J.: Skeletal Lipoid Granulomatosis (Hand-Schüller-Christian). Brit. J. Surg. **22**, 800 (1934/35).

GALLUZZI, W., GIANELLI, A.: Il granuloma istiocitario delle ossa. Arch. Ortop. (Milano) **65**, 16—51 (1952).

GREEN, A. E., JR., FLAHERTY, R. A.: Histiocytosis X. Report of a case of Hand-Schüller-Christian-Disease. Radiology **75**, 572—576 (1960).

GREEN, W. T., FARBER, S.: "Eosinophilic or solitary granuloma" of bone. J. Bone Jt Surg. **24**, 499 (1942)

GROSS, P., JACOX, H.: Eosinophillic granuloma and certain other reticuloendothelial hyperplasias of bone. Amer. J. med. Sci. **203**, 673 (1942).

HAMILTON, J. B., BARNER, J. L., KENNEDY, P. C., CORT, J. J.: The osseous manifestations of eosinophilic granuloma: Report of 9 cases. Radiology **47**, 445 (1946).

HAND, A.: Polyuria and tuberculosis. Arch. Pediat. **100**, 673 (1883).

HANSEN, P. B.: The relationship of Hand-Schüller-Christian's disease, Letter-Siwe's disease and eosinophilic granuloma of bone. Acta radiol. (Stockh.) **32**, 89 (1949).

HAUNFELDER, D.: Zur Klinik des eosinophilen Granuloms der Kieferknochen. Dtsch. Zahn-, Mund- u. Kieferheilk. **25**, 122—137 (1956).

HELLNER, H.: Das eosinophile Granulom des Knochens. Langenbecks Arch. klin. Chir. **286**, 564—581 (1958).

HOUSTEK, J., JANELE, J., RUBIN, A., SNOBL, O.: Reticuloendotheliosis with particular relation to changes in the x-ray picture. Čs. Pediat. **12**, 409—419 (1957).

JAFFE, H. L., LICHTENSTEIN, L.: Eosinophilic granuloma of bone: Condition affecting one, several or many bones, but apparently limited to skeleton and representing mildest clinical expression of peculiar inflammatory histiocytosis also underlying Lettere-Siwe Disease and Hand-Schüller-Christian's Disease. Arch. Path. **37**, 99 (1944).

JAFFE, H. L., LICHTENSTEIN, L.: Eosinophilic granuloma of bone. J. Amer. med. Ass. **135**, 925 (1947).

KEYZER, J.L., VELDE, A. VAN DER: Eosinophiles Granulom und Hand-Schüller-Christiansche Erkrankung. Mschr. Kindergeneesk. **21**, 249—258 (1953).

KNIGHTON, R.S.: Diagnosis and treatment of eosinophilic granuloma of skull. J. Amer. med. Ass. **162**, 1294—1297 (1956).

KOTHÉ, W.: Das eosinophile Granulom des Knochens. Fortschr. Röntgenstr. **79**, 453—461 (1953).

LICHTENSTEIN, L., JAFFÉ, H.K.: Eosinophilic granuloma of bone. Amer. J. Path. **16**, 595 (1940).

LIGHTWOOD, R.: Discussion: Eosinophilic Granuloma. Letterer-Siwe-Disease. Hand-Schüller-Christian-Disease. Proc. roy. Soc. Med. **48**, 711—717 (1955).

MALLARDI, A.: La sindrome di Hand-Schüller-Christian. Pediatria (Napoli) **61**, 801—819 (1953).

McCULLOUGH, N.B.: Eosinophilic granuloma with multiple osseous and soft tissue lesions in an adult. Arch. intern. Med. **88**, 243—251 (1951).

McKENZIE, A.H., DAY, F.G.: Eosinophilic granulome of the femoral shaft simulating Ewing's sarcoma. J. Bone Jt Surg. A **39**, 408—413 (1957).

MELLBYE, A.H.: Schüller-Christian-Disease. Acta radiol. (Stockh.) **30**, 279 (1948).

NITTER, L.: Three cases of eosinophilic granuloma of the pelvis in children. Acta radiol. (Stockh.) **46**, 731—740 (1956).

OBERMAN, H.A.: Idiopathic histiocytosis. A clinicopathologic study of 40 cases and review of the literature on eosinophilic granuloma of bone, Hand-Schüller-Christian disease and Letterer-Siwe disease. Pediatrics **28**, 307—327 (1961).

PONSETTI, J.: Bone lesions in eosinophilic granuloma, Hand-Schüller-Christian's disease and Leterer-Siwe's disease. J. Bone Jt Surg. **30**, 811 (1948).

REWALD, E.: Physiopathologie der Letterer-Christianschen Erkrankung. Ärztl. Wschr. **14**, 178—179 (1959).

RUCKENSTEINER, E.: Über das eosinophile Skeletgranulom mit Lungenveränderungen. Radiol. austr. **11**, 191—207 (1961).

SAENGER, E.L., JOHANSMANN, R.J.: Letterer-Siwe's disease. Problems in diagnosis and treatment. Amer. J. Roentgenol. **71**, 472—483 (1954).

SANTELMANN, TH., GIRGENSOHN, H.: Die eosinophile Granulomatose und ihre Beziehungen zur Abt-Letterer-Siweschen und Hand-Schüller-Christianschen Krankheit. Arch. Kinderheilk. **152**, 40—56 (1955).

SCHAIRER, E.: Über eine eigenartige Erkrankung des kindlichen Schädels (Osteomyelitis mit eosinophiler Reaktion). Zbl. allg. Path. path. Anat. **71**, 113 (1938).

SCHÜLLER, A.: Über eigenartige Schädeldefekte im Jugendalter. Fortschr. Röntgenstr. **23**, 12 (1915/16).

SCHÜMANN, H.: Ein eosinophiles Granulom des Schädels. Chirurg **22**, 375—377 (1951).

SIMON, R.: Beitrag zur Hand-Schüller-Christianschen Krankheit. Ärztl. Wbl. **3**, 243 (1948).

SOLDATOV, P.K., KISILEVSKIJ, V.L., GREBENJUK, V.I.: Zum Problem des eosinophilen Granuloms der Schädelknochen. Vop. Neĭrokhir. **18**, 20—26 (1954).

TEPLICK, J.G., BRODER, H.: Eosinophilic granuloma of bone. Amer. J. Roentgenol. **78**, 502—507 (1957).

THANNHAUSER, S.J.: Eosinophilic granuloma of bone. J. Amer. med. Ass. **134**, 1437 (1947).

TORGERSEN, J.: Vertebra plana in Lipoidosis (Hand-Schüller-Christian) Acta radiol. (Stockh.) **27**, 638 (1946).

TOSELLI, C., CAREDDU, P.: Osservazioni su di un caso di malattie di Hand-Schüller-Christian. Sci. med. ital. **31**, 388—399 (1953).

UEHLINGER, E.: Das eosinophile Knochengranulom. In: Handbuch der gesamten Haematologie, Bd. IV (Heilmeyer, L., und Hittmair, A.). München-Berlin: Urban & Schwarzenberg 1963.

WALTHARD, B., ZUPPINGER, A.: Das eosinophile Granulom des Knochens. Schweiz. med. Wschr. **1949**, 618.

WEISSMAN, S.L., REIF, L., KAPLAN, A.: Lipoid granuloma of bone without cranio-hypophyseal localization. Report of a case. Amer. J. Roentgenol. **73**, 23—26 (1955).

WESTLING, P., SUNDBERG, K., SÖDERBERG, G.: Systemic reticuloendothelial granuloma. Acta radiol. (Stockh.), Suppl. **149**, 5—66 (1957).

WILSON, R.G., MINTEER, D.W., HAYES, J.D.: Report of a case of eosinophilic granuloma of bone with roentgenographic demonstration of a sequestrum. Amer. J. Roentgenol. **69**, 936—939 (1953).

WITTE, J. DE: Réticulo-endothéliose. Maladie de Hand-Schüller-Christian. J. belge Radiol. **40**, 269—302 (1957).

WUNDERER, S.: Das eosinophile Granulom der Kiefer. Stoma (Heidelb.) **9**, 184—189, 216—222 (1956).

F. Osteodysplasien

ADLER, H., EICHNER, G.: Osteogenic sarcoma of the skull arising in Paget's disease. A case report. Amer. J. Roentgenol. **79**, 648—652 (1958).

ALBERTINI, A. v.: Über Sarkombildung auf dem Boden der Ostitis deformans Paget. Virchows Arch. path. Anat. **268**, 259—273 (1928).

ALBRIGHT, F.: Renal osteitis fibrosa cystica. Report of a case with discussion of metabolic aspects. Trans. Ass. Amer. Phycns **51**, 199—212 (1936).

ALBRIGHT, F., BUTLER, A.M., HAMPTON, A.O., SMITH, P.: Syndrome characterized by osteitis fibrosa disseminata, areas of pigmentation and endocrine dysfunction, with precocious puberty in females. New Engl. J. Med. **216**, 727—746 (1937).

ANDREESEN, R.: Pagetsche Erkrankung, Spontanfraktur und Sarkom. Bruns' Beitr. klin. Chir. **191**, 174—179 (1955).

ARNOLD, H.: Eine weitere Beobachtung eines Morbus Paget der Patella. Z. ärztl. Fortbild. 51, 331—333 (1957).

ASBOE-HANSEN, G.: Urticaria pigmentosa with bone lesions. Acta dermato-vener. (Stockh.) 33, 471—475 (1953).

ASCHNER, B., HURST, L. A., ROIZIN, L.: A genetic study of Paget's disease (Osteitis deformans) in monozygotic twin brothers. Acta genet. med. (Roma) 1, 67—79 (1952).

ASKANAZY, M.: Über Ostitis fibrosa von Recklinghausen und Ostitis deformans Paget. Schweiz. med. Wschr. 53, 1254 (1932).

BAMBERGER, E.: Über Knochenveränderungen bei chronischen Herz- und Lungenleiden. Z. klin. Med. 18, 193 (1891).

BARELLI, J., SEYSS, R.: Ein Fall von fibröser Dysplasie des Skeletsystems (Lichtenstein-Jaffé) bei einem 5½ jährigen Knaben. Öst. Z. Kinderheilk. 7, 204—209 (1952).

BAUSS, A.: Beobachtungen zur Osteofibrosis deformans juvenilis (Uehlinger). Bruns' Beitr. klin. Chir. 192, 385—405 (1956).

BOENHEIM, F., McGAVACK, TH. H.: Polyostotische fibröse Dysplasie. Ergebn. inn. Med. Kinderheilk., N.F. 3, 157—184 (1952).

BORST, W. H., REVERS, F. E.: Albright' disease. Acta med. scand. 135, 91—98 (1949).

BOSSI, R., PISANI, G.: Osteoporosi circoscritta del cranio (secondo malattia di Schüller) e manifestazioni craniche monofasiche (osteolitiche) delle malattia di Paget. Radiol. med. (Torino) 40, 209—227 (1954).

BRAILSFORD, J. F.: Paget's disease of bone. Brit. J. Radiol. 27, 435—442 (1954).

BRAUN, H.: Doppelseitige Protrusio acetabuli bei Ostitis deformans Paget. Fortschr. Röntgenstr. 76, 401—402 (1952).

BRAUNWARTH, K.: Gleichzeitiges Auftreten von fibröser Dysplasie (Jaffé-Lichtenstein) und extraossalen Fibromyxomen. Fortschr. Röntgenstr. 78, 589—594 (1953).

BRÉHANT, J.: Sarcome ostéolytique à cellules géantes sur maladie de Paget. Mém. Acad. Chir. 81, 247—250 (1955).

BROWN, J. Sc., MIDDLEMISS, J. H.: Bone changes in tropical ulcer. Brit. J. Radiol. 29, 213—217 (1956).

BÜRGEL, E., OLECK, H.-G.: Skelettveränderungen bei der Urticaria pigmentosa. Fortschr. Röntgenstr. 90, 185—190 (1959).

BULL, J. W. D., NIXON, W. L. B., PRATT, R. T. C., ROBINSON, P. K.: Paget's disease of the skull and secondary basilar impression. Brain 82, 10—22 (1959).

BURKHARDT, L.: „Paget"-ähnliche Strukturbilder bei der pneumonischen Osteopathie. Verh. Dtsch. Ges. Path. 42. Tagg. S. 185—188. Stuttgart: Gustav Fischer 1959.

CAFFEY, J.: Pediatric X-ray Diagnosis, 2. Aufl. Chicago: Year Book Publishers 1950.

CAFFEY, J.: On fibrous defects in cortical walls of growing tubular bones. Their radiologic appearance, structure, prevelance, natural cource, and diagnostic significance. Advanc. Pediat. 7, 13—51 (1955).

CAFFEY, J., WILLIAMS, J. L.: Familial fibrous swelling of the jaws. Radiology 56, 1 (1951).

CALAMOSCA, C.: Della presunta azione delle tubercolosi nella genesi della osteopatia ipertrofizzante di Pierre-Marie. Ann. Radiol. diagn. (Bologna) 26, 411—413 (1953).

CALNAN, C. D.: Urticaria pigmentosa with bone lesions. Two cases. Proc. roy. Soc. Med. 46, 544 (1953).

CAPLAN, R. M.: Urticaria pigmentosa und Mastocytose (Urticaria pigmentosa and systemic mastocytosis). J. Amer. med. Ass. 194, 1077 (1965).

CASTRO, R. M. DE, CASTELFRANCHI, P. L., BARRETTI, B. N.: Varicöse Ulcera und Knochenveränderungen. Rev. med. (S. Paulo) 36, 209—218 (1952).

CHANGUS, G. W.: Osteoblastic hyperplasia of bone. A histochemical appraisal of fibrous dysplasia of bone. Cancer (Philad.) 10, 1157—1161 (1957).

CIARPAGLINI, L.: Considerazioni attuali e relievi intorno alla malattia ossea di Paget (con osservazioni su di alcuni casi). Radiol. med. (Torino) 40, 976—1006 (1954).

CLYMAN, S. G., REIN, CH. R.: J. invest. Derm. 19, 179 (1952).

COHEN, D. M., DAHLIN, D. C., PUGH, D. G.: Fibröse Dysplasie zusammen mit Adamantinom der langen Knochen. Cancer (Philad.) 15, 515—521 (1962).

COLCLOUGH, J. A.: Compression of the spinal cord by osteitis deformans. Report of a case. Surgery 25, 760—765 (1949).

CONES, D. M. T.: An unusual bone tumour complicating Paget's disease. J. Bone Jt Surg. A 35, 101—105 (1953).

DAHLMANN, J.: Zur Kenntnis der Albrights Disease. Fortschr. Röntgenstr. 82, 723—740 (1955).

DAVES, M. L., YARDLEY, J. H.: Fibrous dysplasia of bone. Amer. J. med. Sci. 234, 590—606 (1957).

DENKO, J. V., PERRIN, T. L.: Polyostotic fibrous dysplasia of bone. Arch. Path. 59, 457—462 (1955).

DEUTSCH, E., ELLEGAST, H., NOSKO, L.: Knochen- und Blutgerinnungsveränderungen bei Urticaria pigmentosa. Hautarzt 7, 257—260 (1956).

DIAMOND, J. H., GROSS, L.: Urticaria pigmentosa kompliziert durch Polycythaemia vera. Blood 27, 253 (1966).

DIECKMANN, H., TÄNZER, A.: Zur Klinik der fibrösen Dysplasie und des Albright-Syndroms. Dtsch. Z. Nervenheilk. 176, 617—636 (1957).

DUCROQUET, R. J., DUCROQUET, P.: Traitement chirurgical des localisation fémorales de 6 cas de syndrome d'Albright. Presse méd. 1952, 602—604.

EDHOLM, O. G., HOWARTH, S., McMICHAEL, J.: Bone blood flow in osteitis deformans. Clin. Sci. 5, 249 (1945).

EDLING, N. P. G.: Dysfibroplasia, Dyschondroplasia and Dysosteoplasia of bone. Acta radiol. (Stockh.) 2 N.S., 283—288 (1964).

EICHLER, J.: Röntgenologische Beobachtungen zur Diagnose und DD der Osteofibrosis deformans juvenilis. Fibröse Dysplasie Jaffé-Lichtenstein-Uehlinger. Fortschr. Röntgenstr. 98, 141—143 (1963).

ELMSLIE, R.C.: Fibrocystic diseases of the bones. Brit. J. Surg. 2, 17 (1914).

ERDHEIM, J.: Beitr. path. Anat. (Jena) 96, 1 (1935).

FERRERO, C.: La maladie de Jaffe-Lichtenstein. Ostéofibromatose kystique. Presse méd. 55, 143 (1947).

FIORANI-GALLOTTA, G., GIUNTOLI, L.: Le fratture nel morbo di Paget. Minerva ortop. 2, 386—395 (1951).

FORSCHBACH, G., HOFFMANN, K.: Über ein seltenes Frühsymptom intrathorakaler Tumoren. (Beitrag zur Ostéoarthropathie hypertrophiante pneumonique Pierre-Marie-Bamberger.) Münch. med. Wschr. 1952, 1271—1274.

FOSS HAUGE, M.: Polyostotic fibrous dysplasia. A review of possible treatment. Acta orthop. scand. 28, 66—75 (1958).

FRANGENHEIM, P.: Ostitis fibr. Paget und Ostitis fibr. v. Recklinghausen. Ergebn. Chir. Orthop. 14, 14—56 (1921).

FREUND, E.: Zur Frage der Ostitis def. Paget. Virchows Arch. path. Anat. 274, 1 (1929).

FRIES, J.W.: The roentgen features of fibrous dysplasia of the skull and facial bones. A critical analysis of 39 pathologically proved cases. Amer. J. Roentgenol. 77, 71—88 (1957).

FRIGYESI, GY.: Cherubismus. — Familiäre fibröse Dysplasie der Kiefer. Fortschr. Röntgenstr. 84, 613—617 (1956).

GEHRIG, D., KAULBACH, W.: Zur Ostéoarthropathie hypertrophiante pneumonique (Bamberger-Marie) als Frühsymptom des Bronchialcarcinoms. Ärztl. Wschr. 1958, 756—759.

GHISLANZONI, R., MACARINI, N.: Contributo allo studio della cosiddetta osteoporosi circoscritta del cranio. (Seconda malattia di Schüller). Nunt. radiol. (Firenze) 18, 600—611 (1952).

GIESEKING, H.: Die Frühform des Morbus Paget. Fortschr. Röntgenstr. 73, 475—478 (1950).

GILJE, O., ANDRESEN, I.: Osseous x-ray findings in ulcus cruris. Acta derm.-venereol. (Stockh.) 36, 294—302 (1956).

GOLDSTEIN, ABESHOUSE: Urinary calculi in Paget's disease (Osteitis deformans). Amer. J. Surg. 30, 359—368 (1935).

GORDON, L.: Paget's disease of the patella. J. Bone Jt Surg. A 40, 1423—1425 (1958).

GORLIN, R.J., CHAUDHRY, A.P.: Oral melanotic pigmentation in polyostotic fibrous dysplasia Albright's syndrome. Oral. Surg. 10, 857—862 (1957).

GRAINGER, R.G., LAWS, J.W.: Paget's disease, active or quiescent? Brit. J. Radiol. 30, 120—124 (1957).

GRUPPER, CH., SOBEL, N.: Arch. Derm. 69, 109 (1954).

HALLERMANN, W.: Zur Kenntnis der Ostitis deformans Paget der Wirbelsäule. Fortschr. Röntgenstr. 40, 999 (1929).

HARPER, F.R., PATTERSON, L.T.: Osteoarthropathy in carcinoma of the lung. Arch. Surg. 70, 643—646 (1955).

HARRIGAN, E.R.: Polyostotic fibrous dysplasia. A case presentation. J. Canad. Ass. Radiol. 3, 69—73 (1952).

HASLHOFER, L.: Die Engel-Recklinghausen'sche Knochenkrankheit (Ostitis bzw. Osteodystrophia fibrosa generalisata v. Recklinghausen). In: Handbuch der speziellen Anatomie und Histologie, Bd. IX/3. Berlin: Springer 1937.

HEINEMANN, G., WÖRTH, D.: Zur Osteofibrosis deformans juvenilis. Bruns' Beitr. klin. Chir. 97, 327—336 (1958).

HENRY, E.W., AUCKLAND, N.L., McINTOSH, H.W., STARR, D.E.: Abnormality of the long bones and progressive muscular dystrophy in a family. Canad. med. Ass. J. 78, 331—336 (1958).

HERNBERG, C.A., EDGREN, W.: Morbus Albright-Jaffé-Lichtenstein, osteofibrosis deformans juvenilis. Acta med. scand. 135, 208—215 (1949).

HERZOG, G.: Die primären Knochengeschwülste. In: Handbuch der speziellen pathologischen Anatomie und Histologie, Bd. IX/5. Berlin: Springer 1944.

HEUSDEN, E.G. VAN, NAUTA, Z.: Recovery from Pierre Marie's hypertrophic osteoarthropathy. N. T. Geneesk. 101, 1357—1359 (1957).

HIBBS, R.E., RUSH, H.P.: Albright's syndrome. Ann. intern. Med. 37, 587—593 (1952).

HILLENBRAND, H.J.: Osteofibrosis deformans juvenilis. Zbl. Chir. 74, 52—57 (1949).

HIRSCH, W.: Die Ostitis deformans Paget, II. Aufl. Leipzig: Georg Thieme 1959.

HIRSCH, W., STÖSSEL, K.: Beitrag zur Klinik und Therapie der Ostitis deformans Paget. Dtsch. Gesundh.-Wes. 1955, 979—982.

HISSARD, R., MONCOURIER, F., JACQUET, J.: C. R. Acad. Sci. (Paris) 231, 253 (1950).

HOFF, F.: Knochendysplasie mit Pubertas praecox. Dtsch. med. Wschr. 72, 213 (1947).

HOPF, M.: Zur Kenntnis der polyostotischen fibrösen Dysplasie. Radiol. clin. (Basel) 18, 129 (1949).

JACKSON, W.P.U., ALBRIGHT, F., DREWRY, G., HANELIN, J., RUBIN, M.I.: Metaphyseal dysplasia, epiphyseal dysplasia, diaphyseal dysplasia, and related conditions. I. Familial metaphysial dysplasia and craniometaphysial dysplasia; their relation to leontiasis ossea and osteopetrosis; disorders of "bone remodeling". Arch. intern. Med. 94, 871—885 (1954).

JACOBSEN, H.H., VRAA-JENSEN, G.: Fibrous dysplasia of bone. Acta radiol. (Stockh.) 31, 1 (1949).

JAFFÉ, H.L.: Lesioni solitari osteofibrose delle ossa in rapporto alla displasia fibrosa (osteofibrosa) delle ossa in generale. Arch. Putti Chir. Organi Mov. 4, 33—43 (1954).

JAFFÉ, H.L.: Tumors and tumorous condition of the bones and joints. Philadelphia 1961.

JENSEN, W.N., LASSER, E.C.: Urticaria pigmentosa associated with wide-spread sclerosis of the spongiosa of bone. Radiology **71**, 826—832 (1958).

JESSERER, H.: Erkrankungen und Probleme aus den Grenzgebieten der Inneren Medizin IV. Die Pagetsche Krankheit. Med. Klin. **54**, 2151—2154, 2175—2176 (1959).

JIROUT, J., LEWIT, K.: Cases of fibrous dysplasia with disturbance of the nervous system. Čs. Rentgenol. **10**, 163—170 (1956).

JOHN, E., STRASSER, U.: Zur Ätiologie, Klinik und Therapie der Ostitis fibrosa deformans (Paget). Dtsch. Z. Nervenheilk. **97**, 81 (1927).

JONES, A.W.: Familial multilocular cystic disease of the jaws. Amer. J. Cancer **17**, 946 (1933).

JONES, W.A.: Further observations regarding familial multilocular cystic disease of the jaws. Brit. J. Radiol. **11**, 227 (1938).

JONES, W.A., GERRIE, J., PRITCHARD, J.: Cherubism. — A familial fibrous dysplasia of the jaws. J. Bone Jt Surg. B **32**, 334 (1950).

KALLBERG, H.: Über Pagetsche Knochenerkrankung. Wien. klin. Wschr. **2**, 1417—1419 (1937).

KARPAWICH, A.J.: Paget's disease with osteogenic sarcoma of maxilla. Oral Surg. **11**, 827—834 (1958).

KAUFMAN, E.E., COVENTRY, M.B.: Multiple epiphysial dysplasia in a mother and son. Mayo Clin. Proc. **38**, 115—124 (1963).

KAUFMANN, H.J.: Differentialdiagnose periostaler Reaktionen im Säuglings- und Kleinkindesalter. Radiol. clin. (Basel) **31**, 337—356 (1962).

KIENBÖCK, R.: Pagetsche Knochenkrankheit. In: Röntgendiagnostik der Knochen- und Gelenkkrankheiten, Bd. 6, S. 193—539. Berlin: Urban & Schwarzenberg 1940.

KORNBLUM, K.: Polyostotic Fibrous Dysplasia. Amer. J. Roentgenol. **46**, 145—159 (1941).

KREBS, H., CHLOND, H.: Die fibröse Dysplasie Jaffé-Lichtenstein. Fortschr. Med. **82**, 631—636 (1964).

KRISCHEK, J.: Ein Fall von Ostitis deformans des Schädels. Ärztl. Wschr. **1949**, 343—345.

KUTSCHA, E.v.: Beitrag zur Kenntnis der Ostitis deformans (Paget). Langenbecks Arch. klin. Chir. **89**, 758 (1909).

LACHAPÈLE, A.P.: De l'ostéoporose circonscrite du crâne. J. Radiol. Électrol. **33**, 179—181 (1952).

LAMACHE, A., BOUREL, M., CHEVREL, M.L., RICHIER, J.L.: La periostose engainante de l'ostéo-arthropathie pneumonique de Pierre-Marie. Rev. Rhum. **23**, 584—589 (1956).

LATIMER, F.R., WEBSTER, J.E., GURDJIAN, E.S.: Osteitis deformans with spinal cord compression. Report of 3 cases. J. Neurosurg. **10**, 583—589 (1953).

LEDOUX-LEBARD, G., CASTANO, M., BEAUVY, L., HÉLIE, J.: Ostéoporose circonscrite du crane et maladie de Paget. Presse méd. **1955**, 463—464.

LEDOUX-LEBARD, G., LOTE, J., GUERIN, R.-A., GUERIN, M.-T.: Les aspects radiologiques de la dégénérescence sarcomateuse de la maladie osseuse de Paget. A propos de 10 observations. J. Radiol. Électrol. **38**, 115—118 (1957).

LEDOUX-LEBARD, G., SOULQUIN, C.: Les localisations vertébrales de la dysplasie fibreuse des os ou maladie Jaffé-Lichtenstein. (Apropos de deux observations.) Presse méd. **1953**, 272—273.

LEEDS, N., SEAMAN, W.B.: Fibrous dysplasia of the skull and its differential diagnosis. A clinical and roentgenographic study of 46 cases. Radiology **78**, 570—582 (1962).

LEICHNER-WEIL, Zs., DÉNES, J.: Beiträge zum Krankheitsbild der fibrösen Dysplasie. Radiol. diagn. (Berl.) **3**, 175—182 (1962).

LEQUIME, J., DENOLIN, H., VERNIORY, A.: La circulation au cours de la maladie de Paget. Acta cardiol. (Brux.) **7**, 318—326 (1952).

LICHTENSTEIN, L.: Polyostotic fibrous dysplasia. Arch. Surg. **36**, 874 (1938).

LICHTENSTEIN, L., JAFFÉ, H.L.: Fibrous dysplasia of bone. Arch. Path. **33**, 172 (1942).

LICK, R.F., VIEHWEGER, G.: Ein Beitrag zur Diagnose des fibrösen Dysplasie des Knochensystems (Jaffé-Lichtenstein-Uehlinger). Eine röntgenologische und pathologisch-anatomische Studie. Fortschr. Röntgenstr. **97**, 33—38 (1962).

LIÈVRE, J.-A., FISCHGOLD, H.: Radiographie du crâne et de la face dans la maladie osseuse de Paget. Paris: Masson & Cie. 1959.

LOOSER, E.: Über Ostitis deformans und mit ihr angeblich und wirklich verwandte Knochenerkrankungen. Schweiz. med. Wschr. **1** (1926).

LOTSCH, F.: Über generalisierte Ostitis fibrosa mit Tumoren und Cysten. Langenbecks Arch. klin. Chir. **107**, 1 (1915).

LÜKÖ, G., TÓTH, F.: Über „Osteoarthropathie hypertrophiante pneumonique" (Bamberger-P. Marie) bei benignen Lungentumoren (Leiomyom.) Bruns' Beitr. klin. Chir. **196**, 19—31 (1958).

LUXTON, R.W.: Paget's disease of bone associated with Hashimoto's struma lymphomatosa. A clue to the pathogenesis of Paget's disease? Lancet **1957 I**, 441—443.

MAC DONALD, F.R., PEIRCE, C.B.: Urticaria pigmentosa, with bone lesions. (Sytematic mast cell disease.) J. Canad. Ass. Radiol. **8**, 15—18 (1957).

MACHACEK: Maligne Entartung bei Morbus Paget. Verh. dtsch. orthop. Ges. (Beilageh., Z. Orthop., Bd. 86) 91—93 (1955).

MANDL, F.: Klinisches und Experimentelles zur Frage der lokalisierten und generalisierten Ostitis fibrosa. Langenbecks Arch. klin. Chir. **143**, 1—46 (1926).

MARIE, P.: De l'ostéoarthropathie hypertrophiante pneumonique. Rev. Méd. (Paris) **10**, 1 (1890).

MARSHALL, T.R., LING, J.T.: The brim sign. A new sign found in Paget's diaease (Osteitis deformans) of the pelvis. Amer. J. Roentgenol. **90**, 1267—1270 (1963).

MASSERONI, A., SINIGAGLIA, D.: Studio clinico ed anatomo-istologico della "periostosi ossificante" dei laboratori della madreperla. Arch. Ortop. (Milano) **65**, 205—224 (1952).

MAURER, H.-J.: Ostitis deformans Paget und osteogenes Sarkom. Z. Krebsforsch. **59**, 209—222 (1953)

MEYER-BORSTEL, H.: Über die Stellung der Recklinghausenschen zur Pagetschen Knochenerkrankung Fortschr. Röntgenstr. **42**, 493 (1930).

MEYER-BORSTEL, H.: Die zirkumskripte Osteoporose des Schädels als Frühsymptom der Pagetschen Erkrankung. Fortschr. Röntgenstr. **42** (1930).

MOGENSEN, E.F.: Dysplasia fibrosa ossium. Ein ungewöhnlicher Fall. Ugeskr. Laeg. **1958**, 976—979.

MORVAY, E., LECHNER, H.: „Generalisierte" fibröse Dysplasie. Radiol. austr. **7**, 51—77 (1954).

MUNTEAN, E.: Die röntgenologischen Skeletveränderungen der Ostitis deformans Paget. Radiologe 1, 230—236 (1961).

NETTLESHIP, E.: Brit. med. J. **1869**, 323.

NEUGEBAUER, R.: Ein Beitrag zur Klinik und Therapie des Morbus Paget. Wien med. Wschr. **1953**, 827—828.

NEUMANN, G.: Die Osteofibrosis deformans juvenilis im Knochenquerschnitt. Fortschr. Röntgenstr. **98**, 148—150 (1963).

NITZ, I.: Verlauf einer fibrösen Dysplasie Jaffé-Lichtenstein im Bereich der Brustwirbelsäule. Radiol. diagn. (Berl.) **2**, 503—510 (1961).

OEHLECKER, F.: Eine fibröse Knochendysplasie im Verlauf von 40 Jahren. Zbl. Chir. **82**, 361—372 (1957).

OLECH, E.: Monostotic Paget's disease of the mandible. J. oral Surg. **10**, 106—111 (1952).

PERKINSON, N.G., HIGINBOTHAM, N.L.: Osteogenic sarcoma arising in polyostotic fibrous dysplasia. Report of a case. Cancer (Philad.) **8**, 396—402 (1955).

PLENK, A., PRETL, K.: Peripheres endobronchiales Plasmocytom der Lunge mit Osteopathie hypertrophicans. Wien. med. Wschr. **1953**, 450—451.

POMMER, G.: Zur Kenntnis der progressiven Hämatom- und Phlegmasie-Veränderungen der Röhrenknochen. Arch. orthop. Unfall-Chir. **17**, 17 (1920).

POPPEL, M.H., GRUBER, W.F., SILBER, R., HOLDER, A.K., CHRISTMAN, O.: The roentgen manifestations of urticaria pigmentosa (mastocytosis). Amer. J. Roentgenol. **82**, 239—249 (1959).

POPPEL, M.H., JACOBSON, H.G., DUFF, B.K., GOTTLIEB, C.H: Basilar impression and platybasia in Paget's diesease. Radiology **61**, 639—644 (1953).

PSENNER, L., HECKERMANN, F.: Beitrag zur röntgenologischen Diagnose und Differentialdiagnose der fibrösen Dysplasie des Skeletsystems. Fortschr. Röntgenstr. **74**, 265—288 (1951).

PUGH, D.G.: An unusual form of fibrous dysplasia of bone. Report of 3 cases. Amer. J. Roentgenol. **71**, 632—642 (1954).

PYGOTT, F.: Paget's disease of bone. The radiological incidence. Lancet **1957 I**, 1170—1171.

PYGOTT, F., SCOTT, M.G.: Leontiasis ossea (Virchow Type) with report of a case showing generalised bone changes. Brit. J. Radiol. **27**, 31—35 (1954).

RECKLINGHAUSEN, F. v.: Die fibröse Ostitis deformans, die Osteomalazie und die osteoblastische Karzinose und ihre gegenseitigen Beziehungen. Festschrift für Virchow, Berlin 1891.

REILLY, E.B., SHINTANI, J., GOODMAN, J.: Arch. Derm. **71**, 561 (1955).

REINER, E.: Röntgenologischer Beitrag zur Leontiasis ossea generalisata. Fortschr. Röntgenstr. 88, 188—194 (1958).

REMY, D.: Die Mastocytose. Dtsch. med. Wschr. **82**, 719—722 (1957).

RICKLIN, P.: Gelenkbeschwerden als Frühsymptom des Bronchuskarzinoms. Ein Beitrag zur Kenntnis der Ostéoarthropathie hypertrophiante pneumonique (Bamberger-Marie). Schweiz. med. Wschr. **1955**, 764—767.

RICKLIN, P.: Über die Ostéoarthropathie hypertrophiante pneumonique (Bamberger-Marie). Ergebn. Chir. **39**, 295—326 (1955).

RIDDELL, D.M.: Malignant change in fibrous dysplasia. Report of a case. J. Bone Jt Surg. A **46**, 251—255 (1964).

ROBINSON, R.G.: Paraplegia due to Paget's disease (osteitis deformans). Brit. med. J. **1953 I**, 542—544.

ROHNER, E.: Ragetoider Umbau des Knochens. („Remaniement pagétoide post-traumatique" von Lièvre.) Virchows Arch. path. Anat. **329**, 628—655 (1957).

ROSENKRANTZ, J.A., WOLF, J., KAICHER, J.J.: Paget's disease (osteitis deformans). Review of 111 cases. Arch. intern. Med. **90**, 610—633 (1952).

ROUSSEL, J., SCHOUMACHER, P.: L'ostéopathie hypertrophiante pneumonique de Pierre-Marie. Sem. Hôp. Paris **1956**, 3037—3038.

ROUX, J.L.: L'impression basilaire au cours de l'ostéite déformante de Paget. Rev. méd. Suisse rom. **77**, 436—448 (1957).

RÜTT, O.: Osteofibrosis deformans juvenilis. Z. Orthop. **83**, 284—296 (1953).

RUNCO, A., BOSSI, R.: La periostiopatia dei lavoratori della madreperla. Radiol. med. (Torino) **39**, 643—654 (1953).

RUTISHAUSER, E., VEYRAT, R.: Gefäßveränderungen bei Osteoporosis circumscripta. Eine anatomisch-pathologische Untersuchung. Verh. dtsch. orthop. Ges. **42**, 86—91 (1955).

SAGHER, F., SCHORR, S.: Bone lesions in urticaria pigmentosa. Report of a central registry on skeletal x-ray survey. J. invest. Derm. **26**, 431—434 (1956).

SALINGER, H.: Über Loosersche Umbauzonen mit besonderer Berücksichtigung ihres Vorkommens bei Ostitis fibrosa. Fortschr. Röntgenstr. **39**, 1057 (1929).

SCHENDSTOK, J.D., DEVELING, A.J.: Albright's syndrome. Ned. T. Geneesk. **1958**, 913—917.

SCHLORHAUFER, W.: Osteodysplasia fibrosa deformans juvenilis der rechten Schädelhälfte. Pract. oto-rhino-laryng. (Basel) **14**, 47—53 (1952).

SCHLUMBERGER, H.G.: Fibrous dysplasia of single bones (monostotic fibrous dysplasia). Milit. Surg. **99**, 504—527 (1946).

SCHMIDT, H., FISCHER, E.: Die okzipitale Dysplasie. Zwangl. Abhandlg. a. d. Gebiet d. norm. u. pathol. Anatomie, H. 9. Stuttgart: Thieme 1960.

SCHMORL, G.: Zur Kenntnis der Ostitis def. Paget. Fortschr. Röntgenstr. **43**, 2, 202 (1931).

SCHNEIDER, E., WIDMANN, E.: Die hepatohormonale Steuerung des Vitamin-A-Umsatzes und die Aetiologie der Ostitis deformans Paget. Klin. Wschr. **50**, 1786 (1935).

SCHORR, S., LOEWENTHAL, M., BERLIN, CH., RABINOWITZ, M., EFRATI, P.: Mastocytosis: urticaria pigmentosa, myelofibrosclerosis and occlusive panarteritis. Clin. Radiol. (Edinb.) **15**, 84—89 (1964).

SCHORR, S., SAGHER, F., LIBAN, E.: Generalized osteosclerosis in urticaria pigmentosa. A radiologic aspect. Acta radiol. (Stockh.) **46**, 575—586 (1956).

SCHREIBER, M.H., RICHARDSON, G.A.: Paget's disease confined to one lumbar vertebra. Amer. J. Roentgenol. **90**, 1271—1276 (1963).

SCHÜLLER, A.: Osteoporosis circumscripta cranii. Med. Klin. **16** (1929).

SCHÜLLER, A.: Bemerkungen über die knöchernen Geschwülste des Schädels. Wien. med. Wschr. **12** (1932).

SEILS, H.: Ein Beitrag zum Bild der diffusen Schädelhyperostose (sog. „Leontiasis ossea"). Fortschr. Röntgenstr. **80**, 738—742 (1954).

SHERMAN, R.S., SOONG, Y.: A roentgen study of osteogenic sarcoma developing in Paget's disease. Radiology **63**, 48—58 (1954).

SHKLAR, G., MEYER, I.: A giant-cell tumor of the maxilla in an area of osteitis deformans (Paget's disease of bone). Oral Surg. **11**, 835—842 (1958).

SMITH, A.G., ZAVALETA, A.: Osteoma, ossifying fibroma, and fibrous dysplasia of facial and cranial bones. Arch. Path. **54**, 507—527 (1952).

SOMMER, F.: Eine besondere Form einer generalisierten Hyperostose mit Leontiasis ossea faciei et cranii. Radiol. clin. (Basel) **23**, 65—75 (1954).

SORIANO, M., MANCHÓN, F.: Radiological aspects of a new type of bone fluorosis, periostitis deformans. Radiology **87**, 1089—1094 (1966).

SPEISER, F.: Sarkomatöse Entartung bei Ostitis deformans. Langenbecks Arch. klin. Chir. **149**, 274 (1928).

STARK, E., BUSKIRK, F.W. VAN, DALY, J.F.: Radiologic and pathologic bone changes associated with urticaria pigmentosa. Report of a case. Arch. Path. **62**, 143—148 (1956).

STEINBACH, H.L.: Some roentgen features of Paget's disease. Amer. J. Roentgenol. **86**, 950—964 (1961).

STEMMERMANN, W.: Familiäre Ostitis deformans Paget in Kombination mit anderen körperlichen und geistigen Anomalien. Z. menschl. Vererb.- u. Konstit.-Lehre **30**, 609—618 (1952).

STEMMERMANN, W.: Die Ostitis deformans Paget unter Berücksichtigung ihrer Vererbung. Ergebn. inn. Med. N.F. **3**, 185—219 (1952).

STEMMERMANN, W.: Die Ostitis deformans (Paget) und ihre ophthalmologische Symptomatik. Dtsch. med. Wschr. **1955**, 679—681.

STERNBERG, W.H., JOSEPH, V.: Osteodystrophia fibrosa combined with precious puberty and exophthalmic goiter; pathologic report of case. Amer. J. Dis. Child. **63**, 748—783 (1942).

STEWART, M.J., GILMER JR., W.S., EDMONSON, A.S.: Fibrous dysplasia of bone. J. Bone Jt Surg. B **44**, 302—318 (1962).

STREDA, A.: Isolated Paget disease of the patella. Radiol. diagn. (Berl.) **4**, 83—84 (1963).

SÜSSE, H.-J.: Angiographische Untersuchungen bei der Ostitis deformans Paget. Fortschr. Röntgenstr. **83**, 498—506 (1955).

SUMMERFELDT, P., BROWN, A.: Osteodystrophia fibrosa. Amer. J. Dis. Child. **57**, 90 (1939).

THANNHAUSER, S.J.: Neurofibromatosis (von Recklinghausen) und osteitis fibrosa cystica. Medicine (Baltimore) **23**, 105 (1944).

TEICHERT, G.: Spongiosklerose bei der Mastzellenretikulose. Dtsch. med. Wschr. **87**, 1242—1246, 1238, 1263 (1962).

TELLER, W., SCHELLONG, G.: Das Albright-Syndrom. Dtsch. Ärztebl. **62**, 429—436 (1965).

TORNOW, P.: Ein kasuistischer Beitrag zur Osteofibrosis deformans juvenilis. Fortschr. Röntgenstr. **110**, 905—907 (1969).

TRAUNER, R.: Über Hyperostosen der Schädel- und Kieferknochen. Virchows Arch. path. Anat. **303**, 623 (1939).

UEHLINGER, E.: Osteofibrosis deformans juvenilis (polyostotische fibröse Dysplasie Jaffé-Lichtenstein). Virchows Arch. path. Anat. **306**, 255 (1940).

UEHLINGER, E.: Osteofibrosis deformans juvenilis. Fortschr. Röntgenstr. **64**, 41 (1941).

VALENTI, P.F.: Die pneumopathische endostale Osteosklerose. Schweiz. Z. Path. Bakt. **18**, 143 (1955).

Viehweger, G.: Patellarhyperplasie — als Ausdruck einer seltenen Lokalisation der Ostitis deformans Paget. Fortschr. Röntgenstr. **84**, 260—262 (1956).

Vines, R. H.: Polyostotic fibrous dysplasia. Arch. Dis. Child. **27**, 351—355 (1952).

Volkmann, R.: Ostitis fibrosa. Zbl. Chir. **49**, 374 (1929).

Ward, P. R., Engelbrecht, P. J.: Alkaptonuria and ochronosis. Clin. Radiol. (Edinb.) **14**, 170—174 (1963).

Weil, A.: Pubertas praecox und Knochenbrüchigkeit. Klin. Wschr. **1**, 2114—2115 (1922).

Weiss, K.: Die Osteoporosis circumscripta Schüller — eine seltene, aber typische Erscheinungsform der Pagetschen Knochenerkrankung. Fortschr. Röntgenstr. **42**, 376—378 (1925).

Weiss, K.: Zur Begriffsbestimmung der „Osteoporosis circumscripta bei Pagetscher Knochenkrankheit". Fortschr. Röntgenstr. **43**, 625 (1925).

Weiss, K.: Über die Anfangsstadien der Ostitis deformans Paget cranii. Fortschr. Röntgenstr. **52**, 503—511 (1935).

Weiss, K.: Über den Entwicklungsgang der Ostitis deformans Paget. Radiol. Umschau **5**, 330—345 (1937).

Weiss, K.: Über die Pathogenese der Ostitis deformans Paget. Radiologia austr. **1**, 3—25 (1948).

Weiss, K.: Die Pathogenese der Ostitis deformans Paget im Röntgenbild. Verh. dtsch. orthop. Ges. (Beilageh., Z. Orthop., Bd. 86) 77—85 (1955).

Weiss, K.: Über Gelenkveränderungen bei Pagetscher Knochenkrankheit. Klin. Med. (Wien) **15**, 299—305 (1960).

Wellens, P.: L'osteoporose circonscrite du tibia. J. belge Radiol. **40**, 167—173 (1957).

Wellens, P., Comer, E.: Les aspects radiologiques inhabituels de la maladie de Paget. J. belge Radiol. **37**, 1—14 (1954).

Wells, P. O.: Fibrous dysplasia of bone (monostotic). Radiology **52**, 642—654 (1949).

Wetzel, U., Nordmann, F.: Ostitis deformans Paget im Frühstadium. Fortschr. Röntgenstr. **74**, 315—320 (1951).

Wichtl, O.: Zur Kenntnis der fibrösen Knochendysplasie (Osteofibrosis deformans juvenilis). Radiol. austr. **5**, 61—83 (1952).

Wrede: Zit. nach Windholz, F., Zur Röntgensymptomatik der Ostitis deformans Paget. Fortschr. Röntgenstr. **46**, 188 (1932).

Wyatt, G. M., Randall, W. Sp.: Monostotic fibrous dysplasia. Amer. J. Roentgenol. **61**, 354—365 (1949).

Zahnert, R.: Das Krankheitsbild der Osteoarthropathie hypertrophiante pneumonique (Bamberger-Pierre Marie). Dtsch. Gesundh.-Wes. **1956**, 1774—1778.

G. Knochennekrosen

Berg, N. O., Landberg, T., Lindgren, M.: Osteonecrosis and sarcoma following external irradiation of intracerebral tumors. Acta radiol. (Stockh.) **4**, 417—436 (1966).

Bernbeck: Zur Pathologie der aseptischen Knochennekrosen. Verh. dtsch. orthop. Ges. (Beilageh., Z. Orthop. **83**) 271—274 (1953).

Bodosi, M., Liev, I., Zsigmond, K.: Bilaterale, aseptische Knochennekrose des Schienbeins. Fortschr. Röntgenstr. **99**, 570—571 (1963).

Bucky, N. L.: Bone infarction. Brit. J. Radiol. **32**, 22—27 (1959).

Bugyi, Bl.: Fall von Styloidosis ulnae aseptica necroticans beruflicher Genese. Fortschr. Röntgenstr. **88**, 370—371 (1958).

Canigiani, G., Pusch, G.: Radiologischer Beitrag zur aseptischen Kopfnekrose im Humerus- und Femurbereich. Radiologe **9**, 222—226 (1969).

Cuveland, E. de: Zur aseptischen Knochennekrose der Akromionapophyse. Fortschr. Röntgenstr. **83**, 120—122 (1955).

Dreyfuss, J. R., Glimcher, M. J.: Epiphyseal injury following frostbite. New Engl. J. Med. **253**, 1065—1068 (1955).

Ellegast, H.: Die malazischen, pseudomalazischen und porotischen Erkrankungen des Skelettsystems. Wien. klin. Wschr. **70**, 136—140 (1958).

Ellegast, H.: Das Röntgenbild der Cortisonschäden. Wien. klin. Wschr. **78**, 747 (1966).

Evans, E. B., Smith, J. R.: Bone and joint changes following burns: a roentgenographic study. J. Bone Jt Surg. A **41**, 785 (1959).

Fischer, E.: Langzeitige Verlaufsbeobachtung von Osteoradionekrosen des Schädeldaches. Fortschr. Röntgenstr. **99**, 831—835 (1963).

Friedmann, G., Diemel, H.: Strahlenschäden der Schädelkalotte nach Röntgentiefentherapie intrakranieller Prozesse. Fortschr. Med. **83**, 101—106 (1965).

Gelderen, Ch. van: Nekrose des Schenkelkopfes nach Hüftläsionen. Bruns' Beitr. klin. Chir. **178**, 71—78 (1949).

Gowgiel, J. M.: Experimental radio-osteonecrosis of the jaws. J. dent. Res. **39**, 176—197 (1960).

Grabinger, R.: Osteoradionekrose des Schenkelhalses nach Telekobalttherapie. Strahlentherapie **123**, 282—284 (1964).

Hasner, E., Tobiassen, T.: Investigations into the radiographically demonstrable halisteric bone changes in thrombo-angiitis obliterans. Acta chir. scand. **103**, 93—99 (1952).

Heuck, F., Lauritzen, Ch.: Veränderungen von Mineralgehalt und Struktur des Femur nach gynäkologischer Strahlenbehandlung. Strahlentherapie **66**, 88—92 (1967).

Hillenbrand, H. J., Schnepper, E.: Zur Frage der Knochenatrophie bei der Endangitis obliterans. Fortschr. Röntgenstr. **97**, 372—379 (1962).

Jakob, A.: Ein Beitrag zur Differentialdiagnose der enossalen Verkalkung, insbesondere des Knocheninfarkts. Fortschr. Röntgenstr. **74**, 77—83 (1951).

Jakob, A.: Knochenveränderungen bei trophischen Störungen am Unterschenkel. Fortschr. Röntgenstr. **82**, 28—34 (1955).

Jentschura, G.: Die infantile und juvenile Form der Sudeckschen Dystrophie. Arch. orthop. Unfall-Chir. **54**, 361—400 (1962).

Kirsch, K.: Zur Klinik, Röntgenologie und Histologie des Sudeckschen Syndroms. Verh. dtsch. orthop. Ges. (Beilageh., Z. Orthop. 91) 376—384 (1959).

Kolár, J., Vrabec, R.: Knochenkontinuitätstrennung durch Stromwirkung. Arch. orthop. Unfall-Chir. **53**, 157—172 (1961).

Legant, O., Ballrop, R.: Sickle cell anemia in adults. Radiology **51**, 665 (1948).

Leichner-Weil, S.: Ein Beitrag zur Ätiologie des primären Knocheninfarkts. Z. ges. inn. Med. **18**, 452—453 (1963).

Linke, H.: Über röntgenologisch erfaßbare Skeletveränderungen bei arteriellen Durchblutungsstörungen im Gliedmaßenbereich. Med. Welt **1963**, s. 1727—1730, 1732—1737.

Löhr, W.: Die Verschiedenheit der Auswirkung gleichartiger bekannter Schäden auf die Knochen Jugendlicher und Erwachsener, gezeigt an Epiphysenstörungen nach Erfrierungen und bei der Hämophilie. Zbl. Chir. **15**, 898—909 (1930).

Löhr, W.: Experimentelle Epiphysenstörungen durch Kälte. Zbl. Chir. **21**, 1336 (1931).

Mach, J.: Beitrag zur Osteoradionekrose. Zbl. Chir. **87**, 1665—1675 (1962).

Marx, F., Kolar, J., Kacl, J., Palecek, L., Potocky, V.: Skeletveränderungen als Folge posttraumatischer Gefäßzustände. Fortschr. Röntgenstr. **96**, 82—86 (1962).

Mau, H.: Zur Frühdiagnose idiopathischer Hüftkopfnekrosen Erwachsener. Beitr. Orthop. Traum. **13**, 438—440 (1966).

Oehlecker, F.: Die Sudecksche Krankheit, insbesondere nach Erfrierungen. Chirurg **14**, 422—428 (1942).

Pfeifer, W.: Eine ungewöhnliche Form und Genese von symmetrischen Osteonekrosen beider Femur- und Humeruskopfkappen. Fortschr. Röntgenstr. **86**, 346—349 (1957).

Rabinov, D.: Acromutilation of the fingers following severe burns. Radiology **77**, 968—973 (1961).

Redd, B. L.: Bone changes following radiation therapy for malignant lesions in region of the pelvis. Radiol. clin. (Basel) **33**, 60—71 (1965).

Regaud, C.: Sur la sensibilité du tissue osseux normal vis-a-vis des radiations X et Y et sur le méchanisme de l'ostéo-radio-nécrose. C. R. Soc. Biol. (Paris) **87**, 629—632 (1922).

Roncalli-Benedetti, L., Soave, G.: Angiographic study of femoral head necrosis. Clin. Orthop. **18**, 155—166 (1966).

Ruckensteiner, E.: Erwägungen zum Röntgenbild örtlicher Erfrierungen. Zbl. Chir. **72**, 163—171 (1947).

Rübe, W.: Osteoradionekrose der Schädelkalotte. Strahlentherapie **103**, 477—483 (1957).

Schinz, H. R., Uehlinger, E.: Zur Diagnose und Differentialdiagnose des primären Knocheninfarktes. Radiol. clin. (Basel) **17**, 57—65 (1948).

Schlungbaum, W.: Die beidseitige „idiopathische" Hüftkopfnekrose des Erwachsenen. Fortschr. Röntgenstr. **106**, 448—456 (1967).

Sieber, F.: Knochenveränderungen bei ausgedehntem Weichteilhämangiom. Z. ärztl. Fortbild. **53**, 124—125 (1959).

Siracká, E.: Zur Frage der Möglichkeiten der Knochenschädigung bei der Telekobalttherapie. Radiobiol. Radiother. (Berl.) **4**, 641—645 (1963).

Stêpánek, V.: Skeletal changes in frostbite. Čs. Rentgenol. **12**, 21—23 (1958).

Uehlinger, E.: Der akute Knocheninfarkt. Schweiz. Z. Path. **13**, 100—101 (1950).

Vinson, H. A., Schatzki, R.: Roentgenologic bone changes encountered in frostbite, Korea 1950—51. Radiology **63**, 685—695 (1954).

Vogler, E.: Ergebnisse der Angiographie bei Erkrankungen der Knochen. Radiol. austr. **12**, 13—26 (1961).

Wachtler, F.: Über strahlenbedingte Schäden im knöchernen Skelett. Radiol. austr. **12**, 253—274 (1961).

Wagner, W.: Sudeck-Syndrom und Unfallbegutachtung. Verh. dtsch. orthop. Ges. (Beilageh. Z. Orthop. 91) 394—397 (1959).

Weiss, K.: Über das Wesen der aseptischen Osteonekrosen. Wien. klin. Wschr. **34**, 1—9 (1931).

Weiss, K.: Zur Pathogenese der aseptischen Nekrosen (lokalen Malazien) des Skeletes. Ein röntgenologischer Beitrag. Fortschr. Röntgenstr. **43**, 442—459 (1931).

Wende, S.: Sarkom der Schädelkalotte nach Röntgentherapie. Fortschr. Röntgenstr. **96**, 278—282 (1962).

Zimmermann, H.: Über eine symptomatische Osteomyelosklerose der unteren Extremität als Folge einer relativen Durchblutungsinsuffizienz bei Endangitis obliterans. Zbl. allg. Path. path. Anat. **39**, 376 (1956).

H. Geschwülste des Knochens

I. Primäre Geschwülste des Knochengewebes

AAKHUS, T., EIDE, O., STOKKE, T.: Parosteal osteogenic sarcoma. Acta radiol. (Stockh.) **54**, 29—40 (1960).

ACKERMAN, L. V., SPJUT, H. J.: Chondromyxoid Fibroma. In: Tumors of Bone and Cartilage, p. 17. Washington: American Registry of Pathology 1916.

ALBERTINI, A. v.: Gutartige Riesenzellgeschwülste. Leipzig: Thieme 1928.

ALBERTINI, A. v.: Über Sarkombildung auf dem Boden der Ostitis deformans Paget. Virchows Arch. path. Anat. **268**, 259 (1928).

ALBERTINI, A. v.: Bemerkungen zur sarkomatösen Entartung bei Ostitis deformans. Fortschr. Röntgenstr. **41**, 443 (1930).

ALBERTINI, A. v.: Histologische Geschwulstdiagnostik. Stuttgart: Thieme 1955.

ALLEN, D. H.: A variation of diaphyseal development which simulates the roentgen appearence of primary neoplasms of bone. Amer. J. Roentgenol. **69**, 940—943 (1953).

ARSDALE, W. W. VAN: Ossifying haematoma. N. Y. J. Med. **54**, 638 (1891).

BAENSCH, W.: Seltene ostale und parostale Tumoren, bei denen Strahlenbehandlung nicht indiziert ist. Strahlentherapie **100**, 512—517 (1956).

BARRETT, N. R.: Primary tumours of rib. Brit. J. Surg. **43**, 113—132 (1955).

BECKER, F.: Riesenzellgeschwulst der Humerus-Diaphyse eines 8-jährigen Kindes. Radiol. clin. (Basel) **19**, 120—122 (1950).

BECKER, W. H.: Abgrenzung der solitären Knochenzysten von den Riesenzelltumoren. Münch. med. Wschr. **94**, 1799—1804 (1952).

BEELER, J. W., HELMAN, C. H., CAMPBELL, J. A.: Aneurysmal bone cysts of spine. J. Amer. med. Ass. **163**, 914—918 (1957).

BENZER, H., WEIL, P.: Zur Kenntnis der sogenannten braunen Tumoren der Rippe. Krebsarzt (Wien) **10**, 200—205 (1955).

BERGIN, J. H. E.: An analysis of the radiological findings in 20 cases of osteoblastic osteogenic sarcoma. Brit. J. Radiol. **26**, 628—637 (1953).

BERGSTRAND, H.: Über eine eigenartige, wahrscheinlich bisher nicht beschriebene osteoblastische Krankheit in den langen Knochen der Hand und des Fußes. Acta radiol. (Stockh.) **11**, 596 (1930).

BESSLER, W.: Das Beckenchondrom und Chondrosarkom. Virchows Arch. path. Anat. **322**, 72—92 (1953).

BEUTEL, A., TÄNZER, A.: Frühveränderungen bei Knochensarkomen. Strahlentherapie **90**, 307—313 (1953).

BLOCH, C.: Postradiation osteogenic sarcoma. Report of a case and review of literature. Amer. J. Roentgenol. **87**, 1157—62 (1962).

BLOODGOOD, J. C.: Benign bone cysts, osteitis fibrosa, giant cell sarcoma and bone aneurysms of the longpipe bones. Ann. Surg. **52**, 145 (1910).

BÖSCH, J.: Differentialdiagnose des Osteoid-Osteom. Z. Orthop. **85**, 185—212 (1954).

BOOHER, R. J.: Aneurysmal bone cyst of a metatarsal. A case report. J. Bone Jt Surg. A **39**, 435—440 (1957).

BOPP, J. H., GÜNTHER, D.: Die Strahlenbehandlung des eosinophilen Granuloms. Strahlentherapie **140**, 143—147 (1970).

BORST, M.: Allgemeine Pathologie der malignen Geschwülste. Leipzig: S. Hirzel 1924.

BOSMAN, G., HADDERS, H. N.: Osteoides Osteom. N. T. Geneesk. **1952**, 865—870.

BRAILSFORD, J. F.: Some experiences with bone tumors. Brit. J. Radiol. **20**, 129 (1947).

BÜNGELER, W.: Metastasenbildung bei bösartigen Geschwülsten. Med. Welt **1938**, 1625—1629.

CADE, ST.: Osteogenic sarcoma. A study based on 133 patients. J. roy. Coll. Surg. Edinb. **1**, 79—111 (1955).

CARDAUNS, H., FRIEDMANN, G., NITTNER, K.: Bericht über 4 Riesenzelltumoren der Wirbelsäule. Zbl. Neurochir. **21**, 3—14 (1961).

CARROLL, R. E.: Osteogenic sarcoma in the hand. J. Bone Jt Surg. A **39**, 325—331 (1957).

CHRISTMAN, O. R., KOPELL, H. P.: Bilateral benign bone cyst of the os calcis. Amer. J. Roentgenol. **86**, 318—320 (1961).

COCCHI, U.: Die Röntgendiagnose der Knochentumoren und die Indikation zur Strahlenbehandlung derselben. Fortschr. Röntgenstr. **79**, 421—435 (1953).

CODMAN, E. A.: Epiphyseal chondromatous giant cell tumors of the upper end of the humerus. Surg. Gynec. Obstet. **52**, 543—548 (1931).

COHEN, S. A.: The solitary bone cyst. Arch. chir. neerl. **13**, 233—247 (1961).

COLEY, B. C.: Neoplasms of Bone. New York: Paul B. Hoeber Inc. 1949.

COLEY, B. L., HIGINBOTHAM, N. L.: Tumors of bone. A roentgenographic atlas. (Annals of Roentgenology.) New York: Paul B. Hoeber 1953.

COOK, TH. J.: The roentgenographic appearance of malignant tumors of the mandible. Oral. Surg. **14**, 1339—1347 (1961).

COPELAND, M. M.: Benign tumors of bone. Surg. Gynec. Obstet. **90**, 697—712 (1950).

COTTIER, H.: Blutungen im Epiphysenbereich der langen Röhrenknochen und ihre Beziehung zur Entstehung isolierter Knochenzysten und brauner Tumoren. Schweiz. Z. allg. Path. **15**, 46—79 (1952).

CUNNINGHAM, J. B., ACKERMAN, L. V.: Metaphyseal fibrous defects. J. Bone Jt Surg. A **38**, 797 (1956).

DAHLIN, D. C.: Bone Tumors. Springfield/Ill.: Ch. C. Thomas 1970.

DAHLIN, D.C., BESSE, B.E., PUGH, D.G., GHORMLEY, R.K.: Aneurysmal bone cysts. Radiology **64**, 56—65 (1955).

DAHLIN, D.C., GHORMLEY, R.K., PUGH, D.G.: Giant cell tumor of bone: differential diagnosis. Mayo Clin. Proc. **31**, 31—42 (1956).

DALICHO, W.A.: Die Entwicklung eines Wirbelmyxoms im Röntgenbild. Z. Orthop. **87**, 632—638 (1956).

DONALDSON, F., JR.: Aneurysmal bone cyst. J. Bone Jt Surg. A **44**, 25—40 (1962).

DOS SANTOS, R.: Arteriography in bone tumors. J. Bone Jt Surg. **32**, 17—29 (1950).

ELLIS, F.: Treatment of osteoclastoma by radiation. J. Bone Jt Surg. **31**, 268 (1949).

EWING, J.: Diffuse endothelioma of bone. N. Y. Path. Soc. **21**, 17—24 (1921).

FAGERBERG, ST., RUDSTRÖM, P.: Osteoid osteoma of a vertebral arch. A case report. Acta radiol. (Stockh.) **40**, 383—386 (1953).

FEINBERG, S.B., WILBER, M.C.: Periosteal chondroma. A report of two cases. Radiology **66**, 383—386 (1956).

FLAHERTY, R.A., PUGH, D.G., DOCKERTY, M.B.: Osteoid osteoma. Amer. J. Roentgenol. **76**, 1041—1051 (1956).

FORNUSEK, A.H., KUTTIG, H.: Untersuchungen über die zweckmäßigste Energie zur Bestrahlung von Knochenprozessen. Strahlentherapie **140**, 45—49 (1970).

FOWLES, S.J.: Osteoid osteoma. Brit. J. Radiol. **37**, 245—252 (1964).

FRANGENHEIM, P.: Chondromatose des Skelettes. Bruns' Beitr. klin. Chir. **73**, 226 (1911).

FREIBERGER, R.H., LOITMAN, B.S., HELPERN, M., THOMPSON, T.C.: Osteoid osteoma. A report on 80 cases. Amer. J. Roentgenol. **82**, 194—205 (1959).

FRIED, K.: Cystic pseudotumors of bones of the extremities. Radiol. diagn. (Berl.) **5**, 229—244 (1964).

GARCEAU, G.J., GREGORY, CH.F.: Solitary unicameral bone cyst. J. Bone Jt Surg. A **36**, 267—280 (1954).

GESCHICKTER, C.F., COPELAND, M.M.: Osteitis fibrosa and giant cell tumor. Arch. Surg. **19**, 169 (1929).

GESCHICKTER, C.F., COPELAND, M.M.: Tumors of Bone, 3. Aufl. Philadelphia: J.B. Lippincott & Co. 1949.

GLAUNER, R.: Zur Differentialdiagnose zystischer Knochentumoren. Röntgenpraxis **10**, S. 811 (1938).

GOIDANICH, I.F., ZANASI, R.: Osteoma osteoide e osteomielite sclerosante: due enticà cliniche definite e distinte. Chir. Organi Mov. **43**, 427 (1956).

GOLDENBERG, R.R.: Osteogenic sarcoma of the tibia with pulmonary metastasis. Report of a case with ten year survival. J. Bone Jt Surg. A **39**, 1191 (1957).

GOLDING, J.S.R.: The natural history of osteoid osteoma. With a report of 20 cases. J. Bone Jt Surg. B **36**, 218—229 (1954).

GOLLMANN, G.: Der Beitrag der Angiographie zur Differenzierung blastomatöser und entzündlicher ossärer und parossärer Erkrankungen. Radiol. austr. **10**, 49—54 (1958).

GRUZ, M., COLEY, B.L.: Aneurymal bone cyst. Surg. Gynec. Obstet. **103**, 67—77 (1956).

GÜNTHER, O.: Osteofibrom der Rippe unter dem Bild eines Mediastinaltumors. Münch. med. Wschr. **1958**, 774—780.

HACKENBROCH, M.: Über Olliersche Wachstumsstörung und Chondromatose des Skelettes. Fortschr. Röntgenstr. **30**, 432 (1922/23).

HALL, A., BERSACK, S.R., VITOLO, R.E.: Fibrosarcoma arising in an apparently benign fibrous lesion of bone. J. Bone Jt Surg. A **37**, 1019—1027 (1955).

HARTLEY, J.N.J.: Giant-cell tumours, osteitis fibrosa, and bone cysts. A study of their aetiological relation. J. Fac. Radiol. (Lond.) **4**, 10—20 (1952).

HASLHOFER, L.: Gutartige Riesenzelltumoren der Knochen und sogenannten Knochencysten. In: Handbuch der speziellen pathologischen Anatomie und Histologie, Bd. IX. Berlin: Springer 1936.

HATCHER, C.H.: The pathogenesis of localized fibrous lesion in the metaphyses of long bones. Ann. Surg. **122**, 1016 (1945).

HEIDENBLUT, A.: Traumatische Epithelverlagerung im Bereich eines Fingerendphalanx mit Druckatrophie des Knochens. Fortschr. Röntgenstr. **84**, 496—497 (1956).

HEIDENBLUT, A.: Malignes Synovialom. Fortschr. Röntgenstr. **93**, 809—811 (1960).

HELANDER, C.G., LINDBOM, A.: Primary tumors of the pelvic bones. A roentgen diagnostic study of 83 cases. Acta radiol. (Stockh.), Suppl. **152**, 4—62 (1957).

HELLNER, H.: Die Knochengeschwülste, 2. Aufl. Berlin-Göttingen-Heidelberg: Springer 1950.

HELLNER, H.: Differentialdiagnose der wichtigsten Knochenerkrankungen. Teil IV. Differentialdiagnose (DD.) diffuser Skelettverdichtungen, insbesondere der Marmorknochenkrankheit und anderer Osteosklerosen. Med. Klin. **1952**, 410—411.

HELLNER, H.: Differentialdiagnose der wichtigsten Knochenerkrankungen. Teil V. Med. Klin. **1952**, 478—479.

HELLNER, H.: Die Osteofibrosis deformans juvenilis und ihre Differentialdiagnose. Langenbecks Arch. klin. Chir. **277**, 160 (1953).

HELLNER, H.: Das Problem der gutartigen Geschwülste. Langenbecks Arch. klin. Chir. **284**, 498 (1956).

HELLNER, H.: Die chirurgische Behandlung der jugendlichen Knochenzysten mit der Spongiosaplombe. Chirurg **29**, 97 (1958).

HELLNER, H.: Diagnostik und Therapie der Knochengeschwülste. In: Strahlenforschung und Krebsbehandlung von MEYER und BECKER. München: Urban & Schwarzenberg 1959.

HELLNER, H.: Die übersehene, nicht erkannte und fehlgedeutete Knochengeschwulst. Chirurg **32**, 151—156 (1961).

HELLNER, H., POPPE, H.: Röntgenologische Differentialdiagnose der Knochenerkrankungen. Stuttgart: Thieme 1956.

HENDERSON, E.D., DAHLIN, D.C.: Chondrosarcoma of bone. A study of two hundred and eighty-eight cases. J. Bone Jt Surg. A 45, 1450—1458 (1963).

HENGST, W., OHE, M. v. D.: Tumorfrühlokalisation im Skelet mit Strontium-85. Fortschr. Röntgenstr. 106, 728—733 (1967).

HERMANN, R.M., BLOUNT, W.P.: Osteoid osteoma of the lumbar spine. J. Bone Jt Surg. A 43, 568—571 (1961).

HERZOG, G.: Die primären Knochengeschwülste. Zbl. allg. Path. path. Anat. 66, 141 (1937).

HERZOG, G.: Die Knochengeschwülste. Handbuch der speziellen pathologischen Anatomie und Histologie, Bd. IX/5. Berlin: Springer 1942.

HILLEMANNS, H.G.: Das Osteoklastom. (Jugendliche Knochenzysten und Riesenzellgeschwülste.) Beobachtungen aus der Tübinger Chir. Universitätsklinik. Bruns' Beitr. klin. Chir. 189, 455—479 (1954).

HORVATH, F.: Über die traumatische Dyskeratose der Endphalangen. Fortschr. Röntgenstr. 87, 418—419 (1957).

JAFFÉ, H.L.: Osteoid-Osteoma of bone. Radiology 45, 319 (1945).

JAFFÉ, H.L.: Giant-cell tumour of bone (osteoclastoma): its pathologic delimination and the inherent clinical implications. Ann. roy. Coll. Surg. Engl. 13, 343—355 (1953).

JAFFÉ, H.L.: Aneurysmal bone cysts. Bull. Hosp. Jt Dis. (N.Y.) 11 (1950).

JAFFÉ, H.L.: Tumors and Tumerous Conditions of the Bones and Joints. Philadelphia: Lea & Febinger 1958.

JAFFÉ, H.L., LICHTENSTEIN, L.: Osteoid-Osteoma: Further experiences with the benign tumors of bone. With special reference to cases showing the lesion in relation to shaft cortices and commonly unclassified as instances of sclerosing non-suppurative osteomyelitis or cortical-bone abscess. J. Bone Jt Surg. 22, 645 (1940).

JAFFÉ, H.L., LICHTENSTEIN, L., PORTIS, R.B.: Giant cell tumor of bone: Its pathologic appearance, grading supposed variants and treatment. Arch. Path. 30, 993—1031 (1940).

JAFFÉ, H.L., LICHTENSTEIN, L.: Non-osteogenic fibrous of bone. Amer. J. Path. 18, 205 (1942).

JAFFÉ, H.L., LICHTENSTEIN, L.: Solitary unicameral bone cyst, with emphasis on the roentgen picture, the pathologic appearance and the pathogenesis. Arch. Surg. 44, 1004 (1942).

JAFFÉ, H.L., LICHTENSTEIN, L.: Chondromyxoidfibroma of bone. A distinctive benign tumor likely to be mistaken especially for chondrosarcoma. Arch. Path. 43, 541 (1948).

JAFFÉ, H.L., PORTIS, B.: Giant-cell tumors. Arch. Path. 30, 393 (1940).

JAMES, A.T.S.: Resection of multiple metastatic pulmonary lesions of osteogenic sarcoma. J. Amer. med. Ass. 168, 943 (1959).

JOHNSON, G.F.: Osteoid osteoma of the femoral neck. Report of three cases. Amer. J. Roentgenol. 74, 65—69 (1955).

JOHNSON, L.C.: A general theory of bone tumors. Bull. N.Y. Acad. Med. 29, 164 (1953).

JUNGE, H.: Über die Dyschondroplasie mit besonderer Berücksichtigung der sog. Halbseitenform (OLLIER). Z. Orthop. 78, 130 (1949).

KÄRCHER, K.H., ALTH, G.: Neue strahlentherapeutische Aspekte bei der Behandlung ausgedehnter Knochentumoren. Strahlentherapie 140, 50—52 (1970).

KALLIO, E.: Osteoid osteoma of the metacarpal and metatarsal bones. Acta orthop. scand. 33, 246—252 (1963).

KIENBÖCK, R.: Differentialdiagnose der geschwulstigen Knochenkrankheiten, Bd. I. Berlin-Wien: Urban & Schwarzenberg 1933.

KNUTSSON, F.: The roentgenographic appearances of osteoid osteoma in children. Acta radiol. (Stockh.) 45, 125—128 (1956).

KOLÁR, J.: Aneurysmatische Knochencyste. Čs. Rentgenol. 12, 40—42 (1958).

KONJETZNY, G.E.: Sarkombildung auf der Basis chronischer Entzündungen. Zbl. Chir. 1922, 1773.

KONJETZNY, G.E.: Die sogenannte „lokalisierte Ostitis fibrosa". Langenbecks Arch. klin. Chir. 121, 567 (1922).

KONJETZNY, G.E.: Knochensarkome und ihre Begrenzung. Langenbecks Arch. klin. Chir. 176, 335 (1933).

KOTSCHER, E.: Beitrag zur Differentialdiagnose der gutartigen Riesenzellgeschwülste des Knochens. Radiol. clin. (Basel) 28, 19—24 (1959).

KRANTZ, S., GAY, B.B., JR.: Primary chondrosarcoma of the occipital bone. Amer. J. Roentgenol. 69, 598—604 (1953).

KREBS, H.: Die solitäre juvenile Knochencyste. Bruns' Beitr. klin. Chir. 206, 335—350 (1963).

KREBS, H.: Cystische Erkrankungen des Knochens. Radiologe 3, 470—482 (1963).

KUTTIG, H.: Geschwülste des Skelettsystems. In: Die Supervolttherapie von BECKER und SCHUBERT. Stuttgart: Thieme 1961.

KUTTIG, H., FORNUSEK, A.H., RADERMACHER, E.: Strahlentherapie maligner Knochentumoren. Strahlentherapie 140, 1—7 (1970).

LAGERGREN, C., LINDBOM, A., SÖDERBERG, G.: The blood vessels of osteogenic sarcomas. Acta radiol. (Stockh.) 55, 161 (1961).

LASSER, E.C., TETEWSKY, H.: Metastasizing giant cell tumor. Report of an unusual case with indolent bone and pulmonary metastases. Amer. J. Roentgenol. 78, 804—811 (1957).

LEONARD, M.H., HART, M.S., ECKFELDT, R.W., JR.: Nonossifying fibroma of bone; successive lesions in the same tibial metaphysis. Radiology 70, 582—584 (1958).

LEWIS, D.: Primary giant cell tumors of the vertebrae: analysis of a group of cases, with report of a case in which patient is well two years and nine months after operation. J. Amer. med. Ass. 83, 1224—1229 (1924).

LICHTENSTEIN, L.: Polyostotic fibrous dysplasia. Arch. Surg. 36, 874 (1938).

LICHTENSTEIN, L.: Aneurysmal bone cyst. Cancer (Philad.) 6, 1228—1237 (1953).

LICHTENSTEIN, L.: Tumor of periosteal origin. Cancer (Philad.) 8, 1060—1069 (1955).

LICHTENSTEIN, L.: Aneurysmal bone cyst. Observations on fifty cases. J. Bone Jt Surg. A 39, 873 (1957).

LICHTENSTEIN, L.: Bone Tumors, 3. Aufl. St. Louis: C.V. Mosby Co. 1965.

LIND, P.O., HILLERSTRÖM, K.: Osteoid-osteoma in the mandibular condyle. Case report and survey of the literature. Acta oto-laryng. (Stockh.) 57, 467—474 (1964).

LINDBOM, A., LINDVALL, N., SÖDERBERG, G., SPJUT, H.J.: Angiography in osteoid osteoma. Acta radiol. (Stockh.) 54, 327 (1960).

LINDBOM, A., SÖDERBERG, G., SPJUT, H.J.: Primary chondrosarcoma of bone. Acta radiol. (Stockh.) 55, 81—96 (1961).

LODWICK, G.S.: Juvenile unicameral bone cyst. A roentgen reappraisal. Amer. J. Roentgenol. 80, 495—504 (1958).

LUMB, G., MACKENZIE, D.H.: Round-cell tumours of bone. Brit. J. Surg. 43, 380—389 (1956).

MAC DONALD, L., BUDD, J.W.: Osteogenic sarcoma. A modified nomenclature and a review of 118 five year cures. Surg. Gynec. Obstet. 77, 413 (1943).

MAC EWEN, K.F., HALL, M.R.: Osteoid osteoma. J. Canad. Ass. Radiol. 3, 48—53 (1952).

MARGULIS, A.R., MURPHY, T.O.: Arteriography in neoplasms of extremities. Amer. J. Roentgenol. 80, 330 (1958).

MARTENSSON, G.: Bone cysts of the mandible. Oral Surg. 19, 639—654 (1965).

MAURER, H.-J.: Symmetrische osteokartilaginäre Exostosen (Osteochondrom) der Patella. Fortschr. Röntgenstr. 98, 771—772 (1963).

MC LEOD, J.J., DAHLIN, D.C., IVINS, J.C.: Fibrosarcoma of bone. Amer. J. Surg. 94, 431—437 (1957).

MENDL, K., EVANS, C.J.: Cyst-like and cystic lesions of the rib with special reference to their radiological differential diagnosis based on the discussion of 5 cases. Brit. J. Radiol. 31, 146—155 (1958).

MEYER, R.: Juxtacortical chondroma. Brit. J. Radiol. 31, 106—107 (1958).

MOBERG, E.: Further observations on "corticalisosteoide" or "osteoid osteoma". Acta radiol. (Stockh.) 38, 279—293 (1952).

MÖNCKEBERG, J.G.: Über Cystenbildung bei Ostitis fibrosa. Verh. dtsch. path. Ges. 7, 232 (1904).

MOSELEY, J.E., BASS, M.H.: Sclerosing osteogenic sarcomatosis; radiologic entity. Radiology 66, 41—45 (1956).

OLLIER, L.: La dyschondroplasie. Bull. Soc. Chir. Lyon 3, 23 (1899).

O'NEAL, L.W., ACKERMAN, L.V.: Die vom Knochen ausgehenden Chondrosarkome. Cancer (N.Y.) 5, 551—577 (1952).

OTT, A.: Röntgenologische Studien und Beitrag zur Knochenchondromatose. Klin. Med. (Wien) 11, 167—175 (1956).

PAYRAU, P., PERDRIEL, G.: L'ostéome ostéoide. Tumeur primitive de l'orbite. Ann. Oculist (Paris) 189, 628—643 (1956).

PERKINSON, N.G., HIGINBOTHAM, N.L.: Osteogenic sarcoma arising in fibrous dysplasia. Report of a case. Cancer (Philad.) 8, 396—402 (1955).

POMMER, G.: Zur Kenntnis der progressiven Hämatom- und Phlegmasieveränderungen der Röhrenknochen. Arch. orthop. Unfall-Chir. 17, 17 (1919).

POPPE, H.: Die röntgenologische Symptomatik der gutartigen und semimalignen Knochengeschwülste. Bericht 45. Tagg Dtsch. Röntgen-Ges. 1964, S. 218—241. Stuttgart: Thieme 1965.

PRICE, C.H.G., TRUSCOTT, D.E.: Multifocal osteogenic sarcoma. J. Bone Jt Surg. B 39, 524 (1957).

PUGH, D.G.: Roentgenologic Diagnosis of Diseases of Bone. Baltimore: Williams & Wilkins Co. 1951.

RALPH, L.L.: Chondromyxoid fibroma of bone. J. Bone Jt Surg. A 44, 7—24 (1962).

RATTI, A.: Osteomedullographie der Knochenerkrankungen mit besonderer Rücksicht auf die Tumoren. Röntgenblätter 14, 241 (1961).

RAVELLI, A.: Das Fersenbeindreieck als Sitz von Hämatomcysten. Bruns' Beitr. klin. Chir. 186, 36—42 (1953).

RAVELLI, A.: Über braune Tumoren. Bruns' Beitr. klin. Chir. 188, 247—251 (1954).

RAVELLI, A.: Das sogenannte Osteoid-Osteom Jaffé. (Eine vorläufige Übersicht.) Bruns' Beitr. klin. Chir. 191, 332—350 (1955).

RAVELLI, A., GSCHNITZER, F., BERGER, H.: Zum Bilde des Kompaktatypus des sog. Osteoid-Osteom Jaffé bzw. des Corticalisosteoid Moberg. Bruns' Beitr. klin. Chir. 192, 69—76 (1956).

RAVELLI, A., WINKLER, L.: Extrakranielle subperiostale Epidermoidcyste am Stirnbein. Radiol. clin. (Basel) 26, 13—20 (1957).

RECKLINGHAUSEN, F. v.: Ein Fall von multiplen Exostosen. Virchows Arch. path. Anat. 35, 203 (1866).

RENFER, H.R.: Das Chondroblastom. Ein seltener primärer Knochentumor. Radiol. clin. (Basel) 29, 288—297 (1960).

ROIZ-NORIEGA, M., CORRALES, L.: Osteosarcoma mediastinico. Rev. clín. esp. 45, 419—422 (1952).

ROSENTHALL, L.: The role of Strontium 85 in the detection of bone disease. Radiology **84**, 75—82 (1965).

ROSS, F. G. M.: Osteogenic sarcoma. Brit. J. Radiol. **37**, 259—276 (1964).

ROSSBERG, A.: Zur Erblichkeit der Knochenchondrose. Fortschr. Röntgenstr. **90**, 138—139 (1959).

RUCKENSTEINER, E.: Über die echten Osteoma des Schädeldaches. Radiol. austr. **8**, 87—92 (1954).

RUCKENSTEINER, E.: Zur Beurteilung der Bösartigkeit von Knochengeschwülsten. Radiologe **1**, 199—202 (1961).

SALZER, M., SALZER-KUNTSCHIK, M.: Riesenzelltumor und solitäre Zyste des Knochens. Wien. klin. Wschr. **18**, 316—318 (1964).

SAMMONS, B. P., SARKISIAN, S. S., KREPELA, M. C.: Juxtacortical osteogenic sarcoma. Amer. J. Roentgenol. **79**, 592—597 (1958).

SCHILTENWOLF, K.: Über einen seltenen Fall von Schultergelenkschondrom. Zbl. Chir. **76**, 1274—1282 (1952).

SCHMIDT, M. B.: Die Verbreitungswege der Karzinome und die Beziehung generalisierter Sarkome zu den leukämischen Neubildungen. Jena: Fischer 1903.

SCHOBINGER, R., RU KAN LIN, MOSS, H. C.: Significance of the venous phase in arteriographic studies of bone and soft tissue tumors. Cancer (Philad.) **11**, 315 (1958).

SCHÜRCH, O., UEHLINGER, E.: Zur Strahlenbehandlung der Riesengeschwülste der langen Röhrenknochen. Schweiz. med. Wschr. **1944**, 220.

SCHÜRCH, O., UEHLINGER, E.: Bestrahlungsversuche an experimentellen malignen Knochengeschwülsten. Schweiz. med. Wschr. **77**, 181—186 (1947).

SETH, H. N., MAJID, M. A., RAO, B. D. P.: Giant-cell tumor arising from the periosteum. Report of a case occurring in the femur. J. Bone Jt Surg. A **46**, 844—847 (1964).

SEYSS, R.: Zur Ätiologie von cystoiden Aufhellungen in den Epiphysen. Kinderärztl. Prax. **21**, 421—423 (1953).

SEZE, S., DEBEYRE, J., ORDONNEAU, P., DJIAN, A., MAZABRAUD, A.: L'ostéome ostéoide. A propos de six observations personnelles. Rev. Rhum. **22**, 191—205 (1955).

SHERMAN, R. S., SOONG, K. Y.: Aneurysmal bone cyst: its roentgen diagnosis. Radiology **68**, 54—64 (1957).

SHERMAN, R. S., UZEL, A. R.: Benign chondroblastoma of bone. Its roentgen diagnosis. Amer. J. Roentgenol. **76**, 1132—1140 (1956).

SINGLETON, E. B., ROSENBERG, H. S., DODD, G. D., DOLAN, P. A.: Sclerosing osteogenic sarcomatosis. Amer. J. Roentgenol. **88**, 483—490 (1962).

SMITH, D. A., GRAHAM, W. C., SMITH, FRED R.: Benign chondroblastoma of bone. Report of an unusual case. J. Bone Jt Surg. A **44**, 571—577 (1962).

SMOKVINA, M.: Multiple, osteogene, osteoplastische Tumoren. Radiographica **3**, 49—54 (1962).

SPENCE, A. J., LLOYD-ROBERTS, G. C.: Regional osteoporosis in osteoid osteoma. J. Bone Jt Surg. B **43**, 501—507 (1961).

STEDTFELD, G.: Gutartige Riesenzelltumoren der Kniegelenke. Z. Orthop. **87**, 532—541 (1956).

STEINGRÄBER, M.: Zur Frage der primären Knochengeschwülste. Dtsch. Gesundh.-Wes. **1956**, 1449—1453.

STEVENS, G. M., PUGH, D. G., DAHLIN, D. C.: Roentgenographic recognition and differentiation of parosteal osteogenic sarcoma. Amer. J. Roentgenol. **78**, 1—12 (1957).

STEWART, M. J.: Solitary bone cyst. Sth. med. J. (Bgham, Ala.) **43**, 927 (1950).

STRICKLAND, B.: The value of arteriography in the diagnosis of bone tumors. Brit. J. Radiol. **32**, 705—713 (1959).

STRICKLAND, B.: The place of arteriography in tumor localisation. Brit. J. Radiol. **34**, 555 (1961).

STRNAD, F., GEBERT, E.: Knochentumor, Knochenentzündung. Zum Problem der Reaktionsbereitschaft und Reaktionsform der im Röntgenbild sichtbaren und unsichtbaren Elemente des Knochens auf Grund unterschiedlicher schädigender Noxen. Radiologe **4**, 1—6 (1964).

TÄNZER, A.: Beitrag zum Osteoid-Osteom des Schädels. Fortschr. Röntgenstr. **91**, 135—137 (1959).

TAUBERT, G.: Über die malignen Riesenzellgeschwülste. (Maligne Osteoklastome.) Zbl. Chir. **83**, 209—218 (1958).

TESTA, G., MAZZOLENI, G.: In tema di osteoma osteoide. Un caso di localizzazione falangea. Arch. Radiol. (Napoli), N. S. **1**, 417—426 (1953).

THOMPSON, P. C.: Subperiostal giant-cell tumor. Ossifying subperiosteal hematoaneurysmal bone cyst. J. Bone Jt Surg. A **36**, 281—291, 306 (1954).

THOMSON, A. D., TURNER-WARWICK, R. T.: Skeletal sarcomata and giant-cell tumour. J. Bone Jt Surg. B **37**, 266—303 (1955).

TIWISINA, T.: Angiographische Studien bei bösartigen Geschwülsten der Gliedmaßen. Fortschr. Röntgenstr. **87**, 206 (1957)-

TREASURE, E. R.: Benign chondroblastoma of bone. Report of a case. J. Bone Jt Surg. B **37**, 462—465 (1955).

TRIFAUD, A., FAYSSE, R., PAPILLON, J.: Les tumeurs à myéloplaxes des os ou tumeurs osseuses à cellules géantes. Rev. Chir. orthp. **42**, 413—513 (1956).

TUDWAY, R. C.: Giant cell tumour of bone. Brit. J. Radiol. **32**, 315—321 (1959).

TURCOTTE, B., PUGH, D. G., DAHLIN, D. C.: The roentgenologic aspects of chondromyxoid fibroma of bone. Amer. J. Roentgenol. **87**, 1085—1095 (1962).

UEHLINGER, E.: Osteofibrosis deformans juvenilis. Virchows Arch. path. Anat. **306**, 255 (1940).

UEHLINGER, E.: Benigne und semimaligne zystische Knochengeschwülste. In: Röntgendiagnostik, Ergebnisse 1952—1956, S. 73. Stuttgart: Thieme 1957.

UEHLINGER, E.: Das chondromyxoide Knochenfibrom. In: Röntgendiagnostik, Ergebnisse 1952—1956, S. 93. Stuttgart: Thieme 1957.

UEHLINGER, E.: Die pathologische Anatomie der Knochengeschwülste. Helv. chir. Acta **26**, 597—620 (1959).

UEHLINGER, E., BOTSZTEJN, CH., SCHINZ, H. R.: Ewingsarkom und Knochenretikulosarkom: Klinik, Diagnose und Differentialdiagnose. Oncologia (Basel) **1**, 193—245 (1948).

VIRCHOW, R.: Die krankhaften Geschwülste (3 Bände). Berlin: Hirschwald 1863.

VITTALI, H. P.: Enchondrome bei Kindern und Jugendlichen. Arch. orthop. Unfall-Chir. **52**, 174—187 (1960).

VITTALI, H. P.: Die Osteochendrome bei Jugendlichen. Arch. orthop. Unfall-Chir. **52**, 270—280 (1960).

VITTALI, H. P.: Knochenfibrome bei Kindern und Jugendlichen. Arch. orthop. Unfall-Chir. **52**, 281—286 (1960).

VITTALI, H. P.: Die jugendlichen Knochenzysten. Arch. orthop. Unfall-Chir. **52**, 671—689 (1961).

VITTALI, H. P.: Zur Differentialdiagnose maligner Knochentumoren bei Jugendlichen. Arch. orthop. Unfall-Chir. **52**, 547—566 (1961).

VITTALI, H. P.: Zur Diagnose der bösartigen „zystischen" Knochentumoren. Münch. med. Wschr. **104**, 2494—2497 (1962).

VITTALI, H. P.: Zur Diagnose der gutartigen „zystischen" Knochentumoren. Münch. med. Wschr. **105**, 514—523 (1963).

VOGLER, E.: Ergebnisse der Angiographie bei Erkrankungen der Knochen. Radiol. austr. **12**, 13 (1961).

VOGLER, E., DEU, W.: Der Wert der Angiographie in der Tumordiagnostik der Extremitäten. Fortschr. Röntgenstr. **83**, 158 (1955).

WALLACE, M. G. T.: Some surgical aspects of osteoid-osteoma. J. Bone Jt Surg. **29**, 7777 (1947).

WEIL, S.: Die primären Knochensarkome. Z. Orthop. **89**, 29—39 (1957).

WEISS, K.: Über den Halbseitentypus des multiplen Chondromes. Fortschr. Röntgenstr. **31**, 615—619 (1923/24).

WEISS, K.: Über das primäre Reticulosarkom (Reticulum Cell-Sarcoma) des Schädelknochens. Radiol. austr. **8**, S. 99—108 (1954).

WERNE, S.: Über Riesenzelltumor oder Osteoklastom. Chirurg **26**, 346—351 (1955).

WITTEK: Die Olliersche Wachstumsstörung. Bibl. medica **4** (7) (1906).

WOODARD, H. Q.: The story of the radium-dial painters is not yet finished. Cancer (Philad.) **10**, 1 (1957).

WOODS, C. G.: Subchondral bone cysts. J. Bone Jt Surg. B **43**, 758—766 (1961).

WUNDERER, S.: Zur Frage der malignen Degeneration von Kieferzysten. Wien. med. Wschr. **108**, 974—976 (1958).

ZUPPINGER, A.: Klinik und Therapie der Tumoren im Kindesalter. Radiol. clin. (Basel) **15**, Suppl. (1946).

ZUPPINGER, A.: Zur Diagnostik und Therapie der Knochentumoren. Fortschr. Röntgenstr. **71**, 373—394 (1949).

II. Primäre Geschwülste der nicht-ossifizierenden Gewebselemente

ALBERTINI, A. V.: Histologische Geschwulstdiagnostik. Stuttgart: Thieme 1955.

BÄUMER, A.: Calcinosis universalis, grobwabiger Knochenumbau und Lipodystrophie bei einer Patientin mit Kaposi-Libman-Sacks-Syndrom. Z. Rheumaforsch. **17**, 1—12 (1958).

BALDINI, G., PAGANO, G.: I tumori angioblastici maligni dello scheletro considerazione sopra un raro caso di emoangioendotelioma osseo primitivo. Neoplasie (Torino) **9**, 178—204 (1956).

BECKMANN, R., KOCH, F.: Zur kongenitalen dystrophischen Angiektasie (Klippel-Trenaunay-Weber-Syndrom). Mschr. Kinderheilk. **104**, 384—387 (1957).

BERTIGLIA, B., MORELLO, F.: Il reticulosarcoma primitivo dell'osso. Radiol. med. (Torino) **40**, 538—550 (1954).

BEZOLD, K.: Ein Fall von ausgedehnter Knochenhämangiomatose. Fortschr. Röntgenstr. **75**, 636—641 (1951).

BONSE, G.: Über Skelettveränderungen bei angiomatösen Weichteilprozessen. Strahlentherapie **103**, 484—489 (1957).

BONSE, G., KARG, R.: Röntgenbefunde bei Angiomatosis Kaposi. (Sarcoma idiopathicum haemorrhagicum multiplex.) Fortschr. Röntgenstr. **78**, 456—460 (1953).

BREITNER, B., RUCKENSTEINER, E.: Zur Klinik und Therapie des Ewing-Sarkoms. Med. Klin. **1952**, 463—464.

COCCHI, U.: Zur Diagnose und Therapie der Wirbelhaemangiome. Strahlentherapie **92**, 368—374 (1953).

COHEN, G.: Primary liposarcoma of bone. The angiographic findings and doubts as to its intramedullar origin. Brit. J. Radiol. **31**, 442—444 (1958).

DANN, D. S., RUBIN, S.: Hemangio-endothelioma of the pelvis. Follow-up of previously reported case. Amer. J. Roentgenol. **69**, 769—770 (1953).

DEUTSCH, E., ELLEGAST, H.: Über ein primäres Retikulosarkom der Beckenknochen. Radiol. austr. **9**, 193—199 (1957).

DICKSON, A. B., AYRES, W. W., MASON, M. W., MILLER, W. R.: Lipoma of bone of intra-osseous origin. J. Bone Jt Surg. A **33**, 257—259 (1951).

DIETHELM, L.: Die Behandlung der primären malignen Knochentumoren aus der Sicht des Strahlentherapeuten. In: Strahlenforschung und Krebsbehandlung von MEYER und BECKER. München: Urban & Schwarzenberg 1959.

DÖPPER, TH., SCHREYER, W.: Knochenhämangiome. Strahlentherapie, Sonderbd. **55**, 146—154 (1964).

DOLAN, P. A.: Reticulum cell sarcoma of bone. Amer. J. Roentgenol. **87**, 121—127 (1962).

DRIEDGER, G., BAINBOROUGH, A. R.: Gutartiges Hämangiom der Tibia mit röntgenologischen Zeichen der Malignität. Canad. J. Surg. **6**, 77—78 (1963).

DUPAS, J., BADELON, P., DAYDÉ, G.: Ostéolyse essentielle progressive de la main gauche d'origin indéterminée. Mém. Acad. Chir. **62**, 158 (1936).

DUPERRAT, B., BELLONNE, A.: Maladie de Kaposi et ostéopétrose. Sem. Hôp. Paris 38, 1927—1929 (1962).

EWING, J.: Diffuse endothelioma of bone. N.Y. path. Soc. 21, 17—24 (1921).

FAULWETTER, F.: Über das Hämangiom des Schädels. Zbl. Neurochir. 13, 263—269 (1953).

FLEMING, R.J., ALPERT, M., GARCIA, A.: Parosteal lipoma. Amer. J. Roentgenol. 87, 1075—1084 (1962).

FRUHLING, L., GROS, C.-M., KEILING, R.: Étude anatomo-clinique de 17 cas de sarcome réticulaire de l'os «Sarcome d'Ewing». Traitments-résultats. Bull. Ass. franç. Cancer 41, 111—126 (1954).

GAUWERKY, F., HARTJEN, A.: Rippenhämangiome. Langenbecks Arch. klin. Chir. 266, 665—672 (1951).

GORHAM, L.W., STOUT, A.P.: Massive osteolysis (acute spontaneous absorption of bone, phantom bone, disappearing bone). Its relation to hemangiomatosis. J. Bone Jt Surg. A 37, 985 (1955).

GORHAM, L.W., WRIGHT, A.W., SCHULZ, H.H., MAXON, F.C.: Disappearing bones: A rare form of massive osteolysis. Report of two cases, one with autopsy findings. Amer. J. Med. 17, 674 (1954).

GRAMIAK, R., RUIZ, G., CAMPETI, F.L.: Cystic angiomatosis of bone. Radiology 69, 347—353 (1957).

GÜNTERT, W.: Beitrag zur Kasuistik und Röntgenologie der Wirbelsäulenhämangiome, mit Bericht über einen Fall von primären Dornfortsatzhämangiomen der oberen Halswirbelsäule. Radiol. clin. (Basel) 24, 167—186 (1955).

GUILLEMINET, M., FÉROLDI, J., MOREL, P., GERMAIN, D.: Les conditions du diagnostic des réticulo-sarcomes osseux (tumeurs d'Ewing). Rev. Chir. orthop. 41, 683—706 (1955).

HAASS, F., JUNGBLUT, R., HEINZLER, F.: Die Strahlenbehandlung des Ewing-Sarkoms. Strahlentherapie 140, 133—142 (1970).

HAFERKAMP, O.: Über das Syndrom: Generalisierte maligne Hämangiomatosis mit Osteolysis. Z. Krebsforsch. 64, 418—426 (1961).

HALLIDAY, D.R., DAHLIN, D.C., PUGH, D.G., YOUNG, H.H.: Massive osteolysis and angiomatosis. Radiology 82, 637—644 (1964).

HAMBACH, R., PUJMAN, J., MALÝ, V.: Massive osteolysis due to hemangiomatosis. Report of a case of Gorham's disease with autopsy. Radiology 71, 43—47 (1958).

HELLNER, H.: Die Knochengeschwülste. Berlin-Göttingen-Heidelberg: Springer 1950.

HELLNER, H., POPPE, H.: Röntgenologische Differentialdiagnose der Knochenerkrankungen. Stuttgart: Thieme 1956.

HOLMES, E.M., SWEET, W.H., KELEMEN, G.: Hemangiomas of the frontal bone. Ann. Otol. (St. Louis) 61, 45—61 (1952).

IVINS, J.C., DAHLIN, D.C.: Reticulum-cell sarcoma of bone. J. Bone Jt Surg. A 35, 835—842, 866 (1953).

JACKMAN, W.A.: A case of spontaneous absorption of bone. Brit. J. Surg. 26, 944 (1939).

JACKSON, J.S.B.: A singular case of absorption of bone (a boneless arm). Boston med. surg. J. 18, 368—369 (1838).

JACKSON, J.S.B.: Absorption of the humerus after fracture. Boston med. surg. J. 87, 245—247 (1872).

JOHNSON, P.M., McCLURE, J.G.: Observations of massive osteolysis: A review of the literature. Radiology 71, 28—41 (1958).

KAPOSI, M.: Idiopathisches multiples Pigmentsarkom der Haut. Arch. Derm. Syph. (Berl.) 4, 265 (1872).

KAPOSI, M.: Zur Nomenklatur des idiopathischen Pigmentsarkoms Kaposi. Arch. Derm. Syph. (Berl.) 29, 164 (1894).

KEISER, G., HARTMANN, H.: Atypisches Reticulosarkom des Skeletsystems. Schweiz. med. Wschr. 86, 911—922 (1956).

KHANNA, S.D., SINGH, G., CHOPRA, H.L.: Haemangioma of clavicle (A case report). Indian J. Surg. 24, 179—181 (1962).

KLEINSASSER, O., ALBRECHT, H.: Die Hämangiome und Osteohämangiome der Schädelknochen. Langenbecks Arch. klin. Chir. 285, 115—133 (1957).

KNOCH, H.G.: Die Gorhamsche Krankheit aus klinischer Sicht. Zbl. Chir. 88, 674—683 (1963).

KNOCH, H.G.: Über die posttraumatischen Osteolysen. Zbl. Chir. 89, 1511 (1964).

KNOCH, H.G.: Die Osteolysen im Bereich des Schultergürtels. Z. Orthop. Traum. 11, 169 (1964).

KNOLLE, G.: Parodontologischer Aspekt einer Osteolyse im Unterkiefer infolge Hämangiomatosis des Knochens. Dtsch. zahnärztl. Z. 20, 1055—1058 (1965).

KNOLLE, G., MEYER, D.: Massive Osteolyse im Bereich des Unterkiefers infolge Hämangiomatosis des Unterkiefers. Zbl. ges. Zahn-, Mund- u. Kieferheilk. 45, 433—463 (1965).

KOLÁR, J., SOSNA, A., SCHLUPEK, A., BEK, V., PALECEK, L.: Die Knochenhämangiomatose. Fortschr. Röntgenstr. 99, 78—86 (1963).

KOTCAMP, W.W., CESARANO, F.L.: Epidermoid cyst of the terminal phalanx of the finger. Report of a case. J. Bone Jt Surg. A 44, 377—379 (1962).

LACHAPELE, A.P., BIRABEN, J.: Sur un diagnostic de tumeur osseuse rare. Schwannome malin a localisation osseuse primitives. J. belge Radiol. 39, 289—302 (1956).

LEMKE, G., BONSE, G.: Beitrag zur Kenntnis der Skelettveränderungen des Retothelsarkoms. Strahlentherapie 102, 194—200 (1957).

LIÈVRE, J.-A., VERNE, J.-M., LIÈVRE, J.-A.: Un type de tumeur osseuse: le neurinome parostal ossifiant. Presse méd. 1953, 441—444.

LINDHOLM, S.O., LINDBOM, A., SPJUT, H.J.: Multiple capillary hemangiomas of the bones of the foot. Acta path. microbiol. scand. 51, 9—16 (1961).

MCGEE, A.R., PENNY, S.F., CHETWYND, J.B.: Hemangio-endothelio-sarcoma of bone. J. Canad. Ass. Radiol. 5, 13—16 (1954).

MONTAG, H., OBERWITTLER, W.: Über ein Hämangioendotheliom des Schienbeines. Fortschr. Röntgenstr. **86**, 95—98 (1956).

NEHRKORN, O., WOLFERT, E.: Generalisierte Knochenhämangiomatose mit Lungenbeteiligung. Fortschr. Röntgenstr. **104**, 107—112 (1966).

NEUGEBAUER, G.: Zur Klinik des Osteolipoms. Med. Klin. **1932** II 1531.

NITTNER, K., TÖNNIS, W.: Symptomatologie, Diagnostik und Behandlungsergebnisse der Rückenmarks- und Wirbelangiome. Zbl. Neurochir. **10**, 317—333 (1950).

OBERLING, C.: Les réticulo-sarcomes et les réticulo-endothélio-sarcomes de la moelle osseuse (sarcome d'Ewing). Bull. Ass. franç. Cancer **17**, 259 (1928).

PANDOLFO, G.: Singolare quadro radiologico di angioma dello sfenoide. Radiologia (Roma) **9**, 379—390 (1953).

PARKER, F., JACKSON, H.: Primary reticulum cell sarcoma of bone. Surg. Gynec. Obstet. **68**, 45 (1939).

PARRINI, L.: Reticulo-sarcoma primitivo della clavicola. Minerva ortop. (Torino) **3**, 120—124 (1952).

PHEMISTER, D.B.: The Pathology of Vascular Tumors of Bone. In: Instructural Course Lectures of the American Academy of Orthopaedic Surgeons **5**, 19—26 (1948).

PICARD, R., HOREAU, J.: GUILLON, J., LABOUX, L., ROBIN, C.: Sur un cas d'angiomes osseux multiples sans angiomes cutanés ou viscéraux associés. Presse méd. **1958**, 715—717.

POPPE, H.: Die röntgenologische Symptomatik der gutartigen und semimalignen Knochengeschwülste. Bericht 45. Tagg Dtsch. Röntgen-Ges. 1964, S. 218—241. Stuttgart: Thieme 1965.

PORTMANN, J.: Gesichtspunkte zur Belastbarkeit der Hämangiomwirbel. Fortschr. Röntgenstr. **98**, 46—50 (1963).

RÂDULESKO, M.: J. Radiol. Électrol. **21**, 306 (1937).

DE REUS, H.D., VINK, M.: Kongenitale dystrophische Angiektasie. Fortschr. Röntgenstr. **83**, 690—702 (1955)

RICHARD, A.: Ostéolyse étendue du femur gauche. Mém. Acad. Chir. **63**, 352 (1937).

RITCHIE, G., ZEIER, F.G.: Hemangiomatosis of the skeleton and the spleen. J. Bone Jt Surg. A **38**, 115 (1956).

ROBBINS, L.R., FOUNTAIN, E.B.: Hemangioma of cervical vertebras with spinal-cord compression. New Engl. J. Med. **258**, 685—687 (1958).

ROHR, K.: Das menschliche Knochenmark. Stuttgart: Thieme 1960.

ROULET, F.: Das primäre Retothelsarkom der Lymphknoten. Virchows Arch. path. Anat. **277**, 15—47 (1930).

SAMTER, TH.G., VELLIOS, F., SHAFER, W.G.: Neurilemmoma of bone. Report of 3 cases with a review of the literature. Radiology **75**, 215—222 (1960).

SAUVÉ: Mêm. Acad. Chir. **62**, 501 (1936).

SCHAAF, J.: Ausgedehntes cavernöses Hämangiom mit Knochenwachstumshemmung. Fortschr. Röntgenstr. **81**, 222—223 (1954).

SEIBERT-DAIKER, F.M.: Zur Differentialdiagnostik der Rippenhämangiome. Fortschr. Röntgenstr. **86**, 802—804 (1957).

SERG: Knochen- und Gelenkveränderungen bei Morbus Kaposi. Verh. dtsch. orthop. Ges. (Beilageh. Z. Orthop. **86**) 110—113 (1955).

SHERMAN, R.S., SOONG, K.Y.: Ewing's sarcoma: its roentgen classification and diagnosis. Radiology **66**, 529—539 (1956).

SHERMAN, R.S., WILNER, D.: The roentgen diagnosis of hemangioma of bone. Amer. J. Roentgenol. **86**, 1146—1159 (1961).

SKINNER, G.B., FRASER, R.G.: Medullary lipoma of bone. J. Canad. Ass. Radiol. **8**, 19—21 (1957).

SMITH, W.E., FIENBERG, R.: Intraosseous lipoma of bone. Cancer (Philad.) **10**, 1151—1152 (1957).

STRANGE, V.M., LORIMIER, A.A. DE: Reticulum cell sarcoma of the skull. Amer. J. Roentgenol. **71**, 40 (1954).

TREFFTZ, F., BELLMANN, G.: Beitrag zum Knochenhämangiom (Rippenhämangiom bei polyostischen Hämangiomen). Med. Mschr. **18**, 75—77 (1964).

UEHLINGER, E., BOTSZTEJN, CH., SCHINZ, H.R.: Ewingsarkom und Knochenretiulosarkom: Klinik, Diagnose und Differentialdiagnose. Oncologia (Basel) **1**, 193—245 (1948).

ULLRICH, D.P., BUCY, P.C.: Primary reticulum cell sarcoma of the skull. Amer. J. Roentgenol. **79**, 653—657 (1958).

VALLS, J., MUSCOLO, D., SCHAJOWICZ, F.: Reticulum-cell sarcoma of bone. J. Bone Jt Surg. B **34**, 588—598 (1952).

VERTONGEN, P., JOVENEAU, G.: A propos d'un réticulosarcome osseuse. Acta orthop. belg. **21**, 326—332 (1955).

VIETEN, H., WILLMANN, K.: Das extraskeletale ossifizierende Sarkom. Radiol. diagn. (Berl.) **1**, 157—163 (1960).

VOGEL, K.H.: Zum Röntgenbild der Knochenhämangiome. Fortschr. Röntgenstr. **100**, 388—390 (1964).

WEHRSIG: Lipom des Knochenmarks. Zbl. allg. Path. path. Anat. **21**, 243 (1910).

WEISS, K.: Über das primäre Reticulosarkom (Reticulum cell-Sarcoma) des Schädelknochens. Radiol. austr. **8**, 99—108 (1954).

WESTLING, P., SUNDBERG, K., SÖDERBERG, G.: Systemic reticuloendothelial granuloma. Acta radiol. (Stockh.), Suppl. **149**, 5—66 (1957).

WICHTL, O.: Über Schädeldachsarkome. Wien. klin. Wschr. **58** (1946).

WILSON, T.W., PUGH, D.G.: Primary reticulum-cell sarcoma of bone, with emphasis on roentgen aspects. Radiology **65**, 343—351 (1955).

ZSEBÖK, Z.: Claviculahämangiom. Fortschr. Röntgenstr. **87**, 131—132 (1957).

III. Die sekundären Knochengeschwülste

D'ALÒ, R., POLVANI, C.: Le manifestazione ossee del linfogranuloma e del linfosarcoma. Radiol. med. (Torino) **41**, 1169—1202 (1955).

BENEDETTI, G. B., GUARINO, M. G.: Zum Problem der sog. Adamantinome der langen Röhrenknochen. Arch. Putti Chir. Organi Mov. **15**, 64—82 (1961).

BERGER, H., RAVELLI, A.: Beitrag zur Kenntnis der Knochenabsiedelung von Schilddrüsengewebe. (Zur Frage des metastasierenden Adenoms und der metastasierenden Struma.) Bruns' Beitr. klin. Chir. **184**, 341—351 (1952).

BERSANI, A.: Malattia di Hodgkin a localizzazione ossea clinicamente primitiva. Arch. Pat. Clin. med. **31**, 365—379 (1954).

BESSLER, W.: Szintigraphie mit Strontium[85] bei Knochenmetastasen. Fortschr. Röntgenstr. **106**, 43—51 (1967).

BETHGE, J. F. J.: Die Ewingtumoren oder Omoblastome des Knochens. Die Differentialdiagnose gegenüber den Knochenmetastasen der Neuroblastome des Sympathicus. Bruns' Beitr. klin. Chir. **187**, 304—339 (1953).

BETHGE, J. F. J.: Die Ewingtumoren oder Omoblastome des Knochens. Differentialdiagnostische und kritische Erörterungen. Ergebn. Chir. Orthop. **39**, 327—425 (1955).

BLACK, S. P. W., KEATS, TH. E.: Generalized osteosclerosis secondary to metastatic medulloblastoma of the cerebellum. Radiology **82**, 395—400 (1964).

BONSE, G.: Über Skelettveränderungen bei primären Hautkrebsen. Strahlentherapie **101**, 429—435 (1956).

BÜTZLER, O.: Ausgedehnte polytope osteolytische Schädelmetastasierung bei primärem Mamma-Carcinom. Fortschr. Röntgenstr. **78**, 92—93 (1953).

CHANGUS, G. W., SPEED, J. S., STEWART, F. W.: Malignant angioblastoma of bone. A reappraisal of adamantinoma of long bone. Cancer (Philad.) **10**, 540—559 (1957).

CHARKES, N. D., SKLAROFF, D. M., YOUNG, I.: A critical analysis of Strontium bone scanning for detection of metastatic cancer. Amer. J. Roentgenol. **96**, 647—656 (1966).

CHONT, L. K.: Neuroblastoma and its roentgen diagnosis. Amer. J. Roentgenol. **46**, 809—826 (1941).

DALGAARD, J. B., WETTELAND, P.: Metastatic thyroid tissue in bones as diagnostic problem. Acta chir. scand. **112**, 18—25 (1956).

DESPREZ-CURELY, J.-P., PICARD, J.-D.: Aspects radiologiques des localisations osseuse au cours de la maladie de Hodgkin. Sem. Hôp. Paris **1957**, 1482—1487.

DIEPEVEEN, W. P., HJORT, G. H., POCK-STEEN, O. CH.: Adamantinoma of the capitate bone. Acta radiol. (Stockh.) **53**, 377—384 (1960).

FALCK, I., HORN, G.: Über Knochenveränderungen bei der Lymphogranulomatose. Z. ges. inn. Med. **9**, 853—859 (1954).

FEINE, U., ZUM WINKEL, K.: Nuklearmedizin Szintigraphische Diagnostik. Stuttgart: Thieme 1969.

FETZER, H.: Das metastasierende Schilddrüsenadenom. Fortschr. Röntgenstr. **74**, 426—434 (1950).

FEULNER, R. C., MARKS, J. L.: Epidermoid (epithelial) cyst of the hand. Amer. J. Roentgenol. **79**, 645—647 (1958).

FISCHER-WASELS, B.: Über ein primäres Adamantinom der Tibia. Frankfurt. Z. Path. **12**, 422 (1913).

FLETCHER, D. E.: Skeletal involvement in carcinoma of the urinary bladder. J. Fac. Radiol. (Lond.) **6**, 109—119 (1954).

FRIDRICH, R.: Die Knochenmanifestation des großfollikulären Lymphoblastoms. (Brill-Symmers.) Fortschr. Röntgenstr. **97**, 764—770 (1962).

FRIEDMANN, G., KLEINSASSER, O.: Beobachtungen einer isolierten Osteosklerose des 7. Brustwirbelkörpers bei Lymphogranulomatose. Zbl. Neurochir. **18**, 201—206 (1958).

GILJE, O., ANDRESEN, I.: Osseous x-ray findings in ulcus cruris. Acta derm.-venereal. (Stockh.) **36**, 294—302 (1956).

GIUGNI, A.: Die Röntgenuntersuchung beim Kiefer-Adamantinom. Diss. med. dent. Zürich 1946.

GREMMEL, H., SCHULTE-BRINKMANN, W.: Zur Diagnostik und Therapie der Knochenbeteiligung bei Lymphogranulomatose. I. Zbl. Chir. **88**, 743—763 (1963).

GREMMEL, H., SCHULTE-BRINKMANN, W.: Zur Diagnose und Therapie der Knochenbeteiligung bei Lymphogranulomatose. Zbl. Chir. **88**, 942—952 (1963).

HACKE, W.: Hämatogene Knochenmetastasen beim Genitalcarcinom der Frau. Z. Geburtsh. **137**, 171—198 (1952).

HARDER, J.: Über Knochenlymphogranulomatose. Fortschr. Röntgenstr. **93**, 445—454 (1960).

HASCHEN, R. J.: Diffuse disseminierte Osteosklerose bei Lymphogranulomatose. Fortschr. Röntgenstr. **77**, 208—213 (1952).

HEISS, H.: Über Knochenmetastasen beim Kollumkarzinom. Strahlentherapie **101**, 356—370 (1956).

HELLNER, H.: Die Knochengeschwülste, 2. Aufl. Berlin-Göttingen-Heidelberg: Springer 1950.

HELLRIEGEL, W.: Frühdiagnose von Knochenmetastasen mit Hilfe der Feinst-Fokus-Röhre. Fortschr. Röntgenstr. **80**, 514—520 (1954).

HERZOG, G.: Die Knochengeschwülste. In: Handbuch speziellen pathologischen Anatomie und Histologie, Bd. IX/5. Berlin: Springer 1942.

HOEFFKEN, W.: Die röntgenologische Nachweisbarkeit von Knochenmetastasen. Medizinische **1959**, 1350—1352, 1365—1366.

HOLDEN, E., GRAY, J. W.: Adamantinoma of the tibia. J. Bone Jt Surg. **16**, 401 (1934).

JAYNE, E. H., HAYS, R. A., O'BRIEN, F. W., JR.: Cysts and tumors of the mandible. Their differential diagnosis. Amer. J. Roentgenol. **86**, 292—309 (1961).

KEMP HARPER, R. A.: Radiology and the hormonal aspects of breast cancer. Brit. J. Radiol. **30**, 582—589 (1957).

KIENBÖCK, R.: Differentialdiagnose der geschwulstigen Knochenkrankheiten, Bd. I. Berlin-Wien: Urban & Schwarzenberg 1933.

KNOTH, W.: Periostales osteoplastisches Sarkom auf dem Boden eines ulcus cruris. Der. Wschr. **134**, 941—946 (1956).

LAAGE-HELLMANN, J.-E.: Cervical chordoma. Acta oto-laryng. (Stockh.) **45**, 509—512 (1955).

LAMARQUE, P., BÉTOULIÈRES, P., PÉLISSIER, M., LEENHARDT, P.: Au sujet des lésions osseuses de la maladie de Hodgkin. J. Radiol. Électrol. **34**, 695—699 (1953).

LEGER, L., PINEAU, P., ANDRIEUX, J.: Localisations osseuses de la maladie de Hodgkin. Presse méd. **1952**, 1763—1766.

LÉLEK, I.: Das Riesenodontom. Radiol. clin. (Basel) **29**, 250—255 (1960).

MAYNARD, R. B.: A case of chordoma with pulmonary metastases. Aust. N. Z. J. Surg. **22**, 215—219 (1953).

McCLANAHAN, C. W., BONANN, L. J.: Signal skeletal metastases from renal carcinoma. A report of 3 cases with special roentgen features. Amer. J. Roentgenol. **70**, 387—400 (1953).

MUSSHOFF, K., BUSCH, M., KAMINSKI, H.: Lymphogranulomatose (Morbus Hodgkin) mit Knochenbefall. Symptomatologie mit besonderer Berücksichtigung des Röntgenbildes, Therapie und Prognose. Ein Bericht über 66 Fälle (Freiburger Krankengut 1948—1961). Fortschr. Röntgenstr. **101**, 117—137 (1964).

NAJI, A. F., MURPHY, J. A., STASNEY, R. J., NEVILLE, W. E., CHRENKA, P.: So-called adamantinoma of long bones. Report of a case with massive pulmonary metastasis. J. Bone Jt Surg. A **46**, 151—158 (1964).

NISSL, R.: Zur Differentialdiagnose und Therapie des metastasierenden Adenoms. Radiol. austr. **5**, 91—104 (1952).

PHILLIPS, J. M.: New bone formation associated with direct extension from lymph node metastases to bone in infiltrating carcinoma of the bladder. Radiology **55**, 94—96 (1950).

QUERVAIN, F. DE: Die Struma maligna. Neue deutsche Chirurgie, Bd. 64. Stuttgart: Enke 1941.

RADKE, H.: Zur Röntgendiagnostik peripherer Knochenmetastasen durch Arteriographie. Fortschr. Röntgenstr. **86**, 604—608 (1957).

ROUSSEL, J., SCHOUMACHER, P., PERNOT: Apropos des métastases osseuses des cancers du poumon. J. Radiol. Électrol. **38**, 245—248 (1957).

SCAGLIETTI, O., CALANDRIELLO, B.: Il sarcoma parostale ossificanta. Arch. Putti Chir. Organi Mov. **6**, 9—37 (1955).

SCAGLIETTI, O., CALANDRIELLO, B.: Ossifizierendes parossales Sarkom. Parosteales Osteom oder juxtacorticales osteogenes Sarkom. J. Bone Jt Surg. A **44**, 635—647 (1962).

SCHÄFER, H.: Tiefgreifende Zerstörung beider Unterschenkelknochen infolge maligner Entartung eines Ulcus cruris varicosum. Fortschr. Röntgenstr. **92**, 712—714 (1960).

SCHICK, A., LADD, A. T.: Lymphosarcoma showing unusual bone manifestations. A case report. Amer. J. Roentgenol. **79**, 638—642 (1958).

SCHMID, M.: Über das Syndrom des sekretorisch aktiven, metastasierenden, exokrinen Pankreasadenoms. Z. klin. Med. **154**, 439—455 (1957).

SCHOBINGER, R.: The arteriographic picture of metastatic bone disease. Cancer (Philad.) **11**, 1264—1268 (1958).

SELBY, H. M., SHERMAN, R. S., PACK, G. T.: A roentgen study of bone metastases from melanoma. Radiology **67**, 224—228 (1956).

SMITH, R. J.: Involvement of the carpal bones with metastatic tumor. Amer. J. Roentgenol. **89**, 1253—1255 (1963).

SPIRIG, M.: Langfristig metastasierendes Schilddrüsenadenom. (Ein Beitrag zur Kenntnis sekundärer Knochentumoren.) Oncologia (Basel) **1**, 246—258 (1948).

STUHLBARG, J., ELLIS, F. W.: Hodgkin's disease of bone. Favorable prognostic significance. Amer. J. Roentgenol. **93**, 568—572 (1965).

TIXIER, A., SALAVERT, M.: Métastase osseuse, neuf ans après un cancer de la corde vocale, cliniquement guéri par roentgenthérapie. J. Radiol. Électrol. **34**, 855—856 (1953).

UEHLINGER, E.: Das Skelettsynoviom (Adamantinom). In: Röntgendiagnostik. Ergebnisse 1952—1956, S. 96. Stuttgart: Thieme.

UEHLINGER, E.: Thyreogene Osteodystrophie bei inkretorisch aktivem metastasierendem kleinfollikulärem Schilddrüsenadenom. Schweiz. med. Wschr. **87**, 683 (1957).

UEHLINGER, E.: Hypercalaemie und resorptive Riesenzellgranulome bei hormonal behandelter Skeletcarcinomatose (Pseudohyperparathyreoidismus). Schweiz. Z. allg. Path. **20**, 89—98 (1957).

UTNE, J. R., PUGH, D. G.: The roentgenologic aspects of chordoma. Amer. J. Roentgenol. **74**, 593—608 (1955).

VOGT, A.: Die Knochenlymphogranulomatose. Fortschr. Röntgenstr. **74**, 697—706 (1951).

WALTHER, H. E.: Krebsmetastasen. Basel-Zürich: Schwabe 1948.

WEINTRAUB, A.: „Rheuma" und Skelettmetastasen. Praxis **1952**, 311—313.

WEISS, K.: Die osteoneutrale Krebsmetastase. Radiol. austr. **2**, 127—135 (1949).

WELLENS, P., JANSEN, W.: Considérations relatives aux lésions osseuses de la maladie de Hodgkin. J. belge Radiol. **37**, 441—453 (1954).

YOUNG, J. M., FUNK, F. J., JR.: Incidence of tumor metastasis to the lumbar spine. A comparative study of roentgenographic changes and gross lesions. J. Bone Jt Surg. A **35**, 55—64 (1953).